MANUAL DE FARMACOTERAPIA

Tradução

Ademar Valadares Fonseca

Beatriz Araújo do Rosário

Patricia Lydie Voeux

Revisão técnica desta edição

José Antonio de Oliveira Batistuzzo

Farmacêutico bioquímico. Professor e coordenador do Curso de Pós-Graduação em Farmácia Magistral da Faculdade de Farmácia Oswaldo Cruz. Membro do Comitê de Produtos Magistrais e Oficinais da Farmacopeia Brasileira. Membro Titular da Academia Nacional de Farmácia.

José Luiz Möller Flôres Soares

Médico internista e cardiologista. Preceptor do Programa de Residência Médica em Medicina Interna e médico eletrocardiografista do Hospital Nossa Senhora Conceição/ Grupo Hospitalar Conceição (HNSC/GHC). Preceptor do Programa de Residência Médica em Medicina Interna do Hospital Moinhos de Vento. Especialista em Pneumologia pela Universidade Federal do Rio Grande do Sul (UFRGS). Especialista em Terapia Intensiva pela Associação de Medicina Intensiva Brasileira (AMIB).

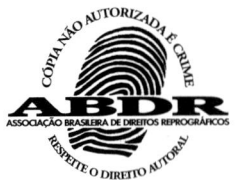

M294   Manual de farmacoterapia / Barbara G. Wells ... [et al.] ;
       [tradução: Ademar Valadares Fonseca, Beatriz Araújo do Rosário,
       Patricia Lydie Voeux; revisão técnica: José Antonio de Oliveira Batistuzzo,
       José Luiz Möller Flôres Soares]. – 9. ed. – Porto Alegre : AMGH, 2016.
       xii, 964 p. il.; 21 cm.

       ISBN 978-85-8055-558-5

       1. Farmacologia. 2. Manual. I. Wells, Barbara G.

                                                          CDU 615(035)

Catalogação na publicação: Poliana Sanchez de Araujo – CRB 10/2094

MANUAL DE FARMACOTERAPIA

9ª Edição

Barbara G. Wells, PharmD, FASHP, FCCP

Dean Emeritus and Professor Emeritus
Executive Director Emeritus, Research Institute of Pharmaceutical Sciences
School of Pharmacy, The University of Mississippi, Oxford, Mississippi

Joseph T. DiPiro, PharmD, FCCP

Professor and Dean
Archie O. McCalley Chair, School of Pharmacy
Virginia Commonwealth University, Richmond, Virginia

Terry L. Schwinghammer, PharmD, FCCP, FASHP, FAPhA, BCPS

Professor and Chair, Department of Clinical Pharmacy
School of Pharmacy, West Virginia University, Morgantown, West Virginia

Cecily V. DiPiro, PharmD

Consultant Pharmacist
Richmond, Virginia

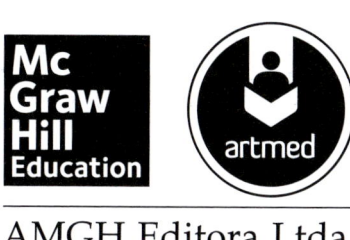

AMGH Editora Ltda.
2016

Obra originalmente publicada sob o título *Pharmacotherapy handbook*, 9th edition.
ISBN 0071821287 / 9780071821285

Gerente editorial: *Letícia Bispo de Lima*

Colaboraram nesta edição:

Editor: *Alberto Schwanke*

Preparação de originais: *Lisiane Andriolli Danieli*

Leitura final: *Débora Benke de Bittencourt*

Arte sobre capa original: *Kaéle Finalizando Ideias*

Editoração: *Estúdio Castellani*

Nota

A farmacologia é uma ciência em constante evolução. À medida que novas pesquisas e a experiência clínica ampliam o nosso conhecimento, são necessárias modificações no tratamento e na farmacoterapia. Os autores desta obra consultaram as fontes consideradas confiáveis, num esforço para oferecer informações completas e, geralmente, de acordo com os padrões aceitos à época da publicação. Entretanto, tendo em vista a possibilidade de falha humana ou de alterações nas ciências médicas, os leitores devem confirmar estas informações com outras fontes. Por exemplo, e em particular, os leitores são aconselhados a conferir a bula de qualquer medicamento que pretendam administrar, para se certificar de que a informação contida neste livro está correta e de que não houve alteração na dose recomendada nem nas contraindicações para o seu uso. Essa recomendação é particularmente importante em relação a medicamentos novos ou raramente usados.

Reservados todos os direitos de publicação, em língua portuguesa, à
AMGH EDITORA LTDA., uma parceria entre GRUPO A EDUCAÇÃO S.A.
e McGRAW-HILL EDUCATION
Av. Jerônimo de Ornelas, 670 – Santana
90040-340 – Porto Alegre – RS
Fone: (51) 3027-7000   Fax: (51) 3027-7070

Unidade São Paulo
Av. Embaixador Macedo Soares, 10.735 – Pavilhão 5 – Cond. Espace Center
Vila Anastácio – 05095-035 – São Paulo – SP
Fone: (11) 3665-1100   Fax: (11) 3667-1333

SAC 0800 703-3444 – www.grupoa.com.br

IMPRESSO NO BRASIL
PRINTED IN BRAZIL

Agradecimentos

Manifestamos aqui nossos sinceros agradecimentos aos autores de capítulos na 9ª edição de *Pharmacotherapy: a pathophysiologic approach*, que serviu de base para este livro. A dedicação e a competência destes excelentes profissionais, professores e cientistas clínicos estão evidentes em cada página desta obra. Os autores originais são creditados ao final de cada capítulo neste livro.

Os organizadores

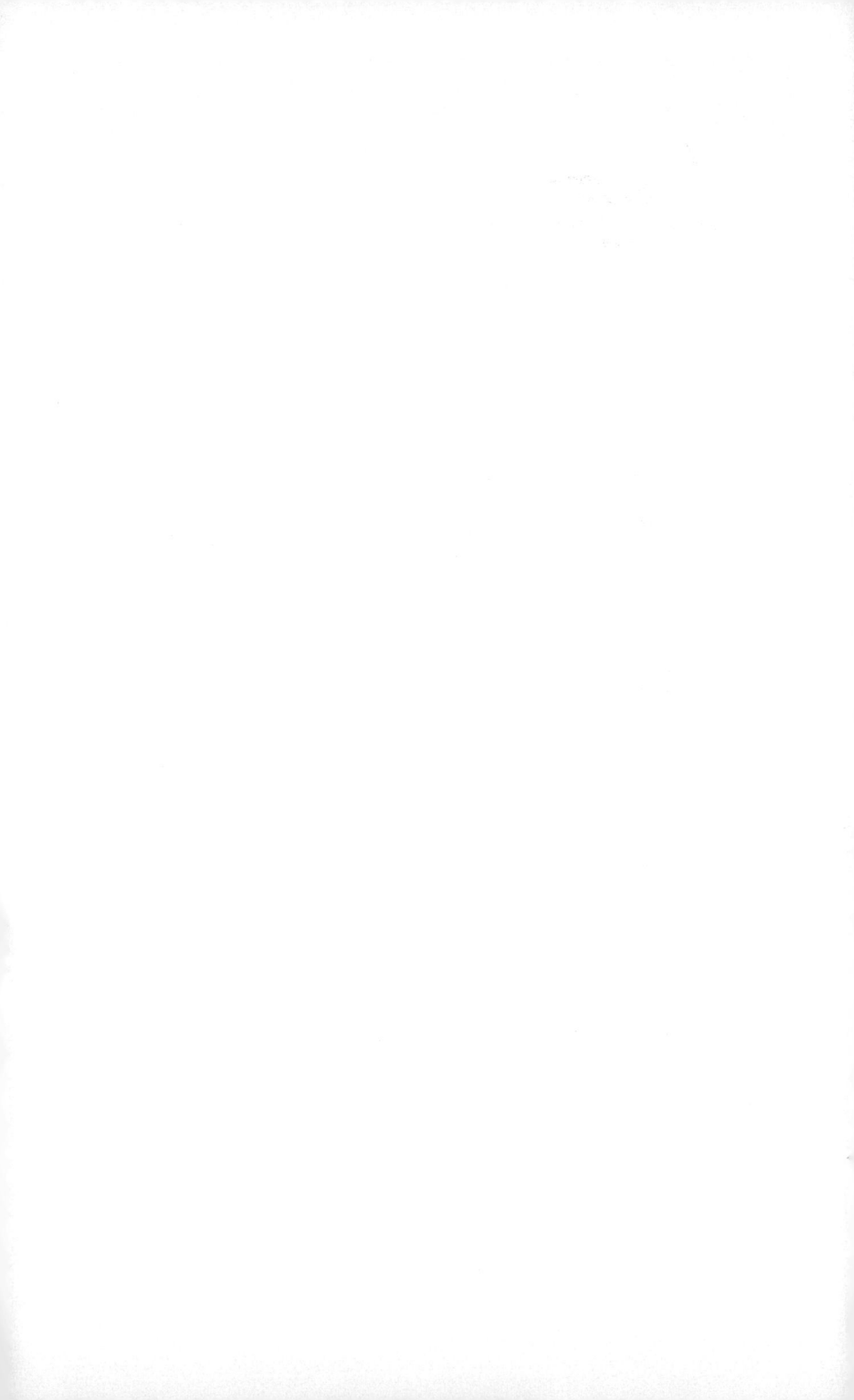

Prefácio

Elaborado para auxiliar na tomada de decisão em farmacoterapia, com fácil acesso às informações, este Manual destaca-se pela objetividade com que aborda o tema: a estrutura em tópicos com quadros e algoritmos de tratamento o tornam uma referência ideal para o dia a dia. Com o objetivo de reduzir o número de páginas e assim manter o livro em formato de bolso, o projeto gráfico foi redesenhado em busca de melhor aproveitamento de espaço, e os autores fizeram todo o esforço para escrever da maneira mais clara e sucinta possível.

Os capítulos estão organizados respeitando os itens a seguir:

- Definição da doença
- Fisiopatologia
- Manifestações clínicas
- Diagnóstico
- Tratamento
- Avaliação dos desfechos terapêuticos

Vale mencionar, ainda, que a seção Tratamento pode incluir objetivos, abordagem geral, terapia não farmacológica, diretrizes para escolha de fármacos, recomendações de dosagens, efeitos adversos, considerações farmacocinéticas e interações farmacológicas importantes.

É nosso desejo sincero que estudantes e profissionais considerem este livro útil no esforço contínuo de oferecer cuidados da mais alta qualidade a seus pacientes. Sugestões de melhorias para edições futuras são muito bem-vindas.

Barbara G. Wells
Joseph T. DiPiro
Terry L. Schwinghammer
Cecily V. DiPiro

Sumário

SEÇÃO 6: DISTÚRBIOS GINECOLÓGICOS E OBSTÉTRICOS

Editada por Barbara G. Wells

SEÇÃO 7: DISTÚRBIOS HEMATOLÓGICOS

Editada por Cecily V. DiPiro

SEÇÃO 8: DOENÇAS INFECCIOSAS

Editada por Joseph T. DiPiro

SEÇÃO 9: DISTÚRBIOS NEUROLÓGICOS

Editada por Barbara G. Wells

APÊNDICES

Editados por Barbara G. Wells

CAPÍTULO

1 Gota e hiperuricemia

- A *gota* caracteriza-se por hiperuricemia, crises recorrentes de artrite aguda com cristais de urato monossódico (UMS) em leucócitos presentes no líquido sinovial, depósitos de cristais de UMS em tecidos e ao redor das articulações (tofos), doença renal intersticial e nefrolitíase por ácido úrico.

FISIOPATOLOGIA

- O ácido úrico é o produto final da degradação das purinas. O aumento do reservatório de urato em indivíduos com gota pode resultar de sua produção excessiva ou de sua excreção reduzida.
- As purinas originam-se das purinas da dieta, da conversão do ácido nucleico tecidual em nucleotídeos de purina e da síntese *de novo* de bases purínicas.
- A produção excessiva de ácido úrico pode resultar de anormalidades dos sistemas enzimáticos que regulam o metabolismo das purinas (p. ex., aumento da atividade da fosforribosil pirofosfato [PRPP, de *phosphoribosyl pyrophosphate*] sintetase ou deficiência de hipoxantina-guanina fosforribosil transferase [HGPRT, de *hypoxanthine-guanine phosphoribosyl transferase*]).
- O ácido úrico também pode ser produzido em excesso em consequência da degradação aumentada dos ácidos nucleicos teciduais, como a que ocorre nos distúrbios mieloproliferativos e linfoproliferativos. Os agentes citotóxicos podem resultar em produção excessiva de ácido úrico, devido à lise e degradação da substância celular.
- As purinas da dieta não são importantes no desenvolvimento da hiperuricemia na ausência de algum transtorno no metabolismo ou na eliminação das purinas.
- Dois terços do ácido úrico produzido diariamente são excretados na urina. O restante é eliminado pelo trato gastrintestinal (GI) após a sua degradação por bactérias do cólon. O declínio da excreção urinária para um nível abaixo da taxa de produção leva à hiperuricemia e ao aumento do reservatório de urato de sódio.
- Os fármacos que diminuem o *clearance* renal de ácido úrico incluem diuréticos, ácido nicotínico, salicilatos (< 2 g/dia), etanol, pirazinamida, levodopa, etambutol, ciclosporina e agentes citotóxicos.
- A deposição de cristais de urato no líquido sinovial resulta em inflamação, vasodilatação, aumento da permeabilidade vascular, ativação do complemento e atividade quimiotática dos leucócitos polimorfonucleares. A fagocitose de cristais de urato pelos leucócitos resulta em rápida lise das células e descarga de enzimas proteolíticas no citoplasma. A consequente reação inflamatória provoca intensa dor articular, eritema, calor e edema.
- Ocorre nefrolitíase por ácido úrico em 10 a 25% dos pacientes com gota. Os fatores predisponentes consistem na excreção urinária excessiva de ácido úrico, urina ácida e urina altamente concentrada.
- Na nefropatia aguda por ácido úrico, ocorre insuficiência renal aguda em consequência do bloqueio do fluxo urinário devido à precipitação maciça de cristais de ácido úrico nos ductos coletores e nos ureteres. A nefropatia crônica por urato é causada pelo depósito em longo prazo de cristais de urato no parênquima renal.
- Os tofos (depósitos de urato) são raros e constituem uma complicação tardia da hiperuricemia. Os locais mais comuns de ocorrência consistem na base dos dedos das mãos, na bolsa do olécrano, na face ulnar do antebraço, no tendão do calcâneo, nos joelhos, nos punhos e nas mãos.

MANIFESTAÇÕES CLÍNICAS

- As crises de gota aguda caracterizam-se por dor excruciante de início rápido, edema e inflamação. Em geral, a crise é monoarticular, acometendo, com mais frequência, a primeira articulação metatarsofalângica (podagra) e, em seguida, por ordem de incidência, o dorso do pé, os tornozelos, os calcanhares, os joelhos, os punhos, os dedos das mãos e os cotovelos. As crises costumam começar à noite, e o paciente acorda com dor. As articulações acometidas estão eritematosas, quentes e edemaciadas. Febre e leucocitose são comuns. As crises não tratadas podem durar 3 a 14 dias antes da recuperação espontânea.
- As crises agudas podem ocorrer sem provocação, ou podem ser precipitadas por estresse, traumatismo, consumo de álcool, infecção, cirurgia, rápida diminuição do nível sérico de ácido úrico por agentes redutores de ácido úrico e ingestão de determinados fármacos que elevam as concentrações séricas de ácido úrico.

DIAGNÓSTICO

- O diagnóstico definitivo exige aspiração do líquido sinovial da articulação acometida e identificação de cristais intracelulares de UMS monoidratado nos leucócitos do líquido sinovial.
- Quando a aspiração da articulação não é possível, presume-se o diagnóstico pela presença de sinais e sintomas característicos, bem como pela resposta ao tratamento.

TRATAMENTO

- Objetivos do tratamento: término da crise aguda, prevenção de crises recorrentes, e prevenção de complicações associadas ao depósito crônico de cristais de urato nos tecidos.

ARTRITE GOTOSA AGUDA (FIGURA 1-1)

Terapia não farmacológica

- A aplicação local de gelo constitui o tratamento adjuvante mais efetivo. Não se recomenda o uso de suplementos dietéticos (p. ex., óleo de linhaça, raiz de aipo).

Terapia farmacológica

- Os pacientes podem ser tratados, em sua maioria com sucesso, com agentes anti-inflamatórios não esteroides (AINEs), corticosteroides ou colchicina.

AINEs

- Os AINEs apresentam eficácia excelente e toxicidade mínima com uso em curto prazo. A indometacina, o naproxeno e o sulindaco tiveram aprovação da Food and Drug Administration (FDA) para o tratamento da gota, porém outros AINEs também parecem ser efetivos (Quadro 1-1).
- Iniciar a terapia dentro de 24 horas após o início da crise e continuar até obter uma resolução completa (geralmente 5 a 8 dias). Pode-se considerar uma redução gradual da dose após a resolução, em particular quando a presença de comorbidades, como insuficiência hepática ou renal, torna o tratamento prolongado indesejável.
- Os efeitos adversos mais comuns envolvem o trato GI (gastrite, sangramento, perfuração), os rins (necrose papilar renal, redução de *clearance* de creatinina [CL_{cr}]), o sistema cardiovascular (elevação da pressão arterial, retenção de sódio e de líquido) e o sistema nervoso central (SNC) (comprometimento da função cognitiva, cefaleia, tontura).
- Os inibidores seletivos da ciclo-oxigenase-2 (COX-2) (p. ex., celecoxibe) podem constituir uma opção para pacientes para os quais o uso de AINEs não seletivos é menos indicado; todavia, a razão risco-benefício na gota aguda não está bem esclarecida, e é preciso considerar o risco cardiovascular.

CORTICOSTEROIDES

- A eficácia dos corticosteroides é equivalente àquela dos AINEs; podem ser usados sistemicamente ou por injeção intra-articular (IA). Há necessidade de terapia sistêmica se uma crise for poliarticular.

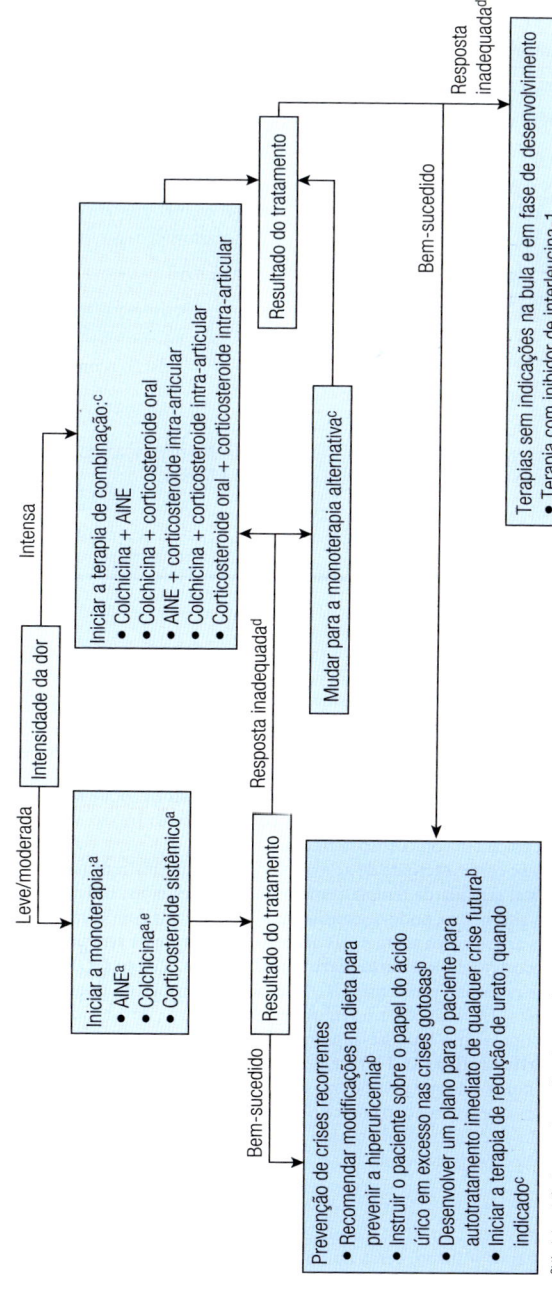

FIGURA 1-1 Algoritmo para o manejo de uma crise de gota aguda.

Intensidade da dor

Leve/moderada

Iniciar a monoterapia:[a]
- AINE[a]
- Colchicina[a,e]
- Corticosteroide sistêmico[a]

Resultado do tratamento

Bem-sucedido

Prevenção de crises recorrentes
- Recomendar modificações na dieta para prevenir a hiperuricemia[b]
- Instruir o paciente sobre o papel do ácido úrico em excesso nas crises gotosas[b]
- Desenvolver um plano para o paciente para autotratamento imediato de qualquer crise futura[b]
- Iniciar a terapia de redução de urato, quando indicado[c]

Resposta inadequada[d]

Intensa

Iniciar a terapia de combinação:[c]
- Colchicina + AINE
- Colchicina + corticosteroide oral
- AINE + corticosteroide intra-articular
- Colchicina + corticosteroide intra-articular
- Corticosteroide oral + corticosteroide intra-articular

Resultado do tratamento

Resposta inadequada[d]

Mudar para a monoterapia alternativa[c]

Bem-sucedido

Terapias sem indicações na bula e em fase de desenvolvimento
- Terapia com inibidor de interleucina-1

[a]Nível de evidências grau A: corroboradas por múltiplos ensaios clínicos randomizados ou metanálises.
[b]Nível de evidências grau B: derivadas de um único ensaio clínico randomizado ou de estudos não randomizados.
[c]Nível de evidências grau C: opinião de consenso de especialistas, estudos de casos ou de padrão de cuidados.
[d]A "resposta inadequada" é definida como uma melhora de < 20% no escore de dor dentro de 24 horas ou < 50% em ≥ 24 horas.
[e]A colchicina só é recomendada quando iniciada dentro de 36 horas após o aparecimento dos sintomas.

3

QUADRO 1-1	Esquemas posológicos dos anti-inflamatórios não esteroides orais para o tratamento da gota aguda	
Fármaco	**Dose inicial**	**Faixa habitual**
Etodolaco	300 mg 2 vezes ao dia	300 a 500 mg 2 vezes ao dia
Fenoprofeno	400 mg 3 vezes ao dia	400 a 600 mg 3 a 4 vezes ao dia
Ibuprofeno	400 mg 3 vezes ao dia	400 a 800 mg 3 a 4 vezes ao dia
Indometacina	50 mg 3 vezes ao dia	50 mg 3 vezes ao dia no início, até que a dor seja tolerável; em seguida, reduzir rapidamente para interrupção completa
Cetoprofeno	75 mg 3 vezes ao dia ou 50 mg quatro vezes ao dia	50 a 75 mg 3 a 4 vezes ao dia
Naproxeno	750 mg, seguidos de 250 mg a cada 8 h, até a regressão da crise	–
Piroxicam	20 mg uma vez ao dia ou 10 mg 2 vezes ao dia	–
Sulindaco	150 mg 2 vezes ao dia	150 a 200 mg 2 vezes ao dia, durante 7 a 10 dias
Celecoxibe	800 mg seguidos de 400 mg no primeiro dia; em seguida, 400 mg 2 vezes ao dia, durante uma semana	–

- Estratégias de posologia oral da **prednisona** ou **prednisolona:** (1) 0,5 mg/kg ao dia durante 5 a 10 dias, seguidos de interrupção abrupta; ou (2) 0,5 mg/kg ao dia durante 2 a 5 dias, seguidos de redução gradual por 7 a 10 dias. A redução gradual da dose costuma ser utilizada para diminuir o risco hipotético de uma crise de rebote com a suspensão do esteroide.
- A **metilprednisolona** é usada em esquema de seis dias, começando com uma dose de 24 mg no primeiro dia, diminuindo em 4 mg a cada dia.
- A **triancinolona acetonida,** 20 a 40 mg administrados por injeção IA, pode ser usada se a gota for limitada a uma ou duas articulações. Em geral, os corticosteroides IA são administrados com terapia oral com AINE, colchicina ou corticosteroides.
- A **metilprednisolona** (um corticosteroide de ação prolongada), administrada na forma de injeção intramuscular (IM) única, seguida de terapia com corticosteroides orais, constitui outra abordagem razoável. De modo alternativo, pode-se considerar a monoterapia com corticosteroide IM em pacientes com múltiplas articulações acometidas que não podem receber terapia oral.
- Em geral, o uso de corticosteroides em curto prazo é bem tolerado. Devem ser usados com cautela em pacientes com diabetes melito, problemas GI, distúrbios hemorrágicos, doença cardiovascular e transtornos psiquiátricos. Deve-se evitar o seu uso em longo prazo, devido ao risco de osteoporose, supressão do eixo hipotálamo-hipófise-suprarrenal, catarata e descondicionamento muscular.
- O **hormônio adrenocorticotrófico (ACTH)** em gel, 40 a 80 unidades USP, pode ser administrado por via IM a cada 6 a 8 horas, durante dois ou três dias, e, em seguida, interrompido. Seu uso deve ser limitado em pacientes que apresentam contraindicações para terapias de primeira linha (p. ex., insuficiência cardíaca, insuficiência renal crônica, história de sangramento GI) ou em pacientes que não podem tomar medicamentos orais.

COLCHICINA

- A **colchicina** é altamente efetiva no alívio das crises agudas de gota; quando administrada dentro das primeiras 24 horas após o início, cerca de dois terços dos pacientes respondem em poucas horas. A colchicina só deve ser usada dentro de 36 horas após o início da crise, visto que a probabilidade de sucesso diminui substancialmente se o tratamento for tardio.

- A colchicina provoca efeitos adversos GI dependentes da dose (náusea, vômitos e diarreia). Os efeitos não GI incluem neutropenia e neuromiopatia axonal, que pode ser agravada em pacientes em uso de outros agentes miopáticos (p. ex., estatinas) ou na presença de insuficiência renal. Não deve ser usada concomitantemente com inibidores da glicoproteína P ou inibidores potentes do CYP450 3A4 (p. ex., claritromicina), uma vez que a excreção biliar reduzida pode levar a níveis plasmáticos elevados de colchicina e toxicidade. Usar com cautela na insuficiência renal ou hepática.
- O **colcrys** é um produto com colchicina aprovado pela FDA, disponível em comprimidos orais de 0,6 mg. Inicialmente, a dose recomendada é 1,2 mg (dois comprimidos), seguida de uma dose de 0,6 mg (um comprimido) dentro de 1 hora. Embora não seja um esquema aprovado pela FDA, as diretrizes de tratamento da gota do American College of Rheumatology (ACR) sugerem que a colchicina, 0,6 mg uma ou duas vezes ao dia, pode ser iniciada dentro de 12 horas após a dose inicial de 1,2 mg e continuada até a resolução da crise.

HIPERURICEMIA NA GOTA

- As crises de gota recorrentes podem ser evitadas pela manutenção de baixos níveis de ácido úrico; todavia, a adesão do paciente às terapias não farmacológicas e farmacológicas é precária.

Terapia não farmacológica

- As instruções ao paciente devem considerar a natureza recorrente da gota e o objetivo dos medicamentos e de cada modificação no estilo de vida/dieta.
- Promover a perda de peso por meio de restrição calórica e atividade física em todos os pacientes, a fim de aumentar a excreção renal de urato.
- A restrição do consumo de álcool é importante, pois o consumo correlaciona-se com as crises de gota. As diretrizes do ACR recomendam limitar o consumo de álcool em todos os pacientes com gota e evitar qualquer bebida alcoólica durante períodos de crises frequentes de gota, bem como em pacientes com gota avançada inadequadamente controlada.
- As recomendações dietéticas incluem limitar o consumo de xarope de milho com alto teor de frutose e alimentos ricos em purinas (miúdos de animais e alguns frutos do mar) e incentivar o consumo de vegetais e produtos lácteos com baixo teor de gordura.
- Avaliar a lista de medicamentos à procura de fármacos potencialmente desnecessários que podem elevar os níveis de ácido úrico. A gota não é necessariamente uma contraindicação para o uso de diuréticos tiazídicos em pacientes hipertensos. O ácido acetilsalicílico em baixa dose para prevenção cardiovascular deve ser mantido em pacientes com gota, visto que o ácido acetilsalicílico tem um efeito insignificante sobre a elevação dos níveis séricos de ácido úrico.

Terapia farmacológica (Figura 1-2)

- Depois da primeira crise de gota aguda, recomenda-se a farmacoterapia profilática se o paciente sofrer duas ou mais crises por ano, mesmo se o nível sérico de ácido úrico estiver normal ou apenas minimamente elevado. Outras indicações incluem a presença de tofos, doença renal crônica ou história de urolitíase.
- A terapia para redução do urato pode ser iniciada durante uma crise aguda quando não foi administrada profilaxia anti-inflamatória.
- A meta da terapia para redução do urato consiste em alcançar e manter um nível sérico de ácido úrico abaixo de 6 mg/dL (357 µmol/L) e, de preferência, inferior a 5 mg/dL (297 µmol/L) se os sinais e sintomas de gota persistirem.
- Deve-se prescrever um fármaco para redução do urato para uso em longo prazo. O nível sérico de urato pode ser reduzido pela diminuição da síntese de ácido úrico (inibidores da xantina oxidase) ou pelo aumento de sua excreção renal (uricosúricos).
- Utilizar uma abordagem sequencial para a hiperuricemia (ver Figura 1-2). Os inibidores da xantina oxidase constituem a terapia de primeira linha recomendada; a probenecida, um agente uricosúrico, é recomendada como terapia alternativa para pacientes com contraindicação ou intolerância aos inibidores da xantina oxidase. Nos casos refratários, sugere-se a terapia de combinação com um inibidor da xantina oxidase mais um fármaco com propriedades uricosúricas (probenecida, losartana ou fenofibrato). A pegloticase pode ser usada nos casos graves em que o paciente não pode tolerar ou não responde a outras terapias.

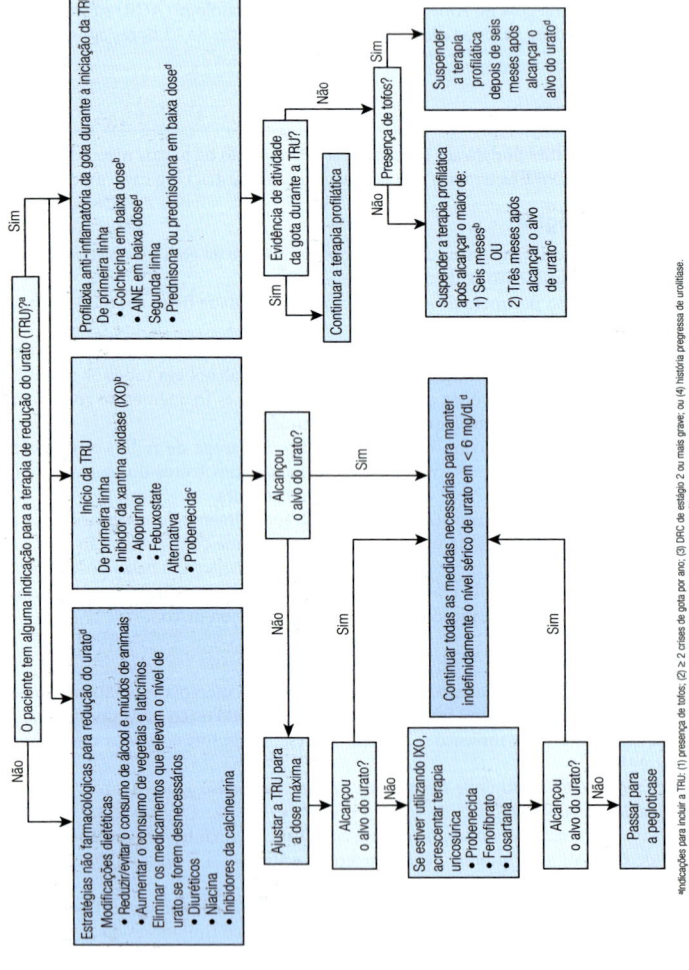

FIGURA 1-2 Algoritmo para o manejo da hiperuricemia na gota.

INIBIDORES DA XANTINA OXIDASE

- Os inibidores da xantina oxidase reduzem o ácido úrico ao comprometer a conversão da hipoxantina em xantina e desta em ácido úrico. Como esses agentes são efetivos tanto em indivíduos que produzem ácido úrico em excesso quanto naqueles que apresentam uma excreção reduzida de ácido úrico, eles constituem os fármacos mais prescritos para a prevenção em longo prazo de crises recorrentes de gota.
- O **alopurinol** reduz os níveis de ácido úrico por meio de um mecanismo dependente da dose. As diretrizes do ACR recomendam uma dose inicial que não ultrapasse 100 mg ao dia, com ajuste gradual a cada 2 a 5 semanas até chegar a dose máxima de 800 mg/dia e alcançar o nível-alvo de urato sérico. Os pacientes com doença renal crônica (de estágio 4 ou mais grave) devem começar com uma dose que não ultrapasse 50 mg ao dia. A posologia conservadora tem por objetivo evitar a síndrome de hipersensibilidade ao alopurinol e as crises agudas de gota que são comuns durante o início da terapia de redução de urato.
- Os efeitos adversos leves do alopurinol consistem em exantema, leucopenia, problemas GI, cefaleia e urticária. As reações adversas mais graves incluem exantema grave (necrólise epidérmica tóxica, eritema multiforme ou dermatite esfoliativa) e síndrome de hipersensibilidade ao alouprinol, caracterizada por febre, eosinofilia, dermatite, vasculite e disfunção renal e hepática, que ocorre raramente, mas está associada a uma taxa de mortalidade de 20%.
- O **febuxostate** também reduz os níveis séricos de ácido úrico por um mecanismo dependente da dose. A dose inicial recomendada é de 40 mg, uma vez ao dia. Deve-se aumentar a dose para 80 mg uma vez ao dia para pacientes que não alcançam as concentrações séricas alvo de ácido úrico depois de duas semanas de terapia. O febuxostate é bem tolerado, e os efeitos adversos consistem em náusea, artralgias e elevações mínimas das transaminases hepáticas. Esse fármaco não exige ajuste da dose na presença de disfunção hepática ou renal leve a moderada. Devido à rápida mobilização dos depósitos de urato durante o início do tratamento, deve-se administrar terapia concomitante com colchicina ou com um AINE durante pelo menos as primeiras oito semanas de terapia, a fim de evitar exacerbações agudas da gota.

FÁRMACOS URICOSÚRICOS

- A **probenecida** aumenta o *clearance* renal do ácido úrico, inibindo a reabsorção tubular renal proximal pós-secretória de ácido úrico. Pacientes com história de urolitíase não devem receber agentes uricosúricos. Deve-se iniciar a terapia com uricosúricos em dose baixa, a fim de evitar a ocorrência de uricosúria pronunciada e possível formação de cálculos. A manutenção do fluxo urinário adequado e a alcalinização da urina durante os vários dias iniciais da terapia também podem diminuir a possibilidade de formação de cálculos de ácido úrico.
- A dose inicial de probenecida é de 250 mg duas vezes ao dia, durante 1 a 2 semanas e, em seguida, 500 mg duas vezes ao dia, durante duas semanas. Em seguida, a dose diária é aumentada em 500 mg a cada 1 a 2 semanas, até a obtenção de um controle satisfatório ou até atingir a dose máxima de 2 g/dia.
- Os principais efeitos colaterais da probenecida consistem em irritação GI, exantema e hipersensibilidade, precipitação de artrite gotosa aguda e formação de cálculos. As contraindicações incluem comprometimento da função renal ($CL_{CR} < 50$ mL/min ou < 0,84 mL/s) e produção excessiva de ácido úrico.

PEGLOTICASE

- A **pegloticase** é uma uricase recombinante pegilada, a qual reduz o nível sérico de ácido úrico ao convertê-lo em alantoína, que é hidrossolúvel. A pegloticase está indicada como terapia anti-hiperuricêmica para adultos refratários à terapia convencional.
- A dose é de 8 mg por infusão intravenosa durante pelo menos 2 horas, a cada duas semanas. Devido às reações alérgicas potenciais relacionadas com a infusão, os pacientes devem ser previamente tratados com anti-histamínicos e corticosteroides. A pegloticase é de custo substancialmente mais alto do que as terapias de primeira linha para redução do urato.
- A duração ideal da terapia com pegloticase não é conhecida. O desenvolvimento de anticorpos dirigidos contra a pegloticase, resultando em perda de sua eficácia, pode limitar a duração da terapia efetiva.

- Em virtude de suas limitações, a pegloticase deve ser reservada para pacientes com gota refratária, com contraindicação ao uso de redutores do ácido úrico ou que não responderam a essas terapias anteriormente mencionadas.

PROFILAXIA ANTI-INFLAMATÓRIA DURANTE O INÍCIO DA TERAPIA PARA REDUÇÃO DO URATO

- O início da terapia para redução do urato pode precipitar uma crise de gota aguda, devido ao remodelamento dos depósitos de cristais de urato nas articulações após a rápida redução das concentrações de urato. Deve-se usar a terapia profilática com anti-inflamatórios para prevenir essas crises de gota.
- As diretrizes ACR recomendam a colchicina oral em dose baixa (0,6 mg duas vezes ao dia) e AINEs em doses baixas (p. ex., 250 mg de naproxeno duas vezes ao dia) como terapia profilática de primeira linha, sendo o uso da colchicina sustentado por evidências mais consistentes. Para pacientes que recebem profilaxia em longo prazo com AINE, indica-se o uso de um inibidor da bomba de prótons ou de outra terapia supressora de ácido para proteger o paciente dos problemas gástricos induzidos pelos AINEs.
- A terapia com corticosteroides em doses baixas (p. ex., prednisona ≥ 10 mg/dia) constitui uma alternativa para pacientes com intolerância, contraindicação ou ausência de resposta à terapia de primeira linha. Os efeitos adversos graves potenciais da terapia prolongada com corticosteroides impedem o seu uso como terapia de primeira linha.
- Continuar a profilaxia durante pelo menos seis meses, ou três meses após alcançar o nível sérico alvo de ácido úrico, consoante o que for mais longo. Para pacientes que apresentam um ou mais tofos, continuar a terapia profilática durante seis meses após a alcançar o nível sérico alvo de urato (ver Figura 1-2).

AVALIAÇÃO DOS DESFECHOS TERAPÊUTICOS

- Verificar os níveis séricos de ácido úrico de pacientes com suspeita de crise gotosa aguda, em particular se não for a primeira crise, e tomar uma decisão quanto ao início da profilaxia. Todavia, pode ocorrer gota aguda na presença de concentrações séricas normais de ácido úrico.
- Monitorar os pacientes quanto ao alívio sintomático da dor articular e quanto aos efeitos adversos potenciais e interações medicamentosas relacionadas com o tratamento farmacológico. A dor aguda de uma crise inicial de gota deve começar a diminuir dentro de cerca de 8 horas após o início do tratamento. A resolução completa da dor, do eritema e da inflamação costuma ocorrer em 48 a 72 horas.
- Para pacientes que recebem terapia para redução do urato, obter uma avaliação basal da função renal, das enzimas hepáticas, dos eletrólitos e um hemograma completo. Repetir os exames a cada 6 a 12 meses em pacientes submetidos a tratamento de longo prazo.
- Durante o ajuste da terapia para redução do urato, monitorar os níveis séricos de ácido úrico a cada 2 a 5 semanas; após alcançar o nível-alvo de urato, monitorar o ácido úrico a cada seis meses.
- Tendo em vista as altas taxas de comorbidades associadas à gota (diabetes melito, doença renal crônica, hipertensão, obesidade, infarto do miocárdio, insuficiência renal, acidente vascular cerebral), os níveis séricos elevados de ácido úrico ou a presença de gota devem levar a uma avaliação para doença cardiovascular e à necessidade de medidas apropriadas de redução de risco. Os médicos também devem investigar possíveis causas de hiperuricemia passíveis de correção (p. ex., medicamentos, obesidade, neoplasia maligna, abuso de álcool).

Capítulo elaborado a partir de conteúdo original de autoria de Michelle A. Fravel, Michael E. Ernst e Elizabeth C. Clark.

2 Osteoartrite

- A osteoartrite (OA) é um distúrbio comum e progressivo que afeta principalmente as articulações diartrodiais que suportam peso, caracterizado pela deterioração progressiva e perda da cartilagem articular, formação de osteófito, dor, limitação de movimento, deformidade e incapacidade.

FISIOPATOLOGIA

- A *OA primária* (*idiopática*), o tipo mais comum, não tem causa conhecida.
- A *OA secundária* está associada com uma causa conhecida, como trauma, distúrbios metabólicos ou endócrinos e fatores congênitos.
- A OA em geral começa com um dano à cartilagem articular por meio de lesão, carga excessiva na articulação causada por obesidade ou outros fatores, instabilidade ou lesão articular. O dano à cartilagem aumenta a atividade dos condrócitos em uma tentativa de reparar o dano, levando ao aumento da síntese de constituintes da matriz com consequente inchaço da cartilagem. O equilíbrio normal entre a degradação e a nova síntese da cartilagem é perdido, com aumento da destruição e perda da cartilagem.
- O osso subcondral adjacente à cartilagem articular sofre alterações patológicas e libera peptídios vasoativos e metaloproteinases de matriz (MMP, de *matrix metalloproteinases*). Ocorrem neovascularização e aumento da permeabilidade da cartilagem adjacente, que contribuem para perda da cartilagem e apoptose dos condrócitos.
- A perda da cartilagem leva ao estreitamento do espaço articular, dor e articulações deformadas. A cartilagem remanescente afina e desenvolve fibrilações, seguidas por mais perda de cartilagem e exposição do osso subjacente. Acredita-se que as novas formações ósseas (osteófitos) nas margens da articulação distante da destruição da cartilagem ajudem a estabilizar as articulações afetadas.
- Podem ocorrer alterações inflamatórias na cápsula articular e no sinóvio. Os cristais e resquícios de cartilagem no fluido sinovial podem contribuir para a inflamação. Interleucina-1, prostaglandina E2, fator de necrose tumoral α (TNF-α) e óxido nítrico no fluido sinovial também podem ser relevantes nesse processo. As alterações inflamatórias resultam em efusões e espessamento do sinóvio.
- A dor pode surgir a partir da distensão da cápsula sinovial pelo fluido da articulação aumentado, microfratura, irritação periosteal ou dano aos ligamentos, ao sinóvio ou ao menisco.

MANIFESTAÇÕES CLÍNICAS

- Os fatores de risco incluem envelhecimento, obesidade, lesão por esforço repetitivo no trabalho ou atividades recreativas, trauma na articulação e predisposição genética.
- O sintoma predominante é uma dor profunda nas articulações afetadas. A dor acompanha a atividade da articulação e reduz com o repouso.
- As articulações mais afetadas são interfalange distal (DIP, de *distal interphalangeal*) e interfalange proximal (PIP, de *proximal interphalangeal*) da mão, primeira articulação carpometacárpica, joelhos, quadril, coluna cervical e lombar, e primeira articulação metatarsofalangea (MTP, de *metatarsophalangeal*) do dedo do pé.
- Podem ocorrer limitação de movimento, rigidez, crepitação e deformidades. Os pacientes com envolvimento das extremidades inferiores podem relatar fraqueza ou instabilidade.
- Quando surge, a rigidez articular dura menos de 30 minutos e desaparece com movimento.
- A presença de articulações quentes, vermelhas e sensíveis sugere sinovite inflamatória.
- O exame físico das articulações afetadas revela sensibilidade, crepitação e possível inchaço. Os nódulos de Heberden e Bouchard são aumentos ósseos (osteófitos) das articulações DIP e PIP, respectivamente.

DIAGNÓSTICO

- O diagnóstico é feito a partir de histórico do paciente, exame médico, achados radiológicos e exames laboratoriais.

- Os critérios do American College of Rheumatology (ACR) para classificação de OA do quadril, dos joelhos e das mãos incluem dor, alterações ósseas no exame, velocidade de hemossedimentação (VHS) normal e radiografia mostrando osteófitos ou estreitamento do espaço articular.
- Para OA de quadril, o paciente deve ter dor no quadril e dos sintomas a seguir: (1) VHS menor que 20 mm/h; (2) osteófitos na radiografia do fêmur ou acetábulo; e/ou (3) estreitamento do espaço articular na radiografia.
- Para OA do joelho, o paciente deve ter dor no joelho e nos osteófitos radiográficos, além de uma ou mais das características a seguir: (1) mais de 50 anos; (2) rigidez matinal que dure 30 minutos ou menos; (3) crepitação ao se mover; (4) aumento ósseo; (5) sensibilidade óssea; e/ou (6) temperatura aumentada na articulação.
- A VHS pode estar um pouco elevada no caso de inflamação. O fator reumatoide é negativo. A análise do fluido sinovial revela alta viscosidade e leve leucocitose (< 2.000 leucócitos/mm³ [< 2 × 109/L]) com células mononucleares predominantes.

TRATAMENTO

- Objetivos do tratamento: (1) orientar o paciente, familiares e cuidadores; (2) aliviar a dor e a rigidez; (3) manter ou melhorar a mobilidade articular; (4) limitar o comprometimento funcional; e (5) manter ou melhorar a qualidade de vida.

TERAPIA NÃO FARMACOLÓGICA

- Orientar o paciente sobre o processo e a extensão da doença, seu prognóstico e tratamento. Incentivar a orientação alimentar, os exercícios e o programa de perda de peso para pacientes com sobrepeso.
- Fisioterapia – com tratamentos com calor e frio e um programa de exercício – ajuda a manter a amplitude de movimento e reduz a dor e necessidade de analgésicos.
- Dispositivos de apoio e ortóticos (calhas, andadores, braçadeiras, calcanheiras, palmilhas) podem ser usados durante o exercício ou atividades diárias.
- Os procedimentos cirúrgicos (p. ex., osteotomia, artroplastia e fusão articular) são indicados para incapacidade funcional ou dor grave que não respondem ao tratamento conservador.

TERAPIA FARMACOLÓGICA (QUADRO 2-1)

Abordagem geral

- A terapia medicamentosa é direcionada para aliviar a dor. Justifica-se uma abordagem conservadora, pois a OA ocorre em pessoas mais idosas, frequentemente com outras condições médicas.
- Adotar uma abordagem individualizada (Figuras 2-1 e 2-2). Manter as terapias não medicamentosas adequadas quando iniciar a terapia medicamentosa.

OA de joelho e quadril

- O **paracetamol** é o tratamento de primeira linha preferido; ele pode ser menos eficiente que os anti-inflamatórios não esteroides (AINEs), mas apresenta menos risco de eventos gastrintestinais (GI) e cardiovasculares graves.
- Se o paciente não se adaptar ao paracetamol, é recomendado adotar os **AINEs não seletivos ou inibidores seletivos da ciclo-oxigenase-2** (p. ex., **celecoxibe**). Os inibidores da COX-2 apresentam menor risco de eventos GI adversos do que os AINEs não seletivos, mas essa vantagem não dura mais de seis meses e é reduzida em pacientes que usam o ácido acetilsalicílico. Os inibidores da bomba de prótons (IBPs) e o misoprostol também reduzem os eventos GI adversos em pacientes que usam AINEs.
- Para OA do joelho, são recomendados **AINEs tópicos**, se o paracetamol não for eficaz, e são preferidos em relação aos AINEs orais em pacientes com mais de 75 anos. Os AINEs tópicos fornecem alívio semelhante da dor com menos eventos GI adversos do que os AINEs orais, mas podem estar associados com eventos adversos no local de aplicação.
- As **injeções intra-articulares (IA) de corticosteroides** são recomendadas para OA de quadril e joelho quando a analgesia com paracetamol ou AINEs não for a ideal. As injeções podem ser administradas junto com analgésicos orais para controle adicional da dor. Não administrar injeções com uma frequência maior do que a cada três meses, para minimizar os efeitos adversos sistêmicos.

QUADRO 2-1	Medicamentos para tratamento da osteoartrite	
Fármaco	**Dose de início**	**Faixa usual**
Analgésicos orais		
Paracetamol	325-500 mg três vezes ao dia	325-650 mg a cada 4-6 horas ou 1 g 3 a 4 vezes ao dia
Tramadol	25 mg pela manhã	Ajustar a dose com incrementos de 25 mg para alcançar uma dose de manutenção de 50-100 mg três vezes ao dia
Tramadol ER	100 mg ao dia	Ajustar para 200-300 mg ao dia
Hidrocodona/ paracetamol	5 mg/325 mg três vezes ao dia	2,5-10 mg/325-650 mg 3-5 vezes ao dia
Oxicodona/ paracetamol	5 mg/325 mg três vezes ao dia	2,5-10 mg/325-650 mg 3-5 vezes ao dia
Analgésicos tópicos		
Capsaicina a 0,025% ou 0,075%		Aplicar na articulação afetada 3-4 vezes ao dia
Diclofenaco gel a 1%		Aplicar 2 ou 4 g por local como prescrito, quatro vezes ao dia
Diclofenaco emplastro a 1,3%		Aplicar um emplastro duas vezes ao dia no local a ser tratado, como indicado
Solução de diclofenaco a 1,5%		Aplicar 40 gotas no joelho afetado, aplicar e esfregar a cada 10 gotas. Repetir quatro vezes ao dia
Corticosteroides intra-articulares		
Triancinolona	5-15 mg por articulação	10-40 mg em articulações maiores (joelho, quadril, ombro)
Acetato de metilprednisolona	10-20 mg por articulação	20-80 mg em articulações maiores (joelho, quadril, ombro)
AINEs		
Ácido acetilsalicílico (simples, tampona- do, ou com revesti- mento entérico)	325 mg três vezes ao dia	325-650 mg quatro vezes ao dia
Ácido mefenâmico	250 mg três vezes ao dia	250 mg quatro vezes ao dia
Celecoxibe	100 mg ao dia	100 mg duas vezes ao dia ou 200 mg ao dia
Cetoprofeno	50 mg três vezes ao dia	50-75 mg 3-4 vezes ao dia
Diclofenaco IR	50 mg duas vezes ao dia	50-75 mg duas vezes ao dia
Diclofenaco XR	100 mg ao dia	100-200 mg ao dia
Diflunisal	250 mg duas vezes ao dia	500-750 mg duas vezes ao dia
Etodolaco	300 mg duas vezes ao dia	400 a 500 mg duas vezes ao dia
Fenoprofeno	400 mg três vezes ao dia	400-600 mg 3-4 vezes ao dia
Flurbiprofeno	100 mg duas vezes ao dia	200-300 mg/dia em 2-4 doses divididas

(continua)

QUADRO 2-1	Medicamentos para tratamento da osteoartrite (*continuação*)	
Fármaco	**Dose de início**	**Faixa usual**
Ibuprofeno	200 mg três vezes ao dia	1.200-3.200 mg/dia divididas em 3-4 doses
Indometacina	25 mg duas vezes ao dia	Ajustar a dose para 25-50 mg/dia até controlar a dor ou a dose máxima de 50 mg três vezes ao dia
Indometacina SR	75 mg SR uma vez ao dia	Pode ajustar para 75 mg SR duas vezes ao dia, se necessário
Meclofenamato	50 mg três vezes ao dia	50-100 mg 3-4 vezes ao dia
Meloxicam	7,5 mg ao dia	15 mg ao dia
Nabumetona	500 mg ao dia	500-1.000 mg 1-2 vezes ao dia
Naproxeno	250 mg duas vezes ao dia	500 mg duas vezes ao dia
Naproxeno sódico	275 mg duas vezes ao dia	275-550 mg duas vezes ao dia
Naproxeno sódico CR	750-1.000 mg uma vez ao dia	500-1.500 mg uma vez ao dia
Oxaprozina	600 mg ao dia	600-1.200 mg ao dia
Piroxicam	10 mg ao dia	20 mg ao dia
Salsalato	500 mg duas vezes ao dia	500-1.000 mg 2-3 vezes ao dia

CR, liberação controlada; ER, liberação prolongada; IR, liberação imediata; SR, liberação retardada; XR, liberação prolongada.

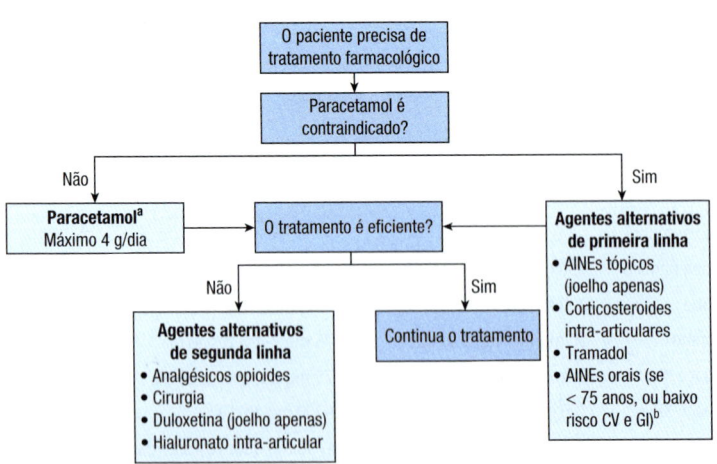

Nota: a seleção de um medicamento deve considerar as características específicas do paciente.
[a]O paciente deve ser orientado sobre todos os produtos que contêm paracetamol.
[b]Quando usar para o manejo da OA, considerar adicionar um inibidor da bomba de próton.

FIGURA 2-1 Recomendações de tratamento para osteoartrite (OA) de quadril e joelho. AINEs, anti-inflamatórios não esteroides; CV, cardiovascular; GI, gastrintestinal.

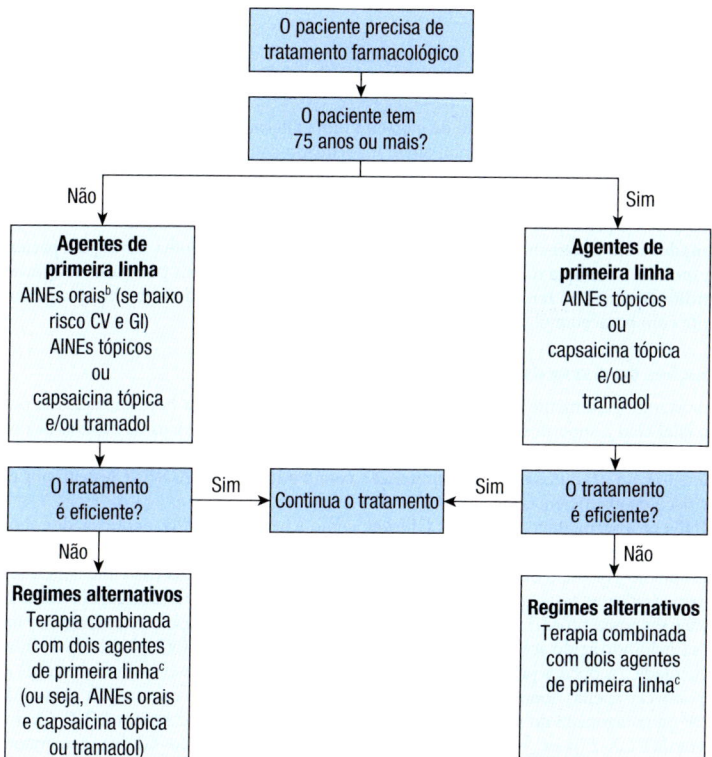

ᵃA seleção de um medicamento deve considerar as características específicas do paciente.
ᵇQuando usado para o manejo crônico da OA, considerar adicionar um inibidor da bomba de próton.
ᶜNão combinar AINEs tópicos com AINEs orais.

FIGURA 2-2 Recomendações de tratamento para osteoartrite (OA) de mão. AINEs, anti-inflamatórios não esteroides; CV, cardiovascular; GI, gastrintestinal.

- O **tramadol** é recomendado para OA de quadril e joelhos em pacientes que não responderam de forma satisfatória à dose máxima de paracetamol e AINEs tópicos, que não são candidatos adequados para AINEs orais e que não podem receber corticosteroides IA. Ele pode ser adicionado à terapia parcialmente eficiente com paracetamol ou à terapia com AINE oral.

- Os **opioides** devem ser considerados em pacientes que não respondem de forma adequada a terapias não farmacológicas e terapias farmacológicas de primeira linha. Pacientes com elevado risco cirúrgico e que não podem ser submetidos à artroplastia de articulação também são candidatos à terapia com opioides. Os eventos adversos limitam o uso na rotina para o tratamento da dor da OA.

- A **duloxetina** pode ser usada como tratamento auxiliar em pacientes com resposta parcial aos analgésicos de primeira linha (paracetamol, AINEs orais). A melhor opção pode ser a medicação de segunda linha em pacientes com dor neuropática e musculoesquelética causada pela OA.

- O **ácido hialurônico IA** não é recomendado na rotina para a dor de OA do joelho. As injeções não fornecem nenhuma melhora significativa e podem estar associadas com graves efeitos adversos (p. ex., aumento da dor, inchaço da articulação e rigidez).

- A **glicosamina e/ou condroitina e rubefacientes tópicos** (p. ex., **metilsalicilato, salicilato de trolamina**) não apresentam eficácia uniforme para a dor do quadril e dos joelhos e não são os tratamentos preferidos.

OA das mãos

- Os **AINEs tópicos** são a opção de primeira linha para OA das mãos. O diclofenaco tem eficácia semelhante ao ibuprofeno e diclofenaco oral com menos eventos GI adversos, embora com alguns efeitos no local de aplicação.
- Os **AINEs orais** são um tratamento de primeira linha alternativo para pacientes que não toleram as reações locais da pele ou receberam alívio inadequado com AINEs tópicos.
- O **creme de capsaicina** é um tratamento de primeira linha alternativo e demonstra modesta melhora nos escores de dor. É uma opção razoável para pacientes que não podem receber AINEs pela via oral. Os principais efeitos adversos são irritação e queimação da pele.
- O **tramadol** é um tratamento de primeira linha alternativo e uma escolha viável para pacientes que não respondem à terapia tópica e não são candidatos para AINEs orais por causa dos graves riscos GI, cardiovasculares ou renais. Ele também pode ser usado combinado com a terapia parcialmente eficiente com paracetamol, terapia tópica ou AINEs orais.

Informações da classe de fármacos

- O paracetamol geralmente é bem tolerado, mas está documentada a hepatotoxicidade potencialmente fatal com a superdosagem. Deve ser evitado em usuários crônicos de bebidas alcoólicas ou pacientes com doença hepática. A toxicidade renal é possível com o uso de longo prazo; o uso combinado com produtos isentos de prescrição com paracetamol e AINEs é restrito por causa do maior risco de insuficiência renal.
- Os AINEs provocam efeitos colaterais GI leves, como náusea, dispepsia, anorexia, dor abdominal, flatulência e diarreia em 10 a 60% dos pacientes. Eles podem provocar úlceras gástricas e duodenais e sangramento por meio de mecanismos diretos (tópicos) ou indiretos (sistêmicos). Os fatores de risco para as úlceras associadas a AINEs e complicações de úlceras (perfuração, obstrução da saída gástrica e sangramento GI) incluem histórico de úlcera complicada, uso concomitante de múltiplos AINEs (incluindo ácido acetilsalicílico) ou anticoagulantes, uso de AINEs de alta dose e mais de 70 anos de idade. As opções para reduzir o risco GI de AINEs não seletivos incluem usar (1) a menor dose possível e apenas quando for necessário; (2) misoprostol quatro vezes ao dia com o AINE; (3) um IBP ou antagonista do receptor H2 em dose máxima diariamente com o AINE. Os inibidores seletivos da COX-2 (p. ex., celecoxibe) podem reduzir o risco de eventos GI, mas aumentam o risco de eventos cardiovasculares. Os AINEs também podem provocar doenças renais, hepatite, reações de hipersensibilidade, exantema e reações no sistema nervoso central, como sonolência, tonturas, cefaleias, depressão, confusão e zumbido. Todos os AINEs não seletivos inibem a produção de tromboxano dependente de COX-1 nas plaquetas, aumentando o risco de sangramento. Evitar o uso de AINEs no final da gravidez por causa do risco de fechamento prematuro do ducto arterioso. As interações medicamentosas mais potencialmente graves incluem o uso de AINEs com lítio, varfarina, hipoglicemiantes orais, metotrexato, anti-hipertensivos, inibidores da enzima conversora de angiotensina, β-bloqueadores e diuréticos.
- Os AINEs tópicos estão associados com menos eventos GI e outros eventos adversos do que os AINEs orais, exceto as reações no local de aplicação (p. ex., pele seca, prurido, exantema). Os pacientes que usam produtos tópicos devem evitar AINEs orais a fim de minimizar o potencial para efeitos colaterais aditivos.
- Os corticosteroides IA podem fornecer um excelente alívio para a dor, em particular na presença de efusão articular. Após a aspiração asséptica da efusão e injeção do corticosteroide, o alívio inicial da dor pode ocorrer dentro de 24 a 72 horas, com o alívio máximo ocorrendo após 7 a 10 dias e durando de 4 a 8 semanas. Os efeitos adversos locais podem incluir infecção, osteonecrose, ruptura de tensão e atrofia da pele no local da injeção. A terapia sistêmica com corticosteroide não é recomendada na OA por causa da falta de benefício comprovado e os efeitos adversos bem conhecidos com o uso prolongado.
- A capsaicina deve ser usada regularmente para ser eficiente e pode precisar de até duas semanas para surtir efeito. Os efeitos adversos são principalmente locais, com um terço dos pacientes experimentando queimação, picada e/ou eritema que em geral desaparece com a aplicação repetida. Orientar os pacientes a não aplicar o creme nos olhos e na boca e lavar bem as mãos após a aplicação. A aplicação de creme, gel ou loção é recomendada quatro vezes ao dia, mas a aplicação duas vezes ao dia pode melhorar a adesão do paciente em longo prazo com alívio adequado da dor.

- O tramadol está associado com efeitos adversos semelhantes aos dos opioides, como náusea, vômito, tontura, constipação, cefaleia e sonolência. Entretanto, não está associado ao sangramento GI com risco de morte, eventos cardiovasculares ou insuficiência renal. O efeito adverso mais grave são as convulsões. Embora não seja classificada como uma substância controlada*, foram relatados casos de abstinência com o uso de tramadol. Existe um risco maior da síndrome serotoninérgica quando esse fármaco é usado com outros medicamentos serotoninérgicos, incluindo a duloxetina.
- Iniciar os analgésicos opioides em baixas doses, permitindo uma duração eficiente entre os incrementos da dose para avaliar a eficácia e a segurança. Os compostos de liberação retardada em geral oferecem melhor controle da dor. Os efeitos adversos comuns incluem náusea, sonolência, constipação, boca seca e tontura. A dependência ao ópio, vício, tolerância, hiperalgesia e questões envolvendo desvio de fármacos podem estar associados com o tratamento de longo prazo.
- A duloxetina pode provocar náusea, boca seca, constipação, anorexia, fadiga, sonolência e tontura. Os eventos graves raros incluem a síndrome de Stevens-Johnson e insuficiência hepática. O uso concomitante com outros medicamentos que aumentam a concentração de serotonina (incluindo tramadol) aumenta o risco da síndrome serotoninérgica.
- As injeções de ácido hialurônico (hialuronato de sódio) têm benefício limitado para OA de joelho e não foi demonstrado que beneficiam pacientes com OA de quadril. As injeções são bem toleradas, mas foram relatados casos de inchaço agudo da articulação, efusão e rigidez, assim como reações locais (p. ex., exantema, equimose ou prurido). Estão disponíveis seis preparações intra-articulares e regimes para o manejo da dor da OA de joelho:
  - ✓ **Hialuronato de sódio 20 mg/2 mL** uma vez por semana por cinco injeções.
  - ✓ **Hialuronato de sódio 20 mg/2 mL** uma vez por semana por três injeções.
  - ✓ **Hialuronato de sódio 25 mg/2,5 mL** uma vez por semana por cinco injeções.
  - ✓ **Polímeros de hilano 16 mg/2 mL** uma vez por semana por três injeções.
  - ✓ **Polímeros de hilano 48 mg/6 mL** injeção única (com eficácia de até 26 semanas).
  - ✓ **Hialuronano 30 mg/2 mL** uma vez por semana por três injeções.
- Os efeitos adversos da glicosamina são leves e incluem flatulência, inchaço e cólicas abdominais; não usar em pacientes com alergia a frutos do mar. O efeito adverso mais comum da condroitina é a náusea.

AVALIAÇÃO DOS DESFECHOS TERAPÊUTICOS

- Para monitorar a eficácia, avaliar a dor inicial com uma escala visual análoga, e avaliar a amplitude de movimento nas articulações afetadas com flexão, extensão, abdução ou adução.
- Dependendo da(s) articulação(ões) afetada(s), medir a força de preensão e o tempo de caminhada de 1,5 m pode ajudar a avaliar a OA de mão e quadril/joelho, respectivamente.
- As radiografias iniciais podem documentar a extensão do envolvimento da articulação e acompanhar o progresso da doença com a terapia.
- Outras medidas incluem a avaliação global pelo médico com base no histórico das atividades e limitações do paciente causada pela OA, o Western Ontario and McMaster Universities Arthrosis Index, Stanford Health Assessment Questionnaire e a documentação do uso de analgésicos ou AINEs.
- Perguntar aos pacientes sobre os efeitos adversos dos medicamentos. Monitorar os sinais de efeitos relacionados aos fármacos, como exantema de pele, cefaleias, tontura, ganho de peso ou hipertensão causada por AINEs.
- Verificar a creatinina sérica inicial, perfil hematológico inicial e transaminases séricas iniciais com níveis repetidos em intervalos de 6 a 12 meses para identificar toxicidades específicas no rim, no fígado, no trato GI ou na medula óssea.

---

* N. de R.T. No Brasil, é controlada pela portaria 344 do Ministério da Saúde, com receita de controle especial em duas vias.

Capítulo elaborado a partir de conteúdo original de autoria de Lucinda M. Buys e Mary Elizabeth Elliott.

- *Osteoporose* é um distúrbio ósseo caracterizado por baixa densidade, debilidade da arquitetura e comprometimento da resistência dos ossos, predispondo à fratura.

FISIOPATOLOGIA

- Ocorre perda óssea quando a reabsorção excede a formação, geralmente em razão do aumento na renovação (*turnover*) óssea, quando o número e/ou a profundidade dos locais de reabsorção excedem em muito a capacidade dos osteoblastos de formar osso novo.
- A densidade mineral óssea (DMO) é reduzida e a integridade estrutural dos ossos é prejudicada em razão do aumento de tecido ósseo imaturo, que não é adequadamente mineralizado.
- Homens e mulheres começam a perder massa óssea na terceira ou quarta décadas de vida, em razão da redução da formação de osso. A deficiência de estrogênios na menopausa aumenta a atividade osteoclástica, aumentando a reabsorção óssea, mais que a formação. Os homens não sofrem um período de aceleração da reabsorção óssea como ocorre na menopausa. Causas secundárias e envelhecimento são os fatores contribuintes mais comuns para a osteoporose no sexo masculino.
- A osteoporose relacionada com a idade é resultado de deficiências hormonais, de cálcio e de vitamina D, levando à aceleração do *turnover* ósseo e à redução na formação de osteoblastos.
- A osteoporose induzida por medicamentos ocorre por uso sistêmico de corticosteroides, reposição de hormônio tireoidiano, uso de antiepilépticos (p. ex., fenitoína e fenobarbital), acetato de medroxiprogesterona de depósito e outros agentes.

MANIFESTAÇÕES CLÍNICAS

- Muitos pacientes desconhecem que são portadores de osteoporose e apresentam-se ao médico apenas após uma fratura. As fraturas podem ocorrer com o paciente inclinando-se para frente, levantando peso, sofrendo uma queda, ou independentemente de qualquer atividade.
- As fraturas mais comuns envolvem vértebras, fêmur proximal e rádio distal (punho ou fratura de Colles). As fraturas vertebrais podem ser assintomáticas ou o paciente pode apresentar dor moderada a intensa nas costas, com irradiação para a perna. A dor geralmente cede após 2 a 4 semanas, podendo persistir uma lombalgia residual. A fratura de múltiplas vértebras reduz a estatura e algumas vezes curva a coluna (cifose ou lordose), tendo ou não dor significativa.
- Os pacientes com fratura não vertebral frequentemente se apresentam com dor intensa, edema e redução funcional e do movimento no local da fratura.

DIAGNÓSTICO

- O modelo de predição de fraturas da Organização Mundial da Saúde (OMS) para estratificação do risco utiliza esses fatores de risco para prever a probabilidade percentual de fratura nos 10 anos seguintes: idade, raça/etnia, sexo, fratura prévia indicativa de fragilidade, história de fratura de quadril nos pais, índice de massa corporal, uso de glicocorticoides, tabagismo atual, consumo de álcool (três ou mais doses por dia), artrite reumatoide e algumas causas secundárias com dados opcionais de DMO do colo do fêmur.
- Achados ao exame físico: dor óssea, alterações posturais (p. ex., cifose) e redução na estatura (> 3,8 cm).
- Exames laboratoriais: hemograma completo, creatinina, ureia, cálcio, fósforo, fosfatase alcalina, albumina, hormônio tireoestimulante (TSH), testosterona livre, 25-hidroxivitamina D e concentrações de cálcio e fósforo na urina de 24 horas.
- O exame padrão para diagnóstico é a medição da DMO central (quadril e coluna) com absorciometria com raios X de dupla energia (DEXA, de *dual-energy x-ray absorptiometry*). As medições feitas em locais periféricos (antebraço, calcanhar e falanges) com ultrassonografia ou com DEXA são usadas apenas para rastreamento a fim de determinar a necessidade de exame complementar.

- O *T-score* compara a DMO medida no paciente com a DMO média da população branca de indivíduos saudáveis jovens (20 a 29 anos de idade) e do mesmo sexo. O *T-score* é o número de desvios-padrão para a média da população referencial.
- O diagnóstico de osteoporose baseia-se na ocorrência de fratura por traumatismo menor ou por DEXA de quadril e/ou coluna utilizando os limiares para *T-score* da OMS. Diz-se que a massa óssea é normal com *T-score* acima de – 1, reduzida (osteopenia) com *T-score* entre – 1 e – 2,4, e que há osteoporose quando o T-score é igual ou abaixo de – 2,5.

TRATAMENTO

- Objetivos do tratamento: o objetivo primário do tratamento da osteoporose é a prevenção. A melhora do pico de massa óssea na juventude reduz a incidência futura de osteoporose. Após o desenvolvimento de osteopenia ou de osteoporose, o objetivo deve ser estabilizar ou aumentar a massa e a resistência ósseas para prevenção de fraturas. Os objetivos nos pacientes com fratura por osteoporose incluem redução da dor e das deformidades, melhora da função, redução de quedas e novas fraturas e melhora da qualidade de vida.
- A Figura 3-1 apresenta um algoritmo de tratamento da osteoporose para pós-menopáusicas e homens com 50 anos de idade ou mais.

TERAPIA NÃO FARMACOLÓGICA

- Todos os indivíduos devem ter uma dieta balanceada, com ingestão adequada de **cálcio** e **vitamina D** (Quadro 3-1). Dá-se preferência à obtenção das necessidades diárias de cálcio nos alimentos.
  - ✓ Os consumidores podem calcular a quantidade de cálcio nas porções dos alimentos adicionando um zero ao percentual do valor diário indicado nos rótulos dos alimentos. Uma porção de leite (240 mL) representa 30% do valor diário de cálcio; isso significa 300 mg de cálcio por porção.
  - ✓ Para calcular a quantidade de vitamina D em uma porção de alimento, multiplique o valor percentual diário de vitamina D indicado no rótulo do alimento por 4. Por exemplo, 20% de vitamina D = 80 unidades.
- O consumo de álcool não deve exceder uma dose por dia para as mulheres, e duas doses para os homens.
- Idealmente, o consumo de cafeína deveria ser limitado a duas ou menos porções por dia.
- A cessação do tabagismo ajuda a otimizar o pico de massa óssea, a reduzir a perda óssea e, finalmente, reduz o risco de fratura.
- Exercícios aeróbicos com peso e de fortalecimento muscular reduzem o risco de quedas e fraturas, aumentando a força muscular, a coordenação motora, o equilíbrio e a mobilidade.

TERAPIA FARMACOLÓGICA

TERAPIA ANTIRREABSORTIVA

Suplementação de cálcio

- O **cálcio** aumenta a DMO, mas seus efeitos são inferiores aos de outras terapias. A prevenção de fratura só foi comprovada com o uso concomitante de vitamina D e de medicamentos contra osteoporose, quando necessários. Como a fração absorvida do cálcio é reduzida com o aumento da dose, recomenda-se dose única igual ou inferior à máxima de 600 mg de cálcio elementar.
- O **carbonato de cálcio** é o sal preferencial porque contém a maior concentração do elemento cálcio (40%) e é o de menor custo. Deve ser ingerido com as refeições para melhorar a absorção em ambiente ácido.
- A absorção do **citrato de cálcio** é ácido-dependente e não há necessidade de administração com as refeições. Pode causar menos efeitos colaterais gastrintestinais (GI) (p. ex., flatulência) que o carbonato de cálcio.
- O **fosfato tricálcico** contém 38% de cálcio, mas os complexos cálcio fosfato podem limitar sua absorção global. Pode ser útil em pacientes com hipofosfatemia que não tenha sido resolvida com o aumento da ingestão dietética.

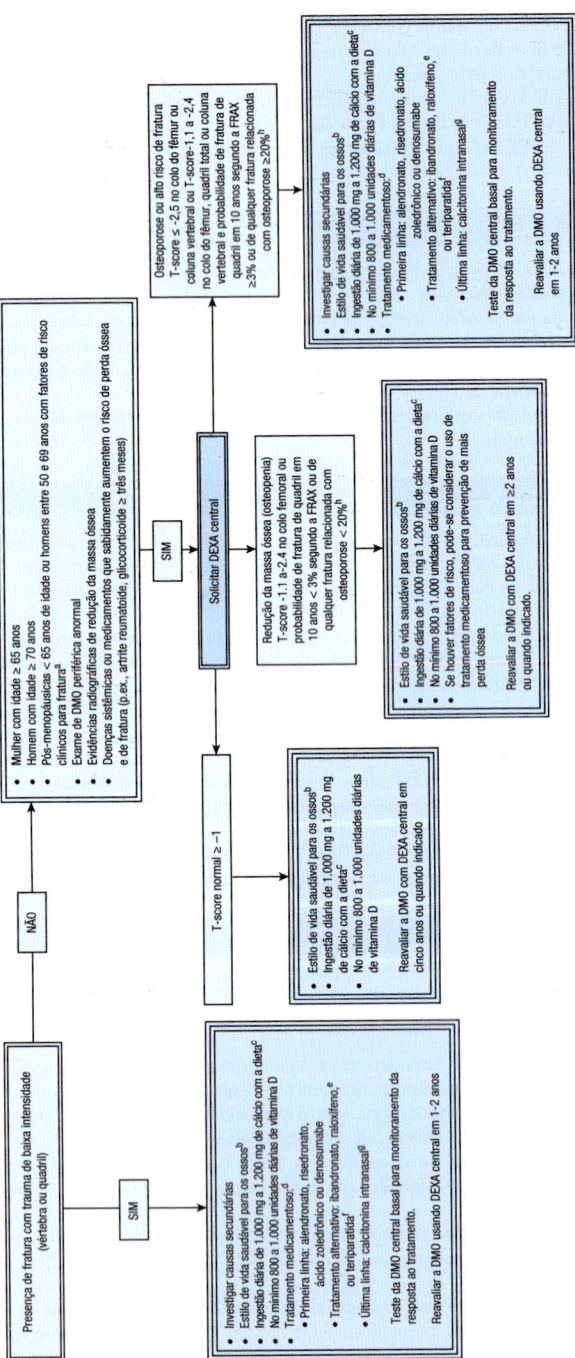

FIGURA 3-1 Algoritmo para tratamento de osteoporose em pós-menopáusicas e em homens com idade igual ou superior a 50 anos. DMO, densidade mineral óssea; DEXA, absorciometria com raios X de dupla energia.

QUADRO 3-1	Necessidades diárias e limites superiores recomendados para cálcio e vitamina D na dieta	
Faixas etárias	Cálcio elementar (mg)	Vitamina D (unidades)[a]
Lactentes		
0 a 6 meses	200-1.000	400-1.000
6-12 meses	260-1.500	400-1.500
Crianças		
1-3 anos	700-2.500	400-2.500
4-8 anos	1.000-2.500	600-3.000
9-18 anos	1.300-3.000	600-4.000
Adultos		
19-50 anos	1.000-2.000	600-4.000[b]
51-70 anos (homens)	1.000-2.000	600-4.000[b]
51-70 anos (mulheres)	1.200-2.000	600-4.000[b]
> 70 anos	1.200-2.000	800-4.000[b]

[a] Outras diretrizes recomendam que a ingestão seja suficiente para garantir uma concentração ≥ 30 ng/mL [75 nmol/L] de 25(OH) vitamina D, que é maior que a meta de ≥ 20 ng/mL [50 nmol/L] preconizada pelo Institute of Medicine.
[b] As diretrizes de 2010 da National Osteoporosis Foundation recomendam 400-800 unidades para adultos com menos de 50 anos e 800-1.000 unidades para adultos com idade igual ou superior a 50 anos.

- A constipação é a reação adversa mais comum; pode ser tratada com aumento da ingestão de água, fibras dietéticas (administradas separadamente ao cálcio) e exercícios. O carbonato de cálcio algumas vezes causa flatulência ou desconforto estomacal. O cálcio raramente causa cálculo renal.

Suplementação de vitamina D

- A **suplementação de vitamina D** maximiza a absorção intestinal do cálcio e a DMO; também reduz o risco de fraturas e de quedas.
- A suplementação geralmente é feita com a administração de colecalciferol (vitamina D_3). A prescrição de doses maiores, utilizando ergocalciferol (vitamina D_2) em esquema de administração semanal, mensal ou trimestral, pode ser usada como terapia de reposição e de manutenção.
- A dose diária recomendada na dieta, apresentada no **Quadro 3-1** deve ser obtida com alimentos e suplementos com a meta de manter a concentração de 25(OH) vitamina D em valor igual ou superior a 30 ng/mL (75 nmol/L).
- Como a meia-vida da vitamina D é de cerca de um mês, reavaliar sua concentração após cerca de três meses da terapia.

Bisfosfonatos

- Os bisfosfonatos (Quadro 3-2) inibem a reabsorção óssea e são incorporados ao tecido ósseo, o que lhes confere uma longa meia-vida biológica de até 10 anos.
- Dos agentes antirreabsortivos disponíveis, os bisfosfonatos garantem os maiores ganhos de DMO e as maiores reduções no risco de fraturas. A redução das fraturas é demonstrada em até seis meses.
- O aumento da DMO é dose-dependente e chega ao máximo com 6 a 12 meses de tratamento. Após a suspensão, o aumento do DMO se mantém por um período prolongado que varia dependendo do bisfosfonato usado.
- **Alendronato, risedronato** e **ácido zoledrônico intravenoso (IV)** foram aprovados pela Food and Drug Administration (FDA) com indicação para osteoporose pós-menopáusica, masculina e induzida por glicocorticoide. O **ibandronato oral** e **IV** está indicado apenas para osteoporose pós-menopáusica.
- Os bisfosfonatos devem ser administrados com cuidado para melhorar seus benefícios clínicos e minimizar os efeitos adversos GI. Cada comprimido de uso oral deve ser tomado pela manhã com no mínimo um copo de água filtrada (e não café, suco, água mineral ou leite), com intervalo de no mínimo 30 minutos (60 minutos para o ibandronato por via oral) até a primeira refeição, suplemento ou medicamento. Uma exceção é o risedronato de liberação retardada, que deve ser administrado imediatamente após o desjejum com no mínimo meio copo de água filtrada. O paciente deve se

QUADRO 3-2	Medicamentos usados para prevenir e tratar osteoporose			
Substância	**Doses para adultos**	**Farmacocinética**	**Efeitos adversos**	**Interações medicamentosas**
Cálcio	A dose a ser suplementada é a diferença entre a necessidade diária, que varia em função da idade (ver Quadro 3-1), e a quantidade ingerida com a dieta. Talvez haja necessidade de fracionar a dose	Absorção – predomina o transporte ativo com algum grau de difusão passiva, fração absorvida 10-60%, eliminação fecal do que não foi absorvido, e eliminação renal do cálcio absorvido	Constipação, gases, desconforto estomacal, raramente litíase renal	Carbonatos – redução da absorção com inibidores da bomba de cálcio Quando administrados concomitantemente, reduz a absorção de ferro, tetraciclina, quinolona, bisfosfonatos, fenitoína e flúor Antagonista do verapamil Pode induzir hipercalcemia com diuréticos tiazídicos Fibras laxantes, oxalatos, fitatos e sulfatos podem reduzir a absorção do cálcio quando administrados concomitantemente
Vitamina D₃ (colecalciferol)	Ingestão adequada (Quadro 3-1); doses maiores podem ser necessárias em caso de má absorção ou múltiplos anticonvulsivantes	Metabolismo hepático a 25(OH) vitamina D e, a seguir, metabolismo renal ao composto ativo 1,25(OH)₂-vitamina D, e outros metabólitos ativos e inativos	Hipercalcemia (fraqueza, cefaleia, sonolência, náusea, e/ou distúrbio do ritmo cardíaco), hipercalciúria	Fenitoína, barbitúricos, carbamazepina e rifampicina aumentam o metabolismo da vitamina D
Vitamina D₂ (ergocalciferol)	Para deficiência de vitamina D, 50.000 unidades uma ou duas vezes por semana durante 8 a 12 semanas; repetir conforme a necessidade até atingir concentrações terapêuticas; ocasionalmente, 50.000 unidades mensais para manutenção			Colestiramina, colestipol, orlistat e óleo mineral reduzem a absorção de vitamina D
1,25(OH)₂-vitamina D (calcitriol)	0,25-0,5 mcg via oral ou 1-2 mcg/ml IV diariamente para osteodistrofia renal, hipoparatireoidismo ou raquitismo refratário			Pode induzir hipercalcemia com diuréticos tiazídicos em pacientes com hipoparatireoidismo

Bisfosfonatos

Alendronato	Prevenção: 5 mg VO diariamente ou 35 mg VO semanalmente Tratamento: 10 mg VO diariamente ou 70 mg VO semanalmente; a dose de 70 mg é disponível em comprimidos orais e tabletes efervescentes	Mal absorvido – < 1% chegando a zero quando tomado com alimentos ou bebidas – $T_{1/2}$ longa (< 10 anos). Eliminação renal (do que foi absorvido) e fecal (não absorvido)	Dor musculoesquelética transitória, náusea, dispepsia (via oral); mal-estar tipo gripal transitório (injetável) Raros: perfuração, úlcera e/ou sangramento GI (via oral); ONM, fratura atípica da diáfise do fêmur, dor musculoesquelética intensa	Não administrar junto a outro medicamento ou suplementos (inclusive cálcio e vitamina D)
Ibandronato	Prevenção: 150 mg VO/mês Tratamento: 150 mg VO/mês; 3 mg IV a cada três meses			
Risedronato	Prevenção e tratamento: 5 mg VO/dia; 35 mg VO/semana, 150 mg VO/mês		Raros: perfuração, úlcera e/ou sangramento GI (via oral), dor musculoesquelética ONM, fraturas atípicas	
Ácido zoledrônico	Prevenção: 5 mg IV em infusão a cada dois anos Tratamento: 5 mg IV em infusão anual			

(continua)

QUADRO 3-2 Medicamentos usados para prevenir e tratar osteoporose

Substância	Doses para adultos	Farmacocinética	Efeitos adversos	Interações medicamentosas
Inibidor de RANK-ligante				
Denosumabe	*Tratamento*: 60 mg via SC a cada seis meses	$T_{máx}$ 10 dias, $T_{1/2}$ 25,4 dias	Flatulência, dermatite, eczema, exantema Raros: infecções graves, ONM, fraturas atípicas, hipocalcemia	
Agonista/antagonista de estrogênios				
Raloxifeno	60 mg VO/dia	Metabolismo hepático	Fogachos, cãibras nas pernas, tromboembolismo venoso, edema periférico Raros: catarata e litíase biliar; aviso em tarja preta para AVC fatal	Nenhuma
Calcitonina				
Calcitonina de salmão	200 unidades (um *spray*) intranasal/dia, alternando as narinas dia a dia; 100 unidades via SC/dia	Eliminação renal; disponibilidade nasal 3%	Nasal: rinite, epistaxe Injetável: náusea, rubor, inflamação local	Nenhuma
Paratormônio recombinante humano (PTH 1-34 unidades)				
Teriparatida	20 mcg via SC/dia por até dois anos	Biodisponibilidade de 95% $T_{máx}$ ~30 min $T_{1/2}$ ~60 min Metabolismo hepático	Dor no local da injeção, náusea, cefaleia, tontura, cãibras nas pernas Raros: aumento do ácido úrico, leve aumento do cálcio	Nenhuma

AVC, acidente vascular cerebral; GI, gastrintestinal; IV, intravenoso; ONM, osteonecrose mandibular; RANK, receptor importante na maturação do osteoclasto; SC, subcutânea; $T_{máx}$, período até a concentração máxima; $T_{1/2}$, meia-vida; VO, via oral.

manter ereto (sentado ou de pé) por no mínimo 30 minutos após o uso de alendronato e risedronato, e 1 hora após a administração de ibandronato para prevenção de irritação e úlcera esofágica.

- O alendronato semanal, o risedronato semanal ou mensal, e o ibandronato, mensal por via oral e trimestral por via IV, produzem alterações equivalentes na DMO aos seus esquemas de administração diária. Se o paciente esquecer sua dose semanal, pode ser tomada no dia seguinte. Se o intervalo for maior que um dia, a dose deve ser suprimida até a próxima data do esquema. Se o paciente esquecer a dose mensal, pode ser administrada até sete dias antes da próxima dose do esquema.
- Os efeitos adversos mais comuns dos bisfosfonatos são náusea, dor abdominal e dispepsia. É possível haver irritação, úlcera ou sangramentos esofágicos, gástricos ou duodenais. Os efeitos adversos mais comuns dos bisfosfonatos por via IV são febre, sintomas semelhantes aos da gripe, e reações no local da injeção.
- Entre os efeitos adversos raros estão osteonecrose da mandíbula (ONM) e fratura femoral subtrocantérica (atípica). A ONM ocorre com mais frequência em pacientes com câncer, em uso de quimioterapia, radioterapia e terapia com glicocorticoide recebendo doses elevadas de bisfosfonato por via IV.

Denosumabe

- O **denosumabe** é um inibidor RANK-ligante que inibe a formação de osteoclastos e aumenta sua apoptose. Está indicado no tratamento de osteoporose em mulheres e homens com alto risco de fratura. Também foi aprovado para aumento da massa óssea em homens sendo tratados com terapia de privação de androgênios para câncer de próstata não metastático e para mulheres que estejam recebendo tratamento adjuvante com inibidor da aromatase para câncer de mama, com alto risco de fratura.
- O denosumabe é administrado em injeção subcutânea de 60 mg, aplicada nas regiões superior do braço, superior da coxa ou abdome, uma vez a cada seis meses.
- As reações adversas encontram-se no **Quadro 3-2.** O denosumabe é contraindicado em pacientes com hipocalcemia até que o quadro seja corrigido.

Agonistas/antagonistas dos receptores de estrogênio

- O **raloxifeno** é um agonista de estrogênio no osso, mas um antagonista na mama e nos tecidos uterinos. Está aprovado para prevenção e tratamento da osteoporose pós-menopáusica.
- O raloxifeno reduz a incidência de fraturas vertebrais e aumenta a DMO da coluna e do quadril, mas em menor extensão que os bisfosfonatos. Após sua suspensão, o efeito benéfico se perde e os ossos retornam às taxas relacionadas com a idade ou com a doença.
- O raloxifeno em geral é bem tolerado. Fogachos, cãibras em membros inferiores e espasmos musculares são comuns. Raramente ocorre sangramento de endométrio. Episódios tromboembólicos são incomuns, mas podem ser fatais. O raloxifeno está contraindicado em mulheres com história atual ou anterior de doença tromboembólica. Suspender o tratamento se houver previsão de imobilidade duradoura. A bula do medicamento contém um aviso em destaque pedindo cautela nas mulheres com risco de acidente vascular cerebral (AVC).

Calcitonina

- A **calcitonina** é um hormônio endógeno liberado pela tireoide quando os níveis séricos de cálcio estão elevados. A calcitonina do salmão tem sido usada clinicamente por ser mais potente e ter efeito mais duradouro que as formas derivadas de mamíferos.
- A calcitonina é indicada para o tratamento de osteoporose em mulheres que tenham tido a menopausa no mínimo há cinco anos. O medicamento faz parte da última linha de tratamento porque sua eficácia é menos comprovada que a de outros medicamentos antirreabsortivos.
- Comprovou-se redução apenas das fraturas vertebrais com o uso intranasal de calcitonina. A calcitonina não afeta de forma consistente a DMO do quadril e não reduz o risco de fratura de quadril.
- A calcitonina pode reduzir a dor em pacientes com fratura vertebral em fase aguda. Se o produto nasal estiver sendo usado com esse objetivo, a prescrição deve ser por prazo curto (quatro semanas) e não deve ser usado em detrimento de analgésicos mais efetivos e de menor custo, nem de outras terapias mais apropriadas para osteoporose.

- A dose intranasal é 200 unidades por dia, alternando as narinas dia a dia. Há disponível uma apresentação para administração diária via subcutânea de 100 unidades, mas raramente é usada em razão dos efeitos adversos e do alto custo.

Terapia com estrogênio

- O uso de estrogênio foi aprovado pela FDA para prevenção de osteoporose em mulheres com risco significativo e que não possam fazer uso de outros medicamentos para osteoporose.
- A hormonioterapia (estrogênio com ou sem progesterona) reduz significativamente o risco de fratura. O aumento da DMO é inferior ao observado com bisfosfonatos, denosumabe ou teriparatida, mas superior ao comprovado com raloxifeno e calcitonina. Os estrogênios administrados pelas vias oral ou transdérmica têm doses equivalentes e os esquemas contínuo ou cíclico produzem efeito semelhante quanto à DMO. O efeito sobre a DMO é dose-dependente, tendo sido observado benefício com doses menores de estrogênio. Quando o tratamento é suspenso, a perda óssea se acelera e a proteção contra fratura é perdida.
- Utilizar a menor dose efetiva capaz de prevenir e controlar os sintomas da menopausa e suspender o tratamento assim que possível.

Testosterona

- A testosterona não tem aprovação da FDA para tratamento de osteoporose, mas as diretrizes para osteoporose no sexo masculino recomendam seu uso para os homens com concentração de testosterona abaixo de 200 ng/dL [6,9 nmol/L] isoladamente, se o risco de fratura for baixo e, associado a medicamentos específicos para osteoporose, se o risco for alto. Não utilizar testosterona apenas para prevenção ou tratamento de osteoporose.
- A testosterona pode aumentar a DMO em homens com baixa concentração de testosterona, mas não produz qualquer efeito se a concentração for normal. Não há dados disponíveis sobre fraturas.

TRATAMENTO COM ANABOLIZANTES

Teriparatida

- A **teriparatida** é um produto recombinante que representa os 34 primeiros aminoácidos do paratormônio humano (PTH). A teriparatida aumenta a formação óssea, a taxa de remodelamento ósseo e o número e a atividade dos osteoblastos.
- A teriparatida está aprovada pela FDA para tratamento de mulheres pós-menopáusicas com alto risco de fratura, para aumento da DMO em homens com osteoporose idiopática ou hipogonadal e alto risco de fratura, para homens ou mulheres intolerantes a outros medicamentos para osteoporose, e para pacientes com osteoporose induzida por glicocorticoide.
- O medicamento reduz o risco de fratura em mulheres pós-menopáusicas, mas não há dados sobre fraturas disponíveis em relação aos homens ou aos pacientes tratados com glicocorticoide. O aumento na DMO da coluna lombar é maior do que o observado com outros medicamentos para osteoporose. Embora a DMO do punho seja reduzida, não há aumento na frequência das fraturas de punho.
- A suspensão do tratamento resulta em redução da DMO, que pode ser minimizada com terapia antirreabsortiva subsequente. Em razão da preocupação com o osteossarcoma, a teriparatida foi aprovada para uso com duração máxima de dois anos.
- A posologia para a teriparatida é 20 mcg por via subcutânea uma vez ao dia, aplicada na coxa ou no abdome por até dois anos (ver **Quadro 3-2**). A dose inicial deve ser aplicada com o paciente deitado ou sentado, caso ocorra hipotensão ortostática. Cada dispositivo de aplicação contém frascos contendo 3 mL e 20 mcg para aplicação diária por até 28 dias; manter o dispositivo sob refrigeração.
- Raramente ocorre hipercalcemia transitória. A teriparatida é contraindicada em pacientes com alto risco de osteossarcoma.

OSTEOPOROSE INDUZIDA POR GLICOCORTICOIDE

- Os glicocorticoides reduzem a formação óssea por meio de redução na proliferação e diferenciação de osteoblastos, assim como por aumento na sua apoptose. Os glicocorticoides também aumentam a reabsorção óssea, reduzem a absorção de cálcio e aumentam sua excreção renal.

- A perda óssea é rápida, sendo que a maior redução ocorre nos primeiros 6 a 12 meses de tratamento. Doses tão baixas quanto 2,5 mg de prednisona, ou equivalente diário, foram associadas a fraturas. A osteoporose induzida por glicocorticoides também foi associada ao uso de glicocorticoides inalatórios, embora a maioria dos dados sugira não haver efeitos importantes nos ossos.
- Há indicação para medir a DMO, usando DEXA central, na linha de base de todos os pacientes que estejam para iniciar tratamento em dose igual ou superior a 5 mg/dia (ou equivalente) por no mínimo seis meses. Considerar a medição da DMO na linha de base em pacientes que estejam para iniciar tratamento com glicocorticoide sistêmico por prazo inferior a seis meses, caso eles tenham alto risco para perda de massa óssea ou para fratura. Como a perda óssea pode ser rápida, a DEXA central deve ser repetida a cada 6 a 12 meses, se necessário.
- Todos os pacientes que estejam iniciando tratamento sistêmico com glicocorticoide (qualquer dose ou duração) deve manter um estilo de vida saudável aos ossos e ingerir 1.200 a 1.500 mg de cálcio elementar e 800 a 1.200 unidades de vitamina D diariamente para atingir concentrações terapêuticas de 25(OH) vitamina D. Utilizar a dose mínima efetiva de corticosteroide pela menor duração possível.
- As diretrizes de tratamento dividem as recomendações do medicamento a ser prescrito em função de risco de fratura, faixa etária, idade fértil ou pós-menopausa, dose e duração da terapia com glicocorticoide e história de fratura por fragilidade. Alendronato e risedronato por via oral e ácido zoledrônico por via IV têm aprovação da FDA para tratamento de osteoporose induzida por glicocorticoide. As diretrizes do American College of Rheumatology recomendam que todos os pacientes que estejam iniciando tratamento sistêmico com glicocorticoide ($\geq$ 5 mg/dia de prednisona ou equivalente), com expectativa de duração de no mínimo três meses, devem ser preventivamente tratados com bisfosfonato. A teriparatida pode ser usada se os bisfosfonatos não forem bem tolerados ou estiverem contraindicados.

AVALIAÇÃO DOS DESFECHOS TERAPÊUTICOS

- Os pacientes que recebem farmacoterapia para recuperação da massa óssea devem ser examinados no mínimo uma vez por ano. A cada consulta, avaliar a adesão e a tolerância ao medicamento.
- A cada consulta, perguntar ao paciente sobre possíveis sintomas de fratura (p. ex., dor óssea ou incapacidade). A investigação de fratura, dor nas costas e perda de estatura ajuda a identificar a piora da osteoporose.
- Solicitar medição da DMO com DEXA central a cada 1 ou 2 anos após ter iniciado a medicação, a fim de monitorar a resposta. O monitoramento mais frequente está indicado em pacientes em situações associadas a perdas mais rápidas de massa óssea (p. ex., tratamento com glicocorticoide).

Capítulo elaborado a partir de conteúdo original de autoria de Mary Beth O'Connell e Jill S. Borchert.

Artrite reumatoide

- A *artrite reumatoide* (AR) é um distúrbio inflamatório progressivo crônico, de etiologia desconhecida, caracterizado pelo comprometimento simétrico de várias articulações e por manifestações sistêmicas.

FISIOPATOLOGIA

- A AR resulta de desregulação da imunidade humoral e celular. A maioria dos pacientes produz anticorpos denominados *fatores reumatoides*; esses pacientes soropositivos tendem a apresentar uma evolução mais agressiva do que os pacientes soronegativos.
- As imunoglobulinas (Ig) ativam o sistema do complemento, que amplifica a resposta imunológica ao intensificar a quimiotaxia, a fagocitose e a liberação de linfocinas pelas células mononucleares, as quais são, então, apresentadas aos linfócitos T. O antígeno processado é reconhecido pelas proteínas do complexo principal de histocompatibilidade presentes na superfície dos linfócitos, resultando na ativação das células T e B.
- O fator de necrose tumoral α (TNF-α), a interleucina-1 (IL-1) e a IL-6 são citocinas pró-inflamatórias importantes na iniciação e continuação do processo inflamatório.
- As células T ativadas produzem citotoxinas e citocinas, que estimulam ainda mais a ativação dos processos inflamatórios e atraem células para as áreas de inflamação. Os macrófagos são estimulados a liberar prostaglandinas e citotoxinas. A ativação das células T exige tanto a estimulação por citocinas pró-inflamatórias quanto a interação entre receptores de superfície celular, denominada *coestimulação*. Uma dessas interações por coestimulação ocorre entre CD28 e CD80/86.
- As células B ativadas produzem plasmócitos, que formam anticorpos. Esses anticorpos, em combinação com o sistema complemento, resultam em acúmulo de leucócitos polimorfonucleares. Esses leucócitos liberam citotoxinas, radicais de oxigênio livre e radicais hidroxila, que promovem a lesão da sinóvia e do osso.
- As moléculas de sinalização são importantes na ativação e na manutenção da inflamação. A Janus quinase (JAK) é uma tirosina-quinase responsável pela regulação da maturação e ativação dos leucócitos. A JAK também exerce efeitos na produção de citocinas e imunoglobulinas.
- Ocorre liberação de substâncias vasoativas (histamina, citocinas, prostaglandinas) nos locais de inflamação, aumentando o fluxo sanguíneo e a permeabilidade vascular. Esse processo provoca edema, calor, eritema e dor, e facilita a passagem dos granulócitos dos vasos sanguíneos para os locais de inflamação.
- A inflamação crônica do tecido sinovial que reveste a cápsula articular resulta em proliferação tecidual (formação de *pannus*) O *pannus* invade a cartilagem e, por fim, a superfície do osso, provocando erosões do osso e da cartilagem e levando à destruição articular. O resultado pode consistir em perda do espaço articular e do movimento da articulação, fusão óssea (ancilose), subluxação articular, contraturas dos tendões e deformidade crônica.

MANIFESTAÇÕES CLÍNICAS

- Os sintomas prodrômicos inespecíficos que se desenvolvem no decorrer de semanas a meses consistem em fadiga, fraqueza, febre baixa, anorexia e dor articular. A rigidez e as mialgias podem preceder o desenvolvimento da sinovite.
- O comprometimento articular tende a ser simétrico e a afetar as pequenas articulações das mãos, os punhos e os pés; os cotovelos, os ombros, os quadris, os joelhos e os tornozelos também podem ser afetados.
- Em geral, a rigidez articular é mais grave pela manhã, costuma durar mais de 30 minutos e pode persistir por todo o dia.
- Ao exame físico, o edema articular pode ser visível ou ser aparente apenas à palpação. O tecido tem consistência mole e esponjosa, apresenta-se quente e pode ser eritematoso. As deformidades articulares podem envolver subluxações dos punhos, das articulações metacarpofalângicas e das articulações interfalângicas proximais (deformidade em pescoço de cisne, deformidade em botoeira e desvio ulnar).

- O comprometimento extra-articular pode incluir nódulos reumatoides, vasculite, derrame pleural, fibrose pulmonar, manifestações oculares, pericardite, anormalidades da condução cardíaca, mielossupressão e linfadenopatia.

DIAGNÓSTICO

- O American College of Rheumatology (ACR) e a European League Against Rheumatism (EULAR) fizeram uma revisão dos critérios para o diagnóstico de AR em 2010. Esses critérios destinam-se a pacientes no início da doença e ressaltam as manifestações precoces. As manifestações tardias (erosões ósseas, nódulos subcutâneos) não estão mais incluídas nos critérios diagnósticos. Os pacientes com sinovite de pelo menos uma articulação e nenhuma outra explicação para esse achado são candidatos à avaliação. Os critérios utilizam um sistema de pontuação, em que uma pontuação combinada de 6 ou mais, entre 10, indica que o paciente é portador de AR.
- As anormalidades laboratoriais consistem em anemia normocítica/normocrômica; trombocitose ou trombocitopenia; leucopenia; elevação da velocidade de hemossedimentação e proteína C-reativa; fator reumatoide positivo (60 a 70% dos pacientes); anticorpo antiproteína citrulinada (ACPA) positivo (50 a 85% dos pacientes); e fatores antinucleares positivos (25% dos pacientes).
- O aspirado do líquido sinovial pode revelar turvação, leucocitose, redução da viscosidade e glicose normal ou baixa em relação às concentrações séricas.
- Os achados radiológicos iniciais incluem edema dos tecidos moles e osteoporose próxima à articulação (osteoporose periarticular). Em um estágio mais avançado da evolução da doença, as erosões costumam ser observadas pela primeira vez nas articulações metacarpofalângicas e interfalângicas proximais das mãos e articulações metatarsofalângicas dos pés.

TRATAMENTO

- Objetivos do tratamento: o objetivo final consiste em induzir remissão completa ou baixa atividade da doença. Outras metas consistem em controlar a atividade da doença e a dor articular, manter a capacidade de função nas atividades diárias, diminuir a velocidade das alterações articulares destrutivas e atrasar a incapacidade.

TERAPIA NÃO FARMACOLÓGICA

- O repouso adequado, a redução de peso no paciente obeso, a terapia ocupacional, a fisioterapia e o uso de aparelhos auxiliares podem melhorar os sintomas e manter a função articular.
- Os pacientes com doença grave podem se beneficiar de procedimentos cirúrgicos, como tenossinovectomia, reparo de tendão e substituição articular.
- A orientação do paciente sobre a doença e os benefícios e limitações da terapia farmacológica é importante.

TERAPIA FARMACOLÓGICA

Abordagem geral

- Deve-se iniciar a administração de antirreumáticos modificadores da doença (DMARDs, de *disease--modifying antirheumatic drugs*) o mais cedo possível após o início da doença, visto que o tratamento precoce leva a resultados mais favoráveis.
- Os DMARDs diminuem a velocidade de progressão da doença na AR. Os DMARDs não biológicos comuns incluem o **metotrexato (MTX)**, a **hidroxicloroquina**, a **sulfassalazina** e a **leflunomida** (Figura 4-1). A ordem para a seleção do fármaco não está bem definida, porém o MTX é, com frequência, escolhido inicialmente, uma vez que os dados de longo prazo sugerem resultados superiores em comparação com outros DMARDs, além do menor menor custo do que os agentes biológicos.
- A terapia de combinação com dois ou mais DMARDs não biológicos pode ser efetiva quando o tratamento com um único DMARD não tem sucesso. As combinações recomendadas incluem: (1) MTX mais hidroxicloroquina; (2) MTX mais leflunomida; (3) MTX mais sulfassalazina; e (4) MTX mais hidroxicloroquina mais sulfassalazina.
- Os DMARDs biológicos incluem os agentes anti-TNF, **etanercepte, infliximabe, adalimumabe, certolizumabe** e **golimumabe**; o modulador de coestimulação, **abatacepte**; o antagonista do receptor de IL-6, **tocilizumabe**; e o **rituximabe**, que provoca depleção das células B periféricas. Os DMARDs biológicos demonstraram ser efetivos para pacientes que não respondem ao tratamento com DMARDs não biológicos (Figura 4-2).

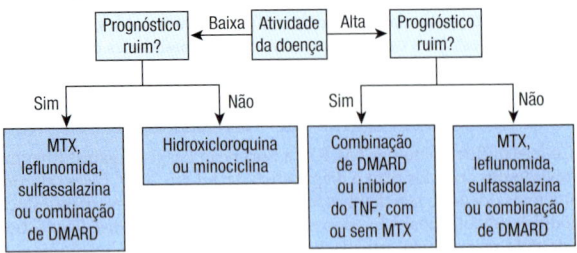

FIGURA 4-1 **Algoritmo para o tratamento da artrite reumatoide na fase inicial da doença.**
Um prognóstico ruim é definido como limitação da função, achados extra-articulares (nódulos reumatoides, vasculite, síndrome de Felty, síndrome de Sjögren, achados pulmonares reumatoides, erosões nas radiografias), erosões ósseas, e fator reumatoide ou anticorpo antiproteína citrulinada positivos. DMARD, antirreumático modificador da doença; MTX, metotrexato; TNF, fator de necrose tumoral.

- Os agentes biológicos anti-TNF também podem ser usados em pacientes com doença precoce de alta atividade e com fatores de mau prognóstico, independentemente do uso prévio de DMARD. O mau prognóstico está associado a determinadas características, como limitação funcional, presença de doença extra-articular (p. ex., nódulos reumatoides, vasculite), fator reumatoide ou ACPA positivos ou erosões ósseas. Os agentes biológicos anti-TNF podem ser usados como monoterapia ou em associação com outros DMARDs. O uso de agentes biológicos em combinação com MTX é mais efetivo do que a monoterapia com agentes biológicos.
- Os DMARDs usados com menos frequência incluem a **anacinra** (antagonista do receptor de IL-1), a **azatioprina**, a **penicilamina**, os **sais de ouro** (incluindo a **auranofina**), a **minociclina**, a **ciclosporina** e a **ciclofosfamida**. Esses agentes apresentam menos eficácia, maior toxicidade, ou ambas.
- Os fármacos anti-inflamatórios não esteroides (AINEs) e/ou os corticosteroides podem ser usados para alívio sintomático, se necessário. Proporcionam uma melhora relativamente rápida quando comparados aos DMARDs, que podem levar várias semanas a meses para que se possa observar um benefício. Todavia, os AINEs não têm impacto sobre a progressão da doença, e os corticosteroides têm o potencial de produzir complicações em longo prazo.
- Ver os **Quadros 4-1** e **4-2** para as doses habituais e os parâmetros de monitoramento dos DMARDs e AINEs utilizados na AR.

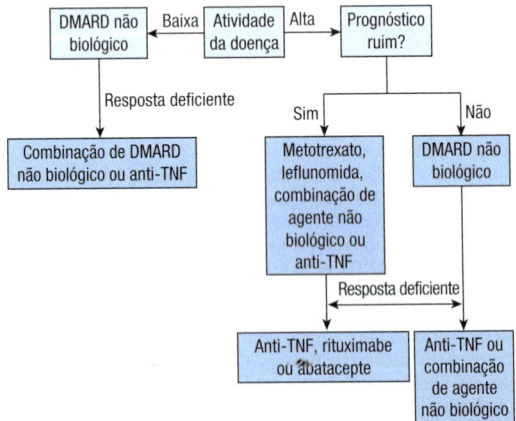

FIGURA 4-2 **Algoritmo para o tratamento da artrite reumatoide na doença estabelecida (> 6 meses).**
DMARD, fármaco antirreumático modificador da doença; anti-TNF, fator de necrose antitumoral.

QUADRO 4-1	**Doses habituais e parâmetros de monitoramento para o uso de fármacos antirreumáticos**	
Fármaco	**Dose habitual**	**Exames iniciais para monitoramento**	**Exames para manutenção do monitoramento**
AINEs	Ver Quadro 4-3	S_{Cr} ou ureia, hemograma completo a cada 2 a 4 semanas, durante 1 a 2 meses após o início da terapia; salicilatos: níveis séricos de salicilato, se não houver nenhuma resposta às doses terapêuticas	Os mesmos exames iniciais, mais pesquisa de sangue oculto nas fezes a cada 6 a 12 meses
Corticosteroides	Oral, IV, IM, IA e injeção em tecidos moles: variáveis	Glicose; pressão arterial a cada 3 a 6 meses	Os mesmos exames iniciais
Metotrexato	Oral ou IM: 7,5 a 15 mg/semana	Valores basais: AST, ALT, ALK-P, albumina, bilirrubina total, testes para hepatites B e C, hemograma completo com contagem de plaquetas	Hemograma completo com contagem de plaquetas, AST, albumina a cada 1 a 2 meses
Leflunomida	Oral: 100 mg ao dia, durante três dias; em seguida, 10 a 20 mg diariamente, ou 10 a 20 mg diariamente, sem dose de ataque	Valores basais: ALT, hemograma completo com contagem de plaquetas	Hemograma completo com contagem de plaquetas e ALT mensalmente no início; em seguida, a cada 6 a 8 semanas
Hidroxicloroquina	Oral: 200 a 300 mg duas vezes ao dia; depois de 1 a 2 meses, a dose pode ser diminuída para 200 mg uma ou duas vezes ao dia	Valores basais: retinografia colorida e campimetria automatizada	Oftalmoscopia a cada 9 a 12 meses e grade de Amsler, em casa, a cada duas semanas
Sulfassalazina	Oral: 500 mg duas vezes ao dia; em seguida, aumentar para 1 g, duas vezes ao dia	Valores basais: hemograma completo com contagem de plaquetas; em seguida, a cada semana durante um mês	Os mesmos exames iniciais, a cada 1 a 2 meses
Minociclina	Oral: 100 a 200 mg ao dia	Nenhum	Nenhum
Etanercepte	50 mg SC uma vez por semana; ou 25 mg cuas vezes por semana	Teste tuberculínico	Nenhum
Infliximabe	3 mg/kg IV nas semanas 0, 2 e 6; em seguida, a cada oito semanas	Teste tuberculínico	Nenhum
Adalimumabe	40 mg SC a cada duas semanas	Teste tuberculínico	Nenhum
Certolizumabe	400 mg (duas doses de 200 mg) SC nas semanas 0, 2, 4; em seguida, 200 mg a cada duas semanas	Teste tuberculínico	Nenhum
Golimumabe	50 mg SC uma vez por mês	Teste tuberculínico	Nenhum
Rituximabe	Infusão IV de 1.000 mg administrada duas vezes, com intervalo de duas semanas	Teste tuberculínico	Nenhum

(continua)

QUADRO 4-1	Doses habituais e parâmetros de monitoramento para o uso de fármacos antirreumáticos (continuação)		
Fármaco	**Dose habitual**	**Exames iniciais para monitoramento**	**Exames para manutenção do monitoramento**
Abatacepte	Infusão IV: infusão de 30 min com base no peso corporal: < 60 kg = 500 mg; 60 a 100 kg = 750 mg; > 100 kg = 1.000 mg Injeção SC: 125 mg SC dentro de 24 h após uma única dose de ataque, por infusão IV, de ~10 mg/kg; em seguida, 125 mg SC a cada sete dias	Teste tuberculínico	Nenhum
Tocilizumabe	4 a 8 mg/kg IV a cada quatro semanas	Teste tuberculínico, AST/ALT, hemograma completo com contagem de plaquetas, lipídios	AST/ALT, hemograma completo com contagem de plaquetas, lipídios a cada 4 a 8 semanas
Anacinra	100 mg SC ao dia	Teste tuberculínico, contagem de neutrófilos	Contagem de neutrófilos uma vez por mês, durante três meses; em seguida, trimestral por até um ano
Tofacitinibe	Oral: 5 mg duas vezes ao dia	Teste tuberculínico, hemograma completo com contagem diferencial; enzimas hepáticas, lipídios	Hemograma completo com contagem diferencial depois de 4 a 8 semanas e, posteriormente, a cada três meses
Auranofina	Oral: 3 mg uma ou duas vezes ao dia	Valores basais: EU, hemograma completo com contagem de plaquetas	Os mesmos exames iniciais a cada 1 a 2 meses
Aurotiomalato	IM: 10 mg como dose de teste; em seguida, dose semanal de 25 a 50 mg; após a obtenção de uma resposta, o intervalo entre as doses pode ser aumentado	Valores basais e até obter uma estabilização: EU, hemograma completo com contagem de plaquetas antes da injeção	Os mesmos exames iniciais em doses intercaladas
Azatioprina	Oral: 50 a 150 mg ao dia	Hemograma completo com contagem de plaquetas, AST a cada duas semanas, durante 1 a 2 meses	Os mesmos exames iniciais a cada 1 a 2 meses
Penicilamina	Oral: 125 a 250 mg ao dia; a dose pode ser aumentada em 125 a 250 mg a cada 1 a 2 meses; dose máxima de 750 mg/dia	Valores basais: EU, hemograma completo com contagem de plaquetas; em seguida, a cada semana durante um mês	Os mesmos exames iniciais a cada 1 a 2 meses, porém a cada duas semanas se houver modificação da dose
Ciclofosfamida	Oral: 1-2 mg/kg/dia	EU, hemograma completo com contagem de plaquetas a cada semana, durante um mês	Os mesmos exames iniciais, porém a cada 2 a 4 semanas
Ciclosporina	Oral: 2,5 mg/kg/dia fracionada duas vezes/dia	S_{cr}, pressão arterial a cada mês	Os mesmos exames iniciais

ALK-P, fosfatase alcalina; ALT/TGP, alanina aminotransferase; AST/TGO, aspartato aminotransferase; IA, intra-articular; IM, intramuscular; IV, intravenosa; AINEs, anti-inflamatórios não esteroides; SC, subcutânea; S_{cr}, creatinina sérica; EU, exame de urina.

QUADRO 4-2	Monitoramento clínico da terapia farmacológica para artrite reumatoide	
Fármaco	**Efeitos tóxicos que exigem monitoramento**	**Sintomas a serem investigados[a]**
AINEs e salicilatos	Ulceração e sangramento GI, lesão renal	Sangue nas fezes, fezes escuras, dispepsia, náusea/vômitos, fraqueza, tontura, dor abdominal, edema, ganho de peso, falta de ar
Corticosteroides	Hipertensão, hiperglicemia, osteoporose[b]	Pressão arterial, poliúria, polidipsia, edema, dispneia, alterações visuais, ganho de peso, cefaleias, fraturas de osso ou dor óssea
Metotrexato	GI (estomatite, náusea/vômitos, diarreia), mielossupressão (trombocitopenia, leucopenia), hepáticos (elevação das enzimas, raramente cirrose), pulmonares (fibrose, pneumonite), exantema	Sintomas de mielossupressão, dispneia, náusea/vômitos, edema de linfonodos, tosse, úlceras bucais, diarreia, icterícia
Leflunomida	Hepatotoxicidade, mielossupressão, desconforto GI, alopecia	Náusea/vômitos, gastrite, diarreia, queda de cabelos, icterícia
Hidroxicloroquina	GI (náusea/vômitos, diarreia), oculares (depósitos benignos da córnea, visão turva, escotomas, cegueira noturna, pré-retinopatia), dermatológicos (exantema, alopecia, pigmentação), neurológicos (cefaleia, vertigem, insônia)	Alterações visuais, incluindo diminuição da visão noturna ou periférica, exantema, diarreia
Sulfassalazina	GI (anorexia, náusea/vômitos, diarreia), dermatológicos (exantema, urticária), mielossupressão (leucopenia, raramente agranulocitose), elevação das enzimas hepáticas	Sintomas de mielossupressão, fotossensibilidade, exantema, náusea/vômitos
Etanercepte, adalimumabe, certolizumabe, golimumabe, tocilizumabe, anacinra	Reações no local de injeção, infecção	Sintomas de infecção
Infliximabe, rituximabe, abatacepte	Reações imunes, infecção	Reações após a infusão, sintomas de infecção
Tofacitinibe	Infecção, neoplasia maligna, perfuração GI, infecção das vias respiratórias superiores, cefaleia, diarreia, nasofaringite, elevação das enzimas hepáticas e lipídios	Sintomas de infecção ou mielossupressão, dispneia, sangue nas fezes, fezes escuras, dispepsia
Ouro (intramuscular ou por via oral)	Mielossupressão, proteinúria, exantema, estomatite	Sintomas de mielossupressão, edema, exantema, úlceras orais, diarreia
Azatioprina	Mielossupressão, hepatotoxicidade, distúrbios linfoproliferativos	Sintomas de mielossupressão (fadiga intensa, risco de sangramento ou hematomas, infecção), icterícia

(continua)

QUADRO 4-2	Monitoramento clínico da terapia farmacológica para artrite reumatoide (*continuação*)	
Fármaco	**Efeitos tóxicos que exigem monitoramento**	**Sintomas a serem investigados[a]**
Penicilamina	Mielossupressão, proteinúria, estomatite, exantema, disgeusia	Sintomas de mielossupressão, edema, exantema, diarreia, alteração do paladar, úlceras orais
Ciclofosfamida	Alopecia, infertilidade, desconforto GI, cistite hemorrágica, mielossupressão, nefrotoxicidade, cardiotoxicidade	Náusea/vômitos, gastrite, diarreia, queda de cabelo, dificuldades na micção, dor torácica, exantema, dificuldades respiratórias
Ciclosporina	Hepatotoxicidade, nefrotoxicidade, hipertensão, cefaleia, neoplasia, infecções, desconforto GI	Náusea/vômitos, diarreia, sintomas de infecção, sintomas de pressão arterial elevada

AINEs, anti-inflamatórios não esteroides; GI, gastrintestinal.
[a] A alteração da função imune aumenta a infecção, que deve ser considerada particularmente em pacientes em uso de azatioprina, metotrexato, corticosteroides ou outros fármacos passíveis de produzir mielossupressão.
[b] A osteoporose não tem tendência a se manifestar no início do tratamento, porém todos os pacientes devem tomar medidas apropriadas para prevenir a perda óssea.

Fármacos anti-inflamatórios não esteroides

- Os AINEs inibem a síntese de prostaglandinas, que representa apenas uma pequena porção da cascata inflamatória. Esses fármacos têm propriedades tanto analgésicas quanto anti-inflamatórias e reduzem a rigidez; todavia, não retardam a progressão da doença nem impedem a ocorrência de erosões ósseas ou deformidades articulares. Os esquemas posológicos dos AINEs comuns são apresentados no **Quadro 4-3**.

DMARDs não biológicos

METOTREXATO

- O **MTX** inibe a secreção de citocinas e a biossíntese das purinas e pode estimular a liberação de adenosina; todas essas ações podem ser responsáveis pelas suas propriedades anti-inflamatórias.
- A administração concomitante de ácido fólico pode reduzir alguns efeitos adversos sem perda da eficácia. Deve-se proceder a um monitoramento periódico dos exames para lesão hepática; todavia, recomenda-se a realização de biópsia hepática durante o tratamento apenas para pacientes com elevação persistente das enzimas hepáticas. O MTX é teratogênico, e as pacientes devem usar métodos contraceptivos e interromper o fármaco se for planejada uma gravidez.
- O MTX está contraindicado para mulheres grávidas e durante a lactação, bem como para pacientes com doença hepática crônica, imunodeficiência, derrames pleural ou peritoneal, leucopenia, trombocitopenia, distúrbios hematológicos preexistentes e *clearance* da creatinina abaixo de 40 mL/min (0,67 mL/s).

LEFLUNOMIDA

- A **leflunomida** inibe a síntese de pirimidinas, o que reduz a proliferação dos linfócitos e promove a modulação da inflamação. A eficácia para a AR assemelha-se àquela do MTX.
- Uma dose de ataque de 100 mg/dia, durante três dias, pode produzir uma resposta terapêutica no decorrer do primeiro mês. A dose de manutenção habitual de 20 mg/dia pode ser reduzida para 10 mg/dia nos casos em que ocorrem intolerância gastrintestinal (GI), alopecia ou outros efeitos tóxicos relacionados à dose.
- A leflunomida está contraindicada para pacientes com doença hepática preexistente. É teratogênica e deve ser evitada durante a gravidez.

QUADRO 4-3	Esquemas posológicos para os fármacos anti-inflamatórios não esteroides		
	Dose anti-inflamatória total diária recomendada		
Fármaco	**Adultos**	**Crianças**	**Esquema posológico**
Ácido acetilsalicílico	2,6 a 5,2 g	60 a 100 mg/kg	Quatro vezes ao dia
Celecoxibe	200 a 400 mg	–	Uma ou duas vezes ao dia
Diclofenaco	150 a 200 mg	–	3 ou 4 vezes ao dia; liberação prolongada: duas vezes ao dia
Diflunisal	0,5 a 1,5 g	–	Duas vezes ao dia
Etodolaco	0,2 a 1,2 g (máx. 20 mg/kg)	–	2 a 4 vezes ao dia
Fenoprofeno	0,9 a 3 g	–	Quatro vezes ao dia
Flurbiprofeno	200 a 300 mg	–	2 a 4 vezes ao dia
Ibuprofeno	1,2 a 3,2 g	20 a 40 mg/kg	3 ou 4 vezes ao dia
Indometacina	50 a 200 mg	2 a 4 mg/kg (máx. 200 mg)	2 a 4 vezes ao dia; liberação prolongada: uma vez ao dia
Meclofenamato	200 a 400 mg	–	3 a 4 vezes ao dia
Meloxicam	7,5 a 15 mg	–	Uma vez ao dia
Nabumetona	1 a 2 g	–	Uma ou duas vezes ao dia
Naproxeno	0,5 a 1 g	10 mg/kg	Duas vezes ao dia; liberação prolongada: uma vez ao dia
Naproxeno sódico	0,55 a 1,1 g	–	Duas vezes ao dia
Oxaprozina	0,6 a 1,8 g (máx. 26 mg/kg)	–	1 a 3 vezes ao dia
Piroxicam	10 a 20 mg	–	Uma vez ao dia
Salicilatos não acetilados	1,2 a 4,8 g	–	2 a 6 vezes ao dia
Sulindaco	300 a 400 mg	–	Duas vezes ao dia
Tolmetina	0,6 a 1,8 g	15 a 30 mg/kg	2 a 4 vezes ao dia

HIDROXICLOROQUINA

- A **hidroxicloroquina** é frequentemente usada na AR leve, ou como adjuvante em associação com a terapia com DMARD. Não apresenta os efeitos tóxicos mielossupressores, hepáticos e renais observados com outros DMARDs, o que simplifica o seu monitoramento. O início de sua ação pode demorar até seis semanas, porém não se deve considerar a ocorrência de fracasso terapêutico antes que seja completado um período de seis meses de terapia sem nenhuma resposta.
- São necessários exames oftalmológicos periódicos para a detecção precoce de toxicidade reversível na retina.

SULFASSALAZINA

- O uso da **sulfassalazina** costuma ser limitado em virtude de seus efeitos adversos. Os efeitos antirreumáticos devem ser observados dentro de dois meses.
- Os sintomas GI podem ser minimizados iniciando-se o tratamento com doses baixas, fracionando a dose ao longo do dia e administrando o fármaco com alimentos.

MINOCICLINA

- A **minociclina** pode inibir as metaloproteinases ativas na lesão da cartilagem articular. Pode constituir uma alternativa para pacientes com doença leve e sem as características associadas a um mau prognóstico.

TOFACITINIBE

- O **tofacitinibe** é um inibidor da JAK não biológico indicado para pacientes com AR moderada a grave que não responderam ao MTX ou que apresentaram intolerância a este fármaco.
- A dose aprovada pela Food and Drug Administration (FDA) é de 5 mg duas vezes ao dia como monoterapia ou em associação com outros DMARDs não biológicos.
- A bula do produto inclui advertência sobre infecções graves, linfomas e outras neoplasias malignas. Vacinas vivas não devem ser administradas durante o tratamento.
- São necessários dados de segurança em longo prazo e efeitos sobre a lesão articular radiográfica antes que o lugar ocupado pelo tofacitinibe na terapia seja definido.

DMARDs biológicos

- Os DMARDs biológicos podem ser efetivos quando os DMARDs não biológicos são incapazes de produzir respostas adequadas; todavia, o seu custo é consideravelmente mais alto.
- Com exceção da anacinra e do tocilizumabe, esses agentes não têm efeitos tóxicos exigindo o seu monitoramento laboratorial, porém estão associados a um pequeno aumento no risco de infecção, incluindo tuberculose. Deve-se realizar o teste tuberculínico antes do tratamento para detectar a presença de tuberculose latente.
- Os agentes biológicos devem ser interrompidos, pelo menos temporariamente, em pacientes que desenvolveram infecções durante a terapia até que a infecção seja curada. Vacinas vivas não devem ser administradas a pacientes em uso de agentes biológicos.

INIBIDORES DO TNF-α

- Os inibidores do TNF-α são geralmente os primeiros DMARDs biológicos usados. Cerca de 30% dos pacientes acabam interrompendo o seu uso, devido à sua eficácia inadequada ou ao aparecimento de efeitos adversos. Nessas situações, pode ser benéfico acrescentar um DMARD não biológico se o paciente já não estiver tomando um deles. A escolha de um inibidor alternativo do TNF pode beneficiar alguns pacientes; o tratamento com rituximabe ou abatacepte também pode ser efetivo para pacientes que não respondem aos inibidores do TNF. Não se recomenda a terapia de combinação com DMARDs biológicos, devido ao risco aumentado de infecção.
- A insuficiência cardíaca (IC) congestiva constitui uma contraindicação relativa para o uso de agentes anti-TNF, devido aos relatos de aumento da mortalidade cardíaca e exacerbações da IC. Os pacientes incluídos nas classes III ou IV da New York Heart Association e com fração de ejeção de 50% ou menos não devem receber terapia com anti-TNF. Deve-se interromper a administração desses fármacos se houver agravamento da IC durante o tratamento.
- Foi relatado que a terapia com anti-TNF induz a uma condição semelhante à esclerose múltipla (EM) ou exacerba a EM em pacientes com a doença. Deve-se interromper a terapia se o paciente desenvolver sintomas neurológicos sugestivos de EM.
- Os inibidores do TNF estão associados a um risco aumentado de câncer, em particular cânceres linfoproliferativos. Os fármacos contêm uma advertência em tarja preta sobre o risco aumentado de câncer linfoproliferativo e outros cânceres em crianças e adolescentes tratados com esses fármacos.
- Ver os Quadros 4-1 e 4-2 para informações sobre posologia e monitoramento.
  - ✓ O **etanercepte** é uma proteína de fusão que consiste em dois receptores do TNF p75 solúveis, ligados a um fragmento Fc da IgG$_1$ humana. Liga-se ao TNF e o inativa, impedindo a sua interação com os receptores de TNF na superfície celular e, consequentemente, a ativação das células. Ensaios clínicos que usaram o etanercepte em pacientes que não responderam aos DMARDs demonstraram uma resposta em 60 a 75% dos pacientes. O etanercepte atrasa a progressão da doença erosiva mais do que o MTX oral em pacientes com resposta inadequada à monoterapia com MTX.
  - ✓ O **infliximabe** é um anticorpo quimérico anti-TNF fusionado a uma região constante da IgG$_1$ humana. Liga-se ao TNF e impede a sua interação com os receptores de TNF nas células inflamatórias. Para impedir a produção de anticorpos contra essa proteína estranha, o MTX deve ser administrado por via oral, em doses utilizadas para o tratamento da AR, enquanto o paciente estiver usando infliximabe. Nos ensaios clínicos conduzidos, a combinação de infliximabe e MTX interrompeu a progressão da lesão articular e demonstrou ser superior à monoterapia com MTX. Pode ocorrer reação aguda à infusão dentro de 1 a 2 horas após a sua administração, com

febre, calafrios, prurido e exantema. Foi também relatada a ocorrência de autoanticorpos e uma síndrome semelhante ao lúpus.

✓ O **adalimumabe** é um anticorpo IgG$_1$ humano dirigido contra o TNF-α, que é menos antigênico do que o infliximabe. As taxas de resposta assemelham-se àquelas de outros inibidores do TNF.

✓ O **golimumabe** é um anticorpo humano dirigido contra o TNF-α, com atividades e precauções semelhantes àquelas de outros inibidores do TNF-α.

✓ O **certolizumabe** é um anticorpo humanizado específico contra o TNF-α, com precauções e efeitos colaterais semelhantes aos de outros inibidores do TNF-α.

ABATACEPTE

• O **abatacepte** é um modulador de coestimulação aprovado para pacientes com doença moderada a grave que não conseguem ter uma resposta adequada a um ou mais DMARDs. O abatacepte, por meio de sua ligação aos receptores CD80/CD86 nas células apresentadoras de antígenos, inibe as interações entre as células apresentadoras de antígenos e as células T, impedindo a ativação das células T para promover o processo inflamatório.

RITUXIMABE

• O **rituximabe** é um anticorpo quimérico monoclonal, que consiste em uma proteína humana com a região de ligação do antígeno derivada de um anticorpo murino contra a proteína CD20 presente na superfície celular dos linfócitos B maduros. A ligação do rituximabe às células B resulta em depleção quase completa das células B periféricas, com recuperação gradual no decorrer de vários meses.

• O rituximabe mostra-se útil em pacientes que não respondem ao MTX ou a inibidores do TNF. Deve-se administrar metilprednisolona, em uma dose de 100 mg, 30 minutos antes do rituximabe, a fim de reduzir a incidência e a gravidade das reações à infusão. O paracetamol e os anti-histamínicos também podem beneficiar pacientes com história de reações. O MTX deve ser administrado concomitantemente nas doses habituais para a AR a fim de obter um resultado terapêutico ótimo.

TOCILIZUMABE

• O **tocilizumabe** é um anticorpo monoclonal humanizado que se liga aos receptores de IL-6, impedindo a interação da citocina com os receptores de IL-6. Seu uso foi aprovado para adultos com AR de atividade moderada a grave, os quais não responderam a um ou mais agentes biológicos anti-TNF. O tocilizumabe é usado como monoterapia ou em combinação com MTX ou outro DMARD.

ANACINRA

• A **anacinra** é um antagonista do receptor de IL-1; é menos efetiva do que outros DMARDs biológicos e não está incluída nas recomendações atuais de tratamento do ACR. Entretanto, esse fármaco pode ser benéfico para pacientes selecionados com doença refratária. A anacinra pode ser usada isoladamente ou em combinação com qualquer um dos outros DMARDs, exceto inibidores do TNF-α.

Corticosteroides

• Os **corticosteroides** possuem propriedades anti-inflamatórias e imunossupressoras. Interferem na apresentação do antígeno aos linfócitos T, inibem a síntese de prostaglandinas e leucotrienos e também inibem a geração de radicais superóxido pelos neutrófilos e monócitos.

• Os corticosteroides orais (p. ex., **prednisona** e **metilprednisolona**) podem ser utilizados para controlar a dor e a sinovite enquanto se aguardam os efeitos dos DMARDs ("terapia em ponte").

• A terapia de longo prazo com corticosteroides em doses baixas pode ser utilizada para controlar os sintomas em pacientes com doença de controle difícil. As doses de prednisona abaixo de 7,5 mg/dia (ou equivalente) são bem toleradas, porém não são desprovidas de efeitos adversos em longo prazo. Deve-se utilizar a menor dose capaz de controlar os sintomas. A administração de corticosteroides orais em doses baixas em dias alternados geralmente é ineficaz na AR.

- Podem ser utilizadas doses altas por via oral ou intravenosa durante vários dias para suprimir exacerbações da doença. Uma vez controlados os sintomas, deve-se reduzir gradativamente a dose do fármaco até a menor dose efetiva.
- A via intramuscular é preferível para pacientes que não aderem ao tratamento. As preparações de depósito (**triancinolona acetonida, triancinolona hexacetonida** e **acetato de metilprednisolona**) garantem controle dos sintomas durante 2 a 6 semanas. O início do efeito pode demorar vários dias. O efeito de depósito garante diminuição fisiológica gradual da dose, evitando a supressão do eixo hipotálamo-hipófise.
- As injeções intra-articulares de preparações de depósito podem ser úteis se houver poucas articulações acometidas. Se forem efetivas, essas injeções podem ser repetidas a cada três meses. Uma única articulação não deve ser infiltrada mais de duas ou três vezes por ano.
- Os efeitos adversos dos glicocorticoides sistêmicos limitam o seu uso de longo prazo. Deve-se considerar uma redução progressiva da dose, com interrupção final em algum momento durante a terapia crônica.

AVALIAÇÃO DOS DESFECHOS TERAPÊUTICOS

- Os sinais clínicos de melhora consistem em redução do edema articular, diminuição do calor nas articulações ativamente acometidas e diminuição da hipersensibilidade à palpação da articulação.
- A melhora dos sintomas inclui redução da dor articular e da rigidez matinal, início mais tardio da fadiga vespertina e melhora na capacidade de realizar as atividades diárias.
- As radiografias periódicas das articulações podem ser úteis na avaliação da evolução da doença.
- O monitoramento laboratorial tem pouco valor na avaliação da resposta à terapia, porém é essencial para a detecção e a prevenção dos efeitos adversos dos fármacos (ver **Quadro 4-2**).
- Os pacientes devem ser indagados sobre a presença de sintomas que possam estar relacionados aos efeitos adversos dos fármacos (ver **Quadro 4-3**).

Capítulo elaborado a partir de conteúdo original de autoria de Kimberly Wahl e Arthur A. Schuna.

5 Síndromes coronarianas agudas

- As *síndromes coronarianas agudas* (SCAs) incluem todas as síndromes compatíveis com isquemia aguda do miocárdio resultantes do desequilíbrio entre a demanda e o suprimento de oxigênio para o miocárdio.
- As SCAs são classificadas de acordo com alterações no eletrocardiograma (ECG) em (1) infarto do miocárdio (IM), com elevação do segmento ST (CEST); ou (2) na SCA sem elevação do segmento ST (SEST), que inclui IMSEST e angina instável (AI).

FISIOPATOLOGIA

- Disfunção endotelial, inflamação e formação de placas gordurosas contribuem para o desenvolvimento de placas ateroscleróticas na artéria coronariana.
- A causa da SCA em mais de 90% dos pacientes é a ruptura, fissura ou erosão de uma placa ateromatosa instável. Um coágulo se forma no topo da placa rompida. A exposição do colágeno e o fator tecidual induzem a adesão e a ativação plaquetária, que promove a liberação do difosfato de adenosina (ADP) e tromboxano A_2 a partir das plaquetas, levando à vasoconstrição e ativação plaquetária. Ocorre uma alteração na conformação dos receptores de superfície de glicoproteína (GP) II/b/IIIa das plaquetas, de modo que as plaquetas fazem ligações cruzadas umas com as outras por meio de pontes de fibrinogênio.
- Ao mesmo tempo, ocorre ativação da cascata de coagulação extrínseca como resultado da exposição do sangue ao núcleo lipídico trombogênico e endotélio, que são ricos no fator tecidual. Essa reação causa formação de um coágulo de fibrina composto de fitas de fibrina, plaquetas com ligações cruzadas e células vermelhas aderidas.
- Ocorre remodelamento ventricular após o IM, o qual é caracterizado pela dilatação do ventrículo esquerdo e redução da função de bombeamento, causando insuficiência cardíaca.
- As complicações do IM incluem choque cardiogênico, insuficiência cardíaca (IC), disfunção valvar, arritmias, pericardite, acidente vascular cerebral (AVC) secundário à embolização do trombo do ventrículo esquerdo (VE), tromboembolismo venoso e ruptura de parede livre do VE.

MANIFESTAÇÕES CLÍNICAS

- O sintoma predominante é um desconforto na linha média anterior do peito (em geral com esforço), novo início de angina grave, ou angina crescente que dura pelo menos 20 minutos. O desconforto pode irradiar para o ombro, para o braço esquerdo, para as costas, ou para a mandíbula. Outros sintomas incluem náusea, vômito, diaforese e falta de ar.
- Nenhuma característica específica indica SCA no exame físico. Entretanto, pacientes com SCA podem ter sinais de IC aguda ou arritmias.

DIAGNÓSTICO

- Obter um ECG de 12-derivações dentro de 10 minutos da apresentação. Os achados importantes que indicam isquemia do miocárdio ou IM são elevação do segmento ST, depressão do segmento ST ou inversão da onda T. O surgimento de um bloqueio do ramo esquerdo com desconforto no peito é muito específico para IM agudo. Alguns pacientes com isquemia do miocárdio não apresentam alterações no ECG, então os marcadores bioquímicos e outros fatores de risco para a doença arterial coronariana (DAC) devem ser avaliados.

- Os marcadores bioquímicos da necrose das células do miocárdio são importantes para confirmar o diagnóstico de IM agudo. O diagnóstico é comprovado com a detecção da elevação dos biomarcadores cardíacos (de preferência a troponina cardíaca) com pelo menos um valor acima de 99% do limite superior de referência e pelo menos um dos seguintes sinais: (1) sintomas de isquemia; (2) alterações novas e importantes da onda T do segmento ST ou novo bloqueio do ramo esquerdo; (3) ondas Q patológicas; ou (4) evidência por imagem de nova perda de miocárdio viável ou nova anormalidade do movimento da parede na região. É coletada uma amostra de sangue no setor de emergência e outra amostra 6 a 9 horas depois.
- Os sintomas do paciente, o histórico médico, o ECG e os biomarcadores são usados para classificar os pacientes com baixo, médio ou alto risco de morte, IM ou probabilidade de falha da farmacoterapia e necessidade urgente de angiografia coronariana e angioplastia coronariana transluminal percutânea (ACTP).

TRATAMENTO

- Objetivos do tratamento: os objetivos em curto prazo incluem: (1) restabelecer precocemente o fluxo sanguíneo da artéria relacionada com o infarto para evitar sua expansão (no caso de IM) ou evitar a completa oclusão e IM (em AI); (2) evitar morte e outras complicações; (3) prevenir a reoclusão da artéria coronariana; (4) aliviar o desconforto isquêmico no peito; e (5) resolver as alterações no segmento ST e na onda T no ECG. Os objetivos em longo prazo incluem controle dos fatores de risco cardiovasculares (CV), prevenção de eventos CV adicionais e melhora da qualidade de vida.

ABORDAGEM GERAL

- As medidas gerais incluem internação hospitalar, oxigênio se a saturação estiver baixa, monitoramento contínuo no leitor do segmento ST para arritmias e isquemia, medição frequente dos sinais vitais, repouso no leito por 12 horas para pacientes hemodinamicamente estáveis, uso de laxantes para evitar a manobra de Valsalva e alívio da dor.
- Realizar exame de sangue para medir potássio, magnésio, glicose e creatinina séricos; contagem completa inicial das células sanguíneas (CBC); e testes de coagulação e painel lipídico em jejum. Realize o painel lipídico dentro das primeiras 24 horas de hospitalização, pois os valores de colesterol (um reagente da fase aguda) podem indicar falso valor baixo após o período.
- É importante selecionar e tratar os pacientes de acordo com sua categoria de risco (Figura 5-1).
- Pacientes com IMCEST têm maior risco de morte, então inicie os esforços imediatos para restabelecer a perfusão coronariana e a farmacoterapia secundária.

TERAPIA NÃO FARMACOLÓGICA

- Para pacientes com IMCEST com início dos sintomas dentro de 12 horas, o tratamento de reperfusão de escolha é a reperfusão precoce com ACTP primária da artéria infartada em 90 minutos a partir do primeiro contato médico.
- Para pacientes com SCASEST, as diretrizes da prática recomendam a angiografia coronariana com ACTP ou revascularização da artéria coronária (CRM) como tratamento inicial para pacientes de alto risco; essa abordagem também pode ser usada em pacientes que não são de alto risco.

FARMACOTERAPIA INICIAL PARA IMCEST (FIGURA 5-2)

- Além da terapia de reperfusão, as diretrizes do American College of Cardiology Foundation e da American Heart Association (ACCF/AHA) recomendam que, no primeiro dia de hospitalização e de preferência no setor de emergência, todos os pacientes com IMCEST, com ou sem contraindicações, devem receber: (1) oxigênio intranasal (se a saturação de oxigênio estiver baixa); (2) nitroglicerina (NTG) sublingual (SL); (3) ácido acetilsalicílico; (4) um inibidor plaquetário da P2Y$_{12}$; e (5) anticoagulação com bivalirudina, heparina não fracionada (HNF) ou enoxaparina.
- Administre um inibidor IIb/IIIa com HNF em pacientes submetidos à ACTP primária. Administre β-bloqueadores intravenoso (IV) e NTG IV para pacientes selecionados. Inicie os β-bloqueadores orais no primeiro dia em pacientes sem choque cardiogênico. Administre morfina a pacientes com angina refratária como um analgésico e venodilatador que reduza a pré-carga. Inicie um inibidor de enzima conversora de angiotensina (ECA) dentro de 24 horas em pacientes que tiveram IM da parede anterior ou fração de ejeção do ventrículo esquerdo (FEVE) de 40% ou menos e sem contraindicações.

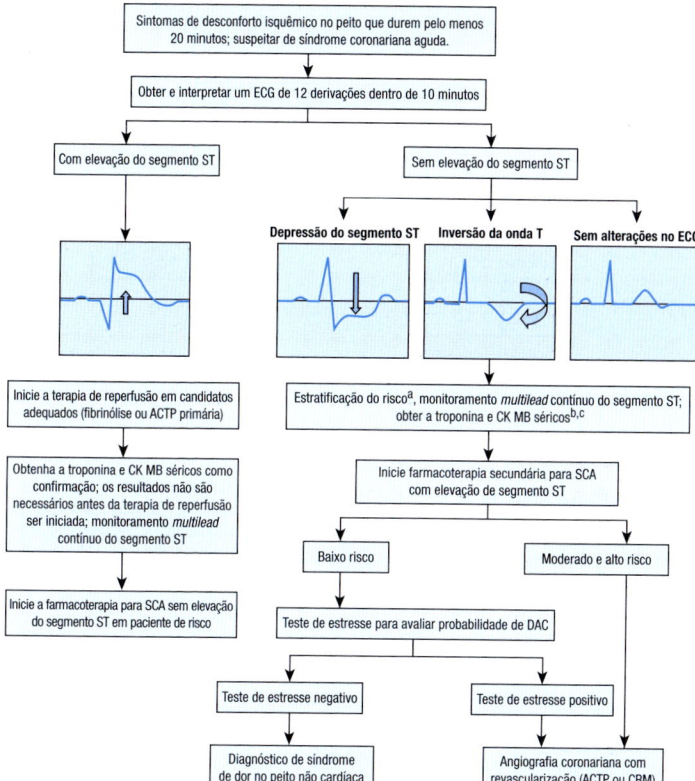

FIGURA 5-1 Avaliação do paciente com síndrome coronariana aguda. [a] Consultar a página: http://www.outcomes-umassmed.org/GRACE/acs_risk/acs_risk_content.html. [b] "Positivo": acima do limite de decisão do infarto do miocárdio. [c] "Negativo": abaixo do limite de decisão do infarto do miocárdio. CRM, revascularização da artéria coronariana; CK MB banda miocárdica da creatina-quinase; DAC, doença arterial coronariana; ECG, eletrocardiograma; ACTP, angioplastia coronariana transluminal percutânea; SCA, síndrome coronariana aguda. (Modificada, com permissão, de Spinler SA. Evolution of antithrombotic therapy used in acute coronary syndromes. In: Richardson MM, Chant C, Cheng JWM, et al, eds. *Pharmacotherapy Self-Assessment Program*. Book 1: *Cardiology*, 7ª ed. Lenexa, KS: American College of Clinical Pharmacy; 2010.)

Terapia fibrinolítica

- Um agente fibrinolítico é indicado em pacientes com IMCEST presente em 12 horas desde o início do desconforto no peito, com pelo menos 1 mm de elevação do segmento ST em dois ou mais derivações de ECG contínuos, e não são elegíveis para serem submetidos à ACTP dentro de 120 minutos de atendimento médico. Limitar o uso dos fibrinolíticos entre 12 e 24 horas após o início dos sintomas em pacientes com isquemia progressiva.
- Não é necessário acompanhar os resultados dos marcadores bioquímicos antes de iniciar a terapia fibrinolítica.
- As contraindicações absolutas para a terapia fibrinolítica incluem: (1) histórico de AVC hemorrágico (em qualquer momento); (2) AVC isquêmico dentro de três meses; (3) sangramento ativo interno; (4) neoplasia intracraniana conhecida; (5) lesão cerebrovascular estrutural conhecida; (6) suspeita de dissecção da aorta; e (7) significativo trauma facial ou de cabeça fechada dentro de três meses. A ACTP primária é preferida nesses casos.

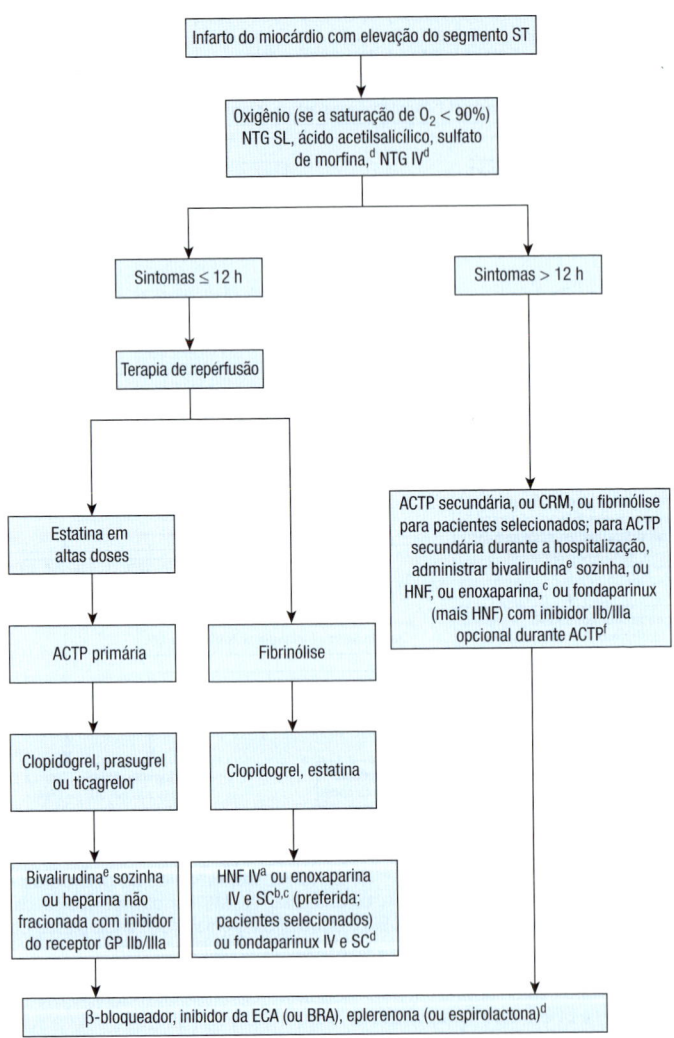

FIGURA 5-2 Farmacoterapia inicial para infarto do miocárdio com elevação do segmento ST. [a] Por pelo menos 48 horas. [b] Consultar a bula do medicamento para posologia e tipos específicos de pacientes que não devem receber enoxaparina. [c] Para o tempo de hospitalização de até oito dias. [d] Para pacientes selecionados, consultar a bula do medicamento. [e] Se pré-tratado com HNF, parar a infusão de HNF por 30 minutos antes de administrar bivalirudina (bolo mais infusão). [f] Risco maior de sangramento significativo e ICH se o inibidor de GP IIb/IIIa for adicionado a um anticoagulante para ACTP seguido de fibrinólise, especialmente nos idosos; avaliar o risco-benefício. BRA, bloqueador do receptor de angiotensina; CRM, revascularização da artéria coronariana; ECA, enzima conversora de angiotensina; GP, glicoproteína; HNF, heparina não fracionada; ACTP, angioplastia coronariana transluminal percutânea; IV, intravenosa; NTG nitroglicerina; SC, subcutânea; SL, sublingual. (Modificada, com permissão, de Spinler SA, Evolution of antithrombotic therapy used in acute coronary syndromes. in: Richardson MM, Chant C, Cheng JWM, et al, eds. *Pharmacotherapy Self-Assessment Program*. 7ª ed. Book 1: *Cardiology*. Lenexa, KS: American College of Clinical Pharmacy; 2010.)

- Um agente de fibrina específico (alteplase, reteplase ou tenecteplase) é preferido em vez do agente não específico de fibrina, a estreptoquinase.
- Tratar os pacientes elegíveis o mais rápido possível, mas de preferência dentro de 30 minutos a partir do momento em que eles chegaram ao setor de emergência, com um dos regimes a seguir:
  - ✓ **Alteplase**: 15 mg IV em bolo, seguido por infusão de 0,75 mg/kg (máximo 50 mg) durante 30 minutos, seguido de infusão de 0,5 mg/kg (máximo de 35 mg) durante 60 minutos (dose máxima de 100 mg).
  - ✓ **Reteplase**: 10 unidades IV durante 2 minutos, seguido, após 30 minutos, por mais 10 unidades IV durante 2 minutos.
  - ✓ **Tenecteplase**: uma única dose em bolo IV durante 5 segundos, com base no peso do paciente: 30 mg para menos de 60 kg; 35 mg entre 60 e 69,9 kg; 40 mg entre 70 e 79,9 kg; 45 mg entre 80 a 89,9 kg; e 50 mg acima de 90 kg.
  - ✓ **Estreptoquinase**: 1,5 milhão de unidades em 50 mL de soro fisiológico normal ou dextrose a 5% em água IV durante 60 minutos.
- Hemorragia intracraniana (HIC) ou sangramento grave são os efeitos adversos mais graves. O risco de HIC é maior com os agentes específicos de fibrina do que com estreptoquinase. Entretanto, o risco de sangramento sistêmico além da HIC é maior com estreptoquinase do que com os agentes específicos de fibrina.

Ácido acetilsalicílico

- Administrar **ácido acetilsalicílico** a todos os pacientes sem contraindicações em 24 horas antes ou após a chegada ao hospital. Ele fornece um benefício adicional contra a mortalidade em pacientes com SCACEST quando administrado com a terapia fibrinolítica.
- Em pacientes com SCA, o ácido acetilsalicílico com revestimento não entérico, 160 a 325 mg, deve ser mastigado e engolido o mais rápido possível após o início dos sintomas, ou imediatamente após a chegada ao setor de emergência, independentemente da estratégia de reperfusão ter sido analisada. Os pacientes submetidos à ACTP sem terem tomado o ácido acetilsalicílico previamente devem receber a dose de 325 mg do fármaco na forma revestida não entérica.
- É recomendada uma dose de manutenção de 75 a 162 mg, a qual deve ser mantida indefinidamente. Por causa do maior risco de sangramento em pacientes que recebem o ácido acetilsalicílico mais um inibidor P_2Y_{12}, o ácido acetilsalicílico de baixa dose (81 mg diária) é preferido após a ACTP.
- Interromper outros fármacos anti-inflamatórios não esteroides (AINEs) e inibidores seletivos da ciclo-oxigenase (COX-2) no momento do IMCEST por causa do maior risco de morte, reinfarto, IC e ruptura do miocárdio.
- Os efeitos colaterais mais comuns do ácido acetilsalicílico incluem dispepsia e náusea. Informar os pacientes sobre o risco de sangramento gastrintestinal (GI).

Inibidores plaquetários da P2Y$_{12}$

- **Clopidogrel**, **prasugrel** e **ticagrelor** bloqueiam um subtipo de receptor ADP (receptor P2Y$_{12}$) nas plaquetas, evitando a ligação do ADP ao receptor e a expressão dos receptores GP IIb/IIIa plaquetários, reduzindo a agregação plaquetária.
- É recomendado um inibidor do receptor P2Y$_{12}$ além do ácido acetilsalicílico para todos os pacientes com IMCEST. Para pacientes submetidos à ACTP primária, administrar clopidogrel, prasugrel ou ticagrelor, além do ácido acetilsalicílico, a fim de evitar trombose no *stent* e eventos CV de longo prazo.
- A duração recomendada dos inibidores da P2Y$_{12}$ para um paciente submetido à ACTP (tanto para IMCEST quanto para SCASEST) é de pelo menos 12 meses para aqueles que receberam um *stent bare* de metal ou eluidor de medicamento.
- Se for planejada a cirurgia de CRM, suspenda clopidogrel e ticagrelor por cinco dias e prasugrel por pelo menos sete dias para reduzir o risco de sangramento pós-operatório, exceto se a necessidade de revascularização superar o risco de sangramento.
- **Clopidogrel**: dose de ataque de 300 mg, seguida de 75 mg oral diária em pacientes que recebem um fibrinolítico ou que não recebem terapia de reperfusão. Evitar a dose de ataque em pacientes com mais de 75 anos. É recomendada uma dose de ataque 600 mg antes de ACTP primária, exceto que deve ser administrado 300 mg se dentro de 24 horas de terapia fibrinolítica.

- **Prasugrel**: dose de ataque de 60 mg, seguida por 10 mg uma vez ao dia para pacientes com 60 kg ou mais.
- **Ticagrelor**: dose de ataque de 180 mg em pacientes submetidos à ACTP, seguida por 90 mg via oral duas vezes ao dia.
- Os efeitos colaterais mais frequentes do clopidogrel e prasugrel incluem náusea, vômito e diarreia (2-5% dos pacientes). Foram relatados casos raros de púrpura trombocitogênica trombótica (PTT) com clopidogrel. Ticagrelor está associado a náusea (4%), diarreia (3%), dispneia (14%) e, em casos raros, pausas ventriculares e bradiarritmias.
- Em pacientes com IMCEST submetidos à fibrinólise, a terapia inicial com 75 mg de clopidogrel ao dia, durante a hospitalização e até 28 dias, reduz a mortalidade e o reinfarto sem aumentar o risco de sangramento. Em adultos com menos de 75 anos que recebem fibrinolíticos, a primeira dose de clopidogrel pode ser de ataque de 300 mg.
- Para pacientes com IMCEST que não foram submetidos à terapia de reperfusão com ACTP primária ou fibrinólise, clopidogrel é o inibidor da P2Y$_{12}$ preferido junto com ácido acetilsalicílico, e deve ser mantido por pelo menos 14 dias (e até por um ano). Ticagrelor também pode ser uma opção em pacientes controlados com medicamentos.

Inibidores do receptor da glicoproteína IIb/IIIa

- Os inibidores do receptor da GP IIb/IIIa bloqueiam a via comum final da agregação plaquetária, ou seja, a ligação cruzada das plaquetas pelas pontes de fibrinogênio entre os receptores GP IIb e IIIa na superfície das plaquetas.
- Abciximabe (IV ou administração intracoronariana), eptifibatida ou tirofiban podem ser administrados em pacientes com IMCEST, submetidos à ACTP primária que são tratados com HNF. Não administrar inibidores de GP IIb/IIIa a pacientes com IMCEST que não foram submetidos à ACTP.
- **Abciximabe**: dose de 0,25 mg/kg IV em bolo, administrada 10 a 60 minutos antes de iniciar ACTP, seguida por 0,125 mg/kg/min (máximo de 10 mcg/min) por 12 horas.
- **Eptifibatida**: dose de 180 mcg/kg IV em bolo, repetida em 10 minutos, seguido por infusão de 2 mcg/kg/min por 18 a 24 horas após ACTP.
- **Tirofibana**: dose de 25 mcg/kg IV em bolo, então 0,15 mcg/kg/min até 18 a 24 horas após ACTP.
- O uso de um inibidor de GP IIb/IIIa na rotina não é recomendado em pacientes que receberam fibrinolíticos ou naqueles que receberam bivalirudina por causa do maior risco de sangramento.
- O sangramento é o efeito adverso mais importante. Não usar inibidores de GP IIb/IIIa em pacientes com histórico de AVC hemorrágico ou AVC isquêmico recente. O risco de sangramento é maior em pacientes com doença renal crônica; reduzir a dose de eptifibatida e tirofibana em pacientes com insuficiência renal. Ocorre trombocitopenia mediada pelo sistema imunológico em aproximadamente 5% dos pacientes com abciximabe e menos de 1% dos pacientes que recebem eptifibatida ou tirofibana.

Anticoagulantes

- **HNF ou bivalirubina** são preferidas para pacientes submetidos à ACTP primária, enquanto para fibrinólise, HNF, **enoxaparina** ou **fondaparinux** podem ser usados.
- A dose inicial de HNF para ACTP primária é 50 a 70 unidades/kg IV em bolo se for planejado um inibidor de GP IIb/IIIa, e 70 a 100 U/kg IV em bolo se não for planejado um inibidor de GP IIb/IIIa; administrar doses IV em bolo suplementares para manter o tempo de coagulação ativada alvo (ACT).
- A dose inicial de HNF com os fibrinolíticos é 60 U/kg IV em bolo (máximo de 4.000 unidades), seguida por infusão IV constante de 12 U/kg/h (máximo de 1.000 U/h). Ajustar a dose de infusão da HNF para manter um tempo de tromboplastina parcial ativada alvo (TTPa) de 1,5 a 2 vezes o controle (50-70 segundos). Medir a primeira TTPa em 3 horas em pacientes com SCACEST que são tratados com fibrinolíticos, e em 4 a 6 horas em pacientes que não recebem trombolíticos ou submetidos à ACTP primária.
- A dose de enoxaparina é 1 mg/kg subcutânea (SC) a cada 12 horas (*clearance* da creatinina [CL$_{cr}$] ≥ 30 mL/min) ou 24 horas em caso de função renal comprometida (CL$_{cr}$ 15-29 mL/min). Para pacientes com IMCEST que recebem fibrinolíticos, enoxaparina 30 mg IV em bolo é seguida imediatamente por 1 mg/kg SC a cada 12 horas para pacientes com menos de 75 anos. Em pacientes com mais de 75 anos, administrar enoxaparina 0,75 mg/kg SC a cada 12 horas. Continuar a enoxaparina durante o período de hospitalização ou até oito dias.

- A dose de bivalirudina para ACTP em IMCEST é 0,75 mg/kg IV em bolo, seguida de infusão de 1,75 mg/kg/h. Descontinuar ao término da ACTP ou continuar a 0,25 mg/kg/h, se for necessária a anticoagulação prolongada.
- A dose de fondaparinux é 2,5 mg IV em bolo, seguida por 2,5 mg SC uma vez ao dia, iniciando no segundo dia da hospitalização.
- Para pacientes submetidos à ACTP, interromper a anticoagulação logo após o procedimento. Em pacientes que recebem um anticoagulante mais um fibrinolítico, continuar a HNF por pelo menos 48 horas e enoxaparina e fondaparinux durante o período de hospitalização, até oito dias. Em pacientes que não são submetidos à terapia de reperfusão, a terapia anticoagulante pode ser administrada por até 48 horas para HNF ou durante o período de hospitalização para enoxaparina ou fondaparinux.

Bloqueadores β-adrenérgicos

- Se não houver contraindicações, administrar um β-bloqueador no início (nas primeiras 24 horas) e manter indefinitivamente.
- Os benefícios levam ao bloqueio de receptores β_1 no miocárdio, que reduz a frequência cardíaca, a contratilidade do miocárdio e a pressão arterial (PA), reduzindo a demanda de oxigênio pelo miocárdio. A frequência cardíaca reduzida aumenta o tempo diastólico, melhorando o enchimento ventricular e a perfusão da artéria coronariana.
- Os β-bloqueadores reduzem o risco de isquemia recorrente, aumento do infarto, reinfarto e arritmias ventriculares.
- As doses usuais de β-bloqueadores com a frequência cardíaca de repouso entre 50 a 60 batimentos/minuto são:
  ✓ **Metoprolol**: dose de 5 mg IV em bolo lento (durante 1-2 minutos), repetido a cada 5 minutos, para uma dose inicial total de 15 mg. Se for desejado um regime conservador, reduzir as doses iniciais para 1 a 2 mg. Após 1 a 2 horas uma dose oral de 25 a 50 mg a cada 6 horas. Se for adequado, não é necessária a terapia IV inicial.
  ✓ **Propranolol**: 0,5 a 1 mg em bolo lento IV, seguida em 1 a 2 horas por 40 a 80 mg via oral a cada 6 a 8 horas. Se for adequado, não é necessária a terapia IV inicial.
  ✓ **Atenolol**: dose de 5 mg IV, seguida 5 minutos depois por uma segunda dose de 5 mg IV, então 50 a 100 mg via oral uma vez ao dia, iniciando 1 a 2 horas após a dose IV. A terapia IV inicial pode ser omitida.
- Os efeitos colaterais mais graves iniciais na SCA incluem hipotensão, bradicardia grave de IC e bloqueio cardíaco. A administração aguda inicial dos β-bloqueadores não é adequada para pacientes com IC aguda, mas pode ser tentada na maioria dos pacientes antes da alta após o tratamento de IC aguda.
- Manter os β-bloqueadores por pelo menos três anos em pacientes com função do VE normal e indefinidamente em pacientes com disfunção sistólica do VE e FEVE de 40% ou menos.

Estatinas

- Administrar uma estatina em alta dose, 80 mg de **atorvastatina** ou 40 mg de **rosuvastatina**, a todos os pacientes, antes da ACTP (independentemente de terapia prévia para redução de lipídios), para reduzir frequência de IM periprocedimento após a ACTP.

Nitratos

- A NTG provoca venodilatação, que reduz a pré-carga e a demanda de oxigênio pelo miocárdio. Além disso, a vasodilatação arterial pode reduzir a PA, diminuindo, portanto, a demanda de oxigênio pelo miocárdio. A dilatação arterial também alivia o vasoespasmo da artéria coronária e melhora o fluxo sanguíneo e a oxigenação do miocárdio.
- Administrar um comprimido de **NTG SL** (0,4 mg) a cada 5 minutos, logo após o início, até três doses, a fim de aliviar a dor no peito e a isquemia miocárdica.
- A **NTG IV** é indicada para pacientes com SCA que não têm contraindicação e apresentam isquemia persistente, IC ou PA elevada não controlada. A dose comum é 5 a 10 mcg/min por infusão contínua, ajustada para 100 mcg/min até o alívio dos sintomas ou a limitação pelos efeitos colaterais (p. ex., cefaleia ou hipotensão). Continuar o tratamento por aproximadamente 24 horas após o alívio da isquemia.

- Os nitratos orais têm um papel limitado na SCA porque os testes clínicos não mostraram benefício na mortalidade após administração IV seguida por nitrato oral para IM agudo.
- Os efeitos adversos mais importantes dos nitratos incluem taquicardia, rubor, cefaleia e hipotensão. Os nitratos são contraindicados em pacientes que receberam os inibidores orais da fosfodiesterase-5, sildenafila ou vardenafila nas 24 horas anteriores ou tadalafila nas 48 horas anteriores.

Bloqueadores do canal de cálcio

- Após o IMCEST, os bloqueadores do canal de cálcio (BCCs) são usados para alívio dos sintomas isquêmicos em pacientes com contraindicações para os β-bloqueadores. Existe pouco benefício clínico além do alívio do sintoma, então evitar BCC no manejo de todas as SCAs, exceto se existir necessidade sintomática ou contraindicação para β-bloqueadores.
- É aconselhável usar um BCC que reduza a frequência cardíaca (diltiazem ou verapamil), a não ser que o paciente tenha disfunção sistólica do VE, bradicardia ou bloqueio cardíaco. Nesses casos, anlodipino ou felodipino são preferidos. Evitar nifedipino, pois ele provoca a ativação do reflexo simpático, taquicardia e piora da isquemia miocárdica.
  - ✓ **Diltiazem**: dose de 120 a 360 mg por liberação retardada via oral uma vez ao dia.
  - ✓ **Verapamil**: dose de 180 a 480 mg por liberação retardada via oral uma vez ao dia.
  - ✓ **Anlodipino**: dose de 5 a 10 mg via oral uma vez ao dia.

FARMACOTERAPIA INICIAL PARA SCASEST (FIGURA 5-3)

- A farmacoterapia inicial para SCASEST é semelhante à terapia para SCACEST.
- Na ausência de contraindicações, tratar todos os pacientes no setor de emergência com **oxigênio intranasal** (se a saturação de oxigênio estiver baixa), **NTG SL**, **ácido acetilsalicílico** e um **anticoagulante** (**HNF, enoxaparina, fondaparinux** ou **bivalirudina**).
- Pacientes de alto risco devem ser submetidos à angiografia inicial e podem receber um inibidor de GP IIb/IIIa (opcional com HNF ou enoxaparina, mas deve ser evitado com bivalirudina).
- Administrar um **inibidor de P2Y$_{12}$** a todos os pacientes.
- Administrar **β-bloqueadores IV** e **NTG IV** para pacientes selecionados.
- Iniciar os **β-bloqueadores orais** nas primeiras 24 horas em pacientes sem choque cardiogênico.
- Administrar **morfina** aos pacientes com angina refratária, como já foi descrito.
- Nunca se deve administrar a terapia fibrinolítica em caso de SCASEST.

Ácido acetilsalicílico

- O **ácido acetilsalicílico** reduz o risco de morte ou IM em cerca de 50% se comparado a nenhuma terapia antiplaquetária em pacientes com SCASEST. A posologia do ácido acetilsalicílico é a mesma da SCACEST e é mantida de forma contínua.

Anticoagulantes

- Para pacientes tratados com uma abordagem invasiva inicial com angiografia coronariana inicial e ACTP, administrar **HNF, enoxaparina** ou **bivalirudina**.
- Se for planejada uma estratégia conservadora inicial (sem angiografia coronariana nem revascularização), é recomendado administrar enoxaparina, HNF ou **fondaparinux** de baixa dose.
- Continuar a terapia por pelo menos 48 horas para HNF, até o paciente receber alta do hospital (ou oito dias, o que acontecer antes) para enoxaparina ou fondaparinux, e até o término da ACTP ou a angiografia (ou até 72 horas após ACTP) para bivalirudina.
- A dose inicial de HNF para SCASEST é 60 U/kg IV em bolo (máximo de 4.000 unidades), seguida por infusão IV constante de 12 U/kg/h (máximo 1.000 U/h). Ajustar a dose a dose para manter TTPa entre 1,5 e 2 vezes o controle.

Inibidores da P2Y$_{12}$

- Quando é selecionada uma estratégia invasiva inicial, existem duas opções para a terapia antiplaquetária dupla, dependendo da escolha do inibidor da P2Y$_{12}$:

1. Ácido acetilsalicílico mais o uso inicial de clopidogrel ou ticagrelor (no setor de emergência).
2. O ácido acetilsalicílico mais dose dupla de eptifibatida em bolo, mais uma infusão eptifibatida ou tirofibana de alta dose em bolo, mais a infusão administrada no momento da ACTP.

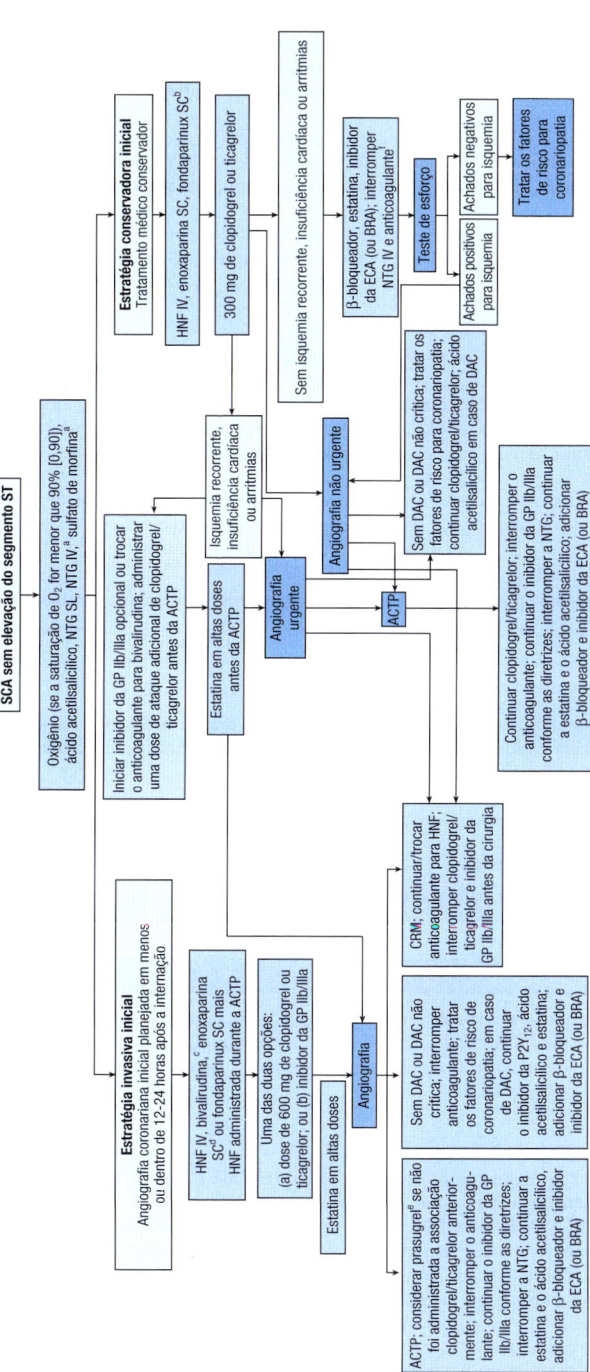

FIGURA 5-3 Farmacoterapia inicial para SCA sem elevação do segmento ST. [a] Para pacientes selecionados. [b] Preferida em pacientes com alto risco de sangramento. [c] Se tratado anteriormente com HNF, parar a infusão de HNF por 30 minutos antes da administração da bivalirudina em bolo mais infusão. [d] Pode necessitar de dose IV suplementar de enoxaparina. [e] Não usar em caso de histórico anterior de acidente cerebral/AIT, mais de 75 anos, ou peso corporal de 60 kg ou menos. [f] Enoxaparina SC ou HNF podem ser mantidas em uma dose menor para profilaxia de tromboembolismo venoso. SCA, síndrome coronariana aguda; ECA, enzima conversora da angiotensina; BRA, bloqueador do receptor de angiotensina; CRM, revascularização da artéria coronariana; DAC, doença arterial coronariana; GP, glicoproteína; IV, intravenoso; NTG, nitroglicerina; ACTP, angioplastia coronariana transluminal percutânea; SC, subcutânea; SL, sublingual; HNF, heparina não fracionada. (Modificada, com permissão, de Spinler SA, de Denus S. Acute coronary syndromes. In: Chisholm-Burns M, Wells BG, Schwinghammer TL, Malone PM, Kolesar JM, DiPiro JT, eds. *Pharmacotherapy Principles and Practice.* 3ª ed. New York: McGraw-Hill; 2013:133-167.)

- Para terapia antiplaquetária subsequente em pacientes submetidos à ACTP inicialmente tratados como o regime 1, descrito previamente, pode ser adicionado um inibidor de GP IIb/IIIa (abciximabe, eptifibatida ou tirofibana de alta dose) e, então, clopidogrel contínuo com ácido acetilsalicílico de baixa dose.
- Para pacientes submetidos à ACTP inicialmente tratados com a opção 2, clopidogrel, prasugrel ou ticagrelor podem ser iniciados em 1 hora após a ACTP e o inibidor de P2Y$_{12}$ contínuo com o ácido acetilsalicílico de baixa dose. Após a ACTP, continuar a terapia antiplaquetária oral dupla por pelo menos 12 meses.
- Para pacientes que recebem uma estratégia conservadora inicial, clopidogrel ou ticagrelor podem ser administrados além do ácido acetilsalicílico. Continuar a terapia antiplaquetária oral dupla por pelo menos 12 meses.

Inibidores do receptor da glicoproteína IIb/IIIa

- O papel dos inibidores da GP IIb/IIIa na SCASEST é reduzido, pois esses inibidores são usados antes e a bivalirudina é selecionada como o anticoagulante.
- A administração de rotina de eptifibatida (adicionada ao ácido acetilsalicílico e ao clopidogrel) antes da angiografia e ACTP na SCASEST não reduz os eventos isquêmicos e aumenta o risco de sangramento. Portanto, as duas opções de terapia antiplaquetária inicial, descritas na seção anterior, são preferidas.
- Para pacientes de baixo risco e uma estratégia de manejo conservadora, não há utilidade para inibidores de GP IIb/IIIa na rotina porque o risco de sangramento excede o benefício.

Nitratos

- Administrar NTG SL seguida por NTG IV a pacientes com SCASEST e isquemia contínua, IC, ou PA elevada não controlada. Continuar NTG IV por aproximadamente 24 horas após o alívio da isquemia.

β-bloqueadores

- Na ausência de contraindicações, administrar β-bloqueadores orais a todos os pacientes com SCASEST dentro de 24 após a admissão no hospital. Os benefícios são semelhantes aos observados nos pacientes com IMCEST.
- Continuar os β-bloqueadores indefinidamente em pacientes com FEVE de 40% ou menos e por pelo menos por três anos em pacientes com função do VE normal.

Bloqueadores do canal de cálcio

- Como foi descrito anteriormente para SCACEST, os BCCs não devem ser administrados para a maioria dos pacientes com SCA.

PREVENÇÃO SECUNDÁRIA APÓS IM

- Objetivos do tratamento: os objetivos de longo prazo após o IM são: (1) controlar os fatores de risco da coronariopatia modificável; (2) evitar o desenvolvimento de IC sistólica; (3) evitar IM recorrente e AVC; (4) evitar a morte, incluindo a morte cardíaca súbita; e (5) evitar a trombose de *stent* após ACTP.

FARMACOTERAPIA

- Iniciar a farmacoterapia que reduz comprovadamente a mortalidade, IC, reinfarto ou AVC e trombose de *stent* antes da alta do hospital como prevenção secundária.
- Após IM a partir de IMCEST ou SCASEST, todos os pacientes (na ausência de contraindicações) receberão tratamento, por tempo indeterminado, com o ácido acetilsalicílico (ou clopidogrel, se o ácido acetilsalicílico for contraindicado), um inibidor de ECA e uma estatina em altas doses para prevenção secundária de morte, AVC ou infarto recorrente.
- Iniciar os inibidores de ECA e continuar indefinidamente em todos os pacientes após IM para reduzir mortalidade, reduzir reinfarto e evitar IC. A maioria dos pacientes com DAC (não apenas os que apresentam SCA ou IC) beneficia-se com o uso de um inibidor da ECA. A dose

deve ser inicialmente baixa ajustada para a dose usada nos estudos clínicos, se for tolerada, por exemplo:

- ✓ **Captopril**: dose de 6,25 a 12,5 mg inicialmente, dose-alvo de 50 mg 2 a 3 vezes ao dia.
- ✓ **Enalapril**: dose de 2,5 a 5 mg inicialmente, dose-alvo de 10 mg duas vezes ao dia.
- ✓ **Lisinopril**: dose de 2,5 a 5 mg inicialmente, dose-alvo de 10 a 20 mg uma vez ao dia.
- ✓ **Ramipril**: dose de 1,25 a 2,5 mg inicialmente, dose-alvo de 5 mg duas vezes ou 10 mg uma vez ao dia.
- ✓ **Trandolapril**: dose de 1 mg inicialmente, dose-alvo de 4 mg uma vez ao dia.

- Um bloqueador do receptor de angiotensina (BRA) pode ser prescrito para pacientes com tosse causada pelo inibidor da ECA e um FEVE baixo e IC após IM:
  - ✓ **Candesartana**: dose de 4 a 8 mg inicialmente, dose-alvo de 32 mg uma vez ao dia.
  - ✓ **Valsartana**: dose de 40 mg inicialmente, dose-alvo de 160 mg duas vezes ao dia.
- Manter um β-bloqueador por pelo menos três anos em pacientes sem IC ou FEVE de 40% ou menos, e indefinidamente em pacientes com disfunção sistólica do VE ou sintomas de IC. Um BCC pode ser usado para evitar os sintomas da angina em pacientes que não podem tolerar ou têm contraindicações aos β-bloqueadores, mas não devem ser usados na rotina na ausência de tais achados.
- Continuar um inibidor da P2Y$_{12}$ por pelo menos 12 meses para pacientes submetidos à ACTP e para pacientes com SCASEST que recebem uma estratégia de manejo medicamentosa. Continuar clopidogrel por pelo menos 14 dias em pacientes com IMCEST não submetidos à ACTP.
- Para reduzir a mortalidade, considerar um antagonista do receptor do mineralocorticoide (eplerenona ou espironolactona) nos primeiros sete dias após o IM em todos os pacientes que já recebem um inibidor da ECA (ou BRA) e um β-bloqueador e têm FEVE de 40% ou menos e sintomas de IC ou diabetes melito. Os fármacos são usados indefinidamente.
  - ✓ **Eplerenona**: dose de 25 mg inicialmente, dose-alvo de 50 mg uma vez ao dia.
  - ✓ **Espironolactona**: dose de 12,5 mg inicialmente, dose-alvo de 25 a 50 mg uma vez ao dia.
- Todos os pacientes com DAC devem receber aconselhamento alimentar e uma estatina para alcançar os níveis adequados, com base nas diretrizes atuais da prática.
- Prescrever uma NTG SL de ação curta, ou *spray*, ou SL para todos os pacientes, a fim de aliviar os sintomas da angina, quando for necessário. Não foi comprovado que o uso crônico de nitratos de ação prolongada reduz os eventos de DAC após IM e não são usados em pacientes com SCA que foram submetidos à revascularização, exceto se o paciente tem angina estável ou importante estenose que não foi revascularizada.
- Para todos os pacientes com SCA, tratar e controlar os fatores de risco modificáveis, como hipertensão, dislipidemia, obesidade, tabagismo e diabetes melito.

AVALIAÇÃO DOS DESFECHOS TERAPÊUTICOS

- Monitorar os parâmetros de eficácia para SCACEST e IMSEST, incluindo: (1) alívio do desconforto isquêmico; (2) retorno de alterações de ECG para os valores iniciais; e (3) ausência ou solução de sinais e sintomas de IC.
- Monitorar os parâmetros de efeitos adversos que são dependentes dos fármacos usados. Em geral, as reações adversas mais comuns a partir das terapias para SCA incluem hipotensão e sangramento.

Capítulo elaborado a partir de conteúdo original de autoria de Sarah A. Spinler e Simon De Denus.

- A *arritmia* é a perda do ritmo cardíaco, caracterizada pela irregularidade do batimento cardíaco.

FISIOPATOLOGIA

ARRITMIAS SUPRAVENTRICULARES

- As taquicardias supraventriculares comuns que precisam de tratamento medicamentoso são a fibrilação atrial (FA), o *flutter* atrial e a taquicardia supraventricular paroxismal (TSVP). As outras taquicardias, que em geral não necessitam de terapia medicamentosa, não são discutidas aqui (p. ex., complexos atriais prematuros, arritmia sinusal, taquicardia sinusal).

Fibrilação atrial e *flutter* atrial

- A FA tem uma ativação atrial muito rápida (400-600 batimentos atriais/min) e desorganizada. Ocorre perda da contração atrial (*kick* atrial) e os impulsos supraventriculares penetram o sistema de condução atrioventricular (AV) em níveis variáveis, resultando em ativação ventricular irregular e pulso irregular (120-180 batimentos/min).
- O *flutter* atrial tem ativação atrial muito rápida (270-330 batimentos atriais/min), mas regular. Em geral, a resposta ventricular tem padrão regular e pulso de 300 batidas/min. Essa arritmia ocorre com menor frequência do que a FA, mas tem fatores semelhantes para precipitá-la, consequências e terapia medicamentosa semelhantes.
- O mecanismo predominante da FA e do *flutter* atrial é a reentrada, que em geral está associada com cardiopatia orgânica que causa distensão atrial (p. ex., isquemia ou infarto, cardiopatia hipertensiva e distúrbios valvulares). Os distúrbios adicionais associados incluem embolia pulmonar aguda e doença pulmonar crônica, resultando em hipertensão pulmonar e *cor pulmonale* e estados de tônus adrenérgico elevado, como tirotoxicose, retirada de álcool, sepse e exercício físico em excesso.

Taquicardia supraventricular paroxismal causada por reentrada

- A TSVP que surge a partir de mecanismos de reentrada inclui arritmias causadas por reentrada nodal AV, taquicardia AV por reentrada que incorpora uma via AV anômala, taquicardia nodal sinoatrial (SA) por reentrada e taquicardia intra-atrial por reentrada.

ARRITMIAS VENTRICULARES

Extrassístoles ventriculares

- As extrassístoles ventriculares (ESV) podem ocorrer em pacientes com ou sem cardiopatia.

Taquicardia ventricular

- A taquicardia ventricular (TV) é definida por três ou mais ESV repetidas, as quais ocorrem em uma taxa maior que 100 batimentos/min. É uma taquicardia QRS alargado que pode surgir a partir de anormalidades eletrolíticas agudas a graves (hipopotassemia ou hipomagnesemia), hipoxia, toxicidade medicamentosa (p. ex., digoxina) ou (mais comumente) durante um infarto do miocárdio (IM) agudo ou isquemia complicada pela insuficiência cardíaca (IC). A forma recorrente crônica está quase sempre associada com cardiopatia orgânica (p. ex., miocardiopatia idiopática dilatada ou IM remoto com aneurisma do ventrículo esquerdo [VE]).
- A TV sustentada é a que requer intervenção para restaurar um ritmo estável ou persiste por um período relativamente longo (em geral > 30 s). A TV não sustentada termina após uma duração rápida (em geral < 30 s). A *TV incessante* é a taquicardia ventricular que ocorre com maior frequência do que o ritmo sinusal, de modo que a TV torna-se o ritmo dominante. A TV monomórfica tem uma configuração de QRS constante, enquanto a TV polimórfica tem complexos QRS variáveis.

A *torsades de pointes* (TdP) é uma TV polimórfica, na qual os complexos QRS parecem ondular ao redor de um eixo central.

Pró-arritmia ventricular

- A *pró-arritmia* é o desenvolvimento de uma nova arritmia importante, como TV, fibrilação ventricular (FV) ou TdP, ou piora de uma arritmia existente. A pró-arritmia surge a partir dos mesmos mecanismos que causam outras arritmias ou de uma alteração no substrato subjacente causada por um agente antiarrítmico. A TdP é uma forma rápida de TV polimórfica associada com evidência de repolarização ventricular atrasada causada por um bloqueio na condução do potássio. A TdP pode ser hereditária ou adquirida. As formas adquiridas estão associadas com muitas condições clínicas e alguns fármacos, em especial os bloqueadores I_{Kr} classe Ia e III.

Fibrilação ventricular

- A FV é uma desorganização elétrica do ventrículo, resultando em ausência de débito cardíaco e em colapso cardiovascular. É mais comum ocorrer morte cardíaca súbita em pacientes com doença arterial coronariana e nos que apresentam disfunção do VE. A FV associada com IM agudo pode ser classificada como (1) primária (um IM não complicado e não associado com IC) ou (2) secundária ou complicada (um IM complicado por IC).

BRADIARRITMIAS

- As bradiarritmias sinusais (frequência cardíaca < 60 batimentos/min) são comuns, especialmente em atletas jovens, e em geral são assintomáticas e não precisam de intervenção. Entretanto, alguns pacientes têm a disfunção do nódulo sinusal (síndrome do nó sinusal doente) por causa de cardiopatia orgânica estrutural e o processo de envelhecimento normal, que atenua a função do nódulo SA. Em geral a disfunção do nódulo sinusal é representativa de doença da condução difusa, que pode ser acompanhada por bloqueio AV e taquicardias paroxísticas como FA. As bradiarritmias e taquiarritmias que se alternam são chamadas de síndrome taqui-bradi.
- O bloqueio AV ou atraso na condução podem ocorrer em qualquer área do sistema de condução AV. O bloqueio AV pode ser encontrado em pacientes sem cardiopatia estrutural (p. ex., atletas treinados), ou o durante o sono, quando o tônus vagal está aumentado. Ele pode ser temporário quando a etiologia assintomática é reversível (p. ex., miocardite, isquemia do miocárdio, após cirurgia cardiovascular ou durante a terapia medicamentosa). Os β-bloqueadores, digoxina e antagonistas de cálcio não di-hidropiridínicos podem provocar bloqueio AV, principalmente na área do nódulo AV. Os antiarrítmicos da classe I podem exacerbar os atrasos de condução abaixo do nível do nódulo AV. O bloqueio AV pode ser irreversível se a causa for IM agudo, raras doenças degenerativas, doença primária do miocárdio ou cardiopatia congênita.

MANIFESTAÇÕES CLÍNICAS

- As taquicardias supraventriculares podem provocar manifestações clínicas que variam de ausência de sintomas a leves palpitações ou pulso irregular a sintomas graves e até com risco de morte. Os pacientes podem sentir vertigem ou episódios de síncope, sintomas de IC, dor anginosa ou, com maior frequência, desconforto no tórax ou sensação de pressão durante o episódio de taquicardia.
- A FA ou *flutter* atrial podem se manifestar pela variação completa de sintomas associados com outras taquicardias supraventriculares, mas a síncope é incomum. A embolia arterial a partir da estase atrial e trombos murais pouco aderentes podem resultar em AVC embólico.
- As ESV não causam sintomas ou causam apenas leves palpitações. A apresentação de TV pode variar de totalmente assintomático a colapso hemodinâmico sem pulso. As consequências da pró-arritmia variam desde ausência de sintomas a piora dos sintomas e morte súbita. A FV resulta em colapso hemodinâmico, síncope e parada cardíaca.
- Pacientes com bradiarritmias experimentam sintomas associados com hipotensão, como vertigem, síncope, fadiga e confusão. Se houver disfunção do VE, os pacientes podem sentir piora dos sintomas da IC.

DIAGNÓSTICO

- O eletrocardiograma (ECG) é fundamental no diagnóstico de distúrbios do ritmo cardíaco.
- A ausculta cardíaca pode revelar o pulso irregular característico da FA.
- Pode ser difícil diagnosticar a pró-arritmia por causa da natureza variável das arritmias estruturais.
- A TdP é caracterizada por intervalos QT prolongados ou ondas U proeminentes na superfície do ECG.
- Podem ser necessárias manobras específicas para delinear a etiologia da síncope associada com as bradiarritmias. O diagnóstico de hipersensibilidade do seio carotídeo pode ser confirmado ao fazer massagem no local com monitoramento do ECG e pressão arterial. A síncope vasovagal pode ser diagnosticada usando o *tilt test*.
- Com base nos achados do ECG, o bloqueio AV é classificado como bloqueio AV de primeiro, segundo ou terceiro grau.

TRATAMENTO

- Objetivos do tratamento: o desfecho desejado depende da arritmia envolvida. Por exemplo, os objetivos para tratar FA ou *flutter* atrial são restaurar o ritmo sinusal, evitar complicações tromboembólicas e outras recorrências.

ABORDAGEM GERAL

- O uso de fármacos antiarrítmicos vem reduzindo porque os principais estudos mostraram aumento na mortalidade com seu uso em várias situações; surgimento de pró-arritmia como um efeito colateral importante; e avanço de tecnologia de terapias não medicamentosas, como a ablação e o cardioversor desfibrilador implantável (CDI).

CLASSIFICAÇÃO DOS FÁRMACOS ANTIARRÍTMICOS

- Os fármacos podem deprimir as propriedades automáticas das células anormais do marca-passo ao reduzir a inclinação da despolarização da fase 4 e/ou elevar o potencial do limiar. Os fármacos podem alterar as características de condução das vias de uma alça reentrante.
- A classificação de Vaughan Williams é a mais usada (**Quadro 6-1**). Os fármacos classe Ia reduzem a velocidade de condução, prolongam a refratariedade e reduzem o automatismo do tecido de condução dependente de sódio (normal e doente). Esses fármacos são eficientes para as arritmias supraventriculares e ventriculares.
- Embora sejam classificados separadamente, é provável que os fármacos classe Ib atuem de forma semelhante aos fármacos classe Ia, exceto que os agentes da classe Ib são muito mais eficientes nas arritmias ventriculares que nas supraventriculares.
- Os fármacos classe Ic reduzem a velocidade de condução enquanto deixam a refratariedade relativamente inalterada. Embora sejam eficientes para as arritmias ventriculares e supraventriculares, seu uso para arritmias ventriculares tem sido limitado por causa do risco de pró-arritmia.
- Os fármacos classe I são os bloqueadores do canal de sódio. Os princípios antiarrítmicos do receptor do canal de sódio são responsáveis por combinações medicamentosas que são aditivas (p. ex., **quinidina** e **mexiletina**) e antagonísticas (p. ex., **flecainida** e **lidocaína**), assim como potenciais antídotos para o excesso do bloqueio deste canal (bicarbonato de sódio).
- Os fármacos da classe II incluem **antagonistas β-adrenérgicos**; os efeitos são o resultado das ações antiadrenérgicas. Os β-bloqueadores são mais úteis nas taquicardias nas quais os tecidos nodais estão com o automatismo anormal ou são uma porção de uma alça reentrante. Esses agentes também são úteis para diminuir a resposta ventricular nas taquicardias atriais (p. ex., FA) por meio dos efeitos no nódulo AV.
- Os fármacos da classe III prolongam a refratariedade no tecido atrial e ventricular e incluem fármacos muito diferentes que têm o efeito em comum de atrasar a repolarização ao bloquear os canais de potássio.
  - ✓ **Amiodarona** e **sotalol** são eficientes na maioria das taquicardias supraventriculares e ventriculares. A amiodarona apresenta características eletrofisiológicas consistentes com cada tipo de fármacos antiarrítmico. É um bloqueador do canal de cálcio com cinética liga-desliga relativamente rápida, tem ações β-bloqueadoras não seletivas, bloqueia os canais de potássio, e tem discreta atividade de bloqueio dos canais de cálcio. O sotalol inibe o movimento de saída do potássio durante a repolarização e também tem ações β-bloqueadoras não seletivas.

QUADRO 6-1	Classificação dos fármacos antiarrítmicos				
Classe	Fármaco	Velocidade de condução[a]	Período refratário	Automaticidade	Bloqueio de íon
Ia	Quinidina Procainamida Disopiramida	↓	↑	↓	Sódio (intermediário) Potássio
Ib	Lidocaína Mexiletina	0/↓	↓	↓	Sódio (rápido liga/ desliga)
Ic	Flecainida Propafenona[b]	↓↓	0	↓	Sódio (lento liga/ desliga)
II[c]	β-bloqueadores	↓	↑	↓	Cálcio (indireto)
III	Amiodarona[d] Dofetilida Dronedarona[d] Sotalol[b] Ibutilida	0	↑↑	0	Potássio
IV[c]	Verapamil Diltiazem	↓	↑	↓	Cálcio

0, sem alteração; ↑, aumentado; ↓ reduzido
[a] Variáveis para os modelos de tecido normal no tecido ventricular.
[b] Também tem ações β-bloqueadoras.
[c] Variáveis para o tecido do nódulo sinoatrial e atrioventricular apenas.
[d] Também tem ações bloqueadoras para canais de sódio, cálcio e ações β-bloqueadoras.

✓ **Dronedarona**, **ibutilida** e **dofetilida** são indicadas apenas para o tratamento de arritmias supraventriculares.
- Os fármacos classe IV inibem a entrada de cálcio nas células, o que atrasa a condução, prolonga a refratariedade e reduz a automaticidade dos nódulos SA e AV. Os **antagonistas do canal de cálcio** são eficientes para as taquicardias automáticas e reentrantes que surgem a partir do uso dos nódulos SA ou AV.
- Ver o Quadro 6-2 para as doses recomendadas para os fármacos antiarrítmicos orais, o Quadro 6-3 para as doses dos antiarrítmicos intravenosos (IV) comuns, e o Quadro 6-4 para os efeitos colaterais mais comuns.

FIBRILAÇÃO ATRIAL OU *FLUTTER* ATRIAL

- O tratamento da FA envolve uma sequência de vários objetivos. Primeiro, avaliar a necessidade de tratamento agudo (em geral, com fármacos que reduzem a frequência ventricular). Depois, considerar os métodos para restaurar o ritmo sinusal, considerando os riscos envolvidos (p. ex., tromboembolismo). Por último, considerar as formas para evitar as complicações de longo prazo, como arritmia recorrente e tromboembolismo (Figura 6-1).
- Em pacientes com FA de início recente ou *flutter* atrial com sinais e/ou sintomas de instabilidade hemodinâmica (p. ex., hipotensão grave, angina e/ou edema pulmonar), é indicada a cardioversão elétrica para restaurar o ritmo sinusal imediatamente (sem considerar o risco de tromboembolismo).
- Se os pacientes estão estáveis hemodinamicamente, o foco deve ser direcionado para controlar a frequência ventricular. Usar fármacos que reduzam a condução e aumentem a refratariedade no nódulo AV como terapia inicial. Em pacientes com função VE normal (fração de ejeção do ventrículo esquerdo [FEVE] > 40%), são recomendados os β-bloqueadores IV (**propranolol**, **metoprolol** e **esmolol**), **diltiazem** ou **verapamil** como terapia de primeira linha. Se houver hiperatividade adrenérgica como fator que precipita a arritmia, os β-bloqueadores IV podem ser muito eficientes e devem ser os primeiros a serem usados. Em pacientes com FEVE menor ou igual a 40%, evitar diltiazem e verapamil IV, e use β-bloqueadores IV com cuidado. Em pacientes com exacerbação dos sintomas da IC, usar **digoxina** ou **amiodarona** IV como terapia de primeira linha para controle

QUADRO 6-2	Doses típicas de manutenção dos fármacos antiarrítmicos orais	
Fármaco	**Dose**	**Dose ajustada**
Disopiramida	100-150 mg a cada 6 h 200-300 mg a cada 12 h (forma SR)	HEP, REN
Quinidina	200-300 do sal sulfato a cada 6 h 324-648 mg do sal gliconato a cada 8-12 h	HEP
Mexiletina	200-300 mg a cada 8 h	HEP
Flecainida	500-200 mg a cada 12 h	HEP, REN
Propafenona	150-300 mg a cada 8 h 225-425 mg a cada 12 h (forma SR)	HEP
Amiodarona	400 mg 2 ou 3 vezes ao dia até 10 g no total, então 200-400 mg ao dia[a]	
Dofetilida	500 mcg a cada 12 h	
Dronedarona	400 mg a cada 12 h (com refeições)[c]	REN[b]
Sotalol	80-160 mg a cada 12 h	REN[d]

HEP, doença hepática; SR, liberação retardada; REN, disfunção renal.
[a] A dose comum de manutenção para a fibrilação atrial é 200 mg/dia (pode reduzir a dose para 100 mg/dia com o uso de longo prazo se o paciente estiver clinicamente estável para reduzir o risco de toxicidade); a dose comum de manutenção para as arritmias ventriculares é 300 a 400 mg/dia.
[b] A dose deve usar como base o *clearance* da creatinina, não deve ser usada quando o *clearance* da creatinina for menor que 20 mL/min (< 0,33 mL/s).
[c] Evitar em caso de grave comprometimento hepático.
[d] Evitar em caso de fibrilação atrial quando o *clearance* da creatinina for menor que 40 mL/min (< 0,67 mL/s).

da frequência ventricular. A amiodarona IV pode ser usada em pacientes que são refratários ou têm contraindicações para β-bloqueadores, bloqueadores não di-hidropiridínicos do canal de cálcio e digoxina.

- Após o tratamento com agentes bloqueadores do nódulo AV e uma subsequente redução na resposta ventricular, avaliar a possibilidade de restaurar o ritmo sinusal do paciente se a FA persistir.
- Se o ritmo sinusal for restaurado, iniciar a anticoagulação antes da cardioversão, pois o retorno da contração atrial aumenta o risco de tromboembolismo. Os pacientes apresentam maior risco de formação de trombo e subsequente evento embólico se a FA durar mais de 48 horas.
  ✓ Pacientes com FA por mais de 48 horas ou de duração desconhecida devem receber varfarina (índice de relação internacional normalizada [INR] 2,0-3,0), terapia de baixo peso molecular (subcutânea nas doses de tratamento) ou dabigatrana por pelo menos três semanas antes da cardioversão. Se a cardioversão tiver sucesso, continuar a anticoagulação com varfarina ou dabigatrana por pelo menos quatro semanas.
  ✓ Pacientes com FA de menos de 48 horas de duração não precisam de anticoagulação antes da cardioversão, mas devem receber heparina não fracionada IV ou heparina de baixo peso molecular (subcutânea nas doses de tratamento) na apresentação antes e ao prosseguir com a cardioversão. Se a cardioversão tiver sucesso, continuar a anticoagulação com varfarina ou dabigatrana por pelo menos quatro semanas.
- Após a anticoagulação prévia (ou após a ecocardiografia transesofágica demonstrar ausência de trombo). Os métodos para restaurar o ritmo sinusal são cardioversão farmacológica e cardioversão elétrica (CVE). A CVE é rápida e tem maior índice de sucesso, mas requer sedação ou anestesia prévia e tem um menor risco de complicações graves, como parada sinusal ou arritmias ventriculares. As vantagens da terapia medicamentosa inicial são que um agente eficiente pode ser determinado se for necessária uma terapia de longo prazo. As desvantagens são efeitos colaterais importantes, como TdP induzida por medicamentos, interações medicamentosas, e menor frequência de cardioversão para os fármacos em comparação com CVE. Existe uma boa evidência para a eficácia dos bloqueadores de Ik da classe III (**ibutilida** e **dofetilida**), fármacos da classe Ic

QUADRO 6-3	Posologia do antiarrítmico intravenoso	
Fármaco	**Quadro clínico**	**Dose**
Amiodarona	TV/FV sem pulso	300 mg IV/IO *push* (pode ser administrado 150 mg IV/IO *push* adicional se TV/FV for persistente), seguida de infusão de 1 mg/mL por 6 h, então 0,5 mg/min
	TV estável (com um pulso)	150 mg IV durante 10 minutos, seguido por infusão de 1 mg/min por 6 h, então 0,5 mg/min
	FA (término)	5 mg/kg IV durante 30 min, seguido de infusão de 1 mg/min por 6 h, então 0,5 mg/min
Diltiazem	TSVP, FA (controle da frequência)	0,25 mg/kg IV durante 2 minutos (pode repetir com dose de 0,35 mg/kg IV durante 2 min), seguido de infusão de 5 a 15 mg/h
Ibutilida	FA (término)	1 mg IV durante 10 min (pode repetir se for necessário)
Lidocaína	TV/FV sem pulso	1-1,5 mg/kg IV/IO *push* (podem ser administradas doses de 0,5-0,75 mg/kg IV/VO *push* adicionais a cada 5-10 min se TV/FV for persistente [dose máxima acumulada = 3 mg/kg]), seguida de infusão de 1 a 4 mg/min (1-2 mg/min em caso de doença hepática ou IC)
	TV estável (com um pulso)	1-1,5 mg/kg IV *push* (pode ser administrado 0,5-0,75 mg/kg IV *push* adicional a cada 5-10 min em caso de TV persistente [dose máxima acumulada = 3 mg/kg]), seguido de infusão de 1-4 mg/min (1-2 mg/min em caso de doença hepática ou IC).
Procainamida	FA (término); TV estável (com um pulso)	15-18 mg/kg IV durante 60 min, seguido de infusão de 1-4 mg/min
Sotalol[a]	FA/FIA (manutenção de SR) Arritmias ventriculares	75-150 mg IV uma ou duas vezes ao dia (infundida durante 5 h)[b]
Verapamil	TSVP, FA (controle da frequência)	2,5-5 mg IV durante 2 min (pode repetir até a dose máxima acumulada de 20 mg); pode seguir com infusão de 2,5-10 mg/h

FA, fibrilação atrial; FV, fibrilação ventricular; IC, insuficiência cardíaca; FIA, *flutter* atrial; IO, intraósseo; IV, intravenoso; TSVP, taquicardia supraventricular paroxística; TV, taquicardia ventricular, SR, liberação retardada.
[a] Usar apenas quando os pacientes não forem capazes de usar sotalol por via oral.
[b] Administrar sotalol IV na mesma frequência que sotalol oral (com base no *clearance* da creatinina). Sotalol oral pode ser convertido em sotalol IV usando o esquema a seguir: 80 mg oral = 75 mg IV; 120 mg oral = 112,5 mg IV; 160 mg oral = 150 mg IV.

(p. ex., **flecainida** e **propafenona**), e **amiodarona** (oral ou IV). Com a abordagem "*pill in the pocket*", o paciente ambulatorial, controlado com a autoadministração de uma única dose de ataque oral de flecainida ou propafenona, pode ser relativamente seguro e eficiente para o término do início da FA recente em pacientes selecionados sem disfunção sinusal ou do nódulo AV, síndrome de Brugada ou cardiopatia estrutural. Essa abordagem deve ser usada apenas em pacientes que fizeram cardioversão com sucesso com esses fármacos durante a internação.

• É recomendada a terapia antitrombótica de longo prazo para evitar acidente vascular cerebral (AVC). Pacientes com um escore de CHADS2 (acrônimo derivado dos fatores de risco para AVC: insuficiência cardíaca congestiva, hipertensão, idade acima de 75 anos, diabetes e AVC prévio ou ataque isquêmico transitório) de 2 ou mais, de 1 ou 0 são considerados como alto risco, risco intermediário e baixo risco para AVC, respectivamente. Para pacientes com risco elevado ou intermediário de AVC, é preferido o anticoagulante oral ao ácido acetilsalicílico, ou a associação de ácido acetilsalicílico mais clopidogrel; dabigatrana deve ser usada em vez

QUADRO 6-4	Efeitos colaterais dos fármacos antiarrítmicos
Disopiramida	Sintomas anticolinérgicos (boca seca, retenção urinária, constipação e visão borrada), náusea, anorexia, TdP, IC, distúrbios de condução, arritmias ventriculares
Procainamida[a]	Hipotensão, TdP, piora da IC, distúrbios de condução, arritmias ventriculares
Quinidina	Cinchonismo, diarreia, cólicas abdominais, náusea, vômito, hipotensão, TdP, piora da IC, distúrbios de condução, arritmias ventriculares, febre, hepatite, trombocitopenia, anemia hemolítica
Lidocaína	Vertigem, sedação, fala arrastada, visão borrada, parestesia, espasmos musculares, confusão, náusea, vômito, convulsões, psicose, parada sinusal, distúrbios de condução
Mexiletina	Vertigem, sedação, ansiedade, confusão, parestesia, tremor, ataxia, visão borrada, náusea, vômito, anorexia, distúrbios de condução, arritmias ventriculares
Flecainida	Visão borrada, vertigem, dispneia, cefaleia, tremor, náusea, piora da IC, distúrbios de condução, arritmias ventriculares
Propafenona	Vertigem, fadiga, broncospasmo, cefaleia, distúrbios de paladar, náusea, vômito, bradicardia ou bloqueio AV, piora da IC, arritmias ventriculares
Amiodarona	Tremor, ataxia, parestesia, insônia, microdepósitos na córnea, neuropatia ótica/neurite, náusea, vômito, anorexia, constipação, TdP (< 1%), bradicardia ou bloqueio AV (IV ou uso oral), fibrose pulmonar, alterações nos testes de função hepática, hepatite, hipotireoidismo, hipertireoidismo, fotossensibilidade, coloração cinza azulada da pele, hipotensão (uso IV), flebite (uso IV).
Dofetilida	Cefaleia, vertigem, TdP
Dronedarona	Náusea, vômito, diarreia, elevações da creatinina sérica, bradicardia, piora da IC, hepatotoxicidade, fibrose pulmonar, TdP (< 1%)
Ibutilida	Cefaleia, TdP, hipotensão
Sotalol	Vertigem, fraqueza, fadiga, náusea, vômito, diarreia, bradicardia, TdP, broncospasmo, piora da IC

AV, atrioventricular, IC, insuficiência cardíaca; IV, intravenoso; TdP, *torsades de pointes.*
[a] Os efeitos colaterais estão listados apenas para a formulação IV; as formulações orais não estão mais disponíveis.

da varfarina. Para pacientes com baixo risco de AVC, não é recomendada a terapia com antitrombótico ou ácido acetilsalicílico; ou seja, não é indicada terapia. Se a decisão for iniciar a terapia antitrombótica em pacientes de baixo risco, pode ser usada uma dose de 75-325 mg/dia de ácido acetilsalicílico.

- Em pacientes com FA não valvar, varfarina, dabigatrana, rivaroxabana e apixabana são todos indicados para prevenção de AVC inicial ou recorrente.
  - ✓ A dose de 150 mg duas vezes ao dia de **dabigatrana** é uma alternativa eficiente a varfarina para a prevenção de AVC inicial ou recorrente em pacientes com pelo menos um fator de risco adicional para AVC e um CrCl maior que 30 mL/min (> 0,50 mL/s).
  - ✓ Uma dose de 20 mg de **rivaroxabana** ao dia é uma alternativa a varfarina em pacientes com risco moderado a elevado de AVC (p. ex., histórico anterior de ataque isquêmico transitório, AVC ou embolia sistêmica, ou pelo menos dois fatores de risco adicionais para AVC).
  - ✓ Uma dose de 5 mg de **apixabana** duas vezes ao dia é uma alternativa eficiente a varfarina em pacientes com pelo menos um fator de risco para AVC. Esse fármaco também é uma alternativa ao ácido acetilsalicílico em pacientes com pelo menos um fator de risco para AVC e que são considerados inadequados para varfarina.

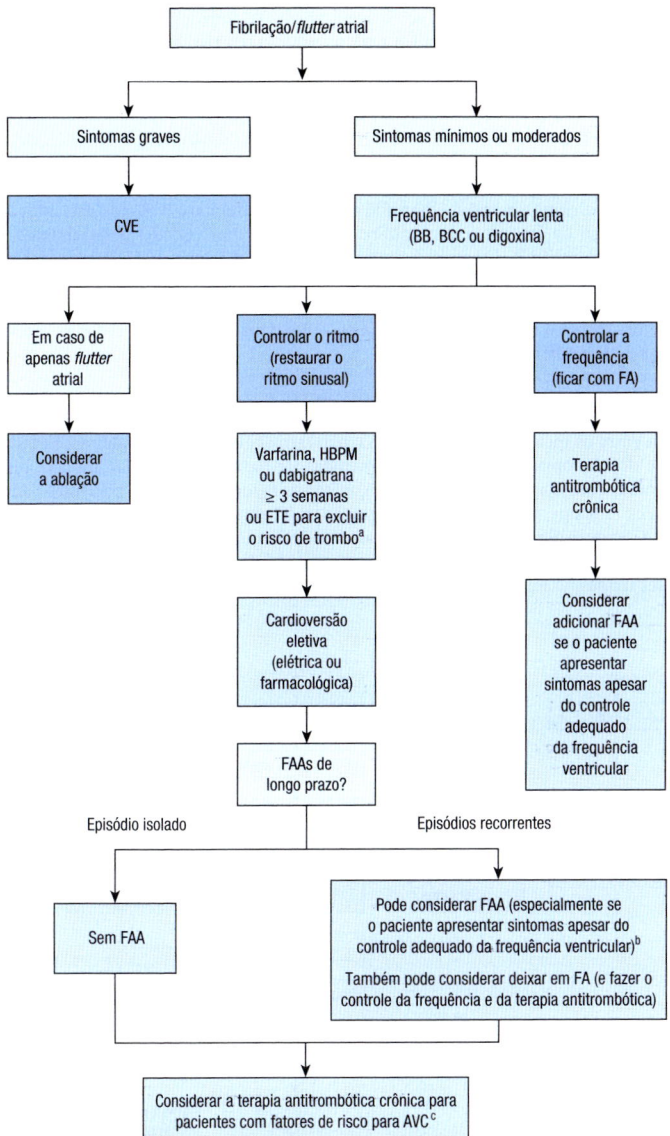

FIGURA 6-1 O algoritmo para o tratamento da fibrilação atrial e *flutter* atrial. AVC, acidente vascular cerebral; BB, β-bloqueador; BCC, bloqueador do canal de cálcio (p.ex., verapamil ou diltiazem); CVE, cardioversão elétrica; ETE, ecocardiografia transesofágica; FA, fibrilação atrial; FAA, fármacos antiarrítmicos; HBPM, heparina de baixo peso molecular. [a] Se FA em menos de 48 horas, não é necessária anticoagulação antes da cardioversão; pode-se considerar o ETE se o paciente tiver fatores de risco para AVC. [b] Considerar a ablação para pacientes que não têm sucesso no tratamento ou não toleram um ou mais FAA. [c] Considerar a terapia antitrombótica crônica em todos os pacientes com FA e fatores de risco para AVC, independentemente deles permanecerem em ritmo sinusal.

- A terapia antiplaquetária dupla com ácido acetilsalicílico e clopidogrel é recomendada em relação à monoterapia com ácido acetilsalicílico para pacientes com risco elevado ou intermediário para AVC que não são candidatos para a anticoagulação oral por outras razões que não sangramento (p. ex., preferência do paciente, incapacidade de aderir às exigências de monitoramento).
- Avalar a terapia antitrombótica crônica para todos os pacientes com FA e fatores de risco para AVC, independentemente deles permanecerem em ritmo sinusal ou não.
- A FA com frequência recidiva após a cardioversão inicial porque a maioria dos pacientes tem cardiopatia ou doença pulmonar estrutural irreversível. Uma metanálise confirmou que a **quinidina** mantinha o ritmo sinusal melhor que o placebo; entretanto, 50% dos pacientes tinham FA recorrente dentro de um ano, e a quinidina aumentou a mortalidade, possivelmente, em parte, por causa da pró-arritmia. Os agentes antiarrítmicos classe Ic ou III são alternativas razoáveis a serem avaliadas para manter o ritmo sinusal. Como os fármacos classe Ic flecainida e propafenona aumentam o risco de pró-arritmia, eles devem ser evitados em pacientes com cardiopatia estrutural. A amiodarona é o agente classe III mais eficiente e mais usado para evitar as recorrências de FA, apesar do seu potencial de toxicidade.

TAQUICARDIA SUPRAVENTRICULAR PAROXÍSTICA

- A escolha entre os métodos farmacológicos e não farmacológicos para tratar a TSVP depende da gravidade dos sintomas (**Figura 6-2**). As medidas de tratamento são inicialmente direcionadas para terminar com episódio agudo e, então, evitar as recorrências. Para pacientes com sintomas graves (p. ex., síncope, pré- síncope, dor anginosa ou IC grave), a CVE sincronizada é o tratamento de escolha. Se os sintomas são leves a moderados, as medidas não farmacológicas que aumentam o tônus vagal no nódulo AV (p. ex., massagem unilateral do seio carotídeo e manobra de Valsalva) podem ser usadas no início. A farmacoterapia é a opção de escolha se esses métodos falharem.

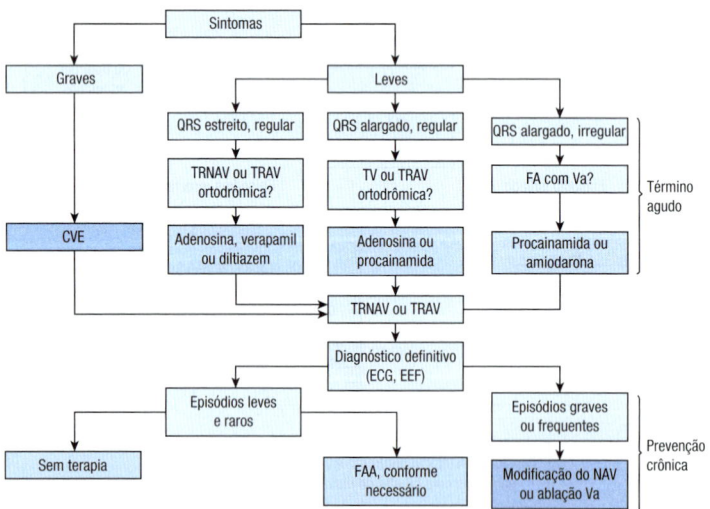

FIGURA 6-2 O algoritmo para o tratamento de taquicardia supraventricular paroxística aguda (*porção superior*) e prevenção crônica de recorrências (*porção inferior*). *Nota:* para a terapia de ponte empírica antes dos procedimentos de ablação por radiofrequência, não usar bloqueadores do canal de cálcio (ou outros bloqueadores do nódulo atrioventricular [AV]) se o paciente tiver reentrada no nódulo com uma via acessória. CVE, cardioversão elétrica; ECG, monitoramento por eletrocardiograma; EEF, estudos eletrofisiológicos; FA, fibrilação atrial; FAA, fármacos antiarrítmicos; NAV, nódulo atrioventricular; TRNAV, taquicardia por reentrada do nódulo atrioventricular; TRAV, taquicardia por reentrada atrioventricular; TV, taquicardia ventricular; Va, via acessória.

- A escolha entre os fármacos é feita com base no complexo QRS (**Figura 6-2**). Os fármacos podem ser divididos em três grandes categorias: (1) os que aumentam o tônus vagal, de forma direta ou indireta, do nódulo AV (p. ex., **digoxina**); (2) os que diminuem a condução pelo tecido dependente de cálcio, lento (p. ex., **adenosina**, β-**bloqueadores** e **bloqueadores não di-hidropiridínicos do canal de cálcio**); e (3) os que deprimem a condução pelo tecido dependente de sódio, rápido (p. ex., **quinidina, procainamida, disopiramida** e **flecainida**).

- A **adenosina** é recomendada como o fármaco de primeira escolha para pacientes com TSVP porque sua ação de curta duração não provoca comprometimento hemodinâmico prolongado em pacientes com complexos QRS alargados, que de fato têm uma TV em vez de uma TSVP.

- Depois da TSVP aguda terminar, é indicada a profilaxia de longo prazo se os episódios frequentes necessitarem de intervenção terapêutica ou se os episódios forem raros, mas com sintomas graves. Podem ser feitos testes em série pelos registros de ECG ambulatorial (monitores de Holter) ou transmissões telefônicas do ritmo cardíaco (monitores de evento) ou por meio de técnicas eletrofisiológicas invasivas no laboratório.

- Avaliar a ablação por cateter transcutâneo usando corrente de radiofrequência no substrato de TSVP em qualquer paciente que tenha sido avaliado para o tratamento medicamentoso crônico para arritmia. Ela é muito eficiente e curativa, em casos raros causa complicações, não precisa de terapia medicamentosa crônica para arritmia e é custo-efetivo.

EXTRASSÍSTOLES VENTRICULARES

- Em indivíduos aparentemente saudáveis, a terapia medicamentosa não é necessária porque as ESVs não associadas com cardiopatia não apresentam riscos. Em pacientes com fatores de risco para morte por arritmia (IM recente, disfunção do VE ou ESV complexas), limitar a terapia crônica aos β-**bloqueadores**, pois foi comprovado que apenas esses fármacos evitam a mortalidade nesta categoria de pacientes.

TAQUICARDIA VENTRICULAR

Taquicardia ventricular aguda

- Se os sintomas graves estiverem presentes, instituir a CVE sincronizada imediatamente para restaurar o ritmo sinusal e corrigir os fatores que induzem o evento, se possível. Se a TV é um evento elétrico isolado associado com um fator de início temporário (p. ex., isquemia miocárdica aguda ou toxicidade por digitálicos), não há necessidade de terapia antiarrítmica de longo prazo após esses fatores serem corrigidos.

- Os pacientes sem sintomas ou com sintomas leves podem ser tratados inicialmente com os fármacos antiarrítmicos. **Procainamida** IV, **amiodarona** ou **sotalol** IV podem ser considerados nesse caso; a **lidocaína** é um agente alternativo. Aplicar CVE sincronizada se o quadro do paciente piorar, a TV degenerar a FV, ou a terapia medicamentosa não funcionar.

Taquicardia ventricular sustentada

- Pacientes com TV sustentada recorrente e crônica apresentam alto risco de morte; não são recomendadas tentativas de erros e acertos para encontrar a terapia eficiente. Não é ideal fazer estudos eletrofisiológicos nem monitoramento seriado com Holter com teste de fármacos. Esses achados e os perfis de efeitos colaterais dos fármacos antiarrítmicos levam a abordagens não medicamentosas.

- O CDI automático é um método muito eficiente para evitar a morte súbita por TV ou FV recorrente.

Pró-arritmia ventricular

- A forma típica de pró-arritmia causada pelos fármacos antiarrítmicos da classe Ic é uma TV rápida, sustentada, monomórfica com um padrão QRS sinusoidal característico que é, em muitos casos, resistente à ressuscitação com cardioversão ou estimulação rápida. A **lidocaína** IV (compete pelo receptor do canal de cálcio) ou o **bicarbonato de sódio** (anula o bloqueio excessivo do canal de sódio) são usados com sucesso por alguns médicos.

Torsades de pointes

- Para um episódio agudo de TdP, a maioria dos pacientes precisa e responde à CVE. Entretanto, a TdP tende a ser paroxística e ressurge rapidamente após a CVE.

- O **sulfato de magnésio** IV é o fármaco de escolha para evitar as recorrências da TdP. Se não for eficiente, instituir estratégias para aumentar a frequência cardíaca e encurtar a repolarização ventricular (ou seja, estimulação intravenosa temporária a 105-120 batimentos/min ou estimulação farmacológica com infusão de **isoproterenol** ou **epinefrina**). Interromper os agentes que prolongam o intervalo QT e corrigir os fatores que exacerbam (p. ex., hipopotassemia e hipomagnesemia). Os fármacos que prolongam a repolarização (p. ex., procainamida IV) são contraindicados. Em geral, a lidocaína é eficiente.

Fibrilação ventricular

- Controlar os pacientes com TV ou FV sem pulso (com ou sem isquemia miocárdica associada) de acordo com as diretrizes da American Heart Association para ressuscitação cardiopulmonar e cuidado cardiovascular de emergência (ver Capítulo 7).

BRADIARRITMIAS

- O tratamento da disfunção do nódulo sinoatrial envolve a eliminação de bradicardia sintomática e possível manejo de taquicardias alternadas como FA. As bradiarritmias sinusais assintomáticas não costumam precisar de intervenção terapêutica.
- Em geral, um marca-passo ventricular permanente é a terapia de longo prazo de escolha para os pacientes com sintomas importantes.
- Os fármacos comumente usados para tratar as taquicardias supraventriculares devem ser usados com cuidado (ou talvez até não utilizados), na ausência de um marca-passo em funcionamento.
- A hipersensibilidade assintomática do seio carotídeo também deve ser tratada com terapia de marca-passo permanente. Os pacientes que permanecem sintomáticos podem se beneficiar com a adição de um estimulante α-adrenérgico como **midodrina**.
- A síncope vasovagal é tratada com sucesso com β-bloqueadores orais (p. ex., **metoprolol**) para inibir a hiperatividade simpática que provoca contração ventricular poderosa e antecede o início da hipotensão e bradicardia. Outros fármacos que foram usados com sucesso (com ou sem β-bloqueadores) incluem fludrocortisona, anticolinérgicos (**adesivos de escopolamina** e **disopiramida**), agonistas α-adrenérgicos (**midodrina**), análogos da adenosina (**teofilina** e **dipiridamol**) e inibidores seletivos da recaptação da serotonina (**sertralina** e **paroxetina**).

Bloqueio atrioventricular

- Se os pacientes com Mobitz II ou bloqueio AV de terceiro grau desenvolvem sinais ou sintomas de má perfusão (p. ex., quadro mental alterado, dor no peito, hipotensão e/ou choque), administrar **atropina** (0,5 mg IV a cada 3-5 minutos para uma dose total de 3 mg). A estimulação transcutânea pode ser iniciada em pacientes que não respondem à atropina. As infusões de **epinefrina** (2-10 mcg/min) ou **dopamina** (2-10 mcg/kg/min) também podem ser usadas caso a atropina não funcione. Em geral, esses agentes não ajudam se o local do bloqueio AV estiver abaixo do nódulo AV (Mobitz II ou bloqueio AV trifascicular).
- O bloqueio AV crônico sintomático exige a inserção de um marca-passo permanente. Os pacientes sem sintomas às vezes podem ser acompanhados de perto sem a necessidade de um marca-passo.

AVALIAÇÃO DOS DESFECHOS TERAPÊUTICOS

- Os parâmetros de monitoramento mais importantes incluem: (1) mortalidade (total ou causada por arritmia); (2) recorrência de arritmia (duração, frequência e sintomas); (3) consequências hemodinâmicas (frequência, pressão arterial e sintomas); e (4) complicações do tratamento (efeitos colaterais ou necessidade de fármacos, dispositivos alternativos ou adicionais, ou cirurgia).

Capítulo elaborado a partir de conteúdo original de autoria de Cynthia A. Sanoski e Jerry L. Bauman.

- A *parada cardíaca* envolve a cessação da atividade mecânica do coração, confirmada pela ausência de sinais de circulação (p. ex., pulso detectável, ausência de resposta e apneia).

FISIOPATOLOGIA

- A coronariopatia (ou doença arterial coronariana [DAC]) é a causa mais comum em adultos com parada cardíaca e é responsável por cerca de 80% das mortes cardíacas súbitas. Nos pacientes pediátricos, a parada cardíaca é consequência da insuficiência respiratória ou do choque.
- Duas condições fisiopatológicas diferentes estão associadas com a parada cardíaca:
  ✓ Primária: o sangue arterial está completamente oxigenado no momento da parada.
  ✓ Secundária: é resultado de insuficiência respiratória, na qual a perda de ventilação causa grave hipoxemia, hipotensão e parada.
- Em geral, a parada cardíaca nos adultos é consequência de arritmias. A fibrilação ventricular (FV) e a taquicardia ventricular sem pulso (TVSP) são as mais comuns. A incidência de FV nas paradas em pacientes ambulatoriais está diminuindo, o que preocupa, pois as taxas de sobrevivência são maiores após FV/TVSP do que com parada cardíaca resultante de ritmos não sensíveis ao choque, como a assistolia ou atividade elétrica sem pulso (AESP).
- Como a parada cardíaca em pacientes hospitalizados é precedida por hipoxia ou hipotensão, é mais comum ocorrer assistolia ou AESP do que FV ou TVSP.
- Apenas 14% dos pacientes pediátricos com parada cardíaca durante a hospitalização apresentam FV ou TVSP como ritmo inicial.

MANIFESTAÇÕES CLÍNICAS

- A parada cardíaca pode ser precedida por ansiedade, falta de ar, dor no peito, náusea, vômito e diaforese.
- Após uma parada, as pessoas ficam não responsivas, apneicas e hipotensivas sem pulso detectável. As extremidades estão frias, pegajosas e é comum observar cianose.

DIAGNÓSTICO

- O diagnóstico rápido é vital para o sucesso da ressuscitação cardiopulmonar (RCP). Os pacientes devem receber a intervenção rápida para evitar ritmos cardíacos desde ritmos degenerativos a arritmias que não respondem bem aos tratamentos.
- O diagnóstico é feito por meio da observação das manifestações clínicas consistentes com a parada cardíaca. O diagnóstico é confirmado pelos sinais vitais, em especial a frequência cardíaca e a respiração.
- O eletrocardiograma (ECG) identifica o ritmo cardíaco, que, por sua vez, determina a terapia medicamentosa.
  ✓ A FV é uma desorganização elétrica ventricular, levando à ausência de débito cardíaco e ao colapso cardiovascular.
  ✓ A AESP é a ausência de pulso detectável e presença de algum tipo de atividade elétrica diferente da FV ou TVSP.
  ✓ A assistolia é diagnosticada por uma linha reta no ECG.

TRATAMENTO

- Objetivos do tratamento: os objetivos da ressuscitação são preservar a vida, restaurar a saúde, aliviar o sofrimento, limitar a incapacidade e respeitar as decisões, os direitos e a privacidade do indivíduo. Isso pode ser possível por meio da RCP pelo retorno da circulação espontânea (RCE) com ventilação e perfusão eficientes o mais rápido o possível para minimizar o dano causado pela hipoxia aos órgãos vitais. Após a ressuscitação com sucesso, os objetivos primários incluem melhorar a oxigenação dos tecidos, identificar as causas que precipitam a parada e evitar novos episódios.

ABORDAGEM GERAL

- As diretrizes de 2010 da American Heart Association (AHA) para RCP e cuidado cardiovascular de emergência (CCE) afirmam que a probabilidade de desfecho com sucesso é potencializada se cinco elementos críticos na "cadeia de sobrevivência" são implantados de imediato: (1) identificação rápida da parada cardíaca e ativação do sistema de resposta de emergência; (2) RCP precoce com ênfase nas compressões no peito; (3) desfibrilação rápida; (4) suporte avançado de vida em cardiologia (ACLS); e (5) cuidado integrado pós-parada cardíaca.

- O suporte básico para vida fornecido pelos profissionais de saúde treinados em RCP inclui as seguintes ações, as quais devem ser executadas nesta ordem:

  - ✓ Inicialmente, determinar a capacidade de resposta do paciente. Se não responder ou não apresentar respiração ou respiração anormal (ou seja, apenas ofegar [*gasp*]), ativar a equipe médica de emergência e conseguir um desfibrilador externo automatizado (DEA), se estiver disponível.
  - ✓ Verificar o pulso, mas se não o sentir dentro de 10 segundos, iniciar RCP e usar DEA quando estiver disponível.
  - ✓ Iniciar RCP com 30 compressões no tórax em uma velocidade de pelo menos 100/min e uma profundidade de compressão de pelo menos 5 cm em adultos e pelo menos um terço do diâmetro da região anteroposterior do tórax em bebês e crianças (aproximadamente 4 cm em bebês e 5 cm em crianças).
  - ✓ Acessar as vias aéreas e fazer a respiração boca a boca duas vezes, então repetir as compressões no tórax. Seguir cada ciclo de 30 compressões no tórax a cada duas respirações boca a boca.
  - ✓ Continuar os ciclos de 30 compressões/duas respirações boca a boca até um DEA chegar e estiver pronto para uso ou o serviço médico de emergência (SME) assumir o paciente.
  - ✓ Se o DEA estiver disponível, verificar o ritmo para determinar se é aconselhável aplicar a desfibrilação. Nesse caso, aplicar o choque com continuação imediata das compressões do peito/respirações boca a boca. Após cinco ciclos, reavaliar o ritmo para determinar se precisa repetir a desfibrilação. Repetir essa sequência até a ajuda chegar ou o ritmo não for mais sensível ao choque.
  - ✓ Se o ritmo não responder ou reverter ao choque, continuar os ciclos de compressões no tórax/respiração boca a boca até a ajuda chegar ou a circulação espontânea retornar. No caso do ritmo não responder ao choque, é provável que seja um caso de assistolia ou AESP.

- Quando o serviço de emergência chegar, a terapia definitiva é administrada conforme o algoritmo ACLS apresentado na **Figura 7-1**.

- O acesso do cateter venoso central permite que sejam alcançadas concentrações de pico dos fármacos mais elevados e rápidos do que a administração venosa periférica, mas o acesso da linha central não é necessário na maioria das tentativas de ressuscitação. Entretanto, se houver processo central, ele será o local de acesso de escolha. Se o acesso intravenoso (IV) não estiver presente (central ou periférico), inserir um cateter venoso periférico de grande calibre. Se não funcionar, inserir um dispositivo intraósseo (IO).

- Se nem o acesso IV nem IO puder ser estabelecido, pode ser feita a administração intratecal de lidocaína, epinefrina, naloxona e vasopressina. A dose intratecal deve ser 2 a 2,5 maior que a dose IV/IO.

TRATAMENTO DA FIBRILAÇÃO VENTRICULAR E TAQUICARDIA VENTRICULAR SEM PULSO

Terapia não farmacológica

- Realizar a desfibrilação elétrica com um choque aplicando 360 J (desfibrilador monofásico) ou 120 a 200 J (desfibrilador bifásico). Após tentar a desfibrilação, reiniciar a RCP imediatamente e continuar durante cinco ciclos (~2 min) antes de avaliar o ritmo e verificar o pulso. Se ainda houver indício de FV/TVSP após 2 minutos, então administrar a terapia farmacológica junto com tentativas repetidas de desfibrilação elétrica única.

- Fazer a entubação endotraqueal e acesso IV quando for viável, mas sem parar as compressões no tórax. Quando acessar as vias aéreas, ventilar os pacientes com oxigênio a 100%.

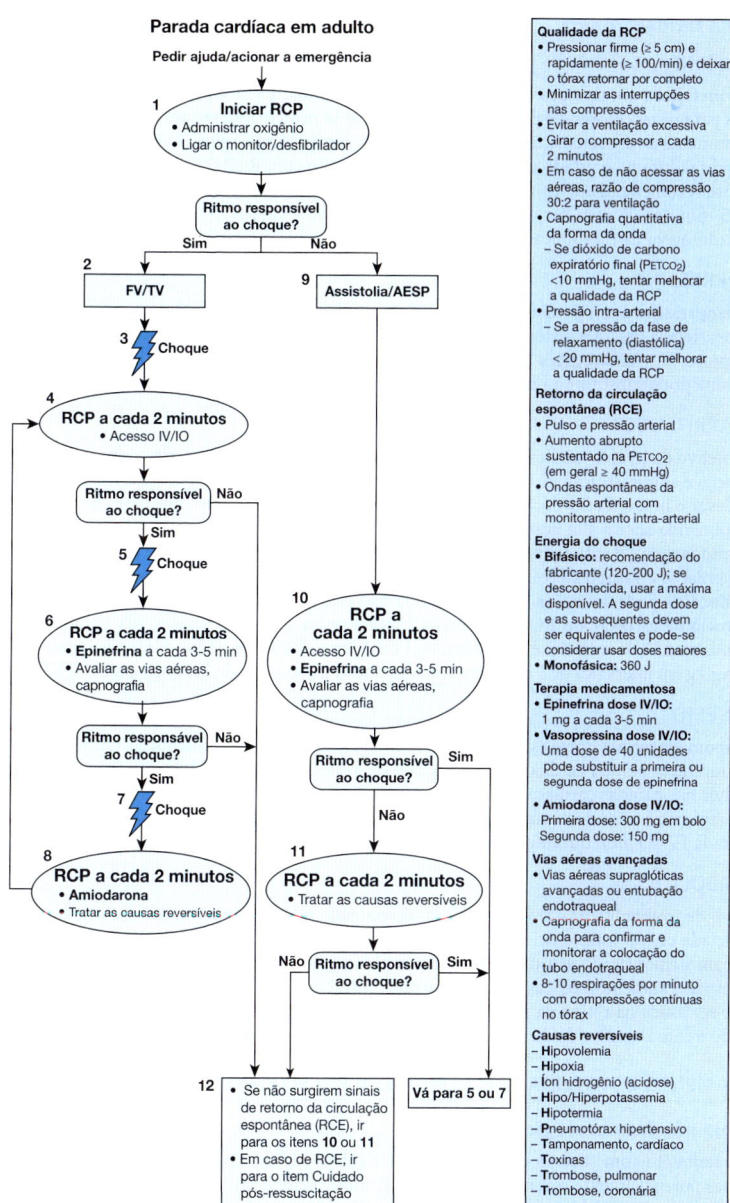

Parada cardíaca em adulto

Pedir ajuda/acionar a emergência

1 Iniciar RCP
• Administrar oxigênio
• Ligar o monitor/desfibrilador

Ritmo responsível ao choque?
Sim — Não

2 FV/TV

3 Choque

4 RCP a cada 2 minutos
• Acesso IV/IO

Ritmo responsível ao choque? — Não

Sim

5 Choque

6 RCP a cada 2 minutos
• Epinefrina a cada 3-5 min
• Avaliar as vias aéreas, capnografia

Ritmo responsível ao choque? — Não

Sim

7 Choque

8 RCP a cada 2 minutos
• Amiodarona
• Tratar as causas reversíveis

9 Assistolia/AESP

10 RCP a cada 2 minutos
• Acesso IV/IO
• Epinefrina a cada 3-5 min
• Avaliar as vias aéreas, capnografia

Ritmo responsível ao choque? — Sim

Não

11 RCP a cada 2 minutos
• Tratar as causas reversíveis

Não — Ritmo responsível ao choque? — Sim

12
• Se não surgirem sinais de retorno da circulação espontânea (RCE), ir para os itens **10** ou **11**
• Em caso de RCE, ir para o item Cuidado pós-ressuscitação

Vá para 5 ou 7

Qualidade da RCP
• Pressionar firme (≥ 5 cm) e rapidamente (≥ 100/min) e deixar o tórax retornar por completo
• Minimizar as interrupções nas compressões
• Evitar a ventilação excessiva
• Girar o compressor a cada 2 minutos
• Em caso de não acessar as vias aéreas, razão de compressão 30:2 para ventilação
• Capnografia quantitativa da forma da onda
  – Se o dióxido de carbono expiratório final (P_{ETCO_2}) <10 mmHg, tentar melhorar a qualidade da RCP
• Pressão intra-arterial
  – Se a pressão da fase de relaxamento (diastólica) < 20 mmHg, tentar melhorar a qualidade da RCP

Retorno da circulação espontânea (RCE)
• Pulso e pressão arterial
• Aumento abrupto sustentado na P_{ETCO_2} (em geral ≥ 40 mmHg)
• Ondas espontâneas da pressão arterial com monitoramento intra-arterial

Energia do choque
• **Bifásico:** recomendação do fabricante (120-200 J); se desconhecida, usar a máxima disponível. A segunda dose e as subsequentes devem ser equivalentes e pode-se considerar usar doses maiores
• **Monofásica:** 360 J

Terapia medicamentosa
• **Epinefrina dose IV/IO:** 1 mg a cada 3-5 min
• **Vasopressina dose IV/IO:** Uma dose de 40 unidades pode substituir a primeira ou segunda dose de epinefrina
• **Amiodarona dose IV/IO:** Primeira dose: 300 mg em bolo Segunda dose: 150 mg

Vias aéreas avançadas
• Vias aéreas supraglóticas avançadas ou entubação endotraqueal
• Capnografia da forma da onda para confirmar e monitorar a colocação do tubo endotraqueal
• 8-10 respirações por minuto com compressões contínuas no tórax

Causas reversíveis
– Hipovolemia
– Hipoxia
– Íon hidrogênio (acidose)
– Hipo/Hiperpotassemia
– Hipotermia
– Pneumotórax hipertensivo
– Tamponamento, cardíaco
– Toxinas
– Trombose, pulmonar
– Trombose, coronária

FIGURA 7-1 Algoritmo de suporte avançado de vida em cardiologia (ACLS) na parada cardíaca. AESP, atividade elétrica sem pulso; FV, fibrilação ventricular; IO, intraóssea; IV, intravenosa; RCP, ressuscitação cardiopulmonar; TV taquicardia ventricular. (*Reimpressa, com permissão, de 2010 American Heart Association Guidelines for Cardiopulmonary Resuscitation and Emergency Cardiovascular Care, Part 8: Adult Advanced Cardiovascular Life Support. Circulation 2010;122(Suppl 3):S729-S767. © 2010 American Heart Association, Inc.*)

Terapia farmacológica

EPINEFRINA

- A **epinefrina** é um fármaco de primeira escolha para tratar FV, TVSP, assistolia e AESP. É um agonista para os receptores α e β, mas sua eficácia deve-se principalmente aos efeitos nos α-receptores. Ela aumenta a vasoconstrição arteriolar sistêmica, aumentando a pressão de perfusão coronariana e cerebral durante o estado de fluxo reduzido associado com RCP.
- A dose recomendada de epinefrina para adultos é 1 mg administrada por injeção IV ou IO a cada 3 a 5 minutos. Podem ser administradas doses maiores para tratar distúrbios específicos como superdosagem de β-bloqueador ou de bloqueador do canal de cálcio.

VASOPRESSINA

- A **vasopressina** é um potente vasoconstritor não adrenérgico que aumenta a pressão arterial (PA) e a resistência vascular sistêmica. Suas propriedades vasoconstritoras são oriundas dos efeitos nos receptores V_1. As diretrizes 2010 da AHA indicam que uma dose de 40 unidades IV/IO de vasopressina pode substituir a primeira ou a segunda dose de epinefrina.

ANTIARRÍTMICOS

- O objetivo da terapia medicamentosa com antiarrítmicos após uma tentativa sem sucesso de desfibrilação e administração de vasopressor é evitar o desenvolvimento ou a recorrência de FV e TVSP ao elevar o limiar da fibrilação. Entretanto, não existe evidência clínica que demonstre melhor taxa de sobrevida após a alta hospitalar.
- A **amiodarona** é o antiarrítmico recomendado em pacientes com FV/TV que não respondem a RCP, desfibrilação e vasopressores. A dose é 300 mg IV/IO, seguida por uma segunda dose de 150 mg.
- A **lidocaína** pode ser usada se a amiodarona não estiver disponível, mas não foi demonstrado que ela melhore as taxas de RCE, internação hospitalar ou sobrevida após a alta comparada com a amiodarona. A dose inicial é 1 a 1,5 mg/kg IV. Podem ser administradas doses adicionais de 0,5 a 0, 75 mg/kg em intervalos de 5 a 10 minutos para uma dose máxima de 3 mg/kg se a FV/TVSP persistir.

MAGNÉSIO

- A hipomagnesemia grave está associada com FV/TVSP, mas a administração rotineira de magnésio durante a parada cardíaca não melhorou os desfechos clínicos. Dois estudos mostraram RCE melhor nas paradas cardíacas associadas com *torsades de pointes*. Portanto, limite a administração de magnésio a estes pacientes. A dose é 1 a 2 g diluído em 10 mL de dextrose a 5% em água administrada IV/IO *push* durante 15 minutos.

TROMBOLÍTICOS

- O uso de trombolíticos durante a RCP foi investigado porque a maioria das paradas cardíacas está associada com o infarto do miocárdio (IM) ou embolia pulmonar (TEP). Embora vários estudos tenham demonstrado seu uso com sucesso, alguns mostraram melhoras na alta hospitalar, e foi observado aumento nos casos de hemorragia intracraniana. Portanto, a terapia fibrinolítica não deve ser usada na rotina da parada cardíaca, mas pode ser avaliada no caso de suspeita de TEP ou sendo a causa conhecida da parada.

TRATAMENTO DE ATIVIDADE ELÉTRICA SEM PULSO E ASSISTOLIA

Terapia não farmacológica

- O tratamento com sucesso da AESP e assistolia depende do diagnóstico da causa envolvida. As causas potencialmente reversíveis incluem: (1) hipovolemia; (2) hipoxia; (3) acidose; (4) hiper ou hipopotassemia; (5) hipotermia; (6) hipoglicemia; (7) superdosagem de medicamento; (8) tamponamento cardíaco; (9) pneumotórax hipertensivo; (10) trombose coronariana; (11) trombose pulmonar; e (12) trauma.
- AESP e assistolia são tratadas da mesma forma. Ambas precisam de RCP, controle das vias aéreas e acesso IV. Evitar a desfibrilação na assistolia, pois a descarga parassimpática resultante pode reduzir a chance de RCE e reduzir a possibilidade de sobrevivência. Pode-se tentar a estimulação transcutânea, se estiver disponível.

Terapia farmacológica

- **Epinefrina** 1 mg administrada por injeção IV ou IO a cada 3 a 5 minutos.
- Uma dose de 40 unidades de **vasopressina** pode substituir a primeira ou a segunda dose de epinefrina.
- **Atropina** não deve ser administrada para o tratamento de assistolia ou AESP porque não existem estudos prospectivos controlados que mostrem benefício e existem evidências conflitantes a partir dos relatórios retrospectivos e de observação. As diretrizes de 2010 da AHA retiraram a atropina do algoritmo ACLS de parada cardíaca.

MANEJO DO EQUILÍBRIO ACIDOBÁSICO

- Ocorre acidose durante a parada cardíaca devido à redução do fluxo sanguíneo ou da ventilação inadequada. As compressões no tórax geram apenas cerca de 20 a 30% do débito cardíaco normal, causando perfusão inadequada dos órgãos, hipoxia dos tecidos e acidose metabólica. A falta de ventilação ocasiona retenção de CO_2 e consequente acidose respiratória. A acidose combinada reduz a contratilidade do miocárdio e pode provocar arritmias.
- O uso de bicarbonato de sódio na parada cardíaca não é recomendado porque existem poucos dados clínicos que defendam seu uso, e ele pode ter efeitos prejudiciais. Pode ser usado em circunstâncias especiais (p. ex., acidose metabólica preexistente, hiperpotassemia e superdosagem de antidepressivos tricíclicos). Se for possível, a dosagem deve ser guiada por análise laboratorial.

CUIDADO PÓS-RESSUSCITAÇÃO

- O RCE a partir de uma parada cardíaca pode ser acompanhado por uma síndrome pós-parada cardíaca caracterizada por lesão cerebral, disfunção do miocárdio, isquemia sistêmica/resposta da reperfusão e patologia precipitante persistente.
- É essencial garantir as vias aéreas e oxigenação adequadas. Elevar a cabeceira da cama em 30 graus para reduzir o risco de aspiração, pneumonia associada ao respirador e edema cerebral. Após o uso de oxigênio a 100% durante o esforço para ressuscitação, ajustar a fração de oxigênio para reduzir à medida que for tolerado para evitar toxicidade pelo oxigênio. A ventilação excessiva pode ser evitada ao usar as medidas de (CO_2) expirado (*end-tidal*) para um $ETCO_2$ de 40-45 mmHg [5,3–6,0 kPa]).
- Avaliar as alterações do ECG consistentes com o infarto agudo do miocárdio assim que for possível e realizar a revascularização se for adequada.
- A hipotermia pode proteger contra lesão cerebral ao suprimir as reações químicas que ocorrem após a restauração do fluxo sanguíneo. As diretrizes de 2010 da AHA recomendam que pacientes adultos inconscientes com RCE após a parada cardíaca por FV fora do hospital possam ser resfriados a 32-34ºC por 12 a 24 horas. O resfriamento também pode ser avaliado para pacientes adultos em coma com RCE após paradas fora do hospital com um ritmo inicial de assistolia ou AESP ou parada cardíaca após hospitalização de qualquer ritmo. Não existe evidência suficiente para recomendar a hipotermia terapêutica nas crianças. As potenciais complicações da hipotermia incluem coagulopatia, arritmias, hiperglicemia, maior incidência de pneumonia e sepse, e efeitos profundos na distribuição e eliminação dos fármacos.

AVALIAÇÃO DOS DESFECHOS TERAPÊUTICOS

- Deve ser feito o monitoramento durante a tentativa de ressuscitação e na fase pós-ressuscitação. O desfecho ideal após a RCP é um paciente consciente, responsivo, com respiração espontânea. Os pacientes devem permanecer com as funções neurológicas intactas, com morbidade mínima após a ressuscitação.
- Avaliar e documentar a frequência cardíaca, o ritmo cardíaco e a PA durante todo o processo de ressuscitação e após cada intervenção. A determinação da presença ou ausência de pulso é fundamental para decidir quais intervenções são adequadas.
- A pressão de perfusão coronariana e a saturação de oxigênio venoso central ($ScvO_2$) podem fornecer informações úteis sobre a resposta do paciente à terapia.
- O monitoramento da $ETCO_2$ é um método seguro e eficiente para avaliar o débito cardíaco e está associado com RCE.

- Avaliar a causa que precipita a parada cardíaca (p. ex., IM, desequilíbrio eletrolítico, arritmia primária). Revisar com cuidado o quadro antes da parada, principalmente se o paciente estava recebendo terapia medicamentosa.
- Verificar indícios de função cardíaca, hepática e renal alterada como resultado do dano isquêmico durante a parada.
- Avaliar a função neurológica por meio da categoria de desempenho cerebral e a escala de coma de Glasgow.

Capítulo elaborado a partir de conteúdo original de autoria de Jeffrey F. Barletta e Jeffrey L. Wilt.

8 Dislipidemia

- A *dislipidemia* caracteriza-se por níveis elevados de colesterol total, lipoproteínas de baixa densidade (LDL) ou triglicerídios; por baixos níveis de lipoproteínas de alta densidade (HDL); ou por uma combinação dessas anormalidades.

FISIOPATOLOGIA

- O colesterol, os triglicerídios e os fosfolipídios são transportados na corrente sanguínea sob a forma de complexos de lipídios e proteínas (lipopoteínas). A elevação dos níveis de colesterol total e colesterol LDL e a redução dos níveis de colesterol HDL estão associadas ao desenvolvimento de doença arterial coronariana (DAC).
- Os fatores de risco, como LDL oxidada, lesão mecânica do endotélio e excesso de homocisteína podem levar à disfunção endotelial e a interações celulares que culminam na aterosclerose. As consequências clínicas podem consistir em angina, infarto do miocárdio (IM), arritmias, acidente vascular cerebral, arteriopatia periférica, aneurisma da aorta abdominal e morte súbita.
- As lesões ateroscleróticas surgem em consequência do transporte e da retenção das LDL plasmática através da camada de células endoteliais para dentro da matriz extracelular do espaço subendotelial. Dentro da parede arterial, a LDL é quimicamente modificada por oxidação e glicação não enzimática. A LDL levemente oxidada recruta monócitos para dentro da parede arterial, que se transformam em macrófagos, os quais aceleram a oxidação das LDLs. A LDL oxidada desencadeia uma resposta inflamatória mediada por quimioatraentes e citocinas.
- A lesão e a restauração repetidas dentro de uma placa aterosclerótica levam, finalmente, à formação de uma capa fibrosa, que protege o cerne subjacente de lipídios, colágeno, cálcio e células inflamatórias. A manutenção da placa fibrosa é crítica para impedir a ruptura da placa e a trombose coronária.
- Os distúrbios primários ou genéticos das lipoproteínas são classificados em seis categorias: I (quilomícrons); IIa (LDL); IIb (LDL + lipoproteína de densidade muito baixa [VLDL]); III (lipoproteína de densidade intermediária); IV (VLDL); e V (VLDL + quilomícrons). Existem também formas secundárias de dislipidemia, e várias classes de fármacos podem afetar os níveis de lipídios (p. ex., progestinas, diuréticos tiazídicos, glicocorticoides, β-bloqueadores, isotretinoína, inibidores da protease, ciclosporina, mirtazapina e sirolimo).
- Na hipercolesterolemia familiar, o principal defeito consiste na incapacidade de ligação das LDL ao receptor de LDL (LDL-R). Isso leva a uma falta de degradação das LDL pelas células e a biossíntese desregulada do colesterol.

MANIFESTAÇÕES CLÍNICAS

- Os pacientes, em sua maioria, permanecem assintomáticos durante muitos anos. Os pacientes sintomáticos podem se queixar de dor torácica, palpitações, sudorese, ansiedade, dispneia, dor abdominal ou perda da consciência ou dificuldade na fala ou no movimento.
- Dependendo da anormalidade das lipoproteínas, os sinais ao exame físico podem incluir xantomas cutâneos, polineuropatia periférica, pressão arterial elevada e aumento do índice da massa corporal ou circunferência da cintura.

DIAGNÓSTICO

- Deve-se obter um perfil das lipoproteínas em jejum (colesterol total, LDL, HDL, triglicerídios) em todos os adultos com 20 anos de idade ou mais, pelo menos uma vez a cada cinco anos.
- Devem-se medir os níveis plasmáticos de colesterol, triglicerídios e HDL depois de um jejum de 12 horas, visto que os triglicerídios podem estar elevados nos indivíduos que não fazem jejum; o colesterol total é apenas moderadamente afetado pelo jejum.
- São recomendadas duas determinações com intervalo de 1 a 8 semanas para minimizar a variabilidade e obter um valor basal confiável. Se o colesterol total estiver acima de 200 mg/dL (> 5,17 mmol/L), recomenda-se efetuar uma segunda determinação, e, se os valores tiverem uma diferença de mais de 30 mg/dL (> 0,78 mmol/L), deve-se utilizar a média das três dosagens realizadas.

- A história e o exame físico devem avaliar: (1) a presença ou ausência de fatores de risco cardiovasculares ou doença cardiovascular definida; (2) história familiar de doença cardiovascular prematura ou distúrbios lipídicos; (3) presença ou ausência de causas secundárias de dislipidemia, incluindo uso concomitante de medicamentos; e (4) presença ou ausência de xantomas, dor abdominal ou história de pancreatite, doença renal ou hepática, doença vascular periférica, aneurisma da aorta abdominal ou doença cerebrovascular (sopros carotídeos, acidente vascular cerebral ou ataque isquêmico transitório).
- O diabetes melito e a síndrome metabólica são considerados como equivalentes de risco de DAC; sua presença em pacientes sem DAC conhecida está associada ao mesmo nível de risco do que pacientes sem essas condições, porém com DAC confirmada.
- Algumas vezes, efetua-se a eletroforese das lipoproteínas para determinar qual a classe de lipoproteínas afetada. Se os triglicerídios estiverem abaixo de 400 mg/dL (4,52 mmol/L), e não houver dislipidemia tipo III nem quilomícrons na eletroforese, podem-se calcular as concentrações de VLDL e LDL: VLDL = triglicerídios ÷ 5; LDL = colesterol total – (VLDL + HDL). O teste inicial utiliza o colesterol total para o achado de casos; todavia, as decisões quanto ao tratamento subsequente baseiam-se nas LDL.

TRATAMENTO

- Objetivos do tratamento: reduzir o colesterol total e colesterol LDL para diminuir o risco de um primeiro evento ou de recidiva de eventos como IM, angina, insuficiência cardíaca, acidente vascular cerebral isquêmico ou doença arterial periférica.

ABORDAGEM GERAL

- O National Cholesterol Education Program Adult Treatment Panel III (NCEP ATP III) recomenda o uso do perfil de lipoproteínas em jejum e a avaliação dos fatores de risco na classificação inicial dos adultos.
- Se o nível de colesterol total for inferior a 200 mg/dL (> 5,17 mmol/L), o paciente apresenta um nível sanguíneo de colesterol desejável (Quadro 8-1). Se a HDL estiver acima de 40 mg/dL (> 1,03 mmol/L), não se recomenda nenhum outro acompanhamento para pacientes sem história de DAC ou que apresentam menos de dois fatores de risco (Quadro 8-2). Em pacientes com elevação limítrofe do colesterol sanguíneo (200 a 230 mg/dL; 5,17 a 6,18 mmol/L), é necessária uma avaliação dos fatores de risco para definir melhor o risco de doença.

QUADRO 8-1	Classificação do colesterol total, LDL e HDL e dos triglicerídios
Colesterol total	
< 200 mg/dL (< 5,17 mmol/L)	Desejável
200 a 239 mg/dL (5,17 a 6,20 mmol/L)	Limítrofe elevado
≥ 240 mg/dL (≥ 6,21 mmol/L)	Elevado
Colesterol LDL	
< 100 mg/dL (< 2,59 mmol/L)	Ideal
100 a 120 mg/dL (2,59 a 3,35 mmol/L)	Próximo ou acima do ideal
130 a 159 mg/dL (3,36 a 4,13 mmol/L)	Limítrofe elevado
160 a 189 mg/dL (4,14 a 4,90 mmol/L)	Elevado
≥ 190 mg/dL (≥ 4,91 mmol/L)	Muito elevado
Colesterol HDL	
< 40 mg/dL (< 1,03 mmol/L)	Baixo
≥ 60 mg/dL (≥ 1,55 mmol/L)	Elevado
Triglicerídios	
< 150 mg/dL (< 1,70 mmol/L)	Normais
150 a 199 mg/dL (1,70 a 2,25 mmol/L)	Limítrofes elevados
200 a 499 mg/dL (2,26 a 5,64 mmol/L)	Elevados
≥ 500 mg/dL (≥ 5,65 mmol/L)	Muito elevados

HDL, lipoproteínas de alta densidade; LDL, lipoproteínas de baixa densidade.

QUADRO 8-2	Principais fatores de risco (com exceção do colesterol LDL) que modificam as metas de LDL[a]

Idade
   Homens: ≥ 45 anos
   Mulheres: ≥ 55 anos ou menopausa prematura sem terapia de reposição com estrogênio

História familiar de DAC prematura (diagnóstico de infarto do miocárdio ou morte súbita antes dos 55 anos de idade do pai ou de outro parente de primeiro grau do sexo masculino, ou antes de 65 anos de idade na mãe ou em outros parentes de primeiro grau do sexo feminino)

Tabagismo

Hipertensão (≥ 140/90 mmHg ou em uso de medicamentos anti-hipertensivos)

Colesterol HDL baixo (< 40 mg/dL [< 1,03 mmol/L])[b]

DAC, doença arterial coronariana; HDL, lipoproteína de alta densidade; LDL, lipoproteína de baixa densidade.
[a] O diabetes é considerado um equivalente de risco de DAC.
[b] O colesterol HDL (≥ 60 mg/dL [≥ 1,55 mmol/L]) é considerado um fator de risco "negativo"; a sua presença remove um fator de risco da contagem total.

- As decisões sobre a classificação e o tratamento baseiam-se nos níveis de colesterol LDL relacionados no Quadro 8-3.
- Quatro categorias de risco modificam as metas e as modalidades da terapia de redução das LDL:
  1. Risco mais alto: DAC diagnosticada ou equivalentes de risco de DAC; o risco de eventos coronários é pelo menos tão alto quanto para a DAC estabelecida (i.e., > 20% em 10 anos ou 2% por ano).
  2. Risco moderadamente alto: dois ou mais fatores de risco, em que o risco de 10 anos para DAC é de 10 a 20%.

QUADRO 8-3	Metas e pontos de corte do colesterol LDL para mudanças terapêuticas no estilo de vida (MTEV) e terapia farmacológica em diferentes categorias de risco

Categoria de risco	Meta das LDL, mg/dL (mmol/L)	Nível de LDL em que se iniciam as MTEV, (mmol/L)	Nível de LDL a partir do qual se considera a terapia farmacológica (mmol/L)
Alto risco: DAC ou equivalentes de risco de DAC (risco em 10 anos > 20%)	< 100 (< 2,59) (meta opcional: < 70 [< 1,81])	≥ 100 (≥ 2,59)	≥ 100 (≥ 2,59) (< 100 [< 2,59]: considerar as opções de fármacos)[a]
Risco moderadamente alto: dois ou mais fatores de risco (risco em 10 anos de 10 a 20%)	< 130 (< 3,36)	≥ 130 (≥ 3,36)	≥ 130 (≥ 3,36) (100 a 129 [2,59 a 3,35]: considerar as opções de fármacos)
Risco moderado: dois ou mais fatores de risco (risco em 10 anos < 10%)	< 130 (< 3,36)	≥ 130 (≥ 3.36)	≥ 160 (≥ 4,14)
Risco menor: zero ou um fator de risco[b]	< 160 (< 4,14)	≥ 160 (≥ 4,14)	≥ 190 (≥ 4,91) (160 a 189 [4,14 a 4,90]: fármaco para redução das LDL opcional)

DAC, doença arterial coronariana; LDL, lipoproteínas de baixa densidade.
[a] Algumas autoridades recomendam o uso de fármacos para redução das LDL nessa categoria se não for possível obter um nível de colesterol LDL < 100 mg/dL (< 2,59 mmol/L) por meio de MTEV. Outros preferem usar fármacos que modificam primariamente os triglicerídios e as lipoproteínas de alta densidade (HDL) (p. ex. ácido nicotínico ou fibratos). O julgamento clínico também pode indicar necessidade de adiar a terapia farmacológica nessa subcategoria.
[b] Quase todos os indivíduos com zero ou um fator de risco apresentam um risco em 10 anos inferior a 10%; por conseguinte, não há necessidade de efetuar uma avaliação do risco em 10 anos em indivíduos com zero ou um fator de risco.

3. Risco moderado: dois ou mais fatores de risco, sendo o risco em 10 anos de 10% ou menos.
4. Risco menor: zero a um fator de risco, que em geral está associado a um risco de DAC em 10 anos inferior a 10%.

- *Nota:* as novas diretrizes para tratamento do colesterol, publicadas no final de 2013, não são consideradas aqui.

TERAPIA NÃO FARMACOLÓGICA

- As mudanças terapêuticas no estilo de vida (MTEV) são iniciadas na primeira consulta e consistem em dieta, redução do peso e aumento da atividade física. Os pacientes com sobrepeso são aconselhados a perder 10% do peso corporal. Deve-se incentivar uma atividade física de intensidade moderada de 30 minutos por dia, na maior parte dos dias da semana. É importante auxiliar o paciente a abandonar o tabagismo e a controlar a hipertensão.
- A terapia dietética tem por objetivo diminuir progressivamente o consumo de gordura total, gordura saturada e colesterol, a fim de alcançar um peso corporal desejável (Quadro 8-4).
- O consumo aumentado de fibras solúveis (farelo de aveia, pectinas, *Psyllium*) pode reduzir o colesterol total e o colesterol LDL em 5 a 20%. Todavia, exercem pouco efeito sobre o colesterol HDL ou os triglicerídios. Os produtos contendo fibras também podem ser úteis no manejo da constipação intestinal associada a resinas de ácidos biliares (RAB).
- A suplementação de óleo de peixe diminui os níveis de triglicerídios e colesterol VLDL, porém não tem nenhum efeito sobre o colesterol total e o colesterol LDL, podendo elevar essas frações. Outras ações do óleo de peixe podem responder por efeitos cardioprotetores.
- A ingestão de 2 a 3 g de esteróis vegetais por dia reduz a LDL em 6 a 15%. Em geral, os esteróis vegetais são encontrados em margarinas disponíveis no mercado.
- Se todas as mudanças dietéticas recomendadas forem instituídas, a redução média estimada de LDL deve variar de 20 a 30%.

TERAPIA FARMACOLÓGICA

- O Quadro 8-5 mostra os efeitos da terapia farmacológica sobre os lipídios e as proteínas.
- O Quadro 8-6 fornece uma lista dos fármacos de escolha recomendados para cada fenótipo lipoproteico.
- O Quadro 8-7 fornece uma relação dos produtos disponíveis e suas doses.

Resinas de ácidos biliares

- As RAB (**colestiramina**, **colestipol**, **colesevelam**) ligam-se aos ácidos biliares no lúmen intestinal, com consequente interrupção da circulação êntero-hepática desses ácidos, o que diminui o tamanho do reservatório de ácidos biliares e estimula a síntese hepática de ácidos biliares a partir do colesterol. A depleção das reservas hepáticas de colesterol aumenta a biossíntese de colesterol

QUADRO 8-4	Recomendações de macronutrientes na dieta de mudança terapêutica do estilo de vida (MTEV)
Componente[a]	**Ingestão recomendada**
Gordura total	25 a 35% das calorias totais
Gordura saturada	< 7% das calorias totais
Gordura poli-insaturada	Até 10% das calorias totais
Gordura monoinsaturada	Até 20% das calorias totais
Carboidratos[b]	50 a 60% das calorias totais
Colesterol	< 200 mg/dia
Fibras dietéticas	20 a 30 g/dia
Esteróis vegetais	2 g/dia
Proteínas	~15% das calorias totais
Calorias totais	Para alcançar e manter um peso corporal desejável

[a] As calorias a partir do álcool não estão incluídas.
[b] Os carboidratos devem provir de alimentos ricos em carboidratos complexos, como cereais integrais, frutas e vegetais.

QUADRO 8-5	Efeitos da terapia farmacológica sobre os lipídios e as lipoproteínas		
Fármaco	**Mecanismo de ação**	**Efeitos sobre os lipídios**	**Efeitos sobre as lipoproteínas**
Colestiramina, colestipol e colesevelam	↑ Catabolismo das LDL ↓ Absorção de colesterol	↓ Colesterol	↓ LDL ↑ VLDL
Niacina	↓ Síntese de LDL e VLDL	↓ Triglicerídios ↓ Colesterol	↓ VLDL ↓ LDL ↑ HDL
Genfibrozila, fenofibrato e clofibrato	↑ *Clearance* das VLDL ↓ Síntese de VLDL	↓ Triglicerídios ↓ Colesterol	↓ VLDL ↓ LDL ↑ HDL
Lovastatina, pravastatina, sinvastatina, fluvastatina, atorvastatina e rosuvastatina	↑ Catabolismo das LDL ↓ Síntese de LDL	↓ Colesterol	↓ LDL
Mipomerseno	Inibição da síntese de apolipoproteína B-100	↓ Colesterol	↓ LDL, não HDL
Lomitapida	Inibição da proteína de transferência de triglicerídios microssomal	↓ Colesterol	↓ LDL, não HDL
Ezetimiba	Bloqueio da absorção de colesterol através da borda intestinal	↓ Colesterol	↓ LDL

↑, aumento; ↓, redução; HDL, lipoproteínas de alta densidade; LDL, lipoproteínas de baixa densidade; VLDL, lipoproteínas de densidade muito baixa.

QUADRO 8-6	Fenótipo das lipoproteínas e tratamento farmacológico recomendado	
Tipo de lipoproteína	**Fármaco de escolha**	**Terapia de combinação**
I	Não indicado	–
IIa	Estatinas Colestiramina ou colestipol Niacina Ezetimiba	Niacina ou RAB Estatinas ou niacina Estatinas ou RAB
IIb	Estatinas Fibratos Niacina Ezetimiba	RAB, fibratos ou niacina Estatinas, niacina ou RAB[a] Estatinas ou fibratos
III	Fibratos Niacina Ezetimiba	Estatinas ou niacina Estatinas ou fibratos
IV	Fibratos Niacina	Niacina Fibratos
V	Fibratos Niacina	Niacina Óleos de peixe

RAB, resinas de ácidos biliares; os fibratos incluem a genfibrozila ou o fenofibrato.
[a] As RAB não são utilizadas como terapia de primeira linha se houver elevação dos valores basais de triglicerídios, visto que pode ocorrer agravamento da hipertrigliceridemia com o uso isolado de RAB.

QUADRO 8-7	Comparação dos fármacos usados no tratamento da dislipidemia[a]		
Fármaco	**Formas farmacêuticas**	**Dose diária habitual**	**Dose máxima diária**
Colestiramina	Pó/4 g em envelopes	8 g três vezes ao dia	32 g
Colestiramina	4 g de resina por barra	8 g três vezes ao dia	32 g
Cloridrato de colestipol	Pó/5 g em envelopes	10 g duas vezes ao dia	30 g
Colesevelam	Comprimidos de 625 mg	1,875 mg duas vezes ao dia	4.375 mg
Niacina	Comprimidos de 50, 100, 250 e 500 mg; cápsulas de 125, 250 e 500 mg	0,5 a 1 g três vezes ao dia	6 g
Niacina de liberação prolongada	Comprimidos de 500, 750 e 1.000 mg	1.000 a 2.000 mg uma vez ao dia	2.000 mg
Niacina de liberação prolongada + lovastatina	Comprimidos de 500 mg/20 mg de niacina/lovastatina Comprimidos de 750 mg/20 mg de niacina/lovastatina Comprimidos de 1.000 mg/20 mg de niacina/lovastatina	500 mg/20 mg – –	1.000 mg/20 mg – –
Fenofibrato	Cápsulas de 67, 134 e 200 mg (micronizadas); comprimidos de 54 e 60 mg; comprimidos de 40 e 120 mg; comprimidos de 50 e 160 mg	54 mg ou 67 mg	201 mg
Genfibrozila	Cápsulas de 300 mg	600 mg duas vezes ao dia	1,5 g
Lovastatina	Comprimidos de 20 e 40 mg	20 a 40 mg	80 mg
Pravastatina	Comprimidos de 10, 20, 40 e 80 mg	10 a 20 mg	40 mg
Sinvastatina	Comprimidos de 5, 10, 20, 40 e 80 mg	10 a 20 mg	80 mg
Atorvastatina	Comprimidos de 10, 20, 40 e 80 mg	10 mg	80 mg
Rosuvastatina	Comprimidos de 5, 10, 20 e 40 mg	5 mg	40 mg
Pitavastatina	Comprimidos de 1, 2 e 4 mg	2 mg	4 mg
Ezetimiba	Comprimidos de 10 mg	10 mg	10 mg
Sinvastatina/ ezetimiba	Sinvastatina/ezetimiba 10 mg/ 10 mg, 20 mg/10 mg, 40 mg/ 10 mg e 80 mg/10 mg	Sinvastatina/ezetimiba 20 mg/10 mg	Sinvastatina/ ezetimiba 80 mg/10 mg
Lomitapida	Cápsulas de 5, 10 e 20 mg	5 mg no início, aumentando a intervalos de duas semanas até obter uma resposta ou alcançar a dose máxima	60 mg
Mipomerseno	200 mg/mL para injeção subcutânea	200 mg por via subcutânea, uma vez por semana	200 mg por via subcutânea uma vez por semana

[a] Esse quadro não inclui todos os fármacos usados no tratamento da dislipidemia.

e o número de LDL-R nas membranas dos hepatócitos, o que intensifica o catabolismo a partir do plasma e diminui os níveis de LDL. O aumento da biossíntese de colesterol no fígado pode ser acompanhado pela produção hepática aumentada de VLDL; em consequência, as RAB podem agravar a hipertrigliceridemia em pacientes com dislipidemia combinada.

- As RAB mostram-se úteis no tratamento da hipercolesterolemia primária (hipercolesterolemia familiar, dislipidemia combinada familiar e hiperlipoproteinemia tipo IIa).
- As queixas gastrintestinais (GI) comuns consistem em constipação intestinal, distensão, plenitude epigástrica, náusea e flatulência. Essas queixas podem melhorar com o aumento do consumo de líquidos, aumento no consumo de fibras dietéticas e uso de laxativos.
- A textura áspera e o volume podem ser minimizados misturando-se o pó com suco de laranja. O colestipol pode ser mais agradável do que a colestiramina, visto que é inodoro e insípido. O uso de comprimidos pode melhorar a adesão do paciente ao tratamento.
- Outros efeitos adversos potenciais incluem: comprometimento na absorção das vitaminas lipossolúveis E e K; hipernatremia e hipercloremia; obstrução GI; e redução da biodisponibilidade de fármacos ácidos, como varfarina, ácido nicotínico, tiroxina, paracetamol, hidrocortisona, hidroclorotiazida, loperamida e, possivelmente, ferro. As interações medicamentosas podem ser evitadas alternando a administração com intervalo de 6 horas ou mais entre RAB e outros fármacos.

Niacina

- A **niacina** (ácido nicotínico) reduz a síntese hepática de VLDL, que, por sua vez, diminui a síntese de LDL. A niacina também aumenta o HDL ao reduzir o seu catabolismo.
- A niacina é usada principalmente para a dislipidemia mista ou como agente de segunda linha na terapia combinada da hipercolesterolemia. Trata-se de um agente de primeira linha ou alternativa para o tratamento da hipertrigliceridemia e da dislipidemia diabética.
- O rubor e o prurido da pele parecem ser mediados pelas prostaglandinas, mas podem ser reduzidos pela administração de 325 mg de ácido acetilsalicílico pouco depois da ingestão de niacina. Esses efeitos também podem ser minimizados se a dose de niacina for tomada durante as refeições, e se for efetuado um ajuste lento da dose. O consumo concomitante de álcool e bebidas quentes pode intensificar o rubor e o prurido relacionados com a niacina, de modo que devem ser evitados durante o uso do fármaco. A intolerância GI também constitui um problema comum.
- As anormalidades laboratoriais podem incluir elevações nas provas de função hepática, hiperuricemia e hiperglicemia. A hepatite associada à niacina é mais comum com as formulações de liberação prolongada, e o seu uso deve ser restrito a pacientes que não toleram as preparações de liberação regular. A niacina está contraindicada para pacientes com doença hepática ativa e pode exacerbar a gota e o diabetes melito preexistentes.
- O **niaspan** é uma formulação de niacina de liberação prolongada, obtida apenas com prescrição, cuja farmacocinética é intermediária entre os produtos de liberação imediata e de liberação prolongada. Produz menos reações dermatológicas e apresenta baixo risco de hepatotoxicidade. A combinação com estatinas pode produzir uma acentuada redução de LDL e elevação de HDL.
- A nicotinamida não deve ser usada no tratamento da hiperlipidemia, visto que ela não reduz efetivamente os níveis de colesterol e de triglicerídios.

Inibidores da HMG-CoA redutase

- As estatinas (**atorvastatina**, **fluvastatina**, **lovastatina**, **pitavastatina**, **pravastatina**, **rosuvastatina** e **sinvastatina**) inibem a 3-hidroxi-3-metilglutaril coenzima A (HMG-CoA) redutase, interrompendo a conversão da HMG-CoA em mevalonato, que é a etapa limitadora de velocidade na biossíntese de colesterol. A síntese reduzida de LDL e o aumento de seu catabolismo mediado pelos LDL-R parecem constituir os principais mecanismos dos efeitos de redução dos lipídios.
- Quando usadas como monoterapia, as estatinas constituem os agentes mais potentes para redução do colesterol total e colesterol LDL e estão entre os fármacos mais bem tolerados. Os níveis de colesterol total e colesterol LDL são reduzidos em 30% ou mais, de modo relacionado à dose quando associadas à terapia dietética.
- A terapia de combinação com uma estatina e uma RAB é racional, visto que o número de LDL-R é aumentado, levando a uma maior degradação do colesterol LDL; a síntese intracelular de colesterol é inibida; e a circulação êntero-hepática de ácidos biliares é interrompida.
- A terapia de combinação com uma estatina e ezetimiba também é racional, uma vez que a ezetimiba inibe a absorção do colesterol por meio da borda do intestino, produzindo uma redução adicional de 12 a 20% quando combinada com estatina ou com outro fármaco.

- Ocorre constipação intestinal em menos de 10% dos pacientes em uso de estatinas. Outros efeitos adversos incluem elevação dos níveis de alanina aminotransferase e creatina-quinase, miopatia e, raramente, rabdomiólise.

Ácidos fíbricos

- A monoterapia com fibratos (**genfibrozila**, **fenofibrato**, **clofibrato**) mostra-se efetiva para reduzir as VLDL, porém pode ocorrer uma elevação de LDL, e os níveis de colesterol total podem permanecer relativamente inalterados. As concentrações plasmáticas de HDL podem aumentar 10 a 15% ou mais com a administração de fibratos.
- A genfibrozila reduz a síntese de VLDL e, em menor grau, de apolipoproteína B, com aumento concomitante na taxa de remoção das lipoproteínas ricas em triglicerídios do plasma. O clofibrato é menos efetivo do que a genfibrozila ou a niacina na redução da produção de VLDL.
- Ocorrem queixas GI em 3 a 5% dos pacientes. Além disso, podem ocorrer exantema, tontura e elevações transitórias dos níveis de transaminases e fosfatase alcalina. A genfibrozila e, provavelmente, o fenofibrato raramente aumentam a formação de cálculos biliares.
- Pode ocorrer síndrome de miosite com mialgia, fraqueza, rigidez, mal-estar, elevações dos níveis de creatina-quinase e aspartato aminotransferase, que parece ser mais comum em pacientes com insuficiência renal.
- Os fibratos podem potencializar os efeitos dos anticoagulantes orais, e a relação internacional normalizada (INR) deve ser rigorosamente monitorada com o uso dessa combinação.

Ezetimiba

- A ezetimiba interfere na absorção de colesterol a partir da borda em escova do intestino, razão pela qual constitui uma boa escolha para terapia adjuvante. A ezetimiba foi aprovada como monoterapia e para uso com uma estatina. A dose é de 10 mg uma vez ao dia, administrada com ou sem alimento. Quando usada isoladamente, a ezetimiba resulta em uma redução de aproximadamente 18% do colesterol LDL. Quando associada a uma estatina, a ezetimiba reduz os níveis de LDL em mais de 12 a 20%. Dispõe-se de um produto de combinação que contém 10 mg de ezetimiba e 10, 20, 40 ou 80 mg de sinvastatina. A ezetimiba é bem tolerada; cerca de 4% dos pacientes queixam-se de desconforto GI. Como os efeitos cardiovasculares da ezetimiba ainda não foram avaliados, esse fármaco deve ser reservado para pacientes incapazes de tolerar a terapia com estatinas ou para aqueles que não conseguem uma redução satisfatória dos lipídios com estatina isoladamente.

Suplementação com óleo de peixe

- As dietas ricas em ácidos graxos poli-insaturados ômega-3 (do óleo de peixe), mais comumente o ácido eicosapentanoico (EPA), reduzem o colesterol, os triglicerídios, as LDL e as VLDL, e podem elevar o colesterol HDL.
- A suplementação com óleo de peixe pode ser mais útil em pacientes com hipertrigliceridemia, porém seu papel terapêutico não está bem definido.
- **Etil ésteres de ácido ômega-3** é uma formulação de óleo de peixe concentrado, 465 mg de EPA e 375 mg de ácido docosaexaenoico, adquirida com prescrição. A dose diária é de 4 g, que pode ser tomada em quatro cápsulas de 1 g uma vez ao dia, ou duas cápsulas de 1 g duas vezes ao dia. Esse produto reduz os níveis de triglicerídios em 14 a 30% e produz elevação dos níveis de HDL em aproximadamente 10%.
- Foram observadas complicações associadas à suplementação com óleo de peixe, como trombocitopenia e distúrbios hemorrágicos, em particular com altas doses (15 a 30 g de EPA/dia).

RECOMENDAÇÕES DE TRATAMENTO

- O tratamento da hiperlipoproteinemia tipo I visa reduzir os quilomícrons derivados das gorduras da dieta, com redução subsequente dos níveis plasmáticos de triglicerídios. O consumo diário de gordura total não deve ultrapassar 10 a 25 g, ou cerca de 15% das calorias totais. Devem-se excluir as causas secundárias de hipertrigliceridemia, e, quando presentes, o distúrbio subjacente deve ser tratado de forma adequada.
- A hipercolesterolemia primária (hipercolesterolemia familiar, dislipidemia combinada familiar e hiperlipoproteinemia tipo IIa) é tratada com **RAB, estatinas, niacina** ou **ezetimiba**.
- A hiperlipoproteinemia combinada (tipo IIb) pode ser tratada com **estatinas, niacina** ou **genfibrozila** para reduzir os níveis de colesterol LDL, sem elevar as VLDL e os triglicerídios. A niacina

constitui o agente mais efetivo e pode ser combinada com uma RAB. O uso isolado de RAB nesse distúrbio pode elevar os níveis de VLDL e triglicerídios, e deve-se evitar seu uso isolado para o tratamento da hiperlipoproteinemia combinada.

- A hiperlipoproteinemia tipo III pode ser tratada com **fibratos** ou **niacina**. Embora os fibratos tenham sido sugeridos como fármacos de escolha, a niacina constitui uma alternativa razoável, devido à falta de dados que sustentam o benefício dos fibratos na mortalidade cardiovascular e devido à ocorrência de efeitos adversos potencialmente graves. Uma alternativa pode consistir na suplementação com óleo de peixe.
- A hiperlipoproteinemia tipo V exige restrição rigorosa do consumo dietético de gorduras. A terapia farmacológica com **fibratos** ou **niacina** está indicada se a resposta à dieta isolada for inadequada. Os **triglicerídios de cadeia média**, que são absorvidos sem formação de quilomícrons, podem ser usados como suplemento dietético para o aporte de calorias, se necessário, para os tipos I e V.

Terapia com associações de fármacos

- A terapia de combinação pode ser considerada após tentativas adequadas de monoterapia e para pacientes com adesão documentada ao esquema prescrito. Antes de iniciar a terapia de combinação, devem ser obtidos dois ou três perfis de lipoproteínas com intervalos de seis semanas para confirmar a ausência de resposta.
- Proceder a um cuidadoso rastreamento para as contraindicações e interações medicamentosas com os fármacos usados na terapia de combinação e considerar o custo adicional dos fármacos e do monitoramento.
- Em geral, uma **estatina** mais uma **RAB** ou **niacina** mais **RAB** proporcionam maior redução nos níveis de colesterol total e LDL.
- Os esquemas destinados a aumentar os níveis de HDL devem incluir **genfibrozila** ou **niacina**, tendo em mente que as **estatinas** associadas a um desses fármacos podem resultar em maior incidência de hepatotoxicidade ou miosite.
- A dislipidemia combinada familiar pode responder melhor a um fibrato e a uma estatina do que a um fibrato e uma RAB.

TRATAMENTO DA HIPERTRIGLICERIDEMIA

- Os padrões das lipoproteínas tipo I, III, IV e V estão associados à hipertrigliceridemia, e esses distúrbios primários das lipoproteínas devem ser excluídos antes de implementar o tratamento.
- É importante obter uma história familiar positiva de DAC para identificar pacientes com risco de desenvolver aterosclerose prematura. Se um paciente com DAC apresentar níveis elevados de triglicerídios, a anormalidade associada constitui, provavelmente, um fator contribuinte para a DAC e, portanto, deve ser tratada.
- O tratamento dos níveis séricos elevados de triglicerídios (ver **Quadro 8-1**) consiste em alcançar um peso corporal desejável, consumir uma dieta pobre em gorduras saturadas e colesterol, realizar exercícios regulares, abandonar o tabagismo e restringir o consumo de álcool (em determinados pacientes).
- A soma das LDL e VLDL (denominada *não* HDL [colesterol total – HDL]) constitui um alvo terapêutico secundário em indivíduos com níveis elevados de triglicerídios ($\geq$ 200 mg/dL [$\geq$ 2,26 mmol/L]). A meta para o não HDL associado a níveis séricos elevados de triglicerídios é estabelecida em 30 mg/dL (0,78 mmol/L) mais alta que a de LDL, partindo-se da premissa de que um nível de VLDL inferior ou igual a 30 mg/dL (0,78 mmol/L) é normal.
- A terapia farmacológica com **niacina** deve ser considerada em pacientes com elevação limítrofe dos triglicerídios, porém com fatores de risco de DAC estabelecida, história familiar de DAC prematura, elevação de LDL ou baixos níveis de HDL concomitantes e formas genéticas de hipertrigliceridemia associadas à DAC. As terapias alternativas incluem **genfibrozila** ou **fenofibrato**, **estatinas** e **óleo de peixe**. A meta do tratamento consiste em reduzir os triglicerídios e as partículas de VLDL que podem ser aterogênicos, aumentar os HDL e reduzir os LDL.
- Os níveis muito elevados de triglicerídios estão associados à pancreatite e a outras consequências adversas. O tratamento consiste em restrição das gorduras dietéticas (10 a 20% das calorias na forma de gordura), perda de peso, restrição do consumo de álcool e tratamento de distúrbios coexistentes (p. ex., diabetes melito). A terapia farmacológica inclui **genfibrozila** ou **fenofibrato**, **niacina** e estatinas de maior potência (**atorvastatina**, **pitavastatina**, **rosuvastatina** e **sinvastatina**). O tratamento bem-sucedido é definido como uma redução dos níveis de triglicerídios para menos de 500 mg/dL (5,65 mmol/L).

TRATAMENTO DOS BAIXOS NÍVEIS DE COLESTEROL HDL

- A presença de baixos níveis de colesterol HDL constitui um forte fator de risco independente como preditor de DAC. O ATP III redefiniu o colesterol HDL baixo como inferior a 40 mg/dL (< 1,03 mmol/L), porém não especificou nenhuma meta para a elevação das HDL. Na presença de baixos níveis de HDL, a principal meta continua sendo de LDL, porém a ênfase do tratamento passa para a redução do peso, o aumento da atividade física, o abandono do tabagismo e o uso de **fibratos** e **niacina**, se houver necessidade de terapia farmacológica.

TRATAMENTO DA DISLIPIDEMIA DIABÉTICA

- A dislipidemia diabética caracteriza-se por hipertrigliceridemia, baixos níveis de HDL e elevação mínima de LDL. No diabetes melito, as LDL densas e pequenas (padrão B) são mais aterogênicas do que as formas maiores e mais flutuantes de LDL (padrão A).
- O ATP III considera o diabetes melito como equivalente para o risco de DAC, e a principal meta consiste em reduzir os níveis de LDL para menos de 100 mg/dL (< 2,59 mmol/L). Quando as LDL são superiores a 130 mg/dL (> 3,36 mmol/L), a maioria dos pacientes necessita MTEV e terapia farmacológica simultaneamente. Quando as LDL estão situadas entre 100 e 129 mg/dL (2,59 e 3,34 mmol/L), as opções consistem em intensificar o controle da glicemia, acrescentar fármacos para a dislipidemia aterogênica (**fibratos e niacina**) e intensificar a terapia de redução das LDL. As **estatinas** são consideradas por muitas autoridades como os fármacos de escolha, visto que a principal meta consiste nas LDL.

AVALIAÇÃO DOS DESFECHOS TERAPÊUTICOS

- A avaliação em curto prazo da terapia para a dislipidemia baseia-se na resposta à dieta e ao tratamento farmacológico, definida pelos níveis de colesterol total, colesterol LDL e HDL e triglicerídios.
- Muitos pacientes tratados para a dislipidemia primária não apresentam sintomas nem manifestações clínicas de um distúrbio genético dos lipídios (p. ex., xantomas), e o monitoramento pode basear-se exclusivamente nos dados laboratoriais.
- Em pacientes tratados para intervenção secundária, os sintomas de doença cardiovascular aterosclerótica, como angina e claudicação intermitente, podem melhorar ao longo de meses a anos. Os xantomas ou outras manifestações externas da dislipidemia devem regredir com o tratamento.
- Deve-se obter a dosagem dos lipídios com o paciente em jejum para minimizar a interferência dos quilomícrons. O monitoramento é necessário em intervalos de poucos meses durante o ajuste da dosagem. Uma vez estabilizado o paciente, o monitoramento a intervalos de seis meses a um ano é suficiente.
- Nos pacientes tratados com RAB, deve-se obter um painel em jejum a cada 4 a 8 semanas, até alcançar uma dose estável; uma vez obtida uma dose estável, os triglicerídios são determinados para assegurar que não estejam aumentados.
- A niacina exige exames basais da função hepática (alanina aminotransferase), ácido úrico e glicose. É apropriado repetir os exames com doses de 1.000 a 1.500 mg/dia. Os sintomas de miopatia ou diabetes melito devem ser investigados e podem exigir determinações da creatina-quinase ou da glicose. Os pacientes com diabetes melito podem necessitar de monitoramento mais frequente.
- Os pacientes em uso de estatinas devem efetuar um painel lipídico em jejum dentro de 4 a 8 semanas após a dose inicial ou mudanças da dose. Devem-se obter provas de função hepática em condições basais e, em seguida, periodicamente. Alguns especialistas acreditam que a presença de sintomas constitui uma indicação para o monitoramento à procura de hepatotoxicidade e miopatia.
- Para pacientes com múltiplos fatores de risco e DAC estabelecida, deve-se efetuar uma avaliação quanto ao progresso no manejo de outros fatores de risco, como controle da pressão arterial, abandono do tabagismo, estabelecimento de atividades físicas, controle do peso e controle da glicemia (se o paciente for diabético).
- A avaliação do tratamento dietético com diários e instrumentos de investigação retrospectiva possibilita a obtenção de informações sobre a dieta de modo sistemático e pode melhorar a adesão do paciente às recomendações dietéticas.

Capítulo elaborado a partir de conteúdo original de autoria de Robert L. Talbert.

- A *insuficiência cardíaca* (IC) é uma síndrome clínica progressiva, causada pela incapacidade do coração de bombear sangue suficiente para atender às necessidades metabólicas do corpo. A IC pode resultar de qualquer distúrbio capaz de reduzir o enchimento ventricular (disfunção diastólica) e/ou a contratilidade miocárdica (disfunção sistólica).

FISIOPATOLOGIA

- As causas de disfunção sistólica (diminuição da contratilidade) consistem em redução da massa muscular (p. ex., infarto do miocárdio [IM]), miocardiopatias dilatadas e hipertrofia ventricular. A hipertrofia ventricular pode ser causada por sobrecarga pressórica (p. ex., hipertensão sistêmica ou pulmonar e estenose da valva da aorta ou pulmonar) ou sobrecarga de volume (p. ex., regurgitação valvar, *shunts*, estados de alto débito).
- As causas de disfunção diastólica (restrição do enchimento ventricular) consistem em aumento da rigidez ventricular, hipertrofia ventricular, doenças infiltrativas do miocárdio, isquemia do miocárdio e IM, estenose das valvas atrioventricular esquerda (mitral) e atrioventricular direita (tricúspide) e doença do pericárdio (p. ex., pericardite e tamponamento pericárdico).
- As principais causas de IC consistem em doença das artérias coronárias e hipertensão.
- À medida que a função cardíaca diminui após lesão do miocárdio, o coração passa a depender de mecanismos compensatórios: (1) taquicardia e aumento da contratilidade por meio de ativação do sistema nervoso simpático; (2) mecanismo de Frank-Starling, em que o aumento da pré-carga aumenta o volume sistólico; (3) vasoconstrição; e (4) hipertrofia e remodelamento ventriculares. Embora esses mecanismos compensatórios mantenham inicialmente a função cardíaca, eles são responsáveis pelos sintomas de IC e contribuem para a progressão da doença.
- No *modelo neuro-hormonal* da IC, um evento desencadeante (p. ex., IM agudo) leva a uma diminuição do débito cardíaco; em seguida, o estado de IC torna-se uma doença sistêmica, cuja progressão é mediada, em grande parte, por neuro-hormônios e por fatores autócrinos/parácrinos. Essas substâncias incluem angiotensina II, norepinefrina, aldosterona, peptídios natriuréticos, arginina-vasopressina, peptídios endotelina e outros biomarcadores circulantes (p. ex., proteína C-reativa).
- Os fatores precipitantes comuns que podem fazer um paciente com IC previamente compensada sofrer descompensação incluem isquemia do miocárdio e IM, fibrilação atrial, infecções pulmonares, falta de adesão à dieta ou à terapia farmacológica e uso de medicamentos inapropriados. Determinados fármacos podem precipitar a IC ou exacerbá-la, em razão de suas propriedades inotrópicas negativas, cardiotóxicas ou de retenção de sódio e água.

MANIFESTAÇÕES CLÍNICAS

- A apresentação do paciente pode variar desde assintomática até a ocorrência de choque cardiogênico.
- Os principais sintomas consistem em dispneia (particularmente aos esforços) e fadiga, que levam a uma intolerância ao exercício. Outros sintomas pulmonares incluem ortopneia, dispneia paroxística noturna, taquipneia e tosse.
- A sobrecarga hídrica pode resultar em congestão pulmonar e edema periférico.
- Os sintomas inespecíficos podem consistir em fadiga, nictúria, hemoptise, dor abdominal, anorexia, náuseas, distensão, ascite, falta de apetite, alterações do estado mental e ganho de peso.
- Os achados ao exame físico podem incluir estertores pulmonares, galope com B_3, extremidades frias, respiração de Cheyne-Stokes, taquicardia, pressão do pulso diminuída, cardiomegalia, sintomas de edema pulmonar (dispneia intensa e ansiedade, algumas vezes com tosse e escarro espumoso de cor rosada), edema periférico, distensão venosa jugular, refluxo hepatojugular e hepatomegalia.

DIAGNÓSTICO

- Deve-se considerar o diagnóstico de IC em pacientes com sinais e sintomas característicos. É essencial obter uma história e exame físico completos, juntamente com exames laboratoriais apropriados, para avaliar pacientes com suspeita de IC.
- Os exames laboratoriais para a identificação de distúrbios passíveis de causar IC ou de agravá-la incluem: hemograma completo; níveis séricos de eletrólitos (incluindo cálcio e magnésio); provas de função renal, hepática e tireoidiana; exame de urina, perfil lipídico; e HbA1c. Em geral, o peptídio natriurético tipo B (BNP) é superior a 100 pg/mL.
- A hipertrofia ventricular pode ser demonstrada na radiografia de tórax ou no eletrocardiograma (ECG). A radiografia de tórax também pode revelar derrames pleurais e edema pulmonar. A ecocardiografia pode identificar anormalidades do pericárdio, do miocárdio ou das valvas cardíacas e quantificar a fração de ejeção do ventrículo esquerdo (FEVE) para determinar a presença de disfunção sistólica ou diastólica.
- O Sistema de Classificação Funcional da New York Heart Association visa, principalmente, à classificação dos pacientes com IC *sintomática* de acordo com a avaliação subjetiva do médico. Os pacientes incluídos na classe funcional-I (CF-I) não apresentam nenhuma limitação da atividade física, enquanto pacientes CF-II exibem uma leve limitação. Os pacientes da CF-III apresentam limitação acentuada, enquanto os pacientes da CF-IV são incapazes de realizar qualquer atividade física sem desconforto.
- O sistema de estadiamento do American College of Cardiology/American Heart Association (ACC/AHA) fornece uma base de estrutura mais abrangente para a avaliação, a prevenção e o tratamento da IC (ver discussão mais detalhada, adiante).

TRATAMENTO DA INSUFICIÊNCIA CARDÍACA CRÔNICA

- <u>Objetivos do tratamento:</u> melhorar a qualidade de vida, aliviar ou reduzir os sintomas, prevenir ou reduzir as internações, diminuir a progressão da doença e prolongar a sobrevida do paciente.

ABORDAGEM GERAL

- A primeira etapa consiste em estabelecer a etiologia ou os fatores desencadeantes. O tratamento dos distúrbios subjacentes (p. ex., hipertireoidismo) pode evitar a necessidade de tratar a IC.
- As intervenções não farmacológicas incluem reabilitação cardíaca e restrição do consumo de líquidos (quantidade máxima de 2 L/dia de todas as fontes) e dieta hipossódica (< 2 a 3 g de sódio/dia).
- **Estágio A do ACC/AHA:** nesse estágio, os pacientes correm alto risco de desenvolver insuficiência cardíaca. A ênfase está na identificação e na modificação dos fatores de risco, de modo a prevenir o desenvolvimento de doença cardíaca estrutural e IC subsequente. As estratégias consistem em abandonar o tabagismo e controlar a hipertensão, o diabetes melito e a dislipidemia. Embora o tratamento deva ser individualizado, recomenda-se a administração de **inibidores da enzima conversora de angiotensina (ECA) ou bloqueadores do receptor de angiotensina (BRA)** para a prevenção da IC em pacientes com múltiplos fatores de risco vasculares.
- **Estágio B do ACC/AHA:** nesses pacientes com doença cardíaca estrutural, porém sem sinais ou sintomas de IC, o tratamento tem por objetivo minimizar qualquer lesão adicional e prevenir ou atrasar o processo de remodelamento. Além das medidas de tratamento delineadas para o estágio A, os pacientes com IM prévio devem receber **inibidores da ECA** (ou **BRA** para pacientes que não toleram os inibidores da ECA) e **β-bloqueadores**, independentemente da fração de ejeção. Os pacientes com redução da fração de ejeção também devem receber ambos os fármacos, independentemente de terem sofrido ou não IM.
- **Estágio C do ACC/AHA:** esses pacientes apresentam doença cardíaca estrutural e sintomas prévios ou atuais de IC. A maioria deve receber os tratamentos necessários para os estágios A e B, bem como instituição e ajuste de um **diurético** (se houver evidências clínicas de retenção hídrica), **inibidor da ECA e β-bloqueador** (se ainda não estiver recebendo um β-bloqueador para IM prévio, disfunção ventricular esquerda [VE] ou outra indicação). Se a diurese estiver mantida, e houver melhora dos sintomas quando o paciente estiver euvolêmico, pode-se iniciar o monitoramento de longo prazo. Se não houver melhora dos sintomas, um **antagonista do receptor de aldosterona,** um **BRA** (em pacientes com intolerância aos inibidores da ECA), a **digoxina** e/ou a **hidralazina/dinitrato de isossorbida** (DNIS) podem ser úteis para pacientes cuidadosamente selecionados. Outras medidas gerais

incluem restrição moderada de sódio, pesagem diária, imunização contra influenza e pneumococos, atividade física moderada e evitar o uso de medicamentos passíveis de exacerbar a IC.

- **Estágio D do ACC/AHA:** são incluídos nesse estágio os pacientes com IC refratária (i.e., sintomas em repouso, apesar do tratamento clínico otimizado). Esses pacientes devem ser considerados para tratamentos especializados, incluindo suporte circulatório mecânico, terapia inotrópica positiva contínua intravenosa (IV), transplante cardíaco ou cuidados paliativos (quando nenhum outro tratamento adicional é apropriado).

TERAPIA FARMACOLÓGICA

Terapias farmacológicas para uso rotineiro na insuficiência cardíaca sistólica de estágio C (Figura 9-1)

DIURÉTICOS

- Os mecanismos compensatórios na IC estimulam uma retenção excessiva de sódio e de água, levando, com frequência, à congestão sistêmica e pulmonar. Consequentemente, recomenda-se a terapia com diuréticos (além da restrição de sódio) para todos os pacientes com evidências clínicas de retenção hídrica. Todavia, como eles não alteram a progressão da doença nem prolongam a sobrevida, o uso de diuréticos não é obrigatório em pacientes sem retenção hídrica.
- Os diuréticos tiazídicos (p. ex., **hidroclorotiazida**) são relativamente fracos e são pouco usados como monoterapia na IC. Entretanto, os tiazídicos ou a **metolazona**, um diurético semelhante aos tiazídicos, podem ser usados em associação com um diurético de alça para promover uma diurese muito efetiva. Os tiazídicos podem ser preferidos aos diuréticos de alça em pacientes que apresentam retenção hídrica apenas leve e elevação da pressão arterial (PA), em virtude de seus efeitos anti-hipertensivos mais persistentes.

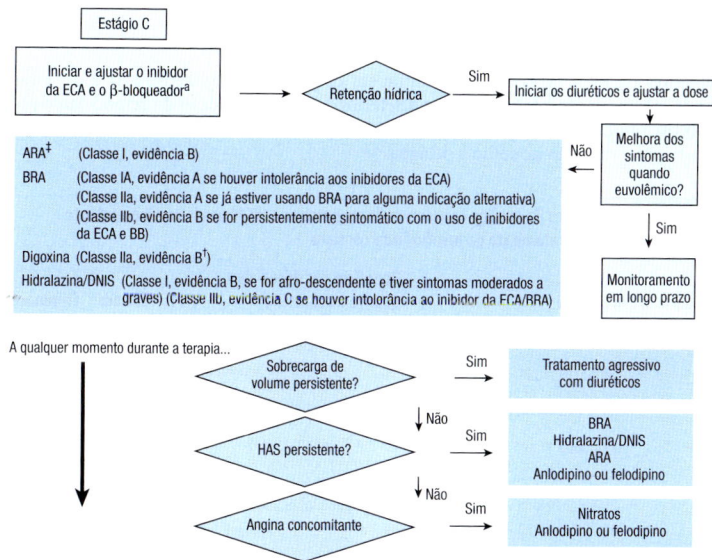

a Se ainda não estiver recebendo esse tratamento para IM prévio, disfunção VE ou outra indicação.
‡ Se houver sintomas moderadamente graves a graves.
† A indicação é reduzir a hospitalização.

FIGURA 9-1 Algoritmo para o tratamento de pacientes com insuficiência cardíaca de estágio C de acordo com o ACC/AHA. ARA, antagonista do receptor de aldosterona; BB, β-bloqueador; BRA, bloqueador do receptor de angiotensina; ECA, enzima conversora de angiotensina; HAS, hipertensão arterial sistêmica; IM, infarto do miocárdio; DNIS, dinitrato de isossorbida; VE, ventricular esquerda.

QUADRO 9-1	Uso de diuréticos de alça na insuficiência cardíaca		
	Furosemida	**Bumetanida**	**Torsemida**
Dose diária habitual (oral)	20 a 160 mg/dia	0,5 a 4 mg/dia	10 a 80 mg/dia
Dose máxima[a]			
Função renal normal	80 a 160 mg	1 a 2 mg	20 a 40 mg
CL_{cr} 20 a 50 mL/min	160 mg	2 mg	40 mg
CL_{cr} < 20 mL/min	400 mg	8 a 10 mg	100 mg
Biodisponibilidade	10 a 100% Média: 50%	80 a 90%	80 a 100%
Afetada por alimentação	Sim	Sim	Não
Meia-vida	0,3 a 3,4 h	0,3 a 1,5 h	3 a 4 h

CL_{cr}, *clearance* da creatinina.
[a] Dose máxima: dose única acima da qual é improvável observar uma resposta adicional.

- Os diuréticos de alça (**furosemida, bumetanida** e **torsemida**) costumam ser necessários para restaurar e manter a euvolemia no IC. Além de atuar sobre o ramo ascendente espesso da alça de Henle, esses fármacos induzem um aumento do fluxo sanguíneo renal mediado por prostaglandinas, que contribui para seu efeito natriurético. Diferentemente dos diuréticos tiazídicos, os diuréticos de alça mantêm a sua eficiência na presença de comprometimento da função renal, embora possam ser necessárias doses mais altas.
- Os intervalos de doses e as doses máximas dos diuréticos de alça para pacientes com graus variáveis de função renal estão listados no Quadro 9-1.

INIBIDORES DA ENZIMA CONVERSORA DE ANGIOTENSINA

- Os inibidores da ECA (Quadro 9-2) diminuem os níveis de angiotensina II e de aldosterona, atenuando, assim, muitos de seus efeitos deletérios, incluindo redução do remodelamento ventricular, fibrose miocárdica, apoptose dos miócitos, hipertrofia cardíaca, liberação de norepinefrina, vasoconstrição e retenção de sódio e de água.

QUADRO 9-2	Inibidores da enzima conversora de angiotensina (ECA) usados rotineiramente para o tratamento da insuficiência cardíaca			
Nome genérico	**Dose inicial**	**Benefício das doses-alvo quanto à sobrevida**[a]	**Pró-fármaco**	**Eliminação**[b]
Captopril	6,25 mg três vezes ao dia	50 mg três vezes ao dia	Não	Renal
Enalapril	2,5 a 5 mg duas vezes ao dia	10 mg duas vezes ao dia	Sim	Renal
Lisinopril	2,5 a 5 mg diariamente	20 a 40 mg diariamente[c]	Não	Renal
Quinapril	5 mg duas vezes ao dia	20 a 40 mg duas vezes ao dia[d]	Sim	Renal
Ramipril	1,25 a 2,5 mg duas vezes ao dia	5 mg duas vezes ao dia	Sim	Renal
Fosinopril	5 a 10 mg diariamente	40 mg diariamente[d]	Sim	Renal/hepática
Trandolapril	0,5 a 1 mg diariamente	4 mg diariamente	Sim	Renal/hepática
Perindopril	2 mg diariamente	8 a 16 mg diariamente	Sim	Renal/hepática

[a] Doses-alvo associadas a um benefício quanto à sobrevida em ensaios clínicos.
[b] Principal via de eliminação.
[c] Observe que no ensaio clínico ATLAS (Circulation 1999;100:2312-2318), não foi constatada nenhuma diferença significativa na taxa de mortalidade entre a terapia com lisinopril em dose baixa (~5 mg/dia) e dose alta (~35 mg/dia).
[d] Os efeitos sobre a mortalidade não foram avaliados.

- Os ensaios clínicos realizados mostraram evidências inequívocas de que os inibidores da ECA melhoram os sintomas, diminuem a progressão da doença e reduzem a taxa de mortalidade em pacientes com IC e redução da FEVE (estágio C). Esses pacientes devem receber inibidores da ECA, a não ser que haja contraindicações. Os inibidores da ECA também devem ser usados para prevenir o desenvolvimento de IC em pacientes de alto risco (i.e., estágios A e B).

β-BLOQUEADORES

- Há evidências incontestáveis, em ensaios clínicos, de que determinados β-bloqueadores atrasam a progressão da doença, diminuem as hospitalizações e reduzem a mortalidade em pacientes com IC sistólica.

- As diretrizes do ACC/AHA recomendam o uso de β-bloqueadores em todos os pacientes estáveis com IC e redução da FEVE, na ausência de contraindicações ou história definida de intolerância a esses fármacos. Os pacientes devem receber β-bloqueadores, mesmo se os sintomas forem leves ou bem controlados com inibidor da ECA e terapia diurética. Não é essencial que as doses do inibidor de ECA sejam otimizadas antes da administração inicial de um β-bloqueador, visto que a adição de um β-bloqueador tende a produzir maior benefício do que um aumento na dose do inibidor da ECA.

- Os β-bloqueadores também são recomendados para pacientes assintomáticos com redução da FEVE (estágio B) para diminuir o risco de progressão para a IC.

- O tratamento com β-bloqueadores é iniciado em pacientes estáveis que apresentam evidências mínimas de sobrecarga hídrica ou nenhuma evidência. Em virtude de seus efeitos inotrópicos negativos, os β-bloqueadores devem ser iniciados em doses muito baixas, com aumento lento da dose para evitar qualquer agravamento sintomático ou descompensação aguda. Deve-se ajustar para a dose-alvo, quando possível, a fim de obter benefício máximo quanto à sobrevida.

- O carvedilol, o succinato de metoprolol (CR/XL) e o bisoprolol são os únicos β-bloqueadores que demonstraram reduzir a mortalidade de pacientes com IC em ensaios clínicos de grande porte. Como o bisoprolol não está disponível na dose inicial necessária de 1,25 mg, a escolha é geralmente limitada ao carvedilol ou ao succinato de metoprolol. Com base nos esquemas aprovados em ensaios clínicos de grande porte para reduzir a mortalidade, as doses orais iniciais e alvo são as seguintes:
  - ✓ **Carvedilol**: 3,125 mg duas vezes ao dia no início; dose-alvo de 25 mg duas vezes ao dia (a dose-alvo para pacientes com peso > 85 kg é de 50 mg, duas vezes ao dia).
  - ✓ **Carvedilol CR**: 10 mg uma vez ao dia no início; a dose-alvo é de 80 mg uma vez ao dia. Esse produto deve ser considerado em pacientes com dificuldade de manter a adesão à formulação de carvedilol de liberação imediata.
  - ✓ **Succinato de metoprolol CR/XL**: 12,5 a 25 mg ao dia no início; a dose-alvo é de 200 mg uma vez ao dia.
  - ✓ **Bisoprolol**: 1,25 mg uma vez ao dia no início; a dose-alvo é de 10 mg uma vez ao dia.

- Deve-se dobrar a dose a intervalos que não devem ser mais frequentes do que a cada duas semanas, conforme tolerado, até alcançar a dose-alvo ou a dose máxima tolerada. Os pacientes devem compreender que o aumento da dose é um processo longo e gradual, e que é importante alcançar a dose-alvo para obter benefícios máximos. Além disso, a resposta ao tratamento pode ser tardia, e os sintomas de IC podem, na verdade, agravar-se durante o período inicial.

Terapias farmacológicas a considerar para pacientes selecionados

BLOQUEADORES DOS RECEPTORES DE ANGIOTENSINA II

- Os antagonistas dos receptores de angiotensina II bloqueiam o receptor de angiotensina II do subtipo AT_1, impedindo, assim, os efeitos deletérios da angiotensina II, independentemente de sua origem. Esses fármacos não parecem afetar a bradicinina e não estão associados aos efeitos colaterais de tosse que algumas vezes ocorrem em consequência do acúmulo de bradicinina induzido pelos inibidores da ECA. Além disso, o bloqueio direto dos receptores AT_1 possibilita uma estimulação do receptor AT_2 sem oposição, causando vasodilatação e inibição do remodelamento ventricular.

- Embora alguns dados sugiram que os BRA produzem benefícios equivalentes quanto à mortalidade em comparação com os inibidores da ECA, as diretrizes do ACC/AHA recomendam o uso de BRA apenas em pacientes com IC nos estágios A, B ou C que apresentam intolerância aos inibidores da ECA. Embora atualmente existam sete BRA comercialmente disponíveis nos Estados

Unidos, apenas a candesartana e a valsartana foram aprovadas pela Food and Drug Administration (FDA) para o tratamento da IC e constituem os agentes preferidos, sejam eles usados isoladamente ou em associação com inibidores da ECA.

- A terapia deve ser iniciada em doses baixas e, em seguida, ajustada para alcançar as doses-alvo:
  - ✓ **Candesartana**: 4 a 8 mg uma vez ao dia no início; dose-alvo de 32 mg uma vez ao dia.
  - ✓ **Valsartana**: 20 a 40 mg duas vezes ao dia no início; dose-alvo de 160 mg duas vezes ao dia.
- Avaliar a PA, a função renal e o nível sérico de potássio dentro de 1 a 2 semanas após o início do tratamento e com aumentos da dose, sendo esses parâmetros de avaliação usados para orientar mudanças subsequentes nas doses. Não é necessário alcançar a dose-alvo de BRA antes de acrescentar um β-bloqueador.
- A tosse e o angioedema constituem as causas mais comuns de intolerância aos inibidores da ECA. É preciso ter cautela quando se utilizam BRA em pacientes com angioedema em decorrência do uso de inibidores da ECA, visto que foi relatada a ocorrência de reação cruzada. Os BRA não constituem alternativas para pacientes com hipotensão, hiperpotassemia ou insuficiência renal devido ao uso de inibidores da ECA, uma vez que eles também tendem a causar esses efeitos adversos.
- A terapia de combinação com um BRA e um inibidor da ECA oferece uma vantagem teórica sobre um desses fármacos isoladamente, devido ao bloqueio mais completo dos efeitos deletérios da angiotensina II. Entretanto, os resultados dos ensaios clínicos realizados indicam que o acréscimo de um BRA ao tratamento ideal da IC (p. ex., inibidores da ECA, β-bloqueadores e diuréticos) oferece, na melhor das hipóteses, benefício marginal, com risco aumentado de efeitos adversos. Pode-se considerar o acréscimo de um BRA em pacientes que permaneçam sintomáticos apesar da terapia convencional ideal.

ANTAGONISTAS DA ALDOSTERONA

- A **espironolactona** e a **eplerenona** bloqueiam o receptor de mineralocorticoides, o local-alvo da aldosterona. No rim, os antagonistas da aldosterona inibem a reabsorção de sódio e a excreção de potássio. Entretanto, os efeitos diuréticos são mínimos, sugerindo que os benefícios terapêuticos resultam de outras ações.
- Com base nos resultados de ensaios clínicos, demonstrando uma redução da mortalidade, os antagonistas da aldosterona em doses baixas podem ser apropriados para: (1) pacientes com IC sistólica leve a moderadamente grave que estão recebendo tratamento-padrão; e (2) pacientes com disfunção VE e IC aguda ou diabetes melito precocemente após IM.
- Os antagonistas da aldosterona devem ser usados com cautela e com monitoramento rigoroso da função renal e da concentração de potássio. Devem ser evitados em pacientes com comprometimento renal, agravamento recente da função renal, níveis normais elevados de potássio ou história de hiperpotassemia grave. A espironolactona também interage com os receptores de androgênios e progesterona, podendo levar ao desenvolvimento de ginecomastia, impotência e irregularidades menstruais em alguns indivíduos.
- As doses iniciais devem ser baixas (espironolactona: 12,5 mg/dia; eplerenona: 25 mg/dia), em particular no indivíduo idoso e naqueles com diabetes melito ou *clearance* da creatinina inferior a 50 mL/min. Em um ensaio clínico de grande porte, foi utilizada uma dose de espironolactona de 25 mg/dia. A dose de eplerenona deve ser ajustada para a dose-alvo de 50 mg uma vez ao dia, de preferência dentro de quatro semanas, de acordo com a tolerância do paciente.

DIGOXINA

- Embora a digoxina tenha efeitos inotrópicos positivos, seus benefícios na IC estão relacionados com seus efeitos neuro-hormonais. A digoxina não melhora a sobrevida de pacientes com IC, porém proporciona benefícios sintomáticos.
- Em pacientes com IC sistólica crônica e taquiarritmias supraventriculares, como fibrilação atrial, deve-se considerar o uso precoce da digoxina para ajudar a controlar a frequência de resposta ventricular.
- Para pacientes com ritmo sinusal normal, os efeitos da digoxina sobre a redução dos sintomas e a melhora da qualidade de vida são mais evidentes em indivíduos com IC leve a grave. Por conseguinte, a digoxina deve ser usada juntamente com tratamentos-padrão da IC (inibidores da ECA, β-bloqueadores e diuréticos), em pacientes com IC sintomática, a fim de reduzir as internações.
- As doses devem ser ajustadas para obter uma concentração plasmática de digoxina de 0,5 a 1 ng/mL (0,6 a 1,3 nmol/L). A maioria dos pacientes com função renal normal pode alcançar esse nível com uma dose de 0,125 mg/dia. Pacientes com diminuição da função renal, indivíduos idosos ou aqueles que recebem fármacos que interagem (p. ex., amiodarona) devem receber 0,125 mg em dias alternados.

NITRATOS E HIDRALAZINA

- Os nitratos (p. ex., **DNIS**) e a **hidralazina** exercem ações hemodinâmicas complementares. Os nitratos são primariamente venodilatadores, produzindo reduções da pré-carga. A hidralazina é um vasodilatador arterial direto, o qual reduz a resistência vascular sistêmica (RVS) e aumenta o volume sistólico e o débito cardíaco.

- A combinação de nitratos e hidralazina melhora os parâmetros de avaliação conjuntos de mortalidade, número de internações para IC e qualidade de vida em afro-descendentes que recebem tratamento-padrão. Dispõe-se de um produto de combinação em dose fixa que contém 20 mg de DNIS e 37,5 mg de hidralazina. As diretrizes recomendam a adição de hidralazina e nitratos a pacientes afro-descendentes com IC sistólica e sintomas moderados a graves apesar do tratamento com inibidores da ECA, agentes diuréticos e β-bloqueadores. A combinação também pode ser razoável para pacientes de outras etnicidades com sintomas persistentes, apesar do tratamento ideal com inibidor da ECA (ou BRA) e β-bloqueador. A combinação também é apropriada como terapia de primeira linha para pacientes incapazes de tolerar os inibidores da ECA ou os BRA, devido à insuficiência renal, hiperpotassemia ou, possivelmente, hipotensão.

- Os obstáculos ao tratamento bem-sucedido com essa combinação de fármacos incluem a necessidade de administração frequente das doses (i.e., três vezes ao dia com o produto de combinação em dose fixa), alta frequência de efeitos adversos (p. ex., cefaleia, tontura, desconforto gastrintestinal) e custo elevado no caso do produto de combinação em dose fixa.

TRATAMENTO DA INSUFICIÊNCIA CARDÍACA DESCOMPENSADA AGUDA

ABORDAGEM GERAL

- A *insuficiência cardíaca descompensada aguda (ICDA)* acomete pacientes com sinais ou sintomas recentes ou agravados (frequentemente em decorrência da sobrecarga de volume e/ou hipoperfusão), exigindo cuidados médicos adicionais, como idas ao serviço de emergência e internações hospitalares.

- Objetivos do tratamento: aliviar os sintomas congestivos, melhorar o estado de volume, tratar os sintomas de baixo débito cardíaco e minimizar os riscos da terapia farmacológica, de modo que o paciente possa receber alta em um estado compensado com tratamento farmacológico oral.

- A hospitalização é *recomendada* ou *deve ser considerada* dependendo da apresentação do paciente. A internação em uma unidade de terapia intensiva (UTI) pode ser necessária se o paciente apresentar instabilidade hemodinâmica, exigindo monitoramento frequente, monitoramento hemodinâmico invasivo ou rápido ajuste dos medicamentos IV com monitoramento rigoroso.

- As causas reversíveis ou tratáveis de descompensação devem ser consideradas e corrigidas. Os medicamentos passíveis de agravar a IC devem ser avaliados cuidadosamente e interrompidos, quando possível.

- A primeira etapa no tratamento da ICDA consiste em garantir o tratamento ideal com medicamentos orais. Se a retenção hídrica for evidente, deve-se efetuar uma diurese agressiva, frequentemente com diuréticos IV. O tratamento padrão deve ser otimizado com um inibidor da ECA e β-bloqueador. Em geral, os β-bloqueadores devem ser continuados durante a hospitalização do paciente, a não ser que o início recente da dose ou o aumento da dose tenham sido responsáveis pela descompensação. Nesses casos, a terapia com β-bloqueadores pode ser temporariamente interrompida, ou a sua dose reduzida. A maioria dos pacientes pode continuar recebendo digoxina em uma dose baixa, visando uma concentração sérica mínima de 0,5 a 1 ng/mL (0,6 a 1,3 nmol/L).

- O tratamento apropriado da ICDA pode ser auxiliado determinando-se o paciente apresenta sinais e sintomas de sobrecarga hídrica (IC "úmida") ou baixo débito cardíaco (IC "seca") (**Figura 9-2**).

- O monitoramento hemodinâmico invasivo em pacientes selecionados pode ajudar a orientar o tratamento e a classificar os pacientes em quatro subgrupos hemodinâmicos específicos, com base no índice cardíaco e na pressão de oclusão da artéria pulmonar (POAP).

FARMACOTERAPIA DA INSUFICIÊNCIA CARDÍACA DESCOMPENSADA AGUDA

Diuréticos

- Os diuréticos de alça IV, incluindo **furosemida**, **bumetanida** e **torsemida**, são usados na ICDA, sendo a furosemida o fármaco mais amplamente estudado e utilizado.

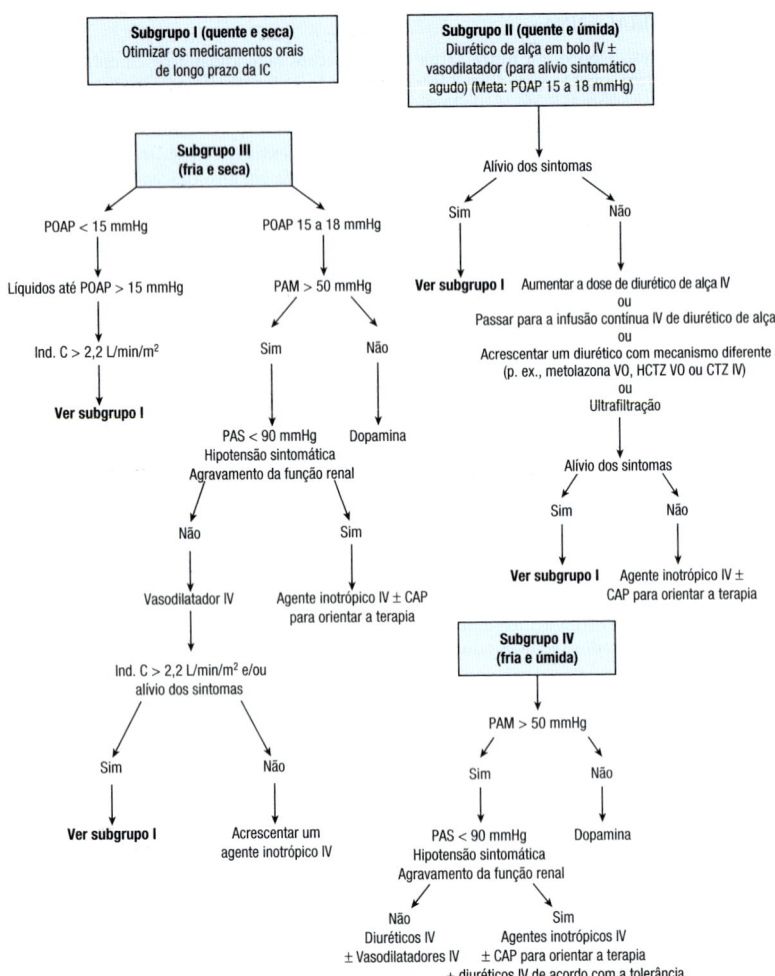

FIGURA 9-2 Algoritmo geral para o tratamento da insuficiência cardíaca descompensada aguda (ICDA), com base na apresentação clínica. Os vasodilatadores intravenosos (IV) que podem ser usados incluem nitroglicerina, nesiritida e nitroprussiato. A metolazona ou a espironolactona podem ser acrescentadas se o paciente não responder aos diuréticos de alça e houver necessidade de um segundo diurético. Os agentes inotrópicos IV que podem ser utilizados incluem a dobutamina e a milrinona. CAP, cateter de artéria pulmonar; CTZ, clorotiazida; HCTZ, hidroclorotiazida; IC, insuficiência cardíaca; Ind. C, índice cardíaco; INT, interromper; IV, intravenoso; PAM, pressão arterial média; PAS, pressão arterial sistólica; POAP, pressão de oclusão da artéria pulmonar; VO, via oral.

- A administração de diuréticos em bolo diminui a pré-carga por venodilatação funcional dentro de 5 a 15 minutos e, mais tarde (> 20 min), pela excreção de sódio e de água, melhorando, assim, a congestão pulmonar. Todavia, as reduções agudas do retorno venoso podem comprometer gravemente a pré-carga efetiva em pacientes com disfunção diastólica significativa ou depleção intravascular.

- Como os diuréticos podem causar redução excessiva da pré-carga, eles precisam ser usados de modo criterioso para obter a melhora desejada dos sintomas congestivos, evitando, ao mesmo tempo, redução do débito cardíaco, hipotensão sintomática ou agravamento da função renal.
- A resistência aos diuréticos pode ser superada pela administração de doses em bolos IV maiores ou pela infusão IV contínua de diuréticos de alça. Além disso, pode-se melhorar a diurese pela adição de um segundo diurético com mecanismo de ação diferente (p. ex., pela associação de um diurético de alça com um bloqueador do túbulo distal, como a **metolazona** ou a **hidroclorotiazida**). Em geral, a associação diurético de alça e tiazídico deve ser reservada para pacientes internados que podem ser monitorados rigorosamente quanto ao desenvolvimento de depleção grave de sódio, potássio e volume. Em pacientes ambulatoriais, devem ser usadas doses muito baixas do diurético tiazídico para evitar efeitos adversos graves.

Agentes inotrópicos positivos

DOBUTAMINA

- A **dobutamina** é um agonista dos receptores β_1 e β_2 com alguns efeitos agonistas α_1. O efeito vascular final geralmente consiste em vasodilatação. A dobutamina exerce um efeito inotrópico potente, sem produzir alteração significativa da frequência cardíaca. As doses iniciais de 2,5 a 5 mcg/kg/min podem ser aumentadas de modo progressivo até 20 mcg/kg/min, com base nas respostas clínicas e hemodinâmicas.
- A dobutamina aumenta o índice cardíaco, devido à estimulação inotrópica, vasodilatação arterial e aumento variável da frequência cardíaca. Provoca relativamente pouca alteração da pressão arterial média em comparação com os aumentos mais consistentes observados com a dopamina.
- Embora tenha surgido uma preocupação sobre a atenuação dos efeitos hemodinâmicos da dobutamina com a sua administração prolongada, algum efeito é provavelmente retido. Por conseguinte, a dose de dobutamina deve ser diminuída de modo gradual, e não interrompida abruptamente.

MILRINONA

- A **milrinona** inibe a fosfodiesterase III e produz efeitos inotrópicos positivos e vasodilatadores arteriais e venosos (um agente inodilatador). Suplantou o uso da anrinona, que apresenta trombocitopenia com maior frequência.
- Durante a sua administração IV, a milrinona aumenta o volume sistólico (e o débito cardíaco), com alteração mínima na frequência cardíaca. Além disso, diminui a pressão capilar pulmonar em cunha (PCPC) por venodilatação e mostra-se particularmente útil em pacientes com baixo índice cardíaco e pressão diastólica. Todavia, essa diminuição da pré-carga pode ser perigosa para pacientes sem pressão de enchimento excessiva, resultando em maior declínio do índice cardíaco.
- A milrinona deve ser usada com cautela como único agente em pacientes com IC e hipotensão grave, visto que ela não irá aumentar e poderá até mesmo reduzir a PA.
- A dose de ataque habitual de milrinona é de 50 mcg/kg durante 10 minutos. Se não houver necessidade de alterações hemodinâmicas rápidas, a dose de ataque é eliminada devido ao risco de hipotensão. Na maioria dos pacientes, a milrinona é simplesmente iniciada com a infusão contínua de manutenção de 0,1 a 0,3 mcg/kg/min (até 0,75 mcg/kg/min).
- Os efeitos adversos mais importantes consistem em arritmias, hipotensão e, raramente, trombocitopenia. Deve-se efetuar a contagem das plaquetas antes e no decorrer do tratamento.
- O uso rotineiro da milrinona (e, talvez, de outros agentes inotrópicos) deve ser desencorajado, uma vez que estudos recentes sugerem maior taxa de mortalidade hospitalar em comparação com alguns outros fármacos. Todavia, os agentes inotrópicos podem ser necessários em determinados pacientes, como aqueles com estados de baixo débito cardíaco, hipoperfusão dos órgãos e choque cardiogênico. Pode-se considerar o uso da milrinona em pacientes que recebem tratamento crônico com β-bloqueadores, visto que seu efeito inotrópico positivo não envolve a estimulação dos receptores β.

DOPAMINA

- Em geral, deve-se evitar a **dopamina** na ICDA, porém suas ações farmacológicas podem ser preferíveis àquelas da dobutamina ou da milrinona em pacientes com hipotensão sistêmica acentuada ou choque cardiogênico com pressões de enchimento ventricular elevadas, em que a dopamina, em doses superiores a 5 mcg/kg/min, pode ser necessária para elevar a pressão aórtica.

- A dopamina produz efeitos hemodinâmicos dependentes da dose em virtude de sua afinidade relativa pelos receptores α_1-, β_1-, β_2- e D_1- -(dopaminérgicos vasculares). Os efeitos inotrópicos positivos mediados principalmente pelos receptores β_1 tornam-se mais proeminentes com doses de 2 a 5 mcg/kg/min. Em doses entre 5 e 10 mcg/kg/min, os efeitos cronotrópicos e vasoconstritores mediados pelos receptores α_1 tornam-se mais proeminentes.

Vasodilatadores

- Os vasodilatadores arteriais reduzem a pós-carga e provocam aumento reflexo no débito cardíaco. Os venodilatadores reduzem a pré-carga ao aumentar a capacitância venosa, melhorando os sintomas de congestão pulmonar em pacientes com pressões de enchimento elevadas. Os vasodilatadores mistos atuam tanto na resistência arterial quanto nos vasos de capacitância venosos, reduzindo, assim, os sintomas congestivos e aumentando o débito cardíaco.

NITROPRUSSIATO

- O **nitroprussiato de sódio**, um vasodilatador arteriovenoso misto, atua diretamente sobre o músculo liso vascular, aumentando o índice cardíaco e reduzindo a pressão venosa. Apesar da ausência de atividade inotrópica direta, o nitroprussiato exerce efeitos hemodinâmicos, que são qualitativamente semelhantes aos da dobutamina e milrinona. Todavia, o nitroprussiato geralmente diminui a PCPC, a RVS e a PA mais do que esses agentes o fazem.
- A hipotensão constitui um efeito adverso importante do nitroprussiato e de outros vasodilatadores que limita a dose usada. Por conseguinte, o nitroprussiato é principalmente administrado a pacientes que apresentam elevação significativa da RVS, exigindo com frequência um monitoramento hemodinâmico invasivo.
- O nitroprussiato mostra-se efetivo no tratamento em curto prazo da IC grave em uma variedade de contextos (p. ex., IM agudo, regurgitação valvar, após cirurgia de revascularização, IC crônica descompensada). Em geral, o nitroprussiato não agrava e pode até melhorar o equilíbrio entre a demanda e o suprimento de oxigênio do miocárdio. Todavia, um declínio excessivo da pressão arterial sistêmica pode diminuir a perfusão coronária e agravar a isquemia.
- O início da ação do nitroprussiato é rápido, porém a duração de seu efeito é de menos de 10 minutos, exigindo a administração de infusões IV contínuas. O tratamento é iniciado com uma dose baixa (0,1 a 0,2 mcg/kg/min) para evitar a hipotensão excessiva, e a dose é aumentada em pequenos incrementos (0,1 a 0,2 mcg/kg/min), a cada 5 a 10 minutos, quando necessário e conforme tolerado. As doses efetivas habituais variam de 0,5 a 3 mcg/kg/min. A dose de nitroprussiato deve ser reduzida lentamente quando a terapia for interrompida, devido à possível ocorrência de rebote após a sua interrupção abrupta. A toxicidade do cianeto e do tiocinato induzida pelo nitroprussiato é pouco provável quando doses inferiores a 3 mcg/kg/min são administradas durante menos de três dias, exceto em pacientes com níveis séricos de creatinina acima de 3 mg/dL (> 265 µmol/L).

NITROGLICERINA

- A **nitroglicerina** IV diminui a pré-carga e a PCPC, devido à venodilatação funcional e vasodilatação arterial leve. Com frequência, trata-se do agente preferido para a redução da pré-carga na ICDA, particularmente em pacientes com congestão pulmonar. Em doses mais altas, a nitroglicerina possui propriedades vasodilatadoras coronárias potentes e exerce efeitos benéficos sobre a demanda e o suprimento de oxigênio do miocárdio, tornando-a o vasodilatador de escolha para pacientes com IC grave e doença cardíaca isquêmica.
- A nitroglicerina deve ser iniciada em uma dose de 5 a 10 mcg/min (0,1 mcg/kg/min) e aumentada a cada 5 a 10 minutos, quando necessário e conforme tolerado. As doses de manutenção costumam variar de 35 a 200 mcg/min (0,5 a 3 mcg/kg/min). A hipotensão e a diminuição excessiva da PCPC constituem efeitos colaterais importantes que limitam a dose. Pode-se observar o desenvolvimento de algum grau de tolerância depois de 12 a 72 horas de administração contínua.

NESIRITIDA

- A **nesiritida** é um produto recombinante que é idêntico ao BNP endógeno secretado pelo miocárdio ventricular em resposta à sobrecarga de volume. A nesiritida simula as ações vasodilatadoras e natriuréticas do peptídio endógeno, resultando em vasodilatação arterial e venosa, aumento do débito cardíaco, natriurese e diurese e diminuição das pressões de enchimento cardíacas, atividade do sistema nervoso simpático e atividade do sistema renina-angiotensina-aldosterona.

- O papel da nesiritida na farmacoterapia da ICDA permanece controverso. Em comparação com a nitroglicerina ou o nitroprussiato, a nesiritida produz melhora marginal dos resultados clínicos e é de custo substancialmente mais elevado. Continua havendo preocupações sobre os efeitos negativos potenciais na função renal e no aumento da mortalidade.

Antagonistas dos receptores de vasopressina

- Os antagonistas dos receptores de vasopressina atualmente disponíveis afetam um ou dois receptores de arginina vasopressina (AVP; hormônio antidiurético), V_{1A} ou V_2. A estimulação dos receptores V_{1A} (localizados nas células musculares lisas vasculares e no miocárdio) resulta em vasoconstrição, hipertrofia dos miócitos, vasoconstrição coronária e efeitos inotrópicos positivos. Os receptores V_2 estão localizados nos túbulos renais, onde regulam a reabsorção de água.
  - ✓ A **tolvaptana** liga-se seletivamente ao receptor V_2, inibindo-o. Trata-se de um agente oral indicado para a hiponatremia hipervolêmica e euvolêmica em pacientes com síndrome da secreção inapropriada de hormônio antidiurético (SIADH), cirrose e IC. Em geral, a tolvaptana é iniciada em uma dose oral de 15 mg ao dia e, em seguida, ajustada para 30 ou 60 mg ao dia, conforme necessário para corrigir a hiponatremia. A tolvaptana é um substrato do citocromo P450-3A4, e a sua administração está contraindicada com inibidores potentes dessa enzima. Os efeitos colaterais mais comuns consistem em boca seca, sede, polaciúria, constipação intestinal e hiperglicemia.
  - ✓ A **conivaptana** inibe ambos os receptores V_{1A} e V_2 de modo não seletivo. Trata-se de um agente IV indicado para a hiponatremia hipervolêmica e euvolêmica devido a várias causas; todavia, seu uso não está indicado para a hiponatremia associada à IC.
- Deve-se monitorar rigorosamente o paciente para evitar uma elevação excessivamente rápida dos níveis de sódio, que pode causar hipotensão ou hipovolemia; o tratamento deve ser interrompido caso isso ocorra. A terapia pode ser reiniciada em uma dose mais baixa se a hiponatremia sofrer recidiva ou persistir e/ou se houver resolução desses efeitos colaterais.
- O papel dos antagonistas dos receptores de vasopressina no tratamento de longo prazo da IC não está bem definido. Nos ensaios clínicos realizados, a tolvaptana melhorou a hiponatremia, a diurese e os sinais e sintomas de congestão. Entretanto, um estudo não conseguiu demonstrar qualquer melhora do estado clínico global por ocasião da alta, nem uma redução na taxa de mortalidade de dois anos de todas as causas, mortalidade cardiovascular e necessidade de nova internação hospitalar para IC.

SUPORTE CIRCULATÓRIO MECÂNICO

- O **balão intra-aórtico (BIA)** costuma ser utilizado em pacientes com IC avançada que não respondem adequadamente à terapia farmacológica, como pacientes com isquemia miocárdica intratável ou aqueles com choque cardiogênico. Em geral, vasodilatadores IV e agentes inotrópicos são utilizados juntamente com o BIA para maximizar os benefícios hemodinâmicos e clínicos.
- Os **dispositivos de assistência ventricular** são implantados cirurgicamente para auxiliar ou, em alguns casos, substituir as funções de bombeamento dos ventrículos direito e/ou esquerdo. Podem ser usados em curto prazo (por vários dias a semanas) para estabilização temporária de pacientes que aguardam uma intervenção para corrigir a disfunção cardíaca subjacente. Além disso, podem ser usados em longo prazo (vários meses a anos) como ponte para o transplante cardíaco.

TRATAMENTO CIRÚRGICO

- O transplante cardíaco ortotópico constitui a melhor opção de tratamento para pacientes com IC crônica irreversível da classe IV da New York Heart Association, com sobrevida de 10 anos de aproximadamente 50% em pacientes bem selecionados.

AVALIAÇÃO DOS DESFECHOS TERAPÊUTICOS

INSUFICIÊNCIA CARDÍACA CRÔNICA

- Deve-se perguntar aos pacientes sobre a presença e gravidade dos sintomas e como eles afetam as atividades diárias.

- A eficácia do tratamento com diuréticos é avaliada pelo desaparecimento dos sinais e sintomas de retenção hídrica excessiva. O exame físico deve concentrar-se no peso corporal, no grau de distensão venosa jugular, na presença de refluxo hepatojugular e na presença e gravidade da congestão pulmonar (estertores, dispneia ao esforço, ortopneia e dispneia paroxística noturna) e do edema periférico.
- Outros objetivos incluem melhora na tolerância ao exercício e fadiga, diminuição da noctúria e redução da frequência cardíaca.
- Deve-se monitorar a PA para assegurar que não irá ocorrer hipotensão sintomática em consequência do tratamento farmacológico.
- O peso corporal constitui um marcador sensível de retenção ou perda de líquidos, e os pacientes devem se pesar diariamente e relatar quaisquer alterações ao médico, de modo que possa ser feito um ajuste nas doses de diuréticos.
- Os sintomas podem se agravar no início da terapia com β-bloqueadores, e podem ser necessárias várias semanas a meses para que o paciente perceba melhora sintomática.
- O monitoramento de rotina dos eletrólitos séricos e da função renal é obrigatório em pacientes com IC.

INSUFICIÊNCIA CARDÍACA DESCOMPENSADA AGUDA

- A estabilização inicial exige saturação de oxigênio arterial, índice cardíaco e pressão arterial adequados. A perfusão dos órgãos-alvo funcional pode ser avaliada por estado mental, função renal suficiente para evitar complicações metabólicas, função hepática adequada para manter as atividades de síntese e excreção, frequência e ritmo cardíacos estáveis, ausência de isquemia miocárdica contínua ou IM, fluxo sanguíneo nos músculos esqueléticos e na pele suficiente para prevenir lesões isquêmicas e pH arterial (7,34 a 7,47) e concentração sérica de lactato normais. Essas metas são mais frequentemente alcançadas com um índice cardíaco superior a 2,2 L/min/m^2, PA média acima de 60 mmHg e PCPC de 15 mmHg ou mais.
- O monitoramento diário deve incluir peso, controle rigoroso do balanço hídrico e sinais e sintomas de IC para avaliar a eficácia da terapia farmacológica. Deve-se efetuar com frequência monitoramento para depleção de eletrólitos, hipotensão sintomática e disfunção renal. Os sinais vitais devem ser avaliados várias vezes durante o dia.
- A alta da UTI exige manutenção dos parâmetros precedentes na ausência de infusão IV contínua, suporte circulatório mecânico ou ventilação com pressão positiva.

Capítulo elaborado a partir de conteúdo original de autoria de Robert B. Parker, Jean M. Nappi, Larisa H. Cavallari, Jo E. Rodgers e Brent N. Reed.

- A *hipertensão* é definida como uma elevação persistente da pressão arterial (PA). O **Quadro 10-1** mostra a classificação da PA em adultos de acordo com o sétimo relatório do Joint National Committee on Prevention, Detection, Evaluation, and Treatment of High Blood Pressure (JNC7).
- A hipertensão sistólica isolada refere-se a valores de pressão arterial diastólica (PAD) inferiores a 90 mmHg e à pressão arterial sistólica (PAS) de 140 mmHg ou mais.
- A crise hipertensiva (PA > 180/120 mmHg) pode ser classificada em emergência hipertensiva (elevação extrema da PA com lesão aguda ou progressiva dos órgãos-alvo) ou em urgência hipertensiva (elevação acentuada da PA sem lesão aguda ou progressiva dos órgãos-alvo).

FISIOPATOLOGIA

- A hipertensão pode resultar de uma causa específica (hipertensão secundária) ou de uma etiologia desconhecida (hipertensão primária ou essencial). A hipertensão secundária (< 10% dos casos) costuma ser causada por doença renal crônica (DRC) ou doença renovascular. Outras causas incluem síndrome de Cushing, coarctação da aorta, apneia obstrutiva do sono, hiperparatireoidismo feocromocitoma, aldosteronismo primário e hipertireoidismo. Alguns fármacos capazes de elevar a PA incluem corticosteroides, estrogênios, anti-inflamatórios não esteroides (AINEs), anfetaminas, sibutramina, ciclosporina, tacrolimo, eritropoietina e venlafaxina.
- Os fatores que contribuem para o desenvolvimento da hipertensão primária incluem:
  ✓ Anormalidades humorais que acometem o sistema renina-angiotensina-aldosterona (SRAA), hormônio natriurético ou resistência à insulina e hiperinsulinemia;
  ✓ Distúrbios do sistema nervoso central (SNC), das fibras nervosas autônomas, dos receptores adrenérgicos ou barorreceptores;
  ✓ Anormalidades nos processos de autorregulação renais ou teciduais para a excreção de sódio, o volume plasmático e a constrição arteriolar;
  ✓ Deficiência na síntese de substâncias vasodilatadoras no endotélio vascular (prostaciclina, bradicinina e óxido nítrico) ou excesso de substâncias vasoconstritoras (angiotensina II, endotelina I);
  ✓ Consumo elevado de sódio ou ausência de cálcio dietético.
- As principais causas de morte consistem em acidentes vasculares cerebrais, eventos cardiovasculares (CV) e insuficiência renal. A probabilidade de morte prematura correlaciona-se com a gravidade da elevação da PA.

MANIFESTAÇÕES CLÍNICAS

- No início, os pacientes com hipertensão primária não complicada em geral são assintomáticos.
- Os pacientes com hipertensão secundária podem apresentar sintomas do distúrbio subjacente. Os pacientes com feocromocitoma podem apresentar cefaleias, sudorese, taquicardia, palpitações e hipotensão ortostática. No aldosteronismo primário, pode-se verificar a presença de sintomas hipopotassêmicos com cãibras musculares e fraqueza. Os pacientes com síndrome de Cushing podem apresentar ganho de peso, poliúria, edema, irregularidades menstruais nas mulheres, acne recorrente ou fraqueza muscular, além das manifestações clássicas (face de lua cheia, corcova de búfalo e hirsutismo).

DIAGNÓSTICO

- A elevação da PA pode constituir o único sinal de hipertensão primária no exame físico. O diagnóstico deve ser baseado na média de duas ou mais aferições realizadas em duas ou mais consultas.
- Ocorrem sinais de lesão dos órgãos-alvo, principalmente nos olhos, cérebro, coração, rins e vasos sanguíneos periféricos.

QUADRO 10-1	Classificação da pressão arterial em adultos		
Classificação	Sistólica (mmHg)		Diastólica (mmHg)
Normal	< 120	e	< 80
Pré-hipertensão	120 a 139	ou	80 a 89
Hipertensão no estágio 1	140 a 159	ou	90 a 99
Hipertensão no estágio 2	≥ 160	ou	≥100

- A fundoscopia pode revelar estreitamento arteriolar, constrição arteriolar focal, entalhe arteriovenoso, hemorragias retinianas e exsudatos e edema de papila. A presença de papiledema costuma indicar uma emergência hipertensiva, exigindo tratamento rápido.
- O exame cardiopulmonar pode revelar anormalidades na frequência ou no ritmo cardíacos, hipertrofia ventricular esquerda (VE), doença coronária ou insuficiência cardíaca (IC).
- O exame vascular periférico pode revelar sopros aórticos ou abdominais, veias distendidas, diminuição ou ausência dos pulsos periféricos, ou edema dos membros inferiores.
- Pacientes com estenose da artéria renal podem apresentar sopro sistólico-diastólico abdominal.
- A presença de hipopotassemia basal pode sugerir hipertensão induzida por mineralocorticoides. A presença de proteína, hemácias e cilindros na urina pode indicar doença renovascular.
- *Exames laboratoriais:* ureia/creatinina sérica, painel lipídico em jejum, glicemia em jejum, eletrólitos séricos (sódio e potássio), exame de urina, razão entre albumina e creatinina e taxa de filtração glomerular estimada (TFG, utilizando a equação da Modificação da Dieta na Doença Renal [MDDR]). Deve-se obter também um eletrocardiograma (ECG) de 12 derivações.
- *Exames laboratoriais para o diagnóstico de hipertensão secundária:* norepinefrina plasmática e níveis urinários de metanefrinas para o feocromocitoma, níveis plasmáticos e urinários de aldosterona para o aldosteronismo primário, atividade da renina plasmática, teste de estimulação com captopril, renina na veia renal e angiografia da artéria renal para a doença renovascular.

TRATAMENTO

- Objetivos do tratamento: a meta geral consiste em reduzir a morbidade e a mortalidade pelos métodos menos invasivos possíveis. As diretrizes do JCN7 recomendam uma meta de PA inferior a 140/90 mmHg para a maioria dos pacientes, abaixo de 140/80 mmHg para pacientes com diabetes melito, e inferiores a 130/80 mmHg para pacientes com DRC que apresentam albuminúria persistente (excreção urinária de albumina > 30 mg por 24 horas).

TERAPIA NÃO FARMACOLÓGICA

- Modificações no estilo de vida: (1) perda de peso se o paciente apresenta excesso de peso; (2) adoção do plano alimentar Dietary Approaches to Stop Hypertension (DASH); (3) restrição do sódio na dieta, idealmente para 1,5 g/dia (3,8 g/dia de cloreto de sódio); (4) atividade física aeróbica regular; (5) consumo moderado de álcool (duas doses ou menos por dia); e (6) abandono do tabagismo.
- A modificação no estilo de vida por si só é suficiente para a maioria dos pacientes com pré-hipertensão, porém é inadequada para pacientes com hipertensão e outros fatores de risco CV ou lesão dos órgãos-alvo associada à hipertensão.

TERAPIA FARMACOLÓGICA

- A escolha inicial dos fármacos depende do grau de elevação da PA e da presença de indicações absolutas para determinados fármacos.
- Os **inibidores da enzima conversora de angiotensina (ECA)**, **os bloqueadores dos receptores de angiotensina II (BRA)**, **os bloqueadores dos canais de cálcio (BCC)** e os **diuréticos tiazídicos** constituem opções de primeira linha aceitáveis.
- Os β-bloqueadores são utilizados no tratamento de uma indicação absoluta específica ou como terapia de combinação com um agente anti-hipertensivo de primeira linha para pacientes sem indicação absoluta (Quadro 10-2).
- A maioria dos pacientes com hipertensão no estágio 1 deve ser inicialmente tratada com um fármaco anti-hipertensivo de primeira linha ou com uma associação de dois fármacos (Figura 10-1). A terapia de combinação é recomendada para pacientes com hipertensão no estágio 2, de preferência com dois agentes de primeira linha.

QUADRO 10-2	Agentes anti-hipertensivos de primeira linha e outros anti-hipertensivos comuns

Classe/subclasse/fármaco	Faixa posológica habitual (mg/dia)	Frequência diária
Inibidores da enzima conversora de angiotensina		
Benazepril	10 a 40	1 ou 2
Captopril	12,5 a 150	2 ou 3
Enalapril	5 a 40	1 ou 2
Fosinopril	10 a 40	1
Lisinopril	10 a 40	1
Moexipril	7,5 a 30	1 ou 2
Perindopril	4 a 16	1
Quinapril	10 a 80	1 ou 2
Ramipril	2,5 a 10	1 ou 2
Trandolapril	1 a 4	1
Bloqueadores dos receptores de angiotensina II		
Azilsartana	40 a 80	1
Candesartana	8 a 32	1 ou 2
Eprosartana	600 a 800	1 ou 2
Irbesartana	150 a 300	1
Losartana	50 a 100	1 ou 2
Olmesartana	20 a 40	1
Telmisartana	20 a 80	1
Valsartana	80 a 320	1
Bloqueadores dos canais de cálcio		
Di-hidropiridinas		
Anlodipino	2,5 a 10	1
Felodipino	5 a 20	1
Isradipino	5 a 10	2
Isradipino de liberação retardada	5 a 20	1
Nicardipino de liberação retardada	60 a 120	2
Nifedipino de ação prolongada	30 a 90	1
Nisoldipino	10 a 40	1
Não di-hidropiridinas		
Diltiazem de liberação retardada	180 a 360	2
Diltiazem de liberação retardada	120 a 480	1
Diltiazem de liberação prolongada	120 a 540	1 (manhã ou noite)
Verapamil de liberação retardada	180 a 480	1 ou 2
Verapamil de liberação prolongada e de início controlado	180 a 420	1 (à noite)
Verapamil cronoterapêutico com sistema de absorção oral	100 a 400	1 (à noite)
Diuréticos		
Tiazídicos		
Clortalidona	12,5 a 25	1
Hidroclorotiazida	12,5 a 50	1
Indapamida	1,25 a 2,5	1
Metolazona	0,5 a 10	1
Triantereno	50 a 100	1 ou 2
Triantereno/hidroclorotiazida	37,5 a 75/25 a 50	1

(continua)

QUADRO 10-2	Agentes anti-hipertensivos de primeira linha e outros anti-hipertensivos comuns (continuação)		
Classe/subclasse/fármaco		Faixa posológica habitual (mg/dia)	Frequência diária
Diuréticos de alça			
Bumetanida		0,5 a 4	2
Furosemida		20 a 80	2
Torsemida		5 a 10	1
Poupadores de potássio			
Amilorida		5 a 10	1 ou 2
Amilorida/hidroclorotiazida		5 a 10/50 a 100	1
β-bloqueadores			
Cardiosseletivos			
Atenolol		25 a 100	1
Betaxolol		5 a 20	1
Bisoprolol		2,5 a 10	1
Tartarato de metoprolol		100 a 400	2
Succinato de metoprolol de liberação prolongada		50 a 200	1
Não seletivos			
Nadolol		40 a 120	1
Propranolol		160 a 480	2
Propranolol de ação prolongada		80 a 320	1
Timolol		10 a 40	1
Atividade simpaticomimética intrínseca			
Acebutolol		200 a 800	2
Carteolol		2,5 a 10	1
Penbutolol		10 a 40	1
Pindolol		10 a 60	2
Bloqueadores α e β mistos			
Carvedilol		12,5 a 50	2
Fosfato de carvedilol		20 a 80	1
Labetalol		200 a 800	2
Cardiosseletivo e vasodilatador			
Nebivolol		5 a 20	1

- Existem três indicações absolutas para as quais as classes específicas de agentes anti-hipertensivos produzem benefícios específicos (Figura 10-2).
- Outras classes de fármacos anti-hipertensivos (bloqueadores α_1, inibidores diretos da renina, agonistas α_2 centrais, antagonistas adrenérgicos periféricos e vasodilatadores arteriais diretos) constituem alternativas que podem ser usadas em determinados pacientes depois dos agentes de primeira linha (Quadro 10-3).

Inibidores da enzima conversora de angiotensina

- Os inibidores da ECA constituem uma opção de primeira linha e, se não forem os primeiros agentes administrados, devem ser os segundos agentes a serem tentados na maioria dos pacientes.
- Os inibidores da ECA bloqueiam a conversão da angiotensina I em angiotensina II, um potente vasoconstritor e estimulador da secreção de aldosterona. Os inibidores da ECA também bloqueiam a degradação da bradicinina e estimulam a síntese de outras substâncias vasodilatadoras, incluindo prostaglandina E_2 e prostaciclina.

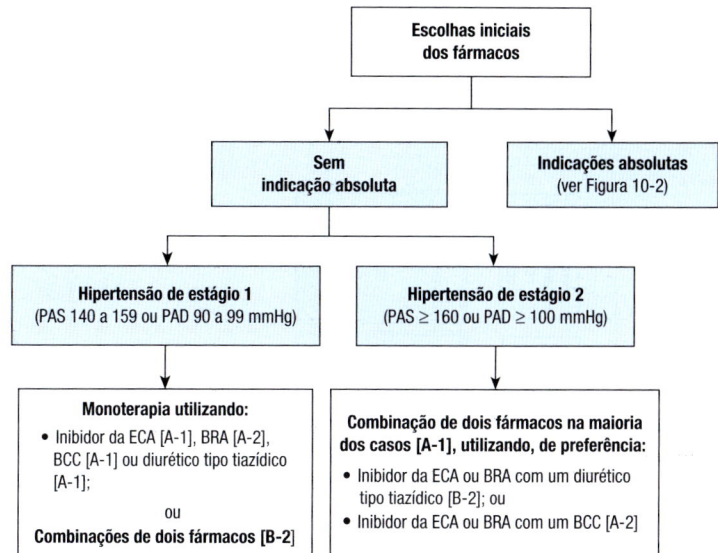

FIGURA 10-1 Algoritmo para o tratamento da hipertensão. As recomendações da terapia farmacológica são classificadas de acordo com a força da recomendação e a qualidade da evidência entre colchetes. A força das recomendações, A, B, C, consistem em evidências boas, moderadas e fracas para sustentar a recomendação, respectivamente. Qualidade da evidência: (1) evidência obtida de mais de um ensaio clínico controlado e adequadamente randomizado; (2) evidência de pelo menos um ensaio clínico bem planejado com randomização a partir de estudos de coorte ou de casos--controle ou resultados dramáticos de experimentos não controlados ou análises de subgrupos; (3) evidência obtida de opiniões de autoridades respeitadas, com base na experiência clínica, em estudos descritivos ou relatos de comunidades especializadas. BCC, bloqueador dos canais de cálcio; BRA, bloqueador dos receptores de angiotensina; ECA, enzima conversora de angiotensina; PAD, pressão arterial diastólica; PAS, pressão arterial sistólica.

- As doses iniciais devem ser baixas, com aumento lento da dose. Pode ocorrer hipotensão aguda no início do tratamento, particularmente em pacientes com depleção de sódio ou de volume, exacerbação da IC, indivíduos muito idosos ou com uso concomitante de vasodilatadores ou diuréticos. Nesses pacientes, deve-se iniciar a administração do fármaco com metade da dose normal e, em seguida, aumentá-la lentamente.
- Os inibidores da ECA diminuem a aldosterona e podem causar elevações das concentrações séricas de potássio. Ocorre hiperpotassemia principalmente em pacientes com DRC ou, ainda, em usuários de suplementos de potássio, diuréticos poupadores de potássio, BRA ou inibidor direto da renina.
- A insuficiência renal aguda constitui um efeito colateral raro, porém grave; a doença renal pre-existente aumenta o risco. A estenose bilateral da artéria renal ou a estenose unilateral de um único rim funcionante tornam os pacientes dependentes dos efeitos vasoconstritores da angiotensina II sobre as arteríolas eferentes, tornando-os particularmente suscetíveis à insuficiência renal aguda.
- A TFG declina em pacientes em uso de inibidores da ECA, devido à inibição da vasoconstrição das arteríolas eferentes pela angiotensina II. Com frequência, as concentrações séricas de creatinina aumentam, porém elevações discretas (p. ex., aumentos absolutos < 1 mg/dL [88 μmol/L]) não exigem mudança no tratamento. Se houver aumentos mais acentuados, o tratamento deve ser interrompido, ou deve ser reduzida a dose.

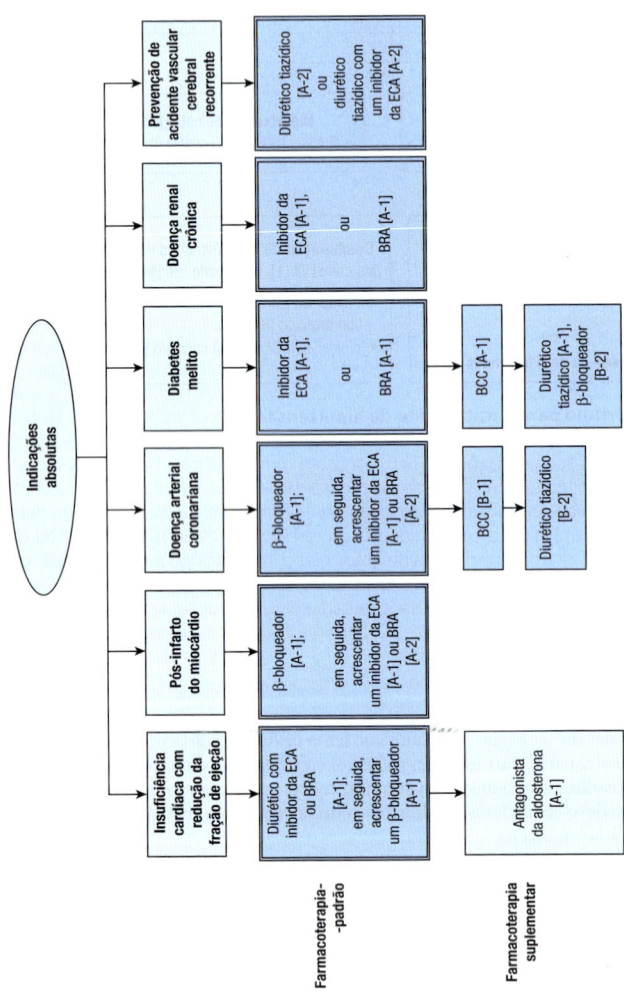

FIGURA 10-2 Indicações absolutas para determinadas classes de fármacos. As indicações absolutas para fármacos específicos são recomendações baseadas em evidência obtidas de estudos de resultados ou diretrizes clínicas existentes. BCC, bloqueador dos canais de cálcio; BRA, bloqueador dos receptores de angiotensina; ECA, enzima conversora de angiotensina.

QUADRO 10-3	Agentes anti-hipertensivos alternativos	
Classe de fármacos	Faixa posológica habitual (mg/dia)	Frequência diária
Bloqueadores α_1		
Doxazosina	1 a 8	1
Prazosina	2 a 20	2 ou 3
Terazosina	1 a 20	1 ou 2
Inibidor direto da renina		
Alisquireno	150 a 300	1
Agonistas α_2 centrais		
Clonidina	0,1 a 0,8	2
Clonidina adesivo	0,1 a 0,3	1 (semanal)
Metildopa (Aldomet)	250 a 1.000	2
Antagonista adrenérgico periférico		
Reserpina	0,05 a 0,25	1
Vasodilatadores arteriais diretos		
Minoxidil	10 a 40	1 ou 2
Hidralazina	20 a 100	2 a 4

- Ocorre angioedema em menos de 1% dos pacientes. A interrupção do fármaco é necessária, e alguns pacientes podem exigir tratamento farmacológico e/ou intubação de emergência. Em geral, pode-se utilizar um BRA em pacientes com história de angioedema induzido por inibidores da ECA, com monitoramento cuidadoso.
- Ocorre tosse seca persistente em até 20% dos pacientes, e acredita-se que a causa seja a inibição da degradação da bradicinina.
- Os inibidores da ECA (bem como os BRA e os inibidores diretos da renina) estão contraindicados durante a gravidez.

Bloqueadores dos receptores de angiotensina II

- A angiotensina II é produzida pela via renina-angiotensina (que envolve a ECA) e por uma via alternativa que utiliza outras enzimas, como as quimases. Os inibidores da ECA bloqueiam apenas a via da renina-angiotensina, enquanto os BRA antagonizam a angiotensina II gerada por ambas as vias. Os BRA bloqueiam diretamente o receptor de angiotensina II tipo 1, que é responsável por mediar os efeitos da angiotensina II.
- Diferentemente dos inibidores da ECA, os BRA não bloqueiam a degradação da bradicinina. Embora isso possa explicar a ausência de tosse como efeito colateral, pode haver consequências negativas, visto que parte do efeito anti-hipertensivo dos inibidores da ECA pode ser devido aos níveis elevados de bradicinina.
- Todos os BRA apresentam eficácia anti-hipertensiva semelhante e curvas de dose-resposta bastante planas. O acréscimo de um BCC ou de um diurético tiazídico aumenta significativamente a eficácia anti-hipertensiva.
- Os BRA apresentam baixa incidência de efeitos colaterais. Assim como os inibidores da ECA, podem causar insuficiência renal, hiperpotassemia e hipotensão ortostática. Os BRA estão contraindicados durante a gravidez.

Bloqueadores dos canais de cálcio

- Os BCC causam relaxamento dos músculos cardíaco e liso ao bloquear os canais de cálcio sensíveis à voltagem, reduzindo, assim, a entrada de cálcio extracelular para o interior das células. Isso leva à vasodilatação e uma redução correspondente da PA. Os antagonistas dos canais de cálcio das di-hidropiridinas podem causar ativação simpática reflexa, e todos esses agentes (com exceção do anlodipino e felodipino) podem exercer efeitos inotrópicos negativos.
- O **verapamil** diminui a frequência cardíaca, diminui a condução nodal atrioventricular (AV) e produz um efeito inotrópico negativo passível de precipitar IC em pacientes com reserva cardíaca

limítrofe. O **diltiazem** diminui a condução AV e a frequência cardíaca em menor grau do que o verapamil.

- O diltiazem e o verapamil podem causar anormalidades da condução cardíaca, como bradicardia, bloqueio AV e IC. Ambos podem provocar anorexia, náusea, edema periférico e hipotensão. O verapamil causa constipação intestinal em cerca de 7% dos pacientes.
- As di-hidropiridinas causam aumento reflexo da frequência cardíaca mediado pelos barorreceptores, devido a um potente efeito vasodilatador periférico. As di-hidropiridinas não reduzem a condução do nó AV e não são efetivas para o tratamento das taquiarritmias supraventriculares.
- O nifedipino de ação curta raramente pode aumentar a frequência, a intensidade e a duração da angina associada à hipotensão aguda. Esse efeito pode ser evitado pelo uso de nifedipino de liberação retardada ou de outras di-hidropiridinas. Outros efeitos colaterais das di-hidropiridinas incluem tontura, rubor, cefaleia, hiperplasia gengival e edema periférico.

Diuréticos

- Agudamente, os diuréticos reduzem a PA ao induzir diurese. A redução do volume plasmático e do volume sistólico associada à diurese diminui o débito cardíaco e a PA. A queda inicial do débito cardíaco provoca aumento compensatório da resistência vascular periférica. Com o tratamento crônico, o volume de líquido extracelular e o volume plasmático retornam para níveis quase iguais aos anteriores ao tratamento, e a resistência vascular periférica diminui abaixo dos valores basais. A redução da resistência vascular periférica é responsável pelos efeitos hipotensores de longo prazo.
- Os **diuréticos tiazídicos** constituem o tipo preferido de diurético para a maioria dos pacientes com hipertensão. Esses fármacos mobilizam o sódio e a água das paredes arteriolares, o que pode contribuir para a diminuição da resistência vascular periférica e a redução da PA.
- Os **diuréticos de alça** são mais potentes para induzir diurese, porém não constituem agentes anti--hipertensivos ideais, a não ser que também seja necessário o alívio de edema. Os diuréticos de alça com frequência são preferidos aos tiazídicos em pacientes com DRC, quando a TFG estimada é inferior a 30 mL/min/1,73 m².
- Os **diuréticos poupadores de potássio** são anti-hipertensivos fracos quando usados isoladamente, porém proporcionam um efeito aditivo mínimo quando associados a um diurético tiazídico ou de alça. Os diuréticos poupadores de potássio são utilizados principalmente em associação com outro diurético para contrabalançar as propriedades de perda de potássio.
- Os **antagonistas da aldosterona (espironolactona** e **eplerenona)** também são diuréticos poupadores de potássio, porém são fármacos anti-hipertensivos mais potentes, com início de ação lento (até seis semanas para a espironolactona).
- Quando os diuréticos são combinados com outros agentes anti-hipertensivos, em geral observa-se um efeito hipotensor aditivo, devido a mecanismos de ação independentes. Além disso, muitos agentes anti-hipertensivos não diuréticos induzem retenção de sódio e de água, que é contrabalançada pelo uso concomitante de diuréticos.
- Os efeitos colaterais dos diuréticos tiazídicos consistem em hipopotassemia, hipomagnesemia, hipercalcemia, hiperuricemia, hiperglicemia, dislipidemia e disfunção sexual. Os diuréticos de alça exercem menos efeitos sobre os níveis séricos de lipídios e glicose, porém a hipopotassemia é mais pronunciada, e pode ocorrer hipocalcemia.
- A hipopotassemia e a hipomagnesemia podem resultar em arritmias cardíacas, particularmente em pacientes em uso de digoxina, pacientes com hipertrofia VE e aqueles com doença cardíaca isquêmica. A terapia em baixas doses (p. ex., 25 mg de hidroclorotiazida ou 12,5 mg de clortalidona ao dia) provoca menos distúrbios eletrolíticos.
- Os diuréticos poupadores de potássio podem causar hiperpotassemia, principalmente em pacientes com DRC ou diabetes melito e naqueles que recebem tratamento concomitante com inibidor da ECA, BRA, inibidor direto da renina ou suplemento de potássio. A eplerenona está associada a um risco aumentado de hiperpotassemia e está contraindicada para pacientes com comprometimento da função renal ou diabetes melito tipo 2 com proteinúria. A espironolactona pode causar ginecomastia em até 10% dos pacientes; esse efeito colateral raramente é observado com a eplerenona.

β-bloqueadores

- Os β-bloqueadores são considerados apenas agentes de primeira linha apropriados para o tratamento de indicações absolutas específicas (p. ex., pós-infarto do miocárdio [IM], doença arterial coronariana). Seu mecanismo hipotensor pode envolver diminuição do débito cardíaco por meio de efeitos cronotrópicos e inotrópicos negativos sobre o coração e inibição da liberação de renina pelos rins.

- O **atenolol**, o **betaxolol**, o **bisoprolol** e o **metoprolol** são cardiosseletivos quando administrados em baixas doses e ligam-se com mais intensidade aos receptores β_1 do que aos receptores β_2. Em consequência, têm menos tendência a provocar broncospasmo e vasoconstrição e podem ser mais seguros do que os β-bloqueadores não seletivos em pacientes com asma, doença pulmonar obstrutiva crônica (DPOC), diabetes melito e arteriopatia periférica (AP). A cardiosseletividade é um fenômeno dependente da dose, com perda do efeito em doses mais elevadas.
- O **acebutolol**, o **carteolol**, o **penbutolol** e o **pindolol** apresentam atividade simpatomimética intrínseca (ASI) ou atividade agonista parcial dos receptores β. Quando o tônus simpático encontra-se baixo, como no estado de repouso, ocorre estimulação parcial dos receptores β, de modo que a frequência cardíaca em repouso, o débito cardíaco e o fluxo sanguíneo periférico não são reduzidos quando os receptores são bloqueados. Teoricamente, esses fármacos podem ter vantagens em pacientes com IC ou bradicardia sinusal. Infelizmente, eles não reduzem os eventos CV tão bem quanto outros β-bloqueadores e podem aumentar o risco após IM em pacientes com alto risco de doença arterial coronariana. Por conseguinte, os agentes com ASI são raramente necessários.
- O **atenolol** e o **nadolol** apresentam meias-vidas relativamente longas, e a sua excreção é renal; pode ser necessário reduzir a dose em pacientes com insuficiência renal. Embora as meias-vidas de outros β-bloqueadores sejam mais curtas, sua administração uma vez ao dia ainda pode ser efetiva.
- Os efeitos colaterais sobre o miocárdio consistem em bradicardia, anormalidades da condução AV e IC aguda. O bloqueio dos receptores β_2 no músculo liso arteriolar pode resultar em membros frios e agravar a AP ou o fenômeno de Raynaud, devido à redução do fluxo sanguíneo periférico. Os aumentos nos níveis séricos de lipídios e de glicose parecem ser transitórios e de pouca importância clínica.
- A interrupção abrupta da terapia com β-bloqueadores pode provocar angina instável, IM ou, até mesmo, morte em pacientes com doença arterial coronariana. Em pacientes sem doença cardíaca, a interrupção abrupta dos β-bloqueadores pode estar associada à ocorrência de taquicardia, sudorese e mal-estar generalizado, além do aumento da PA. Por esses motivos, a dose sempre deve ser reduzida de modo gradual no decorrer de 1 a 2 semanas antes de sua interrupção.

Bloqueadores dos receptores α_1

- A **prazosina**, a **terazosina** e a **doxazosina** são bloqueadores seletivos dos receptores α_1, os quais inibem a recaptação de catecolaminas nas células musculares lisas dos vasos periféricos, resultando em vasodilatação.
- Um fenômeno de primeira dose, caracterizado por hipotensão ortostática acompanhada de tontura ou lipotimia transitórias, palpitações e até mesmo síncope, pode ocorrer dentro de 1 a 3 horas após a primeira dose ou após aumentos subsequentes da dose. O paciente deve tomar a primeira dose (e o primeiro aumento subsequente da dose) ao deitar. Em certas ocasiões, a tontura ortostática persiste com a administração crônica.
- Pode ocorrer retenção de sódio e de água; esses agentes são mais efetivos quando administrados com um diurético para manter a eficácia anti-hipertensiva e minimizar a formação de edema.
- Como a doxazosina (e, provavelmente, outros bloqueadores dos receptores α_1) pode não ser tão protetora contra eventos CV em comparação com outras terapias, seu uso deve ser reservado como alternativa para situações singulares, como homens portadores de hiperplasia prostática benigna. Quando utilizados para reduzir a PA nessa situação, devem ser administrados apenas em associação com agentes anti-hipertensivos de primeira linha.

Inibidor direto da renina

- O **alisquireno** bloqueia o SRAA em seu ponto de ativação, com consequente redução da atividade da renina plasmática e da PA. As reduções da PA são comparáveis àquelas produzidas por inibidor da ECA, BRA ou BCC. O alisquireno está aprovado para monoterapia ou em associação com outros fármacos. Não deve ser utilizado em combinação com um inibidor da ECA ou um BRA, devido ao maior risco de efeitos adversos, sem redução adicional dos eventos CV.
- Muitas das precauções e dos efeitos adversos observados com os inibidores da ECA e os BRA aplicam-se ao alisquireno. Seu uso está contraindicado durante a gravidez.
- O alisquireno é utilizado apenas como terapia alternativa devido à falta de estudos de longo prazo para avaliar a redução dos eventos CV e devido ao seu custo significativo em comparação com agentes genéricos que apresentam dados de resultados.

Agonistas α_2 centrais

- A **clonidina**, o **guanabenzo**, a **guanfacina** e a **metildopa** reduzem a PA principalmente por meio da estimulação dos receptores α_2-adrenérgicos no cérebro, o que reduz o efluxo simpático do centro vasomotor e aumenta o tônus vagal. A estimulação dos receptores α_2 pré-sinápticos perifericamente pode contribuir para a redução do tônus simpático. Como consequência, pode ocorrer diminuição da frequência cardíaca, do débito cardíaco, da resistência periférica total, da atividade da renina plasmática e dos reflexos barorreceptores.
- O uso crônico desses fármacos resulta em retenção de sódio e de líquido. Outros efeitos colaterais incluem depressão, hipotensão ortostática, tontura e efeitos anticolinérgicos.
- A interrupção abrupta pode causar hipertensão de rebote, talvez devido a um aumento compensatório da liberação de norepinefrina que ocorre após a suspensão da estimulação dos receptores α pré-sinápticos.
- A metildopa raramente provoca hepatite ou anemia hemolítica. Em certas ocasiões, ocorre elevação transitória das transaminases hepáticas. O tratamento deve ser interrompido se houver elevação persistente das provas de função hepática, visto que isso pode prenunciar o desenvolvimento de hepatite fulminante e potencialmente fatal. Raramente, ocorre anemia hemolítica Coombs-positiva, e 20% dos pacientes apresentam um teste de Coombs-direto positivo sem anemia. Por esses motivos, a utilidade da metildopa é limitada, exceto durante a gravidez.

Reserpina

- A **reserpina** causa depleção da norepinefrina das terminações nervosas simpáticas e bloqueia o transporte da norepinefrina até os grânulos de armazenamento. Quando o nervo é estimulado, uma quantidade de norepinefrina menor do que o habitual é liberada na sinapse. Isso diminui o tônus simpático, reduzindo a resistência vascular periférica e a PA.
- A reserpina apresenta meia-vida longa, possibilitando a administração de uma dose única ao dia; todavia, podem ser necessárias 2 a 6 semanas para observar o seu efeito anti-hipertensivo máximo.
- A reserpina pode causar retenção significativa de sódio e de líquido e deve ser administrada com um diurético (de preferência, um tiazídico).
- A potente inibição da atividade simpática pela reserpina resulta em atividade parassimpática, que é responsável pelos efeitos colaterais de congestão nasal, aumento da secreção de ácido gástrico, diarreia e bradicardia.
- A depressão relacionada com a dose pode ser minimizada com doses que não ultrapassem 0,25 mg ao dia.

Vasodilatadores arteriais diretos

- A **hidralazina** e o **minoxidil** causam relaxamento direto do músculo liso arteriolar. A ativação compensatória dos reflexos barorreceptores resulta em aumento do efluxo simpático do centro vasomotor, com consequente aumento da frequência cardíaca, do débito cardíaco e da liberação de renina. Em consequência, a eficácia hipotensiva dos vasos dilatadores diretos diminui com o passar do tempo, a não ser que o paciente também esteja tomando um inibidor simpático e um diurético.
- Os pacientes em uso desses fármacos para tratamento em longo prazo da hipertensão devem receber inicialmente um diurético e um β-bloqueador. O agente diurético minimiza o efeito colateral da retenção de sódio e de água. Os vasodilatadores diretos podem desencadear angina em pacientes com doença arterial coronariana subjacente, a não ser que o mecanismo barorreceptor reflexo seja totalmente bloqueado por um β-bloqueador. BCC não di-hidropiridinas podem ser usados como alternativa dos β-bloqueadores em pacientes que apresentam contraindicações para o uso desses fármacos.
- A hidralazina pode causar uma síndrome semelhante ao lúpus reversível e relacionada com a dose, que é mais comum nos acetiladores lentos. Em geral, as reações tipo lúpus podem ser evitadas com o uso de doses diárias totais inferiores a 200 mg. Devido aos efeitos colaterais, a hidralazina tem utilidade limitada no tratamento da hipertensão crônica.
- O minoxidil é um vasodilatador mais potente do que a hidralazina, e os aumentos compensatórios na frequência cardíaca, no débito cardíaco, na liberação de renina e na retenção de sódio são mais acentuados. A retenção acentuada de sódio e de água pode levar à IC congestiva. O minoxidil também causa hipertricose reversível na face, nos braços, nas costas e no tórax. O minoxidil deve ser reservado para a hipertensão de controle muito difícil e para pacientes que necessitam de hidralazina, mas apresentam lúpus induzido por fármaco.

INDICAÇÕES ABSOLUTAS

- Seis indicações absolutas representam condições comórbidas específicas para as quais existem dados de ensaios clínicos que sustentam o uso de classes específicas de agentes anti-hipertensivos para o tratamento tanto da hipertensão quanto da indicação absoluta (ver **Figura 10-2**).

Disfunção ventricular esquerda (insuficiência cardíaca sistólica)

- A farmacoterapia-padrão consiste em 3 a 4 fármacos: inibidor da ECA ou BRA mais terapia com diuréticos, seguidos do acréscimo de um β-bloqueador apropriado e, possivelmente, um antagonista do receptor de aldosterona.
- O inibidor da ECA ou o BRA são iniciados em doses baixas para evitar a ocorrência de hipotensão ortostática, devido ao estado de renina elevada na IC.
- Os diuréticos proporcionam alívio sintomático do edema ao induzir diurese. Com frequência, são necessários diuréticos de alça, particularmente em pacientes com doença mais avançada.
- A terapia com β-bloqueadores é apropriada para modificar ainda mais a doença e constitui um componente da terapia-padrão. Devido ao risco de exacerbação da IC, os β-bloqueadores precisam ser iniciados em doses muito baixas, que são aumentadas gradualmente até alcançar doses altas, com base na tolerância do paciente. O bisoprolol, o carvedilol e o succinato de metoprolol de liberação retardada são os únicos β-bloqueadores comprovadamente benéficos na disfunção VE.
- Após a implementação de um esquema padrão de três fármacos, pode-se considerar um antagonista da aldosterona.

Pós-infarto do miocárdio

- Os β-bloqueadores (sem ASI) e a terapia com inibidores da ECA ou BRA são recomendados. Os β-bloqueadores diminuem a estimulação adrenérgica cardíaca e reduzem o risco de IM subsequente ou de morte súbita cardíaca. Os inibidores da ECA melhoram a função cardíaca e reduzem os eventos CV após a ocorrência de IM. Os BRA constituem uma alternativa para os inibidores da ECA em pacientes após IM com disfunção VE.

Doença arterial coronariana

- Os β-bloqueadores (sem ASI) constituem o tratamento de primeira linha na angina estável crônica, reduzem a PA, melhoram o consumo miocárdico e diminuem a demanda. Os BCC de ação prolongada constituem alternativas (verapamil e diltiazem) ou são usados como terapia suplementar (di-hidropiridinas) aos β-bloqueadores na angina estável crônica. Após o controle dos sintomas isquêmicos com β-bloqueador e/ou BCC, outros agentes anti-hipertensivos (p. ex., inibidor da ECA ou BRA) podem ser acrescentados para obter uma redução adicional de risco CV. Posteriormente, os diuréticos tiazídicos podem ser acrescentados para produzir uma redução adicional da PA e diminuir ainda mais o risco CV.
- Para as síndromes coronarianas agudas, o tratamento de primeira linha inclui um β-bloqueador e inibidor da ECA (ou BRA); a combinação produz redução da PA, controla a isquemia aguda e diminui o risco CV.

Diabetes melito

- Todos os pacientes com diabetes melito e hipertensão devem ser tratados com um inibidor da ECA ou um BRA. Ambas as classes de fármacos proporcionam proteção ao rim e diminuem o risco CV.
- Os BCC constituem os agentes suplementares mais apropriados para o controle da PA em pacientes com diabetes melito. A combinação de um inibidor da ECA com um BCC é mais efetiva na redução de eventos CV do que um inibidor da ECA mais um diurético tiazídico.
- Recomenda-se o uso de um diurético tiazídico como suplemento aos agentes anteriores para reduzir a PA e possibilitar uma redução adicional do risco CV.
- Os β-bloqueadores, à semelhança dos BCC, constituem agentes suplementares úteis para o controle da PA em pacientes com diabetes melito. Também devem ser utilizados no tratamento de outras indicações absolutas (p. ex., pós-IM). Entretanto, eles podem mascarar os sintomas de hipoglicemia (tremor, taquicardia e palpitações, mas não sudorese) em pacientes rigorosamente controlados, retardam a recuperação da hipoglicemia e produzem elevações da PA, devido à vasoconstrição causada pela estimulação sem oposição dos receptores β durante a fase de recuperação da hipoglicemia. Apesar desses problemas potenciais, os β-bloqueadores podem ser usados com segurança em pacientes com diabetes melito.

Doença renal crônica

- Os inibidores da ECA ou os BRA constituem o tratamento de primeira linha para controlar a PA e preservar a função renal na DRC. Os pacientes que apresentam aumento moderado ou grave da albuminúria devem ser tratados para alcançar uma meta de PA de 130/80 mmHg.
- Como esses pacientes em geral necessitam de terapia com múltiplos fármacos, os diuréticos e uma terceira classe de fármacos anti-hipertensivos (p. ex., β-bloqueadores ou BCC) costumam ser necessários.

Prevenção de acidente vascular cerebral recorrente

- Recomenda-se o uso de um diurético tiazídico, seja como monoterapia ou em associação com um inibidor da ECA, para pacientes com história de acidente vascular cerebral ou ataque isquêmico transitório. A terapia com fármacos anti-hipertensivos só deve ser administrada quando o paciente estiver estabilizado após um evento cerebrovascular agudo.

POPULAÇÕES ESPECIAIS

Indivíduos idosos

- Os pacientes idosos podem apresentar hipotensão sistólica isolada ou elevação simultânea da PAS e da PAD. A morbidade e a mortalidade CV estão mais relacionadas com a PAS do que com a PAD em pacientes com 50 anos de idade ou mais.
- Os diuréticos, os inibidores da ECA e os BRA proporcionam um benefício significativo e podem ser usados com segurança no indivíduo idoso; todavia, doses iniciais menores do que as habituais precisam ser usadas no início do tratamento.

Crianças e adolescentes

- A hipertensão secundária é mais comum em crianças e adolescentes do que em adultos. O tratamento clínico ou cirúrgico do distúrbio subjacente costuma normalizar a PA.
- A terapia não farmacológica (particularmente perda de peso em crianças obesas) constitui a base do tratamento da hipertensão primária.
- Os inibidores da ECA, os BRA, os β-bloqueadores, os BCC e os diuréticos tiazídicos são, todos eles, escolhas aceitáveis para a terapia farmacológica.
- Os inibidores da ECA, os BRA e os inibidores diretos da renina estão contraindicados para meninas sexualmente ativas, devido aos efeitos teratogênicos potenciais.

Gravidez

- A pré-eclâmpsia, definida como uma PA de 140/90 mmHg ou mais, que aparece depois de 20 semanas de gestação, acompanhada de proteinúria de início recente ($\geq$ 300 mg/24 h), pode levar a complicações potencialmente fatais tanto para a mãe quanto para o feto. A **eclâmpsia**, que se refere ao início de convulsões na pré-eclâmpsia, é uma emergência médica.
- O tratamento definitivo da pré-eclâmpsia é o parto, que está indicado se houver eclâmpsia iminente ou franca. Caso contrário, o manejo consiste em restrição das atividades, repouso no leito e monitoramento rigoroso. A restrição de sal ou outras medidas que produzam contração do volume sanguíneo devem ser evitadas. Os agentes anti-hipertensivos são usados antes da indução do trabalho de parto se a PAD for superior a 105 mmHg, com uma meta de PAD de 95 a 105 mmHg. A hidralazina intravenosa (IV) é mais usada; o labetalol IV também é efetivo.
- A hipertensão crônica é definida como uma PA elevada que foi observada antes do início da gravidez. A metildopa é considerada o fármaco de escolha, devido à experiência com o seu uso. Os β-bloqueadores (mas não o atenolol), o labetalol e os BCC também constituem alternativas razoáveis. Os inibidores da ECA, os BRA e o inibidor direto da renina, o alisquireno, estão contraindicados durante a gravidez.

Afro-descendentes

- A hipertensão é mais comum e mais grave em afro-descendentes do que em outras etnias. Foram observadas diferenças na homeostasia dos eletrólitos, na taxa de filtração glomerular, nos mecanismos de excreção e transporte de sódio, na atividade da renina plasmática e na resposta da PA à expansão do volume plasmático.
- Os afro-descendentes apresentam maior necessidade de terapia de combinação para alcançar e manter as metas de PA. O tratamento deve ser iniciado com dois fármacos em pacientes com PAS igual ou superior a 15 mmHg acima da meta.

- Os diuréticos tiazídicos e os BCC são mais efetivos em pacientes afro-descendentes. A resposta anti-hipertensiva é significativamente aumentada quando uma dessas classes é combinada com β-bloqueador, inibidor da ECA ou BRA.

Doença pulmonar e arteriopatia periférica

- Embora os β-bloqueadores (em particular os agentes não seletivos) geralmente tenham sido evitados em pacientes hipertensos com asma e DPOC, devido ao medo de induzir broncospasmos, os dados sugerem que os β-bloqueadores cardiosseletivos podem ser usados com segurança. Por conseguinte, os agentes cardiosseletivos devem ser usados para o tratamento de uma indicação absoluta (i.e., pós-IM, doença arterial coronariana ou IC) em pacientes com doença reativa das vias respiratórias.
- A AP é considerada um equivalente de risco de doença arterial coronariana. Teoricamente, os β-bloqueadores podem ser problemáticos, devido a uma possível redução do fluxo sanguíneo periférico secundária à estimulação dos receptores α sem oposição, resultando em vasoconstrição. Isso pode ser atenuado com o uso de um β-bloqueador com propriedades de bloqueio α (p. ex., carvedilol). Todavia, os β-bloqueadores não estão contraindicados na AP, e não foi demonstrado que eles afetam adversamente a capacidade de deambulação.

URGÊNCIAS E EMERGÊNCIAS HIPERTENSIVAS

- O tratamento ideal das **urgências hipertensivas** consiste em ajustar o tratamento de manutenção pelo acréscimo de um novo agente anti-hipertensivo e/ou aumento da dose do medicamento em uso.
- Uma opção consiste na administração aguda de um fármaco oral de ação curta (**captopril, clonidina** ou **labetalol**), seguida de observação cuidadosa por várias horas para garantir uma redução gradual da PA.
  - ✓ O captopril oral em doses de 25 a 50 mg pode ser administrado a intervalos de 1 a 2 horas. O início de ação é em 15 a 30 minutos.
  - ✓ Para o tratamento da hipertensão de rebote após a retirada da clonidina, administra-se inicialmente uma dose de 0,2 mg, seguida de 0,2 mg a cada hora, até obter uma queda da PAD abaixo de 110 mmHg ou até a administração de uma dose total de 0,7 mg; uma dose única pode ser suficiente.
  - ✓ O labetalol pode ser administrado em uma dose de 200 a 400 mg, seguida de doses adicionais a cada 2 a 3 horas.
- As **emergências hipertensivas** exigem redução imediata da PA para limitar o aparecimento ou a progressão de lesões dos órgãos-alvo. A meta não é normalizar a PA; na verdade, o alvo inicial consiste em reduzir a pressão arterial média em até 25% dentro de alguns minutos a horas. Se a PA permanecer estável, pode-se reduzi-la para 160/100 a 110 mmHg nas próximas 2 a 6 horas. Quedas abruptas da PA podem causar isquemia ou infarto dos órgãos-alvo. Se a redução da PA for bem tolerada, pode-se tentar uma redução gradual adicional para a meta da PA depois de 24 a 48 horas.
  - ✓ O nitroprussiato constitui o fármaco de escolha para o controle de minuto a minuto na maioria dos casos. Em geral, é administrado na forma de infusão IV contínua, em uma velocidade de 0,25 a 10 mcg/min. O início da ação hipotensora é imediato e desaparece dentro de 1 a 2 minutos após a interrupção do fármaco. Se for necessário manter a infusão por mais de 72 horas, devem-se medir os níveis séricos de tiocianato e interromper a infusão se o nível ultrapassar 12 mg/dL (~2,0 mmol/L). O risco de toxicidade pelo tiocianato apresenta-se elevado em pacientes com comprometimento da função renal. Outros efeitos adversos incluem náuseas, vômitos, contrações musculares e sudorese.
  - ✓ As diretrizes para as doses e os efeitos adversos dos agentes parenterais para o tratamento das emergências hipertensivas estão relacionados no Quadro 10-4.

AVALIAÇÃO DOS DESFECHOS TERAPÊUTICOS

- A resposta da PA é avaliada dentro de 2 a 4 semanas após o início do tratamento ou após quaisquer alterações do tratamento. Após ter alcançado as metas da PA, seu monitoramento é realizado a cada 3 a 6 meses, pressupondo a ausência de sinais ou sintomas de doença aguda dos órgãos-alvo. Os pacientes com história de controle precário, falta de adesão ao tratamento, lesão progressiva dos órgãos-alvo ou sintomas de efeitos adversos dos fármacos devem ser avaliados com frequência.

QUADRO 10-4	Agentes anti-hipertensivos parenterais para emergências hipertensivas			
Fármaco	**Dose**	**Início (min)**	**Duração (min)**	**Efeitos adversos**
Clevidipino	1 a 2 mg/h (máx. de 32 mg/h)	2 a 4	5 a 15	Cefaleia, náuseas, taquicardia, hipertrigliceridemia
Enalaprilate	1,25 a 5 mg IV a cada 6 h	15 a 30	360 a 720	Queda acentuada da PA nos estados de renina elevada; resposta variável
Cloridrato de esmolol	Bolo de 250 a 500 mcg/kg/min IV; em seguida, infusão IV de 50 a 100 mcg/kg/min; pode-se repetir o bolo depois de 5 min, ou pode-se aumentar a infusão para 300 mcg/min	1 a 2	10 a 20	Hipotensão, náuseas, asma, bloqueio cardíaco de primeiro grau, insuficiência cardíaca
Mesilato de fenoldopam	Infusão IV de 0,1 a 0,3 mcg/kg/min	< 5	30	Taquicardia, cefaleia, náusea, rubor
Cloridrato de hidralazina	12 a 20 mg IV 10 a 50 mg IM	10 a 20 20 a 30	60 a 240 240 a 360	Taquicardia, rubor, cefaleia, vômitos, agravamento da angina
Cloridrato de labetalol	Bolo de 20 a 80 mg IV a cada 10 min; infusão IV de 0,5 a 2 mg/min	5 a 10	180 a 360	Vômitos, formigamento do couro cabeludo, broncoconstrição, tontura, náuseas, bloqueio cardíaco, hipotensão ortostática
Cloridrato de nicardipino	5 a 15 mg/h IV	5 a 10	15 a 30; pode ultrapassar 240	Taquicardia, cefaleia, rubor, flebite local
Nitroglicerina	Infusão IV de 5 a 100 mcg/min	2 a 5	5 a 10	Cefaleia, vômitos, metemoglobinemia, tolerância com uso prolongado
Nitroprussiato de sódio	Infusão IV de 0,25 a 10 mcg/kg/min (exige um sistema especial de administração)	Imediato	1 a 2	Náuseas, vômitos, contrações musculares, sudorese, intoxicação por tiocianato e cianeto

IM, intramuscular; IV, intravenosa; PA, pressão arterial.

- As medidas da PA feitas pelo próprio paciente ou o monitoramento ambulatorial automático da PA podem ser úteis para estabelecer um controle efetivo nas 24 horas. Na atualidade, essas técnicas são recomendadas apenas para situações específicas, como suspeita de hipertensão do jaleco branco.
- Os pacientes devem ser monitorados à procura de sinais e sintomas de doença progressiva dos órgãos-alvo. Deve-se obter uma história cuidadosa de dor (ou pressão) torácica, palpitações, tontura, dispneia, ortopneia, cefaleia, alteração súbita da visão, fraqueza unilateral, fala arrastada e perda de equilíbrio para avaliar a possível presença de complicações.
- Efetuar um monitoramento periódico de alterações na fundoscopia, presença de hipertrofia VE no ECG, proteinúria e alterações da função renal.
- Deve-se monitorar o aparecimento de efeitos adversos dos fármacos dentro de 2 a 4 semanas após iniciar um novo agente ou aumentar a dose; em seguida, a cada 6 a 12 meses em pacientes estáveis. Para pacientes em uso de antagonistas da aldosterona, a concentração de potássio e a função renal devem ser avaliadas dentro de três dias e mais uma vez dentro de uma semana após iniciar o fármaco para a detecção de potencial hiperpotassemia.
- Deve-se avaliar regularmente a adesão do paciente ao esquema terapêutico. O paciente deve ser indagado sobre quaisquer alterações em sua percepção do estado geral de saúde, nível de energia, desempenho físico e satisfação geral com o tratamento.

Capítulo elaborado a partir de conteúdo original de autoria de Joseph J. Saseen e Eric J. MacLaughlin.

Cardiopatia isquêmica

- A *cardiopatia isquêmica* (CI) é definida como falta de oxigênio e redução ou ausência de fluxo de sangue para o miocárdio, levando a estenose ou obstrução da artéria coronária. Ela pode surgir como uma síndrome coronariana aguda (SCA), que inclui angina instável e não (sem) elevação do segmento ST (SEST), ou infarto do miocárdio (IM) com elevação do segmento ST (CEST), angina de esforço crônica e estável, isquemia sem sintomas, ou isquemia causada por vasospasmo da artéria coronária (angina variante ou de Prinzmetal).

FISIOPATOLOGIA

- Os principais determinantes da demanda de oxigênio pelo miocárdio (MVo_2) são a frequência cardíaca (FC), a contratilidade e a tensão da parede intramiocárdica durante a sístole. Como as consequências da CI em geral surgem a partir do aumento da demanda com suprimento constante de oxigênio, as alterações na MVo_2 são importantes para provocar isquemia e as intervenções usadas para seu alívio.
- O duplo produto é a frequência cardíaca multiplicada pela pressão arterial sistólica (PD = FC × PAS) e serve como uma estimativa indireta de MVo_2.
- O calibre dos vasos de resistência que fornecem sangue para o miocárdio e a MVo_2 são os principais determinantes na ocorrência da isquemia.
- Os extensos vasos epicárdicos e coronarianos de superfície (R_1) oferecem pouca resistência ao fluxo miocárdico e às artérias e arteríolas intramiocárdicas (R_2) que se ramificam para uma densa rede capilar para abastecer o fluxo sanguíneo basal. Em condições normais, a resistência em R_2 é muito maior que em R_1. O fluxo sanguíneo miocárdico está inversamente relacionado com a resistência arteriolar e diretamente relacionado com a pressão de superfície coronariana.
- As lesões ateroscleróticas que ocluem R_1 aumentam a resistência arteriolar, e R_2 pode sofrer vasodilatação para manter o fluxo sanguíneo coronariano. Com um grau maior de obstrução, esta resposta é inadequada, e a reserva de fluxo coronariano fornecida pela vasodilatação de R_2 é insuficiente para suprir a demanda de oxigênio.
- O diâmetro e a extensão das lesões de obstrução e a influência da pressão reduzem uma área de estenose que também afeta o fluxo sanguíneo coronariano. Pode ocorrer obstrução coronariana dinâmica nos vasos normais e nos vasos com estenose onde o tônus vascular ou o espasmo podem ser sobrepostos por uma estenose fixa. A isquemia persistente pode promover o crescimento de fluxo sanguíneo colateral.
- A estenose relativamente grave (> 70%) pode provocar isquemia e sintomas no paciente em repouso. As lesões que geram uma obstrução de 50 a 70% podem reduzir o fluxo sanguíneo, mas essas obstruções não são consistentes, e o vasospasmo e a trombose se sobrepõem sobre uma lesão "não crítica" que pode levar a eventos clínicos como IM.
- A perda regional de contratilidade ventricular pode sobrecarregar o miocárdico remanescente, levando a insuficiência cardíaca (IC), aumento da MVo_2 e depleção rápida da reserva de fluxo sanguíneo. Podem surgir zonas de tecido com fluxo sanguíneo marginal que têm risco de lesão mais grave se o episódio isquêmico persistir ou piorar. As áreas não isquêmicas do miocárdio podem compensar as áreas com isquemia mais grave e zona ao redor da isquemia, desenvolvendo mais tensão que o comum na tentativa de manter o débito cardíaco. O surgimento de disfunção do ventrículo esquerdo ou direito pode estar associado com galope B_3, dispneia, ortopneia, taquicardia, pressão arterial flutuante, sopros temporários e regurgitação mitral ou tricúspide. A função diastólica e sistólica comprometida leva ao aumento da pressão de enchimento do ventrículo esquerdo.

MANIFESTAÇÕES CLÍNICAS

- Muitos episódios isquêmicos são assintomáticos (isquemia silenciosa). Os pacientes têm um padrão reprodutível de dor ou outros sintomas que surgem após o esforço. O aumento da frequência, da gravidade ou da duração dos sintomas ou dos sintomas em repouso sugere um padrão instável que requer avaliação médica imediata.

- Os sintomas podem incluir sensação de pressão ou queimação esternal ou próximo dele, que irradia para a mandíbula esquerda, o ombro ou o braço esquerdo. Também pode surgir desconforto toráxico e falta de ar. A sensação dura de 30 segundos a 30 minutos.
- Os fatores que precipitam a crise incluem exercício, ambiente frio, caminhada após uma refeição, estresse emocional, medo, raiva e coito. O alívio ocorre com repouso e dentro de 45 segundos a 5 minutos após a administração de nitroglicerina.
- Os pacientes com angina variante (Prinzmetal) secundária ao espasmo coronariano têm maior probabilidade de sentir dor no repouso e nas primeiras horas do dia. A dor nem sempre surge pelo esforço ou estresse emocional ou é aliviada com repouso; o padrão do eletrocardiograma (ECG) demonstra uma lesão corrente com a elevação do segmento ST em vez da depressão.
- A angina instável é classificada nas categorias de baixo risco, moderado ou elevado para morte em curto período ou IM não fatal. As características da angina instável de alto risco incluem: (1) tempo de exacerbação dos sintomas isquêmicos nas 48 horas anteriores; (2) dor em repouso que dure mais de 20 minutos; (3) idade acima de 75 anos; (4) alterações no segmento ST; (5) achados clínicos de edema pulmonar, regurgitação mitral, B_3, estertores, hipotensão, bradicardia ou taquicardia.
- Os episódios de isquemia também podem ser assintomáticos, ou "silenciosos", talvez por causa do limiar e da tolerância maiores à dor do que em pacientes que sentem dor com maior frequência.

DIAGNÓSTICO

- Obter o histórico médico para identificar a natureza ou o tipo de dor no peito, os fatores que desencadeiam a crise, a duração, a irradiação da dor e a resposta à nitroglicerina ou ao repouso. A dor no peito isquêmica pode lembrar a dor de outras origens, e pode dificultar o diagnóstico de dor de angina com base apenas no histórico.
- Perguntar ao paciente sobre os fatores de risco pessoais para a doença arterial coronariana (DAC), incluindo tabagismo, hipertensão e diabetes melito.
- Coletar o histórico familiar que inclui informações sobre DAC prematura, hipertensão, distúrbios lipídicos e diabetes melito.
- Os achados com o exame cardíaco podem incluir impulsão sistólica precordial anormal, redução da intensidade de B_1, desdobramento paradoxal de B_2, presença de B_3 e B_4, sopro sistólico apical e sopro diastólico.
- **Exames laboratoriais**: hemoglobina, glicose em jejum (para excluir diabetes) e painel lipídico em jejum. Proteína C-reativa ultrassensível PCR (US), nível de homocisteína, evidência de infecção por *Chlamydia* e elevações na lipoproteína (a), fibrinogênio, inibidor do ativador de plasminogênio podem ser úteis. As enzimas cardíacas podem estar normais na angina estável. A troponina T ou I, mioglobina e a banda miocárdica da creatina-quinase (CKMB) podem estar elevadas na angina instável.
- O ECG em repouso é normal em metade dos pacientes com angina que não apresentam isquemia aguda. As alterações típicas do segmento ST-T incluem depressão, inversão da onda T e elevação do segmento ST. A angina variante está associada com a elevação do segmento ST, enquanto a isquemia silenciosa pode produzir elevação ou depressão. Isquemia significativa está associada com depressão do segmento ST maior que 2 mm, hipotensão com esforço e tolerância reduzida ao exercício.
- O teste de tolerância ao exercício (estresse) (TTE), cintilografia da perfusão do miocárdio com tálio, angiocardiografia com radionuclídeo, tomografia computadorizada ultrarrápida e angiografia coronariana podem ser feitos em alguns casos. Faça uma radiografia do tórax se o paciente tiver sintomas de IC.

TRATAMENTO

- Objetivos do tratamento: os tratamentos de curto prazo são voltados para reduzir ou evitar os sintomas da angina que limitam a capacidade de exercício e comprometem a qualidade de vida. Os objetivos de longo prazo são direcionados para evitar eventos de DAC como IM, arritmias e IC, e prolongar a vida do paciente.

TERAPIA NÃO FARMACOLÓGICA

- A prevenção primária por meio da modificação dos fatores de risco reduzirá a prevalência de CI. A intervenção secundária é eficiente para reduzir a morbidade e a mortalidade.
- Os fatores de risco para CI são aditivos e podem ser classificados como modificáveis e não modificáveis. Os fatores de risco não modificáveis incluem gênero, idade, histórico familiar ou composição genética, influências ambientais e, em alguma extensão, o diabetes melito. Os fatores de risco modificáveis incluem tabagismo, hipertensão, hiperlipidemia, obesidade, sedentarismo, hiperuricemia, fatores psicossociais como estresse e o uso de fármacos que podem ser prejudiciais (p. ex., progestinas, corticosteroides, inibidores da calcineurina).

TERAPIA FARMACOLÓGICA

Bloqueadores β-adrenérgicos

- Diminuição da FC, contratilidade e pressão arterial reduzem a MVo_2 e a demanda de oxigênio em pacientes com angina induzida por esforço. Os β-bloqueadores não melhoram o suprimento de oxigênio e, em alguns casos, a estimulação α-adrenérgica pode levar a vasoconstrição coronariana.
- Os β-bloqueadores melhoram os sintomas em cerca de 80% dos pacientes com angina de esforço estável e crônica e as medidas de eficácia demonstraram melhora da duração do exercício e do atraso no tempo no qual as alterações do segmento ST e os sintomas iniciais ou limitantes surgem. O bloqueio β-adrenérgico pode permitir que os pacientes com angina, antes limitados pelos sintomas, possam fazer mais exercícios e melhorar o desempenho cardiovascular como efeito de treino.
- Os candidatos ideais para os β-bloqueadores incluem pacientes nos quais a atividade física é uma causa desencadeante dos ataques, os que apresentam hipertensão, arritmias supraventriculares ou angina pós-IM, e os que apresentam ansiedade associada aos episódios de angina. Os β-bloqueadores podem ser usados com segurança na angina e na IC.
- O bloqueio β-adrenérgico é eficiente na angina crônica de esforço como monoterapia e combinada com nitratos e/ou bloqueadores do canal de cálcio (BCC). Eles são os fármacos de primeira linha na angina crônica que requer terapia de manutenção diária porque são mais eficientes para reduzir os episódios de isquemia silenciosa e o pico matinal de atividade isquêmica e melhoram mais a mortalidade no pós-IM com onda Q do que os nitratos e os BCC.
- Se os β-bloqueadores não forem eficientes ou não são tolerados, pode-se instituir a monoterapia com BCC ou terapia combinada. A taquicardia induzida pelos nitratos pode ser neutralizada com o β-bloqueador, tornando útil esta combinação.
- As doses iniciais de β-bloqueadores devem ser baixas e ajustadas para responder. Os objetivos do tratamento incluem reduzir a FC em repouso para 50 a 60 batimentos/min e limitar a FC máxima em exercício para cerca de 100 batimentos/min ou menos. A FC com exercício moderado não deve ser mais do que 20 batimentos/min acima da FC de repouso (ou um aumento de 10% sobre a FC em repouso).
- Existe pouca evidência que sugira a superioridade de qualquer um dos β-bloqueadores. Os que apresentam meia-vida mais longa podem ser administrados com menor frequência, mas até o **propranolol** pode ser administrado duas vezes ao dia na maioria dos pacientes. A atividade estabilizadora de membrana é irrelevante no tratamento da angina. Parece que a atividade simpatomimética intrínseca é prejudicial nos pacientes com angina em repouso ou angina grave porque a redução na FC seria minimizada, limitando a redução na MVo_2. Os β-bloqueadores cardiosseletivos podem minimizar os efeitos adversos, como broncospasmo, claudicação intermitente e disfunção sexual. A combinação de um β-bloqueador não seletivo e um α-bloqueador com **labetalol** pode ser útil em pacientes com função marginal do ventrículo esquerdo (VE).
- Os efeitos adversos do bloqueio β-adrenérgico incluem hipotensão, FC descompensada, bradicardia, bloqueio cardíaco, broncospasmo, metabolismo da glicose alterado, fadiga, mal-estar e depressão. A retirada abrupta está associada com aumento da gravidade e do número de episódios de angina e IM. Diminuir a terapia dentro de alguns dias deve minimizar o risco dos efeitos de retirada se for necessário interromper.

Nitratos

- Os nitratos reduzem a MVo_2 secundária à venodilatação e dilatação arterial-arteriolar, levando à redução no estresse da parede causada pela redução do volume e da pressão ventricular. As ações

QUADRO 11-1	Produtos à base de nitrato		
Produto	**Início (min)**	**Duração**	**Dose inicial**
Nitroglicerina			
Intravenosa	1-2	3-5 min	5 mcg/min
Sublingual/lingual	1-3	30-60 min	0,3 mg
Oral	40	3-6 h	2,5-9 mg três vezes ao dia
Pomada	20-60	2-8 h	1,3-2,5 cm
Adesivo	40-60	> 8 h	Um adesivo
Tetranitrato de eritritol	5-30	4-6 h	5-10 mg três vezes ao dia
Tetranitrato de pentaeritritol	30	4-8 h	10-20 mg três vezes ao dia
Dinitrato de isossorbida			
Sublingual/mastigável	2-5	1-2 h	2,5-5 mg três vezes ao dia
Oral	20-40	4-6 h	5-20 mg três vezes ao dia
Mononitrato de isossorbida (MNIS)	30-60	6-8 h	20 mg uma ou duas vezes ao dia, dependendo do produto

diretas sobre a circulação coronariana incluem dilatação das artérias coronárias intramurais de grande e pequeno calibre, dilatação colateral, dilatação da estenose da artéria coronária, eliminação do tônus normal nos vasos estenosados e alívio do espasmo.

- As características farmacocinéticas comuns aos nitratos incluem intenso metabolismo hepático de primeira passagem, meias-vidas curtas (exceto para o **mononitrato de isossorbida** [MNIS]), grandes volumes de distribuição, altas taxas de *clarance* e grande variação interindividual nas concentrações plasmáticas. A meia-vida da **nitroglicerina** é de 1 a 5 minutos, independentemente da via de administração, o que justifica a potencial vantagem dos produtos de liberação retardada e transdérmicos. O **dinitrato de isossorbida** (IDNIS) é metabolizado ao MNIS. O MNIS tem meia-vida de aproximadamente 5 horas e pode ser administrado uma ou duas vezes ao dia, dependendo do produto escolhido.

- A terapia com nitratos pode ser usada para terminar um ataque agudo de angina, evitar os ataques induzidos por esforço ou estresse ou para profilaxia de longo prazo, em geral combinada com β-bloqueadores ou BCC. Os produtos de nitroglicerina nas apresentações sublingual, bucal ou *spray* são preferidos para o alívio dos ataques de angina por causa da rápida absorção (Quadro 11-1). Os sintomas podem ser evitados com produtos profiláticos orais ou transdérmicos (em geral combinados com β-bloqueadores ou BCC), mas o desenvolvimento da tolerância pode ser um problema.

- A **nitroglicerina sublingual**, em uma dose de 0,3 a 0,4 mg, alivia a dor em cerca de 75% dos pacientes dentro de 3 minutos, com outros 15% sentindo alívio da dor entre 5 e 15 minutos. Uma dor persistente por mais de 20 a 30 minutos após o uso de 2 a 3 comprimidos de nitroglicerina sugere SCA, e o paciente deve ser orientado para procurar ajuda urgente.

- Os produtos mastigáveis, orais e transdérmicos são aceitáveis para a profilaxia de longo prazo. A administração de preparações de ação prolongada deve ser ajustada para obter uma resposta hemodinâmica. Esse caso pode exigir doses orais de DNIS de 10 a 60 mg, a cada 3 a 4 horas, por causa da tolerância ou do metabolismo de primeira passagem. A terapia intermitente (10-12 horas sim, 12-14 horas não) transdérmica da nitroglicerina pode produzir uma melhora modesta, mas importante, no tempo de exercício na angina crônica estável.

- Os efeitos adversos incluem hipotensão postural com sintomas associados do sistema nervoso central (SNC), taquicardia reflexa, cefaleias e rubor, e náusea em alguns casos. A hipotensão excessiva pode levar à IM ou ao acidente vascular cerebral. Os efeitos adversos não cardiovasculares incluem exantema (especialmente com a nitroglicerina transdérmica), metemoglobinemia com altas doses administradas em períodos prolongados, e concentrações mensuráveis de etanol e propilenoglicol com nitroglicerina intravenosa (IV).

- Como o início e o término da tolerância aos nitratos ocorrem rapidamente, uma estratégia para contornar a tolerância é dar um intervalo sem nitrato de 8 a 12 horas. Por exemplo, o DNIS não deve ser usado mais do que três vezes ao dia para evitar tolerância.
- Os nitratos podem ser combinados com outros fármacos com mecanismos complementares de ação para a profilaxia crônica. A terapia combina é usada em pacientes com sintomas mais frequentes ou sintomas que não respondem aos β-bloqueadores sozinhos (nitratos mais β-bloqueadores ou BCC), em pacientes intolerantes a β-bloqueadores ou BCC e em pacientes com vasospasmo que leva à redução do suprimento (nitratos mais BCC).

Bloqueadores do canal de cálcio

- As ações diretas incluem vasodilatação das arteríolas sistêmicas e das artérias coronárias, levando à redução da pressão arterial e resistência vascular coronariana, assim como depressão da contratilidade do miocárdio e velocidade de condução dos nódulos sinoatrial (SA) e atrioventricular (AV). O estímulo reflexo β-adrenérgico supera o efeito inotrópico negativo e a depressão da contratilidade fica evidente apenas na presença de disfunção do VE e quando outros fármacos com efeito inotrópico negativo são usados simultaneamente.
- **Verapamil** e **diltiazem** provocam menos vasodilatação periférica do que as di-hidropiridinas, como **nifedipino**, porém reduções mais acentuadas na condução do nódulo AV. Eles devem ser usados com cuidado em pacientes com alterações de condução preexistentes e nos pacientes que usam outros fármacos com propriedades cronotrópicas negativas.
- A MVo_2 é reduzida com todos os BCC, principalmente por causa da redução da tensão da parede secundária à redução da pressão arterial. Em geral, o benefício dos BCC está mais relacionado com a redução da MVo_2 do que a melhora no suprimento de oxigênio.
- Ao contrário dos β-bloqueadores, os BCC podem melhorar o fluxo sanguíneo coronariano nas áreas de obstrução coronariana fixa ao inibir o tônus vascular e vasospasmo da artéria coronária.
- Os candidatos para BCC incluem os pacientes com contraindicações ou intolerância aos β-bloqueadores, doença existente do sistema de condução (exceto para verapamil e diltiazem), angina de Prinzmetal, doença arterial periférica, grave disfunção ventricular e hipertensão coexistente. O **anlodipino** é provavelmente o BCC de escolha na disfunção ventricular grave e os outros devem ser usados com cuidado se a fração de ejeção (FE) for menor que 40%.

Ranolazina

- A ranolazina reduz a sobrecarga de cálcio nos miócitos isquêmicos ao inibir a corrente tardia de sódio. Ela não afeta a FC, o estado inotrópico ou hemodinâmico nem aumenta o fluxo sanguíneo coronariano.
- É contraindicada para o tratamento da angina crônica. Em estudos controlados, melhora moderadamente o tempo de exercício de 15 para 45 segundos, se comparado com o placebo. Em estudos clínicos sobre SCA de grande porte, reduziu a isquemia recorrente, mas não melhorou o desfecho composto da eficácia primária da morte cardiovascular, IM ou isquemia recorrente.
- Como ela prolonga o intervalo QT, reservar a ranolazina para pacientes que não conseguiram uma resposta adequada para os outros fármacos antianginosos. Ela deve ser usada combinada com anlodipino, β-bloqueadores ou nitratos.
- Iniciar a ranolazina com uma dose de 500 mg duas vezes ao dia e aumentar para 1.000 mg duas vezes ao dia, se for necessário, dependendo dos sintomas. Obter o ECG inicial e de acompanhamento para avaliar os efeitos sobre o intervalo QT. Os efeitos adversos mais comuns incluem vertigem, cefaleia, constipação e náusea.

TRATAMENTO DA CARDIOPATIA ISQUÊMICA ESTÁVEL

- O **Quadro 11-2** lista as recomendações terapêuticas selecionadas com base em evidências da American College of Cardiology Foundation e da American Heart Association. Um algoritmo de tratamento é apresentado na **Figura 11-1**.
- A terapia medicamentosa orientada pela diretriz (GDMT) enfatiza a orientação ao paciente. As modificações do estilo de vida incluem atividade física diária, controle do peso, dieta, abandonar o tabagismo, intervenções psicológicas, limitação da ingestão de álcool, e controle da pressão arterial e do diabetes.

QUADRO 11-2	Recomendações selecionadas com base em evidências para o tratamento da angina de peito de esforço estável

Recomendações	Graus de recomendação[a]
Modificação do fator de risco	
Terapia com estatina de dose moderada ou elevada na ausência de contraindicações ou efeitos adversos, além de mudanças no estilo de vida.	Classe I, nível A
Para os pacientes que não toleram estatina, usar um sequestrante de ácido biliar, niacina, ou ambos.	Classe IIa, nível B
Se a pressão arterial for 140/90 mmHg ou superior, a terapia medicamentosa deve ser instituída junto ou após as mudanças no estilo de vida.	Classe I, nível A
Para pacientes com DM é valido instituir a farmacoterapia para alcançar a hemoglobina glicada (HbA1C) alvo.	Classe IIb, nível A
Terapia medicamentosa para evitar IM e morte	
Dose de 75-162 mg/dia de ácido acetilsalicílico de forma contínua na ausência de contraindicação.	Classe I, nível A
Clopidogrel é uma alternativa razoável quando o ácido acetilsalicílico for contraindicado.	Classe I, nível B
A terapia com β-bloqueador iniciada e continuada por três anos em pacientes com função normal do VE após IM ou SCA.	Classe I, nível B
β-bloqueador (carvedilol, succinato de metoprolol ou bisoprolol) em pacientes com disfunção sistólica do VE (FEVE ≤ 40%) com IC ou IM, exceto se for contraindicado.	Classe I, nível A
Inibidor de ECA em pacientes com HAS, DM, FEVE ≤ 40% ou DRC, exceto se for contraindicado. Os BRA são recomendados no caso de intolerância aos inibidores da ECA.	Classe I, nível A
Terapia medicamentosa para alívio dos sintomas	
Nitroglicerina sublingual ou *spray* para alívio imediato da angina.	Classe I, nível B
Os β-bloqueadores como terapia inicial para alívio dos sintomas.	Classe I, nível B
BCC ou nitratos de ação prolongada para alívio dos sintomas quando os β-bloqueadores são contraindicados ou provocam efeitos colaterais inaceitáveis.	Classe I, nível B
BCC ou nitratos de ação prolongada, combinados com β-bloqueadores, quando o tratamento inicial com β-bloqueadores for ineficaz.	Classe I, nível B
Antagonistas não di-hidropiridínicos do receptor de cálcio de ação prolongada (verapamil, diltiazem) em vez de um β-bloqueador como terapia inicial.	Classe IIa, nível B
A ranolazina pode ser útil como substituto para os β-bloqueadores se o tratamento inicial com esses fármacos provocar efeitos adversos inaceitáveis ou não for eficiente ou for contraindicado.	Classe IIa, nível B
A ranolazina combinada com um β-bloqueador pode ser útil quando o tratamento inicial com este fármaco for ineficaz.	Classe IIa, nível B

BCC, bloqueadores do canal de cálcio; BRA, bloqueador do receptor de angiotensina; DRC, doença renal crônica; DM, diabetes melito; ECA, enzima conversora de angiotensina; HAS, hipertensão arterial sistêmica; IC, insuficiência cardíaca; IM, infarto do miocárdio; FEVE, fração de ejeção do ventrículo esquerdo; SCA, síndrome coronariana aguda; VE, ventrículo esquerdo.
[a] Classe de recomendação de classificação de evidência da American College of Cardiology e da American Heart Association:
I, condições para as quais existe evidência ou entendimento geral que um dado procedimento ou tratamento é útil e eficiente.
II, condições para as quais existe evidência conflitante ou divergência de opinião sobre a utilidade/eficácia de um dado procedimento ou tratamento.
IIa, O peso da evidência/opinião está a favor da utilidade ou eficácia.
IIb, utilidade/eficácia está bem estabelecida por meio de evidência/opinião.
III, condições para as quais existe evidência ou entendimento geral que um dado procedimento ou tratamento não é útil/efetivo e em alguns casos pode ser prejudicial.
Nível de evidência:
A, dados oriundos de ensaios clínicos múltiplos randomizados com grande número de pacientes.
B, dados derivados de um número limitado de estudos randomizados com poucos pacientes, análises cuidadosas de estudos não randomizados ou estudos observacionais.

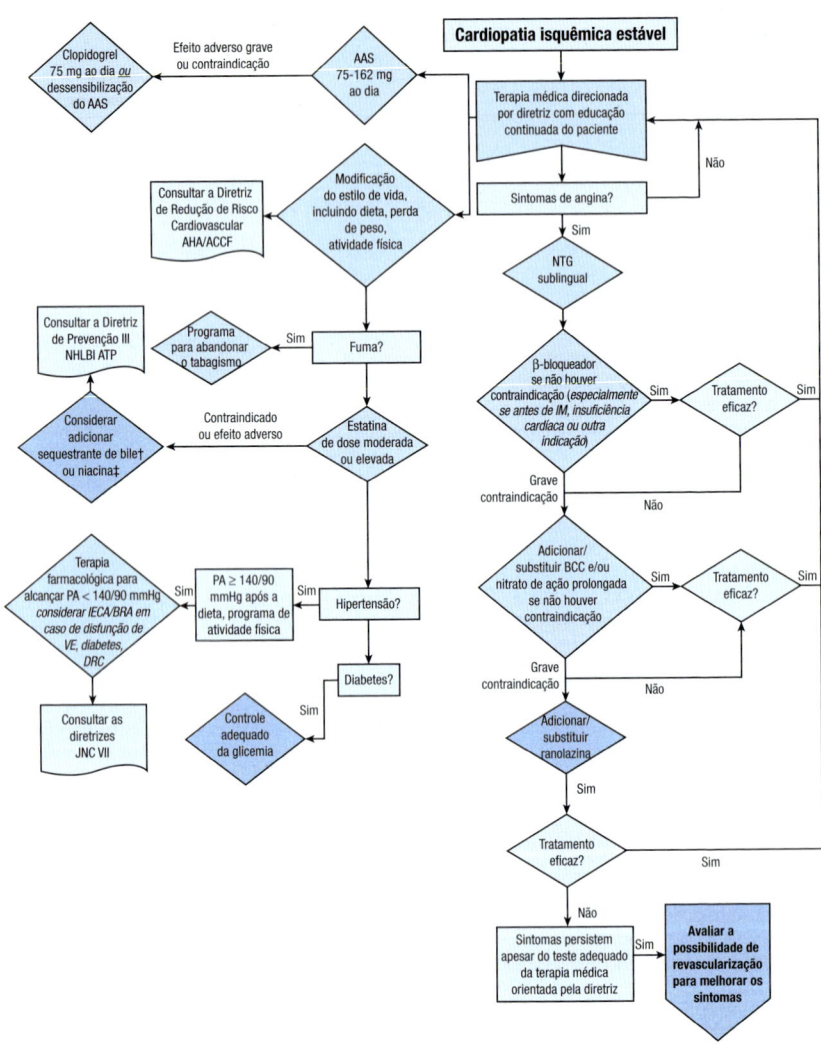

FIGURA 11-1 Algoritmo para terapia médica orientada por diretriz para pacientes com cardiopatia isquêmica estável.

Os algoritmos não representam uma lista abrangente de recomendações.
† O uso de sequestrante de ácido biliar é relativamente contraindicado quando os triglicerídios estão ≥ 200 mg/dL e é contraindicado quando os triglicerídios estão ≥ 500 mg/dL.
‡ A niacina como suplemento alimentar não deve ser usada como substituto para a niacina prescrita. ACCF, American College of Cardiology Foundation; AHA, American Heart Association; AAS, ácido acetilsalicílico; ATP III, Painel de tratamento adulto III; BRA, bloqueador do receptor de angiotensina; BCC, bloqueador do canal de cálcio; DRC, doença renal crônica; HDL-C, colesterol de lipoproteína de alta densidade; IECA, inibidor da enzima conversora de angiotensina; IM, infarto do miocárdio; JNC VII, Sétimo Relatório do Joint National Committee on Prevention, Detection, Evaluation, and Treatment of High Blood Pressure; LDL-C, colesterol de lipoproteína de baixa densidade; NHLBI, National Heart, Lung, and Blood Institute; NTG, nitroglicerina; PA, pressão arterial; VE, ventrículo esquerdo.

- Os **β-bloqueadores** podem ser os preferidos para a profilaxia crônica por causa da administração menos frequente e outras propriedades desejáveis (p. ex., potenciais efeitos cardioprotetores, efeitos antiarrítmicos, não haver tolerância e eficácia anti-hipertensiva). Os pacientes com maiores chances de responder bem ao β-bloqueio são aqueles com FC elevada em repouso e os que apresentam limiar anginoso relativamente fixo.
- Os **BCC** são tão eficientes quanto os β-bloqueadores e são mais úteis em pacientes que apresentam um limiar variável para angina de esforço. Os antagonistas de cálcio podem fornecer melhor oxigenação do músculo esquelético, levando à redução da fadiga e a melhor tolerância aos exercícios. Eles podem ser usados com segurança em pacientes com muitas contraindicações para β-bloqueadores. Os pacientes com anormalidades de condução e disfunção moderada a grave do VE (FE < 35%) não devem ser tratados com verapamil ou diltiazem, enquanto o anlodipino pode ser usado com segurança em muitos destes pacientes. Diltiazem tem efeitos importantes no nódulo AV e pode produzir bloqueio cardíaco em pacientes com doença de condução preexistente ou quando outros fármacos com efeitos na condução (p. ex., digoxina e β-bloqueadores) são usados simultaneamente. O nifedipino pode provocar elevação excessiva da FC, em especial se o paciente não receber um β-bloqueador, e isso pode compensar seu efeito benéfico sobre a MVo$_2$. A combinação de BCC e β-bloqueadores é sensata porque o efeito hemodinâmico dos antagonistas do cálcio é complementar ao bloqueio β-adrenérgico. Entretanto, a terapia combinada nem sempre pode ser mais eficiente do que a terapia com um agente.
- A profilaxia crônica com as apresentações de ação prolongada da **nitroglicerina** (oral ou transdérmica), **DNIS**, **MNIS** e **tetranitrato de pentaeritritol** pode ser eficiente, mas o desenvolvimento de tolerância é uma limitação. A monoterapia com nitratos não deve ser a terapia de primeira linha, exceto se os β-bloqueadores e BCC forem contraindicados ou não tolerados. Deve ser instituído um intervalo sem nitrato de 8 horas por dia ou mais para manter a eficácia.
- Para a profilaxia quando fizer atividades que precipitam os ataques, uma dose de 0,3 a 0,4 mg de nitroglicerina sublingual pode ser usada por cerca de 5 minutos antes do início da atividade. O *spray* de nitroglicerina pode ser útil quando a saliva for insuficiente para dissolver de forma rápida a nitroglicerina sublingual ou se o paciente tiver dificuldade para abrir a embalagem do comprimido. A resposta dura em torno de 30 minutos.

TRATAMENTO DE ESPASMO DA ARTÉRIA CORONÁRIA E ANGINA DE PEITO VARIANTE

- Todos os pacientes devem ser tratados para ataques agudos e receber o tratamento profilático para 6 a 12 meses após o episódio inicial. Fatores que pioram o quadro, como álcool, cocaína ou cigarro devem ser suspensos.
- Os **nitratos** são fundamentais na terapia e a maioria dos pacientes responde rapidamente a **nitroglicerina** ou **DNIS** sublingual. A nitroglicerina IV ou intracoronariana pode ser útil para pacientes que não respondem às preparações sublinguais.
- Como os BCC podem ser mais eficientes, com poucos efeitos adversos graves, e podem ser administrados com uma frequência menor que os nitratos, algumas autoridades os consideram como os agentes de escolha para a angina variante. **Nifedipino**, **verapamil** e **diltiazem** são todos igualmente eficientes como agentes únicos para o manejo inicial. Os nitratos podem ser incluídos na sua terapia medicamentosa de pacientes que não respondem apenas com BCC. A terapia combinada de nifedipino mais diltiazem ou nifedipino mais verapamil pode ser útil em pacientes que não respondem a regimes com apenas um fármaco.
- Os β-bloqueadores têm pouca ou nenhuma importância no manejo da angina variante porque eles podem induzir a vasoconstrição coronariana e prolongar a isquemia.

AVALIAÇÃO DOS DESFECHOS TERAPÊUTICOS

- As medidas subjetivas da resposta aos fármacos incluem número de episódios dolorosos, quantidade de nitroglicerina de ação rápida consumida e melhora da resposta simpática na capacidade de exercício (i.e., exercício mais prolongado ou menos sintomas no mesmo nível de exercício). Uma vez que a terapia medicamentosa esteja otimizada para os pacientes, os sintomas devem melhorar dentro de 2 a 4 semanas e permanecem estáveis até a doença progredir.

- O Seattle Angina Questionnaire, Specific Activity Scale, e o sistema de classificação Canadian Cardiovascular Society podem ser usados para melhorar a reprodutibilidade da avaliação dos sintomas.
- Se o paciente estiver bem, não é necessário fazer uma nova avaliação. A melhora objetiva pode ser avaliada ao aumentar a duração dos exercícios em ETT e na ausência de alterações isquêmicas no ECG ou alterações hemodinâmicas prejudiciais. Limitar o uso da ecocardiografia e imagem do coração em pacientes que não estejam bem para determinar se deve ser feita a revascularização ou outras medidas.
- Monitorar os principais efeitos adversos, cefaleia e vertigem, com os nitratos; fadiga e cansaço com os β-bloqueadores e edema periférico; constipação e vertigem com BCC.
- Um plano abrangente inclui monitoramento auxiliar dos perfis lipídicos, glicose plasmática em jejum, testes da função da tireoide, hemoglobina/hematócrito e eletrólitos.

Capítulo elaborado a partir de conteúdo original de autoria de Robert L. Talbert.

12 Choque

- O *choque* é um estado agudo de perfusão inadequada dos órgãos críticos que pode levar à morte se não for estabelecida uma terapia adequada. O choque é definido como uma pressão arterial sistólica (PAS) menor que 90 mmHg, ou redução de pelo menos 40 mmHg a partir do valor inicial com alterações da perfusão apesar da ressuscitação volêmica adequada.

FISIOPATOLOGIA

- O choque é causado pela incapacidade do sistema circulatório em fornecer oxigênio (O_2) suficiente para os tecidos apesar do consumo normal ou reduzido de O_2. Talvez seja ocasionado por déficit do volume intravascular (choque hipovolêmico), insuficiência da bomba miocárdica (choque cardiogênico), ou vasodilatação periférica (choque séptico, anafilático ou neurogênico).
- O choque hipovolêmico é caracterizado pela deficiência aguda do volume intravascular por causa de perdas externas ou redistribuição interna de água extracelular. Ele pode ser precipitado por hemorragia, queimaduras, trauma, cirurgia, obstrução intestinal e desidratação a partir de considerável perda insensível de fluidos, administração excessiva de diurético, e vômito ou diarreia grave. Ocorre relativa hipovolemia, que leva ao choque hipovolêmico durante uma vasodilatação significativa, a qual acompanha a anafilaxia, a sepse e o choque neurogênico.
- A queda na pressão arterial (PA) é compensada por aumento do fluxo simpático, ativação do sistema renina-angiotensina e outros fatores que estimulam a vasoconstrição periférica. A vasoconstrição compensatória redistribui o sangue da pele, músculos esqueléticos, rins e trato gastrintestinal para os órgãos vitais (p. ex., coração e cérebro) em uma tentativa de manter a oxigenação, a nutrição e o funcionamento desses órgãos.
- Este quadro leva a uma grave acidose láctica secundária à isquemia do tecido e provoca vasodilatação localizada, com piora do estado vascular comprometido.

MANIFESTAÇÕES CLÍNICAS

- Os pacientes com choque hipovolêmico podem apresentar sede, ansiedade, fraqueza, delírio, vertigem, pouco débito urinário e urina de cor amarelo-escura.
- Os sinais de perda mais grave de volume incluem taquicardia (> 120 batimentos/min), taquipneia (> 30 respirações/min), hipotensão (PAS < 90 mmHg), alterações do quadro mental ou perda da consciência, agitação e temperatura corporal normal ou fria (na ausência de infecção) com extremidades frias e enchimento capilar reduzido.
- As concentrações séricas de sódio e cloreto em geral estão elevadas com a depleção aguda do volume. A proporção ureia:creatinina pode estar elevada no início, mas a creatinina aumenta com a disfunção renal. A acidose metabólica leva ao aumento do déficit de base e das concentrações de lactato com bicarbonato e pH reduzidos.
- A contagem completa de células do sangue (CBC) é normal na ausência de infecção. No choque hemorrágico, a contagem de células vermelhas, hemoglobina e hematócrito estão reduzidas.
- O débito urinário é reduzido para menos de 0,5 a 1 mL/h. Com uma depleção de volume mais grave, a disfunção de outros órgãos pode ser refletida no exame laboratorial (p. ex., níveis séricos de transaminase elevados com disfunção hepática).

DIAGNÓSTICO E MONITORAMENTO

- O monitoramento não invasivo e invasivo (Quadro 12-1) e a avaliação do histórico médico, da manifestação clínica e dos achados laboratoriais são importantes para estabelecer o diagnóstico e avaliar os mecanismos responsáveis pelo choque. Os achados incluem hipotensão (PAS < 90 mmHg), índice cardíaco (IC) deprimido (IC < 2,2 L/min/m²), taquicardia (frequência cardíaca > 100 batimentos/min) e baixo débito urinário (< 20 mL/h).

QUADRO 12-1	Parâmetros hemodinâmicos de monitoramento e de transporte de oxigênio
Parâmetro	**Valor normal[a]**
Pressão arterial (sistólica/diastólica)	100-130/70-85 mmHg
Pressão arterial média (PAM)	80-100 mmHg
Pressão da artéria pulmonar (PAP)	25/10 mmHg
Pressão média da artéria pulmonar (PMAP)	12-15 mmHg
Pressão venosa central (PVC)	8-12 mmHg
Pressão de oclusão da artéria pulmonar (POAP)	12-15 mmHg
Frequência cardíaca (FC)	60-80 batimentos/min
Débito cardíaco (DC)	4-7 L/min
Índice cardíaco (IC)	2.8-3.6 L/min/m^2
Índice de volume sistólico	30-50 mL/m^2
Índice da resistência vascular sistêmica (IRVS)	1.300-2.100 dinas • seg/m^2 • cm^5
Índice da resistência vascular pulmonar (IRVP)	45-225 dinas • seg/m^2 • cm^5
Saturação arterial de O_2 (Sao$_2$)	97% (faixa 95-100%)
Saturação venosa mista de O_2 (Svo$_2$)	70-75%
Conteúdo arterial de O_2 (Cao$_2$)	20,1 vol% (faixa 19-21%)
Conteúdo venoso de O_2 (Cvo$_2$)	15,5 vol% (faixa 11,5-16,5%)
Diferença no conteúdo de O_2 (C[v-a]o$_2$)	5 vol% (faixa 4-6%)
Índice do consumo de O_2 (Vo$_2$)	131 mL/min/m^2 (faixa 100-180)
Índice de liberação de O_2 (Do$_2$)	578 mL/min/m^2 (faixa 370-730)
Proporção de extração de O_2 (O$_2$ER)	25% (faixa 22-30%)
pH intramucosa (pHi)	7,40 (faixa -7,35- 7,45)
Índice (I)	Parâmetro indexado para a área da superfície corporal

[a] Os valores normais podem não ser os mesmos que os valores necessários para otimizar o manejo de um paciente muito doente.

- O cateter da artéria pulmonar (Swan-Ganz) pode ser usado para determinar a pressão venosa central (PVC), a pressão da artéria pulmonar (PAP), o débito cardíaco (DC) e a pressão de oclusão da artéria pulmonar (POAP).
- A função renal pode ser avaliada grosseiramente por meio das medidas de hora em hora do débito urinário, mas a estimativa do *clearance* da creatinina com base nos valores isolados de creatinina podem não ser precisos. A perfusão renal reduzida e a liberação de aldosterona causam retenção de sódio e sódio urinário baixo (< 30 mEq/L).
- Nos indivíduos normais, o consumo de O_2 (Vo$_2$) é dependente da distribuição de O_2 (Do$_2$) até certo nível crítico (dependência do fluxo de Vo$_2$). Nesse ponto, as exigências de O_2 dos tecidos foram supridas, e aumentos adicionais na Do$_2$ não alteram o Vo$_2$ (fluxo independente). Entretanto, os estudos em pacientes críticos mostram relação contínua e patológica de Vo$_2$ com Do$_2$. Esses parâmetros indexados são calculados pela fórmula a seguir:

$$Do_2 = IC \times (Cao_2) \text{ e } Vo_2 = IC \times (Cao_2 - Cvo_2)$$

sendo IC, índice cardíaco; Cao$_2$, conteúdo de O_2 arterial; e Cvo$_2$, conteúdo venoso misto de O_2

- A proporção Vo$_2$:Do$_2$ (proporção de extração de O_2) pode ser usada para avaliar a adequação da perfusão e a resposta metabólica. É mais provável que os pacientes que possam aumentar Vo$_2$ quando Do$_2$ estiver reduzido sobrevivam. Entretanto, valores baixos de extração de Vo$_2$ e Do$_2$ indicam má utilização de O_2 e levam a maior taxa de mortalidade.

TRATAMENTO

- Objetivos do tratamento: durante a ressuscitação, após o choque, é alcançar e manter a pressão arterial média (PAM) acima de 65 mmHg, que garante a perfusão adequada dos órgãos críticos. Os principais objetivos são evitar a progressão da doença com consequente lesão ao órgão e, se possível, reverter a possível disfunção do órgão.

ABORDAGEM GERAL

- As Figuras 12-1 e 12-2 apresentam algoritmos para o manejo preciso e contínuo dos adultos com hipovolemia.
- Iniciar O_2 suplementar aos primeiros sinais de choque, começando com 4 a 6 L/min via cânula nasal, ou 6 a 10 L/min com máscara facial.
- É essencial administrar o fluido de ressuscitação para manter o volume do sangue circulante (ver próxima seção). Se a administração do fluido não alcançar os resultados desejados, é necessário entrar com o suporte farmacológico com medicamentos inotrópicos e vasoativos.
- As medidas de suporte incluem avaliação e manejo da dor, ansiedade, agitação e *delirium*.

FLUIDO DE RESSUSCITAÇÃO PARA O CHOQUE HIPOVOLÊMICO

- *Cristaloides*: soluções isotônicas (ou quase isotônicas) de cristaloides (**solução de cloreto de sódio a 0,9%** ou **Ringer lactato**) são os fluidos iniciais de escolha. A escolha entre o soro fisiológico e a solução de Ringer lactato depende da preferência do médico e da preocupação com os efeitos adversos. Os cristaloides podem ser administrados rapidamente e sem dificuldade, são compatíveis com a maioria dos fármacos e têm baixo custo. Suas desvantagens incluem a necessidade de usar grandes volumes de fluido e a possibilidade de que a diminuição da pressão oncótica possa levar a edema pulmonar. Os cristaloides são administrados em uma taxa de 500 a 2.000 mL/h, dependendo da gravidade do déficit, do grau de perda contínua de fluido e da tolerância ao volume de infusão. Em geral, 2 a 4 L de cristaloide normalizam o volume intravascular.
- *Coloides*: **hidroxietilamido**, **dextrano** e **albumina** têm a vantagem teórica de tempo de atuação intravascular prolongado se comparados com as soluções de cristaloides. Entretanto, os coloides são caros e estão associados com sobrecarga de fluido, disfunção renal e sangramento. Em 2013, a Food and Drug Administration (FDA) analisou dados de testes randomizados controlados, meta-nálises e estudos observacionais e concluiu que o hidroxietilamido está associado com mortalidade crescente e lesão renal que requer terapia substitutiva renal em pacientes adultos muito doentes, incluindo pacientes com sepse e aqueles internados na unidade de terapia intensiva (UTI). Além disso, constatou que as soluções não devem ser usadas nessas populações de pacientes e adicionou um aviso no rótulo descrevendo o risco de mortalidade e lesão renal grave.
- *Produtos derivados do sangue*: alguns pacientes precisam de produtos derivados do sangue (**sangue total, concentrado de hemácias, plasma fresco congelado** ou **plaquetas**) para garantir a manutenção da capacidade em transportar O_2, assim como os fatores de coagulação e plaquetas para hemostase sanguínea. Esses produtos podem estar associados com reações relacionadas com transfusão, transmissão de vírus (rara), hipocalcemia causada pelo citrato adicionado, aumento da viscosidade do sangue com elevações do hematócrito e hipotermia por falta de aquecimento adequado das soluções antes da administração.

TERAPIA FARMACOLÓGICA PARA O CHOQUE

- *Choque hipovolêmico*: os agentes inotrópicos e vasopressores não são indicados para o tratamento inicial do choque hipovolêmico, se a terapia com volumes for adequada, porque a resposta compensatória do corpo é aumentar o DC e a resistência periférica para manter a PA. O uso de vasopressores no lugar dos fluidos pode exacerbar essa resistência até que a circulação seja interrompida. Portanto, os agentes vasoativos que dilatam a vasculatura periférica, como dobutamina, são preferidos se a pressão arterial estiver estável e alta o suficiente para suportar a vasodilatação. Os vasopressores são usados apenas como uma medida temporária ou último recurso quando todas as outras medidas não conseguirem manter a perfusão.

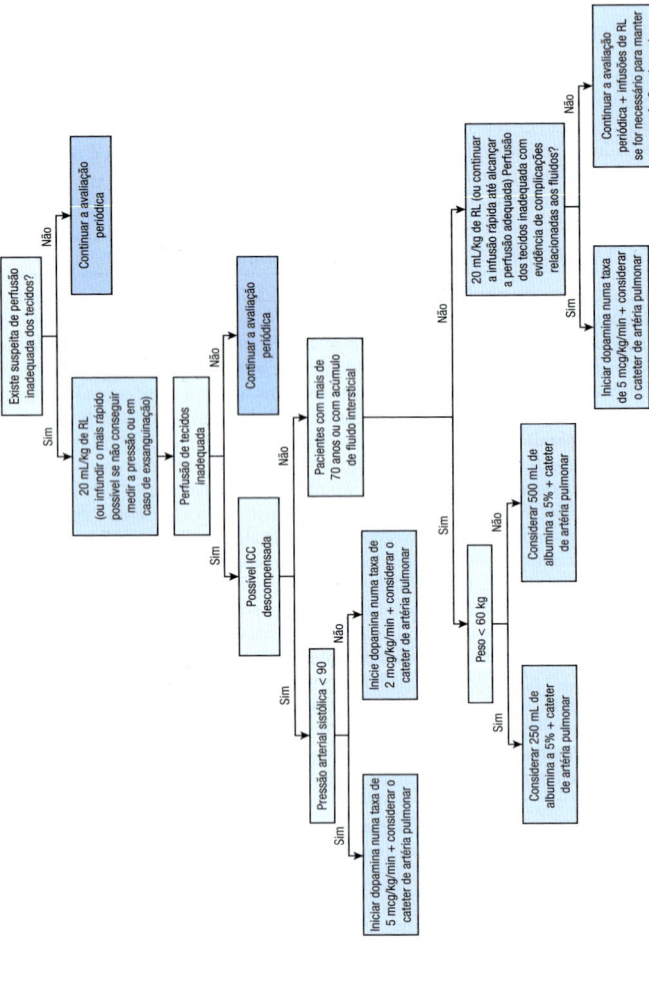

FIGURA 12-1 Protocolo para hipovolemia em adultos. Esse protocolo não deve substituir ou atrasar as terapias como intervenção cirúrgica ou produtos derivados do sangue para restaurar a capacidade de transportar O_2 ou a hemostase. Se disponíveis, tais medidas podem ser usadas junto com as medidas listadas no algoritmo, como os registros da pressão arterial média ou do cateter da artéria pulmonar. Este último pode ser usado para auxiliar na escolha dos medicamentos (p. ex., agentes com efeitos pressores primários podem ser preferidos em pacientes com CO_2 normal, enquanto a dopamina ou a dobutamina podem ser indicadas em pacientes com CO_2 subótimo). Devem-se reduzir as doses máximas dos medicamentos neste algoritmo quando o cateterismo da artéria pulmonar não estiver disponível. RL, Ringer lactato; ICC, insuficiência cardíaca congestiva.

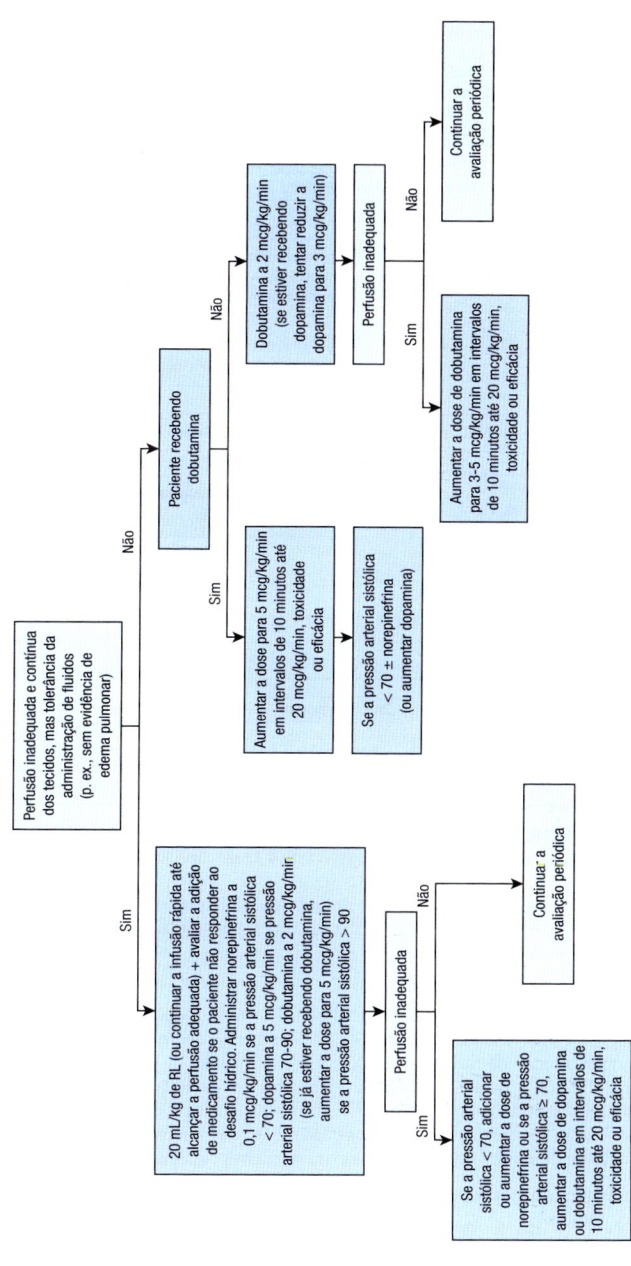

FIGURA 12-2 Manejo contínuo de perfusão inadequada de tecido. RL, solução de Ringer lactato.

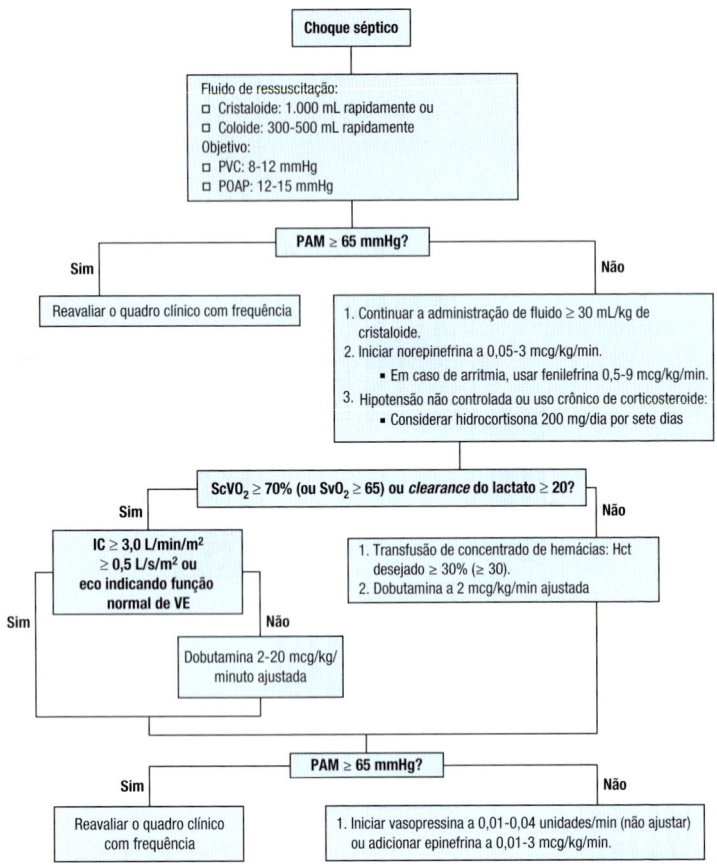

FIGURA 12-3 Abordagem do algoritmo para o manejo da ressuscitação do choque séptico.
A abordagem do algoritmo deve ser usada junto com a avaliação clínica, o monitoramento dos parâmetros hemodinâmicos e os desfechos terapêuticos. IC, índice cardíaco; Hct, hematócrito; PAM, pressão arterial média; POAP, pressão de oclusão da artéria pulmonar; PVC, pressão venosa central; Scvo$_2$, saturação venosa central de O$_2$; Svo$_2$, saturação venosa mista de O$_2$; VE, ventrículo esquerdo.

- *Choque séptico*: um algoritmo para o uso de fluido de ressuscitação, vasopressores e inótropos no choque séptico é apresentado na **Figura 12-3**. A terapia hemodinâmica inicial para o choque séptico é a administração de fluido intravenoso (IV) (30 mL/kg de cristaloide), com o objetivo de aumentar a PVC de 8 para 12 mmHg ou 15 mmHg em pacientes com ventilação mecânica ou pacientes com distensão abdominal ou disfunção ventricular preexistente. Os cristaloides são preferidos em relação aos coloides, exceto se os pacientes tiverem risco de eventos adversos a partir da redistribuição de fluidos IV para os tecidos extravasculares ou apresentarem restrição de fluido.

  ✓ A **norepinefrina** é o vasopressor inicial preferido no choque séptico que não responde a administração de fluidos.

  ✓ A **epinefrina** pode ser adicionada nos casos em que a resposta hemodinâmica a norepinefrina não for ideal.

  ✓ A **fenilefrina** pode ser tentada como o vasopressor inicial nos casos de taquiarritmias.

QUADRO 12-2	Farmacologia do receptor dos agentes vasopressor e inotrópicos selecionados e usados no choque séptico[a]				
Agente	α_1	α_2	β_1	β_2	D
Dobutamina (0,5-4 mg/mL SG 5% ou SF)					
2-10 mcg/kg/min	+	0	++++	++	0
> 10-20 mcg/kg/min	++	0	++++	+++	0
Dopamina (0,8-3,2 mg/mL SG 5% ou SF)					
1-3 mcg/kg/min	0	0	+	0	++++
3-10 mcg/kg/min	0/+	0	++++	++	++++
> 10-20 mcg/kg/min	+++	0	++++	+	0
Epinefrina (0,008-0,016 mg/mL SG 5% ou SF)					
0,01-0,05 mcg/kg/min	++	++	++++	+++	0
> 0,05-3 mcg/kg/min	++++	++++	+++	+	0
Norepinefrina (0,016-0,064 mg/mL SG 5%)					
0,02-3 mcg/kg/min	+++	+++	+++	+/++	0
Epinefrina (0,1-0,4 mg/mL SG 5% ou SF)					
0,5-9 mcg/kg/min	+++	+	+	0	0
Vasopressina (0,8 unidades/mL SG 5% ou SF)					
0,01-0,04 unidades/min	0	0	0	0	0

D, dopamina; SG; soro glicosado à 5% em água; SF, soro fisiológico.
[a] A faixa de atividade varia de sem atividade (0) a atividade máxima (++++)

✓ A **dobutamina** é usada em estados de baixo DC apesar das pressões adequadas do fluido de ressuscitação.

✓ A **vasopressina** pode ser considerada uma terapia auxiliar em pacientes que são refratários para as catecolaminas, apesar do fluido adequado para ressuscitação.

O ajuste da dosagem e o monitoramento do vasopressor e a terapia inotrópica devem ser orientados pela resposta clínica, os objetivos da terapia inicial direcionada pelo objetivo, e o *clearance* do lactato. A terapia com vasopressor/inótropo é mantida até a depressão do miocárdio e a hiporresponsividade vascular (i.e., pressão arterial) do choque séptico melhorarem, em geral medidas em horas a dias. A interrupção da terapia deve ser feita lentamente com monitoramento cuidadoso.

- A seletividade dos receptores dos vasopressores e inótropos está listada no Quadro 12-2. Em geral, esses fármacos agem rapidamente com ação de curta duração e são administrados como infusões contínuas. Vasoconstritores potentes como norepinefrina e fenilefrina devem ser administrados por veias centrais por causa do risco de extravasamento e lesão do tecido com a administração periférica. É recomendado fazer o monitoramento cuidadoso e o cálculo das taxas de infusão porque os ajustes de posologia são feitos com muita frequência e são usadas diferentes concentrações de misturas em pacientes com restrição de volume.

- A **norepinefrina** é a terapia de primeira linha para o choque séptico porque ela aumenta a PAM. Tem uma forte atividade α_1-agonista e efeitos menos potentes β_1-agonistas enquanto mantém fraco efeito vasodilatador da estimulação do β_2-receptor. As infusões de norepinefrina são iniciadas numa vazão de 0,05 a 1,0 mcg/kg/min e rapidamente ajustadas para os objetivos pré-estabelecidos da PAM (em geral pelo menos 65 mmHg), melhora da perfusão periférica (para restaurar o débito urinário ou reduzir o lactato no sangue) e/ou alcançar as variáveis desejáveis do transporte de oxigênio enquanto não compromete o índice cardíaco. A dose de norepinefrina de 0,01 a 2 mcg/kg/min melhora os parâmetros hemodinâmicos para valores "normais" na maioria dos pacientes com choque séptico. Como ocorrem com outros vasopressores, as doses de norepinefrina que excedem as doses recomendadas pela literatura são necessárias em pacientes muito doentes com choque séptico para alcançar os objetivos predeterminados.

- A **fenilefrina** é um α_1-agonista puro; na sepse, melhora a PAM ao aumentar o índice cardíaco ao potencializar o retorno venoso para o coração (aumento na PVC e no índice de choque) e ao agir como um inótropo positivo. A dose de fenilefrina entre 0,5 a 9 mcg/kg/min, usada sozinha ou combinada com dobutamina ou doses menores de dopamina, melhora a pressão arterial e o desempenho do miocárdio nos pacientes com choque séptico ressuscitados com fluido. Os efeitos adversos, como as taquiarritmias, são raros, em particular quando é usada como único agente ou em doses maiores, porque ela não tem uma atividade agonista β_1-adrenérgica. A fenilefrina pode ser uma alternativa útil em pacientes que não podem tolerar taquicardia ou taquiarritmias causadas pela dopamina ou norepinefrina e em pacientes que são refratários a dopamina ou norepinefrina.
- A **epinefrina** tem efeitos α e β-agonistas combinados; é uma escolha aceitável para o suporte hemodinâmico do choque séptico por causa dos seus efeitos vasoconstritor e inotrópico combinados, mas está associada com taquiarritmias e elevação do lactato. Assim, é considerado um agente alternativo. As taxas de infusão de 0,04 a 1 mcg/kg/min sozinhas aumentam as variáveis hemodinâmicas e de transporte de oxigênio para valores supranormais sem os efeitos adversos nos pacientes sépticos sem doença arterial coronariana. Em muitos casos são necessárias doses maiores (0,5-3 mcg/kg/min). Doses menores (0,10-0,50 mcg/kg/min) são eficientes quando a epinefrina é adicionada a outros vasopressores e inótropos. Parece que pacientes mais jovens respondem melhor à epinefrina, possivelmente por causa da melhor reatividade β-adrenérgica. Com base nas evidências atuais, a epinefrina não deve ser usada como terapia inicial em pacientes com choque séptico refratário à administração de fluidos. Embora aumente de forma eficiente o IC e a Do_2, ela tem efeitos prejudicais na circulação esplênica.
- Em geral, a **dopamina** não é tão eficiente quanto norepinefrina e epinefrina para alcançar a PAM desejada em pacientes com choque séptico. A dopamina em doses de 5 a 10 mcg/kg/min aumenta o índice cardíaco ao melhorar a contratilidade e a frequência cardíaca, principalmente graças aos seus efeitos β_2-adrenérgicos. Ela aumenta a PAM e o índice da resistência vascular e, como resultado, aumenta o DC e, em doses maiores (> 10 mcg/kg/min), predominam seus efeitos α_1-agonistas. A utilidade clínica da dopamina é limitada porque doses maiores são necessárias para manter o DC e a PAM. A melhora adicional no desempenho cardíaco e na hemodinâmica regional é limitada em doses que excedem 20 mcg/kg/min. Seu uso clínico é prejudicado pela taquicardia e taquiarritmias, que podem causar isquemia do miocárdio. Usar dopamina com cuidado em pacientes com pré-carga elevada porque ela pode piorar o edema pulmonar.
- A **dobutamina** é um inótropo com propriedades vasodilatadoras (um "inodilatador"). É usada para aumentar o índice cardíaco, em geral entre 25 e 50%. A dobutamina deve ser iniciada em doses dentro da faixa de 2,5 a 5 mcg/kg/min. Embora uma resposta à dose possa ser observada, doses maiores que 5 mcg/kg/min podem fornecer efeitos benéficos limitados nos valores de transporte de oxigênio e na hemodinâmica e podem aumentar os efeitos adversos cardíacos. Provoca hipotensão e taquicardia reflexa em pacientes com depleção intravascular.
- A **vasopressina** produz melhora rápida e sustentada nos parâmetros hemodinâmicos em doses de até 0,04 unidades/min. Doses acima de 0,04 unidades/min estão associadas com alterações negativas no DC e na perfusão da mucosa mesentérica. Ela deve ser usada com muito cuidado em choque séptico em pacientes com disfunção cardíaca. A isquemia cardíaca parece ser uma ocorrência rara e pode estar relacionada à administração de doses de 0,05 unidades/min ou maiores. Para minimizar os eventos adversos e maximizar os efeitos benéficos, usar vasopressina como terapia *add-on* para um ou dois agentes adrenérgicos derivados da catecolamina ou de terapia de primeira linha ou terapia de resgate e limitar as doses a 0,04 unidades/min. Usar vasopressina apenas se a resposta a um ou dois agentes adrenérgicos não for adequada ou como método para reduzir a dose dessas terapias. O aumento da pressão arterial deve estar evidente dentro da primeira hora da terapia da vasopressina, quando a(s) dose(s) dos agentes adrenérgicos deve(m) ser reduzida(s) enquanto mantém a PAM desejada. Tentar interromper a vasopressina quando a(s) dose(s) dos agentes adrenérgicos for(em) reduzida(s) (dopamina $\leq$ 5 mcg/kg/min, norepinefrina $\leq$ 0,1 mcg/kg/min, fenilefrina $\leq$ 1 mcg/kg/min, epinefrina $\leq$ 0,15 mcg/kg/min).
- Os **corticosteroides** podem ser iniciados no choque séptico quando houver suspeita de insuficiência suprarrenal, quando as doses de vasopressor estiverem aumentando ou quando o desmame da terapia do vasopressor não for eficaz. Os eventos adversos são poucos porque os corticosteroides são administrados por pouco tempo, em geral sete dias. Podem ocorrer elevações agudas de ureia,

contagem de leucócitos e glicose. Em geral, o tratamento do choque séptico com corticosteroides melhora as variáveis hemodinâmicas e reduz as doses do vasopressor derivado da catecolamina com pouco ou nenhum efeito adverso sobre a segurança do paciente.

AVALIAÇÃO DOS DESFECHOS TERAPÊUTICOS

- Monitorar os pacientes com suspeita de depleção de volume inicialmente por meio dos sinais vitais, do débito urinário, do quadro mental e do exame físico.
- A colocação de acesso central para PVC fornece uma estimativa útil (embora seja indireta e insensível) da relação entre a pressão atrial direita elevada e o DC.
- Reservar a cateterização da artéria pulmonar para casos complicados de choque que não respondem às terapias convencionais de fluido e medicação. As complicações relacionadas com a inserção, manutenção e remoção do cateter incluem lesão aos vasos e órgãos durante a inserção, arritmias, infecções e lesão tromboembólica.
- Os testes laboratoriais para o monitoramento contínuo do choque incluem eletrólitos e testes de função renal (ureia e creatinina sérica); CBC para avaliar uma possível infecção, a capacidade do sangue para transportar O_2, e o sangramento contínuo; tempo de protrombina (TP) e tempo de tromboplastina parcial ativada (TTPa) para avaliação da capacidade de coagulação e concentração de lactato e déficit de base para detectar perfusão inadequada dos tecidos.
- Monitorar os parâmetros cardiovasculares e respiratórios continuamente (ver **Quadro 12-1**). Procurar por tendências, além dos números específicos de PVC e POAP, por causa da variabilidade interpacientes na resposta.
- A ressuscitação bem-sucedida com volumes deve aumentar a PAS (> 90 mmHg), o IC (> 2,2 L/min/m²) e a do délito urinário (0,5-1 mL/kg/min) enquanto reduz o índice da resistência vascular para a faixa normal. A PAM maior que 65 mmHg deve ser alcançada para garantir a pressão cerebral e a perfusão coronariana adequada.
- A sobrecarga do volume intravascular é caracterizada pelas pressões de enchimento elevadas (PVC > 12-15 mmHg, POAP > 20-24 mmHg) e DC reduzido (< 3,5 L/min). Se ocorrer sobrecarga de volume, administrar 20 a 40 mg de furosemida, através de bolo lento IV para produzir uma diurese rápida do volume intravascular e não sobrecarregar o coração por meio da dilatação venosa.
- Os problemas de coagulação estão associados basicamente com níveis reduzidos dos fatores de coagulação no sangue armazenado, assim como a diluição dos fatores de coagulação endógenos e plaquetas após a transfusão de sangue. Como resultado, verificar o painel de coagulação (TP, relação internacional normalizada [INR] e TTPa) em pacientes submetidos à reposição de 50 a 100% do volume de sangue entre 12 e 24 horas.

Capítulo elaborado a partir de conteúdo original de autoria de Robert MacLaren. Joseph F. Dasta e Brian L. Erstad.

- O *acidente vascular cerebral* (AVC) envolve um início abrupto do déficit neurológico focal que dura pelo menos 24 horas e com possível origem vascular. O AVC pode ser isquêmico ou hemorrágico. Os ataques isquêmicos transitórios (AIT) são déficits neurológicos isquêmicos focais que duram menos de 24 horas e em geral menos de 30 minutos.

FISIOPATOLOGIA

ACIDENTE VASCULAR CEREBRAL ISQUÊMICO

- Os acidentes vasculares cerebrais isquêmicos (87% de todos os AVCs) ocorrem pela formação de um trombo local ou de êmbolos que obstruem a artéria cerebral. A aterosclerose cerebral é a causa na maioria dos casos, mas 30% apresentam etiologia desconhecida. Os êmbolos surgem a partir de artérias intra ou extracranianas. Cerca de 20% dos acidentes isquêmicos têm origem a partir do coração.
- As placas ateroscleróticas da carótida podem romper, causando exposição do colágeno, agregação plaquetária e formação de trombo. O coágulo pode provocar oclusão local ou deslocar-se distalmente, ocasionando oclusão de um vaso cerebral.
- Na embolia cardiogênica, a estase de fluxo sanguíneo nos átrios e ventrículos provoca formação de coágulos locais que podem se deslocar, percorrendo a aorta até a circulação cerebral.
- A formação de trombo e embolia produz oclusão arterial, reduzindo o fluxo sanguíneo do cérebro e causando isquemia e, por fim, o infarto em um local distal da oclusão.

ACIDENTE VASCULAR CEREBRAL HEMORRÁGICO

- O acidente vascular cerebral hemorrágico (13% dos AVCs) inclui hemorragia subaracnoidea (HSA), hemorragia intracerebral e hematomas subdurais. A HSA surge a partir de um trauma ou ruptura de um aneurisma intracraniano ou má-formação arteriovenosa (MAV). A hemorragia intracerebral ocorre quando um vaso sanguíneo rompido dentro do cérebro causa hematoma. Os hematomas subdurais em geral são causados por trauma.
- O sangue no parênquima cerebral danifica o tecido circundante por meio do efeito de massa e da neurotoxicidade dos componentes do sangue e seus produtos de degradação. O AVC hemorrágico pode ocasionar um aumento abrupto da pressão intracraniana, levando à herniação e à morte.

MANIFESTAÇÕES CLÍNICAS

- Os pacientes podem ser incapazes de fornecer um histórico confiável por causa dos déficits neurológicos. Familiares e outros observadores podem fornecer informações.
- Os sintomas incluem fraqueza unilateral, incapacidade para falar, perda da visão, vertigem ou queda. O AVC isquêmico costuma ser indolor, mas o paciente pode sentir cefaleia no AVC hemorrágico.
- Os déficits neurológicos durante o exame físico dependem da área do cérebro envolvida. Os déficits de hemi ou monoparesia são comuns. Os pacientes com envolvimento da circulação da região posterior podem apresentar vertigem e diplopia. O AVC da circulação anterior causa afasia. Os pacientes podem experimentar disartria, distúrbios do campo visual e níveis alterados de consciência.

DIAGNÓSTICO

- Os testes laboratoriais para os quadros de hipercoagulação devem ser feitos apenas quando a causa não puder ser determinada com base na presença de fatores de risco. A proteína C, proteína S e antitrombina III são mais confiáveis de mensurar fora do quadro agudo. Os anticorpos antifosfolipídios podem ser mensurados, mas devem ser reservados para pacientes com menos de 50 anos e para os que apresentam múltiplos eventos trombóticos venoso ou arterial ou livedo reticular.

- A tomografia computadorizada (TC) e a ressonância magnética (RM) de crânio podem revelar áreas de hemorragia e infarto.
- O Doppler de carótica (DC), o eletrocardiograma (ECG), a ecocardiografia transtorácica (ETT) e o Doppler transcraniano podem fornecer informações valiosas de diagnóstico.

TRATAMENTO

- Objetivos do tratamento: (1) reduzir a lesão neurológica e reduzir a mortalidade e incapacidade em longo prazo; (2) evitar complicações secundárias à imobilidade e ao déficit neurológico; e (3) evitar novos AVCs.

ABORDAGEM GERAL

- Assegurar o suporte respiratório e cardíaco adequado e determinar rapidamente, a partir da TC, se a lesão é isquêmica ou hemorrágica.
- Avaliar os pacientes com AVC isquêmico que surge dentro de horas do início dos sintomas para a terapia de reperfusão.
- A pressão arterial (PA) elevada deve permanecer sem tratamento no período agudo (primeiros sete dias) após o AVC isquêmico para evitar a redução do fluxo sanguíneo cerebral e piora dos sintomas. A PA deve ser reduzida se exceder 220/120 mmHg ou houver indício de dissecção da aorta, infarto agudo do miocárdio (IM), edema pulmonar ou encefalopatia hipertensiva. Se a PA tiver que ser tratada na fase aguda, os agentes de curta ação por via parenteral (p. ex., labetalol, nicardipino, nitroprussiato) são preferidos.
- Avaliar os pacientes com AVC hemorrágico para determinar se a intervenção cirúrgica é indicada.
- Após a fase hiperaguda, concentrar-se na prevenção de déficits progressivos, minimizar as complicações e instituir estratégias de prevenção secundária.

TERAPIA NÃO FARMACOLÓGICA

- *AVC isquêmico agudo*: a descompressão cirúrgica pode ser para reduzir a pressão intracraniana. A abordagem da equipe interprofissional, que inclui a reabilitação precoce, pode reduzir a incapacidade de longo prazo. Na prevenção secundária, a endarterectomia de carótica e o *stent* podem ser eficientes para reduzir a incidência e recorrência de AVC em alguns pacientes.
- *AVC hemorrágico*: na HSA, a intervenção para grampear ou resolver a anomalia vascular reduz a mortalidade causada por novo sangramento. Após a hemorragia intracerebral primária, o esvaziamento cirúrgico pode ser benéfico em alguns casos. É comum realizar a inserção de um dreno ventricular externo com monitoramento da pressão intracraniana nesses pacientes.

TERAPIA FARMACOLÓGICA PARA O AVC ISQUÊMICO

- As recomendações com base em evidências para a farmacoterapia do AVC isquêmico são apresentadas no **Quadro 13-1**.
- A **alteplase** (t-PA, ativador do plasminogênio tecidual) iniciada dentro de 4,5 horas do início dos sintomas reduz a incapacidade causada pelo AVC isquêmico. A adesão a um protocolo rígido é essencial para alcançar os desfechos positivos: (1) ativar a equipe de AVC; (2) tratar o mais cedo possível dentro de 4,5 horas do início; (3) fazer a TC para descartar a hemorragia; (4) cumprir todos os critérios de inclusão e exclusão (**Quadro 13-2**); (5) administrar alteplase 0,9 mg/kg (máximo de 90 mg) infundido intravenoso (IV) durante 1 hora, com 10% administrados como bolo inicial durante 1 minuto; (6) evitar a terapia anticoagulante e antiplaquetária por 24 horas; e (7) monitorar o paciente de perto quanto à PA elevada, resposta e hemorragia.
- Uma dose de 160 a 325 mg/dia de **ácido acetilsalicílico** iniciada entre 24 e 48 horas após o término da alteplase também reduz a morte e a incapacidade em longo prazo.
- Prevenção secundária do AVC isquêmico:
  - ✓ Usar a terapia antiplaquetária no AVC não cardioembólico. **Ácido acetilsalicílico, clopidogrel e dipiridamol de liberação prolongada mais ácido acetilsalicílico** são todos agentes de primeira linha (ver **Quadro 13-1**). Cilostazol também é um agente de primeira linha, mas seu uso é limitado por falta de mais dados. Limitar a combinação de clopidogrel e ácido acetilsalicílico para selecionar os pacientes com histórico de IM recente ou estenose intracraniana e apenas com ácido acetilsalicílico de dose muito baixa a fim de minimizar o risco de sangramento.

QUADRO 13-1	Recomendações para a farmacoterapia do AVC isquêmico	
	Recomendação	**Evidência[a]**
Tratamento agudo	Alteplase 0,9 mg/kg IV (máximo de 90 mg) durante 1 hora em pacientes selecionados dentro de 3 horas de início	IA
		IB
	Alteplase 0,9 mg/kg IV (máximo de 90 mg) durante 1 hora entre 3 e 4,5 horas de início.	IA
	Dose de 160 a 325 mg de ácido acetilsalicílico iniciada dentro de 48 horas de início	
Prevenção secundária		
Não cardioembólico	Terapia antiplaquetária	IA
	Dose de 50-325 mg de ácido acetilsalicílico ao dia	IA
	Dose de 75 mg de clopidogrel ao dia	IIaB
	Dose de 25 mg de ácido acetilsalicílico + dipiridamol de liberação prolongada 200 mg duas vezes ao dia	IB
Cardioembólico (esp. fibrilação atrial)	Antagonista da vitamina K (INR = 2,5)	IA
	Dose de 150 mg de dabigatrana duas vezes ao dia	IB
Aterosclerose	Terapia com estatina em altas closes	IB
Todos os pacientes	Redução da PA	IA

AVC, acidente vascular cerebral; IV, intravenoso; INR, relação internacional normalizada; PA, pressão arterial.
[a] Classes de evidência: I, evidência ou consenso geral de que o tratamento é útil e eficiente; II, evidência conflitante sobre a utilidade; IIa, peso de evidência a favor do tratamento; IIb, utilidade não muito bem estabelecida.
Níveis de evidência: A, testes clínicos múltiplos randomizados; B, um único teste randomizado ou estudos não randomizados; C, consenso dos especialistas ou estudos de caso.

✓ O anticoagulante oral é recomendado para fibrilação atrial e uma possível fonte cardíaca para embolia. Um antagonista da vitamina K (**varfarina**) é o agente de primeira linha, mas outros anticoagulantes (p. ex., **dabigatrana**) podem ser recomendados para alguns pacientes.

• O tratamento da PS elevada após o AVC isquêmico reduz o risco de recorrências. As diretrizes de tratamento recomendam a redução da PS em pacientes com AVC ou AIT após o período agudo (primeiros sete dias).

• As **estatinas** reduzem o risco de AVC em aproximadamente 30% dos pacientes com coronariopatia e níveis plasmáticos elevados de lipídios. Tratar os pacientes com AVC isquêmico, independentemente do valor inicial de colesterol, com a terapia de estatina de altas doses para obter uma redução de pelo menos 50% nas lipoproteínas de baixa densidade (LDL) para prevenção de AVC secundário.

• A **heparina de baixo peso molecular** ou a **heparina não fracionada subcutânea de baixa dose** (5.000 unidades três vezes ao dia) é recomendada para a prevenção de trombose venosa profunda em pacientes hospitalizados com mobilidade reduzida por causa de AVC e deve ser usada em todos os casos de AVC, mesmo os de menor repercussão.

TERAPIA FARMACOLÓGICA PARA O AVC HEMORRÁGICO

• Não existem estratégias farmacológicas padronizadas para o tratamento de hemorragia intracerebral. Seguir as instruções médicas para controlar a PA, o aumento da pressão intracraniana e as outras complicações médicas nos pacientes com quadro agudo nas unidades de terapia neurointensivas.

• A HSA causada pela ruptura de aneurisma está associada com isquemia cerebral tardia nas duas semanas após o sangramento. Acredita-se que o vasospasmo da vasculatura cerebral seja o responsável pela isquemia tardia e ocorre entre 4 e 21 dias após a hemorragia. Uma dose de 60 mg do bloqueador do canal de cálcio **nimodipino**, a cada 4 horas, por 21 dias, junto com a manutenção do volume intravascular com terapia pressora, é recomendada para reduzir a incidência e a gravidade de déficits neurológicos resultantes da isquemia tardia.

QUADRO 13-2	Critérios de inclusão e exclusão para o uso de alteplase no AVC isquêmico agudo

Critérios de inclusão (todos os espaços com SIM devem ser verificados antes do tratamento)

SIM

- ❑ Idade ≥ 18 anos
- ❑ Diagnóstico clínico de AVC isquêmico que causa déficit neurológico mensurável
- ❑ Tempo do início dos sintomas bem estabelecido como < 4,5 horas antes do tratamento iniciar

Critérios de exclusão (todos os espaços com NÃO devem ser verificados antes do tratamento)

NÃO

- ❑ Indício de hemorragia intracraniana na TC de crânio sem contraste
- ❑ Melhora discreta ou rápida dos sintomas do AVC
- ❑ Forte suspeita clínica de HSA mesmo com TC normal
- ❑ Sangramento ativo interno (p. ex., sangramento GI/GU dentro de 21 dias)
- ❑ Diátese hemorrágica conhecida, incluindo, mas não limitada à, contagem de plaquetas < 100.000/mm^3 (< 100 × 10^{12}/L)
- ❑ Paciente recebeu heparina dentro de 48 horas e tem uma TTPa elevada
- ❑ Uso recente de anticoagulantes (p. ex., varfarina) e TP elevado (> 15 s)/INR
- ❑ Cirurgia intracraniana, grave trauma na cabeça ou AVC anterior dentro de três meses
- ❑ Cirurgia de grande porte ou trauma grave até 14 dias antes
- ❑ Punção arterial recente em local não compressível
- ❑ Punção lombar até sete dias antes
- ❑ Histórico de hemorragia intracraniana, MAV ou aneurisma
- ❑ Convulsão observada no início do AVC
- ❑ Infarto agudo do miocárdio recente
- ❑ PAS > 185 mmHg ou PAD > 110 mmHg no momento do tratamento

Critérios de exclusão adicionais se dentro de 3-4,5 h de início:

- ❑ Idade > 80 anos
- ❑ Tratamento atual com anticoagulantes orais
- ❑ Escala de NIH para AVC > 25 (AVC grave)
- ❑ Histórico de AVC e diabetes

AVC, acidente vascular cerebral; GI, gastrintestinal; GU, geniturinário; HSA, hemorragia subaracnóidea; INR, relação internacional normalizada; MAV, má-formação arteriovenosa; NIH, National Institutes of Health; PAS, pressão arterial sistólica; PAD, pressão arterial diastólica; TC, tomografia computadorizada; TP, tempo de protrombina; TTPa, tempo de tromboplastina parcial ativada.

AVALIAÇÃO DOS DESFECHOS TERAPÊUTICOS

- Monitorar os pacientes com AVC agudo no caso de piora neurológica (recorrência ou extensão), complicações (tromboembolismo, infecção) e efeitos adversos do tratamento.
- Os motivos mais comuns para a deterioração nos pacientes com AVC incluem: (1) extensão da lesão original no cérebro; (2) desenvolvimento de edema cerebral e aumento da pressão intracraniana; (3) emergência hipertensiva; (4) infecção (p. ex., urinária ou do trato respiratório); (5) tromboembolismo venoso; (6) alteração dos eletrólitos e distúrbios do ritmo; e (7) AVC recorrente. A abordagem para monitorar esses pacientes está resumida no Quadro 13-3.

QUADRO 13-3	Monitoramento de pacientes internados com acidente vascular cerebral agudo		
	Tratamento	**Parâmetro(s)**	**Frequência**
Acidente vascular cerebal isquêmico	Alteplase	PA, função neurológica, sangramento	A cada 15 minutos por 1 hora; a cada 30 minutos por 6 horas; a cada 1 hora por 17 horas; depois, a cada turno
	Ácido acetilsalicílico	Sangramento	Diário
	Clopidogrel	Sangramento	Diário
	ERDP/AAS	Cefaleia, sangramento	Diário
	Varfarina	Sangramento, INR, Hb/Hct	INR diária por três dias; semanal até estável, mensal
	Dabigatrana	Sangramento	Diário
Acidente vascular cerebral hemorrágico		PA, função neurológica, PIC	A cada 2 horas na UTI
	Nimodipino (para HSA)	PA, função neurológica, quadro dos fluidos	A cada 2 horas na UTI
Todos os pacientes		Temperatura, CBC	Temperatura a cada 8 horas, CBC diariamente
		Dor (panturrilha ou peito)	A cada 8 horas
		Eletrólitos e ECG	Até diariamente
	Heparinas para profilaxia de TVP	Sangramento, plaquetas	Sangramento diário, plaquetas em caso de suspeita de trombocitopenia

CBC, contagem completa das células sanguíneas; ECG, eletrocardiograma; ERDP/AAS, dipiridamol de liberação prolongada mais ácido acetilsalicílico; Hb, hemoglobina; Hct, hematócrito; HSA, hemorragia subaracnóidea; INR, relação internacional normalizada; PIC, pressão intracraniana; PA, pressão arterial; TVP, trombose venosa profunda; UTI, unidade de terapia intensiva.

Capítulo elaborado a partir de conteúdo original de autoria de Susan C. Fagan e David C. Hess.

14 Tromboembolismo venoso

- O *tromboembolismo venoso* (TEV) resulta da formação de coágulos na circulação venosa e manifesta-se na forma de trombose venosa profunda (TVP) e embolia pulmonar (EP).

FISIOPATOLOGIA

- A hemostasia normal (**Figura 14-1**) mantém a integridade do sistema circulatório após a ocorrência de lesão dos vasos sanguíneos. Com a ocorrência de lesão vascular, os componentes do processo da coagulação impedem a ruptura por meio de interação das plaquetas ativadas e da cascata dos fatores da coagulação desencadeada pelo fator tecidual, culminando na formação de um coágulo de fibrina.

- Diferentemente da hemostasia fisiológica, a trombose venosa patológica ocorre na ausência de ruptura macroscópica da parede venosa e pode ser desencadeada por micropartículas que exibem o fator tecidual, e não pelo fator tecidual expresso nas paredes dos vasos.

- As plaquetas são ativadas e contribuem para a formação de trombo por meio de duas vias: (1) a exposição do sangue ao colágeno subendotelial após a lesão vascular; e (2) a geração de trombina pelo fator tecidual derivado da parede do vaso ou presente no sangue. O trombo plaquetário forma-se à medida que as plaquetas ativadas recrutam outras plaquetas não estimuladas. A ativação das plaquetas libera difosfato de adenosina (ADP), íons cálcio e P-selectina, uma molécula de adesão que facilita a captação de micropartículas que transportam o fator tecidual. O acúmulo de fator tecidual no trombo plaquetário dá início à formação do coágulo de fibrina por meio da cascata da coagulação.

- A via do fator tecidual desencadeia o processo de coagulação pela geração de uma pequena quantidade de trombina, que converte os fatores VIII e V em suas respectivas formas de cofatores (VIIIa, Va), o que estimula, então, a geração de uma grande quantidade de trombina pelos complexos de tenase e protrombinase.

- Por fim, a trombina medeia a conversão do fibrinogênio em monômeros de fibrina, que precipitam e sofrem polimerização, formando filamentos de fibrina. O fator XIIIa liga-se de modo covalente a esses filamentos. A deposição de fibrina forma uma rede que aprisiona as plaquetas agregadas, formando um coágulo estabilizado que fecha o local de lesão vascular e impede a perda de sangue.

- A hemostasia é controlada por substâncias antitrombóticas secretadas pelo endotélio intacto adjacente ao tecido lesionado. A trombomodulina modula a atividade da trombina por meio da conversão da proteína C em sua forma ativada (aPC), que se une com a proteína S para inativar os fatores Va e VIIIa. Isso impede a propagação das reações da coagulação para as paredes vasculares não lesionadas. Além disso, a antitrombina circulante inibe a trombina e o fator Xa. O heparan-sulfato é secretado pelas células endoteliais e acelera a atividade da antitrombina. O cofator II da heparina também inibe a trombina.

- O sistema fibrinolítico dissolve os coágulos sanguíneos formados; o plasminogênio é convertido em plasmina pelo ativador do plasminogênio tecidual e ativador da uroquinase plasminogênio. A plasmina degrada a rede de fibrina em produtos finais solúveis (produtos de degradação da fibrina).

- As alterações nos vasos sanguíneos, nos elementos circulantes do sangue e na velocidade do fluxo sanguíneo levam à formação de coágulos patológicos (tríade de Virchow):
  - ✓ Ocorre lesão vascular em consequência de traumatismo (particularmente fraturas da pelve, do quadril ou da perna), cirurgia ortopédica (p. ex., próteses de joelho e quadril) e cateteres venosos de demora.
  - ✓ Os estados de hipercoagulabilidade incluem neoplasias malignas; resistência à proteína C ativada; deficiências de proteína C, proteína S ou antitrombina; concentrações elevadas dos fatores VIII, IX e/ou XI ou fibrinogênio; anticorpos antifosfolipídeo; e uso de estrogênio.
  - ✓ A estase pode resultar de lesão das válvulas venosas, obstrução venosa, imobilidade prolongada ou aumento da viscosidade do sangue em consequência de doença clínica (p. ex., insuficiência cardíaca, infarto do miocárdio), cirurgia, imobilidade (p. ex., acidente vascular cerebral), policitemia *vera*, obesidade ou veias varicosas.

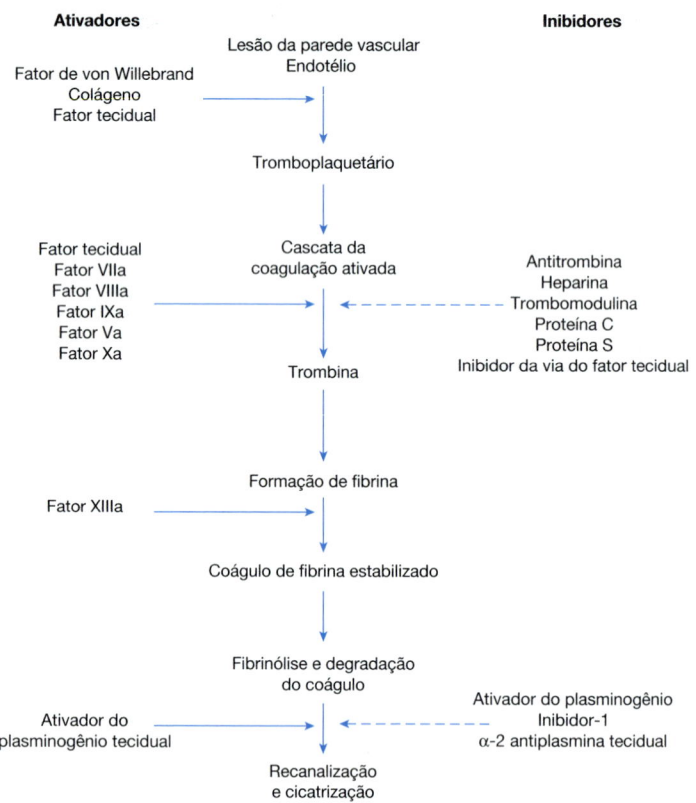

FIGURA 14-1 Hemostasia e trombose.

MANIFESTAÇÕES CLÍNICAS

- Muitos pacientes nunca desenvolvem sintomas em decorrência do episódio agudo.
- *Sintomas de TVP:* edema unilateral da perna, dor, hipersensibilidade, eritema e calor. Os sinais físicos podem incluir um cordão palpável e sinal de Homan positivo.
- *Sintomas de EP:* tosse, dor ou sensação de aperto do tórax, falta de ar, palpitações, hemoptise, tontura e vertigem. Os sinais de EP incluem taquipneia, taquicardia, sudorese, cianose, hipotensão, choque e colapso cardiovascular.
- A síndrome pós-trombótica pode produzir edema crônico do membro inferior, dor, hipersensibilidade, alteração da coloração da pele e ulceração.

DIAGNÓSTICO

- A avaliação deve concentrar-se na identificação dos fatores de risco (p. ex., idade avançada, cirurgia de grande porte, TEV prévio, traumatismo, neoplasia maligna, estados de hipercoagulabilidade, terapia farmacológica).
- Os exames radiológicos com meio de contraste (venografia, angiografia pulmonar) constituem o método mais acurado e confiável para o diagnóstico de TEV. Os exames não invasivos (p. ex., ultrassonografia de compressão, tomografia computadorizada, cintilografia de ventilação-perfusão) são usados com frequência para a avaliação inicial de pacientes com suspeita de TEV.

- Ocorrem níveis sanguíneos elevados de dímero D na trombose aguda, mas também na presença de outras condições (p. ex., cirurgia ou traumatismo recentes, gravidez, câncer). Por conseguinte, um resultado negativo pode ajudar a excluir a possibilidade de TEV, porém um resultado positivo não fornece uma evidência conclusiva para o diagnóstico.
- Podem-se utilizar escores de avaliação clínica para determinar se um paciente apresenta uma probabilidade alta, moderada ou baixa de TVP ou EP.

TRATAMENTO

- Objetivos do tratamento: os objetivos consistem em prevenir o desenvolvimento de EP e da síndrome pós-trombótica, reduzir a morbidade e a mortalidade do episódio agudo e minimizar os efeitos adversos e o custo do tratamento.

ABORDAGEM GERAL

- A anticoagulação constitui o principal tratamento para o TEV; a TVP e a EP são tratadas de modo semelhante (Figura 14-2).
- Após a confirmação objetiva de TEV, a terapia anticoagulante é instituída o mais cedo possível. Em geral, inicia-se a anticoagulação com um anticoagulante injetável (heparina não fracionada [HNF], heparina de baixo peso molecular [HBPM] ou fondaparinux) e, em seguida, escalonada para a terapia de manutenção com varfarina. Os anticoagulantes injetáveis podem ser administrados no ambiente ambulatorial na maioria dos pacientes com TVP e em pacientes hemodinamicamente estáveis e cuidadosamente selecionados com EP. De modo alternativo, pode-se iniciar o tratamento com rivaroxabana por via oral em pacientes selecionados.
- A fase aguda (cerca de sete dias) exige o uso de anticoagulantes de ação rápida (HNF, HBPM, fondaparinux, rivaroxabana) para impedir a extensão do trombo e a embolização.
- A fase de manutenção inicial (7 dias a 3 meses) consiste em anticoagulação continuada para reduzir o risco de sequelas em longo prazo (p. ex., síndrome pós-trombótica), promovendo a dissolução lenta dos coágulos formados por trombólise endógena.
- A anticoagulação ao menos por três meses tem por objetivo a prevenção secundária em longo prazo do TEV recorrente.

TERAPIA NÃO FARMACOLÓGICA

- As meias elásticas de compressão graduada e a compressão pneumática intermitente (CPI) melhoram o fluxo sanguíneo venoso e reduzem o risco de TEV.
- Os filtros na veia cava inferior podem proporcionar uma proteção de curto prazo contra a EP em pacientes de risco muito alto e com contraindicações para a terapia com anticoagulantes ou nos quais a terapia anticoagulante não teve sucesso.
- Incentivar os pacientes a deambular o máximo permitido pelos sintomas.
- Considerar a trombectomia na TVP potencialmente fatal ou com risco de viabilidade do membro. Para a EP aguda, a embolectomia à base de cateter pode ser apropriada para pacientes que apresentam contraindicações para a terapia trombolítica, que não responderam à terapia trombolítica ou nos quais existe a probabilidade de morte antes do início da trombólise. A embolectomia cirúrgica deve ser reservada para a EP maciça e instabilidade hemodinâmica quando a trombólise está contraindicada ou não teve sucesso, ou nos casos em que não há tempo suficiente para que produza seus efeitos.

TERAPIA FARMACOLÓGICA

Heparina não fracionada

- A heparina não fracionada (HNF) impede o crescimento e a propagação do trombo formado e possibilita a degradação do coágulo pelo sistema trombolítico endógeno. Como alguns pacientes não conseguem obter uma resposta adequada, a HNF por via IV foi substituída, em grande parte, pela HBPM ou pelo fondaparinux. A HNF continua desempenhando um papel em pacientes com *clearance* de creatinina inferior a 30 mL/min (< 0,5 mL/s).
- Quando há necessidade de anticoagulação imediata e plena, prefere-se uma dose em bolo intravenosa (IV) calculada com base no peso corporal, seguida de infusão IV contínua (Quadro 14-1). Uma posologia fixa (p. ex., bolo de 5.000 unidades, seguido de infusão contínua de 1.000/h) produz resultados clínicos semelhantes.

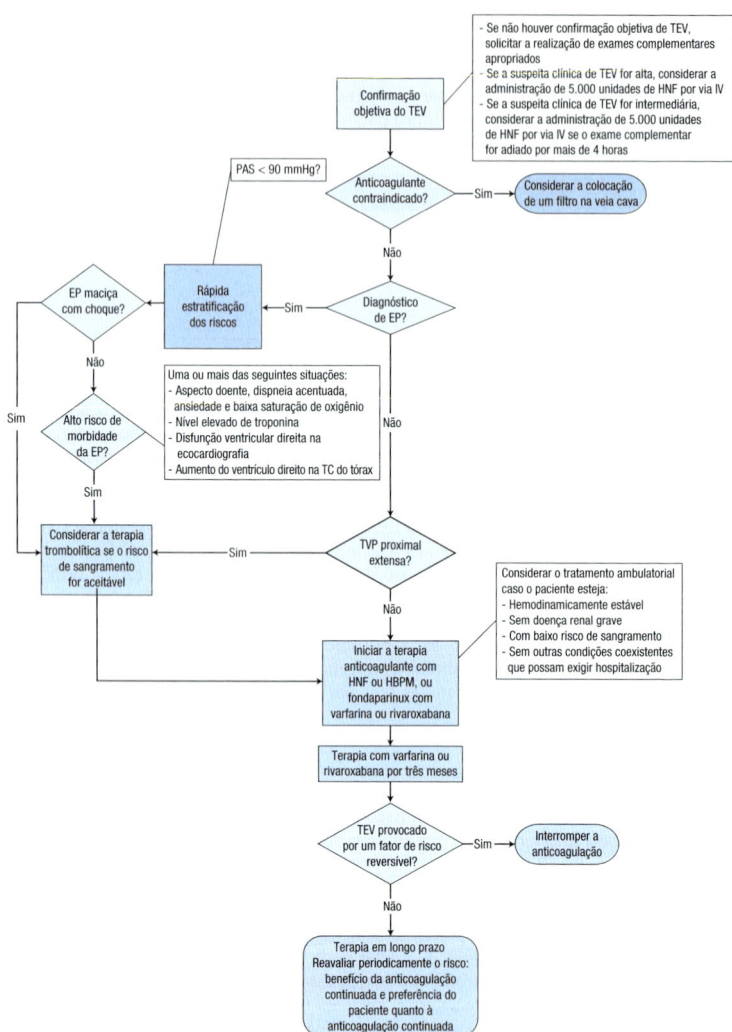

FIGURA 14-2 Tratamento do tromboembolismo venoso (TEV). EP, embolia pulmonar; HBPM, heparina de baixo peso molecular; HNF, heparina não fracionada; IV, intravenosa; PAS, pressão arterial sistólica; TC, tomografia computadorizada; TVP, trombose venosa profunda.

- A HNF por via subcutânea (SC) com base no peso corporal (dose inicial de 333 unidades/kg, seguida de 250 unidades/kg, a cada 12 horas) sem monitoramento da coagulação constitui uma opção de menor custo para determinados pacientes; a terapia com varfarina é sobreposta durante pelo menos cinco dias e mantida após a interrupção da HNF.
- O tempo de tromboplastina parcial ativada (TTPa), com faixa terapêutica de 1,5 a 2,5 vezes o valor de controle normal médio, costuma ser usado para determinar o grau de anticoagulação terapêutica. O TTPa é medido antes de iniciar o tratamento e dentro de 6 horas após a instituição da terapia ou uma mudança da dose. A dose de heparina deve ser ajustada imediatamente, com base na resposta do paciente.

QUADRO 14-1	Dose de heparina não fracionada administrada por infusão IV contínua com base no peso corporal[a]	
Indicação	**Dose de ataque inicial**	**Velocidade inicial da infusão**
Trombose venosa profunda/ embolia pulmonar	80 a 100 unidades/kg Máximo = 10.000 unidades	17 a 20 unidades/kg/h Máximo = 2.300 unidades/h

Tempo de tromboplastina parcial ativada (segundos)	**Velocidade da infusão de manutenção** *Ajuste da dose*
< 37 (ou antifator Xa < 0,20 U/mL [0,20 kU/L])	80 unidades/kg em bolo; em seguida, aumentar a infusão em 4 unidades/kg/h
37 a 47 (ou antifator Xa 0,20 a 0,29 U/mL [0,20 a 0,29 kU/L])	40 unidades/kg em bolo; em seguida, aumentar a infusão em 2 unidades/kg/h
48 a 71 (ou antifator Xa 0,30 a 0,70 U/mL [0,30 a 0,70 kU/L])	Nenhuma mudança
72 a 93 (ou antifator Xa 0,71 a 1,00 U/mL [0,71 a 1,00 kU/L])	Diminuir a infusão em 2 unidades/kg
> 93 (ou antifator Xa > 1,00 U/mL [> 1,00 kU/L])	Manter a infusão por 1 hora; em seguida, diminuir em 3 unidades/kg/h

[a] Usar o peso corporal verdadeiro para todos os cálculos. Pode-se utilizar o peso corporal ajustado para pacientes obesos (> 130% do peso corporal ideal).

- O sangramento constitui o principal efeito adverso associado aos agentes anticoagulantes. Os locais de sangramento mais comuns incluem o trato gastrintestinal (GI), o trato urinário e os tecidos moles. As áreas críticas incluem as regiões intracraniana, pericárdica e intraocular, bem como as glândulas suprarrenais. Os sintomas de sangramento consistem em cefaleia intensa, dor articular, dor torácica, dor abdominal, edema, fezes pretas, hematúria ou eliminação de sangue vivo pelo reto. Com frequência, ocorre sangramento menor (p. ex., epistaxe, sangramento gengival, sangramento prolongado de cortes, equimoses com traumatismo mínimo).
- Se ocorrer sangramento significativo, a HNF deve ser interrompida imediatamente, e deve-se administrar **sulfato de protamina** IV por infusão lenta durante 10 minutos (1 mg/100 unidades de HNF infundidas nas 4 horas anteriores; dose máxima de 50 mg).
- A trombocitopenia induzida pela heparina (TIH) é um problema grave imunologicamente mediado que exige intervenção imediata. A trombocitopenia constitui a manifestação clínica mais comum, porém é necessária uma confirmação sorológica de anticorpos anti-heparina para estabelecer o diagnóstico. O uso de uma regra de predição clínica, como o escore dos quatro T (trombocitopenia, *t*empo de ocorrência da queda das contagens de plaquetas ou trombose, *t*rombose ou outras explicação da trombocitopenia), pode melhorar o valor do monitoramento das contagens plaquetárias e o teste do anticorpo anti-heparina para a previsão de TIH. A heparina deve ser suspensa se houver desenvolvimento de trombose no contexto de um declínio das contagens de plaquetas, juntamente com um escore dos quatro T moderado ou alto. Em seguida, deve-se iniciar uma terapia anticoagulante alternativa com um inibidor direto da trombina por via parenteral.
- Foi relatado que o uso da HNF em longo prazo provoca alopecia, priapismo, hiperpotassemia e osteoporose.

Heparina de baixo peso molecular

- As vantagens das HBPM sobre a HNF incluem: (1) resposta previsível à dose anticoagulante; (2) maior biodisponibilidade por via SC; (3) *clearance* independente da dose; (4) meia-vida biológica mais longa; (5) menor incidência de trombocitopenia; e (6) menor necessidade de exames laboratoriais de rotina para monitoramento.
- A HBPM administrada por via SC, em doses fixas ou calculadas com base no peso corporal, é pelo menos tão efetiva quanto a HNF administrada por via IV para o tratamento do TEV. A eficácia e a segurança são semelhantes com a administração da HBPM com o paciente internado ou de modo ambulatorial, com a sua administração uma ou duas vezes ao dia e com o uso de diferentes preparações de HBPM.

- Os pacientes com TVP estáveis, que apresentam sinais vitais normais, baixo risco de sangramento e nenhuma outra condição comórbida exigindo hospitalização podem ter alta precocemente ou ser tratados em base ambulatorial. Alguns pacientes com EP também podem ser tratados com segurança de modo ambulatorial com HBPM ou com fondaparinux. Os pacientes que não são candidatos apropriados ao tratamento ambulatorial devem ser hospitalizados.
- Os esquemas recomendados (com base no peso corporal verdadeiro) de HBPM para o tratamento da TVP, com ou sem EP, incluem as seguintes:
    - ✓ **Enoxaparina**: 1 mg/kg SC, a cada 12 horas, ou 1,5 mg/kg, a cada 24 horas.
    - ✓ **Dalteparina**: 100 unidades/kg, a cada 12 horas, ou 200 unidades/kg, a cada 24 horas (não aprovada pela Food and Drug Administration [FDA] para essa indicação).
    - ✓ **Tinzaparina**: 175 unidades/kg SC, a cada 24 horas.
- O tratamento agudo com HBPM pode ser escalonado para a administração de varfarina em longo prazo depois de 5 a 10 dias.
- Como a resposta anticoagulante à HBPM é previsível quando administrada por via SC, não há necessidade de monitoramento laboratorial de rotina. Antes de iniciar a terapia, deve-se obter um hemograma completo em condições basais, com contagem das plaquetas e determinação do nível sérico de creatinina. O hemograma completo deve ser realizado a cada 5 a 10 dias durante as primeiras duas semanas de terapia com HBPM e, subsequentemente, a cada 2 a 4 semanas para monitorar a ocorrência de sangramento oculto. A determinação da atividade do antifator Xa constitui o método mais amplamente usado para monitorar a HBPM; não há necessidade de medida de rotina em pacientes estáveis e sem complicações.
- À semelhança de outros anticoagulantes, o sangramento constitui o efeito adverso mais comum da terapia com HBPM; todavia, o sangramento significativo pode ser menos comum, em comparação com a HNF. Caso ocorra sangramento significativo, deve-se administrar **sulfato de protamina** IV, embora esse fármaco não seja capaz de neutralizar por completo o efeito anticoagulante. A dose recomendada de sulfato de protamina é de 1 mg para cada 1 mg de enoxaparina, ou 1 mg para cada 100 unidades de antifator Xa de dalteparina ou tinzaparina administradas nas últimas 8 horas. Se o sangramento persistir, pode-se administrar uma segunda dose de 0,5 mg para cada 1 mg ou 100 unidades de antifator Xa. Podem-se usar doses menores de protamina quando a dose de HBPM for administrada nas 8 a 12 horas precedentes. O sulfato de protamina não é recomendado se a HBPM tiver sido administrada há mais de 12 horas.
- Pode ocorrer trombocitopenia com as HBPM; todavia, a incidência de TIH é três vezes menor do que aquela observada com o uso de HNF.

Fondaparinux

- O **fondaparinux sódico** impede a geração de trombo e a formação de coágulos por meio da inibição indireta da atividade do fator Xa, pela sua interação com a antitrombina. O fondaparinux está aprovado para a prevenção do TEV após cirurgia ortopédica (fratura do quadril, colocação de prótese de quadril e joelho) ou abdominal e para o tratamento da TVP e da EP (juntamente com varfarina).
- O fondaparinux é uma alternativa segura e efetiva da HBPM para o tratamento da TVP ou da EP.
- O fondaparinux é administrado uma vez ao dia por injeção subcutânea em uma dose baseada no peso corporal: 5 mg no indivíduo com peso abaixo de 50 kg; 7,5 mg com peso entre 50 e 100 kg; e 10 mg quando acima de 100 kg. O fondaparinux está contraindicado se o *clearance* de creatinina for inferior a 30 mL/min (< 0,5 mL/s).
- Para a prevenção do TEV, a dose é de 2,5 mg por via SC uma vez ao dia, começando dentro de 6 a 8 horas após a cirurgia.
- Os pacientes que recebem fondaparinux não necessitam realizar testes de coagulação de rotina. Obtém-se um hemograma completo em condições basais e, em seguida, periodicamente para a detecção de sangramento oculto. Deve-se efetuar um monitoramento diário à procura de sinais e sintomas de sangramento. Não existe nenhum antídoto específico para reverter a atividade antitrombótica do fondaparinux.

Inibidores diretos do anti-Xa

- A **rivaroxabana** e a **apixabana** são inibidores seletivos do fator Xa tanto livre quanto ligado ao coágulo, os quais não necessitam de antitrombina para exercer seu efeito anticoagulante.
- Nos Estados Unidos, nenhum desses agentes foi aprovado pela FDA para o tratamento do TEV, porém a rivaroxabana foi aprovada para a prevenção do TEV após cirurgia de prótese de quadril

ou joelho; a dose de rivaroxabana é de 10 mg por via oral, uma vez ao dia, com ou sem alimento. A rivaroxabana deve ser iniciada dentro de pelo menos 6 a 10 horas após a cirurgia, uma vez estabelecida a hemostasia, e continuada por 12 dias (prótese de joelho) ou 35 dias (prótese de quadril).

- Não há necessidade de monitoramento laboratorial de rotina, nem de ajuste da dose devido à farmacocinética previsível do fármaco. O sangramento constitui o efeito adverso mais comum, e os pacientes devem ser observados rigorosamente quanto a sinais ou sintomas de perda de sangue.

Varfarina

- A **varfarina** inibe as enzimas responsáveis pela interconversão cíclica da vitamina K no fígado. A vitamina K reduzida é um cofator necessário para a carboxilação das proteínas da coagulação dependentes da vitamina K, a protrombina (II), os fatores VII, IX e X e as proteínas anticoagulantes, C e S. Ao reduzir o suprimento de vitamina K, a varfarina diminui indiretamente sua velocidade de síntese. Ao suprimir a produção de fatores da coagulação, a varfarina impede a formação inicial e a propagação dos trombos. A varfarina não exerce nenhum efeito direto sobre os fatores da coagulação previamente circulantes ou os trombos já formados. O tempo necessário para a produção de seu efeito anticoagulante depende da meia-vida de eliminação das proteínas da coagulação. Como a protrombina tem uma meia-vida de 2 a 3 dias, o efeito antitrombótico pleno da varfarina só é alcançado dentro de 8 a 15 dias após o início do tratamento.

- A varfarina deve ser iniciada concomitantemente com a HNF ou a HBPM. Para pacientes com TEV agudo, a terapia com HNF, HBPM ou fondaparinux deve ser sobreposta durante pelo menos cinco dias, independentemente de alcançar um valor-alvo da relação internacional normalizada (INR) antes desse prazo. Em seguida, a HNF ou a HBPM podem ser interrompidas tão logo a INR esteja dentro da faixa desejada por dois dias consecutivos.

- As diretrizes para iniciar a terapia com varfarina são apresentadas na Figura 14-3. A dose inicial habitual é de 5 a 10 mg. Na presença de fatores relacionados com o paciente, como idade avançada, desnutrição, doença hepática ou insuficiência cardíaca, uma dose inicial mais baixa pode ser aceitável. Deve-se evitar o uso de doses iniciais acima de 10 mg.

- A terapia com varfarina deve ser monitorada pela INR; para a maioria das indicações, a INR-alvo é de 2,5, com uma faixa aceitável de 2 a 3. Depois de um episódio tromboembólico agudo, a INR deve ser medida pelo menos a cada três dias durante a primeira semana de tratamento. Em geral, as doses não devem ser modificadas em uma frequência de mais de uma vez a cada três dias. As doses são ajustadas pelo cálculo da dose semanal, com redução ou aumento de 5 a 25%. O efeito integral de uma mudança na dose pode não ser evidente antes de 5 a 7 dias. Uma vez estabelecida a resposta do paciente à dose, deve-se determinar a INR a cada 7 a 14 dias até a sua estabilização, e, em seguida, a cada 4 a 8 semanas.

- As complicações hemorrágicas variam de leves a graves e potencialmente fatais, podendo ocorrer em qualquer região do corpo. O trato gastrintestinal (GI) e o nariz constituem os locais mais frequentes de sangramento. A hemorragia intracraniana é a complicação mais grave, que geralmente resulta em incapacidade permanente e morte.

- Manejo do sangramento e da anticoagulação excessiva:
  - ✓ Na maioria dos pacientes com elevações assintomáticas da INR, o manejo seguro consiste em suspender a varfarina.
  - ✓ Na presença de INR acima de 4,5, sem nenhuma evidência de sangramento, a INR pode ser reduzida pela interrupção da varfarina, ajuste de sua dose e administração de vitamina K para reduzir o tempo necessário para a normalização da INR.
  - ✓ Se a INR estiver entre 5 e 9, a varfarina pode ser suspensa, ou pode ser associada a uma baixa dose de **fitonadiona oral** ($\leq$ 2,5 mg).
  - ✓ Se a INR estiver entre 4,5 e 10, sem sangramento, não se recomenda o uso rotineiro de vitamina K, visto que ela não demonstrou afetar o risco de desenvolvimento subsequente de sangramento ou tromboembolismo, em comparação com a simples suspensão da varfarina.
  - ✓ Se a INR estiver acima de 10, sem qualquer evidência de sangramento, recomenda-se a administração oral de 2,5 mg de fitonadiona.
  - ✓ A vitamina K deve ser usada com cautela em pacientes com alto risco de tromboembolismo recorrente, devido à possibilidade de uma correção excessiva da INR.
  - ✓ Os pacientes com sangramento significativo associado à varfarina necessitam de cuidado de suporte e reposição dos fatores da coagulação; deve-se administrar uma dose de 5 a 10 mg de vitamina K por injeção IV lenta.

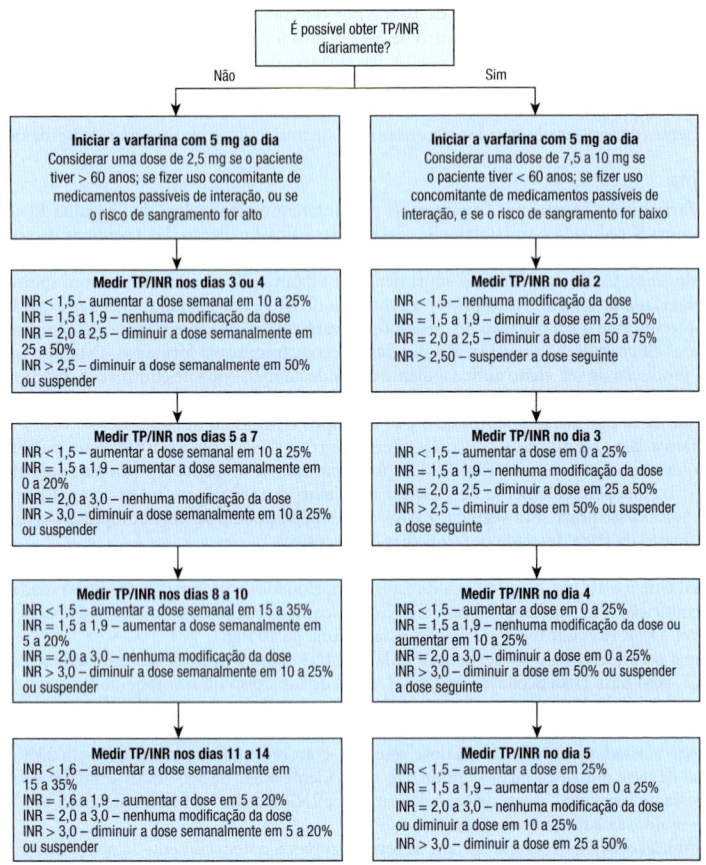

FIGURA 14-3 Início da terapia com varfarina. INR, relação internacional normalizada; TP, tempo de protrombina.

- Os efeitos adversos não hemorrágicos da varfarina incluem a rara síndrome do "dedo azul" e necrose cutânea.
- Tendo em vista o grande número de interações entre varfarina e alimentos e interações medicamentosas com a varfarina, pode-se indicar um monitoramento rigoroso, com determinações adicionais da INR sempre que outros medicamentos forem iniciados ou suspensos, ou sempre que houver alguma alteração no consumo de alimentos contendo vitamina K.

Trombolíticos

- Os agentes trombolíticos são enzimas proteolíticas que aumentam a conversão do plasminogênio em plasmina que, subsequentemente, degrada a matriz de fibrina.
- Raramente, justifica-se a remoção do trombo causador de oclusão por meio de terapia fibrinolítica (ou por meio cirúrgico). Os pacientes que apresentam, dentro de 14 dias após o início dos sintomas, TVP proximal extensa, com estado funcional satisfatório, baixo risco de sangramento e expectativa de vida de um ano ou mais são candidatos à trombólise.
- Os pacientes com TVP que envolve as veias ilíaca e femoral comum correm maior risco de síndrome pós-trombótica e podem ter maior potencial de beneficiar-se das estratégias de remoção de trombo.

- O risco de sangramento associado à administração do fármaco dirigida por cateter parece ser menor do que a administração sistêmica. Para a TVP, a trombólise dirigida por cateter é preferida se houver disponibilidade de profissional competente e recursos apropriados. A mesma duração e intensidade da terapia anticoagulante são recomendadas para pacientes com TVP que não recebem agentes trombólicos.
- Para pacientes com EP maciça, manifestada por choque e colapso cardiovascular (cerca de 5% dos pacientes com EP), a terapia trombolítica é considerada necessária além das intervenções agressivas, como expansão do volume, terapia com vasopressores, intubação e ventilação mecânica. A terapia trombolítica deve ser administrada sem demora a esses pacientes, a fim de reduzir o risco de progressão para a falência múltipla de órgãos e morte. Todavia, o risco de morte por EP deve ser maior do que o risco de sangramento grave associado à terapia trombolítica.
- Esquemas posológicos de agentes trombolíticos para tratamento da TVP e/ou EP:
    - ✓ **Alteplase**: para a EP, 100 mg por infusão IV durante 2 horas.
    - ✓ **Estreptoquinase**: 250.000 unidades IV durante 30 minutos, seguidas de infusão IV contínua de 100.000 unidades/h durante 24 horas (EP) ou durante 24 a 72 horas (TVP).
    - ✓ **Uroquinase**: para a EP, 4.400 UI/kg IV durante 10 minutos, seguidas de 4.400 UI/kg/h, durante 12 a 24 horas.
- Durante a terapia com agentes trombolíticos, a HNF por via IV pode ser continuada ou suspensa. Nos Estados Unidos, a prática mais comum consiste em suspender a HNF. Deve-se medir o TTPa após completar a terapia trombolítica. Se, nessa ocasião, o TTPa for menor do que 80 segundos, a infusão de HNF é iniciada e ajustada para manter o TTPa dentro da faixa terapêutica. Se o TTPa após o tratamento for de mais de 80 segundos, é necessário repetir a sua determinação a cada 2 a 4 horas e iniciar a infusão de HNF quando for menor do que 80 segundos.

PREVENÇÃO

- Os métodos não farmacológicos melhoram o fluxo sanguíneo venoso por meios mecânicos e consistem em deambulação precoce, uso de meias elásticas de compressão graduada, dispositivos de CPI e filtros colocados na veia cava inferior.
- As opções farmacológicas inibem a atividade ou produção dos fatores da coagulação. Quando adequadamente selecionada, a terapia pode reduzir significativamente a incidência de TEV após a colocação de próteses de joelho e de quadril, reparo de fraturas de quadril, cirurgia geral, infarto do miocárdio, acidente vascular cerebral isquêmico e pacientes clínicos hospitalizados adequadamente selecionados.
- Consultar *Antithrombotic Therapy and Prevention of Thrombosis, 9th edition: Evidence-Based Clinical Practice Guidelines*, publicado pelo American College of Chest Physicians, para informações detalhadas sobre as estratégias de profilaxia baseadas na situação clínica e no nível de risco de TEV.

AVALIAÇÃO DOS DESFECHOS TERAPÊUTICOS

- Os pacientes devem ser monitorados quanto à resolução dos sintomas, desenvolvimento de trombose recorrente, sintomas de síndrome pós-trombótica e efeitos adversos dos anticoagulantes.
- É necessário monitorar cuidadosamente a hemoglobina, o hematócrito e a pressão arterial para detectar a ocorrência de sangramento em consequência da terapia anticoagulante.
- São realizados exames de coagulação (TTPa, tempo de protrombina [TP] e INR) antes de iniciar o tratamento para estabelecer os valores basais de referência do paciente e orientar a anticoagulação posterior.
- Questionar os pacientes ambulatoriais em uso de varfarina sobre a adesão ao medicamento e o aparecimento de sintomas relacionados ao sangramento e complicações tromboembólicas. Quaisquer mudanças nos medicamentos de uso concomitante devem ser cuidadosamente avaliadas.

Capítulo elaborado a partir de conteúdo original de autoria de Daniel M. Witt e Nathan P. Clark.

15 Acne vulgar

- A *acne* é uma doença comum e geralmente autolimitada, que consiste em inflamação dos folículos sebáceos na face e na parte superior do tronco.

FISIOPATOLOGIA

- A acne em geral começa no período pré-puberal e evolui à medida que a produção de androgênios e a atividade das glândulas sebáceas aumentam com o desenvolvimento das gônadas.
- A acne evolui em quatro estágios: (1) aumento da queratinização folicular; (2) aumento da produção de sebo; (3) lipólise bacteriana dos triglicerídios do sebo, com produção de ácidos graxos livres; e (4) inflamação.
- Os androgênios circulantes promovem aumento de tamanho e atividade das glândulas sebáceas. Ocorrem aumento da queratinização das células epidérmicas e desenvolvimento de um folículo sebáceo obstruído, denominado *microcomedão*. As células aderem umas às outras, formando um tampão queratinoso denso. O sebo, produzido em quantidades cada vez maiores, fica retido abaixo do tampão de queratina e solidifica, contribuindo para a formação dos comedões abertos ou fechados.
- O acúmulo de sebo no folículo facilita a proliferação da bactéria anaeróbia *Propionibacterium acnes*, que desencadeia uma resposta das células T, resultando em inflamação. O *P. acnes* produz uma lipase que hidrolisa os triglicerídios do sebo em ácidos graxos livres, o que pode aumentar a queratinização e levar à formação de microcomedões.
- O comedão fechado (cravo branco) é a primeira lesão visível da acne. É quase totalmente obstruído para drenagem e tem tendência a sofrer ruptura.
- O comedão aberto (cravo preto) forma-se à medida que o tampão se estende pelo canal superior e dilata sua abertura. A acne caracterizada pela presença de comedões abertos e fechados é denominada *acne não inflamatória*.
- Ocorre formação de pus em consequência do recrutamento de neutrófilos no folículo durante o processo inflamatório e a liberação de quimiocinas produzidas pelo *P. acnes*. O *P. acnes* também produz enzimas que aumentam a permeabilidade da parede folicular, causando a sua ruptura, com consequente liberação de queratina, lipídios e ácidos graxos livres irritantes na derme. As lesões inflamatórias que podem surgir e levar à formação de cicatrizes incluem pústulas, nódulos e cistos.

MANIFESTAÇÕES CLÍNICAS

- As lesões da acne costumam ocorrer no rosto, nas costas, na região superior do tórax e nos ombros. A gravidade inclui desde uma forma comedoniana leve até a acne inflamatória grave. A doença é classificada em leve, moderada ou grave, dependendo do tipo e da gravidade das lesões.
- A cicatrização completa das lesões pode levar meses, e a fibrose associada à cicatrização pode resultar em cicatrizes permanentes.

DIAGNÓSTICO

- O diagnóstico é estabelecido pelo exame do paciente, o qual inclui observação das lesões e exclusão de outras causas potenciais (p. ex., acne induzida por fármacos). Existem vários sistemas diferentes utilizados para classificar a gravidade da acne.

TRATAMENTO

- **Objetivos do tratamento**: reduzir o número e a gravidade das lesões, reduzir a velocidade de evolução da doença, limitar a sua duração, prevenir a formação de novas lesões e evitar a formação de cicatrizes e a hiperpigmentação.

ABORDAGEM GERAL (FIGURA 15-1)

- Declaração de consenso da Global Alliance to Improve Outcomes in Acne 2009:
  - ✓ A acne deve ser considerada uma doença crônica.
  - ✓ As estratégias para limitar a resistência a antibióticos são importantes no tratamento da acne.
  - ✓ A terapia de primeira linha consiste em tratamento combinado à base de retinoides.
  - ✓ Os retinoides tópicos devem constituir os agentes de primeira linha no tratamento de manutenção.
  - ✓ O tratamento precoce e apropriado é melhor para reduzir ao mínimo o potencial de cicatrizes da acne.
  - ✓ A adesão ao tratamento deve ser verificada por meio de entrevista verbal ou uso de um questionário.

TERAPIA NÃO FARMACOLÓGICA

- Incentivar os pacientes a evitar fatores agravantes, manter uma dieta equilibrada e controlar o estresse.
- Os pacientes não devem lavar as lesões mais do que duas vezes o dia, com sabonete opaco ou de glicerina neutro e sem fragrância ou com produto de limpeza sem sabão. Deve-se evitar ao máximo esfregar as lesões a fim de prevenir a ruptura folicular.
- A extração dos comedões resulta em melhora estética imediata, porém não foi amplamente testada em ensaios clínicos.

TERAPIA FARMACOLÓGICA

- *Acne não inflamatória comedoniana:* são utilizados agentes tópicos selecionados que produzem esfoliação da queratinização aumentada. Os retinoides tópicos (particularmente adapaleno) constituem os fármacos de escolha. Pode-se considerar o uso de peróxido de benzoíla ou ácido azelaico.

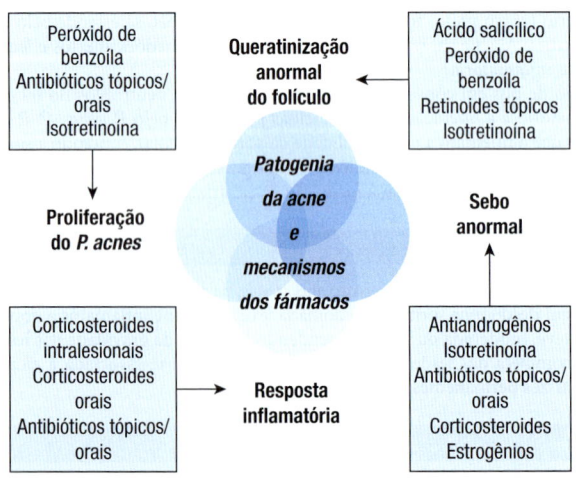

© *Debra Sibbald*

FIGURA 15-1 Patogenia da acne e mecanismos dos fármacos.

- *Acne inflamatória papulopustulosa leve a moderada:* é importante reduzir a população do *P. acnes.* A terapia de primeira escolha consiste na combinação de adapaleno e peróxido de benzoíla em dose fixa ou na combinação de clindamicina e peróxido de benzoíla em dose fixa. Como alternativa, pode-se utilizar um retinoide tópico diferente, associado a um agente antimicrobiano tópico diferente, com ou sem peróxido de benzoíla. O ácido azelaico ou o peróxido de benzoíla também podem ser recomendados. Na doença mais disseminada, recomenda-se a associação de um antibiótico sistêmico com adapaleno para a acne papulopustulosa moderada. Se houver qualquer limitação no uso dos agentes de primeira escolha, as alternativas incluem combinação em dose fixa de eritromicina e tretinoína, combinação em dose fixa de isotretinoína e eritromicina ou zinco oral. Nos casos de doença disseminada, pode-se considerar o uso de uma combinação de um antibiótico sistêmico com peróxido de benzoíla ou adapaleno em combinação fixa com peróxido de benzoíla.
- *Acne papulopustulosa grave ou nodular moderada:* a monoterapia com isotretinoína oral constitui o tratamento de primeira escolha. As alternativas incluem antibióticos sistêmicos em combinação com adapaleno, com a combinação em dose fixa de adapaleno e peróxido de benzoíla ou em associação com ácido azelaico. Se houver qualquer limitação para o uso desses fármacos, deve-se considerar a administração de antiandrogênios orais em associação com antibióticos orais ou tratamentos tópicos, ou antibióticos sistêmicos em associação com peróxido de benzoíla.
- *Acne nodular ou conglobata:* a monoterapia com isotretinoína oral constitui o tratamento de primeira escolha. Uma alternativa consiste em antibióticos sistêmicos em associação com ácido azelaico. Se houver qualquer limitação para o uso desses fármacos, deve-se considerar a administração de antiandrogênios orais em associação com antibióticos orais, antibióticos sistêmicos em associação com adapaleno, peróxido de benzoíla ou a combinação em dose fixa de adapaleno e peróxido de benzoíla.
- *Terapia de manutenção para a acne:* os retinoides tópicos são mais recomendados (adapaleno, tazaroteno ou tretinoína). O ácido azelaico tópico constitui uma alternativa. A terapia de manutenção é geralmente iniciada depois de um período de indução de 12 semanas e é continuada por 3 a 4 meses. Pode ser necessária uma maior duração para prevenir a recidiva com a interrupção do tratamento. Não se recomenda a terapia em longo prazo com antibióticos para minimizar a resistência a antibióticos.

Esfoliantes (agentes descamativos)

- Os esfoliantes induzem ressecamento leve contínuo e descamação por irritação, lesionando as camadas cutâneas superficiais e promovendo a inflamação. Isso estimula a mitose, o espessamento da epiderme e o aumento dos corneócitos, da descamação e do eritema. A sudorese diminuída resulta em uma superfície seca e menos oleosa e pode levar à resolução das lesões pustulosas.
- A **resorcina** é menos queratolítica do que o ácido salicílico e, quando usada isoladamente, é classificada pela Food and Drug Administration (FDA) na categoria II (geralmente não reconhecida como segura e efetiva). A FDA considera a resorcina a 2% e o monoacetato de resorcina a 3% seguros e efetivos quando usados em associação com enxofre a 3-8%. A resorcina é um agente irritante e sensibilizante e, portanto, não deve ser aplicada em grandes áreas ou na pele com ruptura. Produz uma descamação marrom-escura reversível em alguns indivíduos de pele escura.
- O **ácido salicílico** é queratolítico e apresenta atividade antibacteriana leve contra o *P. acnes* e atividade anti-inflamatória discreta em concentrações de até 5%. O ácido salicílico é reconhecido pela FDA como seguro e efetivo; todavia, pode ser menos potente do que o peróxido de benzoíla ou os retinoides tópicos. Os produtos à base de ácido salicílico são com frequência usados como tratamento de primeira linha para acne leve em virtude de sua disponibilidade em concentrações de até 2% sem necessidade de prescrição. Concentrações de 5 a 10% também podem ser usadas com prescrição, começando com uma baixa concentração e aumentando à medida que o indivíduo desenvolve tolerância à irritação. O ácido salicílico costuma ser usado quando o paciente não pode tolerar retinoides tópicos, devido à irritação da pele.
- O **enxofre** é queratolítico e apresenta atividade antibacteriana. Pode produzir rápida resolução das pústulas e pápulas, mascarar as lesões e provocar irritação, levando à descamação (*peeling*) da pele. O enxofre é usado na forma precipitada ou coloidal, em concentrações de 2 a 10%. Embora seja frequentemente associado ao ácido salicílico ou resorcina para aumentar os efeitos, seu uso é limitado por seu odor desagradável e pela disponibilidade de agentes mais efetivos.

Retinoides tópicos

- Os retinoides reduzem a obstrução dentro do folículo e mostram-se úteis para a acne tanto comedoniana quanto inflamatória. Os retinoides revertem a descamação anormal dos queratinócitos e são queratolíticos ativos. Eles inibem a formação de microcomedões, diminuindo o número de comedões maduros e lesões inflamatórias.

- Os retinoides tópicos são seguros, efetivos e econômicos para o tratamento de todos os casos de acne, exceto os mais graves. Devem constituir a primeira etapa na acne moderada, isoladamente ou em combinação com antibióticos e peróxido de benzoíla, retornando para o uso de retinoides isoladamente para manutenção após a obtenção de resultados adequados. Os efeitos colaterais observados consistem em eritema, xerose, sensação de queimação e descamação.
- Os retinoides devem ser aplicados à noite, meia hora após a limpeza da pele, iniciando em dias alternados, durante 1 a 2 semanas, para adaptar-se à irritação. As doses só podem ser aumentadas após a aplicação da menor concentração com veículo menos irritante por 4 a 6 semanas.
- A **tretinoína** (ácido retinoico e vitamina A ácida) está disponível como solução a 0,05% (mais irritante); gel a 0,01 a 0,025%; e creme a 0,025, 0,05 e 0,1% (menos irritante). A tretinoína não deve ser usada em mulheres grávidas, devido ao risco para o feto.
- O **adapaleno** é o retinoide tópico de primeira escolha tanto para o tratamento quanto para a terapia de manutenção, visto que é tão eficaz quanto outros retinoides tópicos, porém menos irritante. O adapaleno está disponível na concentração de 0,1% em forma de gel, creme, solução alcoólica e pequenas compressas. Dispõe-se, também, de uma formulação em gel a 0,3%.
- O **tazaroteno** é tão efetivo quanto o adapaleno na redução do número de lesões não inflamatórias e inflamatórias quando usado em metade da frequência de aplicação do adapaleno. Em comparação com a tretinoína, é igualmente efetivo para as lesões comedonianas e mais efetivo para as lesões inflamatórias, quando aplicado uma vez ao dia. O produto está disponível em gel ou creme a 0,05% e 0,1%.

Agentes antibacterianos tópicos

- O **peróxido de benzoíla** é bactericida e também suprime a produção de sebo e diminui os ácidos graxos livres, que são deflagradores comedogênicos e inflamatórios. O peróxido de benzoíla mostra-se útil para a acne tanto não inflamatória quanto inflamatória. Possui rápido início de ação e pode diminuir o número de lesões inflamadas dentro de cinco dias. O peróxido de benzoíla, usado isoladamente ou em associação, constitui o padrão de tratamento para a acne papulopustulosa leve a moderada. Costuma estar associado a retinoides tópicos ou a um agente antimicrobiano. Para a terapia de manutenção, o peróxido de benzoíla pode ser acrescentado a um retinoide tópico.
- Dispõe-se de sabonetes, loções, cremes, produtos para lavagem e géis em concentrações de 1 a 10%. Todas as preparações de peróxido de benzoíla como único agente estão disponíveis sem prescrição. As formulações em gel são geralmente mais potentes, enquanto as loções, os cremes e os sabonetes têm potência mais fraca. As preparações em gel à base de álcool em geral provocam mais ressecamento e irritação.
- A terapia deve ser iniciada com a menor concentração (2,5%) em uma formulação à base de água ou gel aquoso a 4%. Uma vez alcançada a tolerância, a concentração pode ser aumentada para 5%, ou a base substituída por géis de acetona ou álcool ou pastas. É importante lavar o produto para removê-lo pela manhã. Deve-se aplicar filtro solar durante o dia.
- Os efeitos colaterais do peróxido de benzoíla consistem em ressecamento, irritação e, raramente, dermatite de contato alérgica. Pode descolorir os pelos e cabelos, bem como a roupa.
- A **eritromicina** e a **clindamicina tópicas** tornaram-se menos efetivas devido ao desenvolvimento de resistência do *P. acnes*. A adição de peróxido de benzoíla ou retinoides tópicos ao macrolídio é mais efetiva do que a monoterapia com antibiótico. A clindamicina é preferida por causa de sua ação potente e ausência de absorção sistêmica. Está disponível em uma preparação tópica como agente único ou em associação ao peróxido de benzoíla. A eritromicina está disponível isoladamente ou em combinação com ácido retinoico e peróxido de benzoíla.
- O **ácido azelaico** possui atividade antibacteriana, anti-inflamatória e comedolítica. É utilizado para a acne inflamatória leve a moderada, porém apresenta eficácia limitada, em comparação com outras terapias. Trata-se de uma alternativa aos retinoides tópicos para tratamento de manutenção. O ácido azelaico é bem tolerado e os efeitos adversos, que consistem em prurido, sensação de queimação, ardência e formigamento, são observados em 1 a 5% dos pacientes. Em menos de 1% dos pacientes ocorrem eritema, ressecamento, descamação e irritação. O ácido azelaico está disponível em formulações de creme a 20% e gel a 15%, que geralmente são aplicados duas vezes ao dia (pela manhã e à noite) na pele limpa e seca. A maioria dos pacientes apresenta melhora dentro de quatro semanas, porém o tratamento pode ser continuado por vários meses, se houver necessidade.
- O gel tópico de **dapsona** a 5%, uma sulfona com propriedades anti-inflamatórias e antibacterianas, melhora a acne tanto inflamatória quanto não inflamatória. Pode ser útil para pacientes que

apresentam sensibilidade ou intolerância aos agentes antiacne convencionais e pode ser usada em pacientes alérgicos às sulfonamidas. A dapsona tópica em gel a 5% tem sido utilizada isoladamente ou em associação com adapaleno ou peróxido de benzoíla, porém pode ser mais irritante do que outros agentes tópicos.

Antibacterianos orais

- Os antibióticos sistêmicos constituem o tratamento padrão para a acne moderada e grave e para a acne inflamatória resistente ao tratamento. Tendo em vista a resistência bacteriana crescente, os pacientes com formas menos graves de acne não devem ser tratados com antibióticos orais, e, sempre que for possível, a duração da terapia deve ser limitada (p. ex., 6 a 8 semanas).
- A **eritromicina** mostra-se efetiva; todavia, devido à resistência bacteriana, seu uso deve ser limitado a pacientes que não podem utilizar um derivado da tetraciclina (p. ex., mulheres grávidas e crianças com < 8 anos de idade). O **ciprofloxacino**, o **sulfametoxazol-trimetoprima** e a **trimetoprima** isoladamente também são efetivos nos casos em que outros antibióticos não podem ser usados ou são ineficazes.
- As **tetraciclinas** (**minociclina** e **doxiciclina**) possuem efeitos antibacterianos e anti-inflamatórios. A própria tetraciclina não constitui mais o fármaco de escolha nessa família, devido aos efeitos dietéticos sobre a absorção e redução da eficácia antibacteriana e anti-inflamatória. A minociclina tem sido associada ao depósito de pigmento na pele, mucosas e dentes; além disso, pode causar tontura relacionada à dose, urticária, síndrome de hipersensibilidade, hepatite autoimune, síndrome semelhante ao lúpus eritematoso sistêmico e reações semelhantes à doença do soro. A doxiciclina é um agente fotossensibilizante, particularmente em doses mais altas.

Agentes que diminuem a produção de sebo

- A **isotretinoína** diminui a produção de sebo, inibe o crescimento do *P. acnes* e reduz a inflamação. A isotretinoína está aprovada para o tratamento da acne nodular recalcitrante grave. É também útil para a acne menos grave resistente ao tratamento ou que produz cicatrizes físicas ou problemas psicológicos. A isotretinoína é o único tratamento farmacológico para a acne que produz remissão prolongada.
- A dose aprovada é de 0,5 a 2 mg/kg/dia, geralmente administrada por um período de 20 semanas. A absorção da isotretinoína é maior quando tomada com alimentos. O rubor inicial pode ser minimizado ao iniciar com uma dose de 0,5 mg/kg/dia ou menos. De modo alternativo, podem ser utilizadas doses menores por períodos mais prolongados, com uma dose cumulativa total de 120 a 150 mg/kg.
- Os efeitos adversos são frequentes e muitas vezes relacionados à dose. Cerca de 90% dos pacientes apresentam efeitos mucocutâneos; o ressecamento da boca, do nariz e dos olhos é mais comum. Ocorrem queilite e descamação da pele em mais de 80% dos pacientes. Os efeitos sistêmicos consistem em elevações transitórias dos níveis séricos de colesterol e triglicerídios, nível aumentado de creatina-quinase, hiperglicemia, fotossensibilidade, pseudotumor cerebral, provas de função hepática anormais, anormalidades ósseas, artralgia, rigidez muscular, cefaleia e alta incidência de teratogenicidade. Os pacientes devem ser alertados e avaliados quanto à ocorrência de depressão durante o tratamento, embora uma relação causal com a isotretinoína seja controversa.
- Devido à teratogenicidade, as pacientes com possibilidade de engravidar devem usar duas formas diferentes de contracepção, começando um mês antes da terapia, continuando durante todo o tratamento e por mais quatro meses após a interrupção do medicamento. Todas as pacientes em uso de isotretinoína devem participar no programa iPLEDGE*, que exige a realização de teste de gravidez e garantia dos médicos e farmacêuticos de que eles irão seguir os procedimentos exigidos.
- Os **contraceptivos orais** contendo estrogênios podem ser úteis para a acne em algumas mulheres. Os agentes com aprovação da FDA para essa indicação incluem **norgestimato com etinilestradiol** e **acetato de noretindrona com etinilestradiol**; outros produtos contendo estrogênio também podem ser efetivos.

---

* N. de R.T. O iPLEDGE é um programa de gerenciamento de riscos, projetado para promover o objetivo de saúde pública para eliminar a exposição fetal à isotretinoína por meio de um programa de computador, com distribuição restrita, aprovada pelo FDA.

- A **espironolactona** em doses mais altas é um composto antiandrogênico. Doses de 50 a 200 mg demonstraram ser efetivas na acne.
- O **acetato de ciproterona** é um antiandrogênio que pode ser efetivo na acne em mulheres quando associado ao etinilestradiol (na forma de contraceptivo oral). Nos Estados Unidos, não se dispõe de contraceptivos orais contendo ciproterona/estrogênio.
- Os **corticosteroides orais** em altas doses, usados em ciclos de curta duração, podem ter benefício temporário em pacientes com acne inflamatória grave.

AVALIAÇÃO DOS DESFECHOS TERAPÊUTICOS

- Os pacientes com acne devem receber um quadro de monitoramento que inclua parâmetros específicos e frequência de monitoramento necessária, e registrar a resposta objetiva ao tratamento em um diário. Deve-se entrar em contato com o paciente dentro de 2 a 3 semanas após iniciar o tratamento para avaliar o progresso.
- A contagem das lesões deve diminuir em 10 a 15% dentro de 4 a 8 semanas ou em mais de 50% em 2 a 4 meses. As lesões inflamatórias devem regredir em poucas semanas, e os comedões devem desaparecer dentro de 3 a 4 meses.
- Os parâmetros de longo prazo devem incluir ausência de progressão da gravidade, aumento dos períodos sem acne durante o tratamento e ausência de cicatrizes ou pigmentação adicionais durante o tratamento.
- Os pacientes devem ser monitorados regularmente quanto aos efeitos adversos do tratamento, e devem considerar a redução apropriada das doses, dos tratamentos alternativos ou a interrupção dos fármacos se esses efeitos ficarem intoleráveis.

Capítulo elaborado a partir de conteúdo original de autoria de Debra J. Sibbald.

- As *reações cutâneas induzidas por fármacos* podem ser irritantes ou alérgicas. As reações farmacogênicas alérgicas são classificadas em erupções exantemáticas, urticariformes, bolhosas e pustulosas. Os distúrbios cutâneos discutidos neste capítulo incluem dermatite de contato, dermatite das fraldas e dermatite atópica.

FISIOPATOLOGIA (FIGURA 16-1)

- As reações **exantemáticas** a fármacos incluem exantemas maculopapulares e síndrome de hipersensibilidade a fármacos. As reações **urticariformes** incluem urticária, angioedema e reações semelhantes à doença do soro. As reações **bolhosas** incluem erupções fixas por fármaco, síndrome de Stevens-Johnson e necrólise epidérmica tóxica (NET). As erupções **pustulosas** incluem reações farmacogênicas acneiformes e pustulose exantemática generalizada aguda (PEGA) (**Figura 16-1**).
- A **hiperpigmentação** induzida por fármacos pode estar relacionada com aumento da melanina (p. ex., hidantoínas), depósito direto (p. ex., prata, mercúrio, tetraciclinas e antimaláricos) ou outros mecanismos (p. ex., fluoruracila).
- As reações de fotossensibilidade induzidas por fármacos podem ser **fototóxicas** (reação não imunológica) ou **fotoalérgicas** (reação imunológica). Os medicamentos associados à fototoxicidade incluem amiodarona, tetraciclinas, sulfonamidas, psoralenos e alcatrão. As causas comuns de reações fotoalérgicas consistem em sulfonamidas, sulfonilureias, tiazídicos, agentes anti-inflamatórios não esteroides (AINE), cloroquina e carbamazepina.
- A **dermatite de contato** refere-se a uma inflamação da pele causada por agentes irritantes ou agentes sensibilizantes alérgicos. Na **dermatite de contato alérgica (DCA)**, uma substância antigênica desencadeia uma resposta imunológica, algumas vezes após vários dias. A **dermatite de contato por irritantes (DCI)** é causada por uma substância orgânica, que em geral resulta em uma reação dentro de poucas horas após a exposição.
- A **dermatite das fraldas** é uma dermatite inflamatória aguda das nádegas, da genitália e da região perineal. Trata-se de um tipo de dermatite de contato que ocorre em consequência do contato direto das fezes e da umidade com a pele em um ambiente oclusivo.
- A **dermatite atópica** é uma condição inflamatória com mecanismos genéticos, ambientais e imunológicos. A liberação de citocinas pró-inflamatórias dos queratinócitos pode se causada por neuropeptídeos, irritação ou arranhadura induzida por prurido.

MANIFESTAÇÕES CLÍNICAS

- A **reação cutânea maculopapular** manifesta-se na forma de máculas e pápulas eritematosas, as quais podem ser pruriginosas. As lesões geralmente surgem dentro de 7 a 10 dias após o início do fármaco agressor e, em geral, regridem dentro de 7 a 14 dias após a sua interrupção. As lesões podem disseminar-se e tornar-se confluentes. Os fármacos comumente envolvidos incluem penicilinas, cefalosporinas, sulfonamidas e alguns anticonvulsivantes.
- A **síndrome de hipersensibilidade a fármacos** consiste em uma erupção exantematosa acompanhada de febre, linfadenopatia e comprometimento de múltiplos órgãos (rins, fígado, pulmão, medula óssea, coração e cérebro). Os sinais e sintomas começam 1 a 4 semanas após iniciar o fármaco agressor, e a reação pode ser fatal se não for tratada imediatamente. Os fármacos implicados incluem alopurinol, sulfonamidas, alguns anticonvulsivantes (barbitúricos, fenitoína, carbamazepina e lamotrigina) e dapsona.
- A **urticária** e o **angioedema** consistem em erupções simples, que são causadas por fármacos em 5 a 10% dos casos. Outras causas incluem alimentos (mais comuns) e fatores físicos, como frio ou pressão, infecções e exposição ao látex. A urticária pode constituir o primeiro sinal de uma reação anafilática emergente, caracterizada por urticária, lesões urticadas elevadas, avermelhadas e extremamente pruriginosas, angioedema e edema das mucosas, que costuma ocorrer dentro de poucos minutos a algumas horas. Os fármacos agressores incluem penicilinas e antibióticos relacionados, ácido acetilsalicílico, sulfonamidas, meios de contraste radiológicos e opioides.

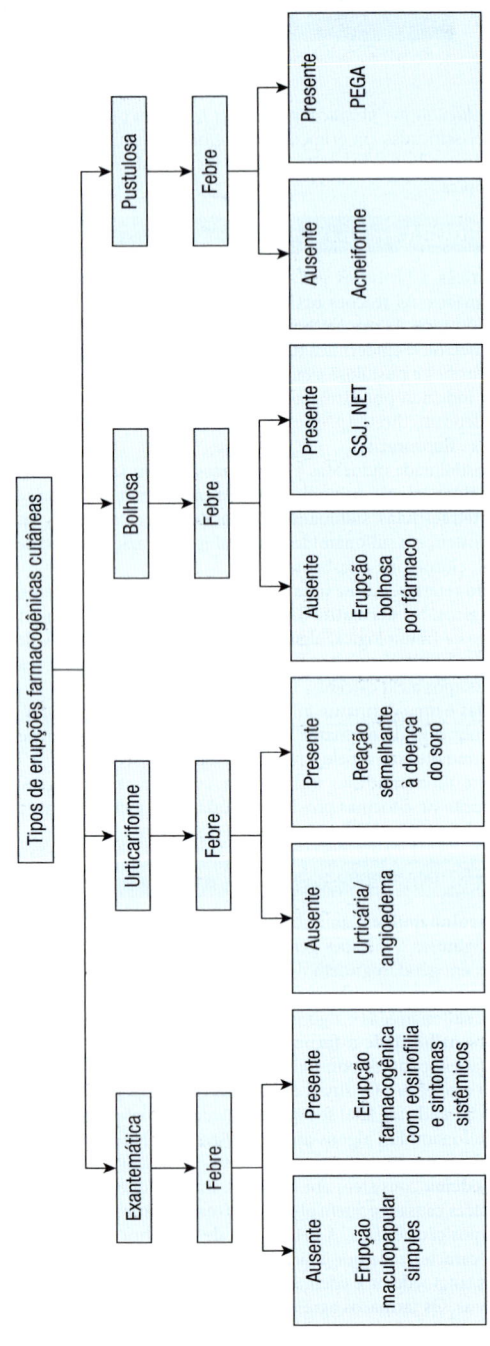

FIGURA 16-1 Tipos de erupções farmacogênicas cutâneas. NET, necrólise epidérmica tóxica; PEGA, pustulose exantemática generalizada aguda; SSJ, síndrome de Stevens-Johnson. (Adaptada, com autorização, de Knowles S. Drug-induced skin reactions. In: Therapeutic Choices for Minor Ailments, Repchinsky Carol, ed. Ottawa (ON): Canadian Pharmacistis Association; ©2013.)

- As **reações semelhantes à doença do soro** consistem em erupções urticariformes complexas, as quais se manifestam na forma de febre, exantema (habitualmente urticariforme) e artralgias, em geral dentro de 1 a 3 semanas após iniciar a administração do fármaco agressor.
- As **erupções fixas por fármaco** manifestam-se na forma de lesões elevadas, avermelhadas e pruriginosas, que podem formar bolhas. Os sintomas podem consistir em sensação de queimação ou ardência. As lesões podem evoluir, formando placas. Essas erupções fixas sofrem recidivas na mesma área toda vez que o fármaco agressor é administrado. As lesões aparecem e desaparecem dentro de poucos minutos a vários dias, deixando a pele hiperpigmentada durante vários meses. Os fármacos que costumam estar envolvidos incluem tetraciclinas, barbitúricos, sulfonamidas, codeína, fenolftaleína e AINE.
- A **síndrome de Stevens-Johnson (SSJ)** e a **necrólise epidérmica tóxica (NET)** consistem em erupções bolhosas, que são raras, porém graves e que comportam risco de morte. O início é observado dentro de 7 a 14 dias após a exposição ao fármaco. Os pacientes apresentam lesões bolhosas hipersensíveis/dolorosas e generalizadas, com febre, cefaleia e sintomas respiratórios, levando a uma rápida deterioração clínica. As lesões caracterizam-se por rápida confluência e disseminação, resultando em descolamento extenso da epiderme e descamação. Esse processo pode resultar em acentuada perda de líquido, hipotensão, desequilíbrio eletrolítico e infecções secundárias. Os fármacos agressores habituais incluem sulfonamidas, penicilinas, alguns anticonvulsivantes (hidantoínas, carbamazepina, barbitúricos e lamotrigina), AINE e alopurinol.
- As **reações acneiformes a fármacos** consistem em erupções pustulosas que induzem acne. O início é observado dentro de 1 a 3 semanas. Os fármacos comumente envolvidos consistem em corticosteroides, hormônios androgênicos, alguns anticonvulsivantes, isoniazida e lítio.
- A **pustulose exantemática generalizada aguda (PEGA)** apresenta início agudo (dentro de poucos dias após iniciar o fármaco agressor), febre, eritema difuso e muitas pústulas. Ocorre descamação generalizada dentro de duas semanas. Os fármacos geralmente envolvidos consistem em antibióticos β-lactâmicos, macrolídeos e bloqueadores dos canais de cálcio.
- As **reações cutâneas induzidas por exposição solar** exibem aspecto semelhante a uma queimadura solar e manifestam-se com eritema, pápulas, edema e, algumas vezes, vesículas. Aparecem em áreas expostas à luz solar (p. ex., orelhas, nariz, bochechas, antebraços e mãos).
- A **dermatite das fraldas** resulta em exantema eritematoso, e os casos graves podem apresentar vesículas e erosões exsudativas. O exantema pode ser infectado por espécies de *Candida* e apresenta placas avermelhadas confluentes, pápulas e pústulas.
- A **dermatite atópica** manifesta-se de modo diferente dependendo da idade. No lactente, pode-se observar inicialmente a ocorrência de exantema eritematoso, em placas, papular e pruriginoso nas bochechas e no queixo, que evolui para lesões avermelhadas, descamativas e exsudativas. O exantema acomete a região malar das bochechas, da fronte, do couro cabeludo, do queixo e da parte posterior das orelhas, poupando o nariz e as pregas paranasais. No decorrer de várias semanas, as lesões podem se disseminar para as faces extensoras das pernas (devido ao lactente que engatinha); por fim, todo o corpo pode ser acometido, com exceção da área das fraldas e nariz. Na infância, a pele é frequentemente seca, escamosa, áspera e rachada; a arranhadura pode resultar em sangramento e liquenificação. No adulto, as lesões são mais difusas, com eritema subjacente. A face é comumente afetada e pode estar seca e escamosa. Pode-se observar a ocorrência de liquenificação.

DIAGNÓSTICO

- Um histórico abrangente do paciente é importante para obter as seguintes informações:
  ✓ Sinais e sintomas (início, evolução, período de ocorrência, localização e descrição das lesões, sintomas iniciais e ocorrência prévia).
  ✓ Urgência (gravidade, área e extensão de comprometimento da pele; sinais de reação sistêmica/generalizada ou condição patológica).
  ✓ Histórico de medicamentos.
  ✓ Diagnóstico diferencial.
- A avaliação das lesões inclui a identificação de máculas, pápulas, nódulos, bolhas, placas e liquenificação. Algumas doenças cutâneas causam mais de um tipo de lesão.
- As lesões devem ser inspecionadas sobre coloração, textura, tamanho e temperatura. As áreas exsudativas, eritematosas e quentes ao toque podem estar infectadas.

TRATAMENTO

- **Objetivos do tratamento**: consistem em aliviar os sintomas desagradáveis, remover os fatores desencadeantes, prevenir as recidivas, evitar efeitos adversos do tratamento e melhorar a qualidade de vida do paciente.

REAÇÕES CUTÂNEAS INDUZIDAS POR FÁRMACOS

- Se houver suspeita de reação cutânea induzida por fármacos, o tratamento mais importante consiste em suspender o agente suspeito o mais rápido possível e em evitar o uso de fármacos com sensibilização cruzada potencial.
- O passo seguinte consiste em controlar os sintomas (p. ex., prurido). Os sinais e sintomas de uma reação sistêmica ou generalizada podem exigir terapia de suporte adicional. Para a febre alta, o paracetamol é mais apropriado do que o ácido acetilsalicílico ou outro AINE, que podem exacerbar algumas lesões cutâneas.
- A maioria das reações maculopapulares desaparece dentro de poucos dias após a interrupção do fármaco, de modo que a intervenção primária consiste em controle sintomático da área afetada. Os **corticosteroides tópicos** e os **anti-histamínicos orais** podem aliviar o prurido. Nos casos graves, pode ser necessário um ciclo de curta duração de **corticosteroides sistêmicos**.
- O tratamento das erupções fixas por fármaco envolve a remoção do agente agressor. Outras medidas terapêuticas incluem o uso de **corticosteroides tópicos**, **anti-histamínicos orais** para aliviar o prurido e, talvez, compressas de água fria na área afetada.
- As reações de fotossensibilidade costumam regredir com a interrupção do fármaco. Alguns pacientes obtêm benefício com o uso de **corticosteroides tópicos** e **anti-histamínicos orais**, porém esses fármacos são relativamente ineficazes. Os **corticosteroides sistêmicos** (p. ex., **prednisona oral**, na dose de 1 mg/kg/dia, reduzida gradualmente ao longo de três semanas) são mais efetivos.
- Para SSJ e NET potencialmente fatais, podem ser apropriadas medidas de suporte, como manutenção da pressão arterial adequada, equilíbrio hidreletrolítico, antibióticos de amplo espectro e vancomicina para as infecções secundárias e imunoglobulinas intravenosas (IgIV). O uso de corticosteroides é controverso; se forem administrados, devem ser usados no início em doses relativamente altas, seguidas de rápida diminuição da dose tão logo a evolução da doença seja interrompida.
- Instruir os pacientes sobre o fármaco suspeito, os fármacos potenciais a evitar no futuro e quais fármacos podem ser usados em seu lugar. Nos pacientes com reações de fotossensibilidade, devem-se fornecer informações sobre medidas preventivas, como o uso de filtros solares e evitar a exposição ao sol.

DERMATITE DE CONTATO

- A intervenção inicial consiste em identificar, interromper e evitar o uso do agente agressor.
- O segundo tratamento consiste em alívio sintomático, enquanto as lesões cutâneas são reduzidas. As **compressas frias** ajudam a aliviar e limpar a pele; são aplicadas às lesões úmidas ou exsudativas, removidas, novamente umedecidas, e reaplicadas a intervalos de alguns minutos por um período de 20 a 30 minutos. Se as áreas acometidas já estiverem secas ou endurecidas, os curativos úmidos aplicados como compressas embebidas (sem remoção por um período de até 20 a 30 minutos) irão suavizar e hidratar a pele; as compressas embebidas não devem ser usadas sobre lesões exsudativas agudas. A **loção de calamina** ou a **solução de Burow (acetato de alumínio)** também podem ser suavizantes.
- Os **corticosteroides tópicos** ajudam na resolução do processo inflamatório e constituem a base do tratamento. A DCA responde melhor aos corticosteroides tópicos do que a DCI. Em geral, são usados inicialmente corticosteroides de maior potência, que são substituídos por corticosteroides de potência média ou mais baixa com a melhora da condição (ver Capítulo 17, Quadro 17-1, para as potências dos corticosteroides tópicos).
- A **farinha de aveia** ou os **anti-histamínicos de primeira geração** orais podem proporcionar alívio para o prurido excessivo.
- Podem ser utilizados **hidratantes** para evitar o ressecamento e a fissura da pele.

DERMATITE DAS FRALDAS

- O manejo envolve trocar frequentemente as fraldas, deixar secar ao ar (remover a fralda pelo maior tempo possível), limpar delicadamente (de preferência com agentes de limpeza sem sabão e água morna) e usar produtos de barreira. O **óxido de zinco** possui propriedades adstringentes e absorventes e proporciona uma barreira efetiva.

- A dermatite das fraldas por *Candida* (levedura) deve ser tratada com um agente antifúngico tópico e, em seguida, coberta por um produto de barreira. Os **imidazóis** constituem o tratamento de escolha. Os agentes antifúngicos devem ser interrompidos com a resolução do exantema, enquanto se continua a aplicação do produto de barreira.
- Na dermatite das fraldas inflamatória grave, pode-se utilizar um corticosteroide tópico de potência muito baixa (**hidrocortisona a 0,5-1%**) por um curto período de tempo (1 a 2 semanas).

DERMATITE ATÓPICA

- As medidas não farmacológicas para lactentes e crianças incluem as seguintes:
  - ✓ Dar banhos com água morna.
  - ✓ Aplicar lubrificantes/hidratantes imediatamente após o banho.
  - ✓ Usar hidratantes sem fragrância livremente todos os dias.
  - ✓ Manter as unhas dos dedos das mãos curtas.
  - ✓ Escolher roupas feitas com tecido de algodão macio.
  - ✓ Considerar o uso de anti-histamínicos orais sedativos para reduzir a arranhadura à noite.
  - ✓ Manter a criança refrescada; evitar situações que provocam superaquecimento.
  - ✓ Aprender a reconhecer as infecções cutâneas e procurar tratamento imediatamente.
  - ✓ Identificar e remover os irritantes e alérgenos.
- Os corticosteroides tópicos constituem o tratamento de escolha. Os agentes de baixa potência (p. ex., **hidrocortisona a 1%**) são apropriados para a face, enquanto os produtos de potência média (p. ex., **valerato de betametasona a 0,1%**) podem ser usados para o corpo. Para a terapia de manutenção de maior duração, recomenda-se o uso de corticosteroides de baixa potência. Devem-se usar corticosteroides de concentração média e alta potência para o tratamento em curto prazo das exacerbações. Os agentes de potência muito alta e alta (p. ex., **dipropionato de betametasona a 0,05%** e **propionato de clobetasona a 0,05%**) devem ser reservados para o tratamento em curto prazo (1 a 2 semanas) das lesões liquenificadas em adultos. Quando há uma melhora significativa das lesões, utiliza-se um corticosteroide de potência mais baixa para manutenção, se necessário. Os corticosteroides fluorados potentes devem se evitados na face, na genitália e nas áreas intertriginosas, bem como em lactentes.
- Os imunomoduladores tópicos, **tacrolimo** e **pimecrolimo**, inibem a calcineurina, que normalmente inicia a ativação das células T. Ambos os fármacos foram aprovados para a dermatite atópica em adultos e crianças com mais de 2 anos de idade. Podem ser usados em todas as partes do corpo por períodos prolongados, sem produzir efeitos adversos induzidos por corticosteroides. A pomada de tacrolimo a 0,03% (para dermatite atópica moderada grave em pacientes a partir de 2 anos de idade) e a 0,1% (a partir dos 16 anos de idade) é aplicada duas vezes ao dia. O creme de pimecrolimo a 1% é aplicado duas vezes ao dia para dermatite atópica leve a moderada em pacientes com mais de 2 anos de idade. O efeito adverso mais comum consiste em sensação de queimação transitória no local de aplicação. Ambos os fármacos são recomendados como tratamento de segunda linha, devido a uma preocupação quanto a um possível risco de câncer. Por esse motivo, recomenda-se o uso de um fator de proteção solar de 30 ou mais para todas as áreas expostas da pele.
- A fototerapia pode ser recomendada quando a doença não é controlada com inibidores da calcineurina. Pode, também, ter um efeito poupador de esteroides, possibilitando o uso de corticosteroides de menor potência ou, até mesmo, eliminar a necessidade de corticosteroides em alguns casos.
- As preparações de alcatrão reduzem o prurido e a inflamação cutânea e estão disponíveis como **alcatrão de hulha bruto** (1-3%) ou *liquor carbonis detergens* (5-20%). Essas preparações têm sido usadas em combinação com corticosteroides tópicos, como adjuvantes para possibilitar o uso efetivo de concentrações mais baixas de corticosteroides e juntamente com fototerapia com luz ultravioleta. Os pacientes podem aplicar o produto ao deitar e removê-lo pela manhã. Os fatores que limitam o uso de alcatrão de hulha incluem odor forte e manchas nas roupas. As preparações de alcatrão não devem ser usadas em lesões exsudativas agudas, visto que podem produzir ardência e irritação.
- Os tratamentos sistêmicos que têm sido usados (mas não aprovados pela FDA) para dermatite atópica incluem corticosteroides, ciclosporina, γ-interferon, azatioprina, metotrexato, micofenolato de mofetila, IgIV e modificadores da resposta biológica.

AVALIAÇÃO DOS DESFECHOS TERAPÊUTICOS

- Fornecer informações aos pacientes sobre os fatores etiológicos, a necessidade de evitar substâncias que desencadeiam reações cutâneas e os benefícios potenciais e as limitações da terapia não farmacológica e da farmacológica.
- Avaliar periodicamente os pacientes com doenças cutâneas crônicas para verificar o controle da doença, a eficácia do tratamento atual e a possível presença de efeitos adversos.

Capítulo elaborado a partir de conteúdo original de autoria de Rebecca M. Law, Po Gin Kwa e David T.S. Law.

- *Psoríase* é uma doença inflamatória crônica caracterizada por exacerbações e remissões recorrentes de placas espessas, eritematosas e descamativas.

FISIOPATOLOGIA

- Na reação inflamatória cutânea a ativação das células T requer duas sinalizações, as quais são mediadas por interações célula-célula utilizando proteínas de superfície, e por células apresentadoras de antígenos, como as células dendríticas ou os macrófagos: (1) interação do receptor da célula T com o antígeno; e (2) coestimulação, mediada por diversas interações de superfície.
- As células T ativadas migram dos linfonodos e da corrente sanguínea para a pele, onde secretam citocinas (p. ex., interferon-γ, interleucina 2 [IL-2]) que induzem alterações patológicas. Queratinócitos e neutrófilos locais produzem outras citocinas (p. ex., fator de necrose tumoral α [TNF-α], IL-8). A produção e ativação de células T resultam na proliferação de queratinócitos.
- Há um componente genético significativo. Os estudos de antígenos de histocompatibilidade demonstram associação com antígenos leucocitários humanos (HLA)-Cw6, TNF-α, e IL-3.

MANIFESTAÇÕES CLÍNICAS

- A placa psoriática (psoríase vulgar) é encontrada em cerca de 90% dos pacientes com psoríase. As lesões são eritematosas, de cor vermelho-violáceo e diâmetro mínimo de 0,5 cm, bem demarcadas e caracteristicamente cobertas por descamação flocular cor de prata. As lesões podem surgir isoladamente nas áreas predispostas (p. ex., joelhos e cotovelos) ou podem ser generalizadas em toda a área de superfície corporal (BSA, de *body surface area*).
- O prurido pode ser intenso e requer tratamento para evitar as escoriações produzidas pelo frequente ato de coçar. As lesões podem ser fisicamente debilitantes ou socialmente segregantes.
- A artrite psoriática envolve lesões cutâneas típicas e sintomas de tipo artríticos. As articulações interfalangeanas distais e as unhas adjacentes são as mais envolvidas, mas joelhos, cotovelos, punhos e tornozelos podem ser afetados.

DIAGNÓSTICO

- O diagnóstico é feito com base nos achados de exame físico das lesões características. A biópsia de pele não é diagnóstica para psoríase.
- A psoríase é classificada em leve, moderada ou grave com base na BSA e no índice de área e gravidade da psoríase (PASI, de *psoriasis area and severity index*). O sistema de classificação europeu de 2011 define as placas de psoríase como leves ou moderadas a graves.

TRATAMENTO

- Objetivos do tratamento: reduzir ou eliminar as lesões de pele, aliviar o prurido, reduzir a frequência das crises, tratar comorbidades, evitar efeitos adversos do tratamento, realizar um tratamento custo-efetivo, prover orientações apropriadas (p. ex., reduzir o estresse) e manter ou melhorar a qualidade de vida.
- Para os algoritmos de tratamento da psoríase com base na gravidade da doença, ver as Figuras 17-1 e 17-2.

TERAPIA NÃO FARMACOLÓGICA

- Com a diminuição do estresse, é possível reduzir a extensão e a gravidade da psoríase.
- Com o uso de hidratantes não medicamentosos é possível manter a hidratação da pele, reduzir o desprendimento dela, controlar a descamação e reduzir o prurido.

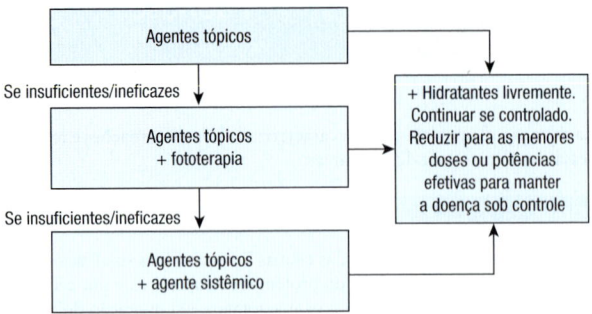

FIGURA 17-1 Algoritmo para tratamento de psoríase leve a moderada.

- Os banhos com farinha de aveia ajudam a reduzir o prurido, e seu uso regular talvez reduza a necessidade de medicamentos antipruriginosos sistêmicos. Sabões e detergentes irritantes devem ser evitados. A limpeza deve ser feita com água tépida, preferencialmente com limpadores sem lipídios e sem fragâncias.
- Devem ser usados filtros solares (preferencialmente com fator de proteção solar [FPS] 30 ou superior) na exposição ao sol.

TERAPIA FARMACOLÓGICA

Tratamento tópico

- Os **corticosteroides** (Quadro 17-1) têm ação anti-inflamatória, antiproliferativa, imunossupressora e vasoconstritora.
- Para lactentes e para as lesões localizadas em face, regiões intertriginosas e áreas com pele fina, devem ser usados produtos de menor potência. Recomendam-se produtos de potência média a alta como terapia inicial para as demais regiões em adultos. Reservar os corticosteroides de potência máxima para os pacientes com placas muitos espessas ou com doença recalcitrante, como aqueles com placas em palmas e solas. Os corticosteroides com potência classe I só devem ser usados por 2 a 4 semanas.
- A apresentação em pomada é a forma mais oclusiva e potente em razão de sua maior penetrabilidade na derme. Os pacientes talvez prefiram os cremes ou as loções menos oleosas para usar durante o dia.
- Entre os efeitos adversos estão atrofia cutânea, acne, dermatite de contato, hipertricose, foliculite, hipopigmentação, dermatite perioral, estrias, telangiectasias e púrpura traumática. Podem ocorrer efeitos adversos sistêmicos com os agentes superpotentes ou com uso persistente ou muito amplo de agentes de média potência. Tais efeitos incluem supressão do eixo hipotálamo-hipófise-suprarrenal e, com menor frequência, síndrome de Cushing, osteonecrose da cabeça do fêmur, catarata e glaucoma. Todos os corticosteroides estão classificados na categoria C para uso na gravidez.

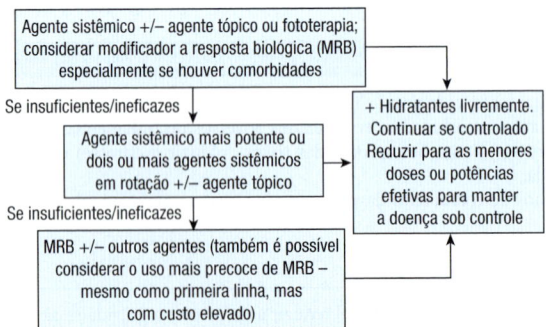

FIGURA 17-2 Algoritmo de tratamento para psoríase moderada a grave.

QUADRO 17-1	Quadro de potências dos corticosteroides tópicos
Potência	**Preparações tópicas**
Classe I: superpotentes	Pomada de dipropionato de betametasona a 0,05% Loção/*spray*/xampu de propionato de clobetasona a 0,05% Creme e pomada de propionato de clobetasona a 0,05% Pomada de diacetato de diflorasona a 0,05% Creme e pomada de propionato de halobetasol a 0,05% Fita oclusiva de flurandrenolida 4 mcg/cm²
Classe 2: potentes	Pomada de ancinonida a 0,1% Creme/gel de dipropionato de betametasona a 0,05% Creme de desoximetasona a 0,25% Creme, gel, pomada de fluocinonida a 0,05% Creme de halcinonida a 0,1%
Classe 3: potência média-superior	Creme de ancinonida a 0,1% Pomada de valerato de betametasona a 0,1% Creme de diacetato de diflorasona a 0,05% Pomada de propionato de fluticasona a 0,005% Pomada de furoato de mometasona a 0,1% Creme e pomada de triancinolona acetonida a 0,5%
Classe 4: potência média	Espuma de valerato de betametasona a 0,12% Creme de pivalato de clocortolona a 0,1% Creme e gel de desoximetasona a 0,05% Pomada de fluocinolona acetonida a 0,025% Creme de fluocinolona acetonida a 0,2% Creme de valerato de hidrocortisona a 0,2% Creme de furoato de mometasona a 0,1% Pomada de triancinolona acetonida a 0,1%
Classe 5: potência média-inferior	Loção de dipropionato de betametasona a 0,05% Creme e loção de valerato de betametasona a 0,1% Loção de desonida a 0,05% Xampu de fluocinolona acetonida a 0,01% Creme de fluocinolona acetonida a 0,001%, 0,025%, 0,03% Creme e loção de flurandrenolida a 0,05% Creme e loção de propionato de fluticasona a 0,05% Creme de butirato de hidrocortisona a 0,1% Creme de valerato de hidrocortisona a 0,2% Creme de prednicarbato a 0,1% Creme e loção de triancinolona acetonida a 0,1%
Classe 6: leve	Creme e pomada de dipropionato de alclometasona a 0,05% Creme e pomada de valerato de betametasona a 0,05% Creme, pomada e gel de desonida a 0,05% Espuma de desonida a 0,05% Creme e solução de fluocinolona acetonida a 0,01% Óleo com fluocinolona acetonida a 0,01%
Classe 7: potência mínima	Creme, loção, *spray* e pomada de hidrocortisona a 0,5%, 1%, 2%, 2,5%

Adaptado da The National Psoriasis Foundation—Mild Psoriasis: Steroid potency chart, http://www.psoriasis. org/netcommunity/ sublearn03_mild_potency. Rosso JD, Friedlander SF. Corticosteroids: Options in the era of steroid-sparing therapy. J Am Acad Dermatol 2005;53:S50–S58; and Leung DYM, Nicklas RA, Li JT, et al. Disease management of atopic dermatitis: An updated practice parameter. Ann Allergy Asthma Immunol 2004;93:S1–S17.

- O **calcipotrieno** é um análogo sintético da vitamina D_3 que se liga aos receptores da vitamina D inibindo a proliferação e estimulando a diferenciação de queratinócitos. Os análogos da vitamina D_3 também inibem a atividade de linfócitos T.

- Para os casos de psoríase leve, o calcipotrieno é mais efetivo que a antralina e tem efeito comparável ou é ligeiramente mais efetivo do que as pomadas dos corticosteroides classe 3 (potência média--superior). Aplica-se creme, pomada ou solução de calcipotrieno a 0,005% uma ou duas vezes ao dia (não mais do que 100 g/semana).

- Entre os efeitos adversos do calcipotrieno estão dermatite de contato irritativa leve, queimação, prurido, edema, descamação, secura e eritema. O calcipotrieno está classificado na categoria C para uso na gravidez.

- O **tazaroteno** é um retinoide tópico que normaliza a diferenciação de queratinócitos, reduz sua hiperproliferação e remove o infiltrado inflamatório das placas psoriáticas. Encontra-se disponível em apresentações em gel e creme a 0,05 ou 0,1%, e deve ser aplicado uma vez ao dia (geralmente à noite).

- Os efeitos adversos do tazaroteno são alta incidência de irritação dose-dependente no local da aplicação, resultando em queimação, ardência e eritema. A irritação pode ser reduzida com o uso de apresentação em creme, concentração mais baixa, aplicação em dias alternados ou tratamento com contato mais curto (30-60 minutos). O tazaroteno está na categoria X para uso na gravidez e não deve ser usado em mulheres em idade fértil, a não ser que estejam fazendo uso de contracepção efetiva.

- A **antralina** tem efeito antiproliferativo direto sobre os queratinócitos epidérmicos e normaliza sua diferenciação. A terapia de contato breve com antralina (SCAT, de *short-contact anthralin therapy*) é o esquema preferencial, com a pomada sendo aplicada apenas sobre as lesões com placa espessa, durante 2 horas ou menos, para, então, ser removida. A pele normal circundante deve receber óxido de zinco ou pasta espessa sem medicamento para proteção contra irritação. A antralina deve ser usada com cautela, ou não deve ser usada, em face e na região intertriginosa em razão da possibilidade de irritação intensa.

- Para SCAT as concentrações de antralina variam de 1 a 4%, de acordo com a tolerância. As concentrações para terapia contínua variam de 0,05 a 0,4%.

- A antralina pode causar irritação intensa na pele, foliculite e dermatite de contato alérgica; esse medicamento está na categoria C para uso na gravidez.

- O **alcatrão de hulha** tem ação queratolítica e, possivelmente, efeito antiproliferativo e anti-inflamatório. As apresentações são alcatrão bruto e destilado (*liquor carbonis detergens*) em pomadas, cremes e xampus. O alcatrão de hulha é pouco usado em razão de sua eficácia restrita e baixa adesão e aceitação dos pacientes. Seu início de ação é mais demorado do que o do calcipotrieno, tem odor desagradável e mancha as roupas.

- Os efeitos adversos incluem foliculite, acne, irritação local e fototoxicidade. O risco de teratogenicidade quando usado durante a gravidez é baixo.

- O **ácido salicílico** tem propriedades queratolíticas e tem sido empregado em xampus ou em óleos de banho para psoríase no couro cabeludo. Ele aumenta a penetração dos corticosteroides tópicos e, portanto, aumenta sua eficácia. É possível haver absorção sistêmica e efeitos tóxicos, em especial quando aplicado em mais de 20% da BSA ou em pacientes com insuficiência renal. O ácido salicílico não deve ser usado em crianças. Na gravidez, pode ser usado em placas pequenas e localizadas.

Fototerapia e fotoquimioterapia

- A fototerapia consiste no uso de radiação eletromagnética não ionizante, seja ultravioleta A (UVA) ou ultravioleta B (UVB), para tratamento de lesões psoriáticas. O UVB é aplicado isoladamente em banda larga ou estreita (NB-UVB). O UVB de banda larga também é usado para fotoquimioterapia com agentes tópicos, como alcatrão de hulha bruto (esquema de Goeckerman) ou antralina (esquema de Ingram) para aumento da eficácia. O UVA geralmente é administrado com um fotossensibilizante, como o psoraleno por via oral, para aumento da eficácia; esse esquema é denominado PUVA (psoraleno + UVA).

- Entre os efeitos adversos da fototerapia estão eritema, prurido, xerose, hiperpigmentação e bolhas. Os pacientes devem receber proteção para os olhos durante a sessão de PUVA e nas 24 horas seguintes. O tratamento com PUVA também pode causar náusea e vômitos, que são minimizados tomando psoraleno com alimentos ou leite. O uso de PUVA em longo prazo pode causar fotoenvelhecimento e catarata. O PUVA também está associado à carcinogênese dose-dependente.

Tratamentos sistêmicos

- A **acitretina** é um derivado do ácido retinoico e é o metabolito ativo do etretinato. Os retinoides são menos efetivos que o metotrexato ou que a ciclosporina quando utilizados como monoterapia. A acitretina é mais usada em combinação com o calcipotrieno ou com fototerapia. A dose inicial recomendada é 25 ou 50 mg; a terapia deve ser mantida até que as lesões tenham sido resolvidas. O medicamento é melhor tolerado quando tomado durante as refeições. Os efeitos adversos são hipertrigliceridemia e efeitos cutâneo-mucosos, como secura das mucosas ocular, nasal e oral, rachadura dos lábios, queilite, epistaxe, xerose, fragilidade ungueal e ardência na pele. Mais raramente é possível haver "dermatite retinoide". Anormalidades esqueléticas são raras. Todos os retinoides são teratogênicos e estão classificados na categoria X para uso na gestação. A acitretina não deve ser usada em mulheres em idade fértil, a não ser que estejam fazendo uso de contracepção efetiva durante todo o período de tratamento e por mais três anos após a suspensão.
- A **ciclosporina** é um inibidor sistêmico da calcineurina efetivo para indução de remissão e para terapia de manutenção em casos de psoríase em placas, moderados a graves. Também é efetiva para psoríase pustulosa, eritrodérmica e ungueal. A ciclosporina mostrou-se significativamente mais efetiva do que o etretinato e demonstrou eficácia semelhante ou ligeiramente superior a do metotrexato. A dose usual é entre 2,5 e 5 mg/kg/dia administrados em duas doses. Após a indução da remissão com a terapia de manutenção com doses menores (1,25 a 3 mg/kg/dia) é possível prevenir recidivas. Ao suspender a ciclosporina, a retirada gradual de 1 mg/kg/dia a cada semana talvez prolongue o período livre de recidiva em comparação com a suspensão abrupta. Como mais de metade dos pacientes que suspendem o uso de ciclosporina apresentam recidiva no prazo de quatro meses, todos devem ser informados sobre as alternativas de tratamento pouco antes ou logo após suspender o medicamento. Entre os efeitos adversos estão nefrotoxicidade, hipertensão arterial, hipomagnesemia, hiperpotassemia, hipertrigliceridemia, hipertricose e hiperplasia gengival. O risco de câncer de pele aumenta com a duração do tratamento e com o uso anterior de tratamento com PUVA.
- O **metotrexato** tem ação anti-inflamatória em razão do seu efeito sobre a expressão do gene das células T, além de ter ação citostática. É mais efetivo que a acitretina e possui eficácia semelhante ou levemente superior a da ciclosporina. O metotrexato pode ser administrado pelas vias oral, subcutânea ou intramuscular. O dose inicial é de 7,5 a 15 mg uma vez por semana, com aumento gradual de 2,5 mg a cada 2 a 4 semanas até que se observe resposta; dose máxima de 25 mg por semana. Entre os efeitos adversos estão náusea, vômitos, estomatite, anemia macrocítica e toxicidade hepática e pulmonar. A náusea e a anemia macrocítica podem ser reduzidas com a administração oral de 1 a 5 mg de ácido fólico por dia. O metotrexato deve ser evitado em pacientes com infecção ativa e naqueles com doença hepática. O medicamento é abortivo e teratogênico e, portanto, contraindicado na gravidez (categoria X).

Terapia sistêmica com modificadores da resposta biológica

- Os modificadores da resposta biológica (MRBs) devem ser considerados nos pacientes com psoríase moderada a grave quando os demais agentes sistêmicos tenham sido insuficientes ou estejam contraindicados. O custo, entretanto, tende a limitar seu uso como agente de primeira linha.
- O **adalimumabe** é um anticorpo monoclonal anti-TNF-α com o qual se obtém controle rápido da psoríase. Suas indicações incluem artrite psoriática e pacientes adultos com psoríase em placas crônica moderada a grave que sejam candidatos à terapia sistêmica ou à fototerapia. A posologia recomendada para artrite psoriática é 40 mg por via subcutânea em semanas alternadas. A posologia recomendada para adultos com psoríase em placas é uma dose inicial de 80 mg, seguida por 40 mg em semanas alternadas, com início uma semana após a dose inicial. Os efeitos adversos mais comuns são infecções (p. ex., do trato respiratório superior e sinusite), reações no local da injeção, cefaleia e exantema.

- O **etanercepte** é uma proteína de fusão que se liga competitivamente ao TNF-α, interferindo com sua interação com os receptores ligados às células. Diferentemente do infliximabe quimérico, o etanercepte é totalmente humanizado, o que reduz o risco de imunogenicidade. O etanercepte está aprovado pela Food and Drug Administration (FDA) para redução dos sinais e sintomas e para inibir a progressão do dano articular em pacientes que não tenham respondido adequadamente ao tratamento apenas com metotrexato. Também está indicado para adultos com psoríase em placas crônica moderada a grave. A dose preconizada para artrite psoriática é 50 mg via subcutânea uma vez por semana. Para psoríase em placas, a dose é 50 mg por via subcutânea duas vezes por semana (administrados com 3 a 4 dias de intervalo) durante três meses, seguida por dose de manutenção de 50 mg uma vez por semana. Os efeitos adversos são reações locais no local da injeção (20% dos pacientes), infecções respiratórias e do trato gastrintestinal (GI), dor abdominal, náusea e vômitos, cefaleia e exantema. Infecções graves (incluindo tuberculose) e câncer são raros.
- O **infliximabe** é um anticorpo monoclonal quimérico anti-TNF-α. É indicado para pacientes com artrite psoriática e psoríase em placas crônica grave. A dose recomendada é 5 mg/kg em infusão intravenosa nas semanas 0, 2 e 6 e, em seguida, a cada oito semanas. Para artrite psoriática, pode ser usado com ou sem metotrexato. Os efeitos adversos incluem cefaleia, febre, calafrios, fadiga, diarreia, faringite e infecções do trato respiratório ou do trato urinário. Há relatos de reações de hipersensibilidade (urticária, dispneia e hipotensão) e de distúrbios linfoproliferativos.
- O **alefacepte** é uma proteína de fusão dimérica que se liga ao CD2 nas células T inibindo a ativação e proliferação de células T na pele. Também produz redução dose-dependente dos linfócitos totais circulantes. O alefacepte está aprovado para o tratamento de psoríase em placas moderada a grave, e também é efetivo para o tratamento da artrite psoriática. Obtém-se resposta significativa com cerca de três meses de tratamento. A posologia recomendada é 15 mg por via intramuscular uma vez por semana durante 12 semanas. Os efeitos adversos são leves e incluem faringite, sintomas semelhantes aos da gripe, calafrios, tontura, náusea, cefaleia, dor e inflamação no local da aplicação e infecção inespecífica.
- O **ustequinumabe** é um anticorpo monoclonal anti-IL12/23 aprovado para o tratamento de psoríase em adultos com 18 anos ou mais e psoríase em placas moderada a grave. A posologia recomendada para pacientes quem pesam 100 kg ou menos é 45 mg inicialmente e nas quatro semanas seguintes, seguidos por 45 mg a cada 12 semanas. Para os pacientes que pesam 100 kg ou mais, a dose deve ser de 90 mg iniciais e nas quatro semanas seguintes, seguidos por 90 mg a cada 12 semanas. Os efeitos adversos mais comuns são infecções respiratórias altas, cefaleia e sensação de cansaço. Os efeitos adversos graves são aqueles descritos para outros MRBs, incluindo infecções tuberculosas, fúngicas e virais, e cânceres. Foi relatado um caso de síndrome de leucoencefalopatia posterior reversível (SLPR).

Terapias combinadas

- As terapias combinadas podem ser usadas para aumentar a eficácia ou para reduzir a toxicidade. As associações podem incluir dois agentes tópicos, um agente tópico mais fototerapia, um agente sistêmico mais terapia tópica, um agente sistêmico mais fototerapia, dois agentes sistêmicos em rotação, ou um agente sistêmico e um MRB (ver as **Figuras 17-1 e 17-2**).
- A combinação de um corticosteroide tópico e um análogo tópico da vitamina D_3 é efetiva e segura e produz menos irritação cutânea do que a monoterapia com qualquer um desses agentes. O produto contendo a associação de calcipotrieno e dipropionato de betametasona é efetivo para psoríase relativamente grave e pode ser poupador de corticosteroide.
- A combinação de retinoides e fototerapia (p. ex., tazaroteno mais UVB de banda larga, acitretina mais UVB de banda larga ou NB-UVB) também aumenta a eficácia. Como os retinoides podem ser fotossensibilizantes e aumentar o risco de queimadura após exposição UV, as doses de fototerapia devem ser reduzidas para minimizar os efeitos adversos. A combinação de acitretina e PUVA pode ser mais efetiva que a monoterapia com qualquer um desses medicamentos.
- A fototerapia também tem sido usada com outros agentes tópicos, como UVB mais alcatrão de hulha (esquema de Goeckerman) para aumentar a resposta ao tratamento, já que o alcatrão de hulha também é fotossensibilizante.
- Tem-se explorado o uso de MRBs em combinação com outras terapias (p. ex., alefacepte mais NB-UVB, infliximabe mais metotrexato).

Tratamentos farmacológicos alternativos

- O **micofenolato de mofetila** inibe a síntese de DNA e de RNA e pode ter efeito antiproliferativo nos linfócitos. Embora não esteja aprovado pela FDA para essa indicação, o uso por via oral do micofenolato de mofetila pode ser efetivo em alguns casos de psoríase em placas moderada a grave. A dose usual é de 500 mg por via oral quatro vezes ao dia, até o máximo de 4 g por dia. Os efeitos adversos mais comuns são toxicidade GI (diarreia, náusea e vômitos), efeitos hematológicos (anemia, neutropenia e trombocitopenia) e infecções virais e bacterianas. Há relatos de doença linfoproliferativa e linfoma.
- A **hidroxiureia** inibe a síntese celular na fase S do ciclo do DNA. Pode ser usado em pacientes com psoríase grave recalcitrante, mas talvez os MRBs sejam uma opção melhor nesses pacientes. A dose preconizada é 1 g por dia, com aumento gradual até 2 g por dia, de acordo com a necessidade e com a tolerância. Os efeitos adversos são supressão da medula óssea, eritema lesional, dor local e hiperpigmentação reversível.

AVALIAÇÃO DOS DESFECHOS TERAPÊUTICOS

- Ajudar os pacientes a compreender os princípios gerais do tratamento e a importância da adesão.
- A resposta positiva envolve normalização das áreas de pele envolvidas, assim definida por redução do eritema e da descamação, além de redução da elevação da placa.
- O PASI é um método uniforme de determinar a BSA envolvida, assim como o grau de eritema, enduração e descamação. A pontuação de gravidade é definida como leve (abaixo de 12 pontos), moderada (entre 12 e 18) e grave (acima de 18).
- O *Physician Global Assessment* também pode ser usado para sumarizar eritema, enduração, descamação e extensão das placas em relação à avaliação feita na linha de base.
- O *National Psoriasis Foundation Psoriasis Score* incorpora qualidade de vida e percepção de bem-estar do paciente, além de outros parâmetros, como enduração, extensão do envolvimento, avaliação estática global do médico e intensidade do prurido.
- A eficácia de qualquer esquema terapêutico requer dias a semanas. Pode-se obter uma resposta inicial impressionante com alguns agentes, como os corticosteroides. Entretanto, para um benefício mantido com a terapia específica para psoríase são necessárias 2 a 8 semanas.

Capítulo elaborado a partir de conteúdo original de autoria de Rebecca M. Law e Wayne P. Gulliver.

18

Distúrbios das glândulas suprarrenais

- A hiperfunção das glândulas suprarrenais envolve a produção excessiva dos hormônios suprarrenais, cortisol (levando ao desenvolvimento da síndrome de Cushing) ou aldosterona (resultando em hiperaldosteronismo).
- A hipofunção das glândulas suprarrenais está associada à insuficiência suprarrenal primária (doença de Addison) ou secundária.

SÍNDROME DE CUSHING

FISIOPATOLOGIA

- A síndrome de Cushing resulta dos efeitos de níveis suprafisiológicos de corticoides que provêm de administração exógena ou que se originam da produção endógena excessiva pela glândula suprarrenal (dependente de hormônio adrenocorticotrófico [ACTH]) ou por tecido adrenocortical anormal (independente de ACTH).
- A síndrome de Cushing dependente de ACTH (80% de todos os casos de síndrome de Cushing) geralmente é causada pela superprodução de ACTH pela hipófise, provocando hiperplasia suprarrenal. Os adenomas hipofisários são responsáveis por cerca de 85% desses casos (doença de Cushing). Os tumores secretores de ACTH ectópico e a hipersecreção não neoplásica de corticotrofina respondem pelos outros 20% de casos dependentes de ACTH.
- A síndrome de ACTH ectópico refere-se à produção excessiva de ACTH por um tumor endócrino ou não endócrino, em geral do pâncreas, da tireoide ou do pulmão (p. ex., câncer pulmonar de pequenas células).
- A síndrome de Cushing independente de ACTH costuma ser causada por adenomas e carcinomas da suprarrenal.

MANIFESTAÇÕES CLÍNICAS

- Os achados mais comuns na síndrome de Cushing consistem em obesidade central e face arredondada (90% dos pacientes). Ocorrem obesidade periférica e acúmulo de gordura em 50% dos pacientes. O acúmulo de gordura na área dorsocervical (giba de búfalo) é inespecífico, porém o aumento dos coxins adiposos supraclaviculares é mais específico da síndrome de Cushing. Os pacientes são frequentemente descritos pela sua face de lua cheia e giba de búfalo.
- Outros achados podem incluir miopatia ou fraqueza muscular, estrias abdominais, hipertensão, intolerância à glicose, alterações psiquiátricas, disfunção gonadal e, nas mulheres, amenorreia e hirsutismo.
- Até 60% dos pacientes desenvolvem osteoporose induzida pela síndrome de Cushing; cerca de 40% apresentam dor lombar, e 20% evoluem e sofrem fraturas de vértebras por compressão.

DIAGNÓSTICO

- O hipercortisolismo pode ser estabelecido pela determinação do cortisol livre na urina (CLU) de 24 horas, nível plasmático de cortisol à meia-noite, cortisol salivar medido à noite (23 horas) e/ou teste de supressão com baixa dose de dexametasona (TSD).
- Outros exames realizados para estabelecer a etiologia incluem teste do ACTH plasmático; cateterismo das veias suprarrenais; teste de estimulação com metirapona; tomografia computadorizada (TC) das glândulas suprarrenais, do tórax ou do abdome; teste de estimulação com hormônio de liberação da corticotrofina; cateterismo do seio petroso inferior; e ressonância magnética (RM) da hipófise.
- Os nódulos e as massas das suprarrenais são identificados com o uso de TC de alta resolução ou RM.

TRATAMENTO

- **Objetivos do tratamento:** limitar a morbidade e a mortalidade e proporcionar a normalização do estado funcional do paciente pela remoção da fonte de hipercortisolismo, minimizando, ao mesmo tempo, as deficiências hipofisária ou suprarrenal.
- Os planos de tratamento para a síndrome de Cushing com base na etiologia são apresentados no Quadro 18-1.

Terapia não farmacológica

- O tratamento de escolha para a síndrome de Cushing dependente ou independente de ACTH consiste na ressecção cirúrgica dos tumores agressores. A ressecção transesfenoidal do tumor primário constitui o tratamento de escolha da doença de Cushing.
- A irradiação da hipófise proporciona uma melhora clínica em cerca de 50% dos pacientes dentro de 3 a 5 anos, porém a melhora pode não ser observada por 6 a 12 meses, e podem ocorrer deficiências de hormônios dependentes da hipófise (hipopituitarismo).
- A adrenalectomia laparoscópica pode ser preferida para pacientes com adenomas suprarrenais unilaterais ou para aqueles em que a cirurgia transesfenoidal e a radioterapia da hipófise não tiveram sucesso ou não podem ser usadas.

Terapia farmacológica

- A farmacoterapia costuma ser utilizada como tratamento secundário em pacientes no pré-operatório ou como terapia adjuvante em pacientes no pós-operatório enquanto aguardam os resultados da cirurgia. Raramente, a monoterapia é usada como tratamento paliativo quando a cirurgia não está indicada.

INIBIDORES DA ESTEROIDOGÊNESE

- A **metirapona** inibe a 11 β-hidroxilase, com consequente inibição da síntese de cortisol. No início, os pacientes podem apresentar concentrações plasmáticas elevadas de ACTH, devido a uma súbita queda do cortisol. Isso pode aumentar os hormônios androgênicos e mineralocorticoides, resultando em hipertensão, acne e hirsutismo. Após administração oral, foi relatada a ocorrência de náuseas, vômitos, vertigem, cefaleia, tontura, desconforto abdominal e erupção alérgica. Na atualidade, a metirapona está disponível no fabricante apenas para uso compassivo.
- O **cetoconazol** inibe as enzimas do citocromo P-450, incluindo a 11 β-hidroxilase e a 17 α-hidroxilase. Mostra-se efetivo para reduzir os níveis séricos de cortisol depois de várias semanas de terapia. Além disso, possui atividade antiandrogênica, que pode ser benéfica em mulheres, mas que pode causar ginecomastia e diminuição da libido nos homens. Os efeitos adversos mais comuns consistem em elevação reversível das transaminases hepáticas, desconforto gastrintestinal (GI) e reações dermatológicas. O cetoconazol pode ser utilizado concomitantemente com a metirapona para obter uma redução sinérgica dos níveis de cortisol. Além disso, as ações antiandrogênicas do cetoconazol podem compensar o potencial androgênico da metirapona.
- O **etomidato** é um derivado imidazólico semelhante ao cetoconazol, que inibe a 11 β-hidroxilase. Como está disponível apenas em formulação parenteral, seu uso limita-se a pacientes com hipercortisolemia aguda que requerem tratamento de emergência.
- A **aminoglutetimida** inibe a síntese de cortisol ao bloquear a conversão do colesterol em pregnenolona no início da via do cortisol. Os efeitos colaterais, que consistem em sedação intensa, náuseas, ataxia e exantema cutâneo, limitam o uso da aminoglutetimida em muitos pacientes. Outros inibidores da esteroidogênese oferecem maior eficácia, com menos efeitos colaterais; se for utilizada, a aminoglutetimida deve ser coadministrada com outro inibidor da esteroidogênese (geralmente metirapona), devido às altas taxas de recidiva observadas com a monoterapia com aminoglutetimida.

AGENTES ADRENOLÍTICOS

- O **mitotano** é um agente citotóxico que inibe a 11-hidroxilação do 11-desoxicortisol e da 11-desoxicorticosterona no córtex da suprarrenal, reduzindo a síntese de cortisol e de corticosterona. À semelhança do cetoconazol, é necessário um período de várias semanas a meses para que o mitotano exerça seus efeitos benéficos. Ocorre supressão duradoura do cortisol na maioria dos pacientes, podendo persistir após a interrupção do fármaco em até um terço dos pacientes.

QUADRO 18-1	Opções de tratamento da síndrome de Cushing com base na etiologia				
			Dose		
Etiologia	**Não farmacológico**	**Fármaco**	**Inicial**	**Habitual**	**Máxima**
Síndrome de ACTH ectópico	Cirurgia, quimioterapia, irradiação	Metirapona, cápsulas de 250 mg	0,5-1 g/dia, fracionada a cada 4 a 6 horas	1-2 g/dia, fracionada a cada 4 a 6 horas	6 g/dia
Dependente da hipófise	Cirurgia, irradiação	Cipro-heptadina, xarope de 2 mg/5 mL ou comprimidos de 4 mg	4 mg duas vezes ao dia	24-32 mg/dia, fracionada em quatro vezes ao dia	32 mg/dia
		Mitotano, comprimidos de 500 mg	0,5-1 g/dia, com aumento da dose em 0,5-1 g/dia a cada 1 a 4 semanas	1-4 g ao dia com alimentos para diminuir os efeitos GI	12 g/dia
		Metirapona	Ver acima	Ver acima	Ver acima
		Mifepristona, comprimidos de 300 mg	300 mg uma vez ao dia, com aumento de 300 mg/dia a cada 2 a 4 semanas	600-1.200 mg/dia	1.200 mg/dia
Adenoma suprarrenal	Cirurgia, reposição pós-operatória	Cetoconazol, comprimidos de 200 mg	200 mg, uma ou duas vezes ao dia	200-1.200 mg/dia, fracionada em duas vezes ao dia	1.600 mg/dia, fracionada em quatro vezes ao dia
		Mitotano	Ver acima	Ver acima	Ver acima
		Metirapona	Ver acima	Ver acima	Ver acima
		Cetoconazol	Ver acima	Ver acima	Ver acima
Carcinoma suprarrenal	Cirurgia	Aminoglutetimida, comprimidos de 250 mg	0,5-1 mg/dia, fracionada em 2 a 4 vezes ao dia, durante duas semanas	1 g/dia, fracionada a cada 6 horas	2 g/dia

ACTH, hormônio adrenocorticotrófico; GI, gastrintestinais.

O mitotano causa degeneração das células das zonas fasciculada e reticular; a zona glomerulosa é minimamente afetada durante a terapia aguda, mas pode sofrer lesão após tratamento de longo prazo. O mitotano pode causar efeitos colaterais neurológicos e GI significativos, e os pacientes devem ser monitorados cuidadosamente ou hospitalizados quando for iniciado o tratamento. Náusea e diarreia são comuns com o uso de doses acima de 2 g/dia, e a sua ocorrência pode ser evitada ao aumentar gradualmente a dose e/ou administrá-la com alimentos. Também é comum a ocorrência de letargia, sonolência e outros efeitos do sistema nervoso central (SNC). Podem ocorrer hipercolesterolemia reversível e prolongamento do tempo de sangramento.

NEUROMODULADORES DA LIBERAÇÃO DE ACTH

- A secreção hipofisária de ACTH é normalmente mediada por neurotransmissores, como a serotonina, o ácido γ-aminobutírico (GABA), a acetilcolina e as catecolaminas. Embora os tumores hipofisários secretores de ACTH (doença de Cushing) autorregulem, em certo grau, a produção de ACTH, esses neurotransmissores ainda podem promover a síntese desse hormônio pela hipófise. Em consequência, os agentes direcionados para esses transmissores foram propostos para o tratamento da doença de Cushing, incluindo cipro-heptadina, bromocriptina, cabergolina, ácido valproico, octreotida, rosiglitazona e tretinoína. Nenhum desses fármacos demonstrou ter eficácia clínica consistente no tratamento da síndrome de Cushing.
- A **cipro-heptadina** pode diminuir a secreção de ACTH em alguns pacientes com doença de Cushing. Entretanto, os efeitos colaterais, como sedação e ganho de peso, limitam significativamente o seu uso.
- A **pasireotida** é um análogo da somatostatina, o qual se liga aos receptores de somatostatina e os ativa, inibindo, assim, a secreção de ACTH, com consequente redução da secreção de cortisol. A pasireotida foi aprovada para o tratamento de adultos com doença de Cushing nos quais a cirurgia de hipófise não é uma opção ou não foi curativa.

AGENTES BLOQUEADORES DOS RECEPTORES DE GLICOCORTICOIDES

- A **mifepristona** (RU-486) é um antagonista dos receptores de progesterona e de glicocorticoides que inibe a supressão de dexametasona e aumenta os níveis de cortisol e ACTH endógenos em indivíduos normais. Evidências sugerem que a mifepristona é altamente efetiva para a reverter as manifestações do hipercortisolismo. Seu uso no tratamento da síndrome de Cushing continua sendo investigado.

AVALIAÇÃO DOS DESFECHOS TERAPÊUTICOS

- O monitoramento rigoroso do CLU de 24 horas e dos níveis séricos de cortisol é essencial para identificar a ocorrência de insuficiência suprarrenal em pacientes com síndrome de Cushing. Deve-se monitorar a secreção de esteroides com todas as terapias farmacológicas e administrar reposição de corticosteroides, se necessário.

INSUFICIÊNCIA SUPRARRENAL

FISIOPATOLOGIA

- A insuficiência suprarrenal primária (doença de Addison) envolve, com mais frequência, a destruição de todas as regiões do córtex da suprarrenal. Existem deficiências de cortisol, da aldosterona e dos vários androgênios, e os níveis de CRH e ACTH aumentam de modo compensatório.
- Nos países desenvolvidos, a disfunção autoimune é responsável por 80 a 90% dos casos, enquanto a tuberculose constitui a causa predominante nos países em desenvolvimento.
- Os medicamentos que inibem a síntese de cortisol (p. ex., cetoconazol) ou que aceleram o metabolismo do cortisol (p. ex., fenitoína, rifampicina, fenobarbital) também podem causar insuficiência suprarrenal primária.
- A insuficiência suprarrenal secundária resulta mais comumente do uso de corticosteroides exógenos, com consequente supressão do eixo hipotálamo-hipófise-suprarrenal e liberação diminuída de ACTH, resultando em comprometimento na produção de androgênios e de cortisol. Foi também relatado que a mirtazapina e os progestágenos (p. ex., acetato de medroxiprogesterona, acetato de megestrol) induzem insuficiência suprarrenal secundária. Em geral, a doença secundária apresenta concentrações normais de mineralocorticoides.

MANIFESTAÇÕES CLÍNICAS

- Na doença de Addison, é comum a ocorrência de perda de peso, desidratação, hiponatremia, hiperpotassemia e níveis elevados de ureia no sangue.
- A hiperpigmentação é comum na doença de Addison e pode envolver partes expostas e não expostas do corpo. Em geral, não se observa a ocorrência de hiperpigmentação na insuficiência suprarrenal secundária devido às baixas quantidades de hormônio melanócito estimulante.

DIAGNÓSTICO

- O teste de estimulação com cosintropina curto pode ser usado para avaliar pacientes com suspeita de hipercortisolismo. Um aumento nos níveis de cortisol de 18 mcg/dL (500 nmol/L) exclui a possibilidade de insuficiência suprarrenal.
- Os pacientes com doença de Addison apresentam resposta normal ao teste de estimulação com cosintropina*. Os níveis plasmáticos de ACTH costumam ser de 400 a 2.000 pg/mL (88 a 440 pmol/L) na insuficiência primária *versus* níveis normais a baixos (5-50 pg/mL [1,1-11 pmol/L]) na insuficiência secundária. Um resultado normal no teste de estimulação com cosintropina não exclui a possibilidade de insuficiência suprarrenal secundária.
- Outros exames incluem teste de hipoglicemia com insulina, teste da metirapona e teste de estimulação com CRH.

TRATAMENTO

- Objetivos do tratamento: limitar a morbidade e a mortalidade, normalizar o estado funcional do paciente e prevenir episódios de insuficiência suprarrenal aguda.

Terapia não farmacológica

- Instruir os pacientes sobre as complicações do tratamento, os resultados esperados, a administração correta dos medicamentos e a adesão ao tratamento e os possíveis efeitos colaterais.

Farmacoterapia

CORTICOSTEROIDES

- A **hidrocortisona**, **cortisona** e a **prednisona** constituem os glicocorticoides de escolha, os quais são administrados duas vezes ao dia na menor dose efetiva, simulando o ritmo diurno normal de produção de cortisol pela suprarrenal.
- As doses diárias totais iniciais recomendadas são as seguintes: hidrocortisona, 15 a 25 mg ao dia, que são aproximadamente equivalentes a 25 a 37,5 mg de acetato de cortisona ou 2,5 mg de prednisona (Quadro 18-2). Dois terços da dose são administrados pela manhã, e um terço dentro de 6 a 8 horas.
- Os sintomas do paciente podem ser monitorados a cada 6 a 8 semanas para avaliar a reposição adequada de glicocorticoides.
- O **acetato de fludrocortisona**, 0,05 a 0,2 mg por via oral, uma vez ao dia, pode ser utilizado para repor a perda de mineralocorticoides. Se houver necessidade de terapia parenteral, podem-se administrar 2 a 5 mg de trimetilacetato de desoxicorticosterona oleosa, por via intramuscular, a cada 3 a 4 semanas. O principal motivo da adição do mineralocorticoide consiste em minimizar o desenvolvimento de hiperpotassemia.
- Como a maioria das crises suprarrenais ocorre em consequência de reduções na dose de glicocorticoides ou da falta de ajuste da dose relacionado ao estresse, os pacientes que recebem terapia de reposição com corticosteroides devem acrescentar 5 a 10 mg de hidrocortisona (ou de um equivalente) ao esquema diário normal pouco antes da realização de atividades intensas, como exercício físico. Durante épocas de estresse físico intenso (p. ex., doença febril e após sofrer acidentes), os pacientes devem ser instruídos a dobrar a dose diária até a recuperação.

---

* N. de R.T. Se os valores de cortisol sérico forem inferiores a 18 mcg/dL 30 a 60 minutos após a administração de 250 mcg de cosintropina (ACTH sintética; esta dose deve ser ajustada em crianças), o diagnóstico de insuficiência suprarrenal é provável. Se a resposta à administração de cosintropina for inferior ao valor de referência, mas a concentração de ACTH não estiver elevada, então é provável uma situação de insuficiência suprarrenal central (secundária).

QUADRO 18-2	Potências relativas dos glicocorticoides			
Glicocorticoide	Potência anti-inflamatória	Potência equivalente (mg)	Meia-vida aproximada (min)	Potência de retenção de sódio
Cortisona	0,8	25	30	2
Hidrocortisona	1	20	90	2
Prednisona	3,5	5	60	1
Prednisolona	4	5	200	1
Triancinolona	5	4	300	0
Metilprednisolona	5	4	180	0
Betametasona	25	0,6	100-300	0
Dexametasona	30	0,75	100-300	0

- O tratamento da insuficiência suprarrenal secundária é idêntico ao da doença primária, com exceção de que, em geral, não há necessidade de reposição de mineralocorticoides.

Farmacoterapia da insuficiência suprarrenal aguda

- A insuficiência suprarrenal aguda (também conhecida como crise suprarrenal ou crise addisoniana) representa uma verdadeira emergência endócrina.
- Situações estressantes, cirurgias, infecções e traumatismos constituem eventos potenciais que aumentam as necessidades suprarrenais, particularmente em pacientes com alguma insuficiência suprarrenal ou hipofisária subjacente.
- A causa mais comum de crise suprarrenal consiste na interrupção abrupta dos glicocorticoides exógenos em pacientes que recebem tratamento crônico, resultando em supressão do eixo hipotálamo-hipófise-suprarrenal.
- A **hidrocortisona** administrada por via parenteral constitui o corticosteroide de escolha em virtude de sua atividade glicocorticoide e mineralocorticoide combinada. A dose inicial é de 100 mg IV em infusão rápida, seguida de infusão contínua (geralmente 10 mg/h) ou bolo intermitente de 100 a 200 mg, a cada 24 horas. A administração IV é mantida por 24 a 48 horas. Se o paciente estiver estável nessa ocasião, pode-se iniciar a hidrocortisona oral, em uma dose de 50 mg a cada 6 a 8 horas, seguida de redução gradual para as necessidades de reposição crônica do indivíduo.
- Com frequência, há necessidade de **reposição hídrica**, que pode ser obtida com soro glicosado a 5%, em uma velocidade para manter a pressão arterial estável.
- Na presença de hiperpotassemia após a fase de manutenção da hidrocortisona, a suplementação adicional de mineralocorticoides pode ser feita com **acetato de fludrocortisona**, 0,1 mg ao dia.
- Os pacientes com insuficiência suprarrenal devem carregar um cartão ou usar uma pulseira ou uma corrente contendo informações sobre a sua condição. Além disso, devem ter fácil acesso à hidrocortisona injetável ou a supositórios de glicocorticoides em caso de emergência ou durante períodos de estresse físico, como doenças febris ou lesões.

AVALIAÇÃO DOS DESFECHOS TERAPÊUTICOS

- É difícil avaliar os resultados do tratamento da insuficiência suprarrenal na maioria dos pacientes, porém a redução da hiperpigmentação constitui um marcador clínico satisfatório. O desenvolvimento das características da síndrome de Cushing indica reposição excessiva.

Capítulo elaborado a partir de conteúdo original de autoria de Eric Dietrich, Steven M. Smith e John G. Gums.

- O *diabetes melito* (DM) é um grupo de distúrbios metabólicos caracterizado por hiperglicemia e anomalias no metabolismo dos carboidratos, da gordura e das proteínas.

FISIOPATOLOGIA

- O DM tipo 1 (5-10% dos casos) em geral surge na infância ou no adulto jovem e é o resultado da destruição, mediada pelo sistema imunológico, das células β-pancreáticas, levando à deficiência absoluta de insulina. O processo autoimune é mediado pelos macrófagos e linfócitos T com auto-anticorpos contra antígenos da célula β (p. ex., anticorpos anti-ilhota, anticorpos anti-insulina).
- O DM tipo 2 (90% dos casos) é caracterizado por uma combinação de graus variáveis de resistência à insulina e deficiência relativa de insulina. A resistência à insulina é manifestada pelo aumento da lipólise e produção de ácidos graxos livres, aumento da produção de glicose hepática e redução da captação de glicose pelo músculo esquelético.
- As causas incomuns do diabetes (1-2% dos casos) incluem distúrbios endócrinos (p. ex., acromegalia, síndrome de Cushing), diabetes melito gestacional (DMG), doenças do pâncreas (p. ex., pancreatite) e medicamentos (p. ex., glicocorticoides, pentamidina, niacina, interferon-α).
- As complicações microvasculares incluem retinopatia, neuropatia e nefropatia. As complicações macrovasculares incluem coronariopatia, acidente vascular cerebral (AVC) e vasculite periférica.

MANIFESTAÇÕES CLÍNICAS

DIABETES MELITO TIPO 1

- Os sintomas iniciais mais comuns são poliúria, polidipsia, polifagia, perda de peso e letargia acompanhados por hiperglicemia.
- Os indivíduos frequentemente são magros e suscetíveis a desenvolver cetoacidose diabética se a insulina for retirada ou em condições de estresse grave.
- Entre 20 e 40% dos pacientes apresentam cetoacidose diabética após vários dias de poliúria, polidipsia, polifagia e perda de peso.

DIABETES MELITO TIPO 2

- Na maioria dos casos, os pacientes são assintomáticos e podem receber o diagnóstico após um exame de sangue.
- Os pacientes podem apresentar letargia, poliúria, noctúria e polidipsia. Mais frequentemente os pacientes estão acima do peso ou são obesos.

DIAGNÓSTICO

- Os critérios para diagnóstico do DM incluem ao menos um dos itens a seguir:
  1. Hemoglobina glicada (HbA1c) igual ou acima de 6,5%;
  2. Glicose plasmática em jejum (sem ingestão de calorias por pelo menos 8 horas) igual ou acima de 126 mg/dL (7 mmol/L);
  3. Glicose plasmática igual ou maior que 200 mg/dL (11,1 mmol/L) em duas horas durante um teste de tolerância à glicose oral (GTT), utilizando 75 g de glicose anidra dissolvida em água;
  4. Concentração plasmática aleatória de glicose de 200 mg/dL (11,1 mmol/L) ou mais acompanhada de sintomas clássicos de hiperglicemia ou crise hiperglicêmica.

  Na ausência da hiperglicemia, os critérios 1 a 3 devem ser confirmados por repetição do teste.

QUADRO 19-1	Metas glicêmicas da terapia	
Índice bioquímico	**ADA**	**ACE e AACE**
HbA1c	< 7%[a] (< 0,07)	≤ 6,5% (≤ 0,065)
Glicose plasmática pré-prandial	70-130 mg/dL (3,9-7,2 mmol/L)	< 110 mg/dL (< 6,1 mmol/L)
Glicose plasmática pós-prandial	< 180 mg/dL[b] (< 10 mmol/L)	< 140 mg/dL (< 7,8 mmol/L)

AACE, American Association of Clinical Endocrinologists; ACE, American College of Endocrinology; ADA, American Diabetes Association.
[a] Objetivos glicêmicos mais rigorosos podem ser adequados se alcançados sem hipoglicemia ou efeitos adversos significativos.
Objetivos glicêmicos menos rigorosos também podem ser adequados em algumas situações.
[b] As medidas de glicose pós-prandial devem ser feitas 1 a 2 horas após o início da refeição, em geral o momento dos níveis de pico nos pacientes com diabetes.

- Glicose plasmática normal de jejum (FPG, de *fasting plasma glucose*) é menor que 100 mg/dL (5,6 mmol/L).
- Glicose plasmática anormal em jejum (IFG, de *impaired fasting glucose*) está entre 100 e 125 mg/dL (5,6-6,9 mmol/L).
- A intolerância à glicose (IGT, de *impaired glucose tolerance*) é diagnosticada quando a amostra de pós-carga de 2 horas da GTT é 140 a 199 mg por dL (7,8-11,0 mmol/L).
- As gestantes devem fazer a avaliação de risco para DMG na primeira visita do pré-natal e testar a glicose em caso de risco elevado (p. ex., histórico familiar de diabetes, histórico pessoal de DMG, obesidade marcante ou pertencer a grupo étnico de alto risco).

TRATAMENTO

- Objetivos do tratamento: aliviar os sintomas, reduzir o risco de complicações micro e macrovasculares, reduzir a mortalidade e melhorar a qualidade de vida. A glicose plasmática e os níveis de HbA1c desejáveis estão listados no Quadro 19-1.

ABORDAGEM GERAL

- O tratamento precoce resultando em glicemia próxima ao normal reduz o risco de complicações de doenças microvasculares, mas o manejo agressivo dos fatores de risco cardiovasculares (i.e., cessação do tabagismo, tratamento da dislipidemia, controle intensivo da pressão arterial [PA] e terapia antiplaquetária) é necessário para reduzir o risco de doença macrovascular.
- O tratamento adequado requer estabelecimento de metas para glicemia, PA e níveis de lipídios; monitoramento regular das complicações; modificações da dieta e exercícios; automonitoramento da glicose sanguínea (SMBG, de *selfmonitoring of blood glucose*); e avaliação laboratorial.

TERAPIA NÃO FARMACOLÓGICA

- A terapia nutricional é recomendada para todos os pacientes. Para o DM tipo 1, o foco é a administração de insulina regulada fisiologicamente com uma dieta balanceada para alcançar e manter o peso corporal saudável. A dieta deve ter conteúdo moderado de carboidratos e reduzido em gorduras saturadas, com foco em refeições balanceadas. Os pacientes com DM tipo 2 precisam fazer a restrição calórica para perder peso.
- O exercício aeróbico pode melhorar a sensibilidade à insulina, controlar a glicemia, reduzir os fatores de risco cardiovasculares, contribuir para a perda ou manutenção do peso e melhorar a sensação de bem-estar.

TERAPIA FARMACOLÓGICA: INFORMAÇÕES DA CLASSE DE FÁRMACOS

Insulina (Quadros 19-2 e 19-3)

- A **insulina regular** tem um início de ação relativamente lento quando administrada pela via subcutânea (SC), sendo necessária uma injeção 30 minutos antes das refeições para alcançar o controle de glicose pós-prandial ideal e evitar a hipoglicemia pós-prandial tardia.

QUADRO 19-2	Insulinas e outras preparações injetáveis disponíveis	
Nome genérico	**Análogoª**	**Opções de administração**
Insulinas de ação rápida		
Humalog (insulina lispro)	Sim	Caneta de insulina de 3 mL, frasco e cartucho de caneta de 3 mL
NovoLog (insulina aspart)	Sim	Caneta de insulina de 3 mL, frasco ou cartucho de caneta de 3 mL
Apidra (insulina glulisina)	Sim	Cartucho de caneta de 3 mL ou sistema de caneta OptiClik
Insulinas de ação curta		
Humulin R (regular)	Não	U-100, frasco de 10 mL, U-500, frasco de 20 mL
Novolin R (regular)	Não	Caneta de insulina, frasco ou cartucho de caneta de 3 mL e InnoLet
Insulinas de ação intermediária (NPH)		
Humulin N	Não	Frasco, caneta preenchida de 3 mL
Novolin N	Não	Frasco, caneta preenchida e InnoLet
Insulinas de ação prolongada		
Lantus (insulina glargina)	Sim	Frasco, sistema de caneta de 3 mL OptiClick
Levemir (insulina detemir)	Sim	Frasco, cartucho de caneta de 3 mL e InnoLet
Insulinas pré-misturadas		
Análogo de insulina pré-misturada		
Humalog Mix 75/25 (75% protamina lispro neutra, 25% lispro)	Sim	Frasco, caneta preenchida
Novolog Mix 70/30 (70% suspensão de protamina aspart, 30% aspart)	Sim	Frasco, caneta preenchida de 3 mL
Humalog Mix 50/50 (50% protamina lispro neutra, 50% lispro)	Sim	Frasco, caneta de 3 mL
Combinações NPH- regulares		
Humulin 70/30	Não	Frasco, caneta preenchida de 3 mL
Novolin 70/30	Não	Frasco, cartucho de caneta, InnoLet
Outras preparações injetáveis		
Exenatida (Byetta)	Não	5 mcg/dose e 10 mcg/dose, caneta preenchida com 60 doses
Exenatida de liberação prolongada (Bydureon)	Não	Frasco de 2 mL com diluente separado, sistema de uso único
Liraglutida (Victoza)	Sim	Caneta de 3 mL, pode liberar dose de 0,6 mg, 1,2 mg ou 1,8 mg
Pranlintida (SymLin)	Sim	Frasco de 5 mL, SymLinPen de 1,5 mL e 2,7 mL

NPH, protamina neutra Hagedorn.
ª Um análogo de insulina é uma molécula de insulina humana modificada com vantagens farmacocinéticas particulares.

- As **insulinas lispro**, **aspart** e **glulisina** são análogos que são mais rapidamente absorvidos, com pico mais rápido, e têm menor duração de ação que a insulina regular. Isso permite uma administração mais conveniente, dentro de 10 minutos (em vez de 30 minutos) antes das refeições, produz melhor eficácia na redução da glicemia pós-prandial do que a insulina regular no DM tipo 1 e minimiza a hipoglicemia pós-prandial tardia.
- A **protamina neutra Hagedorn** (NPH) tem ação intermediária. A variabilidade de absorção, preparação inconsistente pelo paciente e diferenças farmacocinéticas inerentes podem contribuir para uma resposta lábil à glicose, hipoglicemia noturna e hiperglicemia no jejum.
- **Glargina** e **detemir** são análogos da insulina humana de ação prolongada "sem pico" que geram menos hipoglicemia noturna que a insulina NPH quando administrados na hora de dormir.

QUADRO 19-3	Farmacocinética de várias insulinas administradas pela via subcutânea				
Tipo de insulina	Início	Pico (horas)	Duração (horas)	Máxima duração (horas)	Aparência
Ação rápida					
Aspart	15-30 min	1-2	3-5	5-6	Clara
Lispro	15-30 min	1-2	3-4	4-6	Clara
Glulisina	15-30 min	1-2	3-4	5-6	Clara
Ação curta					
Regular	30-60 min	2-3	3-6	6-8	Clara
Ação intermediária					
NPH	2-4 horas	4-6	8-12	14-18	Turva
Ação prolongada					
Detemir	2 horas	6-9	14-24	24	Clara
Glargina	4-5 horas	–	22-24	24	Clara

NPH, protamina neutra Hagedorn.

- No DM tipo 1, a exigência média de insulina por dia é de 0,5 a 0,6 unidades/kg. As exigências podem cair para 0,1 a 0,4 na fase de *honeymoon* (remissão temporária). Doses maiores (0,5-1 unidade/kg) são indicadas durante a fase aguda da doença ou cetose. No DM tipo 2, é necessária uma faixa de dose de 0,7 a 2,5 unidades/kg para pacientes com importante resistência à insulina.
- A hipoglicemia e o ganho de peso são os efeitos adversos mais comuns da insulina. O tratamento da hipoglicemia é:
  - ✓ **Glicose** (10-15 g) administrada via oral para pacientes conscientes.
  - ✓ Pode ser necessária a **dextrose** intravenosa (IV) para pacientes inconscientes.
  - ✓ **Glucagon**, 1 g via intramuscular, é uma opção em pacientes inconscientes, quando o acesso IV não for possível.

Agonistas do peptídio 1 semelhante ao glucagon (GLP-1)

- A **exenatida** potencializa a secreção da insulina e reduz a produção de glicose pelo fígado. Ela também aumenta a saciedade, reduz o esvaziamento gástrico e promove a perda de peso. Reduz de forma significativa as concentrações de glicose pós-prandial, mas tem apenas um efeito modesto na FPG. A redução média da HbA1c é de aproximadamente 0,9% com a administração de exenatida duas vezes ao dia.
  - ✓ Byetta: dose inicial de 5 mcg SC duas vezes ao dia, ajustada a 10 mcg duas vezes ao dia em um mês, se necessário e tolerado. Aplicar em 0 a 60 minutos antes das refeições da manhã e da noite.
  - ✓ Bydureon: produto de liberação prolongada, administrado na dose de 2 mg SC uma vez na semana em qualquer hora do dia, com ou sem refeições.

  Os efeitos adversos mais comuns são náusea, vômito e diarreia. Podem surgir reações no local da injeção (nódulos, eritema) com os produtos de liberação prolongada.

- A **liraglutida** tem efeitos farmacológicos e adversos semelhantes à exenatida. A meia-vida mais longa permite uma administração ao dia. A liraglutida reduz a HbA1c em torno de 1,1% e promove queda de 25 a 40 mg/dL nos níveis da glicose de jejum e da glicemia pós-prandial. Administração: iniciar com 0,6 mg SC uma vez ao dia (independentemente das refeições) por pelo menos uma semana, então aumentar para 1,2 mg por pelo menos uma semana. Se for necessário, aumentar para a dose máxima de 1,8 mg ao dia após pelo menos uma semana.

Amilinomimético

- A **pranlintida** reduz a secreção de glucagon pós-prandial inadequadamente elevado, diminui a concentração de glicose pós-prandial, aumenta a saciedade e retarda o esvaziamento gástrico. Tem pouco efeito sobre FPG. A redução média de HbA1c é de aproximadamente 0,6%, mas pode ser mais efetiva se houver uso concomitante de insulina. Os efeitos adversos mais comuns são náusea, vômito e anorexia. Isoladamente não provoca hipoglicemia, mas esta pode ocorrer pois é indicada apenas para pacientes que recebem insulina. Se for usada uma dose de insulina prandial, reduzir para 30 a 50% quando iniciar pranlintida para minimizar a hipoglicemia grave. Na DM tipo 2, a dose de início é 60 mcg SC antes das principais refeições; ajustar para 120 mcg por dose se for tolerado e indicado com base nos níveis de glicose plasmática pós-prandial. No DM tipo 1, iniciar com 15 mcg antes de cada refeição, ajustar com aumentos de 15 mcg para o máximo de 60 mcg antes de cada refeição, se for tolerado e indicado.

Sulfonilureias

- As sulfonilureias exercem ação hipoglicêmica ao estimular a secreção pancreática de insulina. Todas as sulfonilureias são igualmente eficientes em reduzir a glicose sanguínea quando administradas em doses equipotentes. Na média, a HbA1c cai em 1,5 a 2%, com reduções da FPG de 60 a 70 mg/dL (3,3-3,9 mmol/L).
- O efeito colateral mais comum é a hipoglicemia, que é mais problemática com fármacos de meia-vida longa. As pessoas de alto risco incluem idosos, pessoas com insuficiência renal ou doença renal em estágio avançado, e indivíduos que pulam refeições, fazem muitos exercícios físicos ou perdem muito peso. O ganho de peso é comum; os efeitos adversos menos comuns incluem exantema de pele, anemia hemolítica, desconforto gastrintestinal (GI) e colestase. A hiponatremia é mais comum com clorpropamida, mas também foram relatados casos com a tolbutamida.
- As doses iniciais recomendadas (Quadro 19-4) devem ser reduzidas em pacientes idosos com a função renal ou hepática comprometida. A dose pode ser ajustada a cada duas semanas (intervalo mais longo com clorpropamida) para alcançar os níveis glicêmicos desejados.

Secretagogos de insulina de ação curta (meglitinidas)

- Semelhantes às sulfonilureias, as meglitinidas reduzem a glicose ao estimular a secreção da insulina pelo pâncreas, mas a liberação da insulina é dependente da glicose e diminui com concentrações de glicose sanguínea reduzidas. Parece que o risco de hipoglicemia é menor com as meglitinidas do que com as sulfonilureias. A redução média da HbA1c é de 0,8 a 1%. Esses agentes podem ser usados para promover aumento da secreção da insulina durante as refeições (quando necessário) em pacientes que estão próximos dos níveis desejados de glicose. Eles devem ser administrados antes de cada refeição (até 30 minutos). Se a refeição for suspensa, a medicação deve ser omitida.
  - ✓ **Repaglinida**: iniciar com 0,5 a 2 mg via oral, com máximo de 4 mg por refeição (até quatro refeições ao dia ou 16 mg/dia).
  - ✓ **Nateglinida**: uma dose de 120 mg via oral três vezes ao dia antes de cada refeição. A dose inicial pode ser reduzida para 60 mg por refeição em pacientes que estão próximos da HbA1c desejado.

Biguanidas

- A **metformina** potencializa a sensibilidade à insulina pelo fígado e tecidos periféricos (músculo), permitindo o aumento da captação de glicose. Ela reduz os níveis de HbA1c em 1,5 a 2%, os níveis de FPG em 60 a 80 mg/dL (3,3-4,4 mmol/L) e retém a capacidade de reduzir os níveis de FPG quando muito elevados (> 300 mg/dL ou > 16,7 mmol/L). Reduz os triglicerídios plasmáticos e o colesterol da lipoproteína de baixa densidade (LDL) em 8 a 15% e aumenta de forma modesta o colesterol da lipoproteína de alta densidade (HDL). Ela não induz a hipoglicemia quando usada isoladamente.
- O uso da metformina é sensato em pacientes com DM tipo 2 e sobrepeso/obesidade (se for tolerado e não for contraindicado) porque é o único agente anti-hiperglicêmico oral que reduz o risco de mortalidade total.
- Os efeitos adversos mais comuns são desconforto abdominal, epigastralgia, diarreia e anorexia. Esses efeitos podem ser minimizados ao ajustar a dose gradativamente e administrar com alimentos. A metformina de liberação prolongada pode reduzir os efeitos colaterais no trato GI. A acidose láctica ocorre em casos raros e pode ser minimizada ao evitar o uso em pacientes com insuficiência renal (creatina sérica de 1,4 mg/dL ou mais [≥ 124 μmol/L] nas mulheres e 1,5 mg/dL ou mais [≥ 133 μmol/L] nos homens), insuficiência cardíaca congestiva, ou condições que predispõem a hipoxemia ou acidose láctica inerente.

QUADRO 19-4	Agentes orais para o tratamento do diabetes melito tipo 2				
	Dose Potências	Dose de início recomendada (mg/dia)			
Nome genérico	(mg)	Não idoso	Idoso	Dose máxima (mg/dia)	Metabolismo ou notas terapêuticas
Sulfonilureias					
Acetoexamida	250, 500	250	125-250	1.500	Metabolismo hepático, potência do metabólito igual ao composto original, eliminado pelos rins
Clorpropamida	100, 250	250	100	500	Metabolismo hepático, também excretado inalterado pelos rins
Tolazamida	100, 250, 500	100-250	100	1.000	Metabolismo hepático, metabólito menos ativo que o composto original, eliminado pelos rins
Tolbutamida	250, 500	1.000-2.000	500-1.000	3.000	Metabolismo hepático para os metabólitos inativos excretados pelos rins
Glipizida	5,10	5	2,5-5	40	Metabolismo hepático para os metabólitos inativos
Glipizida XL (liberação prolongada)	2,5; 5; 10; 20	5	2,5-5	20	Forma de liberação lenta; não cortar o comprimido
Gliburida	1,25; 2,5; 5	5	1,25-2,5	20	Metabolismo hepático, eliminação de metade pelos rins, metade pelas fezes
Gliburida, micronizada	1,5; 3; 6	3	1,5-3	12	Controle igual, mas melhor absorção a partir da preparação micronizada
Glimepirida	1; 2; 4	1-2	0,5-1	8	Metabolismo hepático para os metabólitos inativos
Secretagogos de insulina de ação curta					
Nateglinida	60, 120	120 com refeições	120 com refeições	120 mg três vezes ao dia	Metabolizada pelo citocromo (CYP)-2C9 e -3A4 para os metabólitos pouco ativos, eliminado pelos rins
Repaglinida	0,5; 1; 2	0,5-1 com refeições	0,5-1 com refeições	16	Metabolizado pela CYP-3A4 aos metabólitos inativos excretado na bile

Biguanidas					
Metformina	500, 850, 1.000	500 mg duas vezes ao dia	Avaliar função renal	2.550	Sem metabolismo, secretado e excretado pelos rins
Metformina de liberação prolongada	500, 750, 1.000	500-1.000 mg com a refeição da noite	Avaliar função renal	2.550	Ingerir com a refeição da noite ou dividir a dose, pode considerar tentar em caso de intolerância à liberação imediata
Solução de metformina	500 mg/5 mL	500 mg ao dia	Avaliar função renal	2.000	
Tiazolidinedionas					
Pioglitazona	15, 30, 45	15	15	45	Metabolizado pela CYP-2C8 e 3A4, dois metabólitos têm meias-vidas mais longas do que o composto original
Rosiglitazona	2, 4, 8	2-4	2	8 mg/dia ou 4 mg duas vezes ao dia	Metabolizada pela CYP-2C8 e 2C9 a metabólitos inativos excretados pelos rins
Inibidores da α-glicosidase					
Acarbose	25, 50, 100	25 mg 1-3 vezes ao dia	25 mg 1-3 vezes ao dia	25-100 mg três vezes ao dia	Eliminado na bile
Miglitol	25, 50, 100	25 mg 1-3 vezes ao dia	25 mg 1-3 vezes ao dia	25-100 mg três vezes ao dia	Eliminado pelos rins
Inibidores da dipeptidil peptidase-4 (inibidores da DPP-4)					
Sitagliptina	25, 50, 100	100 mg ao dia	25-100 mg ao dia com base na função renal	100 mg ao dia	50 mg ao dia se ClCr >30 a < 50 mL/min; 25 mg ao dia se ClCr < 30 mL/min
Saxagliptina	2,5; 5	5 mg ao dia	2,5-5 mg ao dia com base na função renal	5 mg ao dia	2,5 mg ao dia se ClCr < 50 mL/min ou se usar fortes inibidores da CYP3A4/5
Linagliptina	5 mg	5 mg ao dia	5 mg ao dia	5 mg ao dia	Não usar com indutores fortes da CYP3A4 ou p-glicoproteína

(cotinua)

167

QUADRO 19-4	Agentes orais para o tratamento do diabetes melito tipo 2 (*continuação*)				
		Dose Inicial recomendada (mg/dia)			
Nome genérico	**Dose Potências (mg)**	**Não idoso**	**Idoso**	**Dose máxima (mg/dia)**	**Metabolismo ou notas terapêuticas**
Alogliptina	6,25; 12,5; 25 mg	25 mg ao dia	25 mg ao dia	25 mg ao dia	75% eliminados inalterados na urina
Exemplos de combinação de produtos					
Gliburida/metformina	1,25/250; 2,5/500; 5/500	2,5-5/500 mg duas vezes ao dia	1,25/250 mg duas vezes ao dia; avaliar a função renal	20 mg de gliburida, 2.000 mg de metformina	Usado como terapia inicial: 1,25/250 mg duas vezes ao dia
Glipizida/metformina	2,5/250, 2,5/500, 5/500	2,5-5/500 mg duas vezes ao dia	2,5/250 mg; avaliar a função renal	20 mg de glipizida, 2.000 mg de metformina	Usado como terapia inicial: 2,5/250 mg duas vezes ao dia
Rosiglitazona/metformina	1/500, 2/500, 4/500, 2/1.000, 4/1.000	1-2/500 mg duas vezes ao dia	1/500 mg duas vezes ao dia; avaliar função renal	8 mg de rosiglitazona, 2.000 mg de metformina	Pode ser usado como terapia inicial

CLcr, *Clearance da creatina*.

✓ **Metformina de liberação imediata**: iniciar com uma dose de 500 mg via oral duas vezes ao dia com as principais refeições e aumentar 500 mg por semana, se for tolerado, até alcançar os níveis glicêmicos desejados ou 2.500 mg/dia. A metformina 850 mg pode ser administrada uma vez ao dia e, então, aumentada a cada 1 a 2 semanas para o máximo de 850 mg três vezes ao dia (2.550 mg/dia).

✓ **Metformina de liberação prolongada**: iniciar com 500 mg via oral com a refeição da noite e aumentar em 500 mg por semana se for tolerada para uma dose única máxima à noite de 2.000 mg/dia. A administração duas ou três vezes ao dia pode reduzir os efeitos colaterais do trato GI e melhorar o controle glicêmico. Os comprimidos de 750 mg podem ser ajustados semanalmente para a dose máxima de 2.250 mg/dia.

Tiazolidinedionas (glitazonas)

• Esses agentes potencializam a sensibilidade à insulina nos músculos, no fígado e nos tecidos adiposos indiretamente. A insulina deve estar presente em quantidades significativas. Quando administrados por seis meses em doses máximas, pioglitazona e rosiglitazona reduzem A HbA1c em cerca de 1,5%, e FPG em 60 a 70 mg/dL (3,3-3,9 mmol/L). Os efeitos máximos podem não ser observados até 3 a 4 meses de terapia.

• A pioglitazona reduz os triglicerídios plasmáticos em 10 a 20%, enquanto a rosiglitazona tende a não ter efeito. Ela não aumenta de forma significativa o colesterol LDL, enquanto o colesterol LDL pode aumentar entre 5 a 15% com rosiglitazona.

• Pode ocorrer retenção de fluido e foi relatado edema periférico em 4 a 5% dos pacientes. Quando usado com insulina, a incidência de edema é em torno de 15%. As glitazonas são contraindicadas em pacientes com insuficiência cardíaca classe III ou IV da New York Heart Association e devem ser usadas com cuidado em pacientes com insuficiência cardíaca classe I e II ou outra doença cardíaca envolvida.

• O ganho de peso entre 1,5 e 4 kg não é incomum. Em raros casos, o rápido ganho de peso pode levar a interrupção da terapia. As glitazonas também estão associadas com lesão hepática, aumento das fraturas e ligeiro aumento no risco de câncer de bexiga.

✓ **Pioglitazona**: iniciar com uma dose de 15 mg via oral uma vez ao dia; a dose máxima é 45 mg/dia.

✓ **Rosiglitazona**: iniciar com uma dose de 2 a 4 mg via oral uma vez ao dia; a dose máxima é 8 mg/dia. Uma dose de 4 mg duas vezes ao dia pode reduzir a HbA1c entre 0,2 e 0,3% se mais de 8 mg for ingerido uma vez ao dia.

Inibidores da α-glicosidase

• Esses agentes evitam a degradação de sacarose e carboidratos complexos no intestino delgado, retardando a absorção de carboidratos. O efeito global é a redução na glicose pós-prandial (40-50 mg/dL; 2,2-2,8 mmol/L) com FBG relativamente inalterado (redução de ~10%). A eficácia é modesta, com uma redução média de HbA1c de 0,3 a 1%. Os candidatos ideais para esses fármacos são os pacientes que apresentavam níveis de HbA1c próximos aos desejados, níveis de FPG pouco alterados, mas níveis elevados de glicose plós-prandial.

• Os efeitos adversos mais comuns são flatulência, inchaço, desconforto abdominal e diarreia, que podem ser minimizados pelo ajuste gradual da dose. Se ocorrer hipoglicemia quando usada em combinação com um agente hipoglicemiante (sulfonilureia ou insulina) devem ser administrados produtos orais ou parenterais à base de glicose (dextrose) ou glucagon porque o fármaco vai inibir a degradação e absorção de moléculas de açúcar mais complexas (p. ex., sacarose).

✓ **Acarbose** e **miglitol**: iniciar a terapia com uma dose muito baixa (25 mg via oral com uma refeição ao dia) e aumentar muito gradualmente (durante alguns meses) até a dose máxima de 50 mg três vezes ao dia para pacientes com 60 kg ou menos, ou 100 mg três vezes ao dia para pacientes acima de 60 kg. Os fármacos devem ser administrados no início da refeição de modo que o fármaco esteja presente para inibir a atividade da enzima.

Inibidores da dipeptidil peptidase-4 (DPP-4)

• Os inibidores da DPP-4 reduzem parcialmente o glucagon pós-prandial inadequadamente elevado e estimulam a secreção de insulina dependente de glicose. A redução média de HbA1c é de 0,7 a 1% na dose máxima.

- Os fármacos são bem tolerados, sem alteração do peso e não provocam efeitos colaterais no trato GI. Pode ocorrer leve hipoglicemia, mas os inibidores da DDP-4 não aumentam o risco de hipoglicemia como monoterapia ou combinados com medicamentos com baixa incidência de hipoglicemia. Pode ocorrer urticária e/ou edema facial em 1% dos pacientes e é aconselhável interromper a terapia. Foram relatados casos raros de síndrome de Stevens-Johnson. A saxagliptina provoca uma redução relacionada com a dose na contagem absoluta de linfócitos; deve-se avaliar a interrupção se ocorrer infecção prolongada.

  ✓ **Sitagliptina**: dose usual de 100 mg via oral uma vez ao dia. Usar 50 mg ao dia se o *clearance* da creatina (ClCr) for 30 a 50 mL/min; 25 mg ao dia se ClCr < 30 mL/min.
  ✓ **Saxagliptina**: dose usual de 5 mg via oral ao dia. Reduzir para 2,5 mg ao dia se ClCr for menor que 50 mL/min ou forem usados fortes inibidores da CYP3A4/5 simultaneamente.
  ✓ **Linagliptina**: dose de 5 mg via oral por dia; não é necessário ajustar a dose no caso de insuficiência renal ou com terapia medicamentosa concomitante.
  ✓ **Alogliptina**: dose usual de 25 mg via oral ao dia. Reduzir para 12,5 mg ao dia quando a ClCr for menor que de 60 mL/min; 6,25 mg ao dia se ClCr < 30 mL/min.

Sequestrantes dos ácidos biliares

- **Colesevelam** se liga ao ácido biliar no lúmen do intestino, reduzindo o *pool* de ácidos biliares para reabsorção. Seu mecanismo para reduzir os níveis plasmáticos de glicose é desconhecido.
- As reduções de HbA1c a partir dos valores basais foram cerca de 0,4% quando uma dose de 3,8 g/dia de colesevelam foi adicionada à metformina estável, sulfonilureias ou insulina. A FPG apresentou redução modesta de 5 a 10 mg/dL (0,3-0,6 mmol/L). Ele também pode reduzir o colesterol LDL entre 12 a 16% dos pacientes com DM tipo 2. Os triglicerídios podem aumentar quando combinados com sulfonilureias ou insulina, mas não com metformina. Ele não altera o peso.
- Os efeitos adversos mais comuns são constipação e dispepsia, ele deve ser administrado com uma grande quantidade de água. Colesevelam tem múltiplas interações fármaco-fármaco relacionadas com a absorção.
- A dose para DM tipo 2 é de seis comprimidos de 625 mg de colesevelam ao dia (total de 3,75 g/dia); se for desejado, a dose pode ser dividida em três comprimidos duas vezes ao dia. Administrar cada dose com refeições, pois ele se liga à bile liberada durante a refeição.

FARMACOTERAPIA DO DIABETES MELITO TIPO 1

- Todos os pacientes com DM tipo 1 requerem insulina, mas a opção pelo tipo e a forma de liberação são diferentes entre pacientes e médicos. A terapia deve tentar ajustar a ingestão de carboidratos com os processos de redução de glicose (em geral insulina) e atividade física. A intervenção alimentar deve permitir que o paciente tenha uma vida normal. Todos os pacientes que recebem insulina devem ser orientados extensivamente sobre o reconhecimento e o tratamento da hipoglicemia.
- A Figura 19-1 descreve a relação entre as concentrações de glicose e a secreção de insulina durante o curso de um dia e como os vários regimes de insulina e amilinomiméticos podem ser usados. O tempo de início, pico e duração do efeito da insulina deve se ajustar aos padrões de refeições e horários de exercícios para alcançar valores de glicose sanguínea próximos do normal durante o dia.
- Um regime de duas injeções diárias que pode se aproximar da secreção fisiológica da insulina são as injeções do tipo *split-mixed* de uma dose matinal de insulina de duração intermediária (p. ex., NPH) e insulina regular antes do café da manhã e novamente antes da refeição da noite (ver **Figura 19-1**, número 1). Esse regime considera que a insulina de ação intermediária pela manhã fornece insulina basal para o dia e cobre a refeição do meio-dia; a insulina regular pela manhã cobre o café da manhã; a insulina de ação intermediária da noite fornece insulina basal para o resto do dia; e a insulina regular da noite cobre a última refeição. Os pacientes podem iniciar com 0,6 unidades/kg/dia, com dois terços administrados pela manhã e um terço administrado à noite. A insulina de ação intermediária (p. ex., NPH) deve incluir dois terços da dose da manhã e uma metade da dose da noite. Entretanto, a maioria dos pacientes não é previsível na sua agenda e na ingestão de alimentos para permitir um controle excelente da glicose com essa abordagem. Se a glicose no

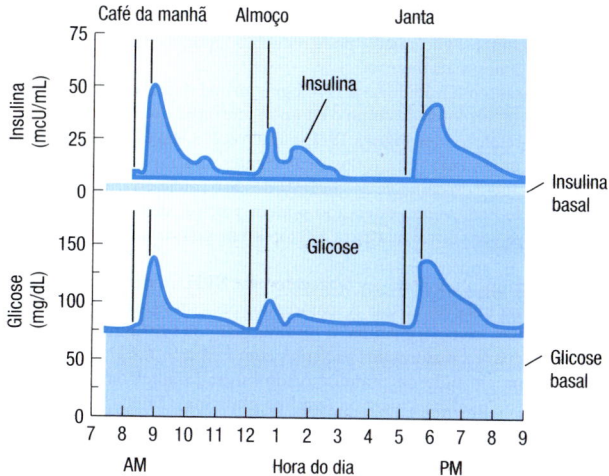

Regimes intensivos de terapia com insulina

	7 AM (refeição)	11 AM (refeição)	5 PM (refeição)	Hora de dormir
1. Duas doses,[a] uma R ou ação rápida + N	R, L, A, GLU + N		R, L, A, GLU + N	
2. Três doses, uma R ou ação rápida + N	R, L, A, GLU + N	R, L, A, GLU	R, L, A, GLU + N	
3. Quatro doses, uma R ou ação rápida + N	R, L, A, GLU	R, L, A, GLU	R, L, A, GLU	N
4. Quatro doses, uma R ou ação rápida + N	R, L, A, GLU + N	R, L, A, GLU	R, L, A, GLU	N
5. Quatro doses,[b] uma R ou ação rápida + ação longa	R, L, A, GLU	R, L, A, GLU	R, L, A, GLU	G ou D[b] (G pode ser administrado a qualquer momento a cada 24 horas)
6. Bomba CS-II	Bolo ← Nível basal ajustado → Bolo	Bolo	Bolo	
7. Três doses de pranlintida adicionadas aos regimes acima	P	P	P	

[a]Muitos médicos podem não considerar esta terapia intensiva com insulina.
[b]Pode ser administrado duas vezes ao dia no DM tipo 1 = 5 doses

FIGURA 19-1 Relação entre a insulina e a glicose durante o curso de um dia e como os vários regimes de insulina e amilinomiméticos podem ser usados. A, aspart; CS-II, infusão contínua de insulina subcutânea; D, detemir, G, glargina; GLU, glulisina; L, lispro, N, protamina neutra Hagedorn; P, pranlintida; R, regular.

jejum pela manhã for muito elevada ou ocorrer hipoglicemia nas primeiras horas de sono, a NPH da noite pode ser transferida para a hora de dormir (agora um total de três injeções por dia). Essa abordagem envolve o controle glicêmico e pode reduzir a hipoglicemia o suficiente para pacientes incapazes de seguir regimes mais intensos.

- O conceito de bolo basal tenta mimetizar a fisiologia normal da insulina ao administrar insulina de ação intermediária ou prolongada como o componente basal e a insulina de ação rápida como o bolo ou porção pré-refeição (ver **Figura 19-1**, números 2, 3, 4 e 5). A terapia intensiva usando essa abordagem é recomendada para todos os pacientes adultos no momento do diagnóstico para reforçar a importância do controle da glicemia desde o início do tratamento. Alguns pacientes com um período de *honeymoon* estendido podem precisar de uma terapia menos intensiva no início, mas ela deve ser convertida para a terapia em bolo basal no início da variabilidade glicêmica.
- O componente basal da insulina pode ser fornecido pela **NPH** ou **detemir** uma ou duas vezes ao dia ou **glargina insulina** uma vez ao dia. A maioria dos pacientes DM tipo 1 precisa de duas injeções de todas as insulinas, exceto a glargina. A insulina glargina e insulina detemir são as insulinas basais mais adequadas para a maioria dos pacientes com DM tipo 1.
- O componente insulina em bolo ou prandial é administrado antes das refeições com **insulina regular, insulina lispro, insulina aspart** ou **insulina glulisina**. O início rápido e a curta duração dos análogos de insulina de ação rápida reproduzem melhor a fisiologia normal do que a insulina regular, permitindo que o paciente varie na quantidade de insulina injetada com base no nível de SMBG pré-prandial, próximo do nível de atividade e ingestão antecipada de carboidratos. A maioria dos pacientes inicia com uma dose prescrita de insulina pré-prandial do que eles variam com base em um algoritmo da insulina. A contagem de carboidratos é uma ferramenta eficiente para determinar a quantidade de insulina de ação rápida a ser injetada antes da refeição.
- Aproximadamente 50% da dose total diária de insulina deve ser insulina basal e 50% insulina em bolo, dividida em doses antes das refeições. Como exemplo, os pacientes podem começar com cerca de 0,6 unidades/kg/dia de insulina, com uma insulina basal de 50% da dose total e insulina prandial 20% da dose total antes do café da manhã, 15% antes do almoço e 15% antes do jantar. A maioria dos pacientes precisa de doses diárias totais entre 0,5 e 1 unidade/kg/dia.
- A terapia com bomba de infusão contínua subcutânea de insulina (em geral usando **insulina lispro** ou **aspart** para reduzir a agregação) é a forma mais sofisticada de liberação de insulina (ver **Figura 19-1**, número 6). A dose basal de insulina pode variar dependendo das exigências de insulina durante o dia. Em pacientes selecionados, esse recurso de infusão contínua subcutânea de insulina permite melhor controle glicêmico. Entretanto, requer maior atenção ao detalhe e à frequência de SMBG do que um regime basal em bolo com quatro injeções por dia.
- Pranlintida pode ser adequada nos pacientes com DM tipo 1 que ainda apresentam controle pós-prandial errático apesar da implantação dessas estratégias (ver **Figura 19-1**, número 7). No início da terapia, cada dose de insulina prandial deve ser reduzida em 30 a 50% para evitar hipoglicemia. A pranlintida deve ser ajustada dependendo dos efeitos adversos GI e níveis glicêmicos pós-prandiais.

FARMACOTERAPIA DO DIABETES MELITO TIPO 2

- Os pacientes sintomáticos podem precisar de insulina ou terapia oral combinada no início para reduzir a toxicidade da glicose (que pode reduzir a secreção de insulina das células β e piorar a resistência à insulina).
- Pacientes com HbA1c 7% ou menos são tratados em geral com orientações sobre estilo de vida saudável e um agente que não causará hipoglicemia. Os que apresentam HbA1c maior que 7% e menor que 8,5% podem ser tratados inicialmente com um único agente oral ou terapia combinada. Pacientes com valores de HbA1c iniciais superiores podem se beneficiar da terapia inicial com dois agentes orais ou insulina. Pacientes com valores de HbA1c iniciais superiores podem se beneficiar da terapia inicial com dois agentes orais ou até insulina.
- Pacientes obesos (> 120% do peso corporal ideal) sem contraindicações devem iniciar com metformina inicialmente, ajustada para cerca de 2.000 mg/dia. A glitazona pode ser usada em pacientes que apresentam intolerância ou contraindicação para metformina.

- Pacientes com peso quase normal podem ser mais bem tratados com secretagogos da insulina, embora a metformina funcione nessa população.
- Quando a doença progride durante a terapia com metformina, um secretagogo da insulina, como uma sulfonilureia, é adicionado; entretanto, as melhores opções para manter a redução de HbA1c seriam uma glitazona ou um agonista GLP-1, mas cada um também tem limitações.
- Quando a terapia inicial não consegue manter o paciente dentro da faixa desejada, pode ser adequado adicionar um agente se o HbA1c estiver perto do valor ideal. Se o HbA1c estiver maior que 1 a 1,5% do valor ideal, pode ser adequada terapia com múltiplos agentes orais ou insulina.
- A terapia tripla consiste em metformina, uma sulfonilureia e uma glitazona ou um inibidor da DPP-4. Uma alternativa lógica é a metformina, uma glitazona e um agonista GLP-1. Um inibidor DPP-4 pode ser uma alternativa para o agonista GLP-1 se for preferido não usar um produto injetável.
- A terapia com insulinas deve ser considerada se o HbA1c for maior que 8,5 a 9% com as terapias múltiplas. As sulfonilureias são interrompidas quando a insulina é adicionada e os sensibilizadores de insulina continuam.
- Praticamente todos os pacientes tornam-se insulinopênicos e precisam da terapia com insulina. Pacientes fazem a transição para insulina ao usar uma injeção na hora de dormir de uma insulina de ação intermediária ou prolongada com agentes orais usados principalmente para controle glicêmico durante o dia. Isso leva a menor hiperinsulinemia durante o dia e menor ganho de peso do que iniciar a insulina prandial ou a insulina *split-mix* duas vezes ao dia. Os sensibilizadores de insulina são usados com insulina porque a maioria dos pacientes é resistente à ela.
- Quando a combinação de insulina na hora de dormir mais medicações orais durante o dia não funciona, pode-se tentar um regime de insulina de dose múltipla diária convencional com um sensibilizante de insulina. Se esse tratamento não funcionar, uma injeção em bolo pode ser administrada com a segunda maior refeição do dia, para um total de três injeções. Depois, o modelo padrão basal em bolo é usado. Também estão disponíveis outras opções de tratamento.

TRATAMENTO DAS COMPLICAÇÕES

Retinopatia

- Pacientes com a retinopatia estabelecida devem ser examinados por um oftalmologista pelo menos a cada 6 a 12 meses. A retinopatia de fundo inicial pode ser revertida com melhor controle glicêmico e controle melhorado da PS. A doença mais avançada não consegue regressão total com o melhor controle, e a redução agressiva da glicose pode piorar o quadro agudo da retinopatia. A fotocoagulação a *laser* melhora muito a preservação da visão em pacientes diabéticos.

Neuropatia

- A neuropatia periférica distal simétrica é a complicação mais comum em pacientes com DM tipo 2. Parestesias, dormência ou dor podem ser os sintomas predominantes. Os pés são mais envolvidos do que as mãos. A melhora do controle glicêmico é o tratamento primário e pode aliviar alguns sintomas. A terapia farmacológica é sintomática e empírica, incluindo **antidepressivos tricíclicos** de baixa dose, anticonvulsivantes (p. ex., **gabapentina**, **pregabalina** e, em raros casos, **carbamazepina**), **duloxetina**, **venlafaxina**, **capsaicina** tópica e vários analgésicos, incluindo **tramadol** e **anti-inflamatórios não esteroides**.
- A gastroparesia pode ser grave e debilitante. A melhora do controle glicêmico, a interrupção de medicamentos que reduzem a motilidade gástrica e o uso de **metoclopramida** (de preferência durante poucos dias de uma vez) ou **eritromicina** podem ser úteis.
- Pacientes com hipotensão ortostática podem precisar de mineralocorticoides ou agonistas adrenérgicos.
- A diarreia diabética ocorre à noite e responde a um curso de 10 a 14 dias de um antibiótico como **doxiciclina** ou **metronidazol**. A **octreotida** pode ser útil nos casos que não respondem.
- A disfunção erétil é comum e a terapia inicial deve incluir um teste com um inibidor oral da fosfodiesterase-5 (p. ex., **sildenafila**, **vardenafila** ou **tadalafila**).

Nefropatia

- O controle da glicose e da PS é muito importante para a prevenção da nefropatia e o controle da PS é mais importante para retardar o progresso da nefropatia já instalada.
- Os inibidores da enzima conversora da angiotensina (ECA) e os bloqueadores do receptor da angiotensina demonstraram eficácia na prevenção do progresso clínico da doença renal nos pacientes com diabetes. Os diuréticos são necessários por causa dos estados de expansão de volume e são recomendados como terapia de segunda linha.

Vasculite periférica e úlceras de pé

- A claudicação e úlceras de pé que não cicatrizam são comuns na DM tipo 2. Abandonar o tabagismo, corrigir a dislipidemia e a terapia antiplaquetária são estratégias importantes de tratamento.
- **Cilostazol** pode ser útil em alguns pacientes. A revascularização é um procedimento válido em alguns pacientes.
- A debridação local, o uso de calçados adequados e o cuidado com os pés são importantes no início do tratamento de suas lesões. Os tratamentos tópicos e outras medidas podem ser benéficos em lesões mais avançadas.

Doença arterial coronariana

- A intervenção de múltiplos fatores de risco (tratamento da dislipidemia e hipertensão, abandonar o tabagismo e terapia antiplaquetária) reduz os eventos macrovasculares.
- As diretrizes do National Cholesterol Education Program Adult Treatment Panel III (ver Capítulo 8) classifica o DM como um equivalente da doença arterial coronariana e o colesterol LDL desejado é menos de 100 mg/dL (< 2,59 mmol/L). Um LDL opcional ideal nos pacientes de alto risco é menos de 70 mg/dL (< 1,81 mmol/L). Após alcançar o LDL ideal (em geral com uma **estatina**), deve-se avaliar o tratamento dos triglicerídios elevados (≥ 200 mg/dL [< 1,81 mmol/L]). O colesterol não HDL ideal para pacientes com DM é menos de 130 mg/dL (< 3,36 mmol/L). A **niacina** ou um **fibrato** podem ser adicionados para alcançar o objetivo se os triglicerídios estiverem entre 201 e 499 mg/dL (2,27-5,4 mmol/L). As diretrizes revisadas para o tratamento do colesterol foram liberadas no final de 2013.
- A American Diabetes Association recomenda a PS ideal menor que 140/80 mmHg em pacientes com DM. Em geral, os **inibidores da ECA** e os **bloqueadores do receptor da angiotensina** são recomendados para a terapia inicial. Muitos pacientes precisam de múltiplos agentes, então os **diuréticos, bloqueadores do canal de cálcio** e β-**bloqueadores** são úteis como segundo e terceiro agentes.

AVALIAÇÃO DOS DESFECHOS TERAPÊUTICOS

- Para seguir o controle glicêmico de longo prazo para os três meses anteriores, dosar a HbA1c pelo menos duas vezes ao ano em pacientes que correspondem aos objetivos do tratamento em um regime terapêutico estável.
- Independentemente do regime de insulina escolhido, ajustar a dose total diária de insulina com base nas medidas de HbA1c e sintomas como poliúria, polidipsia e perda ou ganho de peso. Os ajustes mais finos da insulina podem ser determinados com base nos resultados da SMBG frequente.
- Perguntar aos pacientes que usam insulina sobre a identificação de hipoglicemia pelo menos uma vez ao ano. Documentar a frequência da hipoglicemia e o tratamento necessário.
- Monitorar os pacientes que recebem insulina na hora de dormir quanto à hipoglicemia perguntando sobre suores noturnos, palpitações e pesadelos, assim como os resultados de SMBG.
- Para pacientes com DM tipo 2, solicitar exame de urina de rotina para o diagnóstico como o teste de rastreamento inicial para albuminúria. Se for positivo, um teste de urina de 24 horas para avaliação quantitativa auxiliará no desenvolvimento de um plano de tratamento. Se o exame de urina for negativo para proteínas, é recomendado um teste para avaliar a presença de microalbuminúria.
- Obter os perfis lipídicos em jejum em cada visita de acompanhamento se não tiver resultados ideais, uma vez ao ano se estiver estável e com resultados ideais ou a cada dois anos se o perfil for de baixo risco.

- Realizar e documentar exames regulares dos pés (em cada visita), avaliação da albumina na urina (anualmente) e exames oftalmológicos com dilatação (anualmente ou com maior frequência em caso de anormalidade).
- Administrar a vacina anual para *influenza* e avaliar a administração da vacina pneumocócica e para hepatite B junto com o manejo de outros fatores de risco cardiovasculares (p. ex., tabagismo e terapia antiplaquetária).

Capítulo elaborado a partir de conteúdo original de autoria de Curtis L. Triplitt, Thomas Repas e Carlos Alvarez.

- Os *distúrbios da tireoide* envolvem a produção ou a secreção dos hormônios tireoidianos e resultam em alterações da estabilidade metabólica.

FISIOLOGIA DOS HORMÔNIOS DA TIREOIDE

- Os hormônios da tireoide — tiroxina (T_4) e tri-iodotironina (T_3) — são formados a partir da tireoglobulina, uma grande glicoproteína sintetizada pela tireoide. O iodeto inorgânico, após entrar na célula folicular da tireoide, é oxidado pela tireoide peroxidase e liga-se covalentemente (organificação) aos resíduos de tirosina da tireoglobulina.
- Os resíduos de tirosina iodados — a monoiodotirosina (MIT) e a di-iodotirosina (DIT) — combinam-se (acoplam-se) para formar as iodotironinas em reações catalisadas pela tireoide peroxidase. Assim, duas moléculas de DIT combinam-se para formar o T_4, e a MIT e DIT ligam-se para formar o T_3.
- A proteólise no interior das células tireoidianas libera o hormônio tireoidiano na corrente sanguínea. O T_4 e o T_3 são transportados pela globulina de ligação de hormônio tireoidiano (TBG, de *thyroid-binding globulin*), pela transtiretina e pela albumina. Apenas o hormônio tireoidiano não ligado (livre) pode se difundir para dentro das células, produzir efeitos biológicos, e regular a secreção do hormônio tireoestimulante (TSH) pela hipófise.
- O T_4 é secretado exclusivamente pela glândula tireoide, porém menos de 20% do T_3 são produzidos nessa glândula; a maior parte do T_3 forma-se a partir da degradação do T_4, catalisado pela enzima 5'-monodeiodinase encontrada nos tecidos periféricos. O T_3 é cinco vezes mais ativo do que o T_4. O T_4 também pode sofrer a ação da 5'-monodeiodinase para formar o T_3 reverso, que não possui atividade biológica significativa.
- A produção de hormônio tireoidiano é regulada pelo TSH secretado pela adeno-hipófise, que, por sua vez, é controlada por *feedback* negativo pelos níveis circulantes de hormônio tireoidiano livre e pela influência positiva do hormônio de liberação da tireotropina (TRH, de *thyrotropin-releasing hormone*) do hipotálamo. A produção dos hormônios tireoidianos também é regulada pela desiodação extratireoidiana de T_4 em T_3, que pode ser afetada pela nutrição, por hormônios não tireoidianos, por fármacos e por doenças.

TIREOTOXICOSE (HIPERTIREOIDISMO)

FISIOPATOLOGIA

- Ocorre tireotoxicose quando os tecidos são expostos a níveis excessivos de T_4, de T_3 ou de ambos. Os tumores hipofisários secretores de TSH liberam hormônio biologicamente ativo, e não respondem ao controle de *feedback* normal. Os tumores podem secretar simultaneamente prolactina ou hormônio do crescimento; por conseguinte, os pacientes podem apresentar amenorreia, galactorreia ou sinais de acromegalia.
- Na doença de Graves, o hipertireoidismo resulta da ação de anticorpos tireoestimulantes (TSAb, de *thyroid-stimulating antibodies*) dirigidos contra os receptores de tireotrofina na superfície das células tireoidianas. Essas imunoglobulinas ligam-se aos receptores e ativam a enzima adenilato ciclase da mesma maneira que o TSH.
- Um nódulo autônomo da tireoide (adenoma tóxico) é uma massa tireoidiana cuja função independe do controle da hipófise. Em geral, ocorre hipertireoidismo na presença de nódulos maiores (> 3 cm de diâmetro).
- No bócio multinodular, os folículos com função autônoma coexistem com folículos normais ou até mesmo não funcionantes. Ocorre tireotoxicose quando os folículos autônomos produzem mais hormônio tireoidiano do que o necessário.
- Com frequência, ocorre desenvolvimento de tireoidite subaguda dolorosa (granulomatosa ou de Quervain) após uma síndrome viral; todavia, raramente foi identificado um vírus específico no parênquima da tireoide.

- A tireoidite indolor (silenciosa, linfocítica ou pós-parto) constitui uma causa comum de tireotoxicose. A sua etiologia não está totalmente elucidada, e, na maioria dos casos, a autoimunidade pode estar envolvida.
- A tireotoxicose factícia é produzida pela ingestão de hormônio tireoidiano exógeno. Isso pode ocorrer quando o hormônio tireoidiano é utilizado para indicações inapropriadas, quando são utilizadas doses excessivas para indicações clínicas aceitas, quando há ingestão acidental, ou nos casos em que o hormônio é usado de modo sub-reptício.
- A amiodarona pode induzir tireotoxicose (2 a 3% dos pacientes) ou hipotireoidismo. Esse fármaco interfere na 5'-deiodinase tipo I, levando a uma redução da conversão de T_4 em T_3, e a liberação de iodeto do fármaco pode contribuir para o excesso de iodo. A amiodarona também provoca tireoidite destrutiva, com perda da tireoglobulina e dos hormônios tireoidianos.

MANIFESTAÇÕES CLÍNICAS

- Os sintomas de tireotoxicose consistem em nervosismo, ansiedade, palpitações, labilidade emocional, cansaço, intolerância ao calor, perda de peso concomitantemente com aumento do apetite, aumento na frequência das evacuações, fraqueza muscular proximal (observada ao subir escada ou ao levantar de uma posição sentada) e, nas mulheres, menstruações escassas ou irregulares.
- Os sinais físicos incluem pele quente, lisa e úmida e cabelos muito finos; separação das pontas das unhas do leito ungueal (onicólise); retração das pálpebras e retardo da pálpebra superior atrás do globo ocular ao olhar para baixo (retardo palpebral); taquicardia em repouso, pressão de pulso ampla e sopro de ejeção sistólico; ocasionalmente ginecomastia em homens; tremor fino com a protrusão da língua ou as mãos estendidas; e reflexos tendíneos profundos hiperativos.
- A doença de Graves manifesta-se por hipertireoidismo, aumento difuso da glândula tireoide, e achados extratireoidianos como exoftalmia, mixedema pré-tibial e acropaquia tireoidiana. Na presença de doença grave, um frêmito pode ser percebido, e pode-se ouvir um sopro sistólico sobre a glândula.
- Na tireoidite subaguda, os pacientes apresentam dor intensa na região da tireoide, que frequentemente se irradia até a orelha. Os sintomas sistêmicos incluem febre, mal-estar, mialgia e sinais e sintomas de tireotoxicose. Ao exame físico, a glândula tireoide apresenta-se firme e hipersensível à palpação.
- A tireoidite indolor apresenta evolução trifásica, a qual simula a tireoidite subaguda dolorosa. A maioria dos pacientes apresenta sintomas leves de tireotoxicose; verifica-se a presença de retração das pálpebras e retardo palpebral, porém não há exoftalmia. A glândula tireoide pode estar difusamente aumentada, sem hipersensibilidade à palpação.
- A tempestade tireoidiana constitui uma emergência médica potencialmente fatal, caracterizada por tireotoxicose descompensada, febre alta (frequentemente > 39,4ºC), taquicardia, taquipneia, desidratação, *delirium*, coma, náuseas, vômitos e diarreia. Os fatores desencadeantes incluem infecção, traumatismo, cirurgia, tratamento com iodo radiativo (RAI, de *radioactive iodine*) e interrupção dos fármacos antitireoidianos.

DIAGNÓSTICO

- O aumento na captação de iodo radiativo (RAIU, de *radioactive iodine uptake*) em 24 horas indica hipertireoidismo verdadeiro: a glândula tireoide do paciente produz quantidades excessivas de T_4, T_3 ou ambos (RAIU normal: 10 a 30%). Um valor de RAIU baixo indica que o excesso de hormônio tireoidiano não representa a consequência de hiperfunção da glândula tireoide, mas é provavelmente causado por tireoidite ou ingestão de hormônio.
- O hipertireoidismo induzido por TSH é diagnosticado com base em evidências de hipermetabolismo periférico, aumento difuso da glândula tireoide, níveis elevados de hormônio tireoidiano livre e concentrações séricas elevadas de TSH imunorreativo. Como a hipófise é extremamente sensível até mesmo a elevações mínimas do T_4 livre, a obtenção de um nível "normal" ou elevado de TSH em qualquer paciente com tireotoxicose indica produção inapropriada de TSH.
- Os adenomas hipofisários secretores de TSH são diagnosticados pela demonstração da ausência de resposta do TSH à estimulação pelo TRH, níveis inapropriados de TSH, níveis elevados da subunidade α do TSH e exames radiológicos.
- Na doença de Graves tireotóxica, observa-se aumento na taxa de produção global de hormônios, com elevação desproporcional do T_3 em relação ao T_4 (**Quadro 20-1**). A saturação da TBG está aumentada, devido aos níveis séricos elevados de T_4 e T_3, refletindo-se na elevação da captação de T_3 em resina. Em consequência, as concentrações de T_4 livre, T_3 livre e os índices de T_4 e T_3 livres estão aumentados em grau ainda maior do que as concentrações séricas totais medidas de T_4 e

QUADRO 20-1	Resultados das provas de função tireoidiana em diferentes distúrbios da tireoide					
	T_4 total	T_4 livre	T_3 total	Captação de T_3 em resina	Índice de tiroxina livre	TSH
Normal	4,5 a 10,9 mcg/dL	0,8 a 2,7 ng/dL	60 a 181 ng/dL	22 a 34%	1,0 a 4,3 unidades	0,5 a 4,7 miliunidades internacionais/L
Hipertireoidismo	↑↑	↑↑	↑↑↑	↑	↑↑↑	↓↓
Hipotireoidismo	↓↓	↓↓	↓	↓↓	↓↓↓	↑↑
Aumento da TBG	↑	Normal	↑	↓	Normal	Normal

TBG, globulina de ligação da tireoide; TSH, hormônio tireoestimulante; T_3, tri-iodotironina; T_4, tiroxina.

T_3. O nível de TSH é indetectável, devido ao *feedback* negativo pelos níveis elevados de hormônio tireoidiano na hipófise. Em pacientes com doença manifesta, o diagnóstico de tireotoxicose é confirmado pela determinação dos níveis séricos de T_4 livre (ou T_4 total ou captação de T_3 em resina), T_3 total e TSH. Na ausência de gravidez, um aumento do RAIU em 24 horas documenta o uso inapropriado de iodo pela glândula tireoide para produzir mais hormônio tireoidiano quando a paciente apresenta tireotoxicose.

- No caso dos adenomas tóxicos, tendo em vista a possível ocorrência de elevação isolada dos níveis séricos de T_3 na presença de nódulos com funcionamento autônomo, deve-se determinar o nível de T_3 para excluir a toxicose por T_3 se os níveis de T_4 estiverem normais. Se houver suspeita de função autônoma, mas o TSH estiver normal, o diagnóstico pode ser confirmado pela incapacidade do nódulo autônomo de diminuir a captação de iodo durante a administração de T_3 exógeno suficiente para suprimir o TSH.
- Nos bócios multinodulares, a cintilografia da tireoide revela áreas focais de tecido tireoidiano com função autônoma.
- A obtenção de um baixo valor no RAIU indica que o excesso de hormônio tireoidiano não constitui uma consequência de hiperfunção da glândula tireoide. Esse achado pode ocorrer na tireoidite subaguda dolorosa, tireoidite indolor, *struma ovarii*, câncer folicular e ingestão de hormônio tireoidiano exógeno (tireotoxicose factícia).
- Na tireoidite subaguda, as provas de função da tireoide geralmente seguem uma evolução trifásica nessa doença autolimitada. No início, os níveis séricos de T_4 estão elevados, devido à liberação de hormônio tireoidiano pré-formado. Nessa fase, o RAIU de 24 horas é inferior a 2%, em virtude da inflamação da tireoide e da supressão do TSH pelos níveis elevados de T_4. Com a evolução da doença, ocorre depleção das reservas intratireoidianas de hormônio, e o paciente pode desenvolver hipotireoidismo leve, com nível de TSH apropriadamente elevado. Durante a fase de recuperação, ocorre reposição das reservas de hormônios tireoidianos, e os níveis séricos elevados de TSH normalizam-se de modo gradual.
- Durante a fase tireotóxica da tireoidite indolor, o RAIU de 24 horas encontra-se reduzido para menos de 2%. Os níveis de anticorpos antitireoglobulina e antitireoide peroxidase estão elevados em mais de 50% dos pacientes.
- Deve-se suspeitar de tireotoxicose factícia em pacientes com tireotoxicose sem qualquer evidência de aumento na produção de hormônio, inflamação da tireoide ou presença de tecido tireoidiano ectópico. O RAIU está baixo, visto que a função da glândula tireoide encontra-se suprimida pelo hormônio tireoidiano exógeno. A determinação dos níveis plasmáticos de tireoglobulina revela a presença de valores muito baixos.

TRATAMENTO

- Objetivos do tratamento: eliminar o excesso de hormônio tireoidiano; minimizar os sintomas e as consequências em longo prazo; e fornecer um tratamento individualizado com base no tipo e na gravidade da doença, na idade e no sexo do paciente, na presença de patologias não tireoidianas e na resposta ao tratamento prévio.

Terapia não farmacológica

- Deve-se considerar a remoção cirúrgica da glândula tireoide em pacientes com glândula volumosa (> 80 g), oftalmopatia grave ou ausência de remissão em resposta ao tratamento com agentes antitireoidianos.

- Se for planejada a realização de tireoidectomia, a **propiltiouracila** (PTU) ou o **metimazol** costumam ser administrados até que o paciente alcance um estado de eutireoidismo bioquímico (geralmente 6 a 8 semanas), seguido da adição de **iodetos** (500 mg/dia) durante 1 a 14 dias antes da cirurgia, a fim de diminuir a vascularização da glândula. Pode-se acrescentar **levotiroxina** para manter o estado de eutireoidismo enquanto as tionamidas são mantidas.
- O **propranolol** tem sido usado por várias semanas no pré-operatório e 7 a 10 dias após a cirurgia para manter a frequência do pulso em menos de 90 batimentos/min. Tem sido também recomendado um pré-tratamento combinado com propranolol e 10 a 14 dias de **iodeto de potássio**.

Terapia farmacológica

TIOUREIAS (TIONAMIDAS)

- A **PTU** e o **metimazol** bloqueiam a síntese dos hormônios tireoidianos ao inibir o sistema enzimático da peroxidase na glândula tireoide, impedindo, assim, a oxidação do iodeto sequestrado e a sua incorporação subsequente nas iodotirosinas e, por fim, iodotironina ("organificação"). Além disso, esses fármacos inibem o acoplamento da MIT e da DIT para formar T_4 e T_3. A PTU (mas não o metimazol) também inibe a conversão periférica de T_4 em T_3.
- As doses iniciais habituais de PTU são de 300 a 600 mg ao dia (geralmente em três ou quatro doses fracionadas) ou 30 a 60 mg de metimazol ao dia, em três doses fracionadas. Existem evidências de que ambos os fármacos podem ser administrados em uma única dose diária.
- Deve ocorrer também uma melhora dos sintomas e normalização das alterações laboratoriais dentro de 4 a 8 semanas, quando se pode iniciar uma redução gradual do esquema para doses de manutenção. As doses devem ser modificadas mensalmente, visto que, neste intervalo, o T_4 de produção endógena irá alcançar uma nova concentração em estado de equilíbrio dinâmico. Em geral, as doses de manutenção diária de PTU são de 50 a 300 mg e de metimazol, de 5 a 30 mg. O tratamento deve ser mantido por 12 a 24 meses para induzir uma remissão prolongada.
- Depois da remissão, os pacientes devem ser monitorados a cada 6 a 12 meses. Se houver recidiva, prefere-se alternar o tratamento com iodo radioativo (RAI, de *radioactive iodine*) em lugar de um segundo ciclo de fármacos antitireoidianos, já que os ciclos subsequentes têm menos tendência a induzir remissão.
- As reações adversas menores consistem em exantemas maculopapulares pruriginosos, artralgias, febre e leucopenia transitória benigna (contagem de leucócitos < 4.000/mm³). Nessas situações, pode-se tentar o uso da tioureia alternativa, porém ocorre sensibilidade cruzada em cerca de 50% dos pacientes.
- Os efeitos adversos mais graves incluem agranulocitose (com febre, mal-estar, gengivite, infecção orofaríngea e contagem de granulócitos < 250/mm³), anemia aplástica, síndrome semelhante ao lúpus, polimiosite, intolerância gastrintestinal (GI), hepatotoxicidade e hipoprotrombinemia. Caso ocorra, a agranulocitose costuma ser observada nos primeiros três meses de tratamento; não se recomenda o monitoramento de rotina, em virtude de seu início súbito. Devido ao risco de hepatotoxicidade grave, a PTU não deve ser considerada terapia de primeira linha, exceto durante o primeiro trimestre de gravidez (quando o risco de embriopatia induzida por metimazol pode exceder o da hepatotoxicidade induzida por PTU), intolerância ao metimazol e tempestade tireoidiana.

IODETOS

- O **iodeto** bloqueia agudamente a liberação de hormônio tireoidiano, inibe a biossíntese dos hormônios tireoidianos ao interferir na utilização intratireoidiana de iodeto e diminui o tamanho e a vascularização da glândula.
- Observa-se melhora dos sintomas dentro de 2 a 7 dias após o início do tratamento, e as concentrações séricas de T_4 e T_3 podem diminuir durante algumas semanas.
- Os iodetos são frequentemente usados como terapia adjuvante na preparação de um paciente com doença de Graves para cirurgia, a fim de inibir agudamente a liberação de hormônios tireoidianos e alcançar rapidamente um estado de eutireoidismo em pacientes com tireotoxicose grave que apresentam descompensação cardíaca, ou para inibir a liberação de hormônio tireoidiano após tratamento com RAI.
- O **iodeto de potássio** está disponível como solução saturada (**SSKI**, 38 mg de iodeto por gota) ou como **solução de Lugol**, que contém 6,3 mg de iodeto por gota.
- A dose inicial típica de SSKI é de 3 a 10 gotas ao dia (120 a 400 mg) em água ou suco. Quando a solução é usada para preparar o paciente para cirurgia, deve ser administrada 7 a 14 dias antes do procedimento.

- Quando usada como adjuvante do RAI, a SSKI não deve ser usada antes, e sim 3 a 7 dias após o tratamento com RAI, de modo que o RAI possa se concentrar na tireoide.
- Os efeitos adversos consistem em reações de hipersensibilidade (exantemas cutâneos, febre medicamentosa, rinite, conjuntivite), edema das glândulas salivares, "iodismo" (gosto metálico, sensação de queimação na boca e na garganta, hipersensibilidade dos dentes e das gengivas, sintomas de resfriado e, em alguns casos, desconforto gástrico e diarreia) e ginecomastia.

BLOQUEADORES ADRENÉRGICOS

- Os β-bloqueadores são utilizados para aliviar os sintomas de tireotoxicose, como palpitações, ansiedade, tremor e intolerância ao calor. Esses fármacos não exercem nenhum efeito sobre a tireotoxicose periférica nem sobre o metabolismo das proteínas e não reduzem o TSAb e nem impedem a ocorrência de tempestade tireoidiana. O **propranolol** e o **nadolol** bloqueiam parcialmente a conversão de T_4 em T_3, porém essa contribuição para o efeito global é pequena.
- Os β-bloqueadores costumam ser usados como terapia adjuvante com fármacos antitireoidianos, RAI ou iodetos no tratamento da doença de Graves ou de nódulos tóxicos; na preparação para a cirurgia; ou na tempestade tireoidiana. As únicas condições em que os β-bloqueadores constituem o tratamento primário para a tireotoxicose são aquelas associadas à tireoidite.
- As doses de **propranolol** necessárias para aliviar os sintomas adrenérgicos variam; todavia, uma dose inicial de 20 a 40 mg por via oral, quatro vezes ao dia, mostra-se efetiva para a maioria dos pacientes (frequência cardíaca < 90 batimentos/min). Nos pacientes mais jovens ou mais gravemente tóxicos, podem ser necessárias doses de 240 a 480 mg/dia.
- Os β-bloqueadores são contraindicados na presença de insuficiência cardíaca descompensada, a não ser que seja causada exclusivamente por taquicardia (alto débito). Outras contraindicações incluem bradicardia sinusal, tratamento concomitante com inibidores da monoaminoxidase ou antidepressivos tricíclicos e pacientes com hipoglicemia espontânea. Os efeitos colaterais consistem em náuseas, vômitos, ansiedade, insônia, tontura, bradicardia e distúrbios hematológicos.
- Os simpaticolíticos de ação central (p. ex., **clonidina**) e os antagonistas dos canais de cálcio (p. ex., **diltiazem**) podem ser úteis para controlar os sintomas quando existem contraindicações para o uso de bloqueio β.

IODO RADIOATIVO

- O **iodeto de sódio-131** se concentra na glândula tireoide e interrompe inicialmente a síntese de hormônio por meio de sua incorporação aos hormônios tireoidianos e à tireoglobulina. No decorrer de um período de algumas semanas, os folículos que captaram RAI e os folículos adjacentes apresentam evidências de necrose celular e fibrose do tecido intersticial.
- O RAI constitui o agente de escolha para a doença de Graves, os nódulos tóxicos autônomos e os bócios multinodulares tóxicos. A gravidez é uma contraindicação absoluta para o uso de RAI.
- Os β-bloqueadores constituem o principal tratamento adjuvante do RAI, visto que eles podem ser administrados a qualquer momento sem comprometer a terapia com RAI.
- Os pacientes com doença cardíaca e os pacientes idosos são frequentemente tratados com tionamidas antes da ablação com RAI, uma vez que os níveis de hormônios tireoidianos aumentam transitoriamente após tratamento com RAI, devido à liberação de hormônio tireoidiano pré-formado.
- Os fármacos antitireoidianos não são rotineiramente usados após o RAI, sendo a sua administração associada a maior incidência de recidiva pós-tratamento ou de persistência do hipertireoidismo.
- Se forem usados iodetos, eles devem ser administrados dentro de 3 a 7 dias após o RAI, a fim de evitar a interferência na captação de RAI pela glândula tireoide.
- O tratamento tem por objetivo destruir as células hiperativas da tireoide, e uma dose única de 4.000 a 8.000 rad resulta em um estado de eutireoidismo em 60% dos pacientes dentro de seis meses ou menos. Deve-se administrar uma segunda dose de RAI seis meses após o primeiro tratamento com RAI se o hipertireoidismo persistir.
- É comum a ocorrência de hipotireoidismo dentro de vários meses a anos após o RAI. Os efeitos colaterais agudos de curto prazo consistem em hipersensibilidade leve da glândula tireoide e disfagia. O acompanhamento em longo prazo não demonstrou nenhum risco aumentado de desenvolvimento de carcinoma de tireoide, leucemia ou defeitos congênitos.

Tratamento da tempestade tireoidiana

- Devem-se instituir imediatamente as seguintes medidas terapêuticas: (1) supressão da formação e secreção dos hormônios tireoidianos; (2) terapia antiadrenérgica; (3) administração de corticosteroides; e (4) tratamento das complicações associadas ou dos fatores coexistentes passíveis de ter desencadeado a tempestade tireoidiana (**Quadro 20-2**).

QUADRO 20-2	Doses dos fármacos utilizados no tratamento da tempestade tireoidiana
Fármaco	**Esquemas**
Propiltiouracila	900 a 1.200 mg/dia por via oral, em quatro ou seis doses fracionadas
Metimazol	90 a 120 mg/dia por via oral, em 4 a 6 doses fracionadas
Iodeto de sódio	Até 2 g/dia IV em dose única ou em doses fracionadas
Solução de Lugol	5 a 10 gotas três vezes ao dia em água ou suco
Solução saturada de iodeto de potássio	1 a 2 gotas três vezes ao dia em água ou suco
Propranolol	40 a 80 mg a cada 6 horas
Dexametasona	5 a 20 mg/dia por via oral ou IV, em doses fracionadas
Prednisona	25 a 100 mg/dia por via oral em doses fracionadas
Metilprednisolona	20 a 80 mg/dia IV em doses fracionadas
Hidrocortisona	100 a 400 mg/dia IV em doses fracionadas

IV, intravenosa.

- Os **iodetos**, que bloqueiam rapidamente a liberação de hormônio tireoidiano pré-formado, devem ser administrados após a instituição de uma tionamida para inibir a utilização do iodeto pela glândula hiperativa.
- A terapia antiadrenérgica com **esmolol**, um fármaco de ação curta, é preferida, visto que pode ser usada em pacientes com doença pulmonar ou com risco de insuficiência cardíaca, e visto que seus efeitos podem ser rapidamente revertidos.
- Em geral, os **corticosteroides** são recomendados, porém não há nenhuma evidência convincente de insuficiência adrenocortical na tempestade tireoidiana; seu benefício pode ser atribuído à sua ação antipirética e à estabilização da pressão arterial (PA).
- As medidas gerais de suporte, incluindo **paracetamol** como antipirético (o ácido acetilsalicílico ou outros anti-inflamatórios não esteroides podem deslocar o hormônio tireoidiano ligado), **reposição hidreletrolítica**, **sedativos**, **digoxina**, **antiarrítmicos**, **insulina** e **antibióticos**, devem ser administrados, quando indicado.

AVALIAÇÃO DOS DESFECHOS TERAPÊUTICOS

- Após ter iniciado o tratamento para o hipertireoidismo (tionamidas, RAI ou cirurgia), os pacientes devem ser avaliados mensalmente até que seja alcançado um estado de eutireoidismo.
- A presença de sinais clínicos de tireotoxicose persistente ou o desenvolvimento de hipotireoidismo devem ser investigados.
- Uma vez iniciada a reposição de T_4, a meta é manter tanto o nível de T_4 livre quanto a concentração de TSH dentro da faixa normal. Uma vez identificada uma dose estável de T_4, deve-se monitorar o paciente a cada 6 a 12 meses.

HIPOTIREOIDISMO

FISIOPATOLOGIA

- A maioria dos pacientes apresenta hipotireoidismo primário devido à falência da glândula tireoide em consequência de tireoidite autoimune crônica (doença de Hashimoto). Defeitos na função dos linfócitos T supresssores levam à sobrevida de clones mutantes aleatórios de linfócitos T *helper* dirigidos contra antígenos de membrana das células tireoidianas. A interação resultante estimula a produção de anticorpos antitireoidianos pelos linfócitos B.
- Ocorre hipotireoidismo iatrogênico após exposição a quantidades destrutivas de radiação, após tireoidectomia total ou com doses excessivas de tionamidas usadas no tratamento do hipertireoidismo. Outras causas de hipotireoidismo primário incluem deficiência de iodo, defeitos enzimáticos na tireoide, hipoplasia tireoidiana e ingestão de substâncias bociogênicas.

- O hipotireoidismo secundário devido à insuficiência hipofisária é incomum. A insuficiência hipofisária pode ser causada pela destruição dos tireotrófos por tumores hipofisários, tratamento cirúrgico, radiação externa da hipófise, necrose hipofisária pós-parto (síndrome de Sheehan), traumatismo e processos infiltrativos da hipófise (p. ex., tumores metastáticos, tuberculose).

MANIFESTAÇÕES CLÍNICAS

- Os sintomas do hipotireoidismo consistem em pele seca, intolerância ao frio, ganho de peso, constipação intestinal, fraqueza, letargia, fadiga, cãibras musculares, mialgia, rigidez e astenia. Nas crianças, a deficiência de hormônio tireoidiano pode se manifestar como atraso do crescimento ou deficiência intelectual.
- Os sinais físicos incluem pele e cabelos espessos, pele fria ou seca, inchação periorbital, bradicardia e fala lenta ou rouca. É comum a ocorrência de fraqueza objetiva (em que os músculos proximais são mais afetados do que os distais) e relaxamento lento dos reflexos tendíneos profundos. Além disso, podem ocorrer síndromes neurológicas reversíveis, como síndrome do túnel do carpo, polineuropatia e disfunção cerebelar.
- A maioria dos pacientes com hipotireoidismo secundário em consequência da produção inadequada de TSH apresenta sinais clínicos de insuficiência hipofisária generalizada, como menstruações anormais e diminuição da libido, ou evidências de adenoma hipofisário, como defeitos do campo visual, galactorreia ou características acromegaloides.
- O coma mixedematoso constitui uma consequência rara do hipotireoidismo descompensado, que se manifesta por hipotermia, estágios avançados de sintomas de hipotireoidismo e alterações sensoriais, variando do *delirium* ao coma. As taxas de mortalidade de 60 a 70% exigem tratamento imediato e agressivo.

DIAGNÓSTICO

- A elevação dos níveis de TSH constitui a primeira evidência de hipotireoidismo primário. Muitos pacientes apresentam níveis de T_4 livre dentro da faixa normal (hipotireoidismo compensado), e poucos, ou até mesmo nenhum, apresentam sintomas de hipotireoidismo. Com a evolução da doença, o T_4 livre cai para valores abaixo do normal. Com frequência, a concentração de T_3 é mantida dentro da faixa normal, apesar dos baixos níveis de T_4. Em geral, ocorre elevação dos anticorpos antitireoide peroxidase e anticorpos antitireoglobulina. O RAIU não tem nenhuma utilidade na avaliação do hipotireoidismo, visto que pode fornecer resultados baixos, normais ou elevados.
- Deve-se suspeitar de insuficiência hipofisária (hipotireoidismo secundário) em pacientes com níveis diminuídos de T_4 e níveis inapropriadamente normais ou baixos de TSH.

TRATAMENTO DO HIPOTIREOIDISMO

- Objetivos do tratamento: restaurar as concentrações teciduais de hormônio tireoidiano; aliviar os sintomas; prevenir déficits neurológicos em recém-nascidos e crianças; e reverter as anormalidades bioquímicas do hipotireoidismo.
- A **levotiroxina** (L-tiroxina, T_4) constitui o fármaco de escolha para reposição de hormônio tireoidiano e terapia supressora, visto que é quimicamente estável, custo relativamente baixo, desprovida de antigenicidade, e de potência uniforme. Outras preparações de tireoide comercialmente disponíveis podem ser utilizadas, porém não constituem o tratamento preferido. Uma vez selecionado determinado produto, não se deve incentivar a mudança para outro fármaco. Como o T_3 (e não o T_4) é a forma biologicamente ativa, a administração de levotiroxina leva à formação de um reservatório de hormônio tireoidiano, que é convertido rapidamente e de modo consistente em T_3.
- Em pacientes com doença de longa duração e indivíduos idosos sem doença cardíaca conhecida, a terapia é iniciada com 50 mcg de levotiroxina ao dia, com aumento da dose depois de um mês.
- A dose inicial recomendada para pacientes idosos com doença cardíaca conhecida é de 25 mcg/dia, que é aumentada em incrementos de 25 mcg a intervalos mensais para evitar qualquer estresse sobre o sistema cardiovascular.
- A dose de manutenção média para a maioria dos adultos é de cerca de 125 mcg/dia; todavia, existe uma ampla faixa de doses de reposição, tornando necessário individualizar o tratamento e efetuar um monitoramento adequado do TSH para determinar a dose apropriada.

QUADRO 20-3 Preparações de hormônios tireoidianos usados no tratamento do hipotireoidismo		
Fármaco/forma posológica	**Composição**	**Dose relativa**
Tireoide USP		
Armour Thyroid (razão $T_4:T_3$)	Glândula da tireoide bovina ou suína dessecada	Um grão (equivalente a 60 mcg de T_4)
Comprimidos de 9,5 mcg:2,25 mcg		
19 mcg:4,5 mcg		
38 mcg:9 mcg		
57 mcg:13,5 mcg		
76 mcg:18 mcg		
114 mcg:27 mcg		
152 mcg:36 mcg		
190 mcg:45 mcg		
Levotiroxina	T_4 sintética	50 a 60 mcg
Euthyrox, Levoid, Puran T4, Comprimidos de 25, 50, 75, 88, 100, 112, 125, 137, 150, 175, 200, 300 mcg; 200 e 500 mcg/ampola para injeção		
Liotironina	T_3 sintética	15 a 37,5 mcg
Cynomel, comprimidos de 5, 25 e 30 mcg		
Liotrix		
Thyrolar, comprimidos com concentração de ¼-, ½-, 1-, 2-, e 3-	$T_4:T_3$ sintética na razão 4:1	50 a 60 mcg T_4 e 12,5 a 15 mcg T_3

T_3, tri-iodotironina; T_4, tiroxina.

- Embora o tratamento do hipotireoidismo subclínico seja controverso, os pacientes que apresentam elevações acentuadas do TSH (> 10 mUI/L) e altos títulos de anticorpo antitireoide peroxidase ou tratamento prévio com iodeto de sódio-131 podem ter mais probabilidade de se beneficiar do tratamento.
- A levotiroxina constitui o fármaco de escolha para mulheres grávidas, e a meta consiste em diminuir o TSH para a faixa de referência normal para a gravidez.
- A absorção GI de levotiroxina pode ser comprometida por colestiramina, carbonato de cálcio, sucralfato, hidróxido de alumínio, sulfato ferroso, produtos à base de soja, suplementos de fibras dietéticas e café expresso. Os fármacos que aumentam o *clearonce* de T_4 não desiodoativo incluem rifampicina, carbamazepina e, possivelmente, fenitoína. A amiodarona pode bloquear a conversão de T_4 em T_3.
- A **tireoide USP** (ou tireoide dessecada) costuma ser obtida da glândula tireoide suína. Pode ser antigênica em pacientes alérgicos ou sensíveis. As marcas genéricas de baixo custo podem não ser bioequivalentes.
- A **liotironina** (T_3 sintético) possui potência uniforme, porém apresenta maior incidência de efeitos adversos cardíacos, custo mais elevado e dificuldade no monitoramento com exames laboratoriais convencionais.
- O **liotrix** ($T_4:T_3$ sintético em uma razão de 4:1) é quimicamente estável, puro e apresenta uma potência previsível, mas é de alto custo. Carece de justificativa terapêutica, visto que cerca de 35% do T_4 são convertidos em T_3 perifericamente.
- As doses excessivas de hormônio tireoidiano podem levar à insuficiência cardíaca, angina de peito e infarto do miocárdio (IM). O hipertireoidismo resulta em diminuição da densidade óssea e risco aumentado de fratura.

TRATAMENTO DO COMA MIXEDEMATOSO

- O tratamento imediato e agressivo com **levotiroxina**, em bolo intravenoso (IV) de 300 a 500 mcg, tem sido usado tradicionalmente. Foi também recomendado o tratamento inicial com **liotironina** IV ou com associação de ambos os hormônios, devido à conversão reduzida de T_4 em T_3.
- Deve-se administrar terapia com glicocorticoides, com **hidrocortisona** IV, 100 mg a cada 8 horas, até que seja excluída a possível coexistência de supressão suprarrenal.
- Dentro de 24 horas, espera-se a ocorrência de consciência, redução das concentrações de TSH e melhora dos sinais vitais.
- As doses de manutenção de levotiroxina costumam ser de 75 a 100 mcg IV até que o paciente esteja estabilizado e seja iniciado o tratamento por via oral.
- O tratamento de suporte é oferecido para manter a ventilação adequada, a euglicemia, a PA e a temperatura corporal. É preciso diagnosticar e tratar os distúrbios subjacentes, como sepse e IM.

AVALIAÇÃO DOS DESFECHOS TERAPÊUTICOS

- A concentração sérica de TSH constitui o parâmetro de monitoramento mais sensível e específico para o ajuste da dose de levotiroxina. As concentrações começam a cair dentro de algumas horas e em geral estão normalizadas em 2 a 6 semanas.
- As concentrações de TSH e de T_4 devem ser verificadas a cada seis semanas até que seja alcançado um estado de eutireoidismo. Os níveis elevados de TSH indicam reposição insuficiente. As concentrações séricas de T_4 podem ser úteis para detectar a ausência de adesão ao tratamento, má absorção ou alterações na bioequivalência da formulação de levotiroxina. O TSH também pode ser utilizado para ajudar a identificar a falta de adesão do paciente ao tratamento.
- Em pacientes com hipotireoidismo causado por insuficiência hipotalâmica ou hipofisária, os únicos critérios disponíveis para estimar uma dose de reposição apropriada de levotiroxina consistem em alívio da síndrome clínica e restauração dos valores normais de T_4.

Capítulo elaborado a partir de conteúdo original de autoria de Jacqueline Jonklaas e Robert L. Talbert.

21 Cirrose e hipertensão portal

CIRROSE

- A *cirrose* é uma lesão difusa do fígado, caracterizada por fibrose e conversão da arquitetura hepática normal em nódulos estruturalmente anormais. O resultado final consiste em destruição dos hepatócitos e sua substituição por tecido fibroso.
- A consequente resistência ao fluxo sanguíneo resulta em hipertensão portal e no desenvolvimento de varizes e ascite. A perda dos hepatócitos e o desvio intra-hepático de sangue resultam em diminuição das funções metabólica e de síntese, levando à encefalopatia hepática (EH) e coagulopatia.
- A cirrose tem várias causas (Quadro 21-1). Nos Estados Unidos, o consumo excessivo de álcool e a hepatite viral crônica (tipos B e C) constituem as causas mais comuns.
- A cirrose ocasiona elevação da pressão arterial portal, devido às alterações fibróticas dentro dos sinusoides hepáticos, alterações nos níveis de mediadores vasodilatadores e vasoconstritores e aumento do fluxo sanguíneo na vasculatura esplâncnica. As anormalidades fisiopatológicas que causam cirrose resultam nos problemas comumente encontrados de ascite, hipertensão portal, varizes esofágicas, EH e distúrbios da coagulação.
- A **hipertensão portal** caracteriza-se por hipervolemia, aumento do índice cardíaco, hipotensão e diminuição da resistência vascular sistêmica.
- A ascite refere-se ao acúmulo patológico de líquido linfático na cavidade peritoneal. Trata-se de uma das manifestações mais precoces e mais comuns da cirrose.
- O desenvolvimento da ascite está relacionado com a vasodilatação arterial sistêmica, que leva à ativação dos barorreceptores nos rins, ativação do sistema renina-angiotensina-aldosterona, ativação do sistema nervoso simpático e liberação de hormônio antidiurético em resposta à hipotensão arterial. Essas alterações causam retenção de sódio e de água.

HIPERTENSÃO PORTAL E VARIZES

- As sequelas mais importantes da hipertensão portal consistem no desenvolvimento de varizes e vias alternativas para o fluxo sanguíneo, resultando em sangramento agudo de varizes. A hipertensão portal é definida pela presença de um gradiente acima de 5 mmHg entre as pressões venosas portal e central.
- A progressão para o sangramento pode ser prevista pelo escore de Child-Pugh, pelo tamanho das varizes e pela presença de mucosa em vergão vermelho nas varizes. O primeiro episódio de hemorragia varicosa ocorre em uma taxa anual de cerca de 15% e está associada a uma taxa de mortalidade de 7 a 15%.

ENCEFALOPATIA HEPÁTICA

- A *encefalopatia hepática* (EH) é um distúrbio funcional metabolicamente induzido do cérebro, o qual é potencialmente reversível.
- Acredita-se que os sintomas da EH resultem do acúmulo de substâncias nitrogenadas na circulação sistêmica provenientes do tubo digestivo sem passar pelo fígado (*shunt* portossistêmico) Essas substâncias entram no sistema nervoso central (SNC) e causam alterações da neurotransmissão que afetam a consciência e o comportamento.
- As causas potenciais da EH consistem em alteração dos níveis de amônia, glutamato, agonistas dos receptores de benzodiazepínicos, aminoácidos aromáticos e manganês. Não existe uma correlação estabelecida entre os níveis sanguíneos de amônia e o estado mental.

QUADRO 21-1	Etiologia da cirrose

Consumo crônico de álcool

Hepatite viral crônica (tipos B e C)

Doença hepática metabólica
Hemocromatose, doença de Wilson, deficiência de α_1-antitripsina, esteato-hepatite não alcoólica ("fígado gorduroso"), fibrose cística

Doença imunológica
Hepatite autoimune, cirrose biliar primária

Doença vascular
Síndrome de Budd-Chiari, insuficiência cardíaca

Fármacos
Isoniazida, metildopa, amiodarona, dronedarona, metotrexato, tamoxifeno, retinol (vitamina A), propiltiouracila e didanosina

- A EH tipo A é induzida por insuficiência hepática aguda; o tipo B resulta de derivação portossistêmica na ausência de doença hepática intrínseca; e o tipo C ocorre com a cirrose. A EH pode ser classificada em episódica, persistente ou mínima.

DEFEITOS DA COAGULAÇÃO

- Podem ocorrer distúrbios complexos da coagulação na cirrose. Essas alterações incluem diminuição da síntese dos fatores da coagulação, fibrinólise excessiva, coagulação intravascular disseminada, trombocitopenia e disfunção plaquetária.
- Os níveis de fatores da coagulação dependentes de vitamina K estão diminuídos, e o fator VII é o primeiro a ser afetado, em razão de sua meia-vida curta. O efeito final desses eventos é o desenvolvimento de diátese hemorrágica.

MANIFESTAÇÕES CLÍNICAS

- A gama de apresentação dos pacientes com cirrose pode incluir desde indivíduos assintomáticos, com exames laboratoriais ou radiográficos anormais, até pacientes descompensados com ascite, peritonite bacteriana espontânea, EH ou varizes hemorrágicas.
- Algumas manifestações clínicas características da cirrose consistem em anorexia, perda de peso, fraqueza, fadiga, icterícia, prurido, sangramento gastrintestinal (GI), coagulopatia, aumento da circunferência abdominal com macicez móvel do flanco, alterações do estado mental e angioma aracneiforme. O Quadro 21-2 descreve os sinais e sintomas de apresentação da cirrose.

QUADRO 21-2	Apresentação clínica da cirrose

Sinais e sintomas
Paciente assintomático
Hepatomegalia e esplenomegalia
Prurido, icterícia, eritema palmar, angioma aracneiforme e hiperpigmentação
Ginecomastia e diminuição da libido
Ascite, edema, derrame pleural e dificuldade respiratória
Mal-estar, anorexia e perda de peso
Encefalopatia

Exames laboratoriais
Hipoalbuminemia
Aumento do tempo de protrombina (TP)
Trombocitopenia
Elevação da fosfatase alcalina
Elevação de aspartato aminotransferase (AST/TGO)[1], alanina aminotransferase (ALT/TGP)[2], e γ-glutamil transpeptidase (gama-GT)

[1] N. de R.T. Aspartato aminotransferase – também chamada de transaminase glutâmica oxalacítica – TGO.
[2] N. de R.T. Alanina aminotransferase – também chamada de transaminase glutâmica pirúvica – TGP.

• Deve-se obter uma anamnese completa, incluindo fatores de risco que predispõem os pacientes à cirrose. A quantidade e a duração do consumo de álcool devem ser estabelecidas. Devem-se determinar os fatores de risco para transmissão da hepatite B e C.

ANORMALIDADES LABORATORIAIS

• Não existe nenhum exame laboratorial ou radiográfico da função hepática que possa estabelecer o diagnóstico de cirrose de modo acurado. Os exames de rotina para avaliação hepática incluem fosfatase alcalina, bilirrubina, AST/TGO, ALT/TGP e gama-GT. Outros marcadores da atividade de síntese hepática incluem a albumina e o tempo de protrombina (TP).

• As aminotransferases AST e ALT são enzimas encontradas no plasma em concentrações elevadas após lesão hepatocelular. As concentrações mais altas são observadas na presença de infecções virais agudas e lesão hepática isquêmica ou tóxica.

• Os níveis plasmáticos de fosfatase alcalina e gama-GT estão elevados nos distúrbios obstrutivos que interrompem o fluxo de bile dos hepatócitos para os ductos biliares ou da árvore biliar para o intestino em condições como cirrose biliar primária, colangite esclerosante, colestase induzida por fármacos, obstrução dos ductos biliares, doença hepática colestática autoimune e câncer de fígado metastático.

• O aumento da bilirrubina conjugada sérica indica que o fígado perdeu pelo menos metade de sua capacidade excretora. Quando a fosfatase alcalina está elevada e os níveis de aminotransferases estão normais, a presença de níveis elevados de bilirrubina conjugada constitui um sinal de doença colestática ou possível reação medicamentosa colestática.

• A Figura 21-1 descreve um algoritmo geral para a interpretação das provas de função hepática.

• A albumina e os fatores da coagulação são marcadores da atividade de síntese hepática e são utilizados para avaliar o funcionamento dos hepatócitos na cirrose.

• A trombocitopenia constitui uma característica relativamente comum na doença hepática crônica e é obervada em 15 a 70% dos pacientes cirróticos.

• O sistema de classificação de Child-Pugh utiliza uma combinação de achados físicos e laboratoriais para avaliar e definir a gravidade da cirrose e proporciona um preditor da sobrevida do paciente, do resultado cirúrgico e do risco de sangramento de varizes (Quadro 21-3).

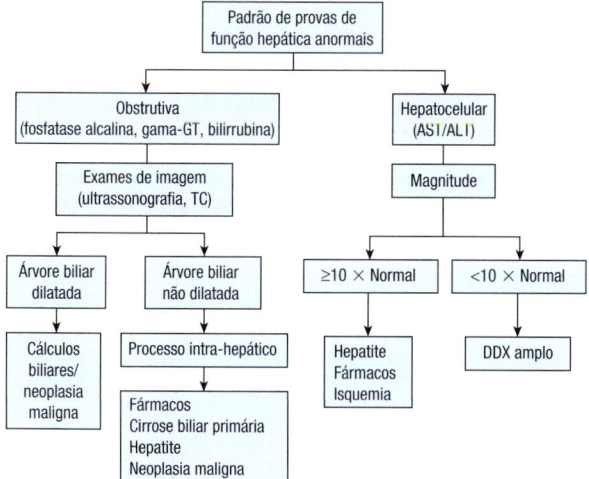

FIGURA 21-1 **Interpretação das provas de função hepática.** ALT, alanina aminotransferase; AST, aspartato aminotransferase; DDX, diagnóstico diferencial; gama-GT, γ-glutamil transpeptidase; TC, tomografia computadorizada.

QUADRO 21-3	Critérios e escores para a classificação de Child-Pugh da doença hepática crônica		
Escore	1	2	3
Bilirrubina total (mg/dL)	1-2 (17,1-34,2 µmol/L)	2-3 (34,2-51,3 µmol/L)	> 3 (51,3 µmol/L)
Albumina (g/dL)	> 3,5 (> 35 g/L)	2,8-3,5 (28-35 g/L)	< 2,8 (< 28 g/L)
Ascite	Ausente	Leve	Moderada
Encefalopatia (grau)	Ausente	1 e 2	3 e 4
Tempo de protrombina (prolongamento em segundos)	1-4	4-6	> 6

Grau A, < 7 pontos; grau B, 7-9 pontos; grau C, 10-15 pontos.

- O modelo para doença hepática terminal (Meld, de *model for end-stage liver disease*) é um sistema de pontuação mais recente:

$$\text{Escore Meld} = 0,957 \times \log(\text{creatinina sérica em mg/dL}) + 0,378$$
$$\times \log(\text{bilirrubina em mg/dL}) + 1,120 \times \log(\text{INR}) + 0,643$$

onde a relação internacional normalizada (INR) é TP (tempo de protrombina).
- Na escala Meld, os valores laboratoriais inferiores a 1 são arredondados para 1. A pontuação da fórmula é multiplicada por 10 e arredondada para o número inteiro mais próximo.

TRATAMENTO

- Objetivos do tratamento: os objetivos do tratamento consistem em melhora clínica ou resolução das complicações agudas, como sangramento de varizes, e resolução da instabilidade hemodinâmica em episódios de hemorragia aguda de varizes. Outras metas incluem prevenção das complicações, redução adequada da pressão portal com tratamento clínico utilizando bloqueadores β-adrenérgicos, e manutenção da abstinência de álcool.

ABORDAGEM GERAL AO TRATAMENTO

- As abordagens para o tratamento incluem as seguintes:
  ✓ Identificar e eliminar as causas da cirrose (p. ex., abuso de álcool).
  ✓ Avaliar o risco de sangramento de varizes e iniciar a profilaxia farmacológica, quando indicado, reservando a terapia endoscópica para pacientes de alto risco ou para episódios de sangramento agudo.
  ✓ O paciente deve ser avaliado quanto aos sinais clínicos de ascite e deve ser tratado com terapia farmacológica (p. ex., diuréticos) e paracentese. A peritonite bacteriana espontânea (PBE) deve ser monitorada cuidadosamente em pacientes com ascite que sofrem deterioração aguda.
  ✓ A EH é uma complicação comum da cirrose e exige vigilância clínica e tratamento com restrição dietética, eliminação dos depressores do SNC e tratamento para diminuir os níveis de amônia.
  ✓ É necessário monitoramento frequente dos sinais de síndrome hepatorrenal, insuficiência pulmonar e disfunção endócrina.

MANEJO DA HIPERTENSÃO PORTAL E DO SANGRAMENTO DE VARIZES

- O manejo das varizes envolve três estratégias: (1) profilaxia primária para a prevenção do sangramento recorrente; (2) tratamento da hemorragia de varizes; e (3) profilaxia secundária para prevenção do sangramento recorrente em pacientes que já apresentaram hemorragia.

Profilaxia primária

- A base da profilaxia primária consiste no uso de um agente bloqueador β-adrenérgico não seletivo, como **propranolol** ou **nadolol**. Esses agentes reduzem a pressão portal ao diminuir o fluxo venoso portal por meio de dois mecanismos: diminuição do débito cardíaco e redução do fluxo sanguíneo esplâncnico.
- A terapia deve ser iniciada com **propranolol**, na dose de 20 mg duas vezes ao dia, ou com **nadolol**, 20 a 40 mg uma vez ao dia, e ajustada, a cada 2 a 3 dias, até alcançar a dose máxima tolerada para

uma frequência cardíaca de 55 a 60 batimentos/min. A terapia com bloqueadores β-adrenérgicos deve ser mantida indefinidamente.

- Os pacientes com contraindicações para o uso de bloqueadores β-adrenérgicos não seletivos (i.e., aqueles com asma, diabetes melito insulinodependente com episódios de hipoglicemia e doença vascular periférica) ou com intolerância aos bloqueadores β-adrenérgicos devem ser considerados para terapia profilática alternativa com ligadura elástica endoscópica das varizes (EVL, de *endoscopic variceal ligation*).

HEMORRAGIA AGUDA DE VARIZES

- A Figura 21-2 apresenta um algoritmo para o manejo da hemorragia de varizes. As recomendações baseadas em evidências para tratamentos selecionados são apresentadas no Quadro 21-4.
- Os objetivos iniciais do tratamento consistem em (1) reposição adequada do volume sanguíneo; (2) proteção da via respiratória contra a aspiração de sangue; (3) correção de coagulopatia significativa e/ou trombocitopenia com plasma fresco congelado e plaquetas; (4) profilaxia da PBE e outras infecções; (5) controle do sangramento; (6) prevenção do sangramento recorrente; e (7) preservação da função hepática.
- Recomenda-se estabilização imediata do volume sanguíneo para manter o nível de hemoglobina de 8 g/dL, com expansão do volume para manter a pressão arterial sistólica de 90 a 100 mmHg e uma frequência cardíaca de menos de 100 batimentos/min. O manejo da via respiratória é de importância crítica. A reposição de líquidos envolve inicialmente a administração de coloides e, subsequentemente, hemoderivados. Em geral, deve-se evitar uma reposição vigorosa com soro fisiológico.
- A terapia farmacológica de combinação, juntamente com EVL ou escleroterapia (quando a EVL não for tecnicamente possível), constitui a abordagem mais racional para o tratamento do sangramento agudo de varizes.
- A terapia com fármacos vasoativos (em geral octreotida) para interromper ou diminuir o sangramento é usada precocemente e de modo rotineiro no tratamento de pacientes para possibilitar a sua estabilização. O tratamento com octreotida deve ser iniciado logo para controlar o sangramento e facilitar a endoscopia. A octreotida é administrada na forma de bolo intravenoso (IV) de 50 mcg, seguido de infusão contínua de 50 mcg/h. A sua administração deve ser mantida por cinco dias após o sangramento agudo de varizes. Os pacientes devem ser monitorados quanto à ocorrência de hipo ou hiperglicemia.
- A **vasopressina**, isoladamente ou em associação com nitroglicerina, não é recomendada como terapia de primeira linha no manejo das hemorragias de varizes. A vasopressina provoca vasoconstrição não seletiva e pode resultar em isquemia ou infarto do miocárdio, arritmias, isquemia mesentérica, isquemia dos membros ou acidentes vasculares cerebrais.
- A antibioticoterapia deve ser usada precocemente para prevenir a sepse em pacientes com sinais de infecção ou ascite. Recomenda-se um ciclo de curta duração (até sete dias) de **norfloxacino** por via oral, 400 mg duas vezes ao dia, ou **ciprofloxacino** por via IV.
- A EVL constitui a forma recomendada de terapia endoscópica para sangramento agudo de varizes, embora a escleroterapia endoscópica (injeção de 1-4 mL de um agente esclerosante no lúmen das varizes) possa ser utilizada.
- Se o tratamento-padrão não conseguir controlar o sangramento, é necessário um procedimento de recuperação, como tamponamento com balão (com tubo de Sengstaken-Blakemore) ou *shunt* portossistêmico intra-hepático transjugular (TIPS, de *transjugular intrahepatic portosystemic shunt*).

Prevenção do sangramento recorrente

- A administração de um bloqueador β-adrenérgico não seletivo, juntamente com a EVL, constitui a melhor opção de tratamento para a prevenção do sangramento recorrente.
- O **propranolol** pode ser administrado na dose de 20 mg duas vezes ao dia (ou **nadolol**, 20-40 mg uma vez ao dia) e ajustado semanalmente para alcançar a meta da frequência cardíaca de 50 a 60 batimentos/min, ou até alcançar a dose máxima tolerada. Os pacientes devem ser monitorados à procura de sinais de insuficiência cardíaca, broncospasmo ou intolerância à glicose.
- Em pacientes onde não se pode usar a ligadura elástica endoscópica, pode-se utilizar a terapia de combinação com um β-bloqueador não seletivo e **mononitrato de isossorbida**.

ASCITE

- Os objetivos terapêuticos para pacientes com ascite consistem em controlar a ascite, prevenir ou aliviar os sintomas relacionados (dispneia e dor e distensão abdominais) e evitar a ocorrência de PBE e síndrome hepatorrenal.

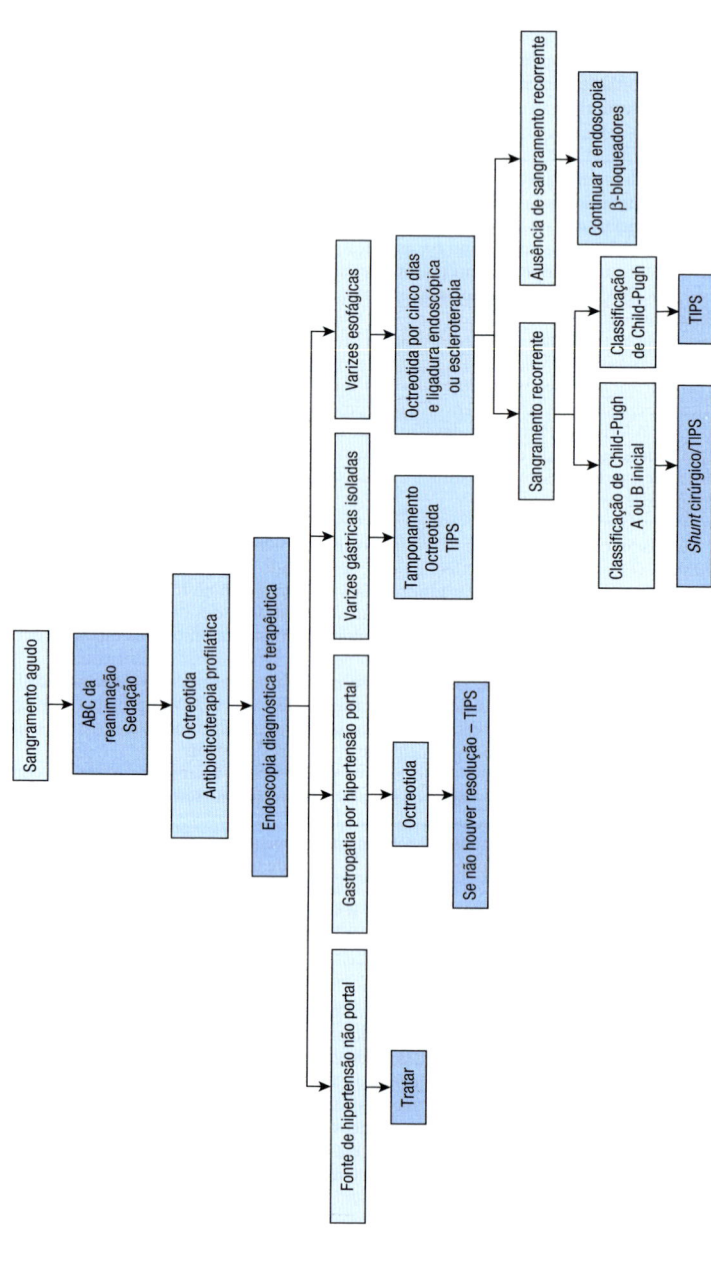

FIGURA 21-2 Manejo da hemorragia aguda de varizes. ABC, vias respiratórias, respiração e circulação; TIPS, *shunt* portossistêmico intra-hepático transjugular.

QUADRO 21-4	Quadro de recomendações de tratamentos selecionados com base em evidências: sangramento de varizes na hipertensão portal

Recomendação	Grau
Prevenção de sangramento de varizes	
Deve-se iniciar a terapia com β-bloqueadores não seletivos em:	
Pacientes com varizes pequenas e critérios para risco aumentado de hemorragia	IIaC
Pacientes com varizes médias/grandes, sem risco elevado de hemorragia	IA
A ligadura elástica endoscópica (EVL) deve ser opção a pacientes que apresentam contraindicações ou intolerância aos ß-bloqueadores não seletivos	IA
A EVL pode ser recomendada para prevenção em pacientes com varizes médias/grandes e alto risco de hemorragia, em lugar da terapia com ß-bloqueadores não seletivos	IA
Tratamento do sangramento de varizes	
Deve-se instituir uma profilaxia com antibióticos de curto prazo no momento da admissão do paciente	IA
Deve-se iniciar a administração de agentes vasoativos o mais cedo possível, antes da endoscopia, sendo mantida por 3 a 5 dias	IA
Deve-se efetuar uma endoscopia dentro de 12 horas para o diagnóstico do sangramento de varizes e para tratamento do sangramento com escleroterapia ou EVL	IA
Profilaxia secundária do sangramento de varizes	
A terapia com β-bloqueadores não seletivos juntamente com EVL constitui a melhor opção terapêutica para a prevenção do sangramento recorrente de varizes	IA

Graduação das recomendações:
Classe I – Condições para os quais há evidências e/ou acordo geral.
Classe II – Condições para as quais há evidências contraditórias e/ou divergência de opiniões.
Classe IIa – O peso das evidências/opiniões está a favor da eficácia.
Classe IIb – A eficácia está pouco estabelecida.
Classe III – Condições para as quais há evidências e/ou acordo geral de que o tratamento não é efetivo e/ou é potencialmente prejudicial.
Nível A – Dados de múltiplos ensaios clínicos randomizados ou metanálises.
Nível B – Dados obtidos de um único ensaio clínico randomizado ou estudos não randomizados.
Nível C – Apenas opinião de consenso, estudos de casos ou padrão de cuidado.
Dados de Garcia-Tsao G, Sanyal AJ, Grace ND, et al. Prevention and Management of gastroesophageal varices and variceal hemorrhage in cirrhosis. Hepatology 2007;46(3):922-938.

- Em pacientes com ascite, deve-se determinar o gradiente de albumina no soro-ascite. Se o gradiente de albumina soro-ascite for superior a 1,1 g/dL (> 11 g/L), o paciente quase certamente apresenta hipertensão portal.
- O tratamento da ascite secundária à hipertensão portal consiste em abstinência de álcool, restrição de sódio (para 2 g/dia) e uso de diuréticos. A perda de líquido e a mudança do peso dependem diretamente do equilíbrio de sódio nesses pacientes. O objetivo da terapia consiste em aumentar a excreção urinária de sódio para mais de 78 mmol/dia.
- O tratamento com diuréticos deve ser iniciado com doses únicas de 100 mg de **espironolactona** pela manhã e 40 mg de **furosemida**, ajustadas a cada 3 a 5 dias, com a meta de obter uma redução diária máxima de 0,5 kg no peso corporal. A dose de cada fármaco pode ser aumentada simultaneamente, mantendo a relação de 100:40 mg, até uma dose diária máxima de 400 mg de espironolactona e 160 mg de furosemida.
- Na presença de ascite tensa, deve-se efetuar uma paracentese antes do início da terapia com diuréticos e restrição de sal.
- Deve-se considerar o transplante de fígado em pacientes com ascite refratária.

PERITONITE BACTERIANA ESPONTÂNEA

- Deve-se considerar a antibioticoterapia para prevenção da PBE em todos os pacientes que correm alto risco dessa complicação (pacientes com episódio anterior de PBE ou hemorragia de varizes, ou aqueles com ascite com baixo conteúdo de proteína).
- Os pacientes com PBE suspeita ou documentada devem receber antibioticoterapia de amplo espectro para cobertura contra *Escherichia coli, Klebsiella pneumoniae* e *Streptococcus pneumoniae.*

QUADRO 21-5	Objetivos do tratamento: encefalopatia hepática (EH) episódica e persistente
EH episódica	**EH persistente**
Controlar os fatores desencadeantes	Reverter a encefalopatia
Reverter a encefalopatia	Evitar a ocorrência de recidiva
Tratar com internação do paciente	Tratar no domicílio/ambulatório
Manter o suporte hídrico e hemodinâmico	Tratar as anormalidades neuropsiquiátricas persistentes
	Tratar a doença hepática crônica
Esperar a normalização do estado mental após a recuperação	Alta prevalência de estado mental anormal após a recuperação

- A **cefotaxima**, na dose de 2 g a cada 8 horas, ou uma cefalosporina de terceira geração semelhante, durante cinco dias, são considerados os fármacos de escolha. O **ofloxacino oral**, na dose de 400 mg a cada 12 horas, durante oito dias, é equivalente à cefotaxima IV.
- Os pacientes que sobrevivem a um episódio de PBE devem receber profilaxia com antibióticos em longo prazo, com norfloxacino diariamente, 400 mg, ou sulfametoxazol-trimetoprima de dupla concentração.

Encefalopatia hepática

- O Quadro 21-5 descreve os objetivos do tratamento da encefalopatia hepática.
- A primeira abordagem ao tratamento da EH consiste em identificar as causas desencadeantes. Os fatores desencadeantes e as alternativas de tratamento são apresentados no Quadro 21-6.
- As abordagens terapêuticas incluem: (1) redução das concentrações sanguíneas de amônia por meio de restrição dietética, com terapia farmacológica direcionada para a inibição da produção de amônia ou aumento de sua remoção (lactulose e antibióticos); e (2) inibição dos receptores de ácido γ-aminobutírico benzodiazepínicos pelo flumazenil.
- Para reduzir as concentrações sanguíneas de amônia em pacientes com EH episódica, o aporte de proteína é limitado ou suspenso (enquanto se mantém o aporte calórico) até obter melhora da situação clínica. A ingestão de proteína pode ser ajustada com base na tolerância a uma quantidade total de 1 a 1,5 g/kg/dia.

QUADRO 21-6	Encefalopatia portossistêmica: fatores desencadeantes e tratamento
Fator	**Alternativas terapêuticas**
Sangramento gastrintestinal	
De varizes	Ligadura elástica/escleroterapia Octreotida
Sem varizes	Terapia endoscópica Inibidores da bomba de prótons
Infecção/sepse	Antibióticos Parecentese
Anormalidades eletrolíticas	Interrupção de diuréticos Reposição hidreletrolítica
Ingestão de sedativos	Interrupção de sedativos/tranquilizantes Considerar a reversão (flumazenil/naloxona)
Excessos alimentares	Limitar a ingestão diária de proteínas Lactulose
Constipação intestinal	Catárticos Limpeza intestinal/enema
Insuficiência renal	Interrupção de diuréticos Interrupção de anti-inflamatórios não esteroides, antibióticos nefrotóxicos Reanimação hídrica

| QUADRO 21-7 | Diretrizes para monitoramento farmacológico |

Fármaco	Reação adversa	Parâmetro de monitoramento	Comentários
Bloqueador β-adrenérgico não seletivo	Insuficiência cardíaca, broncospasmo, intolerância à glicose	PA, FC Meta da FC: 55-60 batimentos/min ou dose máxima tolerada	Nadolol ou propranolol
Octreotida	Bradicardia, hipertensão, arritmia, dor abdominal	PA, FC, ECG, dor abdominal	
Vasopressina	Isquemia/infarto do miocárdio, arritmia, isquemia mesentérica, isquemia dos membros, acidente vascular cerebral	ECG, pulsos distais, sintomas de isquemia/ infarto do miocárdio, mesentérico ou vascular cerebral	
Espironolactona/ furosemida	Distúrbios eletrolíticos, desidratação, insuficiência renal, hipotensão	Eletrólitos séricos (particularmente potássio), SCr, nível sanguíneo de ureia, meta da PA, excreção de sódio > 78 mmol/dia	Uma concentração urinária de sódio maior do que a concentração de potássio correlaciona-se bem com uma excreção diária sódio > 78 mmol/dia
Lactulose	Distúrbios eletrolíticos	Eletrólitos séricos Número de evacuações de fezes de consistência mole por dia: 2-3	
Neomicina	Ototoxicidade, nefrotoxicidade	SCr, monitoramento anual da audição	
Metronidazol	Neurotoxicidade	Neuropatia sensitiva e motora	
Rifaximina	Náusea, diarreia		

ECG, eletrocardiograma; FC, frequência cardíaca; mmol, milimol; PA, pressão arterial; SCr, creatinina sérica.

- Para reduzir as concentrações sanguíneas de amônia na EH episódica, a administração de lactulose é iniciada em uma dose de 45 mL por via oral a cada hora (ou 300 mL de xarope de lactulose com 750 mL de água administrados na forma de enema de retenção por 60 minutos) até que seja iniciada a catarse. Em seguida, a dose é reduzida para 15 a 30 mL por via oral, a cada 8 a 12 horas, e ajustada para produzir 2 a 3 evacuações de fezes moles por dia.
- A antibioticoterapia com **metronidazol** ou **neomicina** é reservada para pacientes que não responderam à dieta e à lactulose. A **rifaximina**, 550 mg duas vezes ao dia, mais lactulose, pode ser administrada a pacientes com resposta inadequada ao uso isolado de lactulose.
- Recomenda-se uma suplementação com sulfato de zinco hepta-hidratado (220 mg duas vezes ao dia) para o tratamento em longo prazo de pacientes com cirrose que apresentam deficiência de zinco.

AVALIAÇÃO DOS DESFECHOS TERAPÊUTICOS

- O Quadro 21-7 fornece um resumo das diretrizes para monitoramento farmacológico em pacientes com cirrose e hipertensão portal, incluindo parâmetros de monitoramento e desfechos terapêuticos.

Capítulo elaborado a partir de conteúdo original de autoria de Julie M. Sease.

22 Constipação intestinal

- Uma definição de constipação intestinal é menos de três evacuações por semana em mulheres e menos de cinco em homens, apesar de uma dieta rica em resíduos, ou um período de mais de três dias sem evacuação, esforço para evacuar em mais de 25% das vezes e/ou duas ou menos evacuações por semana e esforço para defecar e menos de uma evacuação por dia com esforço mínimo. A American Gastroenterological Association define a *constipação intestinal* como dificuldade de evacuação ou evacuações infrequentes, algumas vezes associadas a esforço para defecar ou sensação de defecação incompleta.

FISIOPATOLOGIA

- A constipação intestinal pode ser primária (i.e., ocorre sem nenhuma causa subjacente identificável) ou secundária (em consequência de fármacos que provocam constipação intestinal, fatores do estilo de vida ou distúrbios clínicos). Não se trata de uma doença, mas de um sintoma de doença ou problema subjacente.
- A constipação intestinal costuma resultar de dieta pobre em fibras, consumo inadequado de líquidos, atividade física diminuída ou uso de fármacos que provocam constipação intestinal, como os opiáceos. A constipação intestinal algumas vezes pode ser de origem psicogênica.
- As doenças ou condições que podem causar constipação intestinal incluem as seguintes:
    - ✓ Distúrbios gastrintestinais (GI): síndrome de intestino irritável (SII), diverticulite, doenças do trato GI superior e inferior, hemorroidas, fissuras anais, proctite ulcerativa, tumores, hérnia, vólvulo do intestino, sífilis, tuberculose, linfogranuloma venéreo e doença de Hirschsprung.
    - ✓ Distúrbios metabólicos e endócrinos: diabetes melito com neuropatia, hipotireoidismo, pan-hipopituitarismo, feocromocitoma, hipercalcemia e excesso de glucagon entérico.
    - ✓ Gravidez.
    - ✓ Distúrbios cardíacos (p. ex., insuficiência cardíaca).
    - ✓ Constipação intestinal neurogênica: traumatismo cranioencefálico, tumores do sistema nervoso central (SNC), lesão da medula espinal, acidentes cerebrospinais e doença de Parkinson.
    - ✓ Causas psicogênicas.
- As causas de constipação intestinal induzida por fármacos estão listadas no **Quadro 22-1**. Todos os derivados opiáceos estão associados à constipação intestinal, porém o grau de efeito inibitório intestinal parece ser diferente entre os vários agentes. Os opiáceos administrados por via oral parecem ter maior efeito inibidor do que os agentes administrados por via parenteral; a codeína oral é bem conhecida como potente agente antimotilidade.

MANIFESTAÇÕES CLÍNICAS

- O **Quadro 22-2** fornece a apresentação clínica geral da constipação intestinal.
- O paciente também deve ser cuidadosamente interrogado sobre a dieta habitual e o uso de esquemas laxativos.
- Além disso, devem-se avaliar o estado de saúde geral, quaisquer sinais de doença clínica subjacente (i.e., hipotireoidismo) e estado psicológico (p. ex., depressão ou outro transtorno psicológico).
- Os pacientes com sintomas de alarme, história familiar de câncer de cólon ou aqueles com mais de 50 anos de idade com sintomas recentes podem necessitar maior avaliação diagnóstica.

TRATAMENTO

- Objetivos do tratamento: consistem em: (a) aliviar os sintomas; (b) restabelecer os hábitos intestinais normais; e (c) melhorar a qualidade de vida ao reduzir ao mínimo os efeitos adversos do tratamento.

QUADRO 22-1	Fármacos que causam constipação intestinal

Analgésicos
   Inibidores da síntese de prostaglandinas
   Opiáceos
Anticolinérgicos
   Anti-histamínicos
   Agentes antiparkinsonianos (p. ex., benztropina ou triexifenidil)
   Fenotiazinas
   Antidepressivos tricíclicos
Antiácidos contendo carbonato de cálcio ou hidróxido de alumínio
Sulfato de bário
Bloqueadores dos canais de cálcio
Clonidina
Diuréticos (não poupadores de potássio)
Bloqueadores ganglionares
Preparações com ferro
Bloqueadores musculares (D-tubocurarina, succinilcolina)
Agentes anti-inflamatórios não esteroides
Sulfonato de poliestireno sódico

ABORDAGEM GERAL AO TRATAMENTO

- Acredita-se que as medidas gerais benéficas no tratamento da constipação intestinal incluem modificação da dieta para aumentar a quantidade de fibras consumidas diariamente, exercício físico, ajuste dos hábitos intestinais, de modo a estabelecer um horário regular e adequado para responder à necessidade de evacuar, bem como aumento no consumo de líquidos.
- Se uma doença subjacente for reconhecida como causa de constipação intestinal, deve-se procurar corrigi-la. As neoplasias malignas do trato GI podem ser removidas por meio de ressecção cirúrgica. Os distúrbios endócrinos e metabólicos são corrigidos pelos métodos apropriados.
- Se o paciente fizer uso de medicamentos que comprovadamente causam constipação intestinal, deve-se considerar sua substituição por agentes alternativos. Se não houver nenhuma alternativa razoável para a medicação que se acredita ser a responsável pela constipação intestinal, deve-se considerar a redução da dose. Quando o paciente precisa continuar um tratamento com medicamentos que causam constipação intestinal, deve-se dispensar uma maior atenção às medidas gerais para a prevenção da constipação intestinal.
- O manejo apropriado da constipação intestinal exige uma combinação de terapias não farmacológicas e farmacológicas.

MODIFICAÇÃO DA DIETA E AGENTES FORMADORES DE VOLUME

- O aspecto mais importante do tratamento da constipação intestinal consiste em modificação da dieta para aumentar a quantidade de fibras consumidas. O consumo diário de fibras deve ser aumentado gradualmente para 20 a 25 g, seja por modificações da dieta ou por meio de suplementos de fibras. As frutas, os vegetais e os cereais são os que apresentam maior conteúdo de fibras.
- A modificação da dieta com alto conteúdo de fibras deve ser mantida durante pelo menos um mês. A maioria dos pacientes começa a perceber o efeito sobre a função intestinal dentro de 3 a 5 dias após iniciar a dieta rica em fibras.
- A distensão abdominal e a flatulência podem ser particularmente incômodas nas primeiras semanas, sobretudo com um alto consumo de farelo.

| QUADRO 22-2 | Apresentação clínica da constipação intestinal |

Sinais e sintomas
- Evacuações infrequentes (menos de três por semana)
- Fezes endurecidas, pequenas ou ressecadas
- Dificuldade ou dor na evacuação
- Sensação de desconforto ou distensão abdominal, evacuação incompleta, etc.

Sinais e sintomas de alarme
- Hematoquezia
- Melena
- História familiar de câncer de cólon
- História familiar de doença inflamatória intestinal
- Anemia
- Perda de peso
- Anorexia
- Náuseas e vômitos
- Constipação intestinal persistente grave, refratária ao tratamento
- Constipação intestinal de início recente ou agravamento da constipação intestinal no indivíduo idoso sem qualquer evidência de causa primária

Exame físico
- Efetuar exame retal quanto à presença de anormalidades anatômicas (como fístulas, fissuras, hemorroidas, prolapso retal) ou anormalidades da descida perineal
- Exame digital do reto para verificar a presença de impactação fecal, estenose anal ou massa retal

Exames laboratoriais e outros exames complementares
- Não há recomendações de rotina quanto aos exames laboratoriais – a critério médico
- Em pacientes com sinais e sintomas sugestivos de distúrbio orgânico, podem ser realizados exames específicos (i.e., provas de função da tireoide, eletrólitos, glicose, hemograma completo) com base na apresentação clínica
- Em pacientes com sinais e sintomas de alarme ou nos casos em que existe a possibilidade de doença estrutural, selecionar os exames complementares apropriados:
  1. Proctoscopia
  2. Sigmoidoscopia
  3. Colonoscopia
  4. Enema baritado

TERAPIA FARMACOLÓGICA

- Os laxativos distribuem-se em três classificações gerais: (1) os que causam amolecimento das fezes em 1 a 3 dias (laxantes formadores de volume, **docusatos** e **lactulose**); (2) os que produzem fezes moles ou semilíquidas em 6 a 12 horas (**bisacodil** e **sene**); e (3) os que causam evacuação líquida em 1 a 6 horas (**catárticos salinos**, **óleo de rícino** e **solução de lavagem de polietilenoglicol [PEG]-eletrólitos**).
- Outros agentes incluem um ativador dos canais de cálcio, agonista da guanilato ciclase C e agentes serotoninérgicos.
- As doses recomendadas de laxantes e catárticos são apresentadas no Quadro 22-3.

Recomendações
- A base para o tratamento e a prevenção da constipação intestinal deve consistir em agentes formadores de volume, além de modificações dietéticas para aumentar a quantidade de fibras.
- Na maioria dos indivíduos não hospitalizados com constipação intestinal aguda, o uso infrequente (a intervalos de mais do que algumas semanas) da maior parte dos agentes laxantes é aceitável; entretanto, antes do uso de laxantes ou catárticos mais potentes, podem-se tentar medidas relativamente simples. Por exemplo, a constipação intestinal aguda pode ser aliviada pelo uso de **enema com água** ou supositório de **glicerina**; se nenhuma dessas medidas for efetiva, o uso de sorbitol por via oral, baixas doses de bisacodil ou sene, soluções de PEG em baixa dose ou laxantes salinos (p. ex., **leite de magnésia**) podem proporcionar alívio.

QUADRO 22-3	Doses recomendadas de laxantes e catárticos
Agente	**Dose recomendada**
Agentes que causam amolecimento das fezes em 1-3 dias	
Agentes formadores de volume/laxantes osmóticos	
Metilcelulose	4-6 g/dia
Policarbofila	4-6 g/dia
Psyllium	Varia de acordo com o produto
Polietilenoglicol 3350	17 g/dia
Emolientes	
Docusato de sódio	50-360 mg/dia
Docusato de cálcio	50-360 mg/dia
Docusato de potássio	100-300 mg/dia
Lactulose	15-30 mL por via oral
Sorbitol	30-50 g/dia por via oral
Agentes que produzem fezes moles ou semilíquidas em 6-12 horas	
Bisacodil (oral)	5-15 mg por via oral
Sene	A dose varia de acordo com a formulação
Sulfato de magnésio (dose baixa)	< 10 g por via oral
Agentes que causam evacuação aquosa em 1-6 horas	
Citrato de magnésio	18 g em 300 mL de água
Hidróxido de magnésio	2,4-4,8 g por via oral
Sulfato de magnésio (dose alta)	10-30 g por via oral
Fosfatos de sódio	Varia de acordo com o sal usado
Bisacodil	10 mg por via retal
Preparações de polietilenoglicol-eletrólitos	4 L

- Se houver necessidade de tratamento com laxantes por mais de uma semana, o indivíduo deve ser aconselhado a consultar um médico para determinar se existe alguma causa subjacente de constipação intestinal que exija tratamento com outros agentes, além dos laxantes.
- Em alguns pacientes acamados ou geriátricos, ou em outros indivíduos com constipação intestinal crônica, os laxantes formadores de volume continuam sendo o tratamento de primeira linha; todavia, o uso de laxantes mais potentes pode ser relativamente necessário com frequência. Os agentes que podem ser prescritos nessas situações incluem **sorbitol**, **lactulose**, soluções de PEG em dose baixa e leite de magnésia.
- No paciente hospitalizado sem doença GI, a constipação intestinal pode estar relacionada com o uso de anestesia geral e/ou substâncias opiáceas. Pode-se utilizar a maioria dos laxantes administrados por via oral ou retal. Para o início imediato das evacuações, recomenda-se o uso de enema com água ou supositório de glicerina, ou, ainda, leite de magnésia.
- A abordagem ao tratamento da constipação intestinal em lactentes e crianças deve considerar a possibilidade de anormalidades neurológicas, metabólicas ou anatômicas quando a constipação intestinal for um problema persistente. Quando não relacionada com uma doença subjacente, a abordagem à constipação intestinal assemelha-se àquela do adulto. Deve-se ressaltar a necessidade de uma dieta rica em fibras.

Laxantes emolientes (docusatos)

- Os **docusatos**, que são agentes sulfactantes, aumentam a secreção de água e eletrólitos no intestino delgado e intestino grosso e resultam em amolecimento das fezes dentro de 1 a 3 dias.
- Os laxantes emolientes não são efetivos no tratamento da constipação intestinal, porém são utilizados principalmente para a sua prevenção. Podem ser úteis em situações nas quais é necessário

evitar o esforço para defecar, como após recuperação de infarto do miocárdio, na doença perianal aguda ou após cirurgia do reto.

- É improvável que esses agentes sejam efetivos na prevenção da constipação intestinal se os principais fatores etiológicos não forem tratados concomitantemente (p. ex., uso de opiáceos em altas doses, patologia não corrigida e quantidade inadequada de fibras na dieta).

Óleo mineral

- O **óleo mineral** é o único laxante lubrificante de uso rotineiro que atua ao recobrir as fezes, facilitando a sua passagem. Em geral, observa-se um efeito sobre a função intestinal depois de dois ou três dias de uso.
- O óleo mineral mostra-se útil em situações semelhantes àquelas sugeridas para os docusatos: manter as fezes moles e evitar o esforço de defecação por períodos relativamente curtos de tempo (alguns dias a duas semanas); todavia, deve ser evitado em pacientes acamados, devido ao risco de aspiração e pneumonia lipoide.
- O óleo mineral pode ser absorvido por via sistêmica e causar uma reação de corpo estranho no tecido linfoide.

Lactulose e sorbitol

- Em geral, a **lactulose** não é recomendada como agente de primeira linha para o tratamento da constipação intestinal, em virtude do custo elevado e da possibilidade de causar flatulência, náusea e desconforto ou distensão abdominais. Seu uso pode ser justificado como alternativa para a constipação intestinal aguda, e foi constatado ser particularmente útil em pacientes idosos.
- O **sorbitol**, um monossacarídeo, tem sido recomendado como agente primário no tratamento da constipação intestinal funcional em pacientes com capacidade cognitiva intacta. O sorbitol é tão efetivo quanto a lactulose, pode causar menos náuseas, e o seu custo é muito menor.

Catárticos salinos

- Os catárticos salinos são compostos por íons relativamente pouco absorvidos, como magnésio, sulfato, fosfato e citrato, que produzem seus efeitos principalmente por meio de ação osmótica, retendo o líquido no trato GI. Esses agentes podem ser administrados por via oral ou retal.
- Pode ocorrer evacuação dentro de poucas horas após a administração de doses orais e dentro de 1 hora ou menos após administração retal.
- Esses agentes devem ser usados principalmente para a evacuação aguda do intestino, que pode ser necessária antes de exames complementares, após envenenamentos e em associação com alguns anti-helmínticos para a eliminação de parasitas.
- Os agentes como o leite de magnésia (suspensão a 8% de hidróxido de magnésio) podem ser usados em certas ocasiões (a intervalos de algumas semanas) para o tratamento da constipação intestinal em adultos saudáveis nos demais aspectos.
- Os catárticos salinos não devem ser usados rotineiramente no tratamento da constipação intestinal. Na impactação fecal, as formulações desses agentes em enema podem ser úteis.

Glicerina

- Esse agente costuma ser administrado como supositório de 3 g e exerce seu feito por ação osmótica no reto. À semelhança da maioria dos agentes administrados na forma de supositórios, o início de ação em geral ocorre em menos de 30 minutos. A glicerina é considerada um laxante seguro, embora, em certas ocasiões, possa causar irritação retal. O seu uso é aceitável de maneira intermitente na constipação intestinal, particularmente em crianças.

Solução de lavagem de polietilenoglicol-eletrólitos

- A irrigação de todo o intestino com solução de lavagem de PEG-eletrólitos tornou-se popular para a limpeza do cólon antes de procedimentos diagnósticos ou cirurgias colorretais.
- Geralmente, são administrados 4 L dessa solução no decorrer de 3 horas para obter o esvaziamento completo do trato GI. A solução não é recomendada para o tratamento de rotina da constipação intestinal, e o seu uso deve ser evitado em pacientes com obstrução intestinal.
- Doses baixas de solução de PEG (10 a 30 g ou 17 a 34 g por 120 a 240 mL) uma ou duas vezes ao dia podem ser usadas para o tratamento da constipação intestinal.

Lubiprostona e linaclotide

- A **lubiprostona** foi aprovada para a constipação intestinal idiopática crônica e a SII com predomínio de constipação intestinal em adultos. A dose é de uma cápsula de 24 mg duas vezes ao dia com alimento. A lubiprostona pode causar cefaleia, diarreia e náuseas.
- O **linaclotide** é o fármaco mais recente aprovado para o tratamento da constipação intestinal e SII. Foi aprovado em uma dose de 145 mcg e não deve ser administrado a pacientes com menos de 18 anos de idade.

Antagonistas dos receptores de opioides

- O alvimopan é um antagonista dos receptores μ GI específicos por via oral, usado em curto prazo em pacientes hospitalizados, a fim de acelerar a recuperação da função intestinal após ressecção do intestino grosso ou intestino delgado. É administrado em uma dose de 12 mg (cápsula) 30 minutos a 5 horas antes da cirurgia e, em seguida, 12 mg duas vezes ao dia, por até sete dias ou até o paciente receber alta (15 doses no máximo).
- A metilnaltrexona é outro antagonista dos receptores μ aprovado para a constipação intestinal induzida por opioides em pacientes com doença avançada que recebem cuidados paliativos, ou quando a resposta ao tratamento com laxantes é insuficiente.

Outros agentes

- Os enemas com água podem ser usados para o tratamento da constipação intestinal simples. A administração de 200 mL de água por enema a um adulto com frequência resulta em evacuação dentro de 1,5 hora. A água com sabão não é mais recomendada em enemas, visto que o seu uso pode resultar em proctite ou colite.

Capítulo elaborado a partir de conteúdo original de autoria de Patrícia H. Fabel e Kayce M. Shealy.

Diarreia

- A *diarreia* consiste em um aumento da frequência e uma diminuição da consistência das fezes eliminadas, em comparação com o padrão intestinal normal do indivíduo. Em geral trata-se de um sintoma de doença sistêmica. A diarreia aguda costuma ser definida por uma duração de menos de 14 dias, enquanto a diarreia persistente é definida por uma duração de mais de 14 dias, e a diarreia crônica, por uma duração de mais de 30 dias. A diarreia aguda é causada, na maioria dos casos, por infecções por vírus, bactérias ou protozoários e, em geral, é autolimitada.

FISIOPATOLOGIA

- A diarreia é um desequilíbrio na absorção e na secreção de água e eletrólitos. Pode estar associada a uma doença específica do trato gastrintestinal (GI) ou a uma doença fora do trato GI.
- Quatro mecanismos fisiopatológicos gerais alteram o equilíbrio hidreletrolítico, resultando em diarreia: (1) alteração no transporte ativo de íons por meio de absorção diminuída de sódio e aumento da secreção de cloreto; (2) alteração da motilidade intestinal; (3) aumento da osmolaridade luminal; e (4) aumento da pressão hidrostática tecidual. Esses mecanismos foram relacionados com quatro grandes grupos clínicos de diarreia: secretora, osmótica, exsudativa e alteração do trânsito intestinal.
- Ocorre diarreia secretora quando uma substância estimuladora (p. ex., peptídio intestinal vasoativo, laxantes ou toxina bacteriana) aumenta a secreção ou diminui a absorção de grandes quantidades de água e eletrólitos.
- As doenças inflamatórias do trato GI podem causar diarreia exsudativa pela secreção de muco, proteínas ou sangue no intestino. No **trânsito intestinal alterado**, a motilidade intestinal apresenta-se alterada pela diminuição do tempo de contato no intestino delgado, esvaziamento prematuro do cólon e proliferação bacteriana.

MANIFESTAÇÕES CLÍNICAS

- A apresentação clínica da diarreia é mostrada no Quadro 23-1. A diarreia aguda é, na maioria dos casos, autolimitada, desaparecendo dentro de 72 horas. Entretanto, os lactentes, as crianças pequenas, os indivíduos idosos e as pessoas debilitadas correm risco de eventos mórbidos e fatais na diarreia prolongada ou volumosa.
- Muitos agentes, incluindo antibióticos e outros fármacos, causam diarreia (Quadro 23-2). O abuso de laxantes para a perda de peso também pode resultar em diarreia.

TRATAMENTO

- <u>Objetivos do tratamento</u>: controle da dieta, prevenção de distúrbios excessivos do equilíbrio hidreletrolítico e acidobásico; fornecimento de alívio sintomático; tratamento das causas curáveis de diarreia; e manejo dos distúrbios secundários que causam diarreia. A diarreia, assim como a tosse, pode constituir um mecanismo de defesa do organismo com a finalidade de livrar-se de substâncias ou patógenos nocivos. A resposta terapêutica correta não é necessariamente interromper a diarreia a todo custo. Se a diarreia for secundária a outra doença, é necessário proceder ao controle da condição primária.

ABORDAGEM GERAL AO TRATAMENTO

- O controle da dieta é a prioridade máxima no tratamento da diarreia (Figuras 23-1 e 23-2). A maioria dos clínicos recomenda interromper o consumo de alimentos sólidos por 24 horas e evitar os derivados do leite.
- Quando as náuseas ou os vômitos são leves, administra-se uma dieta pobre em resíduos digeríveis por 24 horas.

| QUADRO 23-1 | Apresentação clínica da diarreia |

Geral

Em geral, os episódios de diarreia aguda regridem dentro de 72 horas após o início, enquanto a diarreia crônica envolve episódios frequentes durante períodos prolongados de tempo.

Sinais e sintomas

Início abrupto de náuseas, vômitos, dor abdominal, cefaleia, febre, calafrios e mal-estar.

As evacuações são frequentes e nunca sanguinolentas, e a diarreia tem duração de 12 a 60 horas.

A dor periumbilical ou no quadrante direito inferior, intermitente, com cólicas e ruídos intestinais audíveis, é característica da doença do intestino delgado.

Quando ocorre dor na diarreia do intestino grosso, trata-se de uma sensação de dor em aperto com tenesmo (evacuação dolorosa, com esforço e ineficaz). A dor localiza-se na região hipogástrica, no quadrante direito ou esquerdo inferior, ou na região sacral.

Na diarreia crônica, os achados importantes consistem em histórias de episódios prévios, perda de peso, anorexia e fraqueza crônica.

Exame físico

Geralmente, demonstra a presença de hiperperistalse com borborigmo e hipersensibilidade generalizada ou local.

Exames laboratoriais

Os exames de fezes incluem pesquisa de microrganismos, sangue, muco, gordura, determinação da osmolalidade, pH e concentrações de eletrólitos e minerais e realização de culturas.

Os *kits* de exames de fezes são úteis para a detecção de vírus gastrintestinais, particularmente rotavírus.

Os testes sorológicos para anticorpos revelam títulos crescentes durante um período de 3 a 6 dias, porém esse teste não é prático nem específico.

Em certas ocasiões, determina-se também o volume diário total de fezes.

A visualização endoscópica direta e a biópsia do cólon podem ser realizadas para avaliar a presença de condições como colite ou câncer.

Os exames radiográficos são úteis nas condições neoplásicas e inflamatórias.

- Se houver vômitos e não forem controlados com antieméticos, deve-se estabelecer uma dieta zero. Com a diminuição dos movimentos intestinais, pode-se iniciar uma dieta leve. A alimentação deve ser mantida em crianças com diarreia bacteriana aguda.
- As principais medidas de tratamento consistem em reidratação e manutenção da água e dos eletrólitos até o final do episódio diarreico. Se os vômitos e a desidratação não forem graves, a alimentação enteral constitui o método preferido e de menor custo. Nos Estados Unidos e no Brasil, dispõe-se de muitas preparações de reidratação oral de uso comercial (Quadro 23-3).

| QUADRO 23-2 | Fármacos que causam diarreia |

Laxantes

Antiácidos contendo magnésio

Agentes antineoplásicos

Auranofina (sal de ouro)

Antibióticos: clindamicina, tetraciclinas, sulfonamidas e qualquer antibiótico de amplo espectro

Anti-hipertensivos: reserpina, guanetidina, metildopa, guanabenzo, guanadrel, inibidores da enzima conversora de angiotensina

Colinérgicos: betanecol, neostigmina

Agentes cardíacos: quinidina, digitálicos, digoxina

Anti-inflamatórios não esteroides

Misoprostol

Colchicina

Inibidores da bomba de prótons

Bloqueadores dos receptores H_2

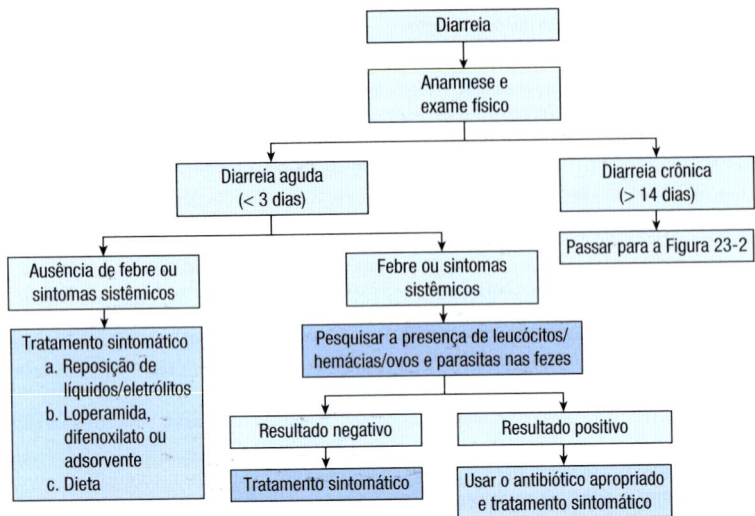

FIGURA 23-1 Recomendações para o tratamento da diarreia aguda. Seguir os seguintes passos: (1) obter uma anamnese completa e realizar um exame físico. (2) A diarreia é aguda ou crônica? Se for crônica, passar para a Figura 23-2. (3) Se a diarreia for aguda, pesquisar a presença de febre e/ou sinais e sintomas sistêmicos (i.e., paciente toxêmico). Na presença de doença sistêmica (febre, anorexia ou depleção de volume), investigar uma fonte de infecção. Se for positiva para diarreia infecciosa, usar os antibióticos/anti-helmínticos apropriados e terapia sintomática. Se for negativa para uma causa infecciosa, usar apenas o tratamento sintomático. (4) Se não houver nenhum achado sistêmico, usar a terapia sintomática com base na gravidade da depleção de volume, líquidos/eletrólitos por via oral ou parenteral, agentes antidiarreicos (ver Quadro 23-4) e dieta.

TERAPIA FARMACOLÓGICA

- Os fármacos usados no tratamento da diarreia (Quadro 23-4) são agrupados em várias categorias: antimotilidade, adsorventes, compostos antissecretores, antibióticos, enzimas e microflora intestinal. Em geral, esses fármacos não são curativos, mas paliativos.
- Os opiáceos e derivados opioides atrasam o trânsito do conteúdo intraluminal ou aumentam a capacidade intestinal, prolongando o contato e a absorção. As limitações dos opiáceos consistem em potencial de adicção (uma preocupação real com uso em longo prazo) e agravamento da diarreia em casos selecionados de diarreia infecciosa.
- A **loperamida** costuma ser recomendada no tratamento da diarreia aguda e crônica. A diarreia com duração superior a 48 horas após o início da loperamida justifica uma atenção médica.
- Os adsorventes (como **caulim-pectina**) são utilizados para obter alívio sintomático (ver **Quadro 23-4**). Os adsorventes são inespecíficos na sua ação; adsorvem os nutrientes, as toxinas, os fármacos e os sucos digestivos. A coadministração com outros fármacos diminui sua biodisponibilidade.
- O **subsalicilato de bismuto** é utilizado com frequência no tratamento ou na prevenção da diarreia (diarreia do viajante) e exerce efeitos antissecretores, anti-inflamatórios e antibacterianos. O subsalicilato de bismuto contém múltiplos componentes que podem ser tóxicos se o fármaco for administrado em excesso para prevenir ou tratar a diarreia.
- As preparações de *Lactobacillus* destinam-se a substituir a microflora do cólon. Isso supostamente restaura as funções intestinais e inibe o crescimento dos microrganismos patogênicos. Todavia, uma dieta láctea contendo 200 a 400 g de lactose ou dextrina é igualmente efetiva na recolonização da flora normal.

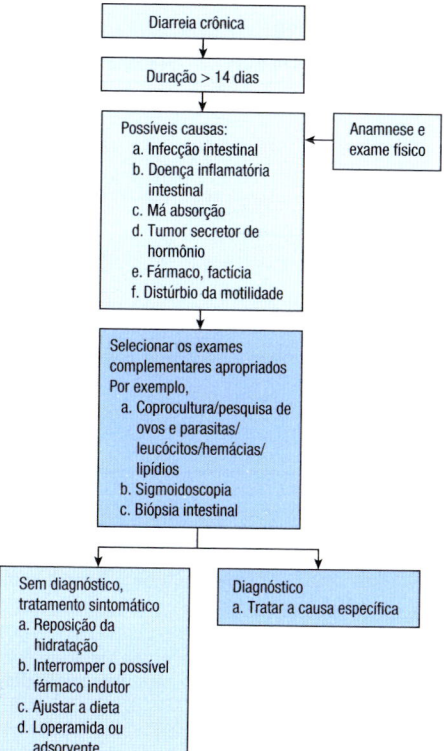

FIGURA 23-2 Recomendações para o tratamento da diarreia crônica. Seguir os seguintes passos: (1) obter uma anamnese cuidadosa e realizar um exame físico. (2) As possíveis causas de diarreia crônica são várias. Podem ser classificadas em infecções intestinais (por bactérias ou protozoários), doença inflamatória (doença de Crohn ou colite ulcerativa), má absorção (intolerância à lactose), tumor secretor de hormônio (tumor carcinoide intestinal ou tumores secretores de peptídio intestinal vasoativo), fármacos (antiácidos), factícia (abuso de laxantes) ou distúrbios da motilidade (diabetes melito, síndrome do intestino irritável ou hipertireoidismo). (3) Se o diagnóstico for duvidoso, devem ser solicitados exames complementares apropriados. (4) Uma vez diagnosticada, o tratamento é planejado para a causa subjacente com terapia antidiarreica sintomática. (5) Se não for possível identificar nenhuma causa específica, deve-se prescrever um tratamento sintomático.

- Os fármacos anticolinérgicos, como a **atropina**, bloqueiam o tônus vagal e prolongam o tempo de trânsito intestinal. O seu valor no controle da diarreia é questionável e limitado em virtude de seus efeitos colaterais.
- A **octreotida**, um octapeptídeo sintético análogo da somatostatina endógena, é prescrita para o tratamento sintomático de tumores carcinoides e outros tumores secretores de peptídios. A faixa posológica para o tratamento da diarreia associada a tumores carcinoides é de 100 a 600 mcg ao dia, em 2 a 4 doses fracionadas, por via subcutânea, durante duas semanas. A octreotida está associada a efeitos adversos como colelitíase, náuseas, diarreia e dor abdominal.

AVALIAÇÃO DOS DESFECHOS TERAPÊUTICOS

- Os desfechos terapêuticos são direcionados para os principais sinais e sintomas e exames laboratoriais. Em geral, os sintomas constitucionais melhoram dentro de 24 a 72 horas. Os indivíduos

QUADRO 23-3	Soluções de reidratação oral			
	SRO-OMS[a]	Pedialyte[b1]	CeraLyte[1]	Enfalite[1]
Osmolalidade (mOsm/kg ou mmol/kg)	245	249	220	167
Carboidratos[b] (g/L)	13,5	25	40[c]	30[c]
Calorias (cal/L [J/L])	65 [272]	100 [418]	160 [670]	126 [527]
Eletrólitos (mEq/L; mmol/L)				
Sódio	75	45	50-90	50
Potássio	20	20	20	25
Cloreto	65	35	40-80	45
Citrato	—	30	30	34
Bicarbonato	30	—	—	—
Cálcio	—	—	—	—
Magnésio	—	—	—	—
Sulfato	—	—	—	—
Fosfato	—	—	—	—

[a] Solução de reidratação oral de osmolaridade reduzida da Organização Mundial da Saúde.
[b] O carboidrato é glicose.
[c] Os sólidos de xarope de arroz constituem uma fonte de carboidratos.
[1] N. de R.T. Produtos disponíveis nos Estados Unidos. No Brasil, existem similares como o Pedialyte zinco, mas a composição é diferente.

QUADRO 23-4	Preparações antidiarreicas selecionadas	
	Forma farmacêutica	Dose para adultos
Antimotilidade		
Difenoxilato	2,5 mg/comprimido 2,5 mg/5 mL	5 mg quatro vezes ao dia; não ultrapassar 20 mg/dia
Loperamida	2 mg/cápsula 2 mg/cápsula	Inicialmente 4 mg; em seguida, 2 mg depois de cada evacuação de fezes moles; não ultrapassar 16 mg/dia
Elixir paregórico	2 mg/5 mL (morfina)	5-10 mL, 1-4 vezes ao dia
Tintura de ópio	10 mg/mL (morfina)	0,6 mL quatro vezes ao dia
Difenoxina	1 mg/comprimido	Dois comprimidos; em seguida, um comprimido após cada evacuação de fezes moles; até oito comprimidos/dia
Adsorventes		
Mistura de caulim-pectina	5,7 g de caulim + 130,2 g de pectina/30 mL	30-120 mL depois de cada evacuação de fezes moles
Policarbofila	500 mg/comprimido	Mastigar dois comprimidos quatro vezes ao dia ou após cada evacuação de fezes moles; não ultrapassar 12 comprimidos/dia
Atapulgita	750 mg/15 mL 300 mg/7,5 mL 750 mg/comprimido 600 mg/comprimido 300 mg/comprimido	1.200-1.500 mg após cada evacuação de fezes moles ou a cada 2 horas; até 9.000 mg/dia

(continua)

QUADRO 23-4	Preparações antidiarreicas selecionadas (*continuação*)	
	Forma farmacêutica	**Dose para adultos**
Antissecretores		
Subsalicilato de bismuto	1.050 mg/30 mL 262 mg/15 mL 524 mg/15 mL 262 mg/comprimido	Dois comprimidos ou 30 mL a cada 30 min até 1 hora, conforme necessário, até oito doses/dia
Enzimas (lactase)	1.250 unidades de lactase neutra/quatro gotas 3.300 unidades FCC[1] de lactase por comprimido	3-4 gotas ingeridas com leite ou produto lácteo
Reposição bacteriana *(Lactobacillus acidophilus,* *Lactobacillus bulgaricus)*		Dois comprimidos ou um envelope de grânulos, 3 a 4 vezes ao dia; ingerir com leite, suco ou água
Octreotida	0,05 mg/mL 0,1 mg/mL 0,5 mg/mL	Inicial: 50 mcg por via subcutânea 1-2 vezes ao dia e ajustar a dose com base na indicação até 600 mcg/dia, em 2-4 doses fracionadas

[1] N. de R. T. Unidades FCC (Food Chemical Codex).

idosos com doença crônica, bem como os lactentes, podem necessitar de hospitalização para reidratação parenteral e monitoramento rigoroso. A frequência e a característica das evacuações devem ser verificadas todos os dias, juntamente com os sinais vitais e a melhora do apetite.

• Devem-se monitorar o peso corporal, a osmolalidade sérica, os eletrólitos séricos, o hemograma completo, o exame de urina e as culturas (quando apropriado). Em uma situação de urgência ou emergência, qualquer alteração no estado de volume do paciente constitui o resultado mais importante.

• Os pacientes toxêmicos (aqueles com febre, desidratação e hematoquesia, bem como os que apresentam hipotensão) exigem hospitalização; necessitam de soluções eletrolíticas por via intravenosa e antibióticos empíricos enquanto se aguardam os resultados das culturas. Com o tratamento rápido, esses pacientes recuperam-se dentro de poucos dias.

Capítulo elaborado a partir de conteúdo original de autoria de Patrícia H. Fabel e Kayce M. Shealy.

Doença do refluxo gastresofágico

- A *doença do refluxo gastresofágico* (DRGE) ocorre quando o conteúdo gástrico refluído provoca sintomas desagradáveis e/ou complicações. A pirose episódica, que não é frequente ou dolorosa o suficiente para ser incômoda, não é incluída na definição.

FISIOPATOLOGIA

- O fator primordial consiste no refluxo anormal do conteúdo gástrico do estômago para o esôfago. Em alguns casos, o refluxo está associado a um distúrbio na pressão ou função do esfíncter esofágico inferior (EEI). Os pacientes podem apresentar diminuição da pressão do EEI em consequência dos relaxamentos transitórios espontâneos do EEI, elevações transitórias da pressão intra-abdominal ou atonia do EEI. Alguns alimentos e medicamentos diminuem a pressão do EEI (Quadro 24-1).
- A existência de problemas com outros mecanismos de defesa normais da mucosa pode contribuir para o desenvolvimento da DRGE, incluindo anormalidade da anatomia do esôfago, eliminação inadequada do líquido gástrico pelo esôfago, redução da resistência da mucosa ao ácido, esvaziamento gástrico tardio ou ineficaz, produção inadequada do fator de crescimento da epiderme e redução do tamponamento salivar de ácido.
- Ocorre esofagite quando o esôfago sofre exposição repetida ao conteúdo gástrico refluído por períodos prolongados de tempo. Esse processo pode evoluir até causar erosão do epitélio escamoso do esôfago (esofagite erosiva).
- As substâncias que promovem lesão esofágica com o refluxo para dentro do esôfago incluem ácido gástrico, pepsina, ácidos biliares e enzimas pancreáticas. A composição e o volume do refluxo e a duração da exposição constituem os principais determinantes das consequências do refluxo gastresofágico.
- As complicações da exposição prolongada ao ácido incluem esofagite, estenoses esofágicas, esôfago de Barrett e adenocarcinoma esofágico.

MANIFESTAÇÕES CLÍNICAS

- Em geral, a DRGE sintomática (com ou sem lesão do tecido do esôfago) manifesta-se na forma de pirose, comumente descrita como uma sensação subesternal de calor ou queimação que provém do abdome e que pode se irradiar até o pescoço. Pode ser caracterizada por períodos de melhora e de exacerbação e é agravada por atividades que pioram o refluxo (p. ex., posição reclinada, inclinação para frente, ingestão de uma refeição rica em gordura). Outros sintomas consistem em salivação excessiva (hipersalivação), eructação e regurgitação. Os sintomas de alarme que podem indicar complicações incluem disfagia, odinofagia, sangramento e perda de peso.
- A DRGE com base na lesão tecidual (com ou sem sintomas esofágicos) pode manifestar-se na forma de esofagite, estenoses esofágicas, esôfago de Barrett ou carcinoma de esôfago. Além disso, pode-se observar a presença de sintomas de alarme.
- Os sintomas extraesofágicos podem incluir tosse crônica, laringite, asma e erosão do esmalte dos dentes.

DIAGNÓSTICO

- A história clínica é suficiente para estabelecer o diagnóstico de DRGE em pacientes com sintomas típicos.
- São realizados exames complementares em pacientes que não respondem à terapia ou que apresentam sintomas de alarme. A endoscopia é realizada para avaliar a ocorrência de lesão da mucosa e identificar a presença de esôfago de Barrett e outras complicações.
- O monitoramento ambulatorial do pH, a manometria esofágica, o monitoramento da impedância-pH combinado, a topografia da pressão esofágica de alta resolução (HREPT, de *high-resolution esophageal pressure topography*) e um ensaio clínico empírico com um inibidor da bomba de prótons podem ser valiosos em algumas situações.

QUADRO 24-1	Alimentos e medicamentos que podem agravar os sintomas da doença do refluxo gastresofágico (DRGE)

Diminuição da pressão do esfíncter esofágico inferior (EEI)

Alimentos	Medicamentos
Refeições gordurosas	Anticolinérgicos
Carminativos (hortelã-pimenta e hortelã)	Barbitúricos
Chocolate	Cafeína
Café, refrigerantes do tipo cola e chá	Bloqueadores dos canais de cálcio di-hidropiridina
Alho	Dopamina
Cebolas	Estrogênio
Pimenta malagueta	Etanol
Álcool (vinho)	Nicotina
	Nitratos
	Progesterona
	Tetraciclina
	Teofilina

Irritantes diretos da mucosa esofágica

Alimentos	Medicamentos
Alimentos condimentados	Ácido acetilsalicílico
Suco de laranja	Bisfosfonatos
Suco de tomate	Anti-inflamatórios não esteroides
Café	Ferro
Tabaco	Quinidina
	Cloreto de potássio

TRATAMENTO

• Objetivos do tratamento: os objetivos consistem em reduzir ou eliminar os sintomas, diminuir a frequência e a duração do refluxo gastresofágico, promover a cicatrização da mucosa lesionada e evitar o desenvolvimento de complicações.

ABORDAGEM GERAL

• A terapia é direcionada para diminuir a acidez do conteúdo refluído, diminuir o volume gástrico disponível para ser refluído, melhorar o esvaziamento gástrico, aumentar a pressão do EEI, intensificar a eliminação de ácido do esôfago e proteger a mucosa esofágica (Figura 24-1).
• O tratamento é determinado pela gravidade da doença e consiste nas seguintes modalidades:
  ✓ Mudanças no estilo de vida e terapia direcionada ao paciente com **antiácidos** e/ou terapia supressora de ácido sem prescrição (**antagonistas do receptor de histamina-2 [ARH₂]** e/ou **inibidores da bomba de prótons [IBP]**).
  ✓ Tratamento farmacológico com agentes supressores de ácido, para prescrição.
  ✓ Cirurgia antirrefluxo.
• A intervenção inicial depende, em parte, da condição do paciente (frequência dos sintomas, grau de esofagite e presença de complicações). Pode-se utilizar uma abordagem em passos ascendente (*step-up*), começando com mudanças no estilo de vida e terapia direcionada ao paciente e progredindo para o tratamento farmacológico e a cirurgia antirrefluxo. Uma abordagem em passos descendente (*step-down*) também é efetiva, começando com IBP em lugar de ARH₂ e, em seguida, passando para a menor dose de supressão de ácido necessária para controlar os sintomas (Quadro 24-2).

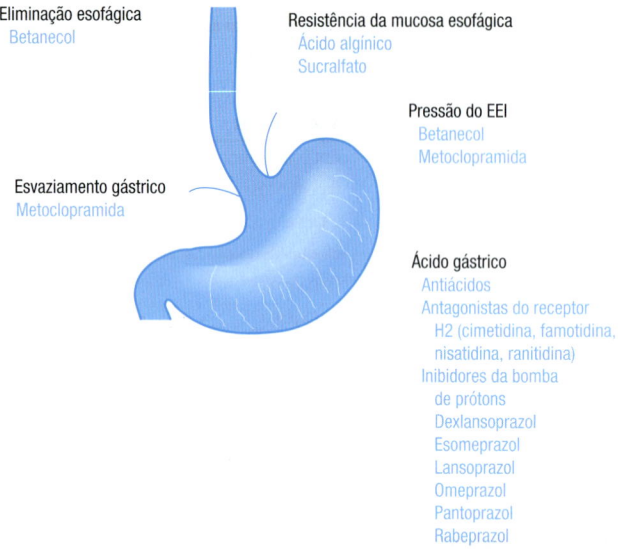

FIGURA 24-1 Intervenções terapêuticas no manejo da doença do refluxo gastresofágico (DRGE). As intervenções farmacológicas têm como alvo melhorar os mecanismos de defesa ou diminuir os fatores agressivos. EEI, esfíncter esofágico inferior.

QUADRO 24-2	Abordagem terapêutica para a DRGE em adultos	
Apresentação do paciente	**Esquema de tratamento recomendado**	**Comentários**
Pirose leve intermitente	**Modificações do estilo de vida** **mais** **terapia direcionada ao paciente** Antiácidos • Maalox ou Mylanta, 30 mL, quando necessário ou após as refeições e à noite ao deitar • Gaviscon, dois comprimidos ou 15 mL após as refeições e à noite ao deitar • Carbonato de cálcio, 500 mg, 2 a 4 comprimidos, quando necessário **e/ou** ARH$_2$ vendido sem prescrição médica (tomado até duas vezes ao dia) • Cimetididna, 200 mg • Famotidina, 10 mg • Nizatidina, 75 mg • Ranitidina, 75 mg **ou** IBP vendidos sem prescrição médica (tomados uma vez ao dia) • Omeprazol, 20 mg • Omeprazol, 20 mg/bicarbonato de sódio, 1.100 mg • Lansoprazol, 15 mg	Individualizar as modificações do estilo de vida para cada paciente. Se os sintomas não forem aliviados com as mudanças no estilo de vida e os medicamentos vendidos sem prescrição médica depois de duas semanas, o paciente deve procurar assistência médica.

(continua)

QUADRO 24-2	Abordagem terapêutica para a DRGE em adultos (*continuação*)	
Apresentação do paciente	**Esquema de tratamento recomendado**	**Comentários**
Alívio sintomático da DRGE	**Modificações do estilo de vida mais terapia com agentes supressores de ácido em doses conforme prescrição** ARH$_2$ (durante 6 a 12 semanas) • Cimetidina, 400 mg duas vezes ao dia • Famotidina, 20 mg duas vezes ao dia • Nizatidina, 150 mg duas vezes ao dia • Ranitidina, 150 mg duas vezes ao dia **ou** IBP (durante 4 a 8 semanas); todos administrados uma vez ao dia • Dexlanzoprazol, 30 mg • Esomeprazol, 20 mg • Lansoprazol 15-30 mg • Omeprazol, 20 mg • Pantoprazol, 40 mg • Rabeprazol, 20 mg	Para os sintomas típicos, tratar empiricamente com terapia de supressão de ácido com doses conforme prescrição. Se houver recidiva dos sintomas, considerar a TM. *Nota:* a maioria dos pacientes necessita de doses-padrão para TM. A DRGE leve em geral pode ser tratada de modo efetivo com ARH$_2$. Os pacientes com sintomas moderados a graves devem receber um IBP como tratamento inicial.
Cicatrização da esofagite erosiva ou tratamento dos pacientes com sintomas moderados a graves ou complicações	**Modificações do estilo de vida mais IBP durante 4-16 semanas** • Dexlansoprazol, 60 mg ao dia • Esomeprazol, 20-40 mg ao dia • Lansoprazol, 30 mg duas vezes ao dia • Omeprazol, 20 mg duas vezes ao dia • Rabeprazol, 20 mg duas vezes ao dia • Pantoprazol, 40 mg duas vezes ao dia **ou** altas doses de ARH$_2$ (durante 8-12 semanas) • Cimetidina, 400 mg quatro vezes ao dia ou 800 mg duas vezes ao dia • Famotidina, 40 mg duas vezes ao dia • Nizatidina, 150 mg quatro vezes ao dia • Ranitidina, 150 mg quatro vezes ao dia	Para sintomas atípicos ou de alarme, realizar uma endoscopia com biópsia para avaliar a mucosa. Efetuar um ensaio clínico com IBP. Se houver alívio dos sintomas, considerar a TM. Os IBP constituem a TM mais efetiva para pacientes com sintomas atípicos, complicações e doença erosiva. Os pacientes que não respondem à terapia farmacológica, incluindo aqueles com sintomas atípicos persistentes, devem ser avaliados por meio de manometria ou monitoramento ambulatorial do refluxo.
Terapia intervencionista	**Cirurgia antirrefluxo**	

ARH$_2$, antagonista do receptor H2 de histamina; DRGE, doença do refluxo gastresofágico; IBP, inibidores da bomba de prótons; TM, terapia de manutenção.

• A terapia direcionada ao paciente (autotratamento com medicamentos vendidos sem prescrição médica) é apropriada para os sintomas leves e intermitentes. Os pacientes com sintomas contínuos de mais de duas semanas de duração devem procurar assistência médica.

TERAPIA NÃO FARMACOLÓGICA

• Possíveis mudanças no estilo de vida, dependendo da situação do paciente:
   ✓ Elevar a cabeceira da cama colocando blocos de 15 a 20 cm sob ela. Dormir sobre uma cunha de espuma.

✓ Redução do peso para pacientes com sobrepeso ou obesidade.
✓ Evitar alimentos que diminuem a pressão do EEI.
✓ Incluir refeições ricas em proteína para aumentar a pressão do EEI.
✓ Evitar os alimentos que possuem efeito irritante sobre a mucosa esofágica.
✓ Fazer refeições pequenas e evitar alimentar-se imediatamente antes de se deitar (dentro de 3 horas, se possível).
✓ Abandonar o tabagismo.
✓ Evitar o consumo de álcool.
✓ Evitar o uso de roupas apertadas.
✓ Para medicamentos obrigatórios que irritam a mucosa esofágica, tomá-los na posição ereta com grande quantidade de líquido ou alimento (quando apropriado).

TERAPIA FARMACOLÓGICA

Antiácidos e produtos de antiácido-ácido algínico

- Os antiácidos proporcionam alívio sintomático imediato da DRGE leve e, com frequência, são usados concomitantemente com terapias supressoras de ácido. Os pacientes que necessitam de uso frequente para o controle dos sintomas crônicos devem receber agentes supressores de ácido vendidos com prescrição médica.

- Um antiácido com ácido algínico não é um agente neutralizante potente de ácido e não aumenta a pressão do EEI, porém forma uma solução viscosa que flutua na superfície do conteúdo gástrico. Isso serve como barreira protetora para o esôfago contra o refluxo do conteúdo gástrico e diminui a frequência dos episódios de refluxo. O produto combinado pode ser superior aos antiácidos isoladamente no alívio dos sintomas da DRGE; contudo, faltam dados de eficácia indicando a ocorrência de cicatrização na endoscopia.

- Os antiácidos possuem ação de curta duração, o que exige sua administração frequente ao longo do dia para proporcionar uma neutralização contínua do ácido. A administração de antiácidos após as refeições pode aumentar sua duração de ação em aproximadamente 1 a 3 horas; todavia, a supressão noturna do ácido não pode ser mantida com doses administradas ao deitar.

Inibidores da bomba de prótons

- Os IBP (**dexlansoprazol, esomeprazol, lansoprazol, omeprazol, pantoprazol** e **rabeprazol**) bloqueiam a secreção de ácido gástrico ao inibir a hidrogênio-potássio adenosina trifosfatase nas células parietais do estômago, resultando em efeitos antissecretores acentuados e de longa duração.

- Os IBP são superiores aos ARH_2 em pacientes com DRGE moderada a grave e devem ser administrados empiricamente a pacientes com sintomas incômodos. Sua administração duas vezes ao dia está indicada para pacientes que não respondem à terapia-padrão uma vez ao dia.

- Os efeitos adversos consistem em cefaleia, tontura, sonolência, diarreia, constipação intestinal e náuseas. Os efeitos adversos potenciais em longo prazo incluem infecções entéricas, deficiência de vitamina B_{12}, hipomagnesemia e fraturas ósseas. Os IBP podem diminuir a absorção de determinados fármacos, como o **cetoconazol** e o **itraconazol**, que necessitam de um ambiente ácido para a sua absorção. A inibição do citocromo P450 2C19 (CYP2C19) pelos IBP (particularmente o omeprazol) pode diminuir a eficiência do clopidogrel. Existem também outras interações medicamentosas com os IBP.

- Os IBP sofrem degradação em meios ácidos e, por conseguinte, são formulados em cápsulas ou comprimidos de liberação retardada. O dexlansoprazol, o esomeprazol, o lansoprazol e o omeprazol contêm grânulos de revestimento entérico (sensíveis ao pH) em cápsulas. Para os pacientes incapazes de deglutir as cápsulas, o conteúdo pode ser misturado em purê de maçã ou suco de laranja. Nos pacientes com sonda nasogástrica, o conteúdo pode ser misturado em solução de bicarbonato de sódio a 8,4%. Os grânulos de esomeprazol podem ser misturados com água. O esomeprazol, o omeprazol e o pantoprazol também estão disponíveis em pó em envelopes para suspensão oral de liberação retardada, enquanto o lansoprazol está disponível em comprimidos de dissolução oral de liberação retardada. Os pacientes em uso de pantoprazol ou rabeprazol devem ser instruídos a não triturar, mastigar ou dividir os comprimidos de liberação retardada. O dexalansoprazol está disponível em cápsula de dupla liberação retardada, ocorrendo a primeira liberação dentro de 1 a 2 horas após a administração da dose, e a segunda liberação, dentro de 4 a 5 horas.

- O **Zegerid**®* é um produto de combinação que contém 20 ou 40 mg de omeprazol com bicarbonato de sódio em cápsulas orais de liberação imediata e pó para suspensão oral. O fármaco deve ser tomado com estômago vazio pelo menos 1 hora antes da refeição. O Zegerid oferece uma alternativa para cápsulas de liberação retardada, pó para suspensão, ou formulação em adultos com sondas nasogástricas.

- O **lansoprazol**, o **esomeprazol** e o **pantoprazol** estão disponíveis em formulações intravenosas para pacientes que não podem tomar medicamentos por via oral; todavia, não são mais efetivos do que as preparações orais, e seu custo é significativamente mais alto.

- Os pacientes devem tomar os IBP por via oral pela manhã, 15 a 30 minutos antes do desjejum ou da maior refeição do dia a fim de maximizar a eficácia, visto que esses agentes inibem apenas as bombas de prótons ativamente secretoras. O dexlansoprazol pode ser tomado sem considerar os horários das refeições e é administrado duas vezes ao dia, sendo a segunda dose tomada aproximadamente 10 a 12 horas após a dose da manhã e antes de uma refeição ou lanche.

Antagonistas dos receptores de histamina-2

- Os ARH$_2$, **cimetidina**, **ranitidina**, **famotidina** e **nizatidina**, em doses fracionadas, mostram-se efetivos para o tratamento da DRGE leve a moderada. Os ARH$_2$ vendidos sem prescrição médica em doses baixas ou doses-padrão, administrados duas vezes ao dia, podem ser benéficos para o alívio sintomático da DRGE leve. Os pacientes que não respondem a doses-padrão podem ser hipersecretores de ácido gástrico e necessitam de doses mais altas (ver **Quadro 24-2**). A eficácia dos ARH$_2$ para o tratamento da DRGE é muito variável e, com frequência, menor do que o desejado. Costumam ser necessários ciclos prolongados de tratamento.

- Os efeitos adversos mais comuns consistem em cefaleia, sonolência, fadiga, tontura e constipação intestinal ou diarreia. A cimetidina pode inibir o metabolismo da teofilina, varfarina, fenitoína, nifedipino e propranolol, entre outros fármacos.

- Como todos os ARH$_2$ são igualmente eficazes, a escolha do agente específico deve ser baseada nas diferenças de farmacocinética, perfil de segurança e custo.

Agentes procinéticos

- Os agentes procinéticos podem ser adjuvantes úteis da terapia supressora de ácido em pacientes com defeito de motilidade conhecido (p. ex., incompetência do EEI, diminuição da eliminação esofágica, esvaziamento gástrico tardio). Entretanto, esses agentes não são tão efetivos quanto à terapia supressora de ácido e apresentam efeitos colaterais indesejáveis.

- A **metoclopramida**, um antagonista da dopamina, aumenta a pressão do EEI de maneira dependente da dose e acelera o esvaziamento gástrico. Entretanto, não melhora a eliminação esofágica. A metoclopramida proporciona uma melhora sintomática em alguns pacientes, porém faltam evidências que sustentem uma cicatrização endoscópica. A taquifilaxia e os efeitos colaterais graves (incluindo reações extrapiramidais e discinesia tardia) limitam sua utilidade. As reações adversas comuns consistem em sonolência, nervosismo, fadiga, tontura, fraqueza, depressão, diarreia e exantema.

- O **betanecol** possui valor limitado devido aos efeitos colaterais (p. ex., retenção urinária, desconforto abdominal, náusea, rubor).

Protetoras da mucosa

- O **sucralfato** é um sal de alumínio não absorvível de sacarose octassulfato. Possui valor limitado no tratamento da DRGE, porém pode ser útil para o tratamento da esofagite por radiação e DRGE com refluxo biliar ou não ácido.

Terapia combinada

- A terapia combinada com um agente supressor da secreção de ácido e um agente procinético ou protetor da mucosa parece ser lógica, porém os dados que sustentam esse tipo de tratamento são limitados. Essa abordagem não é recomendada, a não ser que o paciente tenha DRGE com disfunção motora. O uso do produto de omeprazol e bicarbonato de sódio de liberação imediata, além da terapia com IBP uma vez ao dia, oferece uma alternativa para os sintomas noturnos da DRGE.

---

* N. de R.T. Ainda não disponível no Brasil.

Terapia de manutenção

- Muitos pacientes com DRGE sofrem recidiva após a interrupção da medicação, de modo que o tratamento de manutenção pode ser necessário. Deve-se considerar a terapia de longo prazo para prevenir as complicações e o agravamento da função esofágica em pacientes que sofrem recidiva sintomática após a interrupção do tratamento ou a redução da dose, incluindo pacientes com esôfago de Barrett, estenoses ou esofagite.

- A maioria dos pacientes necessita de doses-padrão para prevenir as recidivas. Os ARH_2 podem constituir uma terapia de manutenção efetiva para pacientes com doença leve. Os IBP constituem os fármacos de escolha para o tratamento de manutenção da esofagite ou dos sintomas moderados a graves. As doses habituais administradas uma vez ao dia são de 20 mg de omeprazol, 30 mg de lansoprazol, 20 mg de rabeprazol ou 20 mg de esomeprazol. As doses baixas de IBP ou os esquemas em dias alternados podem ser efetivos em alguns pacientes com sintomas mais leves.

- A terapia de manutenção "mediante pedido", em que os pacientes tomam IBP somente quando apresentam sintomas, pode ser efetiva para aqueles com DRGE negativa na endoscopia.

AVALIAÇÃO DOS DESFECHOS TERAPÊUTICOS

- Devem-se monitorar a frequência e a gravidade dos sintomas da DRGE, e os pacientes devem receber instruções sobre os sintomas que sugerem a presença de complicações exigindo assistência médica imediata, como disfagia ou odinofagia. Devem-se avaliar os pacientes com sintomas persistentes à procura de estenoses ou outras complicações.

- Os pacientes deverão ser monitorados quanto à presença de efeitos adversos dos medicamentos e sintomas atípicos, como laringite, asma ou dor torácica. Esses sintomas exigem avaliação diagnóstica adicional.

Capítulo elaborado a partir de conteúdo original de autoria de Dianne B. May e Satish Rao.

25

Hepatite viral

- A *hepatite viral* refere-se aos vírus hepatotrópicos clinicamente importantes que são responsáveis pela hepatite A (HAV), hepatite B (HBV), hepatite delta, hepatite C (HCV) e hepatite E.

HEPATITE A

- A infecção pelo HAV em geral produz uma doença autolimitada e infecção viral aguda, com baixa taxa de mortalidade. Confere imunidade por toda a vida. As viagens internacionais constituem um importante fator de risco para a infecção.
- A infecção pelo HAV ocorre principalmente por meio de transmissão por via fecal-oral, interpessoal ou pela ingestão de água ou alimentos contaminados. A incidência do HAV correlaciona-se diretamente com um baixo nível socioeconômico, condições sanitárias precárias e aglomerações. As taxas de infecção pelo HAV aumentaram entre pessoas que fazem viagens internacionais, usuários de drogas injetáveis e homens homossexuais.
- A doença apresenta três fases: o período de incubação (em média 28 dias, com faixa de 15 a 50 dias), a hepatite aguda (em geral, com dois meses de duração) e a convalescença. Na maioria dos pacientes, ocorre recuperação clínica e bioquímica completa dentro de 12 semanas. Quase todos os indivíduos apresentam resolução clínica dentro de seis meses após a infecção. O HAV não resulta em infecções crônicas.
- A apresentação clínica da infecção pelo HAV é fornecida no Quadro 25-1. As crianças com menos de 6 anos de idade costumam ser assintomáticas.
- O diagnóstico de infecção aguda pelo HAV baseia-se nos critérios clínicos de início agudo de fadiga, dor abdominal, perda do apetite, náusea e vômitos intermitentes, icterícia ou níveis séricos elevados de aminotransferases e teste sorológico para a imunoglobulina M (IgM) anti-HAV.

TRATAMENTO

- <u>Objetivos do tratamento</u>: resolução clínica completa, incluindo evitar a ocorrência de complicações, normalização da função hepática e redução da infectividade e transmissão. Não existe nenhuma opção de tratamento específica para o HAV. O tratamento da infecção pelo HAV é principalmente de suporte. Não se recomenda o uso de esteroides.

PREVENÇÃO

- A prevenção do HAV pode ser mais bem controlada ao evitar a exposição ao vírus. As medidas mais importantes para evitar a exposição incluem boas técnicas de lavagem das mãos e boas práticas de higiene pessoal.
- Nos Estados Unidos, a estratégia atual de vacinação consiste em vacinar todas as crianças com 1 ano de idade. Os grupos que devem receber vacina contra HAV são mostrados no Quadro 25-2.
- Três vacinas de vírus inativados estão atualmente aprovadas nos Estados Unidos: Havrix, Vaqta e Twinrix. As recomendações de doses aprovadas são apresentadas no Quadro 25-3. São obtidas taxas de soroconversão de 94% ou mais com a primeira dose.
- A Ig é usada quando a profilaxia pré-exposição ou pós-exposição contra a infecção pelo HAV é necessária em pessoas para as quais a vacinação não constitui uma opção. Mostra-se mais efetiva se for administrada durante a fase de incubação da infecção. Uma dose única de Ig de 0,02 mL/kg é administrada por via intramuscular para profilaxia pós-exposição ou profilaxia pré-exposição a curto prazo (≤ cinco meses). Para permanências longas, administra-se uma dose única de 0,06 mL/kg. A vacina contra HAV também pode ser administrada com Ig.
- Para pessoas recentemente expostas ao HAV e que não receberam previamente à vacina, a Ig está indicada para:
  - ✓ Indivíduos com contato próximo com uma pessoa infectada pelo HAV; toda a equipe e os assistentes de centros de cuidados diários quando o HAV é documentado; pessoas envolvidas em uma fonte comum de infecção (p. ex., surto transmitido por alimentos); contatos com um caso-índice em sala de aula; e escolas, hospitais e ambientes de trabalho onde ocorreu contato pessoal próximo com o caso-índice.

| QUADRO 25-1 | Apresentação clínica da hepatite A aguda |

Sinais e sintomas
- A fase pré-ictérica produz sintomas inespecíficos semelhantes aos da *influenza*, que consistem em anorexia, náusea, fadiga e mal-estar.
- Início abrupto de anorexia, náuseas, vômitos, mal-estar, febre, cefaleia e dor abdominal no quadrante superior direito com a doença aguda.
- A hepatite ictérica é geralmente acompanhada de eliminação de urina escura, fezes acólicas (de coloração clara) e agravamento dos sintomas sistêmicos.
- O prurido com frequência constitui uma queixa importante dos pacientes com icterícia.

Exame físico
- Esclera, pele e secreções ictéricas.
- Perda de peso leve de 2 a 5 kg.
- Hepatomegalia.

Exames laboratoriais
- Imunoglobulina M sérica antivírus da hepatite A positiva.
- Elevações discretas dos níveis séricos de bilirrubina, γ-globulina e transaminases hepáticas (alanina aminotransferase [ALT/TGP[1]] e aspartato aminotransferase [AST/TGO[2]]) para cerca de duas vezes o normal na doença anictérica aguda.
- Elevações da fosfatase alcalina, γ-glutamil transferase (gama-GT) e bilirrubina total nos pacientes com doença colestática.

[1] N. de R.T.: Alanina aminotransferase – também chamada de transaminase glutâmica pirúvica – TGP.
[2] N. de R.T.: Aspartato aminotransferase – também chamada de transaminase glutâmica oxalacética – TGO.

| QUADRO 25-2 | Recomendações para vacinação contra hepatite A |

Todas as crianças com 1 ano de idade

Crianças e adolescentes de 2 a 18 anos de idade que vivem em estados ou comunidades onde a vacinação contra hepatite A de rotina foi implementada, devido a uma alta incidência da doença

Pessoas que viajam para países ou que trabalham em países que apresentam endemicidade alta ou intermediária da infecção[a]

Homens homossexuais

Usuários de drogas ilícitas

Pessoas com risco ocupacional de infecção (p. ex., indivíduos que trabalham com primatas infectados pelo HAV ou com HAV em um ambiente de laboratório de pesquisa)

Pessoas que apresentam distúrbios dos fatores da coagulação

Pessoas portadoras de doença hepática crônica (p. ex., pessoas com doença hepática crônica causada por hepatite B ou C e pessoas que aguardam transplante de fígado)

Todas as pessoas não vacinadas previamente que têm contato pessoal íntimo (p. ex., contato domiciliar ou babá regular) com uma criança adotada de um país com endemicidade alta ou intermediária nos primeiros 60 dias após a chegada da pessoa adotada

HAV, vírus da hepatite A.
[a] As pessoas que viajam para o Canadá, Europa Ocidental, Japão, Austrália ou Nova Zelândia não correm risco maior de infecção pelo HAV do que quando estão nos Estados Unidos. Todos os outros viajantes devem ser avaliados para o risco de hepatite A.
Fonte: Centers for Disease Control and Prevention. www.cdc.gov.

- Os efeitos colaterais comuns da vacina consistem em dolorimento e calor no local de injeção, cefaleia, mal-estar e dor.

HEPATITE B

- O HBV constitui uma importante causa de hepatite crônica, cirrose e carcinoma hepatocelular.
- A transmissão do HBV ocorre por meio de contato sexual, via parenteral e perinatal. Nos Estados Unidos, a transmissão ocorre predominantemente por meio de contato sexual e uso de drogas injetáveis. As viagens internacionais também constituem um importante fator de risco.

QUADRO 25-3	Dosagem recomendada das vacinas contra a hepatite A			
Vacina	Idade do vacinado (anos)	Dose	Número de doses	Esquema (meses)
Havrix	1 a 18	720 unidades Elisa	2	0; 6 a 12
	≥ 19	1.440 unidades Elisa	2	0; 6 a 12
Vaqta	1 a 18	25 unidades	2	0; 6 a 18
	≥ 19	50 unidades	2	0; 6 a 18
Twinrix	> 18	720 unidades Elisa	3	0; 1; 6
	> 18 (esquema acelerado)	720 unidades Elisa	4	0; 7 dias 21 a 30 dias + 12 meses

Elisa, enzimaimunoensaio.
Fonte: Centers for Disease Control and Prevention. Prevention of hepatites A through active or passive immunizations: recommendations of the Advisory Committee on Immunization Practices (ACIP). MMWR Morb Mortal Wkly Rep 2006;55(RR-7): 1-23.

- Aproximadamente 20% dos pacientes com infecção crônica pelo HBV desenvolvem complicações de cirrose descompensada, incluindo insuficiência hepática e hipertensão portal à medida que a cirrose compensada evolui para a cirrose descompensada dentro de um período de cinco anos. O HBV representa um fator de risco para o desenvolvimento de carcinoma hepatocelular.
- A infecção pelo HBV apresenta três fases. O período de incubação do HBV é de 4 a 10 semanas, durante o qual os pacientes são altamente infecciosos. Esse período é seguido de uma fase sintomática, com episódios intermitentes de hepatite e elevação acentuada dos níveis séricos de aminotransferases. A fase final consiste em soroconversão para antiantígeno do cerne da hepatite B (anti-HbcAg). Os pacientes que continuam apresentando antígeno de superfície da hepatite B (HbsAg) e HBcAg detectáveis e títulos séricos elevados de DNA do HBV por mais de seis meses são portadores crônicos de HBV.
- A interpretação dos marcadores sorológicos do HBV é apresentada no Quadro 25-5.
- O Quadro 25-5 fornece a apresentação clínica da infecção crônica pelo HBV.

PREVENÇÃO

- A profilaxia contra o HBV pode ser obtida por meio de vacinação ou imunidade passiva nos casos de pós-exposição com Ig anti-HBV.
- Dispõe-se de dois produtos para a prevenção da infecção pelo HBV: a **vacina contra HBV**, que proporciona imunidade ativa, e a **Ig anti-HBV**, que proporciona imunidade passiva temporária.
- A meta da imunização contra a hepatite viral consiste na prevenção da viremia em curto prazo, que pode levar à transmissão da infecção, doença clínica e infecção crônica pelo HBV.
- As pessoas que devem receber vacina contra HBV estão listadas no Quadro 25-6.
- Os efeitos colaterais das vacinas consistem em dolorimento no local de injeção, cefaleia, fadiga, irritabilidade e febre.

TRATAMENTO

- Objetivos do tratamento: os objetivos consistem em aumentar a probabilidade de eliminação sorológica do vírus, prevenir a progressão da doença para a cirrose ou o carcinoma hepatocelular e minimizar a lesão hepática. O tratamento bem-sucedido está associado a uma perda do HBcAg e soroconversão para anti-HBcAg.
- Alguns pacientes com infecção crônica pelo HBV devem ser tratados. As recomendações para tratamento consideram a idade do paciente, os níveis séricos do DNA do HBV e de alanina aminotransferase (ALT/TGP) e evidências histológicas e progressão clínica da doença. Um algoritmo sugerido para o tratamento da infecção crônica pelo HBV é apresentado para pacientes sem cirrose (Figura 25-1) e com cirrose (Figura 25-2).
- Todos os pacientes com infecção crônica pelo HBV devem ser aconselhados sobre a prevenção da transmissão da doença, suspensão do consumo de álcool e vacinação contra o HBV.

QUADRO 25-4	Interpretação dos testes sorológicos para vírus da hepatite B	
Testes	**Resultados**	**Interpretação**
HBsAg	(–)	Suscetível
Anti-HBc .	(–)	Suscetível
Anti-HBs	(–)	Suscetível
HBsAg	(–)	Imune devido à infecção natural
Anti-HBc	(+)	Imune devido à infecção natural
Anti-HBs	(+)	Imune devido à infecção natural
HBsAg	(–)	Imune devido à vacinação (válido apenas se o teste for realizado dentro de 1 a 2 meses após a terceira dose de vacina)
Anti-HBc	(–)	Imune devido à vacinação (válido apenas se o teste for realizado dentro de 1 a 2 meses após a terceira dose de vacina)
Anti-HBs	(+)	Imune devido à vacinação (válido apenas se o teste for realizado dentro de 1 a 2 meses após a terceira dose de vacina)
HBsAg	(+)	Infecção aguda
Anti-HBc	(+)	Infecção aguda
IgM anti-HBc	(+)	Infecção aguda
Anti-HBs	(–)	Infecção aguda
HBsAg	(+)	Infecção crônica
Anti-HBc	(+)	Infecção crônica
IgM anti-HBc	(–)	Infecção crônica
Anti-HBs	(–)	Infecção crônica
HBsAg	(–)	Quatro interpretações possíveis:
Anti-HBc	(+)	1. Recuperação da infecção aguda
Anti-HBs	(–)	2. Imunidade distante e teste não sensível o suficiente para a detecção de baixos níveis de HBs no soro
		3. Suscetível com anti-HBc falso-positivo
		4. Pode apresentar nível sérico indetectável de HBsAg e infecção crônica

HBc, cerne da hepatite B; HBs, superfície da hepatite B; HBsAg, antígeno de superfície da hepatite B; IgM, imunoglobulina M.
Fonte: *Centers for Disease Control and Prevention. Hepatitis B Serology. http://www.cdc.gov/ncidod/diseases/hepatitis/b/Bserology.htm.*

- Os agentes imunomoduladores aprovados para terapia de primeira linha são o **interferon (IFN)-α** e a **IFN-α peguilada (peg)**. Os agentes antivirais **lamivudina, telbivudina, adefovir, entecavir** e **tenofovir** estão todos aprovados como opções de terapia de primeira linha para a infecção crônica pelo HBV.
- Para pacientes HBeAg-positivos, o tratamento é recomendado até a obtenção de soroconversão do HBeAg e carga viral indetectável do HBV com seis meses de tratamento adicional. Em pacientes HBeAg-negativos, o tratamento deve ser mantido até o desaparecimento do HBsAg.

HEPATITE C

- O HCV é o patógeno mais comum transportado por via hematogênica e mais frequentemente adquirido pelo uso de drogas injetáveis. Recomenda-se o rastreamento para infecção pelo HCV em grupos com alto risco de infecção (Quadro 25-7). O Centers for Disease Control and Prevention (CDC) recomenda o rastreamento de todos os pacientes nascidos entre 1945 e 1965.
- A transmissão pode ocorrer por contato sexual, hemodiálise ou exposição domiciliar, ocupacional ou perinatal.
- Em até 85% dos pacientes a infecção aguda pelo HCV leva à infecção crônica, definida pela persistência do RNA do HCV detectável por seis meses ou mais.

QUADRO 25-5 Apresentação da hepatite B crônica[a]

Sinais e sintomas
- Fatigabilidade fácil, ansiedade, anorexia e mal-estar
- A ascite, a icterícia, o sangramento de varizes e a encefalopatia hepática podem manifestar-se com descompensação hepática
- A encefalopatia hepática está associada à hiperexcitabilidade, comprometimento do estado mental, confusão, obnubilação e, eventualmente, coma
- Vômitos e convulsões

Exame físico
- Esclera, pele e secreções ictéricas
- Sons intestinais diminuídos, aumento da circunferência abdominal e onda líquida detectável
- Asterixe
- Angiomas araneiformes

Exames laboratoriais
- Presença do antígeno de superfície da hepatite B por mais de seis meses
- Elevações intermitentes das transaminases hepáticas (alanina aminotransferase [ALT/TGP] e aspartato aminotransferase [AST/TGO]) e DNA do vírus da hepatite B > 20.000 UI/mL (10^5 cópias/mL ou 1 0^8 cópias/L)
- Biópsias hepáticas para classificação patológica como hepatite crônica persistente, hepatite crônica ativa ou cirrose

[a] A hepatite B crônica pode estar presente até mesmo na ausência de todos os sinais, sintomas e achados do exame físico listados.

QUADRO 25-6 Recomendações para vacinação contra HBV

Lactentes

Adolescentes, incluindo todas as crianças previamente não vacinadas com < 19 anos de idade

Todos os adultos não vacinados com risco de infecção

Todos os adultos não vacinados que procuram vacinação (não há necessidade de fator de risco específico)

Homens e mulheres com história de outras doenças sexualmente transmissíveis e indivíduos com história de múltiplos parceiros sexuais (> um parceiro/seis meses)

Homens homossexuais

Usuários de drogas intravenosas

Contatos domiciliares e parceiros sexuais de indivíduos com infecção crônica pelo HBV e trabalhadores da saúde e segurança pública que têm exposição com sangue no local de trabalho

Clientes e equipes de instituições para pessoas com necessidades especiais

Pessoas que fazem viagens internacionais para regiões com níveis altos ou intermediários de infecção endêmica pelo HBV (prevalência do HBsAg ≥ 2%)

Receptores de concentrados de fatores da coagulação

Pacientes de clínicas de doenças sexualmente transmissíveis

Pacientes infectados pelo HIV/pacientes que realizam o teste para HIV

Pacientes em clínicas de tratamento e prevenção de abuso de drogas

Detentos em penitenciárias

Pacientes submetidos à diálise crônica/com DRT

Indivíduos com doença hepática crônica

DRT, doença renal terminal; HBsAg, antígeno de superfície da hepatite B; HBV, vírus da hepatite B; HIV, vírus da imunodeficiência humana.
Fonte: Centers for Disease Control and Prevention. A comprehensive immunization strategy to eliminate transmission of hepatitis B vírus infection in the United States: recommendations of the Advisory Committee on Immunization Practices (ACIP) Part 1: immunization of infants, children, and adolescents. MMWR Morb Mortal Wkly Rep 2005;54(RR-16):1-31.

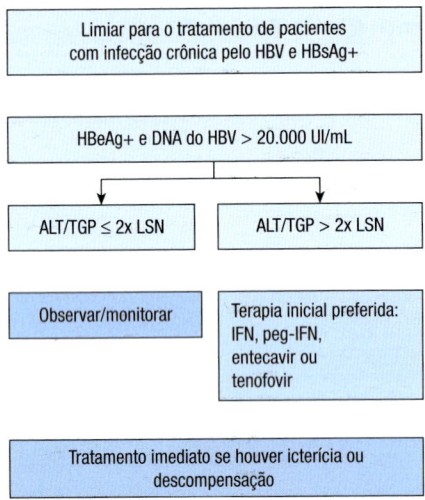

FIGURA 25-1 Algoritmo para o tratamento sugerido da infecção crônica pelo vírus da hepatite B sem cirrose, com base nas recomendações da American Association for the Study of Liver Disease. ALT/TGP, alanina aminotransferase; HBeAg, antígeno e da hepatite B; LSN, limite superior da normalidade; HBsAg, antígeno de superfície da hepatite B; INF, interferon; peg-IFN, interferon peguilado. (*Adaptada de Lok ASF, McMahon BJ. AASLD practice guidelines: chronic hepatitis B. Hepatology 2001;34:1225-1241.*)

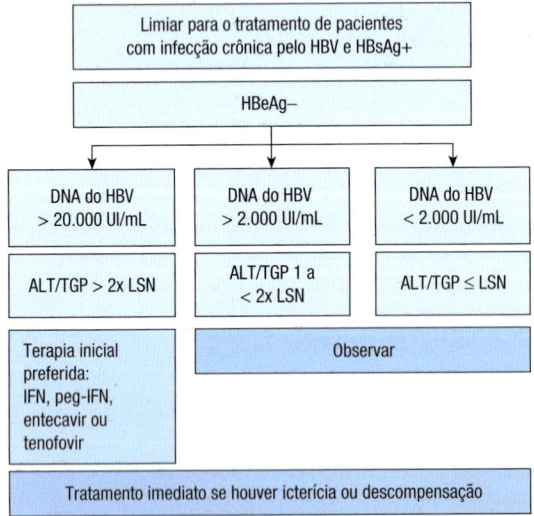

FIGURA 25-2 Algoritmo para o tratamento sugerido da infecção crônica pelo vírus da hepatite B com cirrose, com base nas recomendações da American Association for the Study of Liver Disease para pacientes portadores de infecção crônica pelo vírus da hepatite B com cirrose. ALT/TGP, alanina aminotransferase; HBeAg, antígeno e da hepatite B; HBsAg, antígeno de superfície da hepatite B; INF, interferon; LSN, limite superior da normalidade; peg-IFN, interferon peguilado. (*Adaptada de Lok ASF, McMahon BJ. AASLD practice guidelines: chronic hepatitis B. Hepatology 2001;34:1225-1241.*)

QUADRO 25-7	Recomendações para rastreamento do vírus da hepatite C (HCV)

Qualquer pessoa nascida entre 1945 e 1965

Uso atual ou pregresso de drogas injetáveis

Coinfecção pelo HIV

Pessoas que receberam transfusões de sangue ou transplante de órgãos antes de 1992

Pessoas que receberam fatores da coagulação antes de 1987

Pacientes que já se submeteram à hemodiálise

Pacientes com níveis elevados inexplicáveis de ALT/TGP ou evidências de doença hepática

Trabalhadores da saúde e da segurança pública após exposição da mucosa ou por picada de agulha a sangue HCV-positivo

Crianças nascidas de mães HCV-positivas

Parceiros sexuais de pacientes HCV-positivos

ALT/TGP, alanina aminotransferase; HIV, vírus da imunodeficiência humana.

- Os pacientes com infecção aguda pelo HCV são frequentemente assintomáticos e não são diagnosticados. Em um terço dos adultos são observados alguns sintomas leves e inespecíficos, incluindo fadiga persistente. Outros sintomas incluem dor no quadrante superior direito, náuseas ou falta de apetite.
- Cerca de 20% dos pacientes com infecção crônica pelo HCV desenvolvem cirrose, e metade desses pacientes evolui para a cirrose descompensada ou o carcinoma hepatocelular.
- O diagnóstico de infecção pelo HCV é confirmado por enzimaimunoensaio reativo para anti-HCV. Os níveis séricos de transaminases estarão elevados em 4 a 12 semanas após a exposição.

TRATAMENTO

- Objetivos do tratamento: consiste em erradicar a infecção pelo HCV, que evita o desenvolvimento de infecção crônica pelo HCV e sequelas.
- O tratamento está indicado para pacientes não tratados previamente que apresentem infecção crônica pelo HCV, níveis circulantes de RNA do HCV, níveis elevados de ALT/TGP, evidências de doença hepática de grau e estágio moderado a grave e doença hepática compensada.
- A adesão do paciente ao tratamento constitui um componente crucial na obtenção de uma resposta, em particular entre pacientes infectados pelo genótipo 1. Pacientes que tomam pelo menos 80% dos medicamentos durante pelo menos 80% do tratamento têm mais tendência a responder de modo satisfatório à terapia.
- O padrão de cuidado atual para pacientes com infecção crônica pelo HCV de genótipo 1 consiste em terapia de combinação com injeção de peg-IFN uma vez por semana, uma dose diária de ribavirina e boceprevir ou telaprevir. Os interferons peguilados devem ser usados em associação com peg-IFN e ribavirina para limitar o desenvolvimento de resistência. Para todos os outros genótipos, o padrão de cuidado continua sendo o uso de peg-IFN e ribavirina.
- Todos os pacientes com infecção crônica pelo HCV devem ser vacinados contra HAV e HBV. Os pacientes devem ser orientados a manter um bom estado de saúde geral, abandonar o tabagismo e evitar o consumo de álcool e o uso de drogas ilícitas.
- Os esquemas de tratamento recomendados para a infecção pelo HCV são apresentados no Quadro 25-8.

QUADRO 25-8	Algoritmo para o tratamento recomendado na infecção pelo vírus da hepatite C	
Genótipo	Esquema terapêutico	Duração[a]
1	Peg-IFN + ribavirina + boceprevir ou telaprevir	Variável, 24 a 48 semanas
2, 3, 4	Peg-IFN + ribavirina	24 semanas

Peg-IFN, interferon peguilado.
[a] A duração efetiva do tratamento pode ser diferente, dependendo da resposta virológica.

QUADRO 25-9	Comparação dos interferon peguilados (peg-IFN)	
	Pegasys	**Pegintron**
Interferon	α-2a	α-2b
Indicações	HBV, HCV	HCV
Componente peg (peso)	Ramificado (40 kDa)	Linear (12 kDa)
Distribuição	8 a 12 L; maior concentração no fígado, no baço e nos rins	Dependente do peso corporal: 1 L/kg; distribuição por todo o corpo
Metabolismo	Fígado	Fígado
Excreção	Renal	Renal
Dose	Fixa: 180 mcg/semana por via subcutânea	Dependente do peso: 1,5 mcg/kg/ semana por via subcutânea

HBV, vírus da hepatite B; HCV, vírus da hepatite C; peg, peguilado.

QUADRO 25-10	Efeitos colaterais comuns da terapia com interferon peguilado
Fadiga	Artralgia
Febre	Dor musculoesquelética
Cefaleia	Insônia
Náusea	Depressão
Anorexia	Ansiedade/labilidade emocional
Tremores	Alopecia
Mialgia	Reações no local de injeção

- Dispõe-se de duas peg-IFN: a Pegasys e a Pegintron (Quadro 25-9). Não se sabe ao certo qual das duas é superior.
- Os efeitos colaterais comuns da peg-IFN estão relacionados no Quadro 25-10. Os efeitos colaterais comuns da ribavirina consistem em fadiga, sintomas semelhantes aos da *influenza*, neutropenia, trombocitopenia e anemia.

PREVENÇÃO

- No momento, não se dispõe de nenhuma vacina contra HCV.

Capítulo elaborado a partir de conteúdo original de autoria de Paulina Deming.

26 Doença inflamatória intestinal

- Existem duas formas de *doença inflamatória intestinal* (DII): a colite ulcerativa, uma condição inflamatória da mucosa limitada ao reto e ao cólon; e a doença de Crohn, uma inflamação transmural da mucosa gastrintestinal (GI), que pode ocorrer em qualquer parte do trato GI. As etiologias de ambas as condições não são conhecidas, porém elas podem ter um mecanismo patogênico comum.

FISIOPATOLOGIA

- Os fatores envolvidos na etiologia da DII incluem os agentes infecciosos, a genética, o ambiente e o sistema imune. A microflora do trato GI pode proporcionar um fator ambiental desencadeante para ativar a inflamação e estar altamente implicada no desenvolvimento da DII. Foram identificados vários marcadores e *loci* genéticos que ocorrem com mais frequência em pacientes com DII. A resposta inflamatória na DII pode indicar regulação anormal da resposta imune normal ou reação autoimune a autoantígenos.
- A atividade das citocinas Th1 é excessiva na doença de Crohn (DC), e a expressão aumentada de interferon-γ na mucosa intestinal e o aumento da produção de IL-12 constituem características da resposta imune na DC. O fator de necrose tumoral α (TNF-α) é uma citocina pró-inflamatória fundamental, a qual está aumentada na mucosa e no lúmen intestinal de pacientes com doença de Crohn e colite ulcerativa.
- São encontrados anticorpos anticitoplasma de neutrófilos em uma alta porcentagem de pacientes com colite ulcerativa e, menos frequentemente, com doença de Crohn.
- O tabagismo parece ser protetor para a colite ulcerativa, porém está associado a uma frequência aumentada de doença de Crohn. O uso de anti-inflamatórios não esteroides (AINEs) pode desencadear a doença ou levar a exacerbações.
- A colite ulcerativa e a doença de Crohn diferem em dois aspectos gerais: os locais anatômicos acometidos e a profundidade do comprometimento dentro da parede intestinal. Todavia, observa-se uma superposição entre as duas condições, e uma pequena fração de paciente exibe características de ambas as doenças (Quadro 26-1).

COLITE ULCERATIVA

- A colite ulcerativa limita-se ao cólon e ao reto e afeta principalmente a mucosa e a submucosa. A lesão primária é observada nas criptas da mucosa (criptas de Lieberkühn), na forma de abcessos.
- Na maioria dos pacientes com colite ulcerativa, ocorrem complicações locais (acometendo o cólon). As complicações relativamente menores incluem hemorroidas, fissuras anais e abscessos perirretais.
- Uma complicação importante é o megacólon tóxico, uma condição grave que acomete até 7,9% dos pacientes com colite ulcerativa internados em hospitais. Em geral, o paciente com megacólon tóxico apresenta febre alta, taquicardia, distensão abdominal, contagem elevada de leucócitos e cólon dilatado.
- O risco de carcinoma de cólon é muito maior em pacientes com colite ulcerativa, em comparação com a população geral.
- Aproximadamente 11% dos pacientes com colite ulcerativa apresentam complicações hepatobiliares, incluindo esteatose hepática, pericolangite, hepatite ativa crônica, cirrose, colangite esclerosante, colangiocarcinoma e cálculos biliares.
- A artrite, que costuma ocorrer em pacientes com DII, é geralmente assintomática e migratória, e acomete uma ou algumas articulações grandes, como joelhos, quadris, tornozelos, punhos e cotovelos.
- Ocorrem complicações oculares (irite, episclerite e conjuntivite) em 2 a 29% dos pacientes. As lesões cutâneas e mucosas associadas à DII incluem eritema nodoso, pioderma gangrenoso, ulceração aftosa e síndrome de Sweet.

QUADRO 26-1	Comparação das manifestações clínicas e características patológicas da doença de Crohn e da colite ulcerativa	
Características	**Doença de Crohn**	**Colite ulcerativa**
Clínicas		
Mal-estar, febre	Comuns	Incomuns
Sangramento retal	Comum	Comum
Hipersensibilidade abdominal	Comum	Pode estar presente
Massa abdominal	Comum	Ausente
Dor abdominal	Comum	Incomum
Fístulas internas e na parede abdominal	Comuns	Ausentes
Distribuição	Descontínua	Contínua
Úlceras aftosas ou lineares	Comuns	Raras
Patológicas		
Comprometimento renal	Raro	Comum
Comprometimento ileal	Muito comum	Raro
Estenoses	Comuns	Raras
Fístulas	Comuns	Raras
Comprometimento transmural	Comum	Raro
Abscessos de cripta	Raros	Muito comuns
Granulomas	Comuns	Raros
Fendas lineares	Comuns	Raras
Aparência de paralelepípedo	Comum	Ausente

DOENÇA DE CROHN

- A doença de Crohn é um processo inflamatório transmural. O íleo terminal constitui o local mais comum do distúrbio; todavia, pode acometer qualquer parte do trato GI. A maioria dos pacientes apresenta algum comprometimento colônico. Com frequência, os pacientes apresentam segmentos de intestino doente separados por intestino normal; isto é, a doença costuma ser descontínua.
- As complicações da doença de Crohn podem envolver o trato intestinal ou os órgãos não relacionados a ele. A estenose do intestino delgado com obstrução subsequente constitui uma complicação que pode exigir cirurgia. A formação de fístulas é comum (risco de 20 a 40% durante a vida) e ocorre com muito mais frequência do que na colite ulcerativa.
- As complicações sistêmicas da doença de Crohn são comuns e semelhantes àquelas encontradas na colite ulcerativa. A doença de Crohn é geralmente acompanhada de artrite, irite, lesões cutâneas e doença hepática.
- As deficiências nutricionais são comuns na doença de Crohn (perda de peso, anemia ferropriva, deficiência de vitamina B_{12}, deficiência de folato, hipoalbuminemia, hipopotassemia e osteomalacia).

MANIFESTAÇÕES CLÍNICAS

COLITE ULCERATIVA

- Existe uma gama de manifestações na colite ulcerativa, incluindo desde cólica abdominal leve com evacuações frequentes de pequeno volume até diarreia profusa (Quadro 26-2). Muitos pacientes apresentam doença limitada ao reto (proctite).
- A maioria dos pacientes com colite ulcerativa sofre surtos intermitentes da enfermidade após intervalos variáveis de ausência de sintomas.
- A doença branda, que acomete dois terços dos pacientes, foi definida como menos de quatro evacuações diárias, com ou sem sangue, sem distúrbio sistêmico e com velocidade de hemossedimentação (VHS) normal.

QUADRO 26-2 **Apresentação clínica da colite ulcerativa**

Sinais e sintomas
- Cólicas abdominais
- Evacuações frequentes, em geral com presença de sangue nas fezes
- Perda de peso
- Febre e taquicardia na doença grave
- Visão turva, dor ocular e fotofobia com comprometimento ocular
- Artrite
- Nódulos elevados, avermelhados e hipersensíveis, cujo tamanho varia de 1 a vários centímetros

Exame físico
- Pode-se observar a presença de hemorroidas, fissuras ou abscessos perirretais
- Irite, uveíte, episclerite e conjuntivite com comprometimento ocular
- Achados dermatológicos com eritema nodoso, pioderma gangrenoso ou ulceração aftosa

Exames laboratoriais
- Diminuição do hematócrito/hemoglobina
- Aumento da velocidade de hemossedimentação
- Leucocitose e hipoalbuminemia com doença grave
- Anticorpos anticitoplasma de neutrófilos perinucleares (+)

- Os pacientes com doença moderada apresentam mais de quatro evacuações por dia, porém com distúrbio sistêmico mínimo.
- Na presença de doença grave, o paciente tem mais de seis evacuações com sangue por dia e evidências de distúrbio sistêmico, com febre, taquicardia, anemia ou VHS acima de 30.

DOENÇA DE CROHN

- À semelhança da colite ulcerativa, a apresentação da doença de Crohn é altamente variável (Quadro 26-3). O paciente pode apresentar diarreia e dor abdominal ou lesão perirretal ou perianal.
- A evolução da doença de Crohn caracteriza-se por períodos de remissão e exacerbação. Alguns pacientes podem permanecer assintomáticos durante anos, enquanto outros exibem problemas crônicos, apesar do tratamento clínico.
- O Índice de Atividade da Doença de Crohn (CDAI, de Crohn Disease Activity Index) e o Índice de Harvey Bradshaw são utilizados para avaliar a resposta ao tratamento e determinar a ocorrência de remissão. A atividade da doença pode ser estimada e correlacionada pela determinação das concentrações séricas de proteína C-reativa.

QUADRO 26-3 **Apresentação clínica da doença de Crohn**

Sinais e sintomas
- Mal-estar e febre
- Dor abdominal
- Evacuações frequentes
- Hematoquezia
- Fístula
- Perda de peso e desnutrição
- Artrite

Exame físico
- Massa e hipersensibilidade abdominais
- Fissura ou fístula perianal

Exames laboratoriais
- Aumento na contagem dos leucócitos e na velocidade de hemossedimentação
- Anticorpos anti-*Saccharomyces cerevisiae*

TRATAMENTO

- **Objetivos do tratamento**: resolução dos processos inflamatórios agudos; resolução das complicações associadas (p. ex., fístulas ou abscessos); alívio das manifestações sistêmicas (p. ex., artrite); manutenção da remissão da inflamação aguda; ou alívio ou cura cirúrgicos.

TERAPIA NÃO FARMACOLÓGICA

- Em até 85% dos pacientes com DC, relata-se a ocorrência de desnutrição proteico-energética e peso abaixo do ideal.
- Na maioria dos pacientes, as necessidades nutricionais podem ser adequadamente supridas com suplementação enteral. Em geral, a nutrição parenteral é reservada para pacientes com desnutrição grave ou para aqueles que não aderem à terapia enteral ou que apresentam alguma contraindicação para a terapia enteral, como perfusão, vômitos prolongados, síndrome do intestino curto ou estenose intestinal pronunciada.
- As fórmulas probióticas têm sido efetivas para induzir uma remissão na colite ulcerativa e mantê--la, porém os dados disponíveis não são conclusivos.
- Na colite ulcerativa, a colectomia pode estar indicada para pacientes com doença de longa duração (> 8 a 10 anos), como medida profilática contra o desenvolvimento de câncer colorretal (CCR) e para pacientes com alterações pré-malignas (displasia grave) em biópsias de controle da mucosa.
- As indicações para a cirurgia na doença de Crohn não estão tão bem estabelecidas quanto para a colite ulcerativa, e a cirurgia é geralmente reservada para as complicações da doença. Existe uma alta taxa de recidiva da doença de Crohn após a cirurgia.

TERAPIA FARMACOLÓGICA

- As principais terapias farmacológicas utilizadas na DII incluem os **aminossalicilatos**, os **glicocorticoides**, os agentes imunossupressores (**azatioprina**, **mercaptopurina**, **ciclosporina** e **metotrexato**), os agentes antimicrobianos (**metronidazol** e **ciprofloxacino**), os agentes para inibir o TNF-α (anticorpos anti-TNF-α) e a adesão e migração dos leucócitos (**natalizumabe**).
- A **sulfassalazina** é um fármaco que combina uma sulfonamida (sulfapiridina) e a mesalazina (ácido 5-aminossalicílico) na mesma molécula. Os produtos à base de **mesalazina** estão listados no **Quadro 26-4**.
- Os corticosteroides e o hormônio adrenocorticotrófico têm sido amplamente utilizados para o tratamento da colite ulcerativa e da doença de Crohn e são empregados na doença moderada a grave. A prednisona é mais comumente prescrita. Os agentes imunossupressores, como azatioprina e mercaptopurina (um metabólito da azatioprina), são usados no tratamento em longo prazo da DII. Em geral, esses agentes são reservados para pacientes que não respondem à terapia com mesalazina ou que são refratários aos corticosteroides ou dependentes deles. A ciclosporina tem proporcionado benefício em curto prazo na colite ulcerativa grave aguda, quando administrada em infusão contínua.
- O metotrexato, administrado na dose de 25 mg por via intramuscular, uma vez por semana, mostra-se útil no tratamento e na manutenção da doença de Crohn.
- Os agentes antimicrobianos, em particular o metronidazol, com frequência são usados na tentativa de controlar a doença de Crohn, principalmente quando acomete a área perineal ou envolve fístulas. O ciprofloxacino também foi usado no tratamento da doença de Crohn.
- O infliximabe é um anticorpo anti-TNF útil na doença ativa moderada a grave e na doença dependente de esteroides ou fistulizante, porém seu custo excede muito o de outros esquemas. O adalimumabe é outro anticorpo anti-TNF que representa uma opção para pacientes com doença de Crohn ativa moderada a grave ou colite ulcerativa previamente tratadas com infliximabe, os quais perderam a capacidade de resposta. O natalizumabe é um inibidor da adesão e migração dos leucócitos, utilizado no tratamento de pacientes com doença de Crohn que não respondem a outras terapias.

QUADRO 26-4	Fármacos utilizados no tratamento da doença inflamatória intestinal		
Fármaco	**Nome comercial[1]**	**Dose inicial (g)**	**Faixa posológica habitual**
Sulfassalazina	Azulfidine	500 mg a 1 g	4 a 6 g/dia
	Azulfidine EN	500 mg a 1 g	4 a 6 g/dia
Mesalazina, supositórios	Rowasa[2]	1 g	1 g diariamente a 3 vezes por semana
Mesalazina, enema	Canasa[2]	4 g	4 g diariamente a 3 vezes por semana
Mesalazina (oral)	Asacol	1,2 g/dia	2,8 a 4,8 g/dia
	Asacol HD	1,6 g/dia	2,8 a 4,8 g/dia
	Apriso	1,5 g/dia	1,5 g/dia uma vez ao dia
	Lialda	1,2 a 2,4 g/dia	1,2 a 4,8 g/dia uma vez ao dia
	Pentasa	2 g/dia	2 a 4 g/dia
	Delzicol	1,2 g/dia	2,4 a 4,8 g/dia
Olsalazina	Dipentum	1,5 g/dia	1,5 a 3 g/dia
Balsalazida	Colazal	2,25 g/dia	2,25 a 6,75 g/dia
Azatioprina	Imuran, Azasan	50 a 100 mg	1 a 2,5 mg/kg/dia
Ciclosporina	Gengraf	2 a 4 mg/kg/dia IV	2 a 4 mg/kg/dia IV
	Neoral, Sandimmune	2 a 8 mg/kg/dia oral	
Mercaptopurina	Purinethol	50 a 100 mg	1 a 2,5 mg/kg/dia
Metotrexato	Trexall	15 a 25 mg IM por semana	15 a 25 mg IM por semana
Adalimumabe	Humira	160 mg SC dia 1	80 mg SC 2 (dia 15) e, em seguida, 40 mg a cada duas semanas
Certolizumabe	Cimzia	400 mg SC	400 mg SC nas semanas 2 e 4 e, em seguida, 400 mg SC por mês
Infliximabe	Remicade	5 mg/kg IV	5 mg/kg nas semanas 2 e 6, 5 a 10 mg/kg a cada oito semanas
Natalizumabe	Tysabri	300 mg IV	300 mg IV a cada quatro semanas
Budesonida	Enterocort EC Uceris	9 mg	6 a 9 mg ao dia

IM, intramuscular; IV, intravenosa; SC, subcutânea.
[1] N. de R.T.: Disponíveis nos Estados Unidos.
[2] N. de R.T.: No Brasil, Asalit. Ver dosagem e posologia na bula.

Colite ulcerativa
DOENÇA LEVE A MODERADA

• Os pacientes com colite ulcerativa leve a moderada podem ser tratados, em sua maioria, de modo ambulatorial com mesalazina oral e/ou tópica (**Figura 26-1**). Quando a sulfassalazina é administrada por via oral, costumam ser necessários 4 a 6 g/dia para obter um controle da inflamação ativa. A terapia com sulfassalazina deve ser instituída com 500 mg/dia, sendo a dose aumentada a intervalos de poucos dias até 4 g/dia ou até alcançar a dose máxima tolerada.

• Os derivados orais da mesalazina (como aqueles listados no **Quadro 26-4**) constituem alternativas razoáveis da sulfassalazina para o tratamento da colite ulcerativa, visto que são mais bem tolerados.

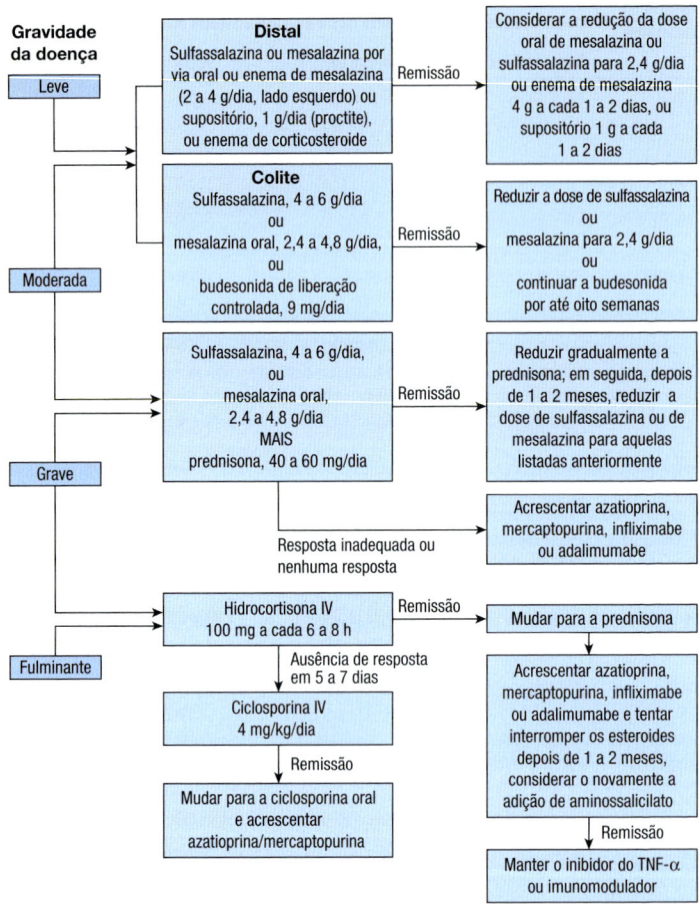

FIGURA 26-1 Abordagens para o tratamento da colite ulcerativa. IV, intravenosa; TNF-α, fator de necrose tumoral α.

DOENÇA MODERADA A GRAVE

- Os esteroides desempenham um papel no tratamento da colite ulcerativa moderada a grave ou no tratamento de pacientes que não respondem a doses máximas de mesalazina oral e tópica. A **prednisona** oral, na dose de 40 a 60 mg ao dia, é recomendada para adultos.
- O infliximabe é outra opção viável para pacientes com colite ulcerativa ativa moderada a grave que não respondem aos esteroides ou a outros agentes imunossupressores.

DOENÇA GRAVE OU INTRATÁVEL

- Os pacientes com colite grave não controlada ou com sintomas incapacitantes necessitam de hospitalização para tratamento efetivo. A maioria dos medicamentos é administrada por via parenteral.
- A hidrocortisona intravenosa (IV), 300 mg ao dia em três doses fracionadas, ou a metilprednisolona, 60 mg uma vez ao dia, são consideradas agentes de primeira linha. Uma tentativa de tratamento com esteroides é justificada na maioria dos pacientes antes de prosseguir para a colectomia, a não ser que a condição seja grave ou em rápida deterioração.

- Os pacientes que não respondem aos corticosteroides por via parenteral depois de 3 a 7 dias podem receber ciclosporina ou infliximabe. Uma infusão IV contínua de 2 a 4 mg/kg/dia de ciclosporina constitui a faixa posológica típica utilizada, a qual pode atrasar a necessidade de colectomia.

MANUTENÇÃO DA REMISSÃO

- Uma vez obtida a remissão da doença ativa, o objetivo do tratamento consiste em manter a remissão.
- Os agentes orais, incluindo sulfassalazina, mesalazina e balsalazida, constituem opções efetivas para a terapia de manutenção. A dose ideal para prevenção da recidiva é de 2 a 2,4 g/dia de equivalente de mesalazina, e foram relatadas taxas de recidiva de 40% no decorrer de 6 a 12 meses.
- Os esteroides não desempenham nenhum papel na manutenção da remissão da colite ulcerativa, visto que são ineficazes. Os esteroides devem ser retirados de modo gradual após a indução da remissão (no decorrer de 2 a 4 semanas).

Doença de Crohn

DOENÇA DE CROHN ATIVA

- Os derivados da mesalazina não demonstraram ter eficácia significativa na DC. Com frequência, são tentados como tratamento inicial para a DC leve a moderada, em razão de seu perfil de efeitos adversos favorável.
- Os derivados da mesalazina que liberam a mesalazina no intestino delgado podem ser mais efetivos do que a sulfassalazina para o acometimento ileal.
- Os **corticosteroides** orais, como a prednisona, 40 a 60 mg/dia, geralmente são considerados tratamento de primeira linha e, com frequência, são usados para o tratamento da doença de Crohn moderada a grave. A budesonida, em uma dose de 9 mg ao dia, constitui uma opção de primeira linha viável para pacientes com doença ileal ou do lado direito (cólon ascendente) leve a moderada.
- O metronidazol, administrado por via oral na dose de 10 a 20 mg/kg/dia em doses fracionadas, pode ser útil em alguns pacientes com doença de Crohn, em particular nos pacientes com acometimento colônico ou íleo colônico, naqueles com doença perineal ou em pacientes que não respondem à sulfassalazina.
- A azatioprina e a mercaptopurina não são recomendadas para induzir remissão na DC moderada a grave; todavia, ambos os fármacos mostram-se efetivos para manter a remissão induzida por esteroides e, em geral, têm seu uso limitado a pacientes que não apresentam uma resposta adequada à terapia clínica padrão ou no contexto da dependência de esteroides. As doses habituais de azatioprina são de 2 a 3 mg/kg/dia, e de mercaptopurina, de 1 a 1,5 mg/kg/dia. Geralmente, as doses iniciais são de 50 mg/dia, que são aumentadas a intervalos de duas semanas.
- Os pacientes com deficiência de tiopurina S-metiltransferase (TPMT) correm maior risco de mielossupressão em consequência do uso da azatioprina e mercaptopurina. Recomenda-se a determinação da TPMT ou do genótipo TPMT para orientar as doses.
- A ciclosporina não é recomendada para doença de Crohn, exceto para pacientes que apresentam fístulas perianais ou cutâneas sintomáticas e graves. A dose de ciclosporina é importante na determinação da eficácia. Uma dose oral de 5 mg/kg/dia não foi efetiva, enquanto a administração de 7,9 mg/kg/dia foi efetiva. Todavia, os efeitos tóxicos limitam a aplicação das doses mais altas. A posologia deve ser orientada pelas concentrações sanguíneas de ciclosporina.
- O metotrexato, administrado na forma de injeção semanal de 25 mg, demonstrou ser eficaz para a indução da remissão na doença de Crohn, bem como para terapia de manutenção. Os riscos consistem em mielossupressão, hepatotoxicidade e toxicidade pulmonar.
- O infliximabe é usado para o tratamento da doença de Crohn ativa moderada a grave em pacientes que não respondem à terapia imunossupressora, pacientes que dependem de corticosteroides e para o tratamento da doença fistulizante. Uma infusão única de 5 mg/kg mostra-se efetiva quando administrada diariamente, durante oito semanas. Doses adicionais dentro de 2 e 6 semanas após a dose inicial resultam em maior taxa de resposta. Os pacientes podem desenvolver anticorpos contra o infliximabe, podendo resultar em reações graves à infusão e perda da resposta ao fármaco.
- O adalimumabe e o certolizumabe são efetivos em pacientes com doença de Crohn moderada a grave que perderam a resposta ao infliximabe. O natalizumabe é reservado para pacientes que não respondem aos esteroides ou aos inibidores do TNF.

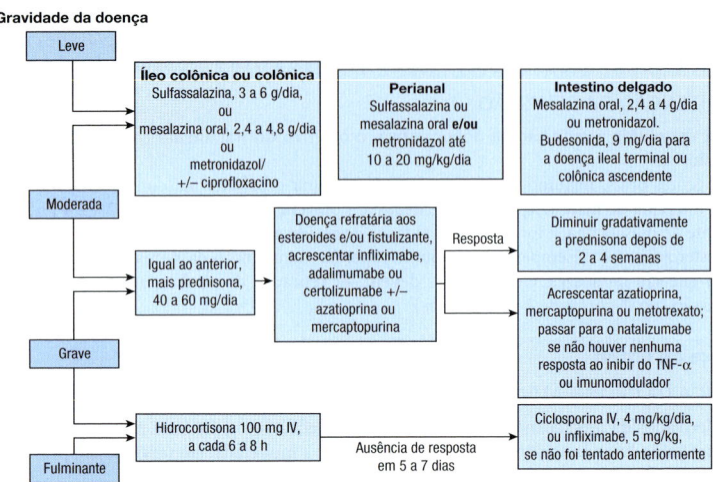

FIGURA 26-2 Abordagens para o tratamento da doença de Crohn. IV, intravenosa; TNF-α, fator α de necrose tumoral.

MANUTENÇÃO DA REMISSÃO

- A prevenção da recidiva da doença é mais difícil na doença de Crohn do que na colite ulcerativa. A sulfassalazina e os derivados orais da mesalazina mostram-se efetivos na prevenção das recidivas agudas da doença de Crohn quiescente (**Figura 26-2**).
- Os esteroides sistêmicos ou a budesonida também não desempenham nenhum papel na prevenção da recidiva da doença de Crohn; esses agentes não parecem alterar a evolução da doença em longo prazo. A budesonida pode ser considerada para terapia de manutenção por um período de até um ano, particularmente em pacientes que se tornaram dependentes de corticosteroides, para os quais a mudança para budesonida constitui uma opção.
- A azatioprina e a mercaptopurina são efetivas na manutenção da remissão da DC em até 70% dos pacientes, principalmente na remissão induzida pelo infliximabe ou por esteroides, e, por conseguinte, esses fármacos em geral são considerados como agentes de primeira linha. Há evidências sugerindo que o metotrexato e os inibidores do TNF-α são efetivos na manutenção da remissão na doença de Crohn.

COMPLICAÇÕES SELECIONADAS

Megacólon tóxico

- O tratamento necessário para o megacólon tóxico inclui medidas gerais de suporte para manter as funções vitais, consideração de intervenção cirúrgica precoce e agentes antimicrobianos.
- O tratamento hidreletrolítico agressivo é necessário para a desidratação. Quando o paciente perdeu quantidades significativas de sangue (pelo reto), é também necessário efetuar reposição de sangue.
- Os esteroides em altas doses (hidrocortisona, 100 mg a cada 8 horas) devem ser administrados IV para reduzir a inflamação aguda.
- Os agentes antimicrobianos de amplo espectro que incluem cobertura para bacilos gram-negativos e anaeróbios intestinais devem ser usados como terapia preventiva caso ocorra perfuração.

Manifestações sistêmicas

- Para a artrite, o ácido acetilsalicílico ou outro AINE podem ser benéficos, assim como os corticosteroides. Entretanto, o uso de AINE pode exacerbar a DII subjacente e predispor o paciente ao sangramento GI.
- A anemia, em consequência da perda sanguínea a partir do trato GI, pode ser tratada com sulfato ferroso oral. Também pode haver necessidade de vitamina B_{12} ou de ácido fólico.

QUADRO 26-5	Diretrizes para monitoramento dos fármacos		
Fármacos	**Reações adversas ao fármaco**	**Parâmetros de monitoramento**	**Comentários**
Sulfassalazina	Náusea, vômitos, cefaleia Exantema, anemia, pneumonite Hepatite, nefrite Trombocitopenia, linfoma	Folato, hemograma completo Provas de função hepática, Scr, ureia	Aumentar a dose lentamente, no decorrer de 1 a 2 semanas
Mesalazina	Náuseas, vômitos, cefaleia	Distúrbios GI	
Corticosteroides	Hiperglicemia, dislipidemia	Pressão arterial, painel lipídico em jejum	Evitar o uso prolongado, se possível, ou considerar a budesonida
	Osteoporose, hipertensão, acne	Glicose, vitamina D, densidade óssea	
	Edema, infecção, miopatia, psicose		
Azatioprina/ mercaptopurina	Mielossupressão, pancreatite	Hemograma completo	Verificar a atividade da TPMT
	Disfunção hepática, exantema, artralgia	Scr, ureia, provas de função hepática, genótipo/ fenótipo	
Metotrexato	Mielossupressão, pancreatite	Hemograma completo Scr, ureia	Efetuar um teste de gravidez
	Pneumonite, fibrose pulmonar, hepatite	Provas de função hepática	Radiografia de tórax
Infliximabe	Reações relacionadas com a infusão (infliximabe), infecção	Pressão arterial/frequência cardíaca (infliximabe)	Necessidade de PPD e sorologias virais negativas
Adalimumabe	Insuficiência cardíaca, neurite óptica, desmielinização, reação no local de injeção, sinais de infecção	Exame neurológico, estado mental	
Certolizumabe	Linfoma	Concentrações mínimas (infliximabe)	
Natalizumabe	Reações relacionadas com a infusão	RM do cérebro, estado mental, leucoencefalopatia multifocal progressiva	

GI, gastrintestinal; PPD, derivado proteico purificado; RM, ressonância magnética; Scr, creatinina sérica; TPMT, tiopurina S-metiltransferase.

AVALIAÇÃO DOS DESFECHOS TERAPÊUTICOS

- Ver o Quadro 26-5 para diretrizes de monitoramento dos fármacos.
- Os pacientes em uso de sulfassalazina devem receber suplementação oral de **ácido fólico**, visto que a sulfassalazina inibe sua absorção.
- O sucesso dos esquemas terapêuticos no tratamento das DII pode ser medido pelas queixas relatadas pelos pacientes, pelos sinais e sintomas, pelo exame físico direto (incluindo endoscopia), pela anamnese e pelo exame físico, pelos exames laboratoriais selecionados e pelas medidas da qualidade de vida.
- Para criar medidas mais objetivas, foram desenvolvidos escalas ou índices de classificação da doença. O Índice de Atividade da Doença de Crohn é uma escala que costuma ser empregada,

em particular para a avaliação dos pacientes durante os ensaios clínicos. A escala incorpora oito elementos: (1) número de evacuações nos últimos sete dias; (2) soma das classificações de dor abdominal a partir dos últimos sete dias; (3) quantificação do bem-estar geral nos últimos sete dias; (4) uso de antidiarreicos; (5) peso corporal; (6) hematócrito; (7) achado de massa abdominal; e (8) soma dos sintomas presentes na última semana. Os elementos desse índice fornecem uma diretriz para as medidas que podem ser úteis na avaliação da eficácia dos esquemas de tratamento. O Perianal CD Activity Index é usado para doença de Crohn perianal.

• Também foram elaborados instrumentos padronizados de avaliação para a colite ulcerativa. Os elementos dessas escalas incluem: (1) frequência das evacuações; (2) presença de sangue nas fezes; (3) aparência da mucosa (na endoscopia); e (4) avaliação global do médico com base no exame físico, na endoscopia e nos dados laboratoriais.

Capítulo elaborado a partir de conteúdo original de autoria de Brian A. Hemstreet.

- A *náusea* costuma ser definida como a tendência a vomitar ou como uma sensação na garganta ou na região epigástrica que alerta o indivíduo de que o vômito está iminente. Os *vômitos* são definidos como a ejeção ou expulsão do conteúdo gástrico pela boca, exigindo, com frequência, uma ação vigorosa.

ETIOLOGIA E FISIOPATOLOGIA

- As etiologias específicas associadas às náuseas e aos vômitos são apresentadas no Quadro 27-1.
- O Quadro 27-2 fornece uma lista dos agentes citotóxicos classificados pelo seu potencial emetogênico. Embora alguns agentes possam ter maior potencial emetogênico do que outros, as combinações de agentes, o uso de altas doses, os ambientes clínicos, as condições psicológicas, as experiências prévias de tratamento e os estímulos incomuns da visão, do olfato ou do paladar podem alterar a resposta de um paciente a um tratamento farmacológico.
- As três fases consecutivas da êmese são as náuseas, a ânsia de vômito e os vômitos. A náusea, que se refere à necessidade iminente de vomitar, está associada à estase gástrica. A ânsia de vômito é o movimento laborioso dos músculos abdominais e torácicos antes de vomitar. A fase final da êmese consiste nos vômitos, isto é, a expulsão vigorosa do conteúdo gástrico, devido à retroperistalse gastrintestinal (GI).
- Os vômitos são desencadeados por impulsos aferentes até o centro do vômito, um núcleo de células no bulbo. Os impulsos são recebidos de centros sensoriais, como a zona de gatilho quimiorreceptora (CTZ, de *chemoreceptor trigger zone*), o córtex cerebral e os aferentes viscerais provenientes da faringe e do trato GI. Quando excitados, os impulsos aferentes são integrados pelo centro do vômito, resultando em impulsos eferentes para o centro da salivação, o centro respiratório e os músculos faríngeos, GI e abdominais, levando ao ato do vômito.

MANIFESTAÇÕES CLÍNICAS

- A apresentação clínica das náuseas e dos vômitos é descrita no Quadro 27-3. As náuseas e os vômitos podem ser classificados como simples ou complexos.

TRATAMENTO

- Objetivo do tratamento: consiste em evitar ou eliminar as náuseas e os vômitos; em condições ideais, isso é alcançado sem efeitos adversos ou com efeitos adversos clinicamente aceitáveis.

ABORDAGEM GERAL AO TRATAMENTO

- As opções de tratamento para as náuseas e vômitos incluem modalidades farmacológicas e não farmacológicas e dependem das condições clínicas associadas. Para pacientes com queixa simples, talvez relacionadas ao consumo de alimentos ou de bebidas, pode ser preferível a prevenção ou moderação da ingestão da dieta. Os pacientes com sintomas de doença sistêmica podem melhorar acentuadamente com a melhora da condição subjacente. Os pacientes nos quais esses sintomas resultam de alterações do labirinto produzidas por movimento podem beneficiar-se rapidamente da manutenção de uma posição física estável.
- Os vômitos psicogênicos podem beneficiar-se de intervenções psicológicas.

MANEJO FARMACOLÓGICO

- As informações sobre as preparações antieméticas comumente disponíveis estão compiladas no Quadro 27-4. O tratamento das náuseas ou dos vômitos simples em geral requer terapia mínima.
- Para a maioria das condições, prefere-se um único agente antiemético; entretanto, para os pacientes que não respondem a esse tipo de tratamento e para aqueles que recebem quimioterapia altamente emetogênica, costumam ser necessários esquemas com múltiplos agentes.

QUADRO 27-1	Etiologias específicas das náuseas e dos vômitos
Mecanismos gastrintestinais (GI)	**Distúrbios metabólicos**
Obstrução mecânica	Diabetes melito (cetoacidose diabética)
Obstrução pilórica	Doença de Addison
Obstrução do intestino delgado	Doença renal (uremia)
Distúrbios GI funcionais	**Causas psiquiátricas**
Gastroparesia	Vômito psicogênico
Dispepsia não ulcerosa	Transtornos de ansiedade
Pseudo-obstrução intestinal crônica	Anorexia nervosa
Síndrome do intestino irritável	**Causas induzidas por terapia**
Distúrbios GI orgânicos	Quimioterapia citotóxica
Doença ulcerosa péptica	Radioterapia
Pancreatite	Preparações de teofilina
Pielonefrite	Preparações anticonvulsivantes
Colecistite	Preparações digitálicas
Colangite	Opiáceos
Hepatite	Antibióticos
Gastrenterite aguda	Anestésicos gerais voláteis
Viral	**Abstinência de substâncias**
Bacteriana	Opiáceos
Doenças cardiovasculares	Benzodiazepínicos
Infarto agudo do miocárdio	**Causas diversas**
Insuficiência cardíaca congestiva	Gravidez
Ablação por radiofrequência	Odores nocivos
Processos neurológicos	Procedimentos operatórios
Aumento da pressão intracraniana	
Enxaqueca	
Distúrbios vestibulares	

Fonte: adaptado de Hasler WL, Chey WD. Gastroenterol 2003;25:1860-1867.

- O tratamento das náuseas e dos vômitos simples geralmente requer terapia mínima. Os medicamentos de venda livre e adquiridos com prescrição que são úteis no tratamento das náuseas e dos vômitos simples são habitualmente efetivos em pequenas doses administradas de modo infrequente.

Informações sobre as classes de fármacos

ANTIÁCIDOS

- Os antiácidos de venda livre isolados ou em associações, em particular os que contêm hidróxido de magnésio, hidróxido de alumínio e/ou carbonato de cálcio, podem proporcionar alívio suficiente das náuseas ou dos vômitos simples, principalmente por meio de neutralização do ácido gástrico. Os esquemas posológicos de antiácidos comuns para o alívio das náuseas e dos vômitos incluem uma ou mais doses de 15 a 30 mL de produtos contendo um único agente ou vários agentes associados.

QUADRO 27-2	Risco emetogênico dos agentes usados em oncologia		
Risco emetogênico (se não for administrada nenhuma medicação profilática)	**Agente citotóxico (por ordem alfabética)**	**Risco emetogênico (se não for administrada nenhuma medicação profilática)**	**Agente citotóxico (por ordem alfabética)**
Alto (> 90%)	Carmustina		Floxuridina
	Ciclofosfamida ($\geq$ 1.500 mg/m^2)		Fluouracila
			Gencitabina
	Cisplatina (> 50 mg/m^2)		Interferon-α (< 10 milhões de unidades/m^2)
	Combinação de doxorrubicina (adriamicina) ou epirrubicina + ciclofosfamida		Ixabepilona
	Dacarbazina		Lapatinibe
	Estreptozocina		Metotrexato (< 250 mg/m^2)
	Ifosfamida (> 10 g/m^2)		Mitomicina
	Mecloretamina		Mitoxantrona
Moderado (30 a 90%)	Aldesleucina (> 12 a 15 milhões de unidades/m^2)		Paclitaxel
			Paclitaxel albumina
	Amifostina (> 300 mg/m^2)		Pemetrexede
	Azacitidina		Pentostatina
	Bendamustina		Romidepsina
	Bussulfano		Sorafenibe
	Carboplatina		Sunitinibe
	Ciclofosfamida (< 1.500 mg/m^2)		Tiotepa
	Trióxido de arsênio		Topotecana
	Cisplatina (< 50 mg/m^2)		Traztuzumabe
	Citarabina (> 200 mg/m^2)		
	Clofarabina	Mínimo (< 10%)	Alentuzumabe
	Dactinomicina		Asparaginase
	Daunorrubicina		Bevacizumabe
	Doxorrubicina (adriamicina)		Bleomicina
	Epirrubicina		Bortezomibe
	Idarrubicina		Cladribina
	Ifosfamida		Citarabina (< 200 mg/m^2)
	Interferon-α (10 milhões de unidades/m^2)		Decitabina
			Denileucina diftitox
	Irinotecano		Dexrazoxano
	Melfalana		Fludarabina
	Metotrexato (> 250 mg/m^2)		Ipilimumabe
	Oxaliplatina		Nelarabina
	Procarbazina		Ofatumumabe
	Temozolomida		Panitumumabe
			PEG-asparaginase
Baixo (10 a 30%)	Cabazitaxel		Rituximabe
	Capecitabina		Tensirolimo
	Cetuximabe		Trastuzumabe
	Citarabina ($\leq$ 200 mg/m^2)		Valrubicina
	Docetaxel		Vimblastina
	Eribulina		Vincristina
	Erlotinibe		Vinorelbina
	Etoposídeo		

| QUADRO 27-3 | Apresentação das náuseas e dos vômitos |

Geral
Dependendo da gravidade dos sintomas, os pacientes podem apresentar desconforto leve a intenso.

Sintomas
Simples: autolimitados, desaparecem de modo espontâneo e necessitam apenas de terapia sintomática.

Complexos: não são aliviados após a administração de antieméticos; deterioração progressiva do paciente em consequência de distúrbios hidreletrolíticos; geralmente associados a agentes nocivos ou a eventos psicogênicos.

Sinais
Simples: o paciente queixa-se de enjoo ou desconforto.

Complexos: perda de peso, febre e dor abdominal.

Exames laboratoriais
Simples: nenhum.

Complexos: concentrações séricas de eletrólitos; avaliação gastrintestinal superior/inferior.

Outras informações
Balanço hídrico

História medicamentosa

História recente de alterações comportamentais ou visuais, cefaleia, dor ou estresse

História familiar positiva para vômitos psicogênicos

ANTAGONISTAS DOS RECEPTORES H2 DE HISTAMINA

- Os antagonistas dos receptores de H2 de histamina (cimetidina, famotidina, nizatidina e ranitidina) podem ser utilizados em doses baixas para tratar a náusea e os vômitos simples associados à pirose ou ao refluxo gastresofágico.

AGENTES ANTI-HISTAMÍNICOS ANTICOLINÉRGICOS

- Os agentes anti-histamínicos da categoria anti-histamínicos anticolinérgicos podem ser apropriados no tratamento das náuseas e dos vômitos simples, em especial aqueles associados à cinetose.
- As reações adversas que podem ocorrer com o uso dos agentes anti-histamínicos anticolinérgicos consistem principalmente em sonolência ou confusão, visão turva, boca seca, retenção urinária e, possivelmente, taquicardia, em particular em pacientes idosos.

BENZODIAZEPÍNICOS

- Os benzodiazepínicos são antieméticos relativamente fracos, utilizados principalmente na prevenção da ansiedade ou das náuseas e dos vômitos antecipados. Tanto o alprazolam quanto o lorazepam são usados como adjuvantes de outros antieméticos em pacientes tratados com esquema contendo cisplatina.

FENOTIAZINAS

- As **fenotiazinas** são mais úteis para pacientes com náuseas e vômitos simples. A administração retal constitui uma alternativa razoável para pacientes nos quais a administração oral ou parenteral não é possível.
- Os problemas associados a esses medicamentos consistem em efeitos colaterais desagradáveis e potencialmente perigosos, incluindo reações extrapiramidais, reações de hipersensibilidade com possível disfunção hepática, aplasia da medula óssea e sedação excessiva.

CORTICOSTEROIDES

- A **dexametasona** é o corticosteroide mais utilizado no manejo das náuseas e dos vômitos induzidos por quimioterapia (NVIQ) e das náuseas e dos vômitos pós-operatórios (NVPO), seja como

QUADRO 27-4	Preparações antieméticas comuns e esquemas posológicos para adultos					
Fármaco	Esquema posológico para adultos	Forma farmacêutica/via	Disponibilidade	Reações medicamentosas adversas	Parâmetros de monitoramento	Comentários
Antiácidos						
Antiácidos (vários)	15 a 30 mL a cada 2 a 4 horas, quando necessário	Líquido/oral	Venda livre	Produtos contendo magnésio: diarreia Produtos contendo alumínio ou cálcio: constipação intestinal	Avaliar quanto ao alívio dos sintomas	Úteis para náuseas/ vômitos simples
Agentes anti-histamínicos anticolinérgicos						
Dimenidrinato	50 a 100 mg a cada 4 a 6 horas, se necessário	Comprimido, comprimido mastigável, cápsula	Venda livre	Sonolência, confusão, visão turva, boca seca, retenção urinária	Avaliar quanto ao alívio episódico da cinetose ou náusea/ vômitos	Particularmente problemático no idoso, risco aumentado de complicações em pacientes com HBP, glaucoma de ângulo estreito ou asma
Difenidramina	25 a 50 mg a cada 4 a 6 horas, se necessário 10 a 50 mg a cada 2 a 4 horas, se necessário	Comprimido, cápsula, líquido IM, IV	Prescrição/ venda livre	Ver acima Ver acima	Ver acima Ver acima	Ver acima Ver acima
Hidroxizina	25 a 100 mg a cada 4 a 6 horas, se necessário	IM (uso não indicado na bula)	Prescrição	Ver acima	Ver acima	Ver acima
Meclizina	12,5 a 25 mg, 1 hora antes da viagem; repetir a cada 12 a 24 horas, quando necessário	Comprimido, comprimido mastigável	Prescrição/ venda livre	Ver acima	Ver acima	Ver acima

(continua)

QUADRO 27-4	Preparações antieméticas comuns e esquemas posológicos para adultos (*continuação*)					
Fármaco	**Esquema posológico para adultos**	**Forma farmacêutica/via**	**Disponibilidade**	**Reações medicamentosas adversas**	**Parâmetros de monitoramento**	**Comentários**
Escopolamina	1,5 mg a cada 72 horas	Adesivo transdérmico	Prescrição	Ver acima	Ver acima	Ver acima
Trimetobenzamida	300 mg, três a quatro vezes ao dia	Cápsula	Prescrição	Ver acima	Ver acima	Ver acima
	200 mg, três a quatro vezes ao dia	IM	Prescrição	Ver acima	Ver acima	Ver acima
Benzodiazepínicos						
Alprazolam	0,5 a 2 mg, três vezes ao dia antes da quimioterapia	Comprimidos	Prescrição (C-IV[ᵃ])	Tontura, sedação, alteração do apetite, comprometimento da memória	Avaliar quanto a episódios de NVA	Aplicação no tratamento: NVA
Lorazepam	0,5 a 2 mg na noite anterior e pela manhã no dia da quimioterapia	Comprimidos	Prescrição (C-IV[ᵃ])	Ver acima	Ver acima	Ver acima
Butirofenonas						
Haloperidol	1 a 5 mg a cada 12 horas, quando necessário	Comprimidos, líquido, IM, IV	Prescrição	Sedação, constipação intestinal, hipotensão	Observar a ocorrência de sedação aditiva, particularmente se for usado com analgésicos narcóticos	Aplicação no tratamento: cuidados paliativos
Droperidol[ᵃ]	2,5 mg; pode-se administrar uma dose adicional de 1,25 mg IM, IV	IM, IV	Prescrição	Prolongamento do intervalo QT e/ou *torsade de pointes*	Eletrocardiograma de 12 derivações antes da administração, seguido de monitoramento cardíaco por 2 a 3 horas após a administração	Uso limitado fora de ensaios clínicos

Canabinoides

Dronabinol	5 a 15 mg/m², a cada 2 a 4 horas, quando necessário	Cápsulas	Prescrição (C-III)	Euforia, sonolência, xerostomia	Avaliar quanto ao alívio dos sintomas	Pode ser útil para NVIQ refratários
Nabilona	1 a 2 mg, duas vezes ao dia	Cápsulas	Prescrição (C-II)	Sonolência, vertigem, xerostomia	Ver acima	Ver acima

Corticosteroides

Dexametasona	Ver Quadro 27-5 para posologia nas NVIQ e Quadro 27-6 para posologia nas NVPO	Comprimidos, IV	Prescrição	Insônia, sintomas GI, agitação, estimulação do apetite	Avaliar quanto à eficácia como agente profilático: episódios de náuseas/vômitos e estado de hidratação	Útil como agente isolado ou como terapia de combinação para profilaxia das NVIQ e NVPO

Antagonistas dos receptores H2 de histamina

Cimetidina	200 mg, duas vezes ao dia, quando necessário	Comprimidos	Venda livre	Cefaleia	Avaliar quanto ao alívio dos sintomas	Útil quando a náusea é devida à pirose ou DRGE
Famotidina	10 mg, duas vezes ao dia, quando necessário	Comprimidos	Venda livre	Constipação intestinal, diarreia	Ver acima	Ver acima
Nizatidina	75 mg, duas vezes ao dia, quando necessário	Comprimidos	Venda livre	Diarreia, cefaleia	Ver acima	Ver acima
Ranidtidina	75 mg, duas vezes ao dia, quando necessário	Comprimidos	Venda livre	Constipação intestinal, diarreia	Ver acima	Ver acima

Antagonistas dos receptores de 5-hidroxitriptamina 3 (5-HT3)

	Ver o Quadro 27-5 para posologia nas NVIQ e Quadro 27-6 para posologia nas NVPO	Comprimidos, IV	Prescrição	Astenia, constipação intestinal, cefaleia	Avaliar quanto à eficácia como agente profilático: episódios de náuseas/vômitos e estado de hidratação	Útil como agente isolado ou como terapia de combinação para profilaxia das NVIQ e NVPO

(continua)

QUADRO 27-4	Preparações antieméticas comuns e esquemas posológicos para adultos (*continuação*)					
Fármaco	**Esquema posológico para adultos**	**Forma farmacêutica/via**	**Disponibilidade**	**Reações medicamentosas adversas**	**Parâmetros de monitoramento**	**Comentários**
Agentes diversos						
Metoclopramida	10 mg, quatro vezes ao dia	Comprimidos	Prescrição	Astenia, cefaleia, sonolência	Avaliar quanto ao alívio dos sintomas	Atividade pró-cinética útil na gastroparesia diabética
Olanzapina	2,5 a 5 mg, duas vezes ao dia	Comprimidos	Prescrição	Sedação	Avaliar quanto a uma diminuição nos episódios de náuseas/ vômitos	Usar com cautela no indivíduo idoso. Pode ser útil nas NVIQ inesperadas
Fenotiazinas						
Clorpromazina	10 a 25 mg, a cada 4 a 6 horas, quando necessário	Comprimidos, líquido	Prescrição	Constipação, tontura, taquicardia, discinesia tardia	Avaliar quanto a uma diminuição nos episódios de náuseas/ vômitos	Útil para as náuseas/ vômitos simples
	25 a 50 mg, a cada 4 a 6 horas, quando necessário	IM, IV	Prescrição	Ver acima	Ver acima	Ver acima
Proclorperazina	5 a 10 mg, 3 a 4 vezes, quando necessário	Comprimidos, líquido	Prescrição	Intervalo QT prolongado, sedação, discinesia tardia	Atividade pró-cinética útil na gastroparesia diabética	Útil para as náuseas/ vômitos simples e para as NVIQ inesperadas
	5 a 10 mg, a cada 3 a 4 horas, quando necessário	IM	Prescrição	Ver acima	Ver acima	Ver acima
	2,5 a 10 mg, a cada 3 a 4 horas, quando necessário	IV	Prescrição	Ver acima	Ver acima	Ver acima
	25 mg, duas vezes ao dia, quando necessário	Supositórios	Prescrição	Ver acima	Ver acima	Ver acima

Prometazina	12,5 a 25 mg, a cada 4 a 6 horas, quando necessário	Comprimido, líquido, IM, IV, supositórios	Prescrição	Sonolência, sedação	Avaliar quanto a uma diminuição dos episódios de náuseas/vômitos e melhora do estado de hidratação	Ver acima
Antagonista do receptor da substância P/neurocinina 1						
Apreptitanto	Ver Quadro 27-5 para as doses para NVIQ e o Quadro 27-6 para as doses para NVPO	Cápsula, IV	Prescrição	Constipação intestinal, diarreia, cefaleia, soluços	Avaliar quanto à eficácia como agente profilático: episódios de náuseas/vômitos e estado de hidratação	Útil na terapia de combinação para profilaxia das NVIQ e NVPO

C-II, C-III e C-IV, classificação 2, 3 e 4 das substâncias controladas, respectivamente; DRGE, doença de refluxo gastresofágico; GI, gastrintestinal; HBP, hiperplasia prostática benigna; IM, intramuscular; IV, intravenoso; líquidos, xarope oral, concentrado ou suspensão; NVA, náuseas e vômitos antecipados; NVIQ, náuseas e vômitos induzidos por quimioterapia; NVPO, náuseas e vômitos pós-operatórios.
ªVer o texto para advertências atuais.
¹N. de R. T. Estas são as classes de controle nos Estados Unidos.

agente isolado ou em associação com antagonistas do receptor de 5-hidroxitriptamina 3 (5-HT$_3$-RAs). Para as NVIQ, a dexametasona mostra-se efetiva na prevenção da êmese aguda induzida por cisplatina e náusea e vômitos tardios na NVIQ, quando usada isoladamente ou em combinação.

METOCLOPRAMIDA

- A **metoclopramida** é usada por suas propriedades antieméticas em pacientes com gastroparesia diabética e em associação com a dexametasona para profilaxia das náuseas e dos vômitos tardios associados à administração de quimioterapia.

CANABINOIDES

- A **nabilona** oral e o **dronabinol** constituem opções terapêuticas quando as náuseas e os vômitos induzidos por quimioterapia são refratários a outros agentes antieméticos; todavia, não estão indicados como agentes de primeira linha.

ANTAGONISTAS DOS RECEPTORES DE SUBSTÂNCIA P/NEUROCININA 1

- A substância P é um neurotransmissor peptídico, o qual se acredita ser o principal mediador da fase tardia das NVIQ e um dos mediadores da fase aguda das NVIQ.
- O **aprepitanto** e o **fosaprepitanto** (forma injetável do aprepitanto) são antagonistas dos receptores de substância P/neurocinina 1 (P/NK$_1$), cujo uso está indicado como parte de um esquema de múltiplos fármacos para a profilaxia das náuseas e dos vômitos associados à quimioterapia à base de cisplatina em altas doses.
- É possível a ocorrência de várias interações medicamentosas potenciais; foram descritas interações medicamentosas clinicamente significativas com contraceptivos orais, varfarina e dexametasona oral.

ANTAGONISTAS DOS RECEPTORES DE 5-HIDROXITRIPTAMINA 3

- Os 5-HT3-RA (**dolasetrona**, **granisetrona**, **ondansetrona** e **palonosetrona**) constituem o padrão de cuidados no manejo das NVIQ, NVPO e náuseas e vômitos induzidos por radiação. Os efeitos colaterais mais comuns associados a esses agentes consistem em constipação intestinal, cefaleia e astenia.

NÁUSEAS E VÔMITOS INDUZIDOS POR QUIMIOTERAPIA

- As náuseas e os vômitos que ocorrem dentro de 24 horas após a administração de quimioterapia são definidos como agudos, enquanto as náuseas e os vômitos que começam dentro de mais de 24 horas após a administração de quimioterapia são definidos como tardios. O potencial emetogênico do agente ou esquema quimioterápico (ver **Quadro 27-2**) constitui o principal fator a ser considerado quando se seleciona um antiemético para **profilaxia** das NVIQ.
- As recomendações para antieméticos em pacientes submetidos à quimioterapia são apresentadas no **Quadro 27-5**.

Profilaxia das náuseas e vômitos induzidos por quimioterapia

- Os pacientes submetidos à quimioterapia classificada como de alto risco emético devem receber um esquema de combinação de antieméticos contendo três fármacos no dia de administração da quimioterapia (dia 1) – um 5-HT$_3$-RA mais dexametasona mais aprepitanto ou fosaprepitanto.
- Os pacientes que recebem esquemas classificados como de risco emético moderado devem ser tratados com um esquema de combinação de antieméticos contendo um 5-HT$_3$-RA mais dexametasona no dia 1 e, em seguida, dexametasona nos dias 2 e 3.
- Para a profilaxia das náuseas e dos vômitos tardios induzidos por quimioterapia com alto risco emético, recomenda-se a administração de aprepitanto e dexametasona nos dias 2 e 3 e dexametasona, com ou sem lorazepam no dia 4. Para um risco emético moderado, a recomendação consiste na administração de aprepitanto ou de qualquer um dos seguintes: dexametasona, um 5-HT$_3$-RA, e/ou lorazepam e/ou um bloqueador de histamina-2 ou um inibidor da bomba de prótons nos dias 2 e 3.

NÁUSEAS E VÔMITOS PÓS-OPERATÓRIOS

- Dispõe-se de uma variedade de abordagens farmacológicas que podem ser prescritas como terapia isolada ou combinada para a profilaxia das NVPO. Ver o **Quadro 27-6** para as doses de agentes específicos. As NVPO em adultos ocorrem em 25 a 30% dos pacientes dentro de 24 horas após a anestesia.

QUADRO 27-5	Recomendações posológicas para as NVIQ em pacientes adultos	
Risco emético	**Profilaxia da fase aguda das NVIQ (uma dose administrada antes da quimioterapia)**	**Profilaxia da fase tardia das NVIQ**
Alto (incluindo o esquema AC[a])	Antagonistas dos receptores 5-hidroxitriptamina 3 (5-HT$_3$-RA):	
	Palonosetrona, 0,25 mg IV (preferida)	
	Dolasetrona, 100 mg por via oral	
	Granisetrona, 2 mg por via oral ou 1 mg IV ou 0,01 mg/kg IV ou adesivo transdérmico de 34,3 mg	
	Ondransetrona, 16 a 24 mg por via oral ou 8 a 12 mg IV (dose máxima de 32 mg)	
	e dexametasona, 12 mg por via oral ou IV	Dexametasona, 8 mg por via oral, duas vezes ao dia, nos dias 2 a 4
	e aprepitanto, 125 mg por via oral	Aprepitanto, 80 mg por via oral, nos dias 2 e 3 após a quimioterapia
	ou fosaprepitanto, 115 mg IV	
	± lorazepam, 0,5 a 2 mg VO ou IV ou	
	SL a cada 4 a 6 horas, nos dias 1 a 4,	
	± bloqueadores H$_2$ ou inibidor da bomba de prótons	
Moderado	5-HT$_3$-RA:	
	Palonosetrona, 0,25 mg IV (preferida)	5-HT$_3$-RA: dolasetrona, 100 mg por via oral, diariamente[b]
	Dolasetrona, 100 mg por via oral	
	Granisetrona, 2 mg por vir oral ou 1 mg IV ou 0,01 mg/kg IV ou adesivo transdérmico de 34,3 mg	Granisetrona, 1 a 2 mg por via oral, diariamente[b]
	Ondansetrona 16 a 24 mg, por via oral, ou 8 a 12 mg IV (dose máxima de 32 mg)	Ondansetrona, 8 mg por via oral, diariamente ou duas vezes ao dia[b]
	e dexametasona, 8 a 12 mg por via oral ou IV	Dexametasona, 8 mg por via oral, duas vezes ao dia[b]
	e em pacientes selecionados:[c] aprepitanto, 125 mg por via oral	Aprepitanto, 80 mg por via oral nos dias 2 e 3, se for usado no dia 1
	ou fosaprepitanto, 115 mg IV	
	± lorazepam, 0,5 a 1 mg VO ou IV ou	
	SL a cada 4 a 6 horas, nos dias 1 a 4,	
	± bloqueador H$_2$ ou inibidor da bomba de prótons	

(continua)

QUADRO 27-5	Recomendações posológicas para as NVIQ em pacientes adultos (*continuação*)

Risco emético	Profilaxia da fase aguda das NVIQ (uma dose administrada antes da quimioterapia)	Profilaxia da fase tardia das NVIQ
Baixo	Dexametasona, 8 a 12 mg por via oral ou IV	Nenhuma
Mínimo	Nenhuma	Nenhuma

As doses incluídas neste quadro refletem as recomendações das diretrizes publicadas.[16,24,17] Essas doses podem diferir da bula do fabricante; elas refletem o consenso dos participantes das diretrizes.
IV, intravenoso; NVIQ, náuseas e vômitos induzidos por quimioterapia; SL, sublingual; VO, via oral.
[a] Ver Referência 27.
[b] Durante 2 a 3 dias após a quimioterapia.
[c] Pacientes que recebem outras quimioterapias de risco emético moderado, como carboplatina, cisplatina, doxorrubicina (adriamicina), epirrubicina, ifosfamida, irinotecano ou metotrexato.

QUADRO 27-6	Doses profiláticas recomendadas de antieméticos selecionados para as NVPO em adultos e crianças

Fármaco	Dose para adultos	Dose pediátrica (IV)	Momento de administração da dose[a]
Aprepitanto[b]	40 mg por via oral	Não indicado na bula para uso pediátrico	Dentro de 3 horas antes da indução
Dexametasona	4 a 5 mg IV	150 mcg/kg até 5 mg	Na indução
Dimenidrinato	1 mg/kg IV	0,5 mg/kg até 25 mg	Não especificado
Dolasetrona	12,5 mg IV	350 mcg/kg até 12,5 mg	No final da cirurgia
Droperidol[d]	0,625 a 1,25 mg IV	10 a 15 mcg/kg até 1,25 mg	No final da cirurgia
Granisetrona	0,35 a 1,5 mg IV	40 mcg/kg até 0,6 mg	No final da cirurgia
Haloperidol	0,5 a 2 mg (IM ou IV)	C	Não especificado
Ondansetrona	4 mg IV	50 a 100 mcg/kg até 4 mg	No final da cirurgia
Palonosetrona[b]	0,075 mg IV	Não indicado na bula para pacientes com < 18 anos de idade	Na indução
Proclorperazina	5 a 10 mg IM ou IV	C	No final da cirurgia
Prometazina[b]	6,25 a 25 mg IV	C	Na indução
Escopolamina	Adesivo transdérmico	C	Antes do final da tarde ou 4 horas antes da cirurgia
Tropisetrona	2 mg IV	0,1 mg/kg até 2 mg	No final da cirurgia

IM, intramuscular; IV, intravenoso.
[a] Com base nas recomendações das diretrizes de consenso; podem diferir das recomendações do fabricante.
[b] Indicado na bula para uso nas náuseas e nos vômitos pós-operatórios, porém não incluído nas diretrizes de consenso.
[c] Dose pediátrica não incluída nas diretrizes de consenso.
[d] Ver a advertência da Food and Drug Administration na tarja preta.
Gan TJ, Meyer TA, Apfel CC, et al. Society for ambulatory anesthesia guidelines for the management of postoperative nausea and vomiting. Anesth Analg 2007;105:1615-1628.

- Os pacientes com baixo risco têm pouca probabilidade de beneficiar-se da profilaxia antiemética. Os pacientes com risco moderado de NVPO devem receber um ou dois antieméticos profiláticos, e aqueles com alto risco devem receber dois antieméticos profiláticos de classes diferentes.

DISTÚRBIOS DO EQUILÍBRIO

- A terapia benéfica para pacientes com náuseas e vômitos associados a distúrbios do equilíbrio pode ser encontrada entre os agentes anti-histamínicos anticolinérgicos. Nem a potência anti-histamínica nem a anticolinérgica parecem exigir uma boa correlação com a capacidade desses agentes de evitar ou tratar as náuseas e os vômitos associados à cinetose.
- A escopolamina (geralmente administrada na forma de adesivo) costuma ser utilizada para prevenir as náuseas e os vômitos causados pelo movimento.

USO DE ANTIEMÉTICOS DURANTE A GRAVIDEZ

- O tratamento inicial das náuseas e vômitos da gravidez (NVG) frequentemente envolve mudanças dietéticas e/ou modificações do estilo de vida.
- Recomenda-se a piridoxina (10 a 25 mg, 1 a 4 vezes ao dia) como terapia de primeira linha, com ou sem doxilamina (12,5 a 20 mg, 1 a 4 vezes ao dia). As pacientes com NVG persistentes ou que apresentam sinais de desidratação devem receber reposição de líquidos intravenosos (IV) com tiamina. A ondansetrona, 2 a 8 mg por via oral/IV, a cada 8 horas, quando necessário, pode aliviar as NVG.

USO DE ANTIEMÉTICOS EM CRIANÇAS

- Para as crianças submetidas à quimioterapia de alto risco ou de risco moderado, deve-se administrar um corticosteroide mais $5\text{-}HT_3\text{-}RA$. As doses ideais ou a melhor estratégia posológica ainda não foram determinadas.
- Para as náuseas e os vômitos associados à gastrenterite pediátrica, existe maior ênfase nas medidas de reidratação do que na intervenção farmacológica.

Capítulo elaborado a partir de conteúdo original de autoria de Cecily V. DiPiro e Robert J. Ignoffo.

- A pancreatite aguda (PA), um distúrbio inflamatório do pâncreas, caracteriza-se por dor na parte superior do abdome e elevações das enzimas pancreáticas.
- A pancreatite crônica (PC) é uma doença progressiva caracterizada por inflamação pancreática de longa duração, levando a uma perda das funções exócrina e endócrina do pâncreas.

PANCREATITE AGUDA

FISIOPATOLOGIA

- Os cálculos biliares e o abuso de álcool são responsáveis pela maioria dos casos nos Estados Unidos. Em alguns pacientes, não é possível identificar uma causa (pancreatite idiopática).
- Muitos medicamentos foram implicados (Quadro 28-1), porém é difícil confirmar uma associação etiológica devido a considerações éticas e práticas que impedem a reprodução da situação.
- A PA é iniciada pela ativação prematura do tripsinogênio em tripsina no pâncreas, levando à ativação de outras enzimas digestivas e à autodigestão da glândula.
- As enzimas pancreáticas ativas liberadas no pâncreas e nos tecidos adjacentes provocam lesão e necrose do tecido pancreático, da gordura circundante, do endotélio vascular e das estruturas adjacentes. A lipase provoca lesão das células adiposas, produzindo substâncias nocivas que causam maior lesão pancreática e peripancreática.
- A liberação de citocinas pelas células acinares causa lesão dessas células e intensifica a resposta inflamatória. As células acinares lesionadas liberam quimioatraentes que aproximam os neutrófilos, os macrófagos e outras células até a área de inflamação, causando uma síndrome de resposta inflamatória sistêmica (SRIS). A lesão vascular e a isquemia provocam liberação de citocinas, que tornam as paredes capilares permeáveis e promovem o edema tecidual.
- A infecção pancreática pode resultar do aumento da permeabilidade intestinal e da translocação de bactérias colônicas.
- As complicações locais na PA grave consistem em acúmulo agudo de líquido, necrose pancreática, infecção, abscesso, formação de pseudocisto e ascite pancreática.
- As complicações sistêmicas incluem anormalidades cardiovasculares, renais, pulmonares, metabólicas, hemorrágicas e do sistema nervoso central (SNC).

MANIFESTAÇÕES CLÍNICAS

- A apresentação clínica depende da gravidade do processo inflamatório e da lesão estar limitada ao pâncreas ou envolver complicações locais e sistêmicas.
- As manifestações iniciais variam desde desconforto abdominal moderado até dor excruciante, choque e angústia respiratória. A dor abdominal, que ocorre em 95% dos pacientes, costuma ser epigástrica e, com frequência, irradia-se para os quadrantes superiores ou para as costas. Em geral, o início é súbito, e a intensidade é frequentemente descrita como "cortante" ou "perfurante". A dor em geral alcança sua intensidade máxima dentro de 30 minutos e pode persistir por várias horas ou dias. O início da dor pode ser seguido de náuseas e vômitos, que ocorrem em 85% dos pacientes.
- Os sinais associados à inflamação e necrose pancreáticas disseminadas consistem em hipersensibilidade epigástrica acentuada, distensão abdominal, hipotensão, taquicardia e febre baixa. Na doença grave, os sons intestinais estão diminuídos ou ausentes. A dispneia e a taquipneia constituem sinais de complicações respiratórias agudas.

DIAGNÓSTICO

- O diagnóstico deve ser estabelecido dentro de 48 horas, com base nas características de dor abdominal e elevação dos níveis de amilase, lipase ou ambas até pelo menos três vezes o limite superior da normalidade.

QUADRO 28-1	Medicamentos associados à pancreatite aguda		
Classe I: associação definida	**Classe II: associação provável**	**Classe III: associação possível**	
Ácido 5-aminossalicílico	Carbamazepina	Ácido etacrínico	Granisetrona
Ácido valproico/sais	Cisplatina	Ácido mefenâmico	Ibuprofeno
Antimoniais pentavalentes	Eritromicina	Aldesleucina	Indinavir
Asparaginase	Hidroclorotiazida	Amiodarona	Indometacina
Azatioprina	Interferon-α_{2b}	Cálcio	Infliximabe
Citarabina	Lamivudina	Celecoxibe	Lisinopril
Corticosteroides	Octreotida	Cetoprofeno	Metformina
Didanosina	Paracetamol	Cetorolaco	Metildopa
Enalapril	Sitagliptina	Ciclosporina	Metolazona
Estrogênios		Cimetidina	Metronidazol
Furosemida		Ciprofloxacino	Nitrofurantoína
Mercaptopurina		Claritromicina	Omeprazol
Opiáceos		Clonidina	Ondansetrona
Pentamidina		Clozapina	Oxifembutazona
Sulfametoxazol e trimetoprima		Colestiramina	Paclitaxel
Sulfassalazina		Danazol	Pravastatina
Sulindaco		Diazóxido	Propofol
Tetraciclina		Emulsão lipídica	Propoxifeno
		Etamercepte	Rifampicina
		Exenatida	Sertralina
		Fanciclovir	Terapia com ouro
		Gliburida	Zalcitabina

- A tomografia computadorizada realçada por contraste (TCRC) do abdome pode confirmar o diagnóstico; a ressonância magnética e a ultrassonografia são algumas vezes úteis.
- A PA pode estar associada à leucocitose, hipoglicemia e hipoalbuminemia. As transaminases hepáticas, a fosfatase alcalina e a bilirrubina geralmente estão elevadas na pancreatite por cálculos biliares e em pacientes com doença hepática intrínseca. A hipocalcemia pronunciada indica necrose grave e representa um sinal de prognóstico ruim.
- Em geral, o nível sérico de amilase aumenta dentro de 4 a 8 horas após o início dos sintomas, alcança um valor máximo em 24 horas e normaliza-se nos próximos 8 a 14 dias. Concentrações superiores a três vezes o limite superior do normal são altamente sugestivas de PA.
- A lipase sérica é específica do pâncreas, e as concentrações estão elevadas e acompanham as elevações da amilase sérica. Os aumentos da lipase sérica persistem por mais tempo do que as elevações da amilase sérica e podem ser detectados após a normalização da amilase.
- O hematócrito pode estar normal, porém a hemoconcentração resulta de diversos fatores (p. ex., vômitos). Um hematócrito acima de 47% indica PA grave, enquanto um hematócrito abaixo de 44% indica doença leve.
- Os níveis de proteína C-reativa acima de 150 mg/dL em 48 a 72 horas indicam PA grave.
- Ocorrem trombocitopenia e aumento da relação internacional normalizada (INR, de *international normalized ratio*) em alguns pacientes com PA grave e doença hepática associada.

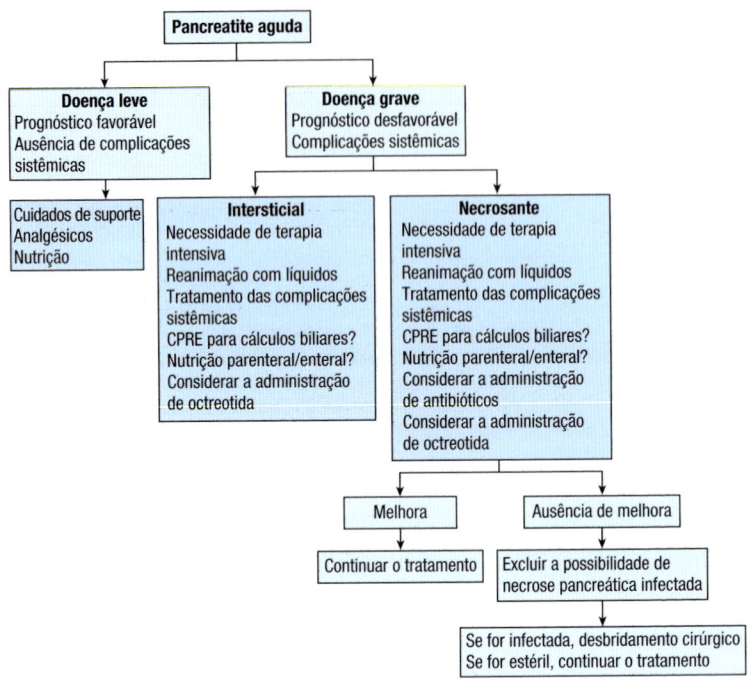

FIGURA 28-1 Algoritmo das diretrizes para a avaliação e o tratamento da pancreatite aguda.
CPRE, colangiopancreatografia retrógrada endoscópica.

TRATAMENTO

- Objetivos do tratamento: aliviar a dor abdominal e as náuseas; repor os líquidos; corrigir as anormalidades dos eletrólitos, da glicose e dos lipídios; minimizar as complicações sistêmicas; e evitar a necrose e infecção pancreáticas.

Terapia não farmacológica

- O **suporte nutricional** é importante, visto que a PA cria um estado catabólico que promove a depleção nutricional. Os pacientes com PA leve podem começar a alimentação oral após o retorno dos sons intestinais e a resolução da dor. O suporte nutricional deve ser iniciado quando se antecipa que a nutrição oral será suspensa por mais de uma semana. A alimentação enteral é preferida à nutrição parenteral (NP) na PA grave, quando o paciente consegue tolerá-la. Se a alimentação enteral não for possível ou for inadequada, a NP deve ser implementada antes da progressão da depleção proteica e calórica.
- A **colangiopancreatografia retrógrada endoscópica (CPRE)** é realizada para remover quaisquer cálculos biliares.
- A **cirurgia** está indicada para pacientes com pseudocisto ou abscesso pancreático ou para drenar o leito pancreático na presença de material hemorrágico ou necrótico.

Terapia farmacológica

- Os pacientes com PA frequentemente necessitam de antieméticos intravenosos (IV) para alívio das náuseas. Os pacientes com PA grave devem ser tratados com agentes antissecretores para evitar o sangramento da mucosa relacionado ao estresse. A reanimação apropriada com líquidos e o controle da dor também são necessários.

- A vasodilatação em consequência da resposta inflamatória, os vômitos e a aspiração nasogástrica contribuem para a hipovolemia e as anormalidades hidreletrolíticas, exigindo a sua reposição. Devido à falta de dados objetivos, as diretrizes de tratamento exigem uma reposição rápida de líquido, sem detalhes para a velocidade ideal ou o tipo de líquido. Alguns pacientes necessitam de reanimação agressiva com líquidos, enquanto outros podem necessitar de administração gradual.
- São utilizados analgésicos opioides por via parenteral para controlar a dor abdominal. A **morfina** é usada com frequência, e a analgesia controlada pelo paciente deve ser considerada para pacientes que necessitam de doses frequentes de opioides (p. ex., a cada 2 a 3 horas). A meperidina não é mais recomendada como fármaco de primeira linha devido aos efeitos adversos (p. ex., convulsões) e limitações das doses.
- Dispõe-se de dados insuficientes para sustentar o uso rotineiro da somatostatina ou octreotida para o tratamento da PA.
- Os antibióticos profiláticos não oferecem nenhum benefício na PA leve ou na ausência de necrose. O uso de antibióticos na PA grave (com ou sem necrose) na ausência de infecção não é sustentado pelos ensaios clínicos controlados. A administração de antibióticos na PA necrosante só é recomendada na presença de infecção suspeita ou diagnosticada. O desbridamento cirúrgico torna-se necessário quando ocorre desenvolvimento de infecção em pacientes com PA necrótica. Como o cólon provavelmente constitui a fonte de contaminação bacteriana na PA, antibióticos de amplo espectro com cobertura contra bacilos gram-negativos aeróbios e microrganismos anaeróbios entéricos devem ser iniciados dentro de 48 horas e mantidos por 2 a 3 semanas na presença de infecção. O **imipeném-cilastatina** (500 mg IV a cada 8 horas) tem sido amplamente usado, porém foi substituído, em muitos protocolos, por carbapenens mais recentes (p. ex., meropeném). Deve-se considerar o uso de uma fluoroquinolona (p. ex., **ciprofloxacino** ou **levofloxacino**) em associação com **metronidazol** para pacientes com alergia à penicilina.

AVALIAÇÃO DOS DESFECHOS TERAPÊUTICOS

- Nos pacientes com PA leve, o controle da dor, o estado hidreletrolítico e a nutrição devem ser avaliados periodicamente, dependendo do grau de dor abdominal e da perda de líquidos.
- Os pacientes com PA grave devem ser transferidos para uma unidade de terapia intensiva para monitoramento rigoroso dos sinais vitais, do estado hidreletrolítico, da contagem de leucócitos, do nível de glicemia, da lactato desidrogenase, da aspartato aminotransferase, da albumina sérica, do hematócrito, da ureia, creatinina sérica e INR. O monitoramento hemodinâmico contínuo e a gasometria arterial são essenciais. Os níveis séricos de lipase, amilase e bilirrubina exigem monitoramento menos frequente. O paciente deve ser monitorado quanto a sinais de infecção, alívio da dor abdominal e estado nutricional adequado. A gravidade da doença e a resposta do paciente devem ser avaliadas utilizando um método baseado em evidências, como Apache II.

PANCREATITE CRÔNICA

FISIOPATOLOGIA

- A PC resulta da inflamação de longa duração do pâncreas e leva à destruição irreversível do tecido pancreático, com depósito de fibrina e perda da função tanto exócrina quanto endócrina.
- O consumo crônico de etanol é responsável por cerca de 70% dos casos na sociedade ocidental, 10% resultam de outras causas e 20% são idiopáticos.
- A patogenia exata não é conhecida. A ativação das células estreladas do pâncreas por toxinas, estresse oxidativo e/ou mediadores inflamatórios parece constituir a causa da deposição de fibrina.
- A dor abdominal pode ser causada, em parte, pelo aumento da pressão do parênquima pancreático em consequência de obstrução, inflamação e necrose. A compressão das fibras nervosas pancreáticas após uma refeição, juntamente com a descarga contínua de neurônios periféricos e centrais, pode explicar a dor em queimação e fulgurante da PC.
- Ocorre má absorção de proteínas e lipídios quando a capacidade de secreção enzimática fica reduzida em 90%. Na minoria de casos, os pacientes desenvolvem complicações, incluindo pseudocisto pancreático, abscesso e ascite ou obstrução do ducto colédoco, com consequente colangite ou cirrose biliar secundária.

MANIFESTAÇÕES CLÍNICAS

- As principais características da PC consistem em dor abdominal, má absorção, perda de peso e diabetes melito. Ocorre icterícia em cerca de 10% dos pacientes.
- Em geral, os pacientes queixam-se de dor epigástrica ou abdominal profunda e penetrante, que pode irradiar para as costas. A dor frequentemente ocorre nas refeições e à noite e pode estar associada a náuseas e vômitos.
- Ocorrem esteatorreia e azotorreia na maioria dos pacientes. A esteatorreia com frequência está associada à diarreia e distensão abdominal. Pode ocorrer perda de peso.
- O diabetes pancreático constitui uma manifestação tardia comumente associada à calcificação do pâncreas.

DIAGNÓSTICO

- O diagnóstico baseia-se principalmente na apresentação clínica e nos exames de imagem ou provas de função pancreática. Os exames de imagem não invasivos incluem ultrassonografia abdominal, tomografia computadorizada (TC) e colangiopancreatografia por ressonância magnética (CPRM). Os exames de imagem invasivos incluem a ultrassonografia endoscópica (USE) e a CPER.
- Os níveis séricos de amilase e lipase costumam estar normais ou apenas ligeiramente elevados, mas podem estar aumentados nas exacerbações agudas.
- A bilirrubina total, a fosfatase alcalina e as transaminases hepáticas podem estar elevadas com obstrução ductal. Os níveis séricos de albumina e cálcio podem estar baixos com a desnutrição.
- As provas de função pancreática incluem:
  - ✓ Tripsinogênio sérico (um nível de < 20 ng/mL é anormal).
  - ✓ Elastase fecal (um resultado de < 200 mcg/g de fezes é anormal).
  - ✓ Estimativa da gordura fecal (um valor de > 7 g/dia é anormal; as fezes devem ser coletadas durante 72 horas).
  - ✓ Estimulação da secretina (para avaliação da secreção duodenal de bicarbonato).
  - ✓ Teste de respiração com triglicerídios mistos C[13].

TRATAMENTO

- <u>Objetivos do tratamento:</u> os objetivos do tratamento para a PC não complicada consistem em aliviar a dor abdominal, tratar as complicações de má absorção e intolerância à glicose e melhorar a qualidade de vida.

Terapia não farmacológica

- As mudanças no estilo de vida devem incluir abstinência de álcool e abandono do tabagismo.
- Os pacientes com esteatorreia devem ser orientados a fazer refeições menores e mais frequentes e reduzir o consumo de gordura dietética.
- Os pacientes que não consomem calorias adequadas a partir de sua dieta normal podem receber suplementos nutricionais orais à base de proteínas integrais ou peptídios.
- Os procedimentos invasivos e a cirurgia são utilizados principalmente para tratar a dor não controlada e as complicações da pancreatite crônica.

Terapia farmacológica

- O tratamento da dor deve começar com analgésicos não opioides orais, como o **paracetamol** ou um **agente anti-inflamatório não esteroide**, administrados de acordo com um horário estabelecido antes das refeições, a fim de ajudar a diminuir a dor pós-prandial.
- Antes de acrescentar opioides, pode-se administrar uma prova terapêutica de **suplementação de enzimas pancreáticas** para alívio da dor.
- Se essas medidas falharem, devem ser acrescentados opioides orais de baixa potência (p. ex., **hidrocodona**) aos analgésicos não opioides. O **tramadol** também tem sido utilizado. A dor intensa que não responde a essas terapias exige o uso de outros opioides (p. ex., **codeína, sulfato de morfina, oxicodona** ou **hidromorfona**). A não ser que haja alguma contraindicação, são utilizados opioides orais antes de formulações parenterais, transdérmicas ou outras formas farmacêuticas. Em pacientes com dor de difícil controle, deve-se considerar o uso de moduladores não opioides da dor crônica (p. ex., **pregabalina, inibidores seletivos da recaptação de serotonina** e **antidepressivos tricíclicos**).

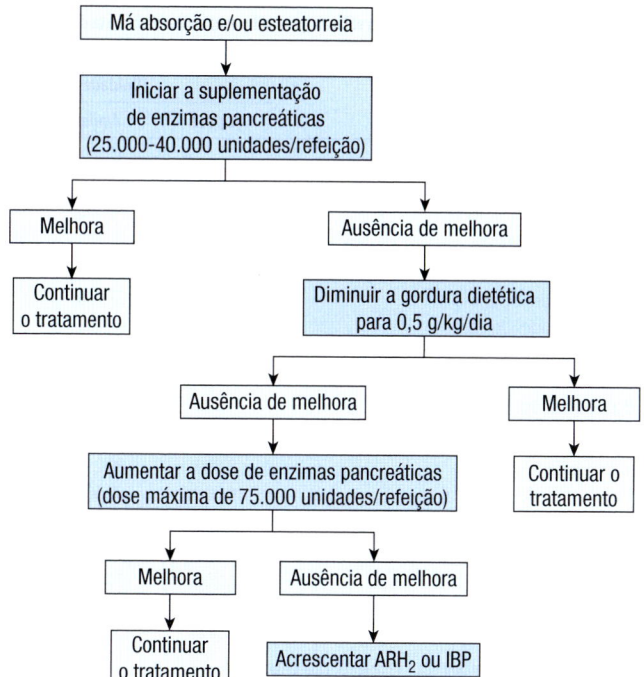

FIGURA 28-2 Algoritmo para o tratamento da má absorção e esteatorreia na pancreatite crônica. ARH_2, antagonista dos receptores H2 de histamina; IBP, inibidor da bomba de prótons.

- A suplementação de enzimas pancreáticas e a redução no consumo de gorduras da dieta constituem os principais tratamentos para a má absorção em consequência da PC (**Figura 28-2**). Essa combinação melhora o estado nutricional e diminui a esteatorreia. A dose de enzimas necessária para minimizar a má absorção é de 25.000 a 40.000 unidades de lipase administrada a cada refeição. A dose pode ser aumentada até um máximo de 75.000 unidades por refeição. Os produtos que contêm microesferas ou minimicroesferas de revestimento entérico podem ser mais efetivos do que outras formas farmacêuticas (**Quadro 28-2**).
- Os efeitos adversos dos suplementos de enzimas pancreáticas são geralmente benignos; todavia, o uso de altas doses pode resultar em náuseas, diarreia e desconforto intestinal. A colonopatia fibrosante constitui um efeito adverso mais grave, porém incomum. Foram relatadas deficiências das vitaminas lipossolúveis, justificando a realização de monitoramento adequado (particularmente da vitamina D).
- A adição de um antagonista dos receptores H2 de histamina (ARH_2) ou de um inibidor da bomba de prótons (IBP) pode aumentar a eficácia da terapia com enzimas pancreáticas, aumentando o pH gástrico e duodenal.

AVALIAÇÃO DOS DESFECHOS TERAPÊUTICOS

- A gravidade e a frequência da dor abdominal devem ser periodicamente avaliadas para determinar a eficácia do esquema analgésico. Para pacientes em uso de opioides, devem-se prescrever esquemas de horários para evacuações, e deve-se efetuar um monitoramento quanto à constipação intestinal.

QUADRO 28-2	Preparações de enzimas pancreáticas (pancrelipase) comercialmente disponíveis[1]		
	Conteúdo de enzima por unidade de dose (Unidades USP)		
Produto	Lipase	Amilase	Protease
Comprimidos			
Viokace™ 10.440 unidades de lipase	10.440	39.150	39.150
Viokace™ 20.880 unidades de lipase	20.880	78.300	78.300
Esferas com revestimento entérico			
Zenpep® 3.000 unidades de lipase	3.000	16.000	10.000
Zenpep® 5.000 unidades de lipase	5.000	27.000	17.000
Zenpep® 10.000 unidades de lipase	10.000	55.000	34.000
Zenpep® 15.000 unidades de lipase	15.000	82.000	51.000
Zenpep® 20.000 unidades de lipase	20.000	109.000	68.000
Zenpep® 25.000 unidades de lipase	25.000	136.000	85.000
Microesferas com revestimento entérico e tampão de bicarbonato			
Pertzye™ 8.000 unidades de lipase	8.000	30.250	28.750
Pertzye™ 16.000 unidades de lipase	16.000	60.500	57.500
Minimicroesferas com revestimento entérico			
Creon® 3.000 unidades de lipase	3.000	15.000	9.500
Creon® 6.000 unidades de lipase	6.000	30.000	19.000
Creon® 12.000 unidades de lipase	12.000	60.000	38.000
Creon® 24.000 unidades de lipase	24.000	120.000	76.000
Minicomprimidos/microcomprimidos com revestimento entérico			
Pancreaze® 4.200 unidades de lipase	4.200	17.500	10.000
Pancreaze® 10.500 unidades de lipase	10.500	43.750	25.000
Pancreaze® 16.800 unidades de lipase	16.800	70.000	40.000
Pancreaze® 21.000 unidades de lipase	21.000	61.000	37.000
Ultresa™ 13.800 unidades de lipase	13.800	27.600	27.600
Ultresa™ 20.700 unidades de lipase	20.700	41.400	41.400
Ultresa™ 23.000 unidades de lipase	23.000	46.000	46.000

USP, United States Pharmacopeia.
[1] N. de R.T. Os nomes comerciais correspondem ao mercado dos Estados Unidos.

- Para pacientes que recebem enzimas pancreáticas para a má absorção, é necessário monitorar periodicamente o peso corporal e a frequência das evacuações e consistência das fezes.
- O nível de glicemia deve ser monitorado cuidadosamente em pacientes diabéticos.

Capítulo elaborado a partir de conteúdo original de autoria de Scott Bolesta e Patricia A. Montgomery.

29 — Doença ulcerosa péptica

- A *doença ulcerosa péptica* (DUP) refere-se a um grupo de doenças ulcerativas do trato gastrintestinal (GI) superior que necessitam de ácido e pepsina para a sua ocorrência.

FISIOPATOLOGIA

- A patogenia das úlceras duodenais e gástricas envolve anormalidades fisiopatológicas e fatores ambientais e genéticos.
- A maioria das úlceras pépticas ocorre na presença de ácido e de pepsina quando o *Helicobacter pylori* (HP), os anti-inflamatórios não esteroides (AINEs) ou outros fatores rompem os mecanismos normais de defesa e cicatrização da mucosa. Pode ocorrer secreção aumentada de ácido gástrico nas úlceras duodenais, porém os pacientes com úlceras gástricas em geral apresentam taxas normais ou reduzidas de secreção de ácido.
- Os mecanismos normais de defesa e reparo da mucosa incluem a secreção de muco e de bicarbonato, as defesas intrínsecas das células epiteliais e o fluxo sanguíneo da mucosa. A manutenção da integridade da mucosa e a sua reconstituição são mediadas pela produção endógena de prostaglandinas.
- A infecção pelo HP provoca inflamação da mucosa gástrica em todos os indivíduos infectados, porém apenas uma minoria desenvolve úlcera ou câncer gástrico. A lesão da mucosa é provocada pela elaboração de enzimas bacterianas (urease, lipases e proteases), adesão e fatores de virulência do HP. O HP provoca inflamação gástrica ao alterar a resposta inflamatória do hospedeiro e ao produzir lesão das células epiteliais.
- Os AINEs não seletivos (incluindo o ácido acetilsalicílico) danificam a mucosa gástrica por dois mecanismos: (1) irritação direta ou tópica do epitélio gástrico, e (2) inibição sistêmica da síntese endógena de prostaglandinas da mucosa.
- O uso de corticosteroides isoladamente não aumenta o risco de úlcera ou de complicações, porém o risco de úlcera é duplicado em usuários de corticosteroides que tomam AINE concomitantemente.
- As evidências epidemiológicas associam o tabagismo à DUP, à cicatrização deficiente das úlceras e às complicações GI relacionadas com as úlceras. O risco é proporcional à quantidade diária de cigarros.
- Embora as observações clínicas sugiram que os pacientes com úlceras são afetados de maneira adversa por eventos estressantes da vida, os estudos controlados não demonstraram uma relação de causa e efeito.
- O café, o chá, as bebidas à base de cola, a cerveja, o leite e os temperos podem causar dispepsia, porém não aumentam o risco de DUP. O consumo etanol em altas concentrações está associado a lesões agudas da mucosa gástrica e ao sangramento GI superior, mas não constitui claramente a causa das úlceras.

MANIFESTAÇÕES CLÍNICAS

- A dor abdominal constitui o sintoma mais comum da DUP. Com frequência, a dor é epigástrica e descrita como dor em queimação; todavia, pode haver desconforto vago, plenitude abdominal, ou cólicas. Uma dor noturna pode acordar os pacientes, em particular entre meia-noite e 3 horas da manhã.
- A dor das úlceras duodenais ocorre em geral dentro de 1 a 3 horas após as refeições e costuma ser aliviada pelo consumo de alimentos, enquanto o alimento pode desencadear ou acentuar a dor nas úlceras gástricas. Os antiácidos proporcionam rápido alívio da dor na maioria dos pacientes com úlceras.
- A dor é geralmente acompanhada de pirose, eructações e sensação de plenitude. As náuseas, os vômitos e a anorexia são mais comuns na úlcera gástrica do que na úlcera duodenal.
- A gravidade dos sintomas varia entre pacientes e pode ser sazonal, ocorrendo com mais frequência na primavera ou no outono.
- A presença ou ausência de dor epigástrica não definem uma úlcera. A cicatrização da úlcera não torna necessariamente o paciente assintomático. Por outro lado, a ausência de dor não afasta a possibilidade de diagnóstico de úlcera, principalmente no indivíduo idoso que pode apresentar uma complicação de úlcera "silenciosa".

- As complicações das úlceras consistem em sangramento GI superior, perfuração dentro da cavidade peritoneal, penetração em uma estrutura adjacente (p. ex., pâncreas, trato biliar ou fígado) e obstrução pilórica. O sangramento pode ser oculto, ou pode se manifestar na forma de melena ou hematêmese. A perfuração está associada à dor súbita, aguda e intensa, que começa no epigástrio, mas que se espalha rapidamente por todo o abdome. Os sintomas de obstrução pilórica costumam ocorrer durante vários meses e consistem em saciedade precoce, plenitude, anorexia, náusea, vômitos e perda de peso.

DIAGNÓSTICO

- O exame físico pode revelar hipersensibilidade epigástrica entre o umbigo e o processo xifoide, que se irradia menos comumente para as costas.
- Os exames laboratoriais de rotina não contribuem para o estabelecimento do diagnóstico de DUP. O hematócrito, o nível de hemoglobina e o teste de sangue oculto nas fezes são usados para detectar a presença de sangramento.
- Pode-se estabelecer o diagnóstico de infecção por HP por meio de exames endoscópicos ou não endoscópicos (teste respiratório da ureia [UBT, de *urea breath test*], detecção sorológica de anticorpos e antígenos fecais). O exame para HP só é recomendado se for planejada uma terapia de erradicação. Se a endoscopia não for planejada, a pesquisa sorológica de anticorpos é razoável para determinar o estado do HP. O UBT constitui o método não endoscópico preferido para confirmar a erradicação do HP, porém deve ser realizado dentro de pelo menos quatro semanas após o término do tratamento para evitar confundir a supressão bacteriana com erradicação.
- O diagnóstico de DUP depende da visualização da cratera da úlcera por radiografia ou endoscopia GI alta. A endoscopia substituiu, em grande parte, a radiografia, visto que possibilita o estabelecimento de um diagnóstico mais acurado e permite uma visualização direta da úlcera.

TRATAMENTO

- Objetivos do tratamento: aliviar a dor da úlcera, cicatrizar a úlcera, prevenir a sua recidiva e reduzir as complicações relacionadas com a úlcera. Em pacientes HP-positivos com úlcera ativa, úlcera previamente documentada ou história de complicação relacionada com úlcera, os objetivos consistem em erradicar o microrganismo, cicatrizar a úlcera e curar a doença com um esquema farmacológico custo-efetivo.

TERAPIA NÃO FARMACOLÓGICA

- Os pacientes com DUP devem eliminar ou reduzir o estresse psicológico, o tabagismo e o uso de AINE (incluindo ácido acetilsalicílico). Se possível, devem usar agentes alternativos, como **paracetamol** ou um salicilato não acetilado (p. ex., **salsalato**) para alívio da dor.
- Embora não haja nenhuma necessidade de dieta especial, os pacientes devem evitar alimentos e bebidas que causem dispepsias ou que exacerbem os sintomas ulcerosos (p. ex., alimentos condimentados, cafeína e álcool).
- A cirurgia eletiva raramente é realizada, devido ao tratamento clínico altamente efetivo. A cirurgia de emergência pode ser necessária em caso de sangramento, perfuração ou obstrução.

TERAPIA FARMACOLÓGICA

- A Figura 29-1 apresenta um algoritmo para a avaliação e o manejo de um paciente com sintomas dispépticos ou ulcerosos.
- As indicações para tratamento do HP incluem úlcera gástrica ou duodenal, linfoma de tecido linfoide associado à mucosa (MALT, de *mucosa-associated lymphoid tissue*), pós-ressecção endoscópica de câncer gástrico e dispepsia não investigada. O tratamento deve ser efetivo, bem tolerado, conveniente e com relação custo-benefício favorável.
- O tratamento de primeira linha para erradicar a infecção pelo HP costuma ser iniciado com um esquema tríplice à base de inibidor da bomba de prótons (IBP) durante 10 a 14 dias. Se houver necessidade de um segundo ciclo de tratamento, o esquema deve conter antibióticos diferentes, ou deve-se utilizar um esquema quádruplo de sal de bismuto, metronidazol, tetraciclina e um IBP (Quadro 29-1).
- A terapia quádrupla à base de bismuto é recomendada como alternativa para pacientes alérgicos à penicilina. Todos os medicamentos, à exceção do IBP, devem ser tomados nas refeições e à noite, ao deitar.

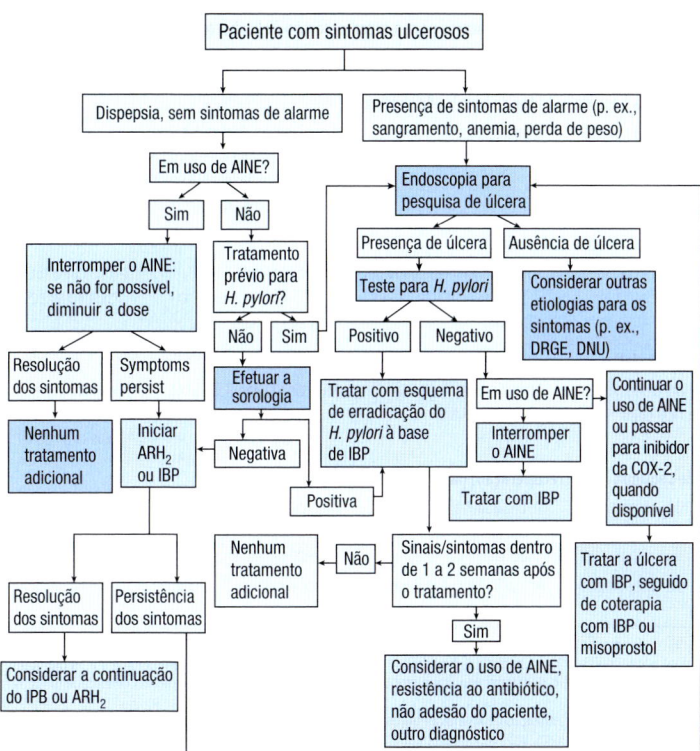

FIGURA 29-1 Diretrizes para avaliação e manejo de um paciente que apresenta sintomas dispépticos e ulcerosos. AINE, anti-inflamatório não esteroide; ARH$_2$, antagonista dos receptores H2 de histamina; COX-2, ciclo-oxigenase-2; DNU, dispepsia não ulcerosa; DRGE, doença de refluxo gastresofágico; *H. pylori, Helicobacter pylori*; IBP, inibidor da bomba de prótons.

- Na terapia sequencial, os antibióticos são administrados em sequência, e não em conjunto. A base racional consiste em tratar inicialmente com antibióticos que poucas vezes promovem resistência (p. ex., amoxicilina) para reduzir a carga bacteriana e os microrganismos resistentes preexistentes e, em seguida, usar antibióticos diferentes (p. ex., claritromicina e metronidazol) para destruir os microrganismos remanescentes. Nos Estados Unidos, a possível vantagem de taxas de erradicação superiores requer confirmação para que esse esquema possa ser recomendado como terapia de primeira linha.
- Quando o tratamento inicial não consegue erradicar o HP, o tratamento de segunda linha (recuperação) deve: (1) usar antibióticos que não foram incluídos no esquema inicial; (2) utilizar antibióticos que não estão associados à resistência; (3) usar um fármaco com efeito tópico (p. ex., bismuto); e (4) estender a duração do tratamento para 14 dias. Um ciclo de 14 dias de esquema quádruplo à base de IBP constitui a terapia de segunda linha mais usada após a ausência de resposta a um esquema de IBP-amoxicilina-claritromicina.
- Os pacientes com úlceras induzidas por AINEs devem ser testados para determinar a presença do HP. Se forem positivos para o HP, deve-se iniciar o tratamento com um esquema tríplice à base de IBP. Se forem negativos para o HP, o AINE é interrompido, e o tratamento consiste em IBP, antagonista dos receptores H2 de histamina (ARH$_2$) ou sucralfato (**Quadro 29-2**). Se houver necessidade de manter o AINE apesar da ulceração, o tratamento é iniciado com um IBP (se o paciente for negativo para o HP) ou um esquema tríplice à base de IBP (se for positivo para o HP). A coterapia com um IBP ou misoprostol ou a mudança do fármaco para um inibidor seletivo da ciclo-oxigenase-2 (COX-2) são recomendadas para pacientes com risco de desenvolver uma complicação relacionada com a úlcera.

QUADRO 29-1	Esquemas de fármacos para a erradicação do *Helicobacter pylori*		
Fármaco 1	**Fármaco 2**	**Fármaco 3**	**Fármaco 4**
Terapia tríplice à base de inibidor da bomba de prótons[a]			
IBP, uma ou duas vezes ao dia[b]	Claritromicina, 500 mg duas vezes ao dia	Amoxicilina, 1 g duas vezes ao dia *ou* metronidazol, 500 mg duas vezes ao dia	
Terapia quádrupla à base de bismuto[a]			
IBP ou ARH$_2$, uma ou duas vezes ao dia[b,c]	Subsalicilato de bismuto,[d] 525 mg quatro vezes ao dia	Metronidazol, 250-500 mg quatro vezes ao dia	Tetraciclina, 500 mg quatro vezes ao dia
Terapia sequencial[a]			
IBP, uma ou duas vezes ao dia nos dias 1-10[b]	Amoxicilina, 1 g duas vezes ao dia nos dias 1-5	Metronidazol, 250-500 mg duas vezes ao dia nos dias 6-10	Claritromicina, 250-500 mg duas vezes ao dia nos dias 6-10
Terapia de segunda linha (recuperação) para infecções persistentes			
IBP ou ARH$_2$, uma ou duas vezes ao dia[b,c]	Subsalicilato de bismuto,[d] 525 mg quatro vezes ao dia	Metronidazol, 250-500 mg quatro vezes ao dia	Tetraciclina, 500 mg quatro vezes ao dia
IBP, uma ou duas vezes ao dia[b,f]	Amoxicilina, 1 g duas vezes ao dia	Levofloxacino, 250 mg duas vezes ao dia	

ARH$_2$, antagonista dos receptores H2 de histamina; IBP, inibidor da bomba de prótons.
[a] Embora o tratamento seja de eficácia mínima se for administrado por sete dias, recomenda-se um ciclo de 1 a 14 dias. O fármaco antissecretor pode ser mantido além do tratamento antimicrobiano para pacientes com história de úlcera complicada (p. ex., sangramento) ou para tabagistas.
[b] As doses padrão de IBP para cicatrização de úlceras pépticas são administradas uma ou duas vezes ao dia (ver Quadro 29-2).
[c] A doses padrão de ARH$_2$ para cicatrização de úlceras pépticas podem ser usadas em lugar de um IBP (ver Quadro 29-2).
[d] O subcitrato de bismuto potássico, 140 mg, como sal de bismuto, é contido em uma cápsula pré-acondicionada, juntamente com 125 mg de metronidazol e 125 mg de tetraciclina; são tomadas três cápsulas a cada refeição e à noite, ao deitar; acrescenta-se uma dose padrão de um IBP ao esquema, que é tomada duas vezes ao dia. Todos os medicamentos são tomados durante 10 dias.
[e] Requer validação como terapia de primeira linha nos Estados Unidos.
[f] Requer validação como terapia de resgate nos Estados Unidos.

- A terapia de manutenção com IBP ou ARH$_2$ (ver **Quadro 29-2**) deve ser limitada a pacientes de alto risco com complicações da úlcera, pacientes que não conseguem erradicar o HP e aqueles com úlceras negativas para HP.
- Os pacientes portadores de úlceras refratárias ao tratamento devem ser submetidos à endoscopia alta para confirmar a presença de úlcera não cicatrizada, excluir a possibilidade de neoplasia maligna e pesquisar o HP. Os pacientes HP-positivos devem receber terapia de erradicação. Nos pacientes HP-negativos, doses mais altas de IBP (p. ex., omeprazol, 40 mg/dia) cicatrizam a maioria das úlceras. Com frequência, é necessário o tratamento contínuo com IBP para manter a cicatrização. Os pacientes com úlcera gástrica refratária podem precisar de cirurgia, devido à possibilidade de neoplasia maligna.

AVALIAÇÃO DOS DESFECHOS TERAPÊUTICOS

- Os pacientes deverão ser monitorados quanto ao alívio sintomático da dor ulcerosa, aos efeitos adversos potenciais dos fármacos e às interações medicamentosas.
- Em geral, a dor ulcerosa regride em poucos dias quando os AINEs são interrompidos e dentro de sete dias após o início do tratamento antiulceroso. A maioria dos pacientes com DUP não complicada torna-se assintomática após o tratamento com qualquer um dos esquemas antiulcerosos recomendados.

QUADRO 29-2	Esquemas farmacológicos orais para a cicatrização de úlceras pépticas e sua manutenção	
Fármaco	**Cicatrização de úlcera gástrica ou duodenal (mg/dose)**	**Manutenção da cicatrização da úlcera (mg/dose)**
Inibidores da bomba de prótons		
Omeprazol	20-40 ao dia	20-40 ao dia
Omeprazol-bicarbonato de sódio	20-40 ao dia	20-40 ao dia
Lansoprazol	15-30 ao dia	15-30 ao dia
Rabeprazol	20 ao dia	20 ao dia
Pantoprazol	40 ao dia	40 ao dia
Esomeprazol	20-40 ao dia	20-40 ao dia
Dexlansoprazol	30-60 ao dia	30 ao dia
Antagonistas dos receptores H2 de histamina		
Cimetidina	300 quatro vezes ao dia 400 duas vezes ao dia 800 ao deitar	400-800 ao deitar
Famotidina	20 duas vezes ao dia 40 ao deitar	20-40 ao deitar
Nizatidina	150 duas vezes ao dia 300 ao deitar	150-300 ao deitar
Ranitidina	150 duas vezes ao dia 300 ao deitar	150-300 ao deitar
Protetor da mucosa		
Sucralfato	1 g quatro vezes ao dia 2 g duas vezes ao dia	1-2 g duas vezes ao dia 1 g 4 vezes ao dia

- A persistência ou a recidiva dos sintomas dentro de 14 dias após o término do tratamento sugerem ausência de cicatrização da úlcera ou a não erradicação do HP, ou um diagnóstico alternativo, como doença de refluxo gastresofágico.
- Na maioria dos pacientes com úlceras não complicadas positivas para o HP não há necessidade de confirmar a cicatrização da úlcera ou a erradicação do HP.
- Os pacientes em uso de AINE devem ser rigorosamente monitorados quanto a sinais e sintomas de sangramento, obstrução, penetração ou perfuração.
- A endoscopia de acompanhamento é justificada para pacientes com recidiva sintomática frequente, doença refratária, complicações ou suspeita de estados de hipersecreção.

Capítulo elaborado a partir de conteúdo original de autoria de autoria de Bryan L. Love e Matthew N. Thoma.

30 Contracepção

- *Contracepção* é a prevenção de gravidez, impedindo que os espermatozoides cheguem até o óvulo maduro ou evitando que o óvulo fertilizado seja implantado no endométrio.

O CICLO MENSTRUAL

- A duração média do ciclo menstrual é 28 dias (variando de 21 a 40 dias). O primeiro dia da menstruação é o dia 1. A ovulação geralmente ocorre no dia 14. Após a ovulação, a fase lútea dura até o início do próximo ciclo.
- O hipotálamo secreta o hormônio liberador de gonadotrofina, que estimula a hipófise anterior a secretar as gonadotrofinas hormônio folículo-estimulante (FSH) e hormônio luteinizante (LH).
- Na fase folicular, os níveis de FSH aumentam, o que induz o recrutamento de um pequeno grupo de folículos que se desenvolvem. Entre os dias 5 e 7 um desses folículos se torna dominante e mais tarde se rompe para liberar o oocito. O folículo dominante se desenvolve, aumentando a quantidade de estradiol e inibina, com *feedback* negativo sobre a secreção do hormônio liberador de gonadotrofina e de FSH.
- O folículo dominante continua a crescer e a sintetizar estradiol, progesterona e androgênio. O estradiol interrompe o fluxo menstrual do ciclo anterior, induz o espessamento do endométrio e produz um muco cervical fino e aquoso. O FSH regula a enzima aromatase que induz a conversão de androgênios em estrogênios no folículo.
- A hipófise libera uma onda de LH no meio do ciclo, o que estimula os estágios finais da maturação folicular e a ovulação. A ovulação ocorre 24 a 36 horas após o pico de estradiol, e 10 a 16 horas após o pico de LH.
- A onda de LH é o preditor clinicamente mais útil da aproximação da ovulação. A concepção é mais bem-sucedida quando a relação sexual ocorre entre dois dias antes e um dia após a ovulação.
- Após a ovulação, os folículos luteinizados remanescentes formam o corpo lúteo, que sintetiza androgênio, estrogênio e progesterona (Figura 30-1).
- Se ocorrer gravidez, a gonadotrofina coriônica humana evita a regressão do corpo lúteo e estimula a produção contínua de estrogênio e progesterona. Se não ocorrer gravidez, o corpo lúteo degenera, a progesterona diminui e ocorre a menstruação.

TRATAMENTO

- Objetivo do tratamento: prevenir a ocorrência de gravidez.

TERAPIA NÃO FARMACOLÓGICA

- O Quadro 30-1 apresenta uma comparação entre os métodos não hormonais de contracepção.
- O método de abstinência (tabela) está associado a taxas relativamente altas de gestação.

Métodos de barreira

- O diafragma é efetivo pelo efeito de barreira e em razão do espermicida nele colocado antes de sua inserção. Deve ser colocado até 6 horas antes da relação sexual e deixado no lugar no mínimo por 6 horas após. Não deve ser deixado no local por mais de 24 horas em razão do risco de síndrome do choque tóxico (SCT).

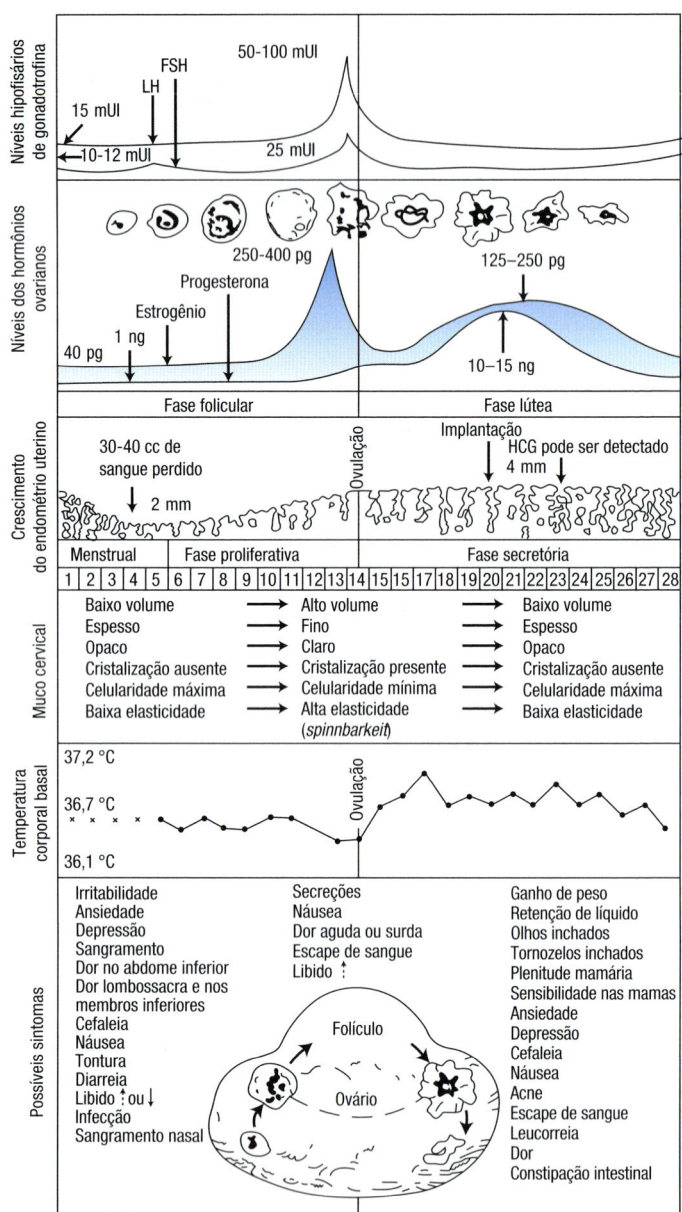

FIGURA 30-1 Eventos do ciclo menstrual, considerando um ciclo ideal de 28 dias. FSH, hormônio folículo-estimulante; HCG, gonadotrofina coriônica humana; LH, hormônio luteinizante. LH: 15 mUI/mL = 15 UI/L; 50 a 100 mUI/mL = 50 a 100 UI/L. FSH: 10 a 12 mUI/mL = 10 a 12 UI/L; 25 mUI/mL = 25 UI/L. Estrogênio: 40 pg/mL = ~150 pmol/L; 250 a 400 pg/mL = ~920 a 1.470 pmol/L; 125 a 250 pg/mL = ~460 a 920 pmol/L. Progesterona: 1 ng/mL = 3 nmol/L; 10 a 15 ng/mL = ~30 a 50 nmol/L.

QUADRO 30-1	Comparação dos métodos de contracepção não hormonais				
				Mulheres grávidas (%)[a]	
Método	Contraindicações absolutas	Vantagens	Desvantagens	Uso ideal	Uso típico
Preservativo masculino	Alergia ao látex ou à borracha	Baixo custo Proteção contra DST, incluindo HIV (apenas látex)	Alta taxa de falha do usuário Possibilidade de rompimento Eficácia reduzida com o uso de lubrificantes oleosos Possibilidade de reação alérgica ao látex em ambos os parceiros	2	15
Preservativo feminino	Alergia ao poliuretano História de SCT	Pode ser inserido imediatamente antes da relação ou antes da hora Proteção contra DST, incluindo HIV	Alta taxa de falha do usuário Desconforto do anel saindo da vagina Incômodo	5	21
Diafragma com espermicida	Alergia ao látex, à borracha ou ac espermicida ITUs recorrentes História de SCT Anormalidade na anatomia ginecológica	Baixo custo Menor incidência de neoplasia do colo uterino Alguma proteção contra DSTs	Alta taxa de falha do usuário Redução de eficácia com aumento da frequência de relações Aumento da incidência de micoses vaginais, ITU e SCT Redução da eficácia com lubrificantes oleosos Irritação do colo	6	12

(continua)

QUADRO 30-1	Comparação dos métodos de contracepção não hormonais (*continuação*)				
				Mulheres grávidas (%)[a]	
Método	**Contraindicações absolutas**	**Vantagens**	**Desvantagens**	**Uso ideal**	**Uso típico**
Capuz cervical	Alergia ao espermicida História de SCT Anormalidade na anatomia ginecológica Alteração no esfregaço de Papanicolaou	Baixo custo Sem látex Alguma proteção contra DST Reutilizável por até dois anos	Alta taxa de falha do usuário Menor eficácia com a paridade Não pode ser usado durante a menstruação	9	16[b]
Espermicidas (único método)	Alergia ao espermicida	Baixo custo	Alta taxa de falha do usuário Deve ser reaplicado antes de cada relação sexual Pode facilitar a transmissão do HIV Nenhuma proteção contra as DSTs	18	28
Esponja	Alergia ao espermicida ITUs recorrentes História de SCT Anormalidade na anatomia ginecológica	Baixo custo	Alta taxa de falha do usuário Menor eficácia com a paridade Não pode ser usado durante a menstruação Nenhuma proteção contra as DSTs	9[c]	12[d]

DST, doença sexualmente transmissível; HIV, vírus da imunodeficiência humana; ITU, infecção do trato urinário; SCT, síndrome do choque tóxico.
[a] Taxa de insucesso nos Estados Unidos durante o primeiro ano de uso.
[b] Taxa de insucesso relatada para o capuz cervical é de 24%, conforme instrução de uso.
[c] Taxa de insucesso relatada para a esponja é de 20% para mulheres que já tenham tido filhos.
[d] Taxa de insucesso relatada para a esponja é de 32% para mulheres que já tenham tido filhos.

- O capuz cervical pode ser inserido 6 horas antes da relação sexual e não deve ser mantido no local por mais de 48 horas para reduzir o risco de SCT. Deve-se usar preservativo concomitantemente para proteção contra doenças sexualmente transmissíveis (DSTs), incluindo o vírus da imunodeficiência humana (HIV).
- Em sua maioria, os preservativos produzidos nos Estados Unidos são feitos de látex, que é impermeável a vírus, mas cerca de 5% são feitos de intestino de carneiro, que não é impermeável a vírus. As preparações vaginais de medicamento produzidas à base de óleo mineral (p. ex., cremes vaginais e supositórios vaginais) podem reduzir a força de barreira do látex. Não se recomenda o uso de preservativos com espermicida, já que a combinação não oferece proteção adicional contra gravidez ou contra DSTs e talvez aumente a vulnerabilidade ao HIV.
- O preservativo feminino cobre os lábios genitais, assim como o colo uterino. Contudo, a taxa de gravidez á maior do que com os preservativos masculinos.

TERAPIA FARMACOLÓGICA

- O Quadro 30-2 compara as taxas de gravidez indesejada e as taxas de persistência entre os métodos contraceptivos farmacológicos.

Espermicidas e métodos de barreira com espermicida

- A maioria dos espermicidas contém nonoxinol-9 e surfactantes que destroem a parede celular dos espermatozoides e bloqueiam a entrada no canal cervical. Eles não oferecem proteção contra DSTs e, quando usados mais de duas vezes ao dia, o componente nonoxinol-9 pode facilitar a transmissão do HIV.
- A **esponja vaginal contraceptiva** contém nonoxinol-9 e garante proteção por 24 horas. Após a relação sexual, a esponja deve ser deixada no local por no mínimo 6 horas, mas não deve ser deixada por mais de 24 a 30 horas, a fim de reduzir o risco de SCT. É possível adquiri-la sem prescrição médica.

Contracepção hormonal

COMPOSIÇÃO E FÓRMULAS

- Os contraceptivos hormonais contêm uma combinação de estrogênio sintético e progestina sintética, ou apenas progestina.

QUADRO 30-2	Comparação das taxas de gravidez indesejada e taxas de persistência entre os métodos farmacológicos de contracepção		
Método	Mulheres que engravidam com uso típico (%)[a]	Mulheres que engravidam com uso ideal (%)[a]	Mulheres que persistem no uso (%)
Contraceptivos orais combinados e apenas com progestina	8	0,3	68
Adesivo transdérmico contraceptivo hormonal combinado	8	0,3	68
Anel vaginal contraceptivo hormonal combinado	8	0,3	68
Acetato de medroxiprogesterona "depot"	3	0,3	56
DIU com cobre	0,8	0,6	78
DIU com levonorgestrel	0,2	0,2	80
Implante de progestina	0,05	0,05	84

DIU, dispositivo intrauterino.
[a] Taxa de insucesso nos Estados Unidos durante o primeiro ano de uso.

- As progestinas espessam o muco cervical, atrasam o transporte dos espermatozoides e induzem atrofia do endométrio. Também bloqueiam o pico de LH e, assim, inibem a ovulação. Os estrogênios suprimem a liberação do FSH (o que talvez contribua para o bloqueio do pico de LH), estabilizam o revestimento endometrial e controlam o ciclo.

COMPOSIÇÃO

- O Quadro 30-3 lista os contraceptivos orais (COs) por nome comercial nos Estados Unido e composição hormonal. O mestranol deve ser convertido a etinilestradiol (EE) no fígado para se tornar ativo. Ele é aproximadamente 50% menos potente que o EE.
- As progestinas variam em sua atividade progestacional e diferem no que diz respeito aos seus efeitos estrogênicos, antiestrogênicos e androgênicos inerentes. Suas propriedades estrogênicas e antiestrogênicas decorrem de sua metabolização a substâncias estrogênicas. A atividade androgênica depende da presença da globulina de ligação do hormônio sexual (testosterona) e da relação da atividade entre androgênio e progesterona. Quando há queda da globulina de ligação do hormônio sexual, aumentam os níveis de testosterona livre e os efeitos colaterais androgênicos tornam-se mais proeminentes.

CONSIDERAÇÕES SOBRE O USO DE CONTRACEPTIVOS HORMONAIS COMBINADOS (CHC)

- Antes de prescrever um CHC, proceder anamnese clínica e aferir a pressão arterial, além de discutir seus riscos, benefícios e efeitos adversos com a paciente.
- Entre os benefícios dos COs para além da contracepção estão redução das cólicas menstruais e da dor ovulatória; redução do fluxo sanguíneo menstrual; redução do risco de câncer de ovário e de endométrio; e redução dos riscos de cistos ovarianos, gravidez ectópica, doença inflamatória pélvica, endometriose, fibromas uterinos e doença benigna da mama.
- Os Quadros 30-4 e 30-5 mostram, respectivamente, os sintomas graves associados ao uso dos CHCs e o monitoramento da contracepção hormonal.
- A principal preocupação de segurança com o uso dos CHCs é a falta de proteção contra as DSTs. Estimular o uso de preservativos para prevenção das DSTs.
- O Quadro 30-6 apresenta critérios escalonados de elegibilidade para o uso de contraceptivo.

Mulheres com mais de 35 anos de idade

- Pode-se considerar o uso de CHCs contendo menos de 50 mcg de estrogênio em mulheres saudáveis não tabagistas com mais de 35 anos de idade.
- Não se recomenda o uso de CHCs para mulheres com mais de 35 anos com enxaqueca, hipertensão arterial não controlada, tabagismo ou diabetes melito com doença vascular.
- Os estudos não demonstraram aumento do risco cardiovascular com CHCs de baixa dose em mulheres saudáveis não obesas.

Mulheres tabagistas

- As mulheres tabagistas com mais de 35 anos que fazem uso de COs têm maior risco de infarto do miocárdio; portanto, os médicos não devem prescrever CHCs para esse grupo, ou devem ser cautelosos ao fazê-lo. O consumo de 15 ou mais cigarros por dia pela mulheres com mais de 35 anos de idade é uma contraindicação ao uso de CHCs, e os riscos geralmente se sobrepõem aos benefícios mesmo naquelas que fumam menos de 15 cigarros por dia. Para esse grupo devem ser considerados os métodos utilizando apenas progestina.

Hipertensão arterial

- Os CHCs, independentemente da dose de estrogênio, podem causar pequenas elevações na pressão arterial (6-8 mmHg). Nas mulheres hipertensas, os COs foram associados a aumento do risco de infarto do miocárdio (IM) e de acidente vascular cerebral (AVC). O uso de CHCs de baixa dose é aceitável em mulheres com menos de 35 anos de idade com hipertensão bem controlada e monitorada. As mulheres hipertensas com doença órgão-alvo ou que sejam tabagistas não devem usar CHCs.
- Pressão arterial sistólica igual ou superior a 160 mmHg ou diastólica acima de 100 mmHg contraindica o uso de CHCs.

QUADRO 30-3 Composição dos contraceptivos orais comumente prescritos[a] nos Estados Unidos

Produto	Estrogênio	mcg[b]	Progestina	mg[b]	Escape sanguíneo, sangramento inesperado
Estrogênio 50 mcg					
Necon 1/50, Norinyl 1 + 50	Mestranol	50	Noretindrona	1	10,6
Ovcon 50	Etinilestradiol	50	Noretindrona	1	11,9
Ogestrel 0,5/50	Etinilestradiol	50	Norgestrel	0,5	4,5
Zovia 1/50	Etinilestradiol	50	Diacetato de etinodiol	1	13,9
Estrogênio sub-50 mcg monofásico					
Aviane, Falmina, Lessina, Levlite, Lutera, Orsythia, Sronyx	Etinilestradiol	20	Levonorgestrel	0,1	26,5
Brevicon, Modicon, Necon 0,5/35, Nortrel 0.5/35 Wera	Etinilestradiol	35	Noretindrona	0,5	24,6
Zovia 1/35, Kelnor	Etinilestradiol	37,4	Diacetato de etinodiol	1	37,4
Apri, Desogen, Emoquette, Ortho-Cept, Reclipesen, Solia	Etinilestradiol	30	Desogestrel	0,15	13,1
Levora, Nordette, Portia, Altavera, Kurvelo, Marlissa	Etinilestradiol	30	Levonorgestrel	0,15	14
Gildess Fe 1/20, Junel Fe 1/20, Junel Fe 1/20, Loestrin 1/20; Fe 1/20, Microgestin 1/20; Fe 1/20	Etinilestradiol	20	Noretindrona	1	26,5
Gildess Fe 1,5/30, Junel 1,5/30, Junel Fe 1,5/30, Loestrin Fe 1,5/30, Microgestin 1,5/30, Microgestin Fe 1,5/30	Etinilestradiol	30	Acetato de noretindrona	1,5	25,2
Cryselle, Elinest, Lo-Ovral, Low-Ogestrel	Etinilestradiol	30	Norgestrel	0,3	9,6
Necon 1/35, Norinyl 1+35, Nortrel 1/35, Ortho-Novum 1/35, Alyacen 1/35, Cyclafem 1/35, Dasetta 1/35	Etinilestradiol	35	Noretindrona	1	14,7

(continua)

QUADRO 30-3	Composição dos contraceptivos orais comumente prescritos* nos Estados Unidos (continuação)				
Produto	Estrogênio	mcg[b]	Progestina	mg[b]	Escape sanguíneo, sangramento inesperado
Ortho-Cyclen, Mononessa, Mono-Linyah, Previfem, Sprintec	Etinilestradiol	35	Norgestimato	0,25	14,3
Ovcon-35, Balziva, Femcon Fe chewable, Zenchent, Briellyn, Gildagia, Philith, Zeosa mastigável	Etinilestradiol	35	Noretindrona	0,4	11
Yasmin, Ocella, Safyral, Syeda, Zarah	Etinilestradiol	30	Drospirenona	3	14,5
Estrogênio sub-50 mcg monofásico com ciclo estendido					
Loestrin-24 FE[c]	Etinilestradiol	20	Noretindrona	1	50[e]
Lybrel, Amethyst	Etinilestradiol	20	Levonorgestrel	0,09	52[e]
Introvale, Seasonale, Jolessa, Quasense[d]	Etinilestradiol	30	Levonorgestrel	0,15	58,5[e]
Beyaz, Gianvi, Loryna, Vestura, Yaz[c]	Etinilestradiol	20	Drospirenona	3	52,5[e]
Estrogênio sub-50 mcg multifásico					
Caziant, Cyclessa, Cesia, Velivet	Etinilestradiol	25 (7) 25 (7) 25 (7)	Desogestrel	0,1 (7) 0,125 (7) 0,15 (7)	11,1
Estrostep Fe, Tilia Fe, Tri-Legest Fe	Etinilestradiol	20 (5) 30 (7) 35 (9)	Acetato de noretindrona Acetato de noretindrona Acetato de noretindrona	1 (5) 1 (7) 1 (9)	21,7
Kariva, Mircette, Azurette, Viorele	Etinilestradiol	20 (21) 10 (5)	Desogestrel Desogestrel	0,15 (21)	19,7
Necon 10/11	Etinilestradiol	35 (10) 35 (11)	Noretindrona Noretindrona	0,5 (10) 1 (11)	17,6

Produto	Estrogênio	Dose (n)	Progestina	Dose (n)	
Ortho-Novum 7/7/7, Nortrel 7/7/7, Necon 7/7/7, Alyacen 7/7/7, Cyclafem 7/7/7, Dasetta 7/7/7	Etinilestradiol	35 (7)	Noretindrona	0,5 (7)	14,5
	Etinilestradiol	35 (7)	Noretindrona	0,75 (7)	
	Etinilestradiol	35 (7)	Noretindrona	1 (7)	
Ortho Tri-Cyclen, Trinessa, Tri-Previfem, Tri-Sprintec, Tri-Estarylla, Tri-Linyah	Etinilestradiol	35 (7)	Norgestimato	0,18 (7)	17,7
	Etinilestradiol	35 (7)	Norgestimato	0,215 (7)	
	Etinilestradiol	35 (7)	Norgestimato	0,25 (7)	
Ortho Tri-Cyclen Lo, Tri Lo Sprintec	Etinilestradiol	25 (7)	Norgestimato	0,18 (7)	11,5
	Etinilestradiol	25 (7)	Norgestimato	0,215 (7)	
	Etinilestradiol	25 (7)	Norgestimato	0,25 (7)	
Aranelle, Leena, Tri-Norinyl	Etinilestradiol	35 (7)	Noretindrona	0,5 (7)	25,5
	Etinilestradiol	35 (9)	Noretindrona	1 (9)	
	Etinilestradiol	35 (5)	Noretindrona	0,5 (5)	
Enpresse, Trivora, Levonest Myzilra	Etinilestradiol	30 (6)	Levonorgestrel	0,05 (6)	
	Etinilestradiol	40 (5)	Levonorgestrel	0,075 (5)	
	Etinilestradiol	30 (10)	Levonorgestrel	0,125 (10)	
Natazia	Valerato de estradiol	3 (2)	Dienogeste	0 (2)	
		2 (22)		2 (5)	
		1 (2)		3 (17)	
				0 (4)	

(continua)

QUADRO 30-3	Composição dos contraceptivos orais comumente prescritos[a] nos Estados Unidos (*continuação*)				
Produto	**Estrogênio**	**mcg[b]**	**Progestina**	**mg[b]**	**Escape sanguíneo, sangramento inesperado**
Estrogênio sub-50 mcg multifásico com ciclo estendido					
Amethia, Seasonique	Etinilestradiol	30 (84)	Levonorgestrel	0,15 (84)	42, 5[e]
	Etinilestradiol	10 (7)	Levonorgestrel	0,15 (7)	
Apenas progestina					
Camila, Errin, Heather, Jolivette, Micronor, Nor-QD, Nora-BE	—	—	Noretindrona	0,35	42,3

[a] Esquema de 28 dias (21 dias com pílula ativa, seguidos por sete dias de intervalo sem pílula), exceto quando assinalado.
[b] Algarismos entre parênteses indicam o número de dias em que a dose é administrada nos contraceptivos orais multifásicos.
[c] Esquema de 28 dias (24 dias com pílula ativa, seguidos por quatro dias de intervalo sem pílula).
[d] Esquema de 91 dias (84 dias com pílula ativa, seguidos por sete dias de intervalo sem pílula).
[e] Percentual relatado após 6 a 12 meses de uso.

QUADRO 30-4	Sintomas graves que podem estar associados ao uso de contraceptivo hormonal combinado
Sintomas graves	**Possível problema subjacente**
Borramento da visão, diplopia, luzes ofuscantes, cegueira, papiledema	AVC, hipertensão arterial, problema vascular temporário em diversas localizações possíveis, trombose de artéria da retina
Dormência, perda de força, formigamento nos membros, fala arrastada	AVC hemorrágico ou trombótico
Enxaqueca	Espasmo vascular, AVC
Tumor, dor ou inchaço na mama	Câncer de mama
Dor torácica (com irradiação para o braço esquerdo ou para o pescoço), dispneia, hemoptise	Embolia pulmonar, infarto do miocárdio
Dor abdominal, massa ou sensibilidade hepática, icterícia, prurido	Colelitíase, adenoma hepático, pancreatite, trombose de veia ou de artéria abdominal
Escape sanguíneo excessivo, sangramento inesperado	Câncer de endométrio, colo uterino ou vagina
Dor intensa em membro inferior (coxa, panturrilha), sensibilidade ao toque, edema, calor	Trombose venosa profunda

AVC, acidente vascular cerebral.

Diabetes melito

• Acredita-se que as novas progestinas tenham pouco ou nenhum efeito sobre o metabolismo dos carboidratos. As mulheres com menos de 35 anos com diagnóstico de diabetes melito, mas sem doença vascular e que não sejam tabagistas podem fazer uso de CHCs com segurança. As mulheres com doença vascular ou com diabetes há mais de 20 anos não devem usar CHCs.

Dislipidemia

• Em geral, as progestinas sintéticas reduzem a lipoproteína de alta densidade (HDL) e aumentam a de baixa densidade (LDL). Os estrogênios reduzem o LDL, aumentam o HDL, e talvez aumentem moderadamente os triglicerídios. A maioria dos CHCs de baixa dosagem (com a possível exceção das pílulas de levonorgestrel, que podem reduzir os níveis de HDL em alguns pacientes) não produz impacto significativo nos níveis de colesterol total, HDL, LDL e triglicerídios.
• Supõe-se que o mecanismo para aumento no risco de doença cardiovascular com o uso de CHCs inclua alterações tromboembólicas e trombóticas, e não ateroscleróticas.
• As mulheres com dislipidemia controlada podem usar CHCs de baixa dosagem, com monitoramento do perfil lipídico em jejum. As mulheres com dislipidemia não controlada (LDL > 160 mg/dL [4,14 mmol/L], HDL < 35 mg/dL [0,91 mmol/L], triglicerídios > 250 mg/dL [2,83 mmol/L]) e outros fatores de risco (p. ex., coronariopatia, diabetes melito, hipertensão arterial, tabagismo ou história familiar positiva) devem usar um método alternativo de contracepção.

Tromboembolismo

• Os estrogênios têm efeito dose-relacionado no desenvolvimento de tromboembolismo venoso (TEV) e de embolia pulmonar, especialmente em mulheres com estado de hipercoagulabilidade subjacente ou com condições adquiridas (p. ex., obesidade, gravidez, imobilidade, traumatismo, cirurgia e alguns tipos de câncer) que as predisponham a anormalidades da coagulação.
• O risco de TEV em mulheres que fazem uso de COs de baixa dosagem (< 50 mcg de EE) foi quatro vezes maior do que naquelas que não usavam. Entretanto, o risco é menor do que o de eventos tromboembólicos durante a gravidez. Os COs contendo desogestrel, drospirenona e norgestimato apresentam risco ligeiramente alto de trombose.
• O adesivo transdérmico e o anel vaginal expõem as mulheres a níveis mais altos de estrogênio e estão associados a risco aumentado de tromboembolismo.

QUADRO 30-5	Monitoramento da contracepção hormonal		
Medicamento (ou classe)	Reações adversas	Parâmetro de monitoramento	Comentários
Contraceptivos orais combinados	Náusea/vômitos	Queixas da paciente	Normalmente melhoram após dois ou três ciclos; considerar troca para menor efeito estrogênico
	Dolorimento das mamas	Queixas da paciente	
	Ganho de peso	Peso	
	Acne, pelo oleosa	Inspeção visual	Considerar troca para menor efeito androgênico
	Depressão, fadiga	Rastreamento para depressão	Dados limitados e conflitantes
	Sangramento inesperado/escape	Queixas menstruais	Considerar troca para maior efeito estrogênico
	Reação no local de aplicação	Inspeção visual	
	Irritação vaginal (anel vaginal)	Queixas da paciente	
Acetato de medroxiprogesterona "depot"	Irregularidades menstruais	Queixas menstruais	
	Ganho de peso	Peso	
	Acne	Inspeção visual	
	Hirsutismo	Inspeção visual	
	Depressão	Rastreamento para depressão	Dados limitados e conflitantes
	Redução da densidade óssea	DMO	Não há indicação para rastreamento rotineiro com DEXA

(continua)

DIU com levonorgestrel	Irregularidades menstruais	Queixas menstruais	Caracteristicamente escape, amenorreia
	Complicações relacionadas com a inserção	Cólica, dor	AINEs profiláticos ou anestesia local reduzem a ocorrência
	Expulsão	Cólica, dor, sangramento, dispareunia, ausência do fio	A presença dos fios do DIU deve ser checada regularmente pela paciente para assegurar que o dispositivo está no local
	Doença inflamatória pélvica	Dor em abdome inferior, leucorreia incomum, febre	O risco de desenvolvimento é baixo, mas é importante orientar sobre prevenção de DST
DIU de cobre	Ver DIU com levonorgestrel	Ver DIU com levonorgestrel	Com o DIU de cobre a irregularidade menstrual típica é o aumento do sangramento
Implante de progestina	Irregularidades menstruais	Queixas menstruais	Normalmente bem tolerado, com resolução sem necessidade de tratamento, infecção rara
	Reações no local de inserção	Dor, hematoma, irritação de pele, eritema, pus, febre	

AINE, anti-inflamatório não esteroide; DEXA, absortometria *radiológica* de dupla energia; DIU, dispositivo intrauterino; DMO, densidade mineral óssea; DST, doença sexualmente transmissível.

QUADRO 30-6 Critérios de elegibilidade para uso de contraceptivos nos Estados Unidos: classificação para contraceptivos hormonais combinados

Categoria 4: risco inaceitável à saúde (o método não deve ser usado)

- < 21 dias de pós-parto, amamentando ou não
- Câncer de mama atual
- Cirrose grave (descompensada)
- Trombose venosa profunda/embolia pulmonar em curso ou antecedentes/risco (sem terapia anticoagulante); mutações trombogênicas
- Cirurgia de grande porte com imobilização prolongada
- Enxaqueca com aura, qualquer faixa etária
- Pressão arterial sistólica ≥ 160 mmHg ou diastólica ≥ 100 mmHg
- Cardiopatia isquêmica em curso ou prévia
- Adenoma hepatocelular benigno ou tumor maligno do fígado
- Disfunção cardíaca moderada ou grave; função cardíaca normal ou levemente alterada < seis meses
- Tabagismo ≥ 15 cigarros por dia e idade ≥ 35 anos
- Transplante complicado de órgão sólido
- História de acidente vascular cerebral
- LES; anticorpo antifosfolipídeo positivo ou desconhecido
- Cardiopatia valvar complicada

Categoria 3: riscos teóricos ou comprovados geralmente superam as vantagens

- Amamentação 21-30 dias após o parto com ou sem fatores de risco para TEV
- Amamentação 30-42 dias após o parto com outros fatores de risco para TEV
- Sem amamentar 21-42 dias após o parto com outros fatores de risco para TEV
- Câncer de mama sem qualquer evidência da doença nos últimos cinco anos
- História de TVP/EP (não estando em terapia anticoagulante), mas com risco menor de recidiva
- Colelitíase atual sintomática e com tratamento clínico
- Enxaqueca sem aura, idade ≥ 35 anos (categoria 4 com uso contínuo)
- História de cirurgia bariátrica; procedimentos disabsortivos

- História de colestase relacionada ao uso de COC no passado
- Hipertensão arterial; pressão arterial sistólica 140-159 mmHg ou diastólica 90-99 mmHg
- Função cardíaca normal ou levemente alterada ≥ seis meses
- Pós-parto de 21 a 42 dias com outros fatores de risco para TVP
- Tabagismo < 15 cigarros por dia e idade ≥ 35 anos
- Uso de inibidores da protease potencializados com ritonavir
- Uso de determinados anticonvulsivantes (fenitoína, carbamazepina, barbitúricos, primidona, topiramato, oxcarbazepina e lamotrigina)
- Terapia com rifampicina ou rifabutina
- Diabetes melito com doença vascular ou com > 20 anos de duração (dependendo da gravidade, pode ser classificado na categoria 4)
- Múltiplos fatores de risco para doença cardiovascular arterial (idade avançada, tabagismo, diabetes melito e hipertensão arterial) (dependendo da categoria e da gravidade, pode ser classificado na categoria 4)

Categoria 2: as vantagens geralmente superam os riscos teóricos ou comprovados

- Idade ≥ 40 (não havendo outras comorbidades que aumentem o risco de DCV)
- Doença falciforme
- Nódulo mamário não diagnosticado
- Câncer do colo uterino aguardando tratamento; neoplasia intraepitelial do colo uterino
- História familiar (parente de primeiro grau) de TVP/EP
- Cirurgia de grande porte sem imobilização prolongada
- Diabetes melito (tipo 1 ou tipo 2)
- Colelitíase; sintomática tratada com colecistectomia ou assintomática
- Enxaqueca sem aura, idade < 35 anos (categoria 3 com uso contínuo)
- História de colestase relacionada com gravidez
- História de aumento da pressão arterial durante a gestação
- Tumores benignos do fígado; hiperplasia nodular focal
- Obesidade

- Amamentação 30-42 dias após o parto sem fatores de risco para TEV
- Amamentação > 42 dias após o parto
- Sem amamentar 21-42 dias após o parto sem fatores de risco para TEV
- Artrite reumatoide fazendo uso ou não de terapia imunossupressora
- Tabagismo com < 35 anos de idade
- Transplante não complicado de órgão sólido
- Tromboflebite superficial
- LES com trombocitopenia grave ou tratamento imunossupressor
- Sangramento vaginal sem explicação antes de ser investigado
- Cardiopatia valvar sem complicação
- Uso de inibidor não nucleosídeo da transcriptase reversa
- Hiperlipidemia (*possivelmente categoria 3 em função de tipo, gravidade e outros fatores de risco*)
- Doença inflamatória intestinal (*possivelmente categoria 3 para aquelas com risco aumentado de TEV*)

- Gravidez ectópica no passado
- DIP
- Pós-aborto
- Sem amamentar > 42 dias de pós-parto
- Dismenorreia grave
- Infecção sexualmente transmissível
- Veias varicosas
- Distúrbios tireoidianos
- Tuberculose
- Fibromas uterinos
- Uso de inibidor nucleosídeo da transcriptase reversa
- Uso de antibióticos de amplo espectro, antifúngicos e antiparasitárias.

Categoria 1: sem restrições (o método pode ser usado)

- Talassemia, anemia ferropriva
- Cirrose leve compensada
- Cirurgia de pequeno porte sem imobilização
- Depressão
- Diabetes melito gestacional
- Câncer/hiperplasia de endométrio, endometriose
- Epilepsia
- Doença trofoblástica gestacional
- Cefaleia sem diagnóstico de enxaqueca
- História de cirurgia bariátrica; procedimentos restritivos
- História de cirurgia pélvica
- Infecção por HIV ou alto risco
- Malária
- Câncer de ovário

CHC, contraceptivos hormonais combinados; COC, contraceptivo oral combinado; DCV, doença cardiovascular; DIP, doença inflamatória pélvica; EP, embolia pulmonar; HIV, vírus da imunodeficiência humana; LES, lúpus eritematoso sistêmico; TEV, tromboembolismo venoso; TVP, trombose venosa profunda.

- Para mulheres com risco aumentado de tromboembolismo (acima de 35 anos, obesas, tabagistas, com história pessoal ou familiar de trombose venosa, imobilização prolongada), considerar contraceptivos orais com baixa dose de estrogênio contendo progestinas antigas ou métodos contendo apenas progestina.
- Contracepção de emergência (CE) não foi associada a um aumento no risco de episódios tromboembólicos.

Enxaqueca

- As mulheres com enxaqueca podem ter redução ou aumento na frequência das crises quando usam CHCs. O uso de CHC pode ser considerado em mulheres saudáveis, não tabagistas com enxaqueca sem aura. As mulheres de qualquer faixa etária que tenham enxaqueca com aura e aquelas com mais de 35 anos com qualquer tipo de enxaqueca não devem usar CHCs. As mulheres que desenvolvem enxaqueca (com ou sem aura) enquanto tomam CHC devem suspender imediatamente seu uso e considerar a opção de pílulas apenas com progestina.

Câncer de mama

- A opção por usar CHC não deve ser influenciada pela presença de doença benigna da mama ou por história familiar de câncer de mama com mutação de *BRCA1* ou *BRCA2*, mas aquelas com história atual ou anterior de câncer de mama não devem usar CHCs.

Lúpus eritematoso sistêmico

- Os COs não aumentam o risco de crise nas mulheres com lúpus eritematoso sistêmico (LES) estável e sem anticorpos antifosfolipídeo/anticardiolipina. Os CHCs devem ser evitados nas mulheres com LES caso apresentem anticorpos antifosfolipídeo ou complicações vasculares. Essas mulheres podem fazer uso de contraceptivos apenas com progestina.

Obesidade

- Os COs têm menor eficácia nas mulheres obesas, e os COs de dose baixa são especialmente problemáticos. As mulheres obesas têm risco aumentado de TEV. O American Congress of Obstetrics and Gynecology recomendou que não se deve usar adesivo contraceptivo como primeira opção nas mulheres que pesem mais de 90 kg, e que a contracepção apenas com progestina é a melhor opção para as mulheres obesas com mais de 35 anos.

CONSIDERAÇÕES GERAIS PARA O USO DE CONTRACEPTIVOS ORAIS

- Se o uso for perfeito, sua eficácia é maior que 99%, mas com falhas no uso até 8% das mulheres podem apresentar gravidez indesejada.
- Os COs monofásicos contêm uma quantidade constante de estrogênio e progestina durante 21 dias, seguidos por sete dias de placebo. As pílulas bifásicas e trifásicas contêm quantidades variáveis de estrogênio e progestina durante 21dias, seguidos por uma fase de sete dias de placebo.
- As pílulas de ciclo estendido e regimes combinados contínuos estão associados a alguns efeitos colaterais, mas são mais convenientes. Em um tipo particular de CO de ciclo estendido há aumento do número de dias de pílulas contendo hormônio, passando de 21 para 84 dias, seguidos por sete dias de placebo, o que resulta em quatro ciclos menstruais por ano. Outros produtos fornecem pílulas contendo hormônios durante todo o ano. Os regimes combinados contínuos fornecem COs por 21 dias seguidos por doses extremamente baixas de estrogênio e progestina por mais 4 a 7 dias.
- A terceira geração de COs contém as novas progestinas (p. ex., desogestrel, drospirenona, gestodeno e norgestimato). Essas progestinas potentes não possuem efeito estrogênico e são menos androgênicas que o levonorgestrel e, assim, supõe-se que tenham menos efeitos colaterais (p. ex., menor probabilidade ou intensidade de acne). A drospirenona talvez cause menor ganho de peso em comparação com o levonorgestrel.
- As "minipílulas" apenas com progestina tendem a ser menos efetivas do que os COs combinados, e estão associadas a sangramento menstrual irregular e imprevisível. Devem ser tomadas em todos os dias do ciclo menstrual aproximadamente no mesmo horário do dia para manter sua eficácia contraceptiva. Elas estão mais associadas à gravidez ectópica do que os demais contraceptivos hormonais.
- No método de "início rápido" para contracepção oral, as mulheres tomam a primeira pílula no dia da consulta (após teste de gravidez negativo na urina). No método de início no primeiro dia, as

mulheres tomam a primeira pílula no primeiro dia do próximo ciclo menstrual. O método de início aos domingos foi usado por muitos anos e, nele, a primeira pílula era tomada no primeiro domingo após o início do ciclo menstrual.

- As recomendações práticas para o uso de contraceptivos (*Selected Practice Recommendations for Contraceptive Use*) da Organização Mundial da Saúde podem ser utilizadas como guia ao orientar as pacientes sobre o que fazer caso se esquecerem de tomar a pílula.

ESCOLHA DE UM CONTRACEPTIVO ORAL

- Nas mulheres sem doenças sistêmicas concomitantes, recomenda-se um CO contendo 35 mcg ou menos de EE e menos de 0,5 mg de noretindrona.
- Adolescentes, mulheres de baixo peso (< 50 kg), com mais de 35 anos de idade e aquelas que estejam no período perimenopausa, talvez tenham menos efeitos colaterais com COs contendo 20 a 25 mcg de EE. Contudo, esses COs com baixa dosagem de estrogênio estão associados a maior incidência de sangramento inesperado e a aumento do risco de insucesso na contracepção quando há esquecimento de doses.

CONDUTA EM CASO DE EFEITOS COLATERAIS

- Muitos dos sintomas que ocorrem no primeiro ciclo de uso de CO (p. ex., sangramento inesperado, náusea e retenção hídrica) melhoram em torno do terceiro ciclo de uso. O Quadro 30-5 mostra o monitoramento dos efeitos colaterais dos contraceptivos hormonais.
- O Quadro 30-4 mostra os sintomas de quadros potencialmente graves associados ao uso de CHCs.
- Orientar as pacientes a suspender imediatamente o uso do CHC se estiverem presentes, os sinais de alarme representados no mnemônico ACHES (dor *a*bdominal, dor torácica [do inglês *chest*], cefaleia [do inglês h*eadache*], problemas oculares [do inglês *eye*], e dor intensa em membro inferior [do inglês *severe pain*]).

INTERAÇÕES MEDICAMENTOSAS

- Orientar as pacientes a usar um método contraceptivo alternativo se houver possibilidade de interação medicamentosa que comprometa a eficácia do CO.
- A rifampicina reduz a eficácia dos COs. Orientar as pacientes a usar um agente contraceptivo não hormonal adicional enquanto estiver sendo tratada com rifampicina.
- Orientar as pacientes sobre o pequeno risco de interação com outros antibióticos, e que é possível considerar o uso de contracepção não hormonal adicional nesses casos. Se houver sangramento inesperado em mulheres que fazem uso de antibióticos concomitantemente a CO, deve-se indicar um método alternativo de contracepção enquanto durar a antibioticoterapia.
- **Fenobarbital**, **carbamazepina** e **fenitoína** potencialmente reduzem a eficácia dos COs, e muitos anticonvulsivantes são reconhecidamente teratógenos. Dispositivos intrauterinos (DIUs), medroxiprogesterona injetável ou opções não hormonais podem ser considerados para as mulheres que estiverem fazendo uso desses medicamentos.

SUSPENSÃO DO CONTRACEPTIVO ORAL, RETORNO DA FERTILIDADE

- Tradicionalmente, as mulheres são orientadas a aguardar dois ou três períodos menstruais normais após a suspensão do CHC antes de engravidar. Entretanto, em diversos estudos, os fetos concebidos no primeiro mês após a suspensão do CO não tiveram maior probabilidade de abortamento ou de malformação em comparação com os nascidos na população geral.

CONTRACEPÇÃO DE EMERGÊNCIA (CE)

- A CE por via oral não rompe o óvulo fertilizado após sua implantação.
- Uma formulação apenas de progestina contendo levonorgestrel foi aprovada para CE nos Estados Unidos.
- Uma dessas formulações é comercializada como pílula única contendo 1,5 mg de levonorgestrel, e que deve ser tomada até 72 horas após a relação sexual sem proteção e está disponível para mulheres e meninas de qualquer idade nos Estados Unidos, sem necessidade de prescrição médica. Outra opção é comercializada na forma de dois comprimidos, cada um contendo 0,75 mg de levonorgestrel. O primeiro comprimido deve ser tomado até 72 horas após a relação sexual sem proteção (quanto mais cedo, mais efetivo); o segundo deve ser tomado 12 horas depois.

- Existem evidências que sugerem que os produtos contendo levonorgestrel podem ser moderadamente efetivos até 120 horas após a relação sexual sem proteção.
- O ulipristal é um modulador seletivo do receptor de progesterona vendido sob prescrição médica para administração em dose única até 120 horas após a relação sexual sem proteção. É considerado igualmente efetivo em comparação com os CEs contendo levonorgestrel.
- É possível usar doses maiores de CHCs para CE, mas não com a mesma efetividade, e provavelmente com mais efeitos colaterais.
- Náusea e vômitos ocorrem com frequência significativamente menor com medicamentos contendo apenas progestina e com modulador do receptor de progesterona para CE.
- Após CE devem ser utilizados métodos de barreira por no mínimo sete dias.

CONTRACEPTIVOS TRANSDÉRMICOS

- Há contraceptivos combinados disponíveis na forma de adesivos transdérmicos com maior adesão em comparação com os COs. A eficácia parece comprometida em mulheres com mais de 90 kg. O adesivo deve ser aplicado no abdome, na nádega, na região superior do torso ou no segmento proximal do braço no início do ciclo menstrual e substituído semanalmente durante três semanas.
- As mulheres que usam adesivo ficam expostas a uma quantidade cerca de 60% maior de estrogênio do que aquelas que tomam CO contendo 35 mcg de EE, o que provavelmente aumenta o risco de episódio tromboembólico.

ANEIS VAGINAIS

- Determinado produto (Nuva Ring) libera aproximadamente 15 mcg/dia de EE e 120 mcg/dia de etonogestrel ao longo de três semanas. No primeiro uso o anel deve ser inserido no, ou antes do, quinto dia do ciclo e mantido durante três semanas, e então removido. Após uma semana um novo anel deve ser inserido no mesmo dia da semana em que foi colocado no ciclo anterior. Deve-se utilizar um segundo método contraceptivo nos primeiros sete dias de uso do anel ou se o anel for expedido e ficar fora do lugar por mais de 3 horas.

CONTRACEPTIVOS INJETÁVEIS E IMPLANTÁVEIS DE AÇÃO PROLONGADA

- As mulheres que mais se beneficiam com o uso de métodos exclusivamente com progestinas, incluindo minipílulas, são aquelas que estão amamentando, as que são intolerantes aos estrogênios e as com quadros clínicos concomitantes que contraindiquem o uso de estrogênios. Os contraceptivos injetáveis e implantáveis também são benéficos para as mulheres com dificuldade de adesão. As taxas de insucesso são menores com a contracepção com progestina de ação prolongada do que com os CHCs.

Progestinas injetáveis

- O acetato de medroxiprogesterona de depósito (**DMPA**) – 150 mg – é administrado por via intramuscular profunda na região glútea ou no deltoide no prazo de cinco dias a partir do início do sangramento menstrual, com repetição da dose a cada 12 semanas. Há outra apresentação (nos Estados Unidos) contendo 104 mg de DMPA, a qual deve ser injetada por via subcutânea na coxa ou no abdome. Deve-se excluir a possibilidade de gravidez em mulheres com atraso superior a uma semana para repetir a injeção intramuscular, ou com atraso de duas semanas, para repetir a injeção subcutânea. O retorno da fertilidade pode demorar após a suspensão.
- O DMPA pode ser administrado no pós-parto imediato para as mulheres que não estejam amamentando; no entanto, nas lactantes a administração deve ser postergada por seis semanas.
- As mulheres usando DMPA têm menor incidência de vulvovaginite por *Candida*, gravidez ectópica, doença inflamatória pélvica e câncer de endométrio e de ovário em comparação com aquelas que não estejam utilizando qualquer forma de contracepção. O período médio até a concepção a partir da suspensão é de 10 meses.
- O efeito adverso mais frequente do DMPA é irregularidade menstrual, que tende a reduzir após o primeiro ano. Dolorimento das mamas, ganho de peso e depressão ocorrem com menor frequência.
- O DMPA está associado à redução da densidade mineral óssea (DMO), mas não à evolução com osteoporose ou fraturas. A perda de DMO talvez diminua após um ou dois anos de uso, e os efeitos sobre a DMO não são inteiramente revertidos após a suspensão. O DMPA não deve ser mantido além de dois anos, a não ser que os outros métodos contraceptivos sejam inadequados ao caso.

Implantes subdérmicos de progestina

- O implante de 4 cm radiopaco e com 68 mg de etonogestrel é aplicado sob a pele do segmento proximal do braço. O dispositivo libera 60 mcg diariamente no primeiro mês, com redução gradual para 30 mcg/dia ao final de três anos de uso recomendado. Com o uso perfeito do produto, a eficácia é superior a 99%, mas pode ser menor nas mulheres com peso 30% acima do ideal.
- O principal efeito adverso é o sangramento menstrual irregular. Outros efeitos colaterais são cefaleia, vaginite, ganho ponderal, acne e dor nas mamas e no abdome. Não parece reduzir a DMO. A fertilidade retorna 30 dias após a retirada.

DISPOSITIVOS INTRAUTERINOS

- Os DIUs podem causar inflamação uterina de baixo grau e aumento na síntese de prostaglandinas. Além disso, os DIUs com liberação de progestina causam supressão do endométrio. A taxa de eficácia é superior a 99%.
- O risco de doença inflamatória pélvica, máximo nos primeiros 20 dias após a inserção, varia de 1 a 2,5%.
- O DIU de cobre pode ser deixado no local por 10 anos. Uma desvantagem é o aumento do fluxo menstrual e dismenorreia.
- Outras apresentações liberam levonorgestrel. Devem ser substituídos após 3 a 5 anos, dependendo do produto usado. Esses DIUs reduzem a perda de sangue menstrual.

AVALIAÇÃO DOS DESFECHOS TERAPÊUTICOS

- Todas as usuárias de CHC devem ter a pressão arterial monitorada anualmente.
- Nas mulheres com história de intolerância à glicose ou de diabetes melito, monitorar os níveis de glicemia ao iniciar e ao suspender o uso de CHC.
- Todas as usuárias de contraceptivos devem ser submetidas a rastreamento anual com exame citológico (com maior frequência se houver risco de DST), exame da pelve e da mama, além de consulta ginecológica de rotina. Investigar também possíveis problemas relacionados ao uso de CHC (p. ex., sangramento inesperado, amenorreia, ganho ponderal e acne).
- Monitorar anualmente as mulheres que usam implante radiopaco de etonogestrel para distúrbios do ciclo menstrual, ganho ponderal, inflamação ou infecção no local do implante, acne, sensibilidade mamária, cefaleia e perda capilar.
- As mulheres que utilizam DMPA devem ser avaliadas a cada três meses para ganho ponderal, distúrbios do ciclo menstrual e fraturas.
- As pacientes que usam DIU devem ser avaliadas a cada 1 a 3 meses para confirmar o posicionamento do dispositivo e verificar se há alterações no padrão de sangramento menstrual, infecção do trato genital superior e proteção contra DSTs.

Capítulo elaborado a partir de conteúdo original de autoria de Sarah P. Shrader e Kelly R. Ragucci.

Hormonioterapia na menopausa, perimenopausa e pós-menopausa

- *Menopausa* é a cessação permanente da menstruação que se segue à perda da atividade folicular ovariana. A perimenopausa coincide com o início da irregularidade menstrual e termina 12 meses após o último período menstrual.

FISIOLOGIA

- O eixo hipotálamo-hipófise-ovariano controla a fisiologia da reprodução. O hormônio folículo-estimulante (FSH) e o hormônio luteinizante (LH), produzidos pela hipófise em resposta ao hormônio liberador de gonadotrofina do hipotálamo, regulam a função ovariana. As gonadotrofinas também são influenciadas por *feedback* negativo dos esteroides sexuais estradiol (produzido pelo folículo dominante) e progesterona (produzido pelo corpo lúteo). Os outros esteroides sexuais são os androgênios, principalmente a testosterona e a androstenediona, secretados pelo estroma ovariano.
- As alterações fisiológicas da menopausa resultam da perda da atividade folicular ovariana.
- À medida que a mulher envelhece, o FSH circulante aumenta e ocorre redução dos hormônios ovarianos inibina-B e antimulleriano. Na menopausa observa-se aumento de 10 a 15 vezes no FSH circulante, aumento de 4 a 5 vezes no LH e redução acima de 90% da concentração do estradiol circulante.

MANIFESTAÇÕES CLÍNICAS

- Entre os sintomas da perimenopausa e da menopausa estão os vasomotores (fogachos e suor noturno), distúrbios do sono, depressão, ansiedade, dificuldade de concentração e de memória, secura vaginal e dispareunia, cefaleia, disfunção sexual e artralgia.
- Os sinais são atrofia urogenital na menopausa e sangramento uterino disfuncional na perimenopausa. Outras causas de sangramento uterino disfuncional devem ser afastadas.
- Além disso, a perda na produção de estrogênios resulta em alterações metabólicas; aumento da gordura abdominal central; e efeitos sobre lipídios, função vascular e metabolismo ósseo.

DIAGNÓSTICO

- A menopausa é determinada retrospectivamente após 12 meses consecutivos de amenorreia. A dosagem do FSH no primeiro ou no terceiro dia do ciclo menstrual acima de 10 a 12 UI/L indica redução da reserva ovariana.
- A rotina diagnóstica para menopausa deve incluir anamnese abrangente e exame físico, hemograma completo e dosagem do FSH sérico. Quando a função ovariana tiver cessado, as concentrações séricas de FSH excederão 40 UI/L. Disfunção ovariana e gravidez são hipóteses a serem descartadas.

TRATAMENTO

- <u>Objetivos do tratamento:</u> aliviar os sintomas, melhorar a qualidade de vida e minimizar os efeitos adversos dos medicamentos.
- Os sintomas vasomotores e vaginais leves podem ser aliviados reduzindo-se a temperatura do ambiente; reduzindo o consumo de cafeína, alimentos condimentados e bebidas quentes; cessando o tabagismo; e iniciando atividades físicas e dieta saudável.
- A secura vaginal leve algumas vezes é aliviada com o uso de cremes vaginais não estrogênicos, mas os casos mais significativos frequentemente requerem terapia estrogênica local ou sistêmica.
- A Figura 31-1 apresenta a terapia farmacológica de mulheres com sintomas de menopausa. As indicações e contraindicações segundo a Food and Drug Administration (FDA) para hormonioterapia na menopausa são apresentadas no Quadro 31-1.

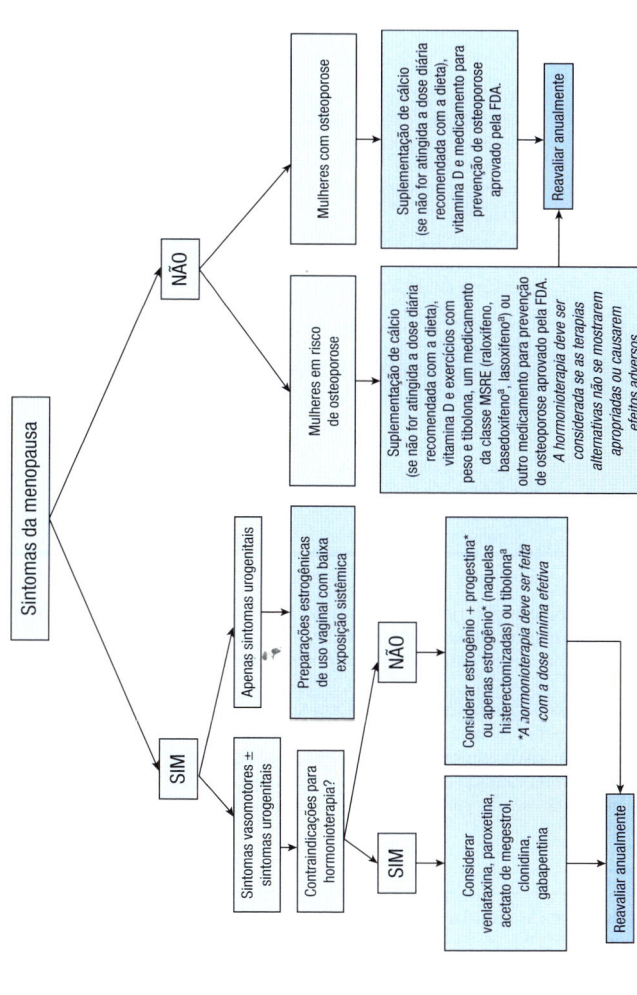

FIGURA 31-1 Algoritmo para terapia farmacológica dos sintomas da menopausa. FDA, Food and Drug Administration; MSRE, modulador seletivo dos receptores de estrogênio. [a] Atualmente indisponível nos Estados Unidos.

QUADRO 31-1	Indicações e contraindicações da Food and Drug Administration para terapia hormonal na menopausa usando estrogênios e progestinas
Indicações	
Para uso sistêmico	Tratamento de sintomas vasomotores moderados a graves (i.e., fogachos moderados a intensos)
Para uso intravaginal (baixa exposição sistêmica)	Tratamento de sintomas moderados a intensos de atrofia vulvar ou vaginal (i.e., secura, dispareunia e vaginite atrófica moderadas a intensas)
Contraindicações	
Absolutas	Sangramento genital anormal sem diagnóstico
	Diagnóstico, suspeita ou história de câncer de mama
	Neoplasia diagnosticada ou suspeita dependente de estrogênio ou de progesterona
	Trombose venosa profunda ativa, embolia pulmonar ou histórico desses quadros
	Doença tromboembólica arterial ativa ou recente (p. ex., ao longo do último ano)
	Doença ou disfunção hepática
Relativas	Pressão arterial elevada
	Hipertrigliceridemia
	Função hepática deficiente com história de icterícia colestática
	Hipotireoidismo
	Retenção hídrica
	Hipocalcemia intensa
	Câncer de ovário
	Exacerbação de endometriose
	Exacerbação de asma, diabetes melito, enxaqueca, lúpus eritematoso sistêmico, epilepsia, porfiria e hemangioma hepático

- Para as mulheres com hipertrigliceridemia, doença hepática ou colecistopatia, é possível usar estrogênio transdérmico, mas o oral deve ser evitado.
- Usar hormonioterapia na menor dose efetiva e pelo menor período necessário para controlar os sintomas.
- As indicações aprovadas para a hormonioterapia são sintomas vasomotores e atrofia urogenital. Também está indicada para prevenção de fratura osteoporótica em pós-menopáusicas com menos de 60 anos que tenham risco aumentado de fraturas quando as terapias alternativas estiverem contraindicadas ou tiverem causado efeitos adversos (ver Capítulo 3).
- Como novos dados estão sendo continuamente publicados, as diretrizes mais recentes devem sempre ser consultadas.

TERAPIA HORMONAL

- O Quadro 31-2 apresenta as diretrizes com base em evidências para terapia hormonal para sintomas da menopausa.
- A terapia hormonal sistêmica é o tratamento mais efetivo para sintomas vasomotores moderados a graves. Para os sintomas urogenitais, como secura vaginal e dispareunia, cremes, tabletes ou anéis de estrogênios para uso intravaginal devem ser considerados antes da terapia por via oral. O ospemifeno é outra opção. O uso intravaginal de estrogênio reduz o risco de infecção recorrente do trato urinário e talvez melhore os quadros de incontinência de urgência e de bexiga hiperativa.
- Nas mulheres com útero preservado, a terapia hormonal é feita com um estrogênio e um progestogênio. A maioria das mulheres com sintomas vasomotores necessita de tratamento hormonal por menos de cinco anos. O uso concomitante de progestogênio é desnecessário com o uso de 17β-estradiol micronizado em dose baixa ou de creme de estriol.

QUADRO 31-2	Diretrizes com base em evidências para terapia hormonal no controle dos sintomas da menopausa

Recomendação	Grau da recomendação[a]
Na ausência de contraindicações, a terapia hormonal com base em estrogênio deve ser usada após a menopausa para tratamento de sintomas vasomotores moderados a intensos	A1
Para sintomas urogenitais e para atrofia vaginal, deve-se usar terapia estrogênica sistêmica ou vaginal	A1
As pacientes pós-menopáusicas em terapia estrogênica devem ser acompanhadas anualmente, levando em consideração os dados dos ensaios clínicos mais recentes	A1
As pacientes pós-menopáusicas em terapia estrogênica devem ser informadas acerca dos riscos potenciais	A1
A segurança e a tolerabilidade podem variar substancialmente com o tipo e o regime da hormonioterapia	B2
O risco de câncer de mama aumenta com o uso contínuo de terapia hormonal combinada por mais de cinco anos	A1
O risco de câncer de mama não aumenta com terapia apenas com estrogênio em longo prazo (6,8 anos) em pacientes pós-menopáusicas histerectomizadas	A1
A hormonioterapia não deve ser usada para prevenção primária ou secundária de coronariopatia	A1
A terapia hormonal por via oral aumenta o risco de tromboembolismo venoso	A1
A terapia hormonal não oral pode ser mais segura para pacientes pós-menopáusicas com risco de tromboembolismo que optem por usar hormonioterapia	B2
A terapia hormonal por via oral aumenta o risco de acidente vascular cerebral isquêmico	A1
Embora a hormonioterapia reduza o risco de fraturas osteoporóticas, não é possível recomendá-la como tratamento de primeira linha para osteoporose	A1
Os potenciais malefícios (doença cardiovascular, câncer de mama e tromboembolismo) da terapia hormonal em longo prazo (mais de cinco anos) superam os possíveis benefícios	A1
As mulheres jovens com insuficiência ovariana primária apresentam sintomas menopáusicos intensos e risco aumentado de osteoporose e doença cardiovascular. As decisões sobre se e como essas jovens devem ser tratadas não devem ser baseadas nos estudos sobre hormonioterapia em mulheres com mais de 50 anos de idade	B3

Qualidade das evidências: 1, evidência a partir de mais de um ensaio clínico apropriadamente randomizado e controlado; 2, evidência a partir de mais de um ensaio clínico bem desenhado com randomização de coorte ou estudos analíticos tipo caso-controle ou múltiplas séries, ou resultados impressionantes de experimentos não controlados; 3, evidência a partir de opiniões de autoridades conceituadas com base na experiência clínica, estudos descritivos ou relatos de comunidades de especialistas.

[a] *Força das recomendações:* A, evidências com força para corroborar a recomendação; B, evidências com força moderada para corroborar a recomendação; C, evidências fracas para corroborar a recomendação.

- O grupo com tratamento **contínuo com estrogênio-progestogênio combinados** no ensaio *Women´s Health Initiative* (WHI) foi suspenso após 5,2 anos de seguimento em razão da ocorrência do nível pré-especificado de câncer de mama invasivo. Nesse estudo também foi observado aumento de episódios de doença arterial coronariana, acidente vascular cerebral (AVC) e embolia pulmonar. Dentre os efeitos benéficos destacam-se redução nas fraturas de quadril, coluna vertebral e punho, e de câncer colorretal.
- O grupo de tratamento apenas com estrogênio foi interrompido após seguimento médio de sete anos. A terapia apenas com estrogênio não produziu aumento no risco de coronariopatia ou no risco de câncer de mama, mas sim de AVC e fratura do quadril.
- As mulheres com sintomas vasomotores que fizeram uso de terapia hormonal evoluíram com melhor qualidade de saúde mental e com menos sintomas de depressão em comparação com aquelas que tomaram placebo, mas a terapia hormonal pode piorar a qualidade de vida das mulheres sem sintomas vasomotores.
- O ensaio WHI concluiu que as pós-menopáusicas com 65 anos ou mais que fizeram uso de terapia **combinando estrogênio e progestogênio** tiveram taxa dobrada de demência, incluindo doença de Alzheimer. A terapia combinada não foi capaz de prevenir disfunção cognitiva leve.

Estrogênios

- Os produtos contendo estrogênio e as doses para terapia hormonal estão apresentados no Quadro 31-3. As vias oral e transdérmica são as mais usadas. Não há evidência de que um composto estrogênio seja mais efetivo que os demais para alívio dos sintomas da menopausa ou para prevenção de osteoporose.
- Os **estrogênios equinos conjugados** são compostos por **sulfato de estrona** (50-60%) e outros estrogênios como **equilina** e **17α-di-hidroequilina**.
- O **estradiol** é a forma predominante e mais ativa dos estrogênios endógenos. Administrado por via oral, é metabolizado pela mucosa intestinal e pelo fígado (10% alcança a circulação como estradiol livre) e as concentrações de estrona resultantes são 3 a 6 vezes superiores às do estradiol.
- O **etinilestradiol** é um estrogênio semissintético com atividade semelhante com administração pelas vias oral e parenteral.
- Os **estrogênios não orais**, incluindo os produtos de uso transdérmico, intranasal e vaginal, evitam o metabolismo de primeira passagem e resultam em uma relação estradiol:estrona mais fisiológica (ou seja, concentrações de estradiol maiores do que as da estrona). Os estrogênios transdérmicos também têm menor probabilidade de afetar a globulina ligante de hormônio sexual, lipídios circulantes, parâmetros da coagulação ou níveis da proteína C-reativa.
- Com as **apresentações percutâneas** (gel, creme, emulsão) é comum haver variabilidade na absorção.
- Os **comprimidos de estradiol** contendo **17β-estradiol cristalino puro** são introduzidos no plano subcutâneo na parede anterior do abdome ou na nádega e são difíceis de remover.
- **Cremes**, **comprimidos** e **anéis vaginais** são usados para o tratamento de atrofia urogenital. A absorção sistêmica de estrogênio é menor com os comprimidos e anéis vaginais em comparação com a dos cremes vaginais.
- Evidências recentes indicam que doses menores de estrogênios são efetivas no controle dos sintomas pós-menopáusicos e na redução da perda óssea. Doses menores de terapia hormonal (estrogênio equino conjugado 0,4 mg/dia e acetato de medroxiprogesterona 1,5 mg/dia) demonstraram alívio dos sintomas e preservação da densidade óssea equivalentes sem aumento da hiperplasia endometrial. Até mesmo doses ultrabaixas de 17β-estradiol administradas via anel vaginal melhoraram o perfil lipídico sérico e preveniram perda óssea em pacientes idosas.
- Os efeitos adversos dos **estrogênios** são náusea, cefaleia, sensibilidade dolorosa das mamas e sangramento intenso. Entre os efeitos adversos mais graves estão aumento no risco de coronariopatia, AVC, tromboembolismo venoso, câncer de mama e colelitíase. Os estrogênios administrados por via transdérmica têm menor probabilidade de causar sensibilidade dolorosa mamária, colelitíase e trombose venosa profunda em comparação aos estrogênios por via oral.
- Os dados atuais sugerem que os fitoestrogênios não são mais efetivos que o placebo para tratamento de fogachos ou de outros sintomas da menopausa. Há necessidade de estudos complementares para esclarecer os efeitos dos fitoestrogênios sobre mamas, ossos e endométrio.

QUADRO 31-3 Produtos contendo estrogênios para terapia hormonal

Substância	Nome comercial[a]	Dose inicial/dose baixa	Variação da dose	Comentários
Produtos sistêmicos (para tratamento de sintomas vasomotores moderados a graves ± sintomas urogenitais)				
Estrogênios orais[b]				
Estrogênios equinos conjugados	Premarin (uma vez ao dia)	0,3 ou 0,45 mg	0,3-1,25 mg	Apresentações disponíveis com 0,3; 0,45; 0,625; 0,9; 1,25 mg
Estrogênios conjugados sintéticos	Cenestin, Enjuvia (uma vez ao dia)	0,3 mg	0,3-1,25 mg	Apresentações disponíveis com 0,3; 0,45; 0,625; 0,9; 1,25 mg
Estrogênios esterificados (75-85% estrona + 6-15% equilina)	Menest (uma vez ao dia)	0,3 mg	0,3-2,5 mg	Administrar três semanas sim e uma não. Apresentações disponíveis com 0,3; 0,625; 1,25; 2,5 mg
Estropipato (sulfato de estrona piperazina)	Ogen, Ortho-Est, Genéricos (uma vez ao dia)	0,75 mg	0,75-6 mg	Apresentações disponíveis com 0,75; 1; 5; 3; 6 mg
Acetato de estradiol	Femtrace (uma vez ao dia)	0,45 mg	0,45-1,8 mg	Apresentações disponíveis com 0,45; 0,9; 1,8 mg
17 β-estradiol micronizado	Estrace, Genéricos (uma vez d a)	1 mg	1 ou 2 mg	Administrar três semanas sim e uma não. Apresentações disponíveis com 1, 2 mg
Adesivos transdérmicos de estrogênios				
17 β-estradiol	Alora (adesivo aplicado duas vezes por semana)[c]	0,025 mg/dia	0,025-0,1 mg/dia	Apresentações disponíveis com 0,025; 0,05; 0,075; 0,1 mg/dia
	Climara (adesivo aplicado uma vez por semana)[c]	0,025 mg/dia	0,025-0,1 mg/dia	Apresentações disponíveis com 0,025; 0,0375; 0,05; 0,06; 0,075; 0,1 mg/dia

(continua)

QUADRO 31-3	Produtos contendo estrogênios para terapia hormonal (continuação)			
Substância	**Nome comercial[a]**	**Dose inicial/dose baixa**	**Variação da dose**	**Comentários**
	Menostar (adesivo aplicado uma vez por semana)[c,d]	0,014 mg/dia	0,014 mg/dia	
	Estraderm (adesivo aplicado duas vezes por semana)[c]	-	0,05 ou 0,1 mg/dia	Apresentações disponíveis com 0,05; 0,1 mg/dia
	Vivelle, Vivelle Dot (adesivo aplicado duas vezes por semana)[c]	0,025 mg/dia	0,025 a 0,1 mg/dia, dose-padrão é 0,05	Apresentações disponíveis com 0,025; 0,0375; 0,05 (dose-padrão); 0,075; 0,1 mg/dia
Outras formas tópicas de estrogênio				
Emulsão tópica de 17 β-estradiol	Estrasorb emulsão a 0,25% (aplicação tópica uma vez ao dia)	-	Duas bolsas (que liberam 0,05 mg de estradiol por dia)	Aplicar nas pernas
Gel tópico de 17 β-estradiol	EstroGel 0,06% com bomba dosadora (aplicação tópica uma vez ao dia)	-	1,25 g/dia (contém 0,75 mg de estradiol)	Aplicar do pulso ao ombro
	Elestrin 0,06% com bomba dosadora (aplicação tópica uma vez ao dia)	-	1-2 unidades de dose (uma unidade dosada: 0,87 g contendo 0,52 mg de estradiol)	Aplicar no segmento proximal do braço
	Divigel 0,1% (aplicação tópica uma vez ao dia)	0,25 g	0,25-1g (libera 0,25-1 mg de estradiol)	Aplicar no terço superior da coxa. Apresentações disponíveis com 0,25; 0,5; 1 g
Spray transdérmico de 17 β-estradiol	Evamist (aplicação tópica uma vez ao dia)	1 spray	2-3 sprays (1,53 mg de estradiol por spray)	Aplicar na face interna do antebraço
Estrogênios implantáveis[e]				
17 β-estradiol implantável	Implantes subcutâneos de estradiol a cada seis meses	25 mg	50-100 mg	

Estrogênios vaginais

Anel de acetato de estradiol	Femring (intravaginal; substituído a cada três meses)	Anel com 12,4 mg	12,4, 24,8 (liberando 0,05 ou 0,1 mg de estradiol/dia)

Produtos intravaginais de estrogênio (para tratamento apenas de sintomas urogenitais/baixa exposição sistêmica)

Creme vaginal de estrogênio equino conjugado (EEC)	Premarin		0,5-2 g/dia (contém 0,625 mg de EEC por g)
Creme vaginal de 17 β-estradiol	Estrace		1 g/dia (contém 0,1 mg de estradiol por g)
Anel vaginal de 17 β-estradiol	Estring (intravaginal; substituído a cada 90 dias)		Anel com 2 mg (libera 0,0075 mg/dia)
Comprimido vaginal de hemi-hidrato de estradiol	Vagifem (intravaginal; duas vezes por semana)	10 mcg	10 ou 25 mcg

a Nomes comerciais nos Estados Unidos.
b Os estrogênios administrados por via oral estimulam a síntese de proteínas hepáticas e aumentam a concentração circulante da globulina ligante de hormônio, que, por sua vez, compromete a biodisponibilidade de androgênios e estrogênios. As mulheres com aumento na concentração de triglicerídios ou anormalidade significativa na função hepática são candidatas à terapia não oral com estrogênio.
c Não aplicar adesivos de estrogênio nas ou próximo das mamas. Evitar a linha da cintura porque o adesivo pode se soltar com a fricção de roupas apertadas.
d Aprovado pela Food and Drug Administration apenas para prevenção de osteoporose pós-menopausa.
e Indisponível nos Estados Unidos.

QUADRO 31-4	Doses de progestogênios para proteção do endométrio (administração cíclica por via oral)
Progestogênio	**Posologia**
Didrogesterona[a]	10-20 mg/dia por 12-14 dias do mês calendário (apresentação disponível em comprimidos de 10 mg)
Acetato de medroxiprogesterona	5-10 mg/dia por 12-14 dias do mês calendário (apresentação disponível em comprimidos de 2,5, 5, 10 mg)
Progesterona micronizada	200 mg/dia por 12-14 dias do mês calendário (apresentação disponível em comprimidos de 100 e 200 mg)
Acetato de noretindrona	5 mg/dia por 12-14 dias do mês calendário (apresentação disponível em comprimidos de 2,5, 5 mg)

[a] Não disponível nos Estados Unidos.

Progestogênios

- Nas mulheres não submetidas à histerectomia, um **progestogênio** deve ser adicionado, uma vez que a monoterapia com estrogênio está associada à hiperplasia e ao câncer do endométrio.
- Os progestogênios mais usados por via oral são **acetato de medroxiprogesterona**, **progesterona micronizada** e acetato de **noretindrona** (também conhecida como **noretisterona**)
- O Quadro 31-4 mostra diversos esquemas com progestogênio para prevenção de hiperplasia endometrial. O Quadro 31-5 apresenta quatro esquemas **de combinação estrogênio-progestogênio**. Os métodos de administração são os seguintes:
  ✓ **Contínuo cíclico (sequencial)**, que resulta em perda sanguínea vaginal programada em aproximadamente 90% das mulheres.
  ✓ **Contínuo combinado**, que evita o sangramento mensal. Inicialmente pode causar escape ou sangramento inesperado.
  ✓ **Contínuo ciclo longo (com suspensão cíclica)** reduz o sangramento mensal. O estrogênio é administrado diariamente e o progestogênio seis vezes por ano (em meses alternados) durante 12 a 14 dias, resultando em seis períodos menstruais por ano.
  ✓ **Intermitente combinado (contínuo pulsado)** reduz a incidência de sangramento uterino. Consiste em três dias de tratamento apenas com estrogênio, seguidos por três dias de tratamento combinando estrogênio e progestogênio, o que é repetido sem interrupção. Causa menos efeitos colaterais que os esquemas com doses mais altas de progestogênio.
- Entre os efeitos adversos dos progestogênios estão irritabilidade, cefaleia, variação do humor, retenção hídrica e distúrbios do sono.

TERAPIAS FARMACOLÓGICAS ALTERNATIVAS

- As alternativas aos estrogênios para tratamento dos fogachos estão apresentadas no Quadro 31-6.
- Para as mulheres com contraindicações à terapia hormonal, podem ser usados inibidores seletivos da recaptação de serotonina e a venlafaxina, mas a ausência de eficácia em longo prazo e as interações medicamentosas podem ser problemáticas.

Androgênios

- O uso terapêutico da **testosterona** nas mulheres (Quadro 31-7), embora controverso, tem se tornado mais popular, mesmo quando não há deficiência de androgênio. A testosterona, com ou sem estrogênio, pode melhorar a experiência sexual de mulheres pós-menopáusicas.
- Entre as contraindicações absolutas para terapia com androgênio estão gravidez ou lactação e neoplasia diagnosticada ou suspeita dependente de androgênio. Contraindicações relativas incluem o uso concomitante de estrogênios equinos conjugados (para terapia com testosterona parenteral), baixo nível de globulina de ligação do hormônio sexual, acne moderada a grave, hirsutismo clínico e alopecia androgênica.

QUADRO 31-5	Combinações comuns para terapia hormonal após a menopausa	
Esquema	**Método de administração**	**Posologia**
Esquemas por via oral		
Estrogênio equino conjugado (EEC) + acetado de medroxiprogesterona (MPA)	Contínuo	0,625 mg/2,5 MPA, 0,625 mg/ 5 mg/dia Dose reduzida: 0,3 mg/1,5 mg, 0,45 mg/1,5 mg diariamente
	Contínuo sequencial	0,625 mg EEC diariamente apenas nas primeiras duas semanas de um ciclo de quatro semanas, e, então, 0,625 mg/dia de EEC + 5 mg MPA/dia nas duas últimas semanas de um ciclo de quatro semanas
Etinilestradiol (EE) + acetato de noretindrona (NETA)	Contínuo	5 mcg EE/1 mg NETA/dia Dose reduzida: 2,5 mcg EE/0,5 mg NETA/dia
Estradiol (E) + drospirenona (DRSP)	Contínuo	1 mg E/5 mg DRSP/dia Dose reduzida: 0,5 mg E/2,5 mg DRSP/dia
E + norgestimato	Estrogênio com progestogênio intermitente	1 mg de E/dia nos primeiros três dias, e, então, 1 mg E/0,09 mg norgestimato/dia nos três dias seguintes; esse padrão é repetido continuamente
E + NETA	Contínuo	1 mg E/0,5 mg NETA/dia Dose reduzida: 0,5 mg E/0,1 mg NETA/dia
Esquemas transdérmicos		
Estradiol + adesivo de acetato de noretindrona	Contínuo	0,05/0,14 mg, 0,05/0,25 mg (aplicar um adesivo duas vezes por semana)
	Sequencial contínuo	0,05 mg de um adesivo apenas com estradiol (aplicar um adesivo duas vezes por semana) nas primeiras duas semanas de um ciclo de quatro semanas; em seguida, aplicar um adesivo com a combinação de estradiol + noretindrona duas vezes por semana nas duas últimas semanas do ciclo de quatro semanas.
Adesivo de E + levonorgestrel	Contínuo	0,045 mg E/0,015 mg/dia (aplicar um adesivo uma vez por semana)

- Os efeitos adversos para dose excessiva são virilização, retenção hídrica e possíveis efeitos sobre as lipoproteínas lipídicas, mais prováveis com administração oral. A segurança em longo prazo do uso de testosterona em mulheres não foi determinada.

QUADRO 31-6	Alternativas aos estrogênios para tratamento de fogachos[a]		
Medicamento	**Dose inicial**	**Variação usual da dose**	**Comentários**
Tibolona[b]	2,5 mg	2,5 mg	Não recomendado o uso no período perimenopausa porque pode causar sangramentos irregulares
Venlafaxina	37,5 mg	37,5 a 150 mg/dia	Efeitos adversos: náusea, cefaleia, sonolência, tontura, insônia, nervosismo, xerostomia, anorexia, constipação, diaforese, fraqueza e hipertensão arterial
Desvenlafaxina	100-150 mg	100-150 mg/dia	Efeitos adversos: náusea, cefaleia, sonolência, tontura, insônia, xerostomia, anorexia, constipação, diaforese e fraqueza
Paroxetina, paroxetina CR[c]	7,5 mg/dia (paroxetina),[d] 10 mg/dia (paroxetina), ou 12,5 mg/dia (paroxetina CR)	7,5 mg/dia,[d] 10-20 mg/dia ou 12,5-25 mg/dia	Efeitos adversos: náusea, sonolência, insônia, cefaleia, tontura, xerostomia, constipação, diarreia, fraqueza e diaforese

Acetato de megestrol	20 mg/dia	20-40 mg/dia	A progesterona foi associada à etiologia do câncer de mama; além disso, há preocupação acerca da segurança dos agentes progestacionais em mulheres com câncer de mama preexistente
Clonidina	0,1 mg/dia	0,1 mg/dia	Efeitos adversos: sonolência, tontura, hipotensão e boca seca, especialmente com doses mais altas
Gabapentina	300 mg na hora de dormir	900 mg/dia (fracionados em três doses); foram estudadas doses de até 2,4 g/dia (fracionadas em três doses diárias)	Efeitos adversos: sonolência e tontura; esses sintomas frequentemente podem ser evitados com aumento gradual da dose

CR, liberação controlada.

[a] O tratamento dos fogachos da menopausa é uma indicação não oficial (*off-label*) nos Estados Unidos para todos os medicamentos listados, exceto para uma formulação de paroxetina.

[b] Não disponível nos Estados Unidos.

[c] Outros inibidores seletivos da recaptação de serotonina (p. ex., citalopram, escitalopram, fluoxetina e sertralina) foram estudados e podem ser usados no tratamento dos fogachos.

[d] Uma das apresentações deste fármaco (Brisdelle, nos Estados Unidos), contém 7,5 mg de paroxetina e foi aprovado pela Food and Drug Administration (FDA) para tratamento dos sintomas vasomotores moderados a intensos da menopausa. Esse produto em particular não tem aprovação da FDA para tratamento de transtornos psiquiátricos.

QUADRO 31-7	Esquemas com androgênios usados em mulheres		
Esquema	**Dose usual**	**Frequência**	**Comentários**
Metiltestosterona combinada com estrogênios esterificados	2,5 mg de Metiltestosterona + 1,25 mg de estrogênios esterificados por dia	Diariamente	Via oral
	1,25 mg de metiltestosterona + 0,625 mg de estrogênios esterificados por dia Ambos os esquemas administrados por três semanas sim e uma não		
Testosterona (implantes)[b]	50 mg[c]	A cada seis meses	Via subcutânea (implante)
Testosterona transdérmica[a]	150 ou 300 mcg/dia	A cada 3-4 dias	Adesivo transdérmico

[a] Não disponível nos Estados Unidos.
[b] Não aprovado nos Estados Unidos para uso em mulheres.
[c] Nos Estados Unidos estão disponíveis apenas implantes com 75 mg.

Moduladores seletivos do receptor de estrogênio

- Esses são compostos não esteroides que atuam como agonistas do estrogênio em alguns tecidos, como nos ossos, e como antagonistas em outros, como nas mamas, por meio de alta afinidade com o receptor de estrogênio.
- O **tamoxifeno** é antagonista no tecido mamário e agonista nos ossos e no endométrio (ver Capítulo 60).
- O **raloxifeno** foi aprovado para prevenção e tratamento da osteoporose da menopausa e para redução do risco de câncer de mama invasivo em pós-menopáusicas com osteoporose. A posologia é 60 mg uma vez ao dia. Os moduladores seletivos do receptor de estrogênio (MSREs), bazedoxifeno e lasofoxifeno, têm eficácia e perfil de efeitos adversos semelhantes. Os MSREs podem agravar os sintomas vasomotores e aumentar o risco de tromboembolismo venoso (ver Capítulo 3). O uso de raloxifeno foi associado a menor incidência de câncer de mama em comparação com placebo. Ele é tão efetivo quanto o tamoxifeno na redução do risco de câncer de mama invasivo com risco menor de episódios tromboembólicos.
- O ospemifeno foi recentemente aprovado para tratamento de dispareunia moderada a intensa causada por atrofia vulvar e vaginal. O medicamento possui um alerta em destaque para o risco de câncer do endométrio em mulheres não histerectomizadas que usem estrogênios sem proteção de progestina para redução da hiperplasia endometrial. O medicamento também aumenta o risco de AVC e de trombose venosa profunda em pós-menopáusicas tratadas com dose diária apenas de estrogênios conjugados.

Tibolona

- A **tibolona** (não disponível nos Estados Unidos) tem atividade combinada estrogênica, progestogênica e androgênica. A tibolona melhora o humor, a libido, os sintomas da menopausa e a atrofia vaginal, além de proteger contra perda óssea e reduzir o risco de fraturas vertebrais. Também reduz o colesterol total, triglicerídios, lipoproteína (a), mas pode reduzir a concentração da lipoproteína de alta densidade, e reduz o risco de câncer de mama e de colo nas mulheres com idade entre 60 e 85 anos.
- Entre os efeitos adversos estão ganho de peso e inchaço. Talvez aumente o risco de AVC em idosas. Foi associado à recorrência de câncer de mama e talvez aumente o risco de câncer do endométrio.

RISCOS DA TERAPIA HORMONAL

- Não usar terapia hormonal pós-menopausa para reduzir o risco de coronariopatia.
- O ensaio WHI demonstrou aumento global no risco de coronariopatia em pós-menopáusicas saudáveis com idade entre 50 e 79 anos que faziam uso de **terapia com estrogênio-progestogênio** em comparação com aquelas que tomaram placebo. No grupo do WHI tratado apenas com estrogênio, não se demonstrou qualquer efeito (aumento ou redução) no risco de coronariopatia. As mulheres que iniciaram a terapia hormonal 10 anos ou mais após o período da menopausa tenderam a ter aumento do risco de coronariopatia em comparação àquelas que iniciaram a terapia até 10 anos após a menopausa.
- As mulheres tomando estrogênio apresentaram risco duas vezes maior de episódios tromboembólicos, e a administração por via oral aumentou o risco de tromboembolismo venoso em comparação com a via transdérmica. Os progestogênios norpregnanos parecem ser trombogênicos. Evitar terapia hormonal nas mulheres com alto risco de episódios tromboembólicos.
- No ensaio WHI, com a **terapia com estrogênio mais progestogênio** observou-se aumento do risco de câncer de mama invasivo (surgindo após três anos de participação no estudo), com tendência a aumento progressivo do risco com a duração da terapia. No grupo do WHI tratado apenas com estrogênio não se demonstrou aumento no risco de câncer de mama durante o seguimento de sete anos que perdurou após a interrupção do ensaio. No Million Women Study concluiu-se que o uso de terapia hormonal aumenta o risco de câncer de mama e a mortalidade por câncer de mama. Observou-se aumento na incidência para tratamento **apenas com estrogênio**, **com estrogênio mais progestogênio** e com **tibolona**. Em uma reanálise de 51 trabalhos, a terapia combinando **estrogênio-progestogênio** por menos de cinco anos foi associada a aumento de 15% no risco de câncer de mama, e o risco aumentou com a duração do tratamento. Cinco anos após a suspensão da terapia de reposição hormonal, o risco de câncer de mama voltou ao normal. A adição de progestogênio ao tratamento com estrogênio talvez aumente o risco de câncer de mama além do observado para a terapia apenas com estrogênio.
- A terapia **apenas com estrogênio**, administrada a mulheres com útero preservado, aumentou o risco de câncer de útero; o aumento do risco é observado nos dois primeiros anos após o início do tratamento e persiste por muitos anos após a suspensão. Nas pacientes tratadas com adição sequencial de **progestina** ao estrogênio por no mínimo 10 dias do ciclo, ou com uma combinação contínua de estrogênio-progestogênio, não houve aumento no risco de câncer do endométrio. Em um ensaio com duração de quatro anos com **raloxifeno** não se observou aumento no risco de câncer do endométrio.
- Parece que não há aumento do risco de câncer de ovário com **terapia hormonal combinada**, mas o risco talvez aumente nas pós-menopáusicas tratadas apenas com estrogênio por mais de 10 anos.
- As mulheres tratadas com **estrogênio** ou com **terapia hormonal combinando estrogênio-progestogênio** têm risco aumentado de colecistite, colelitíase e colecistectomia. Os estrogênios transdérmicos são uma alternativa à terapia por via oral para as mulheres com alto risco de colelitíase.

AVALIAÇÃO DOS DESFECHOS TERAPÊUTICOS

- Iniciada a terapia hormonal, sugere-se acompanhamento em seis semanas para avaliar a eficácia, os efeitos colaterais e os padrões do sangramento de privação.
- Em caso de terapia com base em estrogênio, as mamas devem ser examinadas anualmente, com autoexame mensal e mamografias periódicas. As mulheres em terapia hormonal devem ser monitoradas anualmente, inclusive com exame da pelve, aferição da pressão arterial e vigilância de rotina para câncer do endométrio.
- As mulheres com mais de 65 anos e aquelas com menos de 65 anos e fatores de risco para osteoporose devem ter a densidade mineral óssea medida. O exame deve ser repetido de acordo com a indicação clínica.
- *Terapia sequencial*: nos casos com sangramento vaginal inesperado ou se houver sangramento de privação muito intenso ou prolongado, solicitar ultrassonografia transvaginal e, se indicado, biópsia de endométrio.

- *Terapia combinada contínua*: considerar a possibilidade de investigação do endométrio quando persistirem sangramentos irregulares por mais de seis meses após o início do tratamento.

Capítulo elaborado a partir de conteúdo original de autoria de Sophia N. Kalantaridou, Devra K. Dang e Karim Anton Calis.

32

Gravidez e lactação: considerações terapêuticas

- Entre as fontes sobre o uso de medicamentos durante a gravidez e a lactação estão o sistema de classificação da Food and Drug Administration (FDA), a literatura específica, os compêndios terciários, os livros-texto e os bancos de dados computadorizados (p. ex., www.motherisk.org e www.toxnet.nlm.nih.gov).

FATORES FISIOLÓGICOS E FARMACOCINÉTICOS

- A gravidez dura aproximadamente 280 dias (contados a partir do primeiro dia da última menstruação até o nascimento) e é dividida em três períodos, cada um com três meses corridos (i.e., trimestres).
- Durante a gravidez, a absorção dos medicamentos pode se alterar em razão de atraso no esvaziamento gástrico e vômitos. O aumento do pH gástrico talvez afete a absorção de ácidos fracos e bases. Há aumento da perfusão hepática. Os níveis aumentados de estrogênio e progesterona podem alterar a atividade enzimática hepática com aumento da eliminação de alguns medicamentos, mas pode causar o acúmulo de outros.
- Volume plasmático materno, débito cardíaco e taxa de filtração glomerular aumentam em 30 a 50%, ou mais, durante a gestação, possivelmente reduzindo a concentração plasmática de medicamentos de eliminação renal. A concentração plasmática de albumina é reduzida; como consequência, o volume de distribuição dos medicamentos com alta taxa de ligação às proteínas pode aumentar. Contudo, há pouca alteração na concentração sérica, uma vez que esses medicamentos não ligados são eliminados mais rapidamente por fígado e rins.
- A placenta é o órgão de troca de medicamentos entre mãe e feto. Os medicamentos com peso molecular inferior a 500 Da são rapidamente transferidos, e aqueles com peso molecular entre 600 e 1.000 Da atravessam a placenta mais lentamente, enquanto os com peso molecular acima de 1.000 Da (p. ex., insulina e heparina) não atravessam em quantidades significativas.
- Os medicamentos lipofílicos (p. ex., opioides e antibióticos) atravessam mais facilmente do que os hidrossolúveis. Determinados medicamentos ligados a proteínas podem atingir maiores concentrações plasmáticas no feto do que na mãe.

ESCOLHA DE MEDICAMENTOS DURANTE A GRAVIDEZ

- A incidência de malformações congênitas varia de 3 a 5% e estima-se que 1% das malformações seja causado por exposição a medicamentos.
- Os efeitos adversos sobre o feto dependem de dose, via de administração, exposição concomitante a outros agentes e fase da gravidez quando da exposição.
- A exposição fetal a um teratógeno nas primeiras duas semanas após a concepção pode ter um efeito do tipo "tudo ou nada" (ou seja, pode destruir o embrião ou não produzir qualquer efeito). A exposição durante a organogênese (18-60 dias após a concepção) pode causar anomalias estruturais (p. ex., **metotrexato**, **ciclofosfamida**, **dietilestilbestrol**, **lítio**, **retinoides**, **talidomida**, alguns **antiepilépticos** e **derivados cumarínicos**).
- A exposição após essa fase pode resultar em atraso do crescimento, anormalidades no sistema nervoso central (SNC), outras anormalidades, ou, até mesmo, morte. Os **anti-inflamatórios não esteroides (AINEs)** e os **derivados de tetraciclina** tendem a produzir mais efeitos no segundo ou terceiro trimestres.
- Os princípios para uso de medicamentos durante a gravidez são: (1) escolher medicamentos que tenham sido usados com segurança por muito tempo; (2) prescrever doses no limite inferior da variação permitida; (3) eliminar medicamentos não essenciais e desestimular a automedicação; e (4) evitar medicamentos reconhecidamente danosos.

PLANEJAMENTO PRÉ-CONCEPÇÃO

- Recomenda-se suplementação de ácido fólico entre 0,4 e 0,9 mg por dia ao longo dos anos reprodutivos para reduzir o risco de defeitos do tubo neural na prole. As mulheres com risco elevado (p. ex., aquelas que façam uso de anticonvulsivante ou que tenham tido uma gravidez afetada) devem tomar 4 mg/dia.
- A redução no consumo de álcool, tabaco e outras substâncias antes da gravidez melhora os resultados. Quanto à cessação do tabagismo, dá-se preferência às intervenções comportamentais. O uso de **terapia de reposição de nicotina** durante a gravidez é controverso; se for usada, o uso de formulações de liberação intermitente (p. ex., goma de mascar) é melhor do que o de adesivos. Se forem usados adesivos, deve-se optar por aqueles de 16 horas em detrimento dos de 24 horas.

QUESTÕES ESPECÍFICAS DURANTE A GRAVIDEZ

TRATO GASTRINTESTINAL

- É comum haver constipação durante a gravidez. Recomendam-se exercícios físicos, aumento de fibras e líquidos na dieta e medidas educacionais. Se houver necessidade de terapia adicional, administrar **suplementos de fibras** e/ou amolecedor de fezes. **Polietilenoglicol, lactulose, sorbitol** e sais de **magnésio** e **sódio** podem ser usados de forma intermitente em curto prazo. **Sene** e **bisacodil** podem ser usados ocasionalmente. **Evitar óleo de rícino** e **óleo mineral**.
- O tratamento da doença do refluxo gastrintestinal (GI) deve incluir modificações na dieta e nos hábitos de vida, por exemplo, fazer refeições menores e mais frequentes; evitar álcool, tabaco e cafeína; evitar alimentar-se 3 horas antes de dormir; e elevar a cabeceira da cama. Se necessário, prescrever antiácidos a base de **alumínio**, **cálcio** ou **magnésio**; **sucralfato**; ou **cimetidina** ou **ranitidina**. Os inibidores da bomba de prótons são a opção se a resposta ao uso dos bloqueadores do receptor H2 de histamina for insuficiente. Evitar **bicarbonato de sódio** e **trissilicato de magnésio**.
- O tratamento para hemorroidas deve incluir aumento do consumo de fibras na dieta, ingestão adequada de líquidos por via oral e o uso de banhos de assento. Anestésicos tópicos, protetores da pele e adstringentes ajudam a controlar a irritação e a dor. A hidrocortisona tópica pode reduzir a inflamação e o prurido.
- A terapia não farmacológica de náuseas e vômitos inclui fazer refeições frequentes e menores; evitar alimentos gordurosos; e realizar acupressão. A farmacoterapia pode incluir anti-histamínicos (p. ex., **doxilamina**), **piridoxina** e **antagonistas da dopamina** (p. ex., **metoclopramida**). A **ondansentrona** pode ser usada quando outros agentes tenham fracassado, e o **gengibre** é considerado seguro e efetivo. **Dexametasona** e **prednisolona** têm-se mostrado efetivas para hiperemese gravídica (i.e., náusea e vômitos intensos causando perda de > 5% do peso anterior à gestação, desidratação e cetonúria), mas com aumento do risco de fenda oral.

DIABETES MELITO GESTACIONAL

- A terapia de primeira linha para todas as mulheres com diabetes melito gestacional (DMG) inclui modificação na dieta e restrição calórica para as obesas. Há indicação de automonitoramento diário da glicemia. Se a intervenção nutricional for incapaz de manter os níveis plasmáticos de glicose abaixo de 90 a 99 mg/dL (5-5,5 mmol/L), glicose plasmática pós-prandial de 1 hora igual ou inferior a 140 mg/dL (7,8 mmol/L) ou níveis pós-prandiais de 2 horas inferiores a 120-127 mg/dL (6,7 a 7 mmol/L), deve-se instituir terapia com **insulina recombinante humana**; a **glibenclamida** é uma alternativa. A metformina pode ser considerada, mas atravessa a placenta e foi pouco estudada.

HIPERTENSÃO ARTERIAL SISTÊMICA

- A hipertensão arterial sistêmica (HAS) durante a gravidez inclui HAS gestacional (i.e., HAS sem proteinúria ocorrendo após 20 semanas de gestação), pré-eclâmpsia (i.e., HAS com proteinúria), HAS crônica (HAS preexistente ou que ocorra antes de 20 semanas de gestação) e pré-eclâmpsia sobreposta à HAS crônica. A eclâmpsia, uma emergência médica, é a pré-eclâmpsia com crise convulsiva. A HAS na gravidez é definida por pressão diastólica igual ou superior a 90 mmHg, com base na média de duas ou mais aferições feitas no mesmo braço.

- Para as mulheres com risco de pré-eclâmpsia, o **ácido acetilsalicílico** em dose baixa (75-81 mg/dia) após 12 semanas de gestação reduz em 17% o risco de pré-eclâmpsia. O ácido acetilsalicílico também reduz em 8% o risco de nascimento prematuro e em 14% o risco de morte fetal e neonatal. O **cálcio**, 1 a 2 g/dia, reduz em 30% o risco de HAS e em 48% o risco de pré-eclâmpsia. O cálcio, 1 g/dia, pode ser usado em todas as gestantes.
- A terapia anti-hipertensiva com medicamentos será discutida em Doenças crônicas durante a gravidez.
- O **sulfato de magnésio** é usado para reduzir o risco de evolução de pré-eclâmpsia à eclâmpsia e para tratar as crises convulsivas da eclâmpsia. Evitar a prescrição de **diazepam** e **fenitoína**.

ANORMALIDADES TIREOIDIANAS

- A tireotoxicose gestacional transitória geralmente se resolve em torno da 20ª semana de gestação. Geralmente não há necessidade de medicamentos antitireoidianos.

TROMBOEMBOLISMO VENOSO

- Para o tratamento de tromboembolismo agudo durante a gravidez, dá-se preferência à **heparina de baixo peso molecular** em detrimento da **heparina não fracionada**. O tratamento deve continuar durante a gravidez e por mais seis semanas após o parto. A duração da terapia não deve ser inferior a três meses. Deve-se evitar o uso da **varfarina** em razão do potencial de sangramento fetal, malformações de nariz, epífise pontilhada ou anomalias do SNC.

QUESTÕES RELACIONADAS COM CUIDADOS AGUDOS NA GRAVIDEZ

CEFALEIA

- Para as cefaleias tensionais e enxaquecas durante a gravidez, a primeira linha de tratamento é não farmacológica, incluindo relaxamento, técnicas para controle do estresse e *biofeedback*.
- Para a cefaleia tensional, se necessário, pode-se usar **paracetamol** ou **ibuprofeno**. Todos os AINEs estão contraindicados no terceiro trimestre, uma vez que podem causar fechamento do canal arterial. Deve-se evitar o uso do ácido acetilsalicílico no terceiro trimestre porque também pode causar fechamento do canal arterial além de sangramento materno e fetal e redução da contratilidade uterina. Os opioides raramente são usados.
- Para as enxaquecas, pode-se usar paracetamol e ibuprofeno. Os opioides foram usados, mas contribuem para a náusea e seu uso em longo prazo pode causar abstinência neonatal. Para as enxaquecas que não respondam, pode-se prescrever sumatriptano. **Ergotamina** e **di-hidroergotamina** são contraindicadas. Para a náusea associada à enxaqueca, pode-se usar prometazina, proclorperazina e metoclopramida.
- Para as gestantes com cefaleia intensa (geralmente enxaqueca) que não respondam aos demais tratamentos, pode-se usar propranolol na dose mínima efetiva como meio de prevenção. Entre as alternativas estão amitriptilina ou nortriptilina, com dose diária por via oral de 10 a 25 mg.

INFECÇÃO DO TRATO URINÁRIO

- O principal microrganismo infectante é a *Escherichia coli,* mas *Proteus mirabilis, Klebsiella pneumoniae* e estreptococos do grupo B também podem ser causadores de infecção. A bacteriúria não tratada pode evoluir para pielonefrite, parto prematuro, pré-eclâmpsia, insuficiência renal transitória e baixo peso ao nascer.
- O tratamento da bacteriúria assintomática é necessário para reduzir o risco de pielonefrite e de parto prematuro. É comum o tratamento por 7 a 14 dias. Recomenda-se repetir a cultura de urina mensalmente até o fim da gestação.
- A **cefalexina** é considerada segura e efetiva para o tratamento de bacteriúria assintomática. A *E. coli* resistente à ampicilina e à amoxicilina é problemática. A **nitrofurantoína** não é efetiva contra o *Proteus* e não deve ser usada após 37 semanas em razão do risco de provocar anemia hemolítica no recém-nato. Os **medicamentos contendo sulfa** aumentam o risco de *kernicterus* e devem ser evitados nas últimas semanas de gestação. Os antagonistas do **ácido fólico**, como a **trimetoprima**, são relativamente contraindicados durante o primeiro trimestre em razão de sua associação com malformações cardíacas. Regionalmente, as taxas elevadas de resistência da *E. coli* à associação trimetoprima-sulfa limita seu uso. **Fluoroquinolonas** e **tetraciclinas** são contraindicadas.

DOENÇAS SEXUALMENTE TRANSMISSÍVEIS

- A farmacoterapia para algumas infecções sexualmente transmissíveis é apresentada no Quadro 32-1.
- Entre as complicações da *Chlamydia trachomatis* estão doença inflamatória pélvica, gravidez ectópica e infertilidade. A infecção por *Chlamydia* pode ser transmitida ao neonato no momento do parto e causar conjuntivite e pneumonia subaguda afebril.
- A **penicilina** é o medicamento preferencial para o tratamento da sífilis e é efetiva para prevenção da transmissão ao feto e no tratamento de fetos já infectados.
- A *Neisseria gonorrhoeae* é fator de risco para doença inflamatória pélvica e parto prematuro. Os sintomas no neonato (p. ex., rinite, vaginite, uretrite, oftalmia neonatal e sepse) em geral têm início entre 2 e 5 dias após o nascimento. A evolução com cegueira é possível.
- A principal preocupação com o herpes genital é a transmissão do vírus ao neonato durante o parto. O uso de **aciclovir** pela mãe durante o primeiro trimestre não está associado a aumento das malformações congênitas. O **valaciclovir** é uma alternativa. Para o **fanciclovir**, os dados de segurança são mais limitados.
- A vaginose bacteriana é fator de risco para ruptura prematura das membranas, parto pré-termo, infecção intra-amniótica e endometrite pós-parto.
- Os dados são conflitantes no que se refere ao tratamento das gestantes com baixo risco de parto prematuro.

DOENÇAS CRÔNICAS DURANTE A GRAVIDEZ

RINITE ALÉRGICA E ASMA

- Os critérios para diagnóstico e estadiamento da asma durante a gravidez são os mesmo utilizados em não grávidas, mas há necessidade de acompanhamento mais frequente. Os riscos para o feto do medicamento usado são menores do que os riscos da asma não tratada.
- O tratamento deve seguir uma abordagem em seis etapas. Na etapa 1, todas as pacientes gestantes com asma devem ter acesso a um **agonista** β_2 inalatório de ação curta (o **albuterol** é o agente preferencial).
- Para a asma persistente (etapa 2 ou superior), doses baixas, médias ou altas de corticosteroides controladores são fundamentais. A budesonida é a preferida, mas corticosteroides eventualmente usados antes da gravidez podem ser mantidos. Os **agonistas** β_2 de ação prolongada são seguros.
- **Cromoglicato, antagonistas do receptor de leucotrienos e teofilina** são considerados agentes alternativos, mas não são preferenciais.
- Para as pacientes com doença mais grave, recomendam-se os corticosteroides sistêmicos.
- Os medicamentos de primeira linha para tratamento de rinite alérgica durante a gravidez são os **corticosteroides intranasais**, o **cromoglicato intranasal** e os anti-histamínicos da primeira geração (**clorfeniramina e hidroxizina**). Os **corticosteroides intranasais** são os mais efetivos e têm baixo risco de efeitos sistêmicos. A **beclometasona** e a **budesonida** são os mais usados. A **loratadina** e a **cetirizina** não parecem aumentar o risco fetal, mas não foram extensivamente estudadas.
- Dá-se preferência a descongestionantes tópicos, uso **tópico** de **oximetazolina** (curta duração), ou de **corticosteroides inalatórios** em detrimento dos descongestionantes por via oral, em especial no início da gravidez.

DIABETES MELITO

- A **insulina** é o medicamento preferencial para pacientes com diabetes tipos 1 e 2 durante a gravidez. As pacientes que estiverem fazendo uso de insulina glargina ou detemir devem passar a usar NPH. A **glibenclamida** (gliburida) e a **metformina** são alternativas, mas não são recomendadas pela American Diabetic Association.
- As metas para automonitoramento da glicemia são as mesmas para o DMG.

EPILEPSIA

- As malformações maiores são 2 a 3 vezes mais prováveis em crianças nascidas de mães que tomam antiepilépticos em comparação com as gestantes que não utilizam desses medicamentos, mas os riscos para o feto associados à epilepsia não tratada são maiores do que aqueles relacionados ao uso de antiepilépticos.

QUADRO 32-1	Tratamento de doenças sexualmente transmissíveis na gravidez			
DST	**Medicamento**	**Dose usual**	**Monitoramento**	**Comentários**
Vaginose bacteriana	*Recomendado:* Metronidazol *OU* Clindamicina	• 500 mg VO duas vezes ao dia durante sete dias • 250 mg VO três vezes ao dia durante sete dias • 300 mg VO duas vezes ao dia durante sete dias	Não há necessidade de teste de seguimento caso os sintomas se resolvam	As apresentações vaginais não são recomendadas em razão do risco de infecção subclínica do trato genital superior. A clindamicina intravaginal durante a segunda metade da gestação causou baixo peso ao nascer e infecção neonatal
Cancroide (cancro mole)	*Recomendado:* Azitromicina *OU* ceftriaxona *OU* Eritromicina base	1 g VO em uma dose 250 mg IM em uma dose 500 mg VO três vezes ao dia durante sete dias	Reavaliar após 3 a 7 dias; a melhora na úlcera deve ser evidente em três dias. A cura completa depende do tamanho da úlcera	Teste para HIV no diagnóstico do cancroide. Se negativo, teste sorológico para sífilis e HIV três meses após diagnóstico de cancroide
Clamídia	*Recomendado:* Azitromicina *OU* Amoxicilina *Alternativas*[a]: Eritromicina base Etilsuccinato de eritromicina	1 g VO em uma dose ou 500 mg VO três vezes ao dia durante sete dias	Teste de cura três semanas após o tratamento (em seguida no primeiro trimestre, novo teste após três meses)	Infecção comum concomitante por gonococo. A infecção por clamídia é assintomática em homens e mulheres. As mulheres com menos de 25 anos e aquelas com alto risco (p. ex., múltiplos parceiros) devem ser novamente testadas no terceiro trimestre
Gonorreia	*Recomendado:* Ceftriaxona *MAIS* Azitromicina *Alternativa:* Cefixima *MAIS* Azitromicina	250 mg IM em uma dose 1 g VO em uma dose 400 mg VO em uma dose 1 g VO em uma dose	Em razão da alta taxa de reinfecção, repetir o teste para gonorreia três meses após o tratamento. Para o regime alternativo, teste de cura em uma semana	Comum infecção concomitante por clamídia; tratamento concomitante. Usar o regime alternativo apenas se a ceftriaxona não estiver disponível

(Continua)

QUADRO 32-1	Tratamento de doenças sexualmente transmissíveis na gravidez (continuação)			
DST	**Medicamento**	**Dose usual**	**Monitoramento**	**Comentários**
Sífilis[b]				
Primária, secundária, latente inicial	*Recomendado:* Penicilina G benzatina	2,4 milhões de unidades IM em uma dose	Sorologia não treponêmica[c] com 6 e 12 meses	Em caso de insucesso ou reinfecção, usar o mesmo medicamento e dose, mas aumentar para três injeções semanais, a não ser que haja sinais de neurossífilis
Terciária, latente tardia	*Recomendado:* Penicilina G benzatina	2,4 milhões de unidades IM em três doses, com intervalos de uma semana	Sorologia não treponêmica[c] com 6, 12 e 24 meses. Exame do LCS pode ser necessário	Usar esse esquema para sífilis latente tardia ou para sífilis de duração desconhecida
Neurossífilis	*Recomendado:* Penicilina G cristalina	3 a 4 milhões de unidades IV a cada 4 horas ou infusão contínua durante 10-14 dias	Se houver aumento de leucócitos no exame inicial do LCS, repetir o exame a cada seis meses até que haja normalização	Repetir o tratamento se os leucócitos ou as proteínas no LCS não se normalizarem após dois anos
	Alternativa Penicilina procaína	2,4 milhões de unidades IM por dia durante 10-14 dias		Usar o regime alternativo apenas se houver certeza de adesão ao tratamento
	MAIS Probenecida	500 mg VO quatro vezes ao dia durante 10-14 dias		
Tricomoníase				
	Recomendado: Metronidazol	2 g VO em uma dose	Reavaliar as pacientes em três meses em razão da alta taxa de reinfecção	Embora o trinidazol seja uma alternativa para as mulheres não grávidas, a segurança do seu uso durante a gestação não foi bem estudada

DST, doença sexualmente transmissível; HIV, vírus da imunodeficiência humana; IM, intramuscular; IV, intravenoso; LCS, líquido cerebrospinal; VO, via oral.
[a] Consultar a referência 47 para recomendações específicas sobre a posologia.
[b] As gestantes com história de alergia à penicilina devem ser submetidas à dessensibilização, uma vez que não há alternativas comprovadas.
[c] A sorologia não treponêmica consiste em Venereal Disease Research Laboratory (VDRL) e RPR (reagina plasmática rápida).

- Com a terapia com ácido valproico as malformações maiores são dose-relacionadas e variam entre 6,2 e 10,7% dos casos. Quando possível, evitar a prescrição de **ácido valproico** durante a gravidez para reduzir o risco de defeitos do tubo neural, fendas faciais e teratogenicidade cognitiva.
- As taxas de malformações maiores associadas à monoterapia com outros antiepilépticos variam de 2,9 a 3,6%. A politerapia está associada a taxas maiores.
- A **carbamazepina** e a **lamotrigina** são os antiepilépticos mais seguros para uso na gravidez.
- **Fenitoína**, **carbamazepina** e **lamotrigina** podem causar fenda palatina, e o **fenobarbital** pode causar malformações cardíacas.
- A terapia medicamentosa deve ser otimizada antes da concepção e recomenda-se monoterapia com antiepiléptico sempre que possível.
- Quando se estiver planejando a suspensão dos medicamentos, ela deve ser feita no mínimo seis meses antes da concepção.
- Todas as mulheres com epilepsia devem tomar **ácido fólico**, 4 a 5 mg por dia, com início antes da gravidez e manutenção pelo menos durante o primeiro trimestre. A American Academy of Pediatrics recomenda que todos os neonatos recebam vitamina K no momento do nascimento.

INFECÇÃO PELO VÍRUS DA IMUNODEFICIÊNCIA HUMANA

- As gestantes infectadas com o vírus da imunodeficiência humana (HIV) devem receber terapia antirretroviral para reduzir o risco de transmissão perinatal do HIV. A terapia antirretroviral é escolhida dentre os medicamentos recomendados para adultas não grávidas (considerando o perfil teratogênico de cada medicamento). As pacientes que já estiverem fazendo uso de terapia antirretroviral devem, quando possível, manter o regime.
- As mulheres tratadas com **efavirenz** devem manter o medicamento, uma vez que os defeitos no tubo neural geralmente ocorrem entre as semanas 5 e 6 da gestação, e geralmente a gravidez não é identificada antes de 4 a 6 semanas.
- Para as mulheres virgens de tratamento com terapia antirretroviral, recomenda-se o uso do regime combinando três medicamentos, geralmente dois inibidores da transcriptase reversa análogos de nucleosídeo/nucleotídeo (NRTIs, de *nucleoside/nucleotide reverse transcriptase inhibitors*) com alto índice de passagem transplacentária (preferencialmente: zidovudina, lamivudina; alternativos: emtricitabina, tenofovir, abacavir), junto com um inibidor da protease (preferencialmente: atazanavir mais dose baixa de ritonavir, lopinavir/ritonavir; alternativos: darunavir ou saquinavir, ambos com ritonavir em dose baixa). A nevirapina, um inibidor da transcriptase reversa não nucleosídeo (NNRTI), pode ser usada como alternativa ao inibidor da protease, mas está associada à exantema intenso e hepatotoxicidade potencialmente letal ou fatal.
- Algumas mulheres que não tenham indicação para tratamento imediato podem optar por postergar a terapia antirretroviral até após o terceiro trimestre para evitar a possibilidade de teratogenicidade.
- Para as gestantes com HIV, indica-se cesariana antes do início do trabalho de parto (geralmente com 39 semanas de gestação) para reduzir o risco de transmissão perinatal do HIV. Se a carga viral materna for igual ou superior a 400 cópias/mL (400×10^3/L ou mais), ou não for conhecida, deve-se administrar tratamento intravenoso (IV) com zidovudina, iniciando com dose de ataque por 1 hora (2 mg/kg), seguida por infusão contínua (1 mg/kg) por 2 horas (cesariana) ou até o nascimento (parto vaginal). A zidovudina IV deve ser administrada se houver resistência à zidovudina oral. As gestantes com carga viral abaixo de 400 cópias/mL (400×10^3/L ou menos) no período próximo ao parto não têm indicação de tratamento IV com zidovudina, mas devem manter o regime de terapia antirretroviral.

HIPERTENSÃO ARTERIAL SISTÊMICA (HAS)

- A HAS grave (pressão arterial sistólica [PAs] $\geq$ 160 mmHg ou pressão arterial diastólica [PAd] $\geq$ 110 mmHg) pode causar complicações maternas, admissão hospitalar e parto prematuro. Indica-se terapia farmacológica às mulheres com PA igual ou superior a 160/110 mmHg. A PA deve ser reduzida no máximo em 25% nos primeiros minutos até 1 hora. Os agentes comumente usados são labetalol e hidralazina, mas a hidralazina causa mais efeitos adversos no feto. A nifedipina por via oral também pode ser usada.
- O tratamento de hipertensão arterial não grave (PAs 140-159 mmHg ou PAd 90-109 mmHg) reduz em 50% o risco de HAS grave, mas não afeta substancialmente a evolução do feto. Nos Estados Unidos, o tratamento é iniciado com PAs entre 150 a 160/100 e 110 mmHg, com meta de

manter a PA abaixo de 150/100 mmHg. No Canadá e no Reino Unido, a meta é mais baixa. Não há evidências corroborando maior eficácia de um agente anti-hipertensivo sobre os demais, mas dentre os medicamentos mais usados estão labetalol, metildopa e bloqueadores do canal de cálcio. β-bloqueadores podem ser usados, exceto o atenolol.

- Durante a gravidez estão contraindicados os **inibidores da enzima conversora de angiotensina (ECA)**, os **antagonistas do receptor da angiotensina** e os **inibidores da renina**.
- Os diuréticos **tiazídicos** podem ser usados nas mulheres que já os utilizem antes de engravidar.

DEPRESSÃO

- Em geral, dá-se preferência à monoterapia em detrimento da politerapia, mesmo se houver necessidade de doses maiores. Se forem utilizados antidepressivos, deve-se optar pela menor dose efetiva e pelo período mais curto possível para reduzir os efeitos adversos sobre as evoluções fetal e materna durante a gravidez.
- Em um estudo publicado, as gestantes que suspenderam o uso de antidepressivos tiveram maior probabilidade de recidiva do que aquelas que completaram o tratamento.
- Os **inibidores seletivos da recaptação de serotonina (ISRS)** não são considerados teratógenos maiores. Os **inibidores da recaptação de serotonina e norepinefrina (IRSN)** têm segurança menos bem definida. O uso de ISRS e IRSN na parte final da gestação foi associado à HAS pulmonar persistente no recém-nascido e à síndrome de exposição pré-natal a antidepressivo (i.e., complicações cardíacas, respiratórias, neurológicas, GI e metabólicas em razão de toxicidade do medicamento ou de abstinência da terapia farmacológica). Os antidepressivos tricíclicos não são considerados teratógenos maiores, mas foram associados à síndrome de abstinência neonatal quando utilizados no final da gravidez. Em um estudo epidemiológico sugeriu-se que o uso de **paroxetina** no primeiro trimestre pode estar associado a aumento de 1,5 a 2 vezes no risco de malformações cardíacas no lactente.

DISTÚRBIOS TIREOIDIANOS

- Em caso de hipotireoidismo, administrar levotiroxina para obter dosagem de hormônio tireoestimulante (TSH) entre 0,1 e 2,5, 0,2 e 3, e 0,3 e 3 mUI/L, respectivamente, no primeiro, segundo e terceiro trimestres. Pode-se iniciar com 0,1 mg/dia. As pacientes em tratamento com reposição de hormônio tireoidiano antes da gravidez talvez necessitem ter a dose aumentada durante a gestação. Monitorar os níveis de TSH a cada quatro semanas durante a primeira metade da gravidez e no mínimo uma vez entre 26 e 32 semanas de gestação para permitir o ajuste da dose.
- O tratamento do hipertireoidismo é feito com tioamidas (metimazol, propiltiouracil [PTU]). É possível que haja necessidade de reduzir a dose para obter o estado eutireóideo. Alguns autores defendem a troca para PTU durante o primeiro trimestre, em função dos riscos potenciais associados ao metimazol, seguida por nova troca, agora para o metimazol, no segundo e terceiro trimestres, para prevenção da hepatotoxicidade do PTU. O iodo-131 é contraindicado. O objetivo do tratamento é obter concentrações de tiroxina livre próximas do limite superior da normalidade.

TRABALHO DE PARTO E PARTO

PARTO PREMATURO

- Diz-se que o trabalho de parto é prematuro quando ocorre entre 20 e 37 semanas de gestação.

Terapia tocolítica

- Os objetivos da terapia tocolítica são atrasar o parto por tempo suficiente para permitir o efeito máximo dos esteroides pré-natais para o transporte da gestante a um centro equipado para lidar com partos de alto risco e prolongar a gestação nos casos em que haja uma situação autolimitada capaz de induzir o trabalho de parto. Os tocolíticos podem ser iniciados quando houver contrações uterinas regulares que induzam alterações no colo uterino. Não os utilizar em caso de morte fetal intrauterina, sofrimento fetal, pré-eclâmpsia grave, sangramento vaginal ou instabilidade hemodinâmica materna.
- Há quatro classes de tocolíticos: β-agonistas (terbutalina e ritodrina [indisponível nos Estados Unidos]), **sulfato de magnésio, AINEs** e **bloqueadores do canal de cálcio**. O prolongamento da

gravidez com tocolíticos não foi associado à redução significativa nas taxas de síndrome do desconforto respiratório do recém-nascido ou de morte neonatal.

- Os β-agonistas têm maior taxa de efeitos colaterais maternos. As doses de terbutalina variam de 250 a 500 mcg por via subcutânea a cada 3 a 4 horas. A FDA adverte que não se deve usar **terbutalina injetável** para prevenir ou tratar trabalho de parto prematuro por mais de 48 a 72 horas em razão do risco de morte ou problemas cardíacos maternos, incluindo arritmias cardíacas, infarto do miocárdio, edema pulmonar e taquicardia. Não utilizar terbutalina fora do ambiente hospitalar. **Não usar terbutalina por via oral** para prevenção ou tratamento de parto prematuro, uma vez que os riscos são os mesmos da forma injetável, porém sem que se tenha demonstrado sua efetividade.
- Uma revisão sistemática na base de dados Cochrane não demonstrou efetividade com o uso do sulfato de magnésio.
- A **nifedipina** foi associada a menos efeitos colaterais em comparação com magnésio ou β-agonistas. Pode-se administrar 5 a 10 mg de nifedipina por via sublingual a cada 15 ou 20 minutos até total de três doses. Uma vez estabilizada, administram-se 10 a 20 mg por via oral a cada 4 a 6 horas em caso de contrações prematuras. O medicamento pode causar hipotensão e alteração no fluxo sanguíneo uteroplacentário.
- A indometacina, 50 a 100 mg por via oral ou retal, seguidos por 25 a 50 mg por via oral a cada 6 horas, foi utilizada. Houve relato de fechamento prematuro do canal arterial.

Glicocorticoides no período pré-natal

- Em uma revisão Cochrane foram demonstrados os efeitos benéficos dos **corticosteroides** administrados no período pré-natal para maturação pulmonar fetal a fim de prevenir síndrome do desconforto respiratório, hemorragia intraventricular e morte nos lactentes nascidos prematuramente.
- As atuais recomendações são **betametasona**, 12 mg intramuscular (IM) a cada 24 horas (total de duas doses) ou **dexametasona**, 6 mg IM a cada 12 horas (total de quatro doses), nas gestantes entre 26 e 34 semanas de gravidez em risco de parto prematuro nos próximos sete dias. Supõe-se que os benefícios do tratamento pré-natal com glicocorticoide se iniciem no prazo de 24 horas.

INFECÇÃO POR ESTREPTOCOCOS DO GRUPO B

- Recomenda-se rastreamento pré-natal (cultura vaginal/retal) para colonização por estreptococos do grupo B a todas as gestantes entre 35 e 37 semanas de gestação. Se as culturas forem positivas, ou se a paciente tiver tido uma gestação prévia com lactente evoluindo com infecção invasiva por estreptococo do grupo B, ou, ainda, se a gestante tiver bacteriúria com isolamento de estreptococo do grupo B, recomenda-se antibioticoterapia.
- O regime preconizado atualmente para doença por estreptococo do grupo B é **penicilina G**, 5 milhões de unidades IV, seguidas por 2,5 milhões de unidade IV a cada 4 horas até o nascimento. Entre as alternativas estão **ampicilina**, 2 g IV seguidos por 1 g IV a cada 4 horas; **cefazolina**, 2 g IV seguidos por 1 g IV a cada 8 horas; **clindamicina**, 900 mg IV a cada 8 horas; ou **eritromicina**, 500 mg IV a cada 6 horas. Nas gestantes alérgicas à penicilina em que os testes de resistência demonstrem resistência à clindamicina e à eritromicina, pode-se administrar **vancomicina**, 1 g IV a cada 12 horas até o nascimento.

PREPARO CERVICAL E INDUÇÃO DO TRABALHO DE PARTO

- Os análogos da prostaglandina E_2 (p. ex., **dinoprostona [gel** e **implante vaginal]**) são comumente usados para preparo do colo. Há necessidade de monitoramento dos batimentos cardíacos fetais quando se usa implante vaginal. O **misoprostol**, um análogo da prostaglandina E_1, é um medicamento efetivo e de baixo custo, mas que foi associado à ruptura uterina.
- A **ocitocina** é o agente mais usado para indução do trabalho de parto após o amadurecimento do colo uterino.

ANALGESIA DO PARTO

- A administração IV ou IM de narcóticos é comum para controle da dor associada ao trabalho de parto. Comparados à analgesia epidural, os opioides parenterais foram associados a taxas menores de aceleração do parto com ocitocina, estágios mais curtos do trabalho de parto e número menor de partos instrumentais.

- A analgesia epidural envolve a administração de um opioide e/ou de um anestésico (p. ex., fentanila e/ou bupivacaína) por cateter inserido no espaço epidural para obter alívio da dor. A analgesia epidural foi associada a estágios mais longos no trabalho de parto, maior número de partos instrumentais e maior incidência de febre materna em comparação com analgesia parenteral com narcóticos. A analgesia epidural controlada pela paciente resulta em doses totais menores de anestésico local. Entre as complicações da analgesia epidural estão hipotensão, náusea, vômitos, prurido e retenção urinária.
- Outras opções para analgesia do parto são analgesia espinal e raquianestesia.

QUESTÕES RELACIONADAS COM A LACTAÇÃO

USO DE MEDICAMENTOS DURANTE A LACTAÇÃO

- Os medicamentos não ionizados e não ligados à proteína penetram no leite materno via difusão passiva. Aqueles com maior peso molecular, baixa solubilidade em lipídios e altamente ligados a proteínas têm menor probabilidade de penetrarem no leite materno, ou são transferidos mais lentamente e em menor quantidade. Quanto maior for sua concentração no soro materno, maior será a concentração no leite materno. Os medicamentos com maior meia-vida têm maior probabilidade de manter níveis elevados no leite. O tempo e a frequência de amamentação e a quantidade de leite ingerida pelo lactente também são importantes.
- As estratégias para reduzir o risco ao lactente relacionado com a transferência de medicamentos para o leite incluem seleção de medicamentos considerados seguros para serem usados por lactantes e de medicamentos com meia-vida mais curta, alta taxa de ligação a proteínas, menor biodisponibilidade e menos solubilidade em lipídios.

RELACTAÇÃO

- Para relactação, pode-se utilizar **metoclopramida**, 10 mg três vezes ao dia durante 7 a 14 dias, mas apenas se a terapia não farmacológica não for efetiva.

Capítulo elaborado a partir de conteúdo original de autoria de Kristina E. Ward e Barbara M. O'Brien.

33 Anemias

- As *anemias* constituem um grupo de doenças caracterizadas por diminuição da hemoglobina (Hb) ou dos eritrócitos, resultando em diminuição da capacidade de transporte de oxigênio do sangue. A Organização Mundial da Saúde define a anemia como um nível de hemoglobina inferior a 13 g/dL (< 130 g/L; < 8,07 mmol/L) nos homens, ou inferior a 12 g/dL (< 120 g/L; < 7,45 mmol/L) nas mulheres.

FISIOPATOLOGIA

- A classificação funcional das anemias é apresentada na Figura 33-1. Neste capítulo, são incluídas as anemias mais comuns.
- As classificações morfológicas baseiam-se no tamanho da célula. As células macrocíticas são maiores do que o normal e estão associadas às deficiências de vitamina B_{12} ou de ácido fólico. As células microcíticas são menores do que o normal e estão associadas à deficiência de ferro, enquanto a anemia normocítica pode estar associada a uma perda recente de sangue ou à presença de doença crônica.
- A anemia ferropriva (AFP) pode ser causada por aporte dietético inadequado, absorção gastrintestinal (GI) inadequada, aumento das demandas de ferro (p. ex., gravidez), perda de sangue e doenças crônicas.
- As anemias por deficiências de vitamina B_{12} e de ácido fólico podem ser causadas por aporte dietético inadequado, diminuição da absorção e utilização inadequada. A deficiência do fator intrínseco provoca absorção diminuída de vitamina B_{12} (i.e., anemia perniciosa). A anemia por deficiência de ácido fólico pode ser causada por utilização excessiva decorrente da gravidez, anemia hemolítica, mielofibrose, neoplasia maligna, distúrbios inflamatórios crônicos, diálise de longo prazo ou estirão do crescimento. Determinados fármacos podem provocar anemia ao reduzir a absorção de folato (p. ex., **fenitoína**) ou por meio de antagonismo do folato (p. ex., **metotrexato**).
- A anemia da inflamação (AI) é um termo mais recente empregado para descrever tanto a anemia das doenças crônicas quanto a anemia de doença crítica. A AI é uma anemia hipoproliferativa que tradicionalmente tem sido associada a processos infecciosos ou inflamatórios, lesão tecidual e condições associadas à liberação de citocinas pró-inflamatórias. O Quadro 33-1 apresenta as doenças associadas à AI. Para informações mais detalhadas sobre a anemia da doença renal crônica, ver o Capítulo 74.
- As reduções da reserva da medula óssea relacionadas com a idade podem tornar o paciente idoso mais suscetível à anemia causada por múltiplas doenças menores e, com frequência, não diagnosticadas (p. ex., deficiências nutricionais), que afetam negativamente a eritropoiese.
- As anemias em crianças costumam ser causadas por uma anormalidade hematológica primária. O risco de AFP aumenta com os rápidos estirões de crescimento e a deficiência dietética.

MANIFESTAÇÕES CLÍNICAS

- Os sinais e sintomas dependem da taxa de desenvolvimento e da idade e estado cardiovascular do paciente. A anemia de início agudo caracteriza-se por sintomas cardiorrespiratórios, como taquicardia, tontura ou falta de ar. A anemia crônica caracteriza-se por fraqueza, fadiga, cefaleia, sintomas de insuficiência cardíaca, vertigem, desmaio, sensibilidade ao frio, palidez e perda do tônus cutâneo.
- A AFP caracteriza-se por glossalgia, língua lisa, redução do fluxo salivar, alotriofagia (consumo compulsivo de itens não alimentares) e pagofagia (ingestão compulsiva de gelo) observadas quando a concentração de Hb é inferior a 9 g/dL (< 90 g/L; < 5,59 mmol/L).

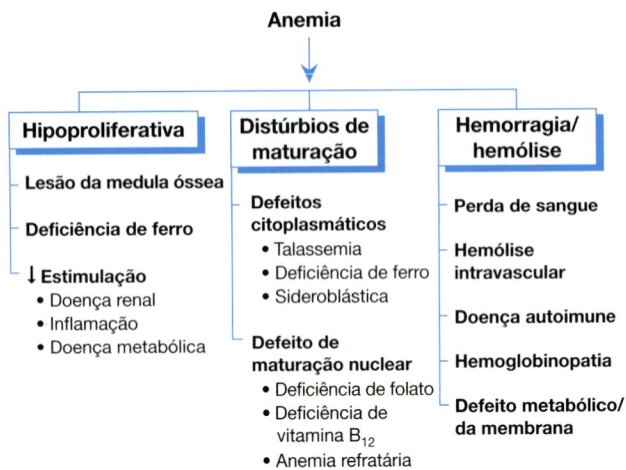

FIGURA 33-1 Classificação funcional da anemia. Cada uma das principais categorias de anemia (hipoproliferativa, distúrbios de maturação e hemorragia/hemólise) pode ser ainda subclassificada de acordo com o defeito funcional nos vários componentes da eritropoiese normal.

QUADRO 33-1	Doenças que causam anemia da inflamação

Causas comuns
Infecções crônicas
    Tuberculose
    Outras infecções pulmonares crônicas (p. ex., abscesso pulmonar, bronquiectasia)
    Vírus da imunodeficiência humana
    Endocardite bacteriana subaguda
    Osteomielite
    Infecções crônicas do trato urinário
Inflamação crônica
    Artrite reumatoide
    Lúpus eritematoso sistêmico
    Doença inflamatória intestinal
    Osteoartrite inflamatória
    Gota
    Outras doenças (doença vascular do colágeno)
    Doenças hepáticas inflamatórias crônicas
Neoplasias malignas
    Carcinoma
    Linfoma
    Leucemia
    Mieloma múltiplo

Causas menos comuns
Hepatopatia alcoólica
Insuficiência cardíaca congestiva
Tromboflebite
Doença pulmonar obstrutiva crônica
Cardiopatia isquêmica

- Podem ocorrer efeitos neurológicos (p. ex., dormência e ataxia) de deficiência de vitamina B_{12} na ausência de anemia. Os achados psiquiátricos, incluindo irritabilidade, depressão e comprometimento da memória, também podem ocorrer na deficiência de vitamina B_{12}. A anemia por deficiência de folato não está associada a sintomas neurológicos ou psiquiátricos.

DIAGNÓSTICO

- O diagnóstico rápido é essencial, visto que a anemia com frequência constitui um sinal de alguma patologia subjacente.
- A avaliação inicial da anemia envolve um hemograma completo, índice de reticulócitos e exame das fezes para sangue oculto. A Figura 33-2 apresenta um amplo algoritmo geral para o diagnóstico da anemia com base nos dados laboratoriais.
- A alteração laboratorial mais precoce e mais sensível na AFP consiste na diminuição dos níveis séricos de ferritina (reserva de ferro), que deve ser interpretada em conjunto com a saturação de transferrina diminuída e o aumento da capacidade total de ligação do ferro (CTLF). Em geral, a Hb, o hematócrito (Hct) e os índices eritrocitários permanecem normais até os estágios mais avançados da AFP.
- Nas anemias macrocíticas, o volume corpuscular médio costuma estar elevado e superior a 100 fL. As concentrações de vitamina B_{12} e de folato podem ser medidas para diferenciar as duas anemias por deficiência. Um valor de vitamina B_{12} inferior a 150 pg/mL (< 111 pmol/L), juntamente com o esfregaço periférico apropriado e os sintomas clínicos, é diagnóstico de anemia por deficiência de vitamina B_{12}. Uma concentração diminuída de folato eritocitário (< 150 ng/mL [< 340 nmol/L]) parece constituir um melhor indicador de anemia por deficiência de folato do que a diminuição da concentração sérica de folato (< 3 ng/mL [< 7 nmol/L]).

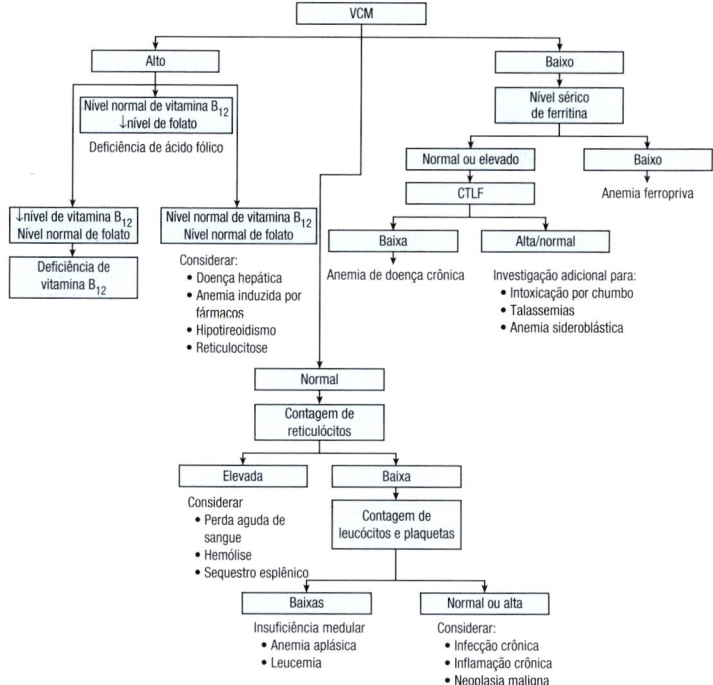

FIGURA 33-2 Algoritmo geral para o diagnóstico das anemias. $\downarrow$, diminuição; VCM, volume corpuscular médio; CTLF, capacidade total de ligação do ferro.

- O diagnóstico de AI é geralmente de exclusão, devendo-se considerar a coexistência das deficiências de ferro e de folato. O nível sérico de ferro costuma estar diminuído; todavia, diferentemente da AFP, a ferritina sérica apresenta-se normal ou aumentada, enquanto a CTLF está diminuída. O exame da medula óssea revela a presença de ferro em quantidade abundante; o esfregaço periférico mostra a existência de anemia normocítica.

- Os pacientes idosos com sintomas de anemia devem realizar um hemograma completo com esfregaço periférico e contagem dos reticulócitos, juntamente com outros exames laboratoriais, quando necessário, para estabelecer a etiologia da anemia.

- O diagnóstico de anemia em populações pediátricas requer o uso de normas ajustadas para a idade e o sexo, para os valores laboratoriais.

TRATAMENTO

- Objetivos do tratamento: aliviar os sinais e sintomas, corrigir a etiologia subjacente (p. ex., restaurar os substratos necessários para a produção dos eritrócitos), repor as reservas corporais e evitar a recidiva da anemia.

ANEMIA FERROPRIVA

- A terapia com **ferro oral** com sais solúveis de ferro ferroso, que não têm revestimento entérico e que não são de liberação retardada nem prolongada, é recomendada em uma dose diária de 200 mg de ferro elementar, em duas ou três doses fracionadas (Quadro 33-2).

- O ferro é pouco absorvido a partir dos vegetais, cereais, derivados do leite e ovos, e mais bem absorvido a partir da carne, peixes e aves. Deve-se administrar o ferro pelo menos 1 hora antes das refeições, visto que o alimento diminui a sua absorção; entretanto, sua administração com alimento pode ser necessária para melhorar a tolerabilidade.

- Deve-se considerar o **ferro parenteral** para pacientes com má absorção de ferro, intolerância à terapia com ferro oral, ou não adesão ao tratamento. Todavia, a administração parenteral não acelera o início da resposta hematológica. A dose de reposição depende da etiologia da anemia e da concentração de Hb (Quadro 33-3).

- A **ferrodextrana**, o **gliconato férrico de sódio**, o **ferumoxitol** e o **ferro sacarose** são as preparações de ferro parenteral disponíveis, com eficácia semelhante, porém com tamanho molecular, farmacocinética, biodisponibilidade e perfis de efeitos adversos diferentes (Quadro 33-4).

ANEMIA POR DEFICIÊNCIA DE VITAMINA B$_{12}$

- A suplementação de vitamina B$_{12}$ oral parece ser tão efetiva quanto a via parenteral, mesmo em pacientes com anemia perniciosa, visto que a via alternativa de absorção da vitamina B$_{12}$ é independente do fator intrínseco. A **cobalamina** oral deve ser iniciada na dose de 1 a 2 mg ao dia, durante 1 a 2 semanas, seguida de 1 mg ao dia.

QUADRO 33-2	Produtos de ferro oral	
Sal de ferro	**Percentual de ferro elementar**	**Formulações e ferro elementar fornecido**
Sulfato ferroso	20	Comprimido de 60-65 mg/324-325 mg Xarope de 60 mg/5 mL Elixir de 44 mg/5 mL 15 mg/1 mL
Sulfato ferroso (dessecado)	30	Comprimido de 65 mg/200 mg Comprimido de 50 mg/160 mg
Gliconato ferroso	12	Comprimido de 38 mg/325 mg Comprimido de 28-29 mg/240-246 mg
Fumarato ferroso	33	Comprimido de 66 mg/200 mg Comprimido de 106 mg/324-325 mg

QUADRO 33-3	Equações para o cálculo das doses de ferro parenteral

Em pacientes com AFP

Adultos e crianças > 15 kg

$$\text{Dose (mL)} = 0{,}0442 \,(\text{Hb desejada} - \text{Hb observada}) \times \text{PCM} + (0{,}26 \times \text{PCM})$$

PCM dos homens = 50 kg + (2,3 × [centímetros acima de 1,53 m])
PCM das mulheres = 45,5 kg + (2,3 × [centímetros acima de 1,53 m])

Crianças 5-15 kg

$$\text{Dose (mL)} = 0{,}0442 \,(\text{Hb desejada} - \text{Hb observada}) \times \text{P} + (0{,}26 \times \text{P})$$

Em pacientes com anemia secundária à perda de sangue (diátese hemorrágica ou diálise em longo prazo)

$$\text{mg de ferro} = \text{perda de sangue} \times \text{Hct}$$

onde a perda de sangue é expressa em mililitros e o Hct é expresso como fração decimal

AFP, anemia ferropriva; Hb, hemoglobina; Hct, hematócrito; P, peso; PCM, peso corporal magro.

- A terapia parenteral atua mais rapidamente do que a terapia oral e é recomendada na presença de sintomas neurológicos. Um esquema muito usado consiste em **cianocobalamina** intramuscular IM, 1.000 mcg ao dia, durante uma semana, em seguida semanalmente por um mês e, por fim, mensalmente. Deve-se iniciar a administração oral diária após a resolução dos sintomas.

ANEMIA POR DEFICIÊNCIA DE FOLATO

- O **folato** oral, na dose de 1 mg ao dia durante quatro meses, em geral é suficiente para o tratamento da anemia por deficiência de ácido fólico, a não ser que a etiologia não possa ser corrigida. Se houver má absorção, pode ser necessária uma dose de 1 a 5 mg ao dia.

ANEMIA DA INFLAMAÇÃO

- O tratamento da AI é menos específico que o das outras anemias e deve focalizar-se na correção das causas reversíveis. A terapia com ferro deve ser reservada para a AFP estabelecida; o ferro não é efetivo na presença de inflamação. As transfusões de hemácias mostram-se efetivas, porém devem ser limitadas aos episódios de transporte inadequado de oxigênio e nível de hemoglobina de 8 a 10 g/dL (80-100 g/L; 4,97-6,21 mmol/L).
- Os **agentes estimuladores da eritropoiese (AEE)** podem ser considerados, porém a resposta pode estar comprometida em pacientes com AI (uso não indicado na bula). A dose inicial de **α-epoetina** é de 50 a 100 unidades/kg três vezes por semana, e a da **α-darbepoetina**, de 0,45 mcg/kg uma vez por semana. O uso de AEE pode resultar em deficiência de ferro. Muitos médicos suplementam rotineiramente a terapia com AEE com ferro oral.
- Os efeitos tóxicos potenciais da administração exógena de AEE incluem aumento da pressão arterial, náuseas, cefaleia, febre, dor óssea e fadiga. O nível de Hb precisa ser monitorado durante a terapia com AEE. Um aumento da Hb acima de 12 g/dL (> 120 g/L; > 7,45 mmol/L) com o tratamento ou uma elevação superior a 1 g/dL (> 10 g/L; > 0,62 mmol/L) a cada duas semanas têm sido associados a um aumento da mortalidade e dos eventos cardiovasculares.
- Em pacientes com anemia de doença crítica, o ferro parenteral é frequentemente usado, porém está associado a um risco teórico de infecção. O uso rotineiro de AEE ou de transfusões de hemácias não é sustentado pelos estudos clínicos conduzidos.

ANEMIA EM POPULAÇÕES PEDIÁTRICAS

- A anemia da prematuridade costuma ser tratada com transfusões de hemácias. O uso de AEE é controverso, visto que não foi demonstrado que a sua administração reduz claramente as necessidades de transfusão.
- Nos lactentes de 9 a 12 meses de idade: administrar sulfato ferroso, 3 mg/kg (ferro elementar) uma ou duas vezes ao dia, entre as refeições, durante quatro semanas. O tratamento é continuado por mais dois meses nos pacientes que respondem à reposição das reservas de ferro. A dose e o esquema de vitamina B_{12} devem ser ajustados de acordo com a resposta clínica e laboratorial. A dose diária de folato é de 1 a 3 mg.

QUADRO 33-4 Comparação das preparações de ferro parenteral

Fármaco	Peso molecular	Quantidade de ferro elementar	Dose habitual em adultos	Indicação	Injeção IM	Efeitos colaterais
Ferumoxitol	750.000 Da	30 mg/mL	Inicialmente, 510 mg IV, seguidos de 510 mg IV dentro de 3-8 dias (velocidade de 30 mg/s)	Tratamento da AFP em adultos com doença renal crônica	Não	Reações de hipersensibilidade, diarreia, constipação intestinal, náuseas, tontura, hipotensão e edema periférico
Ferrodextrana	165.000 Da 265.000 Da	50 mg/mL	Ver Quadro 33-3; as doses diárias devem limitar-se a 100 mg de ferro (a velocidade não deve ultrapassar 50 mg/min) Deve-se administrar uma dose de teste de 0,5 mL e observar por 1 hora	Tratamento da deficiência de ferro quando a terapia oral não é possível ou é ineficaz	Sim – método do trajeto em Z	Advertência de tarja preta: reações anafiláticas Dor e pigmentação castanha no local de injeção, ruborização, hipotensão, febre, calafrios, mialgia, anafilaxia
Ferro sacarose	34.000-60.000 Da	20 mg/mL	Hemodiálise: 100 mg durante a sessão de diálise consecutiva até 1.000 mg (10 doses) Sem diálise: 200 mg em cinco ocasiões diferentes dentro de 14 dias (dose total de 1.000 mg) Ver a bula do fármaco utilizado para as velocidades específicas Monitorar durante pelo menos 30 minutos após administração da dose quanto à ocorrência de reações anafiláticas	Tratamento da AFP em pacientes com insuficiência renal crônica que não façam diálise ou diálise-dependentes	Não	Reações anafiláticas, hipotensão, hipertensão, náuseas, cãibras musculares, cefaleias, infecção das vias respiratórias superiores, edema, tontura
Gliconato férrico de sódio	289.000-444.000 Da	12,5 mg/mL	125 mg de ferro elementar por sessão de diálise A maioria necessita de uma dose cumulativa de 1 g durante a oitava sessão de diálise para obter uma resposta favorável Monitorar durante pelo menos 30 minutos após a administração da dose quanto à ocorrência de reações anafiláticas	Tratamento da AFP em pacientes submetidos à hemodiálise juntamente com terapia com eritropoietina	Não	Reações de hipersensibilidade (incluindo reações anafiláticas), hipotensão, hipertensão, cefaleia, tontura, náuseas, vômitos, diarreia, reações no local de injeção, cãibras musculares, dispneia, dor torácica

AFP, anemia ferropriva; IM, intramuscular; IV, intravenoso.

AVALIAÇÃO DOS DESFECHOS TERAPÊUTICOS

- AFP: a resposta positiva à terapia com ferro oral caracteriza-se por reticulocitose modesta dentro de poucos dias, com observação de um aumento da Hb dentro de duas semanas. O paciente deverá ser reavaliado se não ocorrer reticulocitose. O nível de Hb deve se normalizar depois de dois meses; a terapia com ferro deve continuar até obter a reposição das reservas de ferro e a normalização dos níveis séricos de ferritina (até 12 meses).
- Anemia megaloblástica: os sinais e sintomas em geral melhoram dentro de poucos dias após o iní-cio da terapia com vitamina B_{12} ou folato. Os sintomas neurológicos podem levar mais tempo para melhorar, ou podem ser irreversíveis; todavia, eles não devem progredir durante a terapia. Deve ocorrer reticulocitose dentro de 3 a 5 dias. O nível de Hb começa a aumentar uma semana depois de iniciar a terapia com vitamina B_{12}, com normalização dos valores dentro de 1 a 2 meses. O Hct deve aumentar dentro de duas semanas após iniciar a terapia com folato e deve se normalizar em dois meses.
- AEE: deve ocorrer reticulocitose em alguns dias. Devem-se monitorar os níveis de ferro, a CTLF, a saturação de transferrina e os níveis de ferritina em condições basais e periodicamente durante a terapia. A forma e o esquema ideais para a suplementação de ferro não são conhecidos. Os AEE são interrompidos se não for obtida uma resposta clínica depois de oito semanas.
- População pediátrica: o nível de Hb, o Hct e os índices eritrocitários devem ser monitorados dentro de 6 a 8 semanas após o início da terapia com ferro. A Hb ou o Hct devem ser monitorados sema-nalmente nos lactentes prematuros.

Capítulo elaborado a partir de conteúdo original de autoria de Kristen Cook e William L. Lyons.

- As *síndromes falciformes*, que podem ser classificadas em traço falciforme (TF) e doença falciforme (DF), são distúrbios hereditários caracterizados pela presença da hemoglobina falciforme (HbS) nos eritrócitos.
- O TF resulta da herança heterozigota de um gene de β-globina normal, produzindo a hemoglobina A (HbA), e de um gene falciforme, produzindo HbS (HbAS). Os indivíduos portadores de TF são assintomáticos.
- A DF pode ser de herança homozigota ou heterozigota composta. A HbS homozigota (HbSS) tem sido historicamente designada como anemia falciforme (AF).

FISIOPATOLOGIA

- As manifestações clínicas da DF são produzidas pela circulação prejudicada, destruição dos eritrócitos e estase do fluxo sanguíneo, atribuídas a distúrbios na polimerização dos eritrócitos e ao dano da membrana. Outros fatores que contribuem incluem asplenia funcional (e risco aumentado de infecção bacteriana), opsonização deficiente e anormalidades da coagulação.
- A polimerização permite que a hemoglobina desoxigenada exista na forma de gel semissólido, que faz protrusão dentro da membrana celular, deformando os eritrócitos, que adquirem formas afoiçadas. Os eritrócitos falciformes aumentam a viscosidade do sangue e favorecem sua deposição nos capilares e pequenos vasos, com consequente hipoxia tecidual local, que acentua o processo patológico.
- Os ciclos repetidos de afoiçamento com a desoxigenação e de desafoiçamento com a oxigenação, provocam lesão da membrana eritrocitária e afoiçamento irreversível. Os eritrócitos afoiçados e rígidos são facilmente aprisionados, resultando em redução do tempo de sobrevida na circulação e hemólise crônica.

MANIFESTAÇÕES CLÍNICAS

- A DF acomete múltiplos sistemas orgânicos. As manifestações clínicas dependem do genótipo (Quadro 34-1).
- As principais características da DF consistem em anemia hemolítica e vasoclusão. Os sintomas só aparecem aos 4 a 6 meses de idade, quando a HbS substitui a hemoglobina fetal (HbF). Os achados comuns consistem em dor com febre, pneumonia, esplenomegalia e, nos lactentes, dor e edema das mãos e dos pés (p. ex., síndrome de mão-pé ou dactilite).
- Os sinais e sintomas clínicos comuns da DF consistem em anemia crônica, febre, palidez, artralgia, icterícia da esclera, dor abdominal, fraqueza, anorexia, fadiga, hepatomegalia, esplenomegalia, cardiomegalia e hematúria.
- As complicações agudas da DF incluem febre e infecção (p. ex., sepse causada por patógenos encapsulados, como *Streptococcus pneumoniae*), acidente vascular cerebral, síndrome torácica aguda e priapismo. A síndrome torácica aguda caracteriza-se por infiltração pulmonar, sintomas respiratórios e resposta equívoca a antibioticoterapia.
- A crise falciforme pode ser precipitada por infecção, desidratação, estresse e alterações súbitas da temperatura. O tipo mais comum é a crise vasoclusiva, que se manifesta por dor sobre as áreas acometidas, sem alteração da Hb. A crise aplásica caracteriza-se por uma diminuição aguda da Hb, com contagem diminuída de reticulócitos, que se manifesta na forma de fadiga, dispneia, palidez e taquipneia. A crise de sequestro esplênico refere-se a um aumento maciço do baço, resultando em hipotensão, choque e morte súbita em crianças pequenas. Os infartos repetidos levam à autoesplenectomia; por conseguinte, a incidência declina com a proximidade da adolescência.
- As complicações crônicas envolvem muitos órgãos e consistem em hipertensão pulmonar, destruição óssea e articular, problemas oculares, colelitíase, anormalidades cardiovasculares, depressão, hematúria e outras complicações renais. As crianças apresentam atraso do crescimento e da maturação sexual.
- Os pacientes com TF costumam ser assintomáticos, exceto pela ocorrência rara de hematúria indolor.

QUADRO 34-1	Manifestações clínicas do TF e tipos comuns de DF
Tipo	**Manifestações clínicas**
TF	Hematúria indolor rara; nível normal de Hb; exercício intenso em condições extremas pode provocar hematúria macroscópica e complicações
AF-HbSS	Crises dolorosas, ruptura microvascular de órgãos (baço, fígado, medula óssea, rim, cérebro e pulmão), cálculos biliares, priapismo, úlceras de perna, anemia (Hb de 7-10 g/dL [70-100 g/L; 4,34-6,21 mmol/L])
HbSC	Hematúria indolor e necrose asséptica óssea rara; as crises vasoclusivas são menos comuns e ocorrem posteriormente durante a vida; outras complicações incluem doença ocular e problemas relacionados com a gravidez; anemia leve (Hb de 10-12 g/dL [100-120 g/L; 6,21-7,45 mmol/L])
HbSβ⁺-tal	Crises raras; menor gravidade do que na DF, devido à produção de HbA; Hb de 10-14 g/dL (100-140 g/L; 6,21-8,69 mmol/L) com microcitose
HbSβ⁰-tal	Ausência de produção de HbA; gravidade semelhante àquela da AF; Hb de 7-10 g/dL (70-100 g/L; 4,34-6,21 mmol/L) com microcitose

AF, anemia falciforme; DF, doença falciforme; Hb, hemoglobina; HbA, hemoglobina A; HbSβ⁺-tal, β⁺-talassemia falciforme; HbSβ⁰-tal, β⁰-talassemia falciforme; HbSC, hemoglobina falciforme C; HbSS, hemoglobina falciforme homozigota; TF, traço falciforme.

DIAGNÓSTICO

- A DF é geralmente identificada por meio de programas de rastreamento neonatal de rotina, usando a focalização isoelétrica, cromatografia líquida de alto desempenho ou eletroforese.
- Os achados laboratoriais consistem em baixo nível de hemoglobina; contagens aumentadas de reticulócitos, plaquetas e leucócitos; e formas falciformes no esfregaço de sangue periférico.

TRATAMENTO

- <u>Objetivos do tratamento</u>: reduzir as hospitalizações, as complicações e a mortalidade.

PRINCÍPIOS GERAIS

- Os pacientes com DF necessitam de cuidado multidisciplinar durante toda vida. As intervenções incluem medidas gerais, estratégias de prevenção e tratamento das complicações e das crises agudas.
- Recomendam-se as vacinações de rotina, juntamente com vacinas contra *influenza*, meningococo e pneumococo.
- Recomenda-se a **penicilina** profilática até os 5 anos de idade. Sua administração é iniciada com 2 meses ou menos de idade, com doses de penicilina V potássica de 125 mg via oral duas vezes ao dia até os 3 anos de idade; em seguida, 250 mg duas vezes ao dia até os 5 anos; ou penicilina benzatina, 600.000 unidades por via intramuscular a cada quatro semanas, dos 6 meses até 6 anos de idade.
- O **ácido fólico**, na dose de 1 mg ao dia, é recomendado para pacientes adultos, mulheres grávidas e pacientes de todas as idades com hemólise crônica.

INDUTORES DA HEMOGLOBINA FETAL

- A HbF afeta diretamente a formação de polímeros. Aumentos da HbF correlacionam-se com uma diminuição do afoiçamento e adesão dos eritrócitos. Os pacientes com baixos níveis de HbF apresentam crises mais frequentes e maior mortalidade.
- A **hidroxiureia**, um agente quimioterápico, exerce muitos efeitos sobre os eritrócitos, incluindo a estimulação da produção de HbF. A hidroxiureia está indicada para pacientes com episódios dolorosos frequentes, anemia sintomática grave, síndrome torácica aguda ou outras complicações vasoclusivas graves. A dose inicial é de 15 mg/kg, como dose única diária (**Figura 34-1**).

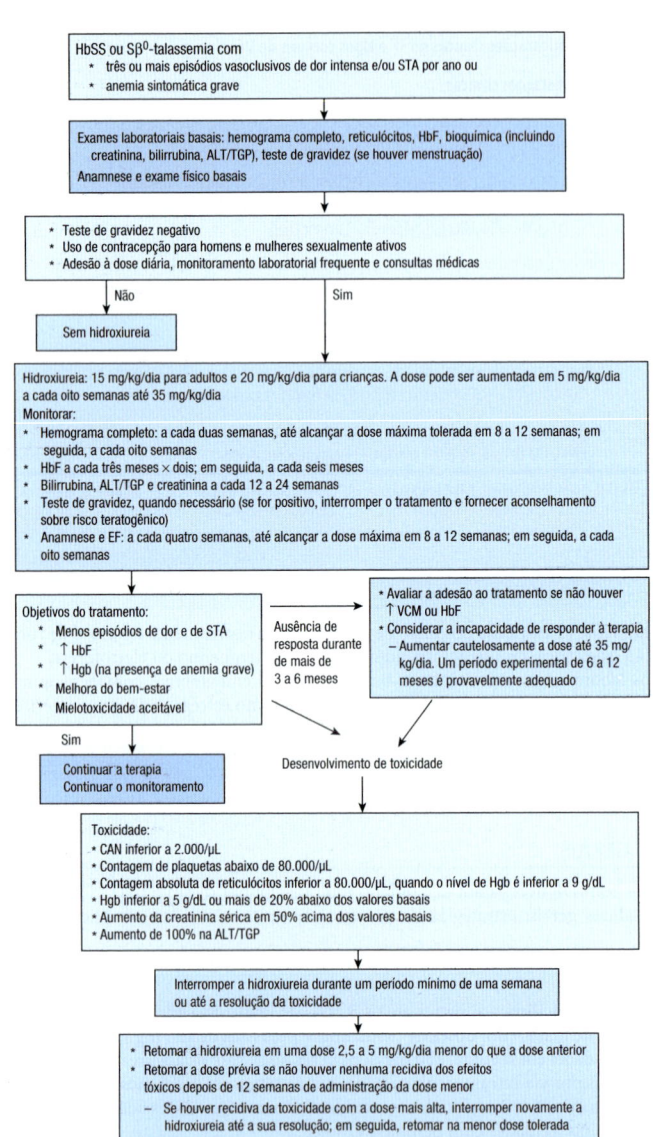

FIGURA 34-1 Uso da hidroxiureia na doença falciforme (DF). ALT/TGP, alanina aminotransferase; CAN, contagem absoluta de neutrófilos; EF, exame físico; Hb, hemoglobina; HbF, hemoglobina fetal; HbSS, hemoglobina falciforme homozigota; HbSSβ⁰, β⁰-talassemia falciforme; STA, síndrome torácica aguda; VCM, volume corpuscular médio. (*De McCavit TL. Sickle cell disease. Pediatr Rev 2012;33:195-204, quiz 5-6; Ware RE, Argun B, Hematology. Am Soc Hematol Educ Program 2009;2009:62-69; Wang WC, Ware RE, Miller ST, et al. Hydroxycarbamide in very young children with sickle-cell anaemia: a multicentre, randomised, controlled trial (BABY HUG). Lancet 2011;377:1663-1672; Ballas SK, McCarthy WF, Guo N, et al. Exposure to hydroxyurea and pregnancy outcomes in patients with sickle cell anemia. J. Natl Med Assoc. 2009; 101:1046-1051; and Heeney MM, Ware RE. Hydroxyurea for children with sickle cell disease. Hematol Oncol Clin North Am 2010;24:199-214.*)

- O uso de **5-aza-2-desoxicitidina (decitabina)** está sendo investigado em adultos que não respondem à hidroxiureia.
- As transfusões crônicas estão indicadas para prevenção do acidente vascular cerebral primário e secundário em crianças. As transfusões costumam ser administradas a cada 3 a 4 semanas ou quando necessário para manter os níveis de HbS desejados. A duração ideal não é conhecida. Os riscos incluem aloimunização, hiperviscosidade, transmissão viral (exigindo vacina contra hepatite A e hepatite B), sobrecarga de volume e de ferro e reações transfusionais.
- O transplante de células-tronco hematopoiéticas alogênicas constitui a única terapia curativa para a DF. Os melhores candidatos são indivíduos com menos de 16 anos de idade que apresentam complicações graves e possuem doadores compatíveis para o antígeno leucocitário humano. Os riscos precisam ser cuidadosamente considerados e incluem mortalidade, rejeição do enxerto e neoplasias malignas secundárias.

TRATAMENTO DAS COMPLICAÇÕES

- Os pacientes devem ser orientados para reconhecer as condições que exigem avaliação urgente. Para evitar as exacerbações durante a doença aguda, é importante obter um estado hídrico balanceado e uma saturação de oxigênio de pelo menos 92%.
- As transfusões de hemácias estão indicadas para a exacerbação aguda da anemia basal (p. ex., crise aplásica, sequestro hepático ou esplênico ou hemólise grave), episódios vasoclusivos graves e procedimentos que exigem anestesia geral ou contraste iônico. As transfusões podem ser úteis em pacientes com problemas obstétricos complicados, úlceras de perna refratárias ou episódios dolorosos refratários e prolongados.
- A febre de 38,5°C ou mais deve ser imediatamente avaliada. A antibioticoterapia empírica deve proporcionar cobertura contra os microrganismos encapsulados (p. ex., **ceftriaxona** para pacientes ambulatoriais e **cefotaxima** para pacientes internados).
- Na síndrome torácica e aguda, os pacientes devem receber espirometria de incentivo; terapia hídrica apropriada; antibióticos de amplo espectro, incluindo um **macrolídeo** ou **quinolona**; e, para a hipoxia ou angústia respiratória aguda, oxigenoterapia. Os esteroides e o óxido nítrico estão sendo avaliados.
- O priapismo tem sido tratado com analgésicos, agentes ansiolíticos e vasoconstritores para forçar o sangue para fora do corpo cavernoso (p. ex., **fenilefrina** e **epinefrina**) e vasodilatadores para relaxar a musculatura lisa (p. ex., **terbutalina** e **hidralazina**).

TRATAMENTO DA CRISE FALCIFORME

- O tratamento da *crise falciforme* é principalmente de suporte. As transfusões de sangue podem estar indicadas para os casos de anemia grave ou sintomática.
- As opções de tratamento para o *sequestro esplênico* incluem apenas observação, em particular para adultos, uma vez que eles tendem a apresentar episódios mais leves; transfusão crônica para retardar a esplenectomia; e esplenectomia após a ocorrência de uma crise potencialmente fatal, após episódios repetitivos ou na presença de hiperesplenismo crônico.
- A hidratação e os analgésicos constituem a base do tratamento para a *crise vasoclusiva* (*dolorosa*). Administrar líquidos por via intravenosa (IV) ou oral, em uma quantidade de 1 a 1,5 vez as necessidades de manutenção; deve-se efetuar um monitoramento rigoroso para evitar a sobrecarga de volume. Deve-se considerar uma etiologia infecciosa e o tratamento empírico iniciado, quando indicado.
- A terapia analgésica deve ser individualizada, devido à variabilidade na frequência e intensidade da dor. Devem-se utilizar escalas de dor para quantificar sua intensidade.
- Pode-se utilizar **anti-inflamatórios não esteroides** ou **paracetamol** para a dor de intensidade leve a moderada. A dor leve e moderada pode ser controlada em pacientes ambulatoriais com opioides fracos, como codeína ou hidrocodona.
- A dor intensa pode ser tratada de maneira agressiva com opioides, como **morfina**, **hidromorfona**, **fentanila** ou **metadona**. A **meperidina** deve ser evitada, visto que o acúmulo do metabólito, a normeperidina, pode provocar neurotoxicidade, principalmente em pacientes com comprometimento da função renal.

- A dor intensa pode ser tratada com opioide IV ajustado para alívio da dor e, em seguida, administrado em horários determinados, com uma dose, quando necessário, para a dor inesperada. A analgesia controlada pelo paciente é comumente utilizada.
- A adicção costuma levar a um controle subótimo da dor. Os fatores que minimizam a dependência incluem controle agressivo da dor, monitoramento frequente e diminuição gradativa do medicamento, de acordo com a resposta.

AVALIAÇÃO DOS DESFECHOS TERAPÊUTICOS

- Os pacientes deverão ser avaliados de modo regular para estabelecer os sintomas basais, monitorar as alterações e fornecer uma orientação apropriada para a idade.
- O hemograma completo e as contagens de reticulócitos deverão ser feitos a cada 3 a 6 meses até 2 anos de idade e, em seguida, a cada 6 a 12 meses. O nível de HbF deverá ser avaliado anualmente. Deve-se efetuar uma avaliação anual das funções renal, hepatobiliar e pulmonar. Os pacientes devem realizar rastreamento para retinopatia.
- A eficácia da hidroxiureia é avaliada por meio de monitoramento do número, da gravidade e da duração das crises falciformes.

Capítulo elaborado a partir de conteúdo original de autoria de C. Y. Jennifer Chan e Melissa Frei-Jones.

CAPÍTULO 35 | Seleção do regime antimicrobiano

- Uma abordagem sistemática para a seleção e avaliação de um regime antimicrobiano é apresentada no Quadro 35-1. Um regime antimicrobiano "empírico" começa antes que o organismo agressor seja identificado e, às vezes, antes da documentação da presença de uma infecção, enquanto um regime "definitivo" é instituído quando o organismo causador é conhecido.

CONFIRMANDO A PRESENÇA DE INFECÇÃO

FEBRE

- A *febre* é definida como uma elevação controlada da temperatura corporal acima dos 37°C esperados (medida na boca) e é uma manifestação de muitas patologias, além da infecção.
- Muitos fármacos têm sido identificados como causas da febre. A febre induzida por fármaco é definida como febre persistente na ausência de infecção ou outra condição relacionada. A febre deve coincidir com a administração do agente agressor e desaparecer logo após sua retirada, depois da qual a temperatura permanece normal.

SINAIS E SINTOMAS

Contagem de leucócitos

- A maioria das infecções leva ao aumento da contagem de leucócitos (leucocitose) por causa da mobilização dos granulócitos e/ou linfócitos para destruir os microrganismos invasores. Os valores normais para a contagem de leucócitos ficam entre 4.000 e 10.000 células/mm^3.
- As infecções bacterianas estão associadas com contagem elevada de granulócitos (neutrófilos e basófilos), com aumento no número das formas imaturas (bastonetes) observado nos esfregaços de leucócitos (desvio à esquerda). Com a infecção, a contagem de leucócitos periféricos pode estar elevada, mas é raro ficarem acima de 4.000 a 10.000 células/mm^3 (4×10^9 e 10×10^9/L). A contagem baixa de neutrófilos (neutropenia) após o início da infecção indica resposta anormal e em geral está associada com mau prognóstico para a infecção bacteriana.
- A linfocitose relativa, mesmo com contagem de leucócitos normal ou ligeiramente elevada, está associada com tuberculose e infecções virais ou fúngicas. Muitos tipos de infecções, entretanto, podem estar acompanhados por uma contagem de leucócitos normal e contagem diferencial normal.

Dor e inflamação

- A dor e a inflamação podem acompanhar a infecção e às vezes manifestam inchaço, eritema, sensibilidade e material purulento. Infelizmente, esses sinais podem ser aparentes se a infecção for superficial ou em um osso ou articulação.
- As manifestações de inflamação com infecções profundas como meningite, pneumonia, endocardite e infecção do trato urinário devem ser confirmadas ao examinar tecidos ou fluidos. Por exemplo, a presença de leucócitos polimorfonucleares (neutrófilos) no líquido espinal, secreções do pulmão (escarro) e urina é altamente sugestiva de infecção bacteriana.

QUADRO 35–1	Abordagem sistemática para a seleção de antimicrobianos

Confirmar a presença de infecção
  Histórico cuidadoso e exame físico
  Sinais e sintomas
  Fatores predisponentes

Identificar o patógeno
  Coleta de material infectado
  Colorações
  Sorologias para suspeita de infecção
  Cultura e antibiograma

Selecionar a terapia presumida considerando o local infectado
  Fatores do hospedeiro
  Fatores farmacológicos

Monitorar a resposta terapêutica
  Avaliação clínica
  Testes laboratoriais
  Avaliação de falha terapêutica

IDENTIFICAÇÃO DO PATÓGENO

- As amostras infectadas devem ser obtidas, se for possível ou prático, antes de instituir a terapia antimicrobiana. Uma coloração de Gram do material pode revelar bactérias ou uma coloração de Ziehl-Neelsen pode detectar micobactérias ou actinomicetos. A demora em obter fluidos ou tecidos infectados após o início da terapia pode levar a resultados falso-negativos de cultura ou alterações na composição celular e química dos fluidos infectados.
- Devem ser feitas culturas de sangue em doenças agudas e paciente febril. Fluidos ou tecidos de difícil acesso deverão ser obtidos, quando necessário, para avaliar sinais ou sintomas localizados (p. ex., líquido espinal na meningite ou líquido articular na artrite). Abscessos e áreas de celulite também devem ser aspirados.
- Deve-se ter cuidado na avaliação de resultados positivos de cultura a partir de locais normalmente estéreis (p. ex., sangue, líquido cerebrospinal [LCS] e líquido de articulação). A obtenção de bactérias normalmente encontradas na pele em grandes quantidades (p. ex., estafilococos coagulase--negativa e difteroides) em um desses locais pode ser um resultado da contaminação da amostra em vez de uma infecção de fato.

SELEÇÃO DA POSSÍVEL TERAPIA

- Vários fatores devem ser considerados para selecionar uma terapia antimicrobiana racional, incluindo a gravidade da doença, fatores do hospedeiro, fatores relacionados aos fármacos e a necessidade do uso de múltiplos agentes.
- Os fármacos de escolha para o tratamento da maioria dos patógenos são compilados de várias fontes e indicados como diretrizes, mais do que regras específicas, para o uso de antimicrobianos (Quadro 35-2).
- Quando são selecionados regimes antimicrobianos, os dados de suscetibilidade local devem ser mais considerados, sempre que possível, do que as informações publicadas por outras instituições ou compilações nacionais.

FATORES DO HOSPEDEIRO

- Devem ser considerados os seguintes fatores quando um paciente é avaliado para a terapia inicial ou empírica:
  ✓ Alergia ou histórico de reações adversas a fármacos;
  ✓ Idade do paciente;

| QUADRO 35–2 | Fármacos de escolha, primeira escolha e alternativos |

COCOS GRAM-POSITIVOS

Enterococcus faecalis (em geral, não tão resistente a antibióticos como *Enterococcus faecium*)

- Infecção grave (endocardite, meningite, pielonefrite com bacteremia).
  - Ampicilina (ou penicilina G) + (gentamicina ou estreptomicina)
  - *Vancomicina + (gentamicina ou estreptomicina), daptomicina, linezolida, telavancina, tigeciclina[a]*
- Infecção do trato urinário
  - Ampicilina, amoxicilina
  - *Fosfomicina ou nitrofurantoína*

E. faecium (geralmente mais resistente a antibióticos do que *E. faecalis*)

- Recomenda-se consulta com especialista em doenças infecciosas
  - *Linezolida, quinupristina/dalfopristina, daptomicina, tigeciclina[a]*

Staphylococcus aureus / Staphylococcus epidermidis

- Sensível à meticilina (oxacilina)
  - Nafcilina ou oxacilina
  - *FGC,[b,c] sulfametoxazol-trimetoprima, clindamicina, BL/BLI[d]*
- Resistente à meticilina (oxacilina) adquirida no hospital
  - Vancomicina ± (gentamicina ou rifampicina)
  - *Daptomicina, linezolida, telavancina, tigeciclina, sulfametoxazol-trimetoprima ou quinupristina-dalfopristina*
- Resistente à meticilina (oxacilina) adquirida na comunidade
  - Clindamicina, sulfametoxazol-trimetoprima, doxiciclina[a]
  - *Daptomicina, linezolida, telavancina, tigeciclina[a] ou vancomicina*

Streptococcus (grupos A, B, C, G e *Streptococcus bovis*)

- Penicilina G ou V ou ampicilina
- *FGC,[b,c] eritromicina, azitromicina, claritromicina*

Streptococcus pneumoniae

- Sensível à penicilina (concentração inibitória mínima [CIM] < 0,1 mcg/mL [mg/L])
  - Penicilina G ou V ou ampicilina
  - *FGC,[b,c] doxiciclina,[a] azitromicina, claritromicina, eritromicina*
- Intermediária à penicilina (CIM 0,1 a 1 mcg/mL [mg/L])
  - Penicilina de alta dose (12 milhões de unidades/dia para adultos) ou ceftriaxona[c] ou cefotaxima[c]
  - *Levofloxacino,[a] moxifloxacino,[a] gemifloxacino[a] ou vancomicina*
- Resistente à penicilina (CIM ≥ 1,0 mcg/mL [mg/L])
  - Recomenda-se consulta com especialista em doenças infecciosas
    - *Vancomicina ± rifampicina*
    - De acordo com as sensibilidades: cefotaxima, ceftriaxona,[c] levofloxacino,[a] moxifloxacino[a] ou gemifloxacino[a]

Streptococcus, grupo *viridans*

- Penicilina G ± gentamicina[e]
- *Cefotaxima,[c] ceftriaxona,[c] eritromicina, azitromicina, claritromicina ou vancomicina ± gentamicina*

COCOS GRAM-NEGATIVOS

Moraxella (Branhamella) catarrhalis

- Amoxicilina-clavulanato, ampicilina-sulbactam
- *Sulfametoxazol-trimetoprima, eritromicina, azitromicina, claritromicina, doxiciclina,[a] SGC,[c,f] cefotaxima,[c] ceftriaxona[c] ou TGCVO[c,g]*

(continua)

QUADRO 35-2 Fármacos de escolha, primeira escolha e alternativos (*continuação*)

Neisseria gonorrhoeae (administrar o tratamento concomitante para *Chlamydia trachomatis*)
- Infecção gonocócica disseminada
  - Ceftriaxona[c] ou cefotaxima[c]
  - *Acompanhamento por via oral: cefpodoxima,[c] ciprofloxacino[a] ou levofloxacino[a]*
- Infecção não complicada
  - Ceftriaxona,[c] cefotaxima[c] ou cefpodoxima[c]
  - *Ciprofloxacino[a] ou levofloxacino[a]*

Neisseria meningitidis
- Penicilina G
- *Cefotaxima[c] ou ceftriaxona[c]*

BACILOS GRAM-POSITIVOS

Clostridium perfringens
- Penicilina G ± clindamicina
- *Metronidazol,[a] clindamicina, doxiciclina,[a] cefazolina,[c] carbapeném[h,j]*

Clostridium difficile
- *Metronidazol[a]* oral
- *Vancomicina* oral

BACILOS GRAM-NEGATIVOS

Acinetobacter spp.
- Doripeném, imipeném ou meropeném ± aminoglicosídeo[j] (amicacina em geral é mais eficiente)
- *Ampicilina-sulbactam, colistina[j] ou tigeciclina[a]*

Bacteroides fragilis (e outros)
- Metronidazol[a]
- BL/BLI,[d] clindamicina, cefoxitina,[c] cefotetano[c] ou carbapeném[h,j]

Enterobacter spp.
- Carbapeném[h] ou cefepima ± aminoglicosídeo[j]
- *Ciprofloxacino,[a] levofloxacino[a], piperacilina-tazobactam, ticarcilina-clavulanato*

Escherichia coli
- Meningite
  - Cefotaxima,[c] ceftriaxona,[c] meropeném
- Infecção sistêmica
  - Cefotaxima[c] ou ceftriaxona[c]
  - *BL/BLI,[d] fluoroquinolona,[a,k] carbapeném[h,j]*
- Infecção do trato urinário
  - Maioria dos agentes orais: verificar sensibilidades
  - Ampicilina, amoxicilina-clavulanato, doxiciclina,[a] ou cefalexina[c]
  - *Aminoglicosídeo,[j] FGC,[b,c] nitrofurantoína, fluoroquinolona[a,k]*

Gardnerella vaginalis
- Metronidazol[a]
- *Clindamicina*

Haemophilus influenzae
- Meningite
  - Cefotaxima[c] ou ceftriaxona[c]
  - *Meropeném[j]*
- Outras infecções
  - BL/BLI,[d] ou se ß-lactamase-negativa, ampicilina ou amoxicilina
  - *Sulfametoxazol-trimetoprima, cefuroxima,[c] azitromicina, claritromicina ou fluoroquinolona[a,k]*

(continua)

QUADRO 35–2 Fármacos de escolha, primeira escolha e alternativos (*continuação*)

Klebsiella pneumoniae
- BL/BLI,[d] cefotaxima,[c] ceftriaxona,[c] cefepima[c]
- Carbapeném,[h,i] fluoroquinolona[a,k]

Legionella spp.
- Azitromicina, eritromicina ± rifampicina, ou fluoroquinolona[a,k]
- Sulfametoxazol-trimetoprima, claritromicina ou doxiciclina[a]

Pasteurella multocida
- Penicilina G, ampicilina, amoxicilina
- *Doxiciclina,[a] BL/BLI,[d] sulfametoxazol-trimetoprima ou ceftriaxona[c]*

Proteus mirabilis
- Ampicilina
- *Sulfametoxazol-trimetoprima*

Proteus (indol-positivo) (incluindo *Providencia rettgeri, Morganella morgani,* e *Proteus vulgaris*)
- Cefotaxima,[c] ceftriaxona,[c] ou fluoroquinolona[a,k]
- *BL/BLI,[d] aztreonam,[l] aminoglicosídeos,[j] carbapeném[h,i]*

Providencia stuartii
- Amicacina, cefotaxima,[c] ceftriaxona,[c] fluoroquinolona[a,k]
- *Sulfametoxazol-trimetoprima, aztreonam,[l] carbapeném[h,i]*

Pseudomonas aeruginosa
- Apenas infecção do trato urinário
  - Aminoglicosídeo[j]
  - Ciprofloxacino,[a] levofloxacino[a]
- Infecção sistêmica
  - Cefepima,[c] ceftazidima,[c] doripeném,[i] imipeném,[i] meropeném,[i] piperacilina-tazobactam ou ticarcilina-clavulanato + aminoglicosídeo[j]
  - *Aztreonam,[l] ciprofloxacino,[a] levofloxacino,[a] colistina[i]*

Salmonella typhi
- Ciprofloxacino,[a] levofloxacino,[c] ceftriaxona,[c] cefotaxima[c]
- *Sulfametoxazol-trimetoprima*

Serratia marcescens
- Ceftriaxona,[c] cefotaxima,[c] cefepima,[c] ciprofloxacino,[a] levofloxacino[a]
- *Aztreonam,[l] carbapeném,[h,i] piperacilina-tazobactam, ticarcilina- clavulanato*

Stenotrophomonas (*Xanthomonas*) *maltophilia* (em geral muito resistente a todos os antimicrobianos)
- Sulfametoxazol-trimetoprima
- *Verificar a sensibilidade à ceftazidima,[c] doxiciclina,[a] minociclina[a] e ticarcilina-clavulanato*

MICRORGANISMOS DIVERSOS

Chlamydia pneumoniae
- Doxiciclina[a]
- *Azitromicina, claritromicina, eritromicina ou fluoroquinolona[a,k]*

C. trachomatis
- Azitromicina ou doxiciclina[a]
- *Levofloxacino,[a] eritromicina*

Mycoplasma pneumoniae
- Azitromicina, claritromicina, eritromicina, fluoroquinolona[a,k]
- *Doxiciclina[a]*

(continua)

QUADRO 35–2	Fármacos de escolha, primeira escolha e alternativos *(continuação)*

ESPIROQUETAS

Treponema pallidum

- Neurossífilis
  - Penicilina G
  - *Ceftriaxona[c]*
- *Primária ou secundária*
  - Benzilpenicilina, Penicilina G
  - *Ceftriaxona[c]* ou *doxiciclina[a]*

Borrelia burgdorferi (a escolha depende do estágio da doença)

- Ceftriaxona[c] ou cefuroxima axetila,[c] doxiciclina,[a] amoxicilina
- *Penicilina de alta dose, cefotaxima[c]*

---

[a]Não indicado para uso em gestantes ou crianças.
[b]Cefalosporinas de primeira geração – intravenosa (IV): cefazolina; via oral: cefalexina, cefradina ou cefadroxila.
[c]Alguns pacientes alérgicos à penicilina podem reagir a cefalosporinas.
[d]Combinação de β-lactâmico/inibidor de β-lactamase – IV: ampicilina-sulbactam, piperacilina-tazobactam e ticarcilina-clavulanato; via oral: amoxicilina-clavulanato.
[e]Gentamicina deve ser adicionada em caso de tolerância ou organismos moderadamente suscetíveis (CIM > 0,1 mcg/mL [mg/L]); a estreptomicina é usada, mas pode ser mais tóxica.
[f]Cefalosporinas de segunda geração – IV: cefuroxima; via oral: cefaclor, cefditoreno, cefprozil, cefuroxima axetila e loracarbefe.
[g]Cefalosporinas de terceira geração – via oral: cefdinir, cefixima, cefetamete, cefpodoxima proxetila e ceftibuteno.
[h]Carbapeném: doripeném, ertapeném, imipeném/cilastatina e meropeném.
[i]Reservado para infecção grave.
[j]Aminoglicosídeos: gentamicina, tobramicina e amicacina; uso de acordo com a sensibilidade.
[k]Fluoroquinolonas IV/oral: ciprofloxacino, levofloxacino e moxifloxacino.
[l]Em geral reservado para pacientes com reações de hipersensibilidade à penicilina.

✓ Gravidez;
✓ Variação metabólica ou genética;
✓ *Função renal e hepática*: pacientes com função renal e/ou hepática diminuída acumularão alguns fármacos, a não que a dose seja ajustada;
✓ *Terapia medicamentosa concomitante*: qualquer terapia concomitante que o paciente esteja recebendo pode influenciar a seleção da terapia medicamentosa, a dose e o monitoramento. O Quadro 35-3 apresenta uma lista de interações medicamentosas envolvendo antimicrobianos;
✓ Doenças concomitantes.

FATORES RELACIONADOS AOS FÁRMACOS

- A integração das propriedades farmacocinéticas e farmacodinâmicas de um agente é importante quando tiver de ser escolhida uma terapia antimicrobiana para garantir eficácia e prevenir resistência. Os antibióticos podem demonstrar efeitos bactericidas dependentes de concentração (aminoglicosídeos e fluoroquinolonas) ou dependentes do tempo (β-lactâmicos).
- A importância da penetração nos tecidos varia com o local da infecção. O sistema nervoso central (SNC) é um local em que a importância da penetração antimicrobiana está relativamente bem definida e as correlações com os desfechos clínicos estão estabelecidos. Os fármacos que não alcançam concentrações significativas no LCS devem ser evitados ou instilados diretamente no tratamento da meningite.
- Com exceção da corrente sanguínea, outros fluidos corporais nos quais as informações sobre a concentração do fármaco são clinicamente importantes são urina, líquido sinovial e líquido peritoneal.

QUADRO 35-3 Principais interações medicamentosas com antimicrobianos

Antimicrobiano	Outros agentes	Mecanismo de ação/efeito	Manejo clínico
Aminoglicosídeos	Agentes bloqueadores neuromusculares	Efeitos adversos aditivos	Evitar
	Nefrotoxinas (N) ou ototoxinas (O) (p. ex., anfotericina B [N]), cisplatina (N/O), ciclosporina (N), furosemida (O), AINEs (N), radiocontraste (N), vancomicina (N)	Efeitos adversos aditivos	Monitorar CSF de aminoglicosídeos e função renal
Anfotericina B	Nefrotoxinas (p. ex., aminoglicosídeos, cidofovir, ciclosporina, foscarnete, pentamidina)	Efeitos adversos aditivos	Monitorar a função renal
Azóis	Ver Cap. 38		
Cloranfenicol	Fenitoína, tolbutamida, etanol	Metabolismo reduzido de outros agentes	Monitorar CSF de fenitoína, glicose no sangue
Foscarnete	Pentamidina IV	Risco aumentado de grave nefrotoxicidade/hipopotassemia	Monitorar função renal/cálcio sérico
Isoniazida	Carbamazepina, fenitoína	Metabolismo reduzido de outros agentes (náusea, vômito, nistagmo, ataxia)	Monitorar CSF do fármaco
Macrolídeos/azalidas	Digoxina	Biodisponibilidade e metabolismo reduzidos da digoxina	Monitorar CSF da digoxina, evitar se for possível
	Teofilina	Metabolismo reduzido da teofilina	Monitorar CSF da teofilina
Metronidazol	Etanol (fármacos que contém etanol)	Reação semelhante à dissulfiram	Evitar
Penicilinas e cefalosporinas	Probenecida, ácido acetilsalicílico	Excreção bloqueada dos β-lactâmicos	Usar se concentração elevada prolongada de β-lactâmico for desejável
Ciprofloxacino/norfloxacino	Teofilina	Metabolismo reduzido da teofilina	Monitorar teofilina
Quinolonas	Antiarrítmicos classes Ia e III	Aumento do intervalo QT	Evitar
	Cátions multivalentes (antiácidos, ferro, sucralfato, zinco, vitaminas, derivados do leite, ácido cítrico), didanosina	Absorção reduzida da quinolona	Intervalo de 2 h

(continua)

QUADRO 35-3	Principais interações medicamentosas com antimicrobianos *(continuação)*		
Antimicrobiano	**Outros agentes**	**Mecanismo de ação/efeito**	**Manejo clínico**
Rifampicina	Azóis, ciclosporina, metadona, propranolol, IPs, contraceptivos orais, tacrolimo, varfarina	Metabolismo aumentado de outros agentes	Evitar se for possível
Sulfonamidas	Sulfonilureias, fenitoína, varfarina	Metabolismo reduzido de outro agente	Monitorar a glicose do sangue, CSF, TP
Tetraciclinas	Antiácidos, ferro, cálcio, sucralfato	Absorção reduzida da tetraciclina	Intervalo de 2 h
	Digoxina	Biodisponibilidade e metabolismo reduzidos da digoxina	Monitorar CSF da digoxina, evitar se for possível

AINEs, anti-inflamatórios não esteroides; CSF, concentração sérica do fármaco; IP, inibidor de protease; IV, intravenoso; TP, tempo de protrombina.
Azalidas: azitromicina; azóis: fluconazol, itraconazol, cetoconazol e voriconazol; macrolídeos: eritromicina, claritromicina; inibidores de protease: amprenavir, indinavir, lopinavir/ritonavir, nelfinavir, ritonavir e saquinavir; quinolonas: ciprofloxacino, gemifloxacino, levofloxacino, moxifloxacino.

- Os parâmetros farmacocinéticos, como a área sob a curva tempo-concentração (AUC) e concentração plasmática máxima, podem prever o desfecho do tratamento quando proporções específicas de AUC ou concentração plasmática máxima para a concentração inibitória mínima (CIM) são alcançadas. Para alguns agentes, a proporção de AUC para CIM, proporção pico para CIM ou o tempo que a concentração do fármaco está acima da CIM, pode prever a eficácia.
- A relação farmacodinâmica mais importante para os antimicrobianos que apresentam efeitos bactericidas dependentes do tempo (como as penicilinas e cefalosporinas) é o tempo em que as concentrações do fármaco excedem a CIM.

TERAPIA ANTIMICROBIANA COMBINADA

- As combinações de antimicrobianos são usadas para ampliar o espectro de cobertura para a terapia empírica, alcançar atividade sinérgica contra o agente infeccioso e evitar o surgimento de resistência.
- O aumento da cobertura da terapia antimicrobiana é geralmente necessário nas infecções nas quais é provável que vários organismos estejam presentes, como infecções intra-abdominais e da pelve feminina, nas quais várias bactérias aeróbias e anaeróbias podem causar doenças. Outra situação clínica na qual é desejável aumentar o espectro de atividade é a infecção hospitalar.

Sinergismo

- A ideia da atividade antimicrobiana sinérgica é vantajosa para infecções causadas por bacilos gram-negativos em pacientes imunossuprimidos.
- Tradicionalmente, as combinações de aminoglicosídeos e β-lactâmicos são usadas porque esses fármacos juntos atuam de forma sinérgica contra uma variedade de bactérias. Entretanto, os dados que apoiam a eficácia superior das combinações sinérgicas sobre as não sinérgicas são fracos.
- As combinações sinérgicas podem produzir melhores resultados em infecções causadas por *Pseudomonas aeruginosa*, assim como algumas infecções causadas por espécies de *Enterococcus*.
- O uso de combinações para evitar o surgimento de resistência é amplamente aplicado, mas muitas vezes não é realizado. A única circunstância em que tem sido claramente eficaz é no tratamento contra a turberculose.

Desvantagens da terapia combinada

- Embora existam potenciais efeitos benéficos ao combinar os fármacos, também existem potenciais desvantagens, incluindo aumento do custo, maior risco de toxicidade e superinfecção com bactérias mais resistentes.
- Algumas combinações de antimicrobianos são potencialmente antagonísticas. Por exemplo, agentes que induzem a produção de β-lactamase em bactérias (p. ex., cefoxitina) podem antagonizar os efeitos de fármacos lábeis a essa enzima, como as penicilinas ou imipeném.

Monitorando a resposta terapêutica

- Após instituir a terapia antimicrobiana, o paciente deve ser monitorado com cuidado quanto à resposta terapêutica. Devem ser revisados os relatórios de cultura e antibiograma das amostras coletadas.
- É recomendado o uso de agentes com espectro de atividade mais específico contra os patógenos identificados.
- O monitoramento do paciente deve incluir vários parâmetros, incluindo contagem de leucócitos, temperatura, sinais e sintomas de infecção, apetite, estudos radiológicos, se for adequado, e determinação das concentrações antimicrobianas nos fluidos corporais.
- À medida que o paciente melhora, a via de administração do antibiótico deve ser reavaliada. A troca para a terapia oral é uma prática aceita para muitas infecções. Os critérios que favorecem a troca para a terapia oral incluem:
  - ✓ Melhora clínica geral
  - ✓ Ausência de febre por 8 a 24 horas
  - ✓ Diminuição da contagem de leucócitos
  - ✓ Trato gastrintestinal (GI) funcionando.

FALHA DA TERAPIA ANTIMICROBIANA

• Vários fatores podem ser responsáveis pela aparente falta de resposta à terapia. É possível que a doença não seja infecciosa ou bacteriana em sua origem, ou que exista um patógeno que não foi detectado. Outros fatores incluem os diretamente relacionados à seleção do fármaco, o hospedeiro e o patógeno. É raro observar erro laboratorial na identificação e/ou no teste de suscetibilidade.

Falhas causadas pela seleção do fármaco

• Os fatores diretamente relacionados à seleção de fármacos incluem uma seleção inadequada de fármaco, dose ou via de administração. A má absorção de um medicamento por causa de doença no trato GI (p. ex., síndrome do intestino curto) ou uma interação medicamentosa (p. ex., complexação de fluoroquinolonas com cátions multivalentes diminuindo a absorção) pode levar a concentrações séricas potencialmente subterapêuticas.

• A eliminação acelerada do fármaco também é uma possível razão para a falha e pode ocorrer em pacientes com fibrose cística ou durante a gravidez, quando o *clearance* mais rápido ou volumes de distribuição maiores podem levar a concentrações séricas reduzidas, em particular para os aminoglicosídeos.

• Uma causa comum da falha da terapia é a penetração difícil no local da infecção. Isso é especialmente válido para os locais privilegiados, como SNC, olhos e próstata.

Falhas causadas por fatores do hospedeiro

• Pacientes imunossuprimidos (p. ex., granulocitopenia causada pela quimioterapia e síndrome da imunodeficiência adquirida) podem não responder bem à terapia porque suas próprias defesas são inadequadas para erradicar a infecção, apesar dos regimes terapêuticos serem adequados.

• Outros fatores do hospedeiro estão relacionados à necessidade de drenagem cirúrgica dos abscessos ou remoção de corpos estranhos e/ou tecido necrosado. Se essas situações não forem solucionadas, elas podem causar infecção persistente e, em alguns casos, bacteremia, apesar da terapia antimicrobiana adequada.

Falhas causadas pelos microrganismos

• Os fatores relacionados ao patógeno incluem o desenvolvimento de resistência ao fármaco durante a terapia. A resistência primária refere-se à resistência intrínseca dos patógenos responsáveis pela infecção. Entretanto, o desenvolvimento de resistência durante o tratamento também se tornou um problema grave.

• Acredita-se que o aumento na resistência entre os organismos patogênicos seja causado, em grande parte, pelo uso excessivo e contínuo de antimicrobianos na comunidade, assim como em hospitais, e pela prevalência crescente de pacientes imunossuprimidos que recebem antimicrobianos em longo prazo para a prevenção de infecções.

Capítulo elaborado a partir de conteúdo original de autoria de David S. Burgess.

36 Infecções do sistema nervoso central

- As infecções do sistema nervoso central (SNC) incluem uma variedade de condições clínicas e etiologias: meningite, meningoencefalite, encefalite, abscessos cerebrais e meningeais e infecções em dispositivos. O objetivo deste capítulo é a análise da meningite.

FISIOPATOLOGIA

- As infecções do sistema nervoso central são o resultado da disseminação hematogênica de um local de infecção primário, espalhando-se a partir de um foco parameningeal, reativação a partir de um local latente, trauma ou defeitos congênitos no SNC.
- A exposição passiva e ativa ao cigarro e a presença de implante coclear, que inclui um posicionador, aumentam o risco de meningite bacteriana.
- As infecções do SNC podem ser causadas por várias bactérias, fungos, vírus e parasitas. As causas mais comuns de meningite bacteriana são *Streptococcus pneumoniae*, *Streptococcus* do grupo B, *Neisseria meningitidis*, *Haemophilus influenzae* e *Listeria monocytogenes*.
- A primeira etapa crítica no desenvolvimento da meningite bacteriana aguda é a colonização naso-faríngea do hospedeiro pela bactéria patogênica. Primeiro, as bactérias prendem-se às células do epitélio nasofaríngeo e, então, são fagocitadas para a corrente sanguínea do hospedeiro.
- Uma característica comum na maioria das bactérias patogênicas do SNC (p. ex., *H. influenzae*, *Escherichia coli*, e *N. meningitidis*) é a presença de uma cápsula abrangente de polissacarídeo resistente à fagocitose neutrofílica e opsonização complementar.
- As sequelas neurológicas da meningite são causadas pela ativação das vias inflamatórias do hospedeiro. A morte da célula bacteriana leva à liberação de componentes da parede celular como lipopolissacarídeos, lipídio A (endotoxina), ácido lipoteicoico, ácido teicoico e pepti-doglicano, dependendo se o patógeno é gram-positivo ou gram-negativo. Esses componentes da parede celular estimulam as células do endotélio capilar e os macrófagos do SNC a liberar citocinas (interleucina-1, fator de necrose tumoral e outros mediadores inflamatórios). Os produtos proteolíticos e radicais tóxicos de oxigênio alteram a barreira hematoencefálica, enquanto o fator de ativação plaquetária ativa a coagulação e os metabólitos do ácido araqui-noico estimulam a vasodilatação. Esses eventos causam edema cerebral, aumento da pressão intracraniana, pleocitose do líquido cerebrospinal (LCS), redução do fluxo sanguíneo cerebral, isquemia cerebral e morte.

MANIFESTAÇÕES CLÍNICAS

- A meningite provoca alterações no LCS que podem ser usadas como marcadores para o diagnós-tico da infecção (**Quadro 36-1**).
- A apresentação clínica varia com a idade; em geral, quanto mais jovem o paciente, mais atípico e mais discreto é o quadro clínico.
- Os pacientes podem receber antibióticos antes de obter o diagnóstico de meningite, atrasando a internação no hospital. A terapia antibiótica prévia pode fazer a coloração de Gram e a cultura do LCS serem negativas, mas é raro a terapia afetar a proteína ou glicose do LCS.
- Os sinais e sintomas clássicos incluem febre, rigidez da nuca, quadro mental alterado, calafrios, vômito, fotofobia e forte cefaleia. Os sinais de Kernig e Brudzinski podem estar presentes, mas são pouco sensíveis e frequentemente ausentes nas crianças.
- Os sinais e sintomas clínicos nas crianças jovens podem incluir fontanela saliente, apneias, exante-ma purpúrico e convulsões, além dos sintomas já mencionados.

QUADRO 36-1	Valores médios dos componentes do líquido cerebrospinal normal e anormal				
Tipo	Normal	Bacteriano	Viral	Fúngico	Tuberculose
Leucócitos (células/mm³ ou • 10⁶/L)	< 5 (< 30 em recém-nascidos)	1.000-5.000	5-500	100-400	25-500
Diferencial[a]	Monócitos	Neutrófilos	Linfócitos	Linfócitos	Variáveis
Proteína (mg/dL)	< 50 (< 500 mg/L)	Elevados	Suave elevação	Elevados	Elevados
Glicose (mg/dL)	45-80 (2,5-4,4 mmol/L)	Baixos	Normal	Baixos	Baixos
Proporção LCS: glicose sanguínea	50-60%	Reduzidos	Normal	Reduzidos	Reduzidos

[a]O líquido cerebrospinal (LCS) e a contagem de leucócitos inicial podem revelar uma predominância de leucócitos polimorfonucleares (PMNs).

SINAIS E SINTOMAS E TESTES LABORATORIAIS

- As lesões de pele purpúricas e petéquias indicam envolvimento meningocócico, embora as lesões possam estar presentes com a meningite por *H. influenzae*. Em casos raros, surgem exantemas com a meningite pneumocócica.
- O Escore de Meningite Bacteriana é uma ferramenta validada para decisão clínica capaz de identificar crianças com mais de 2 meses com pleocitose no LCS que apresentam baixo risco de meningite bacteriana aguda (ABM – *acute bacterial meningitis*). Essa ferramenta incorpora as características clínicas, como coloração gram-positiva no LCS, presença de convulsão, contagem sérica absoluta de neutrófilos de 10.000 células/mm³ ou mais (≥ 10 × 10⁹/L), proteína no LCS ≥ 80 mg/dL (≥ 800 mg/L) e contagem de neutrófilos no LCS ≥ 1.000 células/mm³ (≥ 1 × 10⁹/L). O tratamento é recomendado quando um ou mais critérios estão presentes. Proteína elevada no LCS de 50 mg/dL ou mais e concentração de glicose no LCS menor que 50% do valor periférico obtido simultaneamente sugerem meningite bacteriana (ver **Quadro 36-1**).
- Os valores para glicose, proteína e concentrações de leucócitos do LCS encontrados com meningite bacteriana se sobrepõem de forma significativa aos valores encontrados para meningite viral, tuberculosa e fúngica (ver **Quadro 36-1**) e não podem diferenciar sempre as distintas etiologias de meningite.
- A coloração de Gram e a cultura do LCS são os testes laboratoriais mais importantes feitos para a meningite bacteriana. Quando feita antes de iniciar a terapia antibiótica, a coloração de Gram é rápida e sensível e pode confirmar o diagnóstico de meningite em 75 a 90% dos casos.
- As técnicas de reação em cadeia da polimerase (PCR) podem ser usadas para diagnosticar a meningite causada pela *N. meningitidis, S. pneumoniae* e *H. influenzae* tipo b (Hib). Os testes de fixação no látex, coaglutinação no látex e enzimaimunoensaio são úteis para a identificação rápida de várias bactérias que causam meningite, incluindo *S. pneumoniae, N. meningitidis* e Hib. Os testes rápidos de antígeno devem ser usados quando a coloração de Gram for negativa.
- O diagnóstico da meningite tuberculosa emprega a coloração ácido-álcool resistente (coloração de Ziehl-Neelsen), cultura e PCR do LCS.

TRATAMENTO

- Objetivos do tratamento: erradicar a infecção com melhora dos sinais e sintomas; evitar a morbidade e mortalidade; iniciar os antimicrobianos adequados; fornecer cuidados de suporte; e evitar a doença por meio da introdução no momento certo da vacinação e quimioprofilaxia.
- A administração de fluidos, eletrólitos, antipiréticos, analgesia e outras medidas de suporte são particularmente importantes para os pacientes com meningite bacteriana aguda.

TERAPIA FARMACOLÓGICA

- A terapia antimicrobiana empírica deve ser instituída o mais rápido possível para erradicar o organismo causador da infecção (Quadro 36-2). A terapia antimicrobiana deve durar pelo menos 48 a 72 horas ou até que o diagnóstico da meningite bacteriana possa ser descartado. A terapia contínua deve basear-se na avaliação de melhora clínica, culturas e resultados do teste de suscetibilidade. Com o patógeno identificado, a terapia antibiótica deve ser voltada para o patógeno específico. A primeira dose do antibiótico não deve ser interrompida mesmo quando a punção lombar for adiada ou durante o exame de neuroimagem.
- Com o aumento da inflamação meníngea, haverá uma maior penetração do antibiótico (Quadro 36-3). Os problemas de penetração no LCS são superados pela instilação direta de antibióticos intratecal, intracisterna ou intraventricular. As vantagens da instilação direta, entretanto, devem ser ponderadas com relação aos riscos de procedimentos invasivos no SNC. É improvável que a administração intratecal produza concentrações terapêuticas nos ventrículos por causa do fluxo unidirecional do LCS.
- Ver Quadro 36-4 para agentes antimicrobianos de primeira escolha e alternativas para o tratamento de meningite causada por microrganismos gram-positivos e gram-negativos.

Dexametasona como tratamento auxiliar para meningite

- Além dos antibióticos, a **dexametasona** é uma terapia comumente usada para o tratamento da meningite pediátrica.
- As recomendações atuais exigem o uso de dexametasona como complemento nos bebês e nas crianças com meningite por *H. influenzae*. A dose intravenosa (IV) recomendada é 0,15 mg/kg a cada 6 horas por 2 a 4 dias, iniciada 10 a 20 minutos antes ou concomitante, mas não após, a primeira dose de antimicrobianos. É improvável que o desfecho clínico melhore se a dexametasona for administrada depois da primeira dose do antimicrobiano e, portanto, deve-se evitar essa conduta. Se for usar dexametasona como complemento, deve ser feito o monitoramento cuidadoso dos sinais e sintomas de sangramento gastrintestinal (GI) e hiperglicemia.

QUADRO 36-2	Meningite bacteriana: patógenos mais prováveis e terapia empírica por faixa etária	
Idade	**Organismos mais prováveis**	**Terapia empírica[a]**
< 1 mês	*S. agalactiae* Gram-negativos entéricos[b] *L. monocytogenes*	Ampicilina + cefotaxima ou ampicilina + aminoglicosídio
1-23 meses	*S. pneumoniae* *N. meningitidis* *H. influenzae* *S. agalactiae*	Vancomicina[c] + cefalosporina de terceira geração (cefotaxima *ou* ceftriaxona)
2 -50 anos	*N. meningitidis* *S. pneumoniae*	Vancomicina[c] + cefalosporina de terceira geração (cefotaxima *ou* ceftriaxona)
> 50 anos	*S. pneumoniae* *N. meningitidis* Gram-negativos entéricos[b] *L. monocytogenes*	Vancomicina[c] + ampicilina + cefalosporina de terceira geração (cefotaxima ou ceftriaxona)

Ênfase da recomendação: (A) boa evidência para apoiar a recomendação de uso, deve sempre ser oferecida. (B) Evidência moderada para apoiar a recomendação de uso, deve ser geralmente oferecida.
Qualidade da evidência: (I) evidência a partir de ≥ 1 estudo controlado, adequadamente randomizado. (II) Evidência a partir de ≥ 1 estudo clínico bem projetado, sem randomização, a partir de coorte ou estudos analíticos de caso-controle (de preferência a partir de ≥ 1 centro) ou a partir de séries de tempo múltiplas. (III) Evidência a partir de opiniões de autoridades respeitadas, com base em experiência clínica, estudos descritivos ou relatos de comitês de especialistas.[19]

[a]Todas as recomendações são A-III.
[b]*E. coli*, espécies de *Klebsiella* e espécies de *Enterobacter* comuns.
[c]O uso de vancomicina deve basear-se na incidência local de *S. pneumoniae* resistente à penicilina e até os resultados da concentração inibitória mínima de cefotaxima e ceftriaxona estarem disponíveis.

QUADRO 36-3	Penetração dos agentes antimicrobianos no líquido cerebrospinal (LCS)[a]

Níveis terapêuticos no LCS com ou sem inflamação

Aciclovir	Levofloxacino
Cloranfenicol	Linezolida
Ciprofloxacino	Metronidazol
Fluconazol	Moxifloxacino
Flucitosina	Pirazinamida
Foscarnete	Rifampicina
Fosfomicina	Sulfonamidas
Ganciclovir	Trimetoprima
Isoniazida	Voriconazol

Níveis terapêuticos no LCS com inflamação das meninges

Ampicilina ± sulbactam	Imipeném
Aztreonam	Meropeném
Cefepima	Nafcilina
Cefotaxima	Ofloxacino
Ceftazidima	Penicilina G
Ceftriaxona	Piperacilina/tazobactam[b]
Cefuroxima	Pirimetamina
Colistina	Quinupristina/dalfopristina
Daptomicina	Ticarcilina ± ácido clavulânico[b]
Etambutol	Vancomicina

Níveis não terapêuticos no LCS com ou sem inflamação

Aminoglicosídeos	Cefalosporinas (segunda geração)[c]
Anfotericina B	Doxiciclina[d]
Inibidores da β-lactamase[e]	Itraconazol[f]
Cefalosporinas (primeira geração)	

[a]Usando a posologia recomendada para o sistema nervoso central (SNC) e comparada com a concentração inibitória mínima (CIM) dos patógenos-alvo.
[b]Pode não alcançar níveis terapêuticos contra organismos com CIM maiores, como *P. aeruginosa*. Tazobactam não penetra a barreira hematoencefálica.
[c]Cefuroxima é uma exceção.
[d]Efetividade documentada para *Borrelia burgdoferi*.
[e]Inclui ácido clavulânico, sulbactam e tazobactam.
[f]Alcança concentrações terapêuticas para a terapia contra *Cryptococcus neoformans*.

Neisseria meningitidis (meningococo)

- A presença de petéquias pode ser a pista inicial que o patógeno envolvido seja *N. meningitidis*. Cerca de 60% dos pacientes adultos e até 90% dos pacientes pediátricos com meningite meningocócica apresentam lesões purpúricas, petéquias ou ambos. A meningite por *N. meningitidis* é a principal causa de meningite bacteriana em crianças e adultos jovens nos Estados Unidos e ao redor do mundo. A maioria dos casos ocorre no inverno ou na primavera, quando a meningite viral é relativamente rara.
- Aproximadamente 10 a 14 dias após o início da doença, mesmo com o tratamento funcionando, o paciente desenvolve uma reação imunológica característica com febre, artrite (em geral envolvendo as articulações maiores) e pericardite. O líquido sinovial é caracterizado por muitas células polimorfonucleares, concentrações elevadas de proteínas, concentrações normais de glicose e culturas estéreis.

QUADRO 36-4 Agentes antimicrobianos de primeira escolha e alternativas para o tratamento de meningite causada por microrganismos gram-positivos e gram-negativos

Organismo	Antibióticos de primeira escolha	Antibióticos alternativos	Duração recomendada da terapia
Organismos gram-positivos			
Streptococcus pneumoniae[e]			
Suscetível à penicilina CIM ≤ 0,06 mcg/mL (mg/L)	Penicilina G ou ampicilina (A-III)	Cefotaxima (A-III), ceftriaxona (A-III), cefepima (B-II), ou meropeném (B-II)	10-14 dias
Resistente à penicilina CIM > 0,06 mcg/mL (mg/L)	Vancomicina[b,c] + cefotaxima ou ceftriaxona (A-III)	Moxifloxacino (B-II)	
Resistente à ceftriaxona CIM > 0,5 mcg/mL (mg/L)	Vancomicina[b,c] + cefotaxima ou ceftriaxona (A-III)	Moxifloxacino (B-II)	
Staphylococcus aureus			
Suscetível à meticilina	Nafcilina ou oxacilina (A-III)	Vancomicina (A-III) ou meropeném (B-III)	14-21 dias
Resistente à meticilina	Vancomicina[b,c] (A-III)	Sulfametoxazol-trimetoprima ou linezolida (B-III)	
Streptococcus grupo B	Penicilina G cu ampicilina (A-III) + gentamicina[b,c]	Ceftriaxona ou cefotaxima (B-III)	14-21 dias
S. epidermis	Vancomicina[b,c] (A-III)	Linezolida (B-III)	14-21 dias
L. monocytogenes	Penicilina G cu ampicilina ± gentamicina[b,c,e] (A-III)	Sulfametoxazol-trimetoprima (A-III), meropeném (B-III)	≥ 21 dias
Organismos gram-negativos			
Neisseria meningitidis			
Suscetível à penicilina	Penicilina G ou ampicilina (A-III)	Cefotaxima ou ceftriaxona (A-III)	7-10 dias
Resistente à penicilina	Cefotaxima cu ceftriaxona (A-III)	Meropeném ou moxifloxacino (A-III)	

(continua)

QUADRO 36-4 Agentes antimicrobianos de primeira escolha e alternativas para o tratamento de meningite causada por microrganismos gram-positivos e gram-negativos (*continuação*)

Organismo	Antibióticos de primeira escolha	Antibióticos alternativos	Duração recomendada da terapia
Haemophilus influenzae			
β-lactamase negativo	Ampicilina (A-III)	Cefotaxima (A-III), ceftriaxona (A-III), cefepima (A-III) ou moxifloxacino (A-III)	7-10 dias
β-lactamase positivo	Cefotaxima ou ceftriaxona (A-I)	Cefepima (A-I) ou moxifloxacino (A-III)	
Enterobactérias[f]	Cefotaxima ou ceftriaxona (A-II)	Cefepima (A-III), moxifloxacino (A-III), meropeném (A-III) ou aztreonam (A-III)	21 dias
Pseudomonas aeruginosa	Cefepima ou ceftazidima (A-II) ± tobramicina[b,c] (A-III)	Ciprofloxacino (A-III), meropeném (A-III), piperacilina mais tobramicina[a,b] (A-III), colistina sulfometato[g] (B-III), aztreonam (A-II)	21 dias

CIM, concentração inibitória mínina.

[a] As diretrizes europeias recomendam avaliar a adição de rifampicina à terapia com vancomicina.

[b] A administração direta no sistema nervoso central (SNC) pode ser avaliada se o tratamento convencional não funcionar.

[c] Monitorar os níveis séricos do fármaco.

[d] Com base na experiência clínica, sem recomendações claras.

[e] As diretrizes europeias recomendam adicionar gentamicina durante os primeiros sete dias de tratamento.

[f] Inclui *E. coli* e espécies de *Klebsiella*.

[g] Deve ser reservado para pseudomonas resistente a multifármacos ou infecções por *Actinectobacter* para as quais todas as outras opções terapêuticas foram esgotadas.

Ênfase da recomendação: A, boa evidência para apoiar a recomendação de uso, deve sempre ser oferecida; B, evidência moderada para apoiar a recomendação de uso, deve geralmente ser oferecida. Qualidade da evidência: I, evidência a partir de um ou mais estudos controlados, adequadamente randomizados; II, evidência a partir de um ou menos estudos clínicos bem projetados, sem randomização, a partir da coorte ou estudos analíticos de caso-controle (de preferência a partir de > 1 centro) ou a partir de séries de tempo múltiplas; III, evidência a partir de opiniões de autoridades respeitadas, com base em experiência clínica, estudos descritivos ou relatos de comitês de especialistas.

- Pode surgir surdez unilateral ou, mais comumente, bilateral, no início ou no final do curso da doença.

TRATAMENTO E PREVENÇÃO

- A intervenção agressiva, precoce com **penicilina G cristalina IV de alta dose**, 50.000 unidades/kg a cada 4 horas, costuma ser recomendada para a meningite por *N. meningitidis* (ver **Quadro 36-4**).
- As pessoas que entram em contato com os pacientes que contraíram meningite por *N. meningitidis* estão em maior risco de desenvolver meningite. A profilaxia de contato deve ser iniciada logo após a consulta com o departamento de saúde local.
- Em geral, rifampicina, ceftriaxona, ciprofloxacino ou azitromicina são administrados para profilaxia. Uma dose de 500 mg de azitromicina é recomendada para a profilaxia em regiões com relato de resistência ao ciprofloxacino.

Streptococcus pneumoniae (pneumococo ou diplococo)

- *S. pneumoniae* é a principal causa de meningite em pacientes de 2 meses ou mais nos Estados Unidos.
- As complicações neurológicas, como coma e convulsões, são comuns.
- O tratamento de escolha até descobrir a suscetibilidade do organismo é a combinação de **vancomicina** mais **ceftriaxona**. A penicilina pode ser usada para microrganismos sensíveis ao fármaco, com concentrações inibitórias mínimas de 0,06 mcg/mL ou menos, mas a ceftriaxona é usada para microrganismos com sensibilidade intermediária, e deve-se usar uma combinação de ceftriaxona e vancomicina para microrganismos altamente resistentes a fármacos. Uma elevada porcentagem de *S. pneumoniae* apresenta resistência intermediária ou elevada à penicilina. O meropeném é recomendado como uma alternativa para cefalosporina de terceira geração nos microrganismos não suscetíveis à penicilina. Linezolida e daptomicina IV surgiram como opções terapêuticas para tratar infecções por gram-positivos resistentes a multifármacos.
- A vacina conjugada heptavalente VA está disponível para uso em crianças entre 2 meses e 9 anos de idade. As recomendações atuais são que todas as crianças saudáveis com menos de 2 anos sejam imunizadas com a vacina heptavalente aos 2, 4, 6, 12 e 15 meses.
- Os Centers for Disease Control and Prevention (CDC) recomendam o uso de vacina pneumocócica 23-valente (PPV 23) para pessoas com mais de 65 anos, pessoas entre 2 e 64 anos com doenças não crônicas, que vivem em ambientes de alto risco e que não têm baço; e pessoas imunocomprometidas acima de 2 anos, incluindo as pessoas com infecção pelo vírus da imunodeficiência adquirida (HIV). Todas as crianças saudáveis com menos de 2 anos devem ser imunizadas com a vacina conjugada 13-valente (PCV13) aos 2, 4, 6, 12 e 15 meses.

Haemophilus influenzae

- No passado, a *H. influenzae* era a causa mais comum de meningite nas crianças entre 6 meses e 3 anos, mas essa incidência vem reduzindo drasticamente desde a introdução de vacinas eficientes.
- Como cerca de 20% das cepas de *H. influenzae* são resistentes à ampicilina, muitos médicos usam uma cefalosporina de terceira geração (**cefotaxima** ou **ceftriaxona**) para a terapia antimicrobiana inicial. Com a suscetibilidade bacteriana disponível, a ampicilina pode ser usada se o microrganismo for sensível a este antimicrobiano. Cefepima e fluoroquinolonas são alternativas adequadas independentemente da atividade da β-lactamase.
- A profilaxia de contato deve ser iniciada logo após a consulta com o departamento de saúde local e ao CDC.
- A vacinação com vacinas Hib conjugadas em geral é iniciada nas crianças com 2 meses. A vacina deve ser avaliada em pacientes com mais de 5 anos e anemia falciforme, asplenia ou doenças imunocomprometedoras.

QUADRO 36-5	Administração de agentes antimicrobianos por faixa etária		
Agente	**Bebês e crianças**	**Adultos**	**Monitoramento/comentários**
Antibacteriano			
Ampicilina	75 mg/kg a cada 6 horas	2 g a cada 4 horas	
Aztreonam	—	2 g a cada 6-8 horas	Alternativa para alergia à penicilina
Cefepima	50 mg/kg a cada 8 horas	2 g a cada 8 horas	Considerar a infusão prolongada
Cefotaxima	75 mg/kg a cada 6-8 horas	2 g a cada 4-6 horas	Preferido em neonatos
Ceftazidima	50 mg/kg a cada 8 horas	2 g a cada 8 horas	
Ceftriaxona	100 mg/kg ao dia	2 g a cada 12 horas	Evitar em neonatos
Ciprofloxacino	10 mg/kg a cada 8 horas	400 mg a cada 8-12 horas	Considerar doses maiores para *P. aeruginosa*
Colistina	5 mg/kg/dia	5 mg/kg/dia	Considerar doses intraventriculares Apenas para organismos MDR Monitorar a função renal
Gentamicina	2,5 mg/kg a cada 8 horas	2 mg/kg a cada 8 horas ou 5-7 mg/kg ao dia	TDM é recomendado Monitorar a função renal
Levofloxacino	—	750 mg ao dia	Pode prolongar intervalo QTc
Linezolida	10 mg/kg a cada 8 horas	600 mg a cada 12 horas	Pode provocar trombocitopenia e neuropatia periférica
Meropeném	40 mg/kg a cada 8 horas	2 g a cada 8 horas	Considerar a infusão prolongada
Moxifloxacino	—	400 mg ao dia	Pode prolongar intervalo QTc
Oxacilina/nafcilina	50 mg/kg a cada 6 horas	2 g a cada 4 horas	A nafcilina é preferida em casos de disfunção renal
Penicilina G	0,05 milhão de unidades/kg a cada 4 horas	4 milhões de unidades a cada 4 horas	
Polimixina B	—	1,25-1,5 mg/kg a cada 12 horas	Apenas para organismos MDR Sem dados em pacientes pediátricos
Tobramicina	2,5 mg/kg a cada 8 horas	2,5 mg/kg a cada 8 horas ou 5-7 mg/kg ao dia	TDM é recomendado Monitorar a função renal
Sulfametoxazol-trimetoprima	5 mg/kg a cada 6-12 horas	5 mg/kg a cada 6-12 horas	Dosar com base na trimetoprima
Vancomicina	15 mg/kg a cada 6 horas	15-20 mg/kg a cada 8-12 horas	TDM é recomendado Monitorar a função renal

Antimicobacterianos

Isoniazida	10-15 mg/kg ao dia	5 mg/kg ao dia	É recomendado administrar suplemento de vitamina B_6
Rifampicina	10-20 mg/kg ao dia (máximo de 600 mg ao dia)	600 mg ao dia	Muitas interações medicamentosas
Pirazinamida	15-30 mg/kg ao dia	15-30 mg/kg ao dia	Em raros casos, provoca hepatotoxicidade
Etambutol	15-25 mg/kg ao dia	15-25 mg/kg ao dia	Pode provocar neutropenia
Antifúngicos			
Anfotericina B	1 mg/kg ao dia	0,7-1 mg/kg ao dia	Monitorar a função renal. Manter hidratação adequada
Anfotericina B lipídica	5 mg/kg uma vez ao dia	3-4 mg/kg ao dia	Monitorar a função renal. Manter hidratação adequada
Flucitosina	25 mg/kg a cada 6 horas	25 mg/kg a cada 6 horas	Considerar TDM para evitar supressão da medula óssea
Fluconazol	6-12 mg/kg ao dia	800-1.200 mg ao dia	Monitorar a função hepática
Itraconazol	—	200 mg a cada 12 horas	Considerar TDM. A forma em suspensão é preferida
Posaconazol	—	400 mg a cada 12 horas	Absorção variável. Sem dados em pacientes pediátricos
Voriconazol	7 mg/kg a cada 12 horas	6 mg/kg a cada 12 horas em duas doses e, então, 4 mg/kg a cada 12 horas	Considerar TDM. Muitas interações medicamentosas. Monitorar a função hepática
Antivirais			
Aciclovir	10-20 mg/kg a cada 8 horas	10-20 mg/kg a cada 8 horas	Monitorar a função renal. Manter hidratação adequada
Ganciclovir	—	5 mg/kg a cada 12 horas	Monitorar a função renal
Foscarnete	—	60 mg/kg a cada 8 horas ou 90 mg/kg a cada 12 horas	Monitorar a função renal. Manter hidratação adequada

MDR, resistentes a multifármacos; TDM, monitoramento do fármaco terapêutico.

Listeria monocytogenes

- *L. monocytogenes* é um organismo gram-positivo, semelhante ao difteroide e responsável por 10% de todos os casos relatados de meningite em adultos com mais de 65 anos de idade.
- A combinação de **penicilina G** ou **ampicilina** com um aminoglicosídeo tem efeito bactericida. Os pacientes devem ser tratados por pelo menos três semanas. A terapia combinada é administrada por pelo menos 10 dias com o período remanescente completado com penicilina G ou ampicilina sozinhas.
- **Sulfametoxazol-trimetoprima** e **meropeném** podem ser uma alternativa eficiente porque se alcança uma penetração adequada do LCS com esses agentes.

Meningite causada por bacilos gram-negativos

- Pacientes idosos debilitados têm maior risco de desenvolverem meningite gram-negativa, mas em geral não apresentam os sinais e sintomas clássicos da doença.
- As terapias antibióticas ideais para a meningite por bacilos gram-negativos ainda não foram totalmente definidas. A meningite causada por *Pseudomonas aeruginosa* é inicialmente tratada com um β-lactâmico de amplo espectro, como ceftazidima ou cefepima (A-II) ou aztreonam, ciprofloxacino ou meropeném como alternativas. A adição de um aminoglicosídeo – em geral tobramicina – a um dos agentes anteriormente citados também deve ser avaliada (ver **Quadro 36-4**).
- Se houver suspeita de que a pseudomonas seja resistente ou se torne resistente ao antibiótico durante a terapia, deve-se avaliar a administração intraventricular de um aminoglicosídeo (sem conservante) junto com o aminoglicosídeo IV.
- Os organismos gram-negativos, além da *P. aeruginosa*, que provocam meningite, podem ser tratados com uma cefalosporina de terceira ou quarta geração, como **cefotaxima**, **ceftriaxona**, **ceftazidima** ou **cefepima**.
- A terapia para meningite por gram-negativo é mantida por pelo menos 21 dias. As culturas do LCS podem permanecer positivas por muitos dias ou mais durante um regime que será curativo.

Capítulo elaborado a partir de conteúdo original de autoria de Ramy H. Elshaboury, Elizabeth D. Hermsen, Isaac F. Mitropoulos e John C. Rotschafer.

37 | Endocardite

- A *endocardite* é uma inflamação do endocárdio, a membrana que recobre as câmaras cardíacas e as cúspides das valvas cardíacas. A *endocardite infecciosa* (EI) refere-se à infecção das valvas cardíacas por microrganismos, principalmente bactérias.
- A endocardite é com frequência descrita como aguda ou subaguda, dependendo das manifestações clínicas. A endocardite bacteriana aguda é uma infecção fulminante associada à febre alta, toxicidade sistêmica e morte dentro de poucos dias a semanas, se não for tratada. A endocardite infecciosa subaguda é uma infecção indolor, que costuma ocorrer em indivíduos com doença cardíaca valvar prévia.

ETIOLOGIA

- A maioria dos pacientes com EI apresenta fatores de risco, como anormalidades preexistentes das valvas cardíacas. Muitos tipos de doença cardíaca estrutural, que resultam em turbulência do fluxo sanguíneo, aumentam o risco de EI. Alguns dos fatores de risco mais importantes incluem os seguintes:
  ✓ Maior risco: presença de prótese valvar ou endocardite prévia.
  ✓ Cardiopatia congênita, acesso intravenoso crônico, diabetes melito, exposição relacionada a cuidados de saúde, disfunção valvar adquirida (p. ex., doença cardíaca reumática), miocardiopatia hipertrófica, prolapso da valva atrioventricular esquerda (mitral) com regurgitação, e abuso de drogas injetáveis (intravenosas [IV]).
- Três grupos de microrganismos respondem pela maioria dos casos de EI: estreptococos, estafilococos e enterococos (Quadro 37-1).

MANIFESTAÇÕES CLÍNICAS

- A apresentação clínica dos pacientes com EI é altamente variável e inespecífica (Quadro 37-2). A febre constitui o achado mais comum. As valvas mitral e aórtica são acometidas com maior frequência.
- Os sinais clínicos importantes, que são prevalentes na doença subaguda, podem incluir as seguintes manifestações periféricas ("estigmas") da endocardite: nódulos de Osler, lesões de Janeway, hemorragias subungueais, petéquias, baqueteamento dos dedos, manchas de Roth e êmbolos.
- Sem uma terapia antimicrobiana e cirurgia apropriadas, a EI pode ser fatal. Com tratamento apropriado, pode-se esperar uma recuperação na maioria dos pacientes.
- Os fatores associados com o aumento da mortalidade incluem os seguintes: insuficiência cardíaca congestiva, endocardite com culturas negativas, endocardite causada por microrganismos resistentes, como fungos e bactérias gram-negativas, endocardite do lado esquerdo causada por *Staphylococcus aureus*, endocardite de prótese valvar (EPV).
- Dos pacientes com EI, 90 a 95% apresentam hemocultura positiva quando são obtidas três amostras durante um período de 24 horas. Pode-se verificar a presença de anemia, leucocitose e trombocitopenia.
- A ecocardiografia transesofágica é importante para a identificação e a localização das lesões valvares em pacientes com suspeita de EI. É mais sensível para a detecção de vegetações (90 a 100%), em comparação com a ecocardiografia transtorácica (58 a 63%).
- Os critérios de Duke modificados, que incluem os achados importantes de bacteremia persistente e achados ecocardiográficos, bem como outros achados menores, são usados para classificar os pacientes como portadores de "EI definida" ou "EI possível".

TRATAMENTO

- <u>Objetivos do tratamento</u>: aliviar os sinais e os sintomas da doença; diminuir a morbidade e a mortalidade associadas à infecção; erradicar o microrganismo etiológico com exposição mínima a fármacos; fornecer terapia antimicrobiana com relação custo-benefício favorável; evitar a EI em pacientes de alto risco com agentes antimicrobianos profiláticos apropriados.

QUADRO 37-1	Microrganismos etiológicos da endocardite infecciosaª	
Agente	**Percentual de casos**	
Estafilococos	30 a 70	
Coagulase-positivos	20 a 68	
Coagulase-negativos	3 a 26	
Estreptococos	9 a 38	
Estreptococos *viridans*	10 a 28	
Outros estreptococos	3 a 14	
Enterococos	5 a 18	
Bacilos aeróbios gram-negativos	1,5 a 13	
Fungos	1 a 9	
Outras bactérias	< 5	
Infecções mistas	1 a 2	
"Cultura negativa"	< 5 a 17	

ª Os valores incluem a endocardite infecciosa adquirida na comunidade, associada a cuidados de saúde, de valva nativa e de prótese valvar.

QUADRO 37-2	Manifestação clínica da endocardite infecciosa

Geral

A manifestação clínica da endocardite infecciosa é altamente variável e inespecífica.

Sintomas

Febre, calafrios, fraqueza, dispneia, sudorese noturna, perda de peso e/ou mal-estar.

Sinais

A febre é comum, bem como a presença de sopro cardíaco (algumas vezes novo ou com modificação). O paciente pode ou não apresentar fenômenos embólicos, esplenomegalia ou manifestações cutâneas (p. ex., nódulos de Osler ou lesões de Janeway).

Exames laboratoriais

A contagem de leucócitos pode estar normal ou apenas ligeiramente elevada.

Os achados inespecíficos incluem anemia (normocítica ou normocrômica); trombocitopenia, elevação da velocidade de hemossedimentação ou da proteína C-reativa e alterações no exame de urina (proteinúria/hematúria microscópica).

O achado laboratorial característico consiste em bacteremia contínua; devem ser coletadas três amostras para hemoculturas durante um período de 24 horas.

Outros exames complementares

Em geral, são realizados eletrocardiograma, radiografia de tórax e ecocardiografia. A ecocardiografia para determinar a presença de vegetações valvares desempenha um papel essencial no estabelecimento do diagnóstico de endocardite infecciosa; deve ser realizada em todos os casos suspeitos.

- A abordagem mais importante para o tratamento da EI consiste no isolamento do patógeno infectante e na determinação da sensibilidade a agentes antimicrobianos, seguidos de antibióticos bactericidas em altas doses por um período extenso.
- O tratamento geralmente é iniciado no hospital; todavia, em pacientes selecionados, pode ser concluído de modo ambulatorial, contanto que tenha ocorrido defervescência e que as hemoculturas de acompanhamento sejam negativas.
- Em geral, são necessárias grandes doses de agentes antimicrobianos por via parenteral para alcançar concentrações bactericidas nas vegetações. É necessário um tratamento de duração extensa, mesmo para patógenos sensíveis, visto que os microrganismos estão encerrados dentro das vegetações valvares e dos depósitos de fibrina.
- As doses dos fármacos para o tratamento da EI são apresentadas no Quadro 37-3.

TERAPIA NÃO FARMACOLÓGICA

- A cirurgia constitui um importante adjuvante para o tratamento da endocardite em certos pacientes. Na maioria dos casos, a valvotomia e a substituição de valva são realizadas para remover os tecidos infectados e restaurar a função hemodinâmica. As indicações para cirurgia incluem insuficiência cardíaca, bacteremia persistente, vegetação persistente, aumento do tamanho das vegetações ou êmbolos recorrentes, apesar do tratamento prolongado com antibióticos, disfunção valvar, extensão paravalvar (p. ex., abscesso) ou endocardite causada por microrganismos resistentes.

ENDOCARDITE ESTREPTOCÓCICA

- Os estreptococos constituem uma causa comum de EI, e os isolados mais frequentes consistem em estreptococos *viridans*.
- A maioria dos estreptococos *viridans* mostra-se extremamente sensível à penicilina G com concentrações inibitórias mínimas (CIM) de 0,12 mcg/mL ou menos. A CIM deve ser determinada para todos os estreptococos *viridans*, e os resultados devem ser usados para orientar a terapia. Aproximadamente 10 a 20% são moderadamente sensíveis (CIM de 0,12 a 0,5 mcg/mL).
- A terapia recomendada nos casos não complicados, causados por cepas totalmente sensíveis em valvas nativas, é de quatro semanas de **penicilina G** ou **ceftriaxona** em altas doses, ou de duas semanas de terapia combinada com penicilina G ou ceftriaxona mais **gentamicina** (Quadro 37-4).
- Todas as seguintes condições devem estar presentes para que se considere um esquema de tratamento de duas semanas:
  - ✓ O microrganismo isolado é sensível à penicilina (CIM ≤ 0,1 mcg/mL).
  - ✓ Não há fatores de risco cardiovasculares, como insuficiência cardíaca, insuficiência aórtica ou anormalidades de condução.
  - ✓ Não há evidências de doença tromboembólica.
  - ✓ Infecção de valva nativa
  - ✓ Ausência de vegetações com mais de 5 mm de diâmetro na ecocardiografia.
  - ✓ A resposta clínica é evidente dentro de sete dias.
- A vancomicina mostra-se efetiva e constitui o fármaco de escolha para o paciente com história de reação de hipersensibilidade imediata à penicilina. Quando se utiliza a vancomicina, não se recomenda a adição de gentamicina.
- Para os pacientes com infecção complicada (p. ex., focos extracardíacos), ou quando o microrganismo é relativamente resistente (CIM = 0,12 a 0,5 mcg/mL), recomenda-se a terapia de combinação com um aminoglicosídeo e penicilina (dose mais alta), ou ceftriaxona, durante as primeiras duas semanas, seguida de penicilina ou ceftriaxona isoladamente por mais duas semanas.
- Em pacientes com endocardite de próteses valvares ou outro material protético causada por estreptococos *viridans* e *Streptococcus bovis*, os ciclos de tratamento são ampliados para seis semanas (Quadro 37-5).

ENDOCARDITE ESTAFILOCÓCICA

- O *S. aureus* tornou-se mais prevalente como causa de endocardite, devido ao maior abuso de drogas IV, uso frequente de cateteres periféricos e venosos centrais, e cirurgia de substituição valvar. Os estafilococos coagulase-negativos (geralmente *S. epidermidis*) constituem uma causa proeminente de EPV.

QUADRO 37-3	Posologia dos fármacos usados no tratamento da endocardite infecciosa[a]		
Fármaco	**Dose recomendada**	**Dose pediátrica (Ped)[b]**	**Informações adicionais**
Ampicilina	2 g IV a cada 4 horas	50 mg/kg a cada 4 horas ou 75 mg/kg a cada 6 horas	Pode-se administrar uma dose total de 24 horas como infusão contínua: 12 g IV a cada 24 horas
Ampicilina-sulbactam	2 g IV a cada 4 horas	50 mg/kg a cada 4 horas ou 75 mg/kg a cada 6 horas	
Penicilina G sódica cristalina aquosa			
• CIM < 0,12 mcg/mL (apenas valva nativa)	3 milhões de unidades IV a cada 4 horas ou a cada 6 horas	50.000 unidades/kg IV a cada 6 horas	Pode-se administrar uma dose total de 24 horas como infusão contínua: 12 a 18 milhões de unidades IV, a cada 24 horas (Ped: 200.000 unidades/kg IV/24 horas)
• Todas as outras indicações	4 milhões de unidades IV a cada 4 horas, ou 6 milhões de unidades IV a cada 6 horas	50.000 unidades/kg IV a cada 4 horas, ou 75.000 unidades/kg IV a cada 6 horas	24 milhões de unidades IV, a cada 24 horas (Ped: 300.000 unidades/kg IV a cada 24 horas)
Cefazolina	2 g IV a cada 8 horas	33 mg/kg IV a cada 8 horas	
Cefepima	2 g IV a cada 8 horas	50 mg/kg IV a cada 8 horas	
Ceftriaxona sódica	2 g IV ou IM a cada 24 horas 2 g IV ou IM a cada 12 horas (E. faecalis apenas)	100 mg/kg IV ou IM a cada 24 horas	
Ciprofloxacino	400 mg IV a cada 12 horas, ou 500 mg VO a cada 12 horas	20 a 30 mg/kg IV ou VO a cada 12 horas	Evitar o uso, se possível, em pacientes com < 18 anos de idade
Daptomicina	6 mg/kg IV a cada 24 horas		Doses altas de até 8 a 10 mg/kg IV, a cada 24 horas, foram administradas a adultos; as doses devem ser calculadas utilizando o peso corporal verdadeiro
Doxiciclina	100 mg IV ou VO a cada 12 horas	1 a 2 mg/kg IV ou VO a cada 12 horas	

Sulfato de gentamicina	1 mg/kg IV ou IM a cada 8 horas	1 mg/kg IV ou IM a cada 8 horas	As doses devem ser calculadas utilizando o peso corporal ideal ou o peso corporal ajustado se estiver > 120% do peso corporal ideal; também pode ser administrado como dose única de 3 mg/kg de peso corporal verdadeiro
Imipeném-cilastatina	500 mg IV a cada 6 horas	15 a 25 mg/kg IV a cada 6 horas	
Linezolida	600 mg IV ou VO a cada 12 horas	10 mg/kg IV a cada 8 horas	
Nafcilina ou oxacilina	2 g IV a cada 4 horas	50 mg/kg IV a cada 6 horas	
Quinupristina-dalfopristina	7,5 mg/kg IV ou VO a cada 8 horas	7,5 mg/kg IV a cada 8 horas	
Rifampicina	300 mg IV ou VO a cada 8 horas	5 a 7 mg/kg IV ou VO a cada 8 horas	
Estreptomicina	15 mg/kg IV ou IM a cada 12 horas		
Vancomicina	15 a 20 mg/kg IV a cada 8 horas ou a cada 12 horas	15 mg/kg IV a cada 6 horas	Pode-se administrar uma dose de ataque de 25 a 30 mg/kg em adultos; as doses devem ser calculadas utilizando o peso corporal verdadeiro; as doses únicas não devem ultrapassar 2 g

CIM, concentração inibitória mínima; IM, intramuscular; IV, intravenoso; VO, via oral.
[a] Todas as doses pressupõem função renal normal.
[b] Não se deve ultrapassar a dose para adultos.

QUADRO 37-4 Tratamento da endocardite de valva nativa causada por estreptococos do grupo *viridans*, *Streptococcus bovis* e estafilococos

Agente[a]	Duração	Força da recomendação	Comentários
Estreptococos do grupo viridans e *Streptococcus bovis* altamente sensíveis à penicilina (CIM ≤ 0,12 mcg/mL [mg/L])			
Penicilina G sódica cristalina em solução aquosa	Quatro semanas	1A	Regimes de duas semanas não se destinam aos seguintes pacientes:
Ceftriaxona	Quatro semanas	1A	• A maioria dos pacientes com > 65 anos de idade
Penicilina G sódica cristalina em solução aquosa mais gentamicina	Duas semanas	1B	• Comprometimento da função do oitavo nervo craniano
Ceftriaxona mais gentamicina	Duas semanas	1B	• Função renal com *clearance* de creatinina < 20 mL/min (< 0,33 mL/s)
Vancomicina	Quatro semanas	1B	• Abscesso cardíaco ou extracardíaco conhecido • Infecção por espécies de *Abiotrophia*, *Granuicatella* ou *Gemalla*. Apenas recomendada para pacientes incapazes de tolerar a penicilina ou a ceftriaxona
Estreptococos do grupo *viridans* e *S. Bovis* relativamente resistentes à penicilina (CIM > 0,12 a ≤ 0,5 mcg/mL [mg/L])			
Penicilina G sódica cristalina em solução aquosa mais gentamicina	Quatro semanas Duas semanas	1B	
Ceftriaxona mais gentamicina	Quatro semanas Duas semanas	1B	
Vancomicina	Quatro semanas	1B	Recomendada apenas para pacientes incapazes de tolerar a penicilina ou a ceftriaxona
Estreptococos sensíveis à oxacilina[b]			
Nafcilina ou oxacilina	Seis semanas	1A	A penicilina G sódica cristalina em solução aquosa pode ser usada como alternativa se a cepa for altamente sensível à penicilina (CIM ≤ 0,1 mcg/mL [mg/L]) e não produzir β-lactamase; usar dosagem semelhante em estreptococos relativamente resistente à penicilina.
Sulfato de gentamina opcional[c]	3 a 5 dias		

Cefazolina	Seis semanas	1B	Para uso em pacientes com alergias à penicilina não do tipo anafilactoide; pacientes com história indefinida de hipersensibilidade de tipo imediato à penicilina devem ser considerados para a realização de teste cutâneo.
Opcional: sulfato de gentamicina[c]	3 a 5 dias		
Vancomicina	Seis semanas	1B	Para uso em pacientes com hipersensibilidade de tipo anafilactoide à penicilina e/ou cefalosporinas.
Estafilococos resistentes à oxacilina			
Vancomicina	Seis semanas	1B	
Daptomicina	Seis semanas	1A	

CIM, concentração inibitória mínima.

Consultar o Quadro 37-6 para o tratamento da endocardite de valva nativa causada por enterococos.

[a] Ver Quadros 37-3 e 37-7 para posologia apropriada, administração e informação sobre monitoramento.

[b] Os esquemas indicam tratamento para endocardite do lado esquerdo ou endocardite do lado direito complicada; a endocardite do lado direito não complicada pode ser tratada com ciclos de duração mais curta e é descrita no texto.

[c] O benefício clínico da terapia sinérgica com aminoglicosídeos é discutido resumidamente no texto.

QUADRO 37-5 Tratamento da endocardite de prótese valvar causada por estreptococos do grupo *viridans*, *Streptococcus bovis* e estafilococos

Agente[a]	Duração (semanas)	Força da recomendação	Comentários
Estreptococos do grupo *viridans* e *Streptococcus bovis* altamente sensíveis à penicilina (CIM ≤ 0,12 mcg/mL [mg/L])			
Penicilina G sódica cristalina em solução aquosa	6	1B	A terapia de combinação com gentamicina não demonstrou produzir taxas de cura superiores em comparação com a monoterapia com uma penicilina ou cefalosporina e deve ser evitada em pacientes com CrCl < 30 mL/min (< 0,50 mL/s)
com ou sem gentamicina	2		
Ceftriaxona	6	1B	
com ou sem gentamicina	2		
Vancomicina	2	1B	Recomendada apenas para pacientes incapazes de tolerar a penicilina ou a ceftriaxona
Estreptococos do grupo *viridans* e *S. bovis* relativamente resistentes ou totalmente resistentes (CIM > 0,12 mcg/mL [mg/L])			
Penicilina G sódica cristalina em solução aquosa	6	1B	
mais gentamicina			
Ceftriaxona mais gentamicina	6	1B	
Vancomicina	6	1B	Recomendada apenas para pacientes incapazes de tolerar a penicilina ou a ceftriaxona
Estafilococos sensíveis à oxacilina			
Nafcilina ou oxacilina	≥ 6	1B	A penicilina G sódica cristalina em solução aquosa pode ser usada como alternativa se a cepa for altamente sensível à penicilina (CIM ≤ 0,1 mcg/mL [mg/mL]) e não produzir β-lactamase; usar dosagem semelhante em estreptococos relativamente resistentes à penicilina; a nafcilina ou oxacilina podem ser substituídas pela cefazolina em pacientes com hipersensibilidade de tipo não imediato
mais rifampicina	≥ 6		
mais gentamicina	2		

Vancomicina	≥ 6	1B	Recomendada apenas para pacientes com hipersensibilidade de tipo anafilactoide à penicilina e/ou cefalosporinas
mais rifampicina	≥ 6		
mais gentamicina	2		
Estafilococos resistentes à oxacilina			
Vancomicina	≥ 6	1B	
mais rifampicina	≥ 6		
mais gentamicina	2		

CIM, concentração inibitória mínima; CrCl, *clearance* da creatinina.
Consultar o Quadro 37-6 para o tratamento da endocardite de prótese valvar causada por estreptococos.
aVer Quadros 37-3 e 37-7 para a posologia apropriada, administração e informação sobre monitoramento.

- A terapia recomendada para pacientes com EI do lado esquerdo causada por *S. aureus* sensível à meticilina (MSSA) consiste em seis semanas de **nafcilina** ou **oxacilina**, frequentemente em combinação com um ciclo de curta duração de gentamicina (ver **Quadro 37-4**).
- Se o paciente tiver alergia leve e tardia à penicilina, as **cefalosporinas de primeira geração** constituem uma alternativa efetiva, porém devem ser evitadas em pacientes com reação de hipersensibilidade de tipo imediato.
- Em pacientes com teste cutâneo positivo para penicilina ou com história de hipersensibilidade imediata à penicilina, a **vancomicina** constitui o agente de escolha. Entretanto, a vancomicina elimina lentamente o *S. aureus* e, em geral, é considerada inferior às penicilinas resistentes à penicilinase para MSSA. Os pacientes alérgicos à penicilina que não respondem à terapia com vancomicina devem ser considerados para dessensibilização da penicilina. A **daptomicina** (em uma dose de 6 mg/kg/dia) foi aprovada pela Food and Drug Administration (FDA), em 2006, para o tratamento da bacteremia por *S. aureus* associada à endocardite de valva nativa (EVN) do lado direito, e hoje constitui uma alternativa recomendada.
- A **vancomicina** é o fármaco de escolha para os estafilococos resistentes à meticilina, visto que o *S. aureus* resistente à meticilina (MRSA) e os estafilococos coagulase-negativos são, em sua maioria, sensíveis. Estão surgindo relatos de cepas de *S. aureus* resistentes à vancomicina.

Tratamento da endocardite por *Staphylococcus* em usuários de drogas IV

- A EI em usuários de drogas IV é mais frequentemente (60 a 70%) causada por *S. aureus*, embora outros microrganismos possam ser mais comuns em diferentes localizações geográficas.
- O tratamento-padrão para MSSA consiste em quatro semanas de terapia com uma **penicilina resistente à penicilinase**.
- Um ciclo de duas semanas de **nafcilina** ou **oxacilina** em associação com um aminoglicosídeo pode ser efetivo. A vancomicina administrada durante um ciclo curto, em lugar da nafcilina ou da oxacilina, não parece ser efetiva.

Tratamento da endocardite estafilocócica de próteses valvares

- A EPV que ocorre dentro de dois meses após uma cirurgia cardíaca costuma ser causada por estafilococos que se implantaram por ocasião da cirurgia. Os microrganismos resistentes à meticilina são comuns. A vancomicina constitui a base da terapia.
- Devido às altas taxas de morbidade e mortalidade associadas à EPV e à resistência ao tratamento, em geral são recomendadas associações de agentes antimicrobianos.
- Para os estafilococos resistentes à meticilina (tanto MRSA quanto estafilococos coagulase-negativos), a **vancomicina** é utilizada com rifampicina durante seis semanas ou mais (ver **Quadro 37-5**). Um **aminoglicosídeo** é acrescentado nas primeiras duas semanas se o microrganismo for sensível.
- Para os estafilococos sensíveis à meticilina, utiliza-se uma **penicilina estável** na **presença de penicilinase**, em lugar da vancomicina. Se for identificado um microrganismo diferente dos estafilococos, o esquema de tratamento deve ser orientado pela sensibilidade e ter pelo menos seis semanas de duração.

ENDOCARDITE ENTEROCÓCICA

- Os enterococos são responsáveis por 5 a 18% dos casos de endocardite e são notáveis pelos seguintes motivos: (1) nenhum antibiótico isolado é bactericida; (2) as CIM para a penicilina são relativamente altas (1 a 25 mcg/mL); (3) são intrinsecamente resistentes a todas as cefalosporinas e relativamente resistentes aos aminoglicosídeos (i.e., "baixo nível" de resistência aos aminoglicosídeos); (4) são necessárias combinações de um agente ativo contra a parede celular, como uma penicilina ou vancomicina, mais um aminoglicosídeo para a eliminação dos enterococos; e (5) a resistência a todos os fármacos disponíveis está aumentando.
- A endocardite enterocócica normalmente exige um tratamento de 4 a 6 semanas de duração com doses altas de **penicilina G** ou **ampicilina**, em associação com **gentamicina**, para obter uma cura (**Quadro 37-6**). Recomenda-se um ciclo de seis semanas para pacientes cujos sintomas persistem por mais três meses e para aqueles com EPV.

QUADRO 37-6 Opções de tratamento para a endocardite de valva nativa ou de prótese valvar causada por enterococos

Agente[a]	Duração[b] (semanas)	Força da recomendação	Comentários
Cepas sensíveis à ampicilina, penicilina e vancomicina			
Ampicilina mais gentamicina	4 a 6	1A	Sintomas presentes por < 3 meses: usar um esquema de quatro semanas Sintomas presentes por > 3 meses: usar um esquema de seis semanas
Penicilina G sódica cristalina em solução aquosa mais gentamicina	4 a 6	1A	
Vancomicina mais gentamicina	6	1B	Recomendada apenas para pacientes incapazes de tolerar a penicilina ou ampicilina
Cepas resistentes à gentamicina			
Quando sensíveis, usar estreptomicina em lugar da gentamicina nos esquemas listados acima			
Cepas resistentes à penicilina			
Ampicilina-sulbactam mais gentamicina (cepas produtoras de β-lactamase)	6	IIaC	Haverá necessidade de tratamento com ampicilina-sulbactam por > seis semanas se a cepa também for resistente à gentamicina
Vancomicina mais gentamicina (resistência intrínseca à penicilina)[c]	6	IIaC	Pode ser também usada em pacientes com cepas produtoras de β-lactamase que apresentam intolerância conhecida à ampicilina-sulbactam
Cepas de *Enterococcus Faecium* resistentes à penicilina, aos aminoglicosídeos e à vancomicina[c]			
Linezolida	≥ 8	IIaC	As taxas de cura com antimicrobianos podem ser de < 50%; a cura bacteriológica só pode ser obtida com a substituição da valva cardíaca
Quinupristina-dalfopristina	≥ 8	IIaC	
Cepas de *Enterococcus Faecalis* resistentes à penicilina, aos aminoglicosídeos e à vancomicina[c]			
Imipenem-cilastatina mais ampicilina	≥ 8	IIbC	
Ceftriaxona mais ampicilina	≥ 8	IIbC	

[a] Ver Quadros 37-3 e 37-7 para doses apropriadas, administração e informação sobre monitoramento.
[b] Todos os pacientes com próteses valvares devem ser tratados durante pelo menos seis semanas.
[c] Recomenda-se fortemente uma consulta para doença infecciosa.

QUADRO 37-7	Monitoramento farmacológico de agentes selecionados		
Fármaco	**Principais reações adversas ao fármaco**	**Parâmetros de monitoramento**	**Comentários**
Daptomicina	Miopatia, rabdomiólise	Creatinina fosfoquinase (CPK) pelo menos uma vez por semana; monitorar quanto a sinais e sintomas de dor muscular	O monitoramento mais frequente pode ser justificado em pacientes com disfunção renal ou que estão recebendo terapia concomitante com inibidores da HMG-CoA redutase; interromper se houver sintomas e um nível de CPK > cinco vezes o limite superior da normalidade (LSN), ou se a CPK ≥10 vezes o LSN
Gentamicina	Nefrotoxicidade, ototoxicidade, bloqueio neuromuscular	Quando administrada três vezes ao dia: • Concentrações séricas máximas de 3 a 4 mcg/mL (mg/L; 6,3 a 8,4 μmol/L) e concentrações séricas mínimas de < 1 mcg/mL (mg/L; < 2,1 μmol/L)	Evitar o uso concomitante de outros agentes nefrotóxicos, como diuréticos, anti-inflamatórios não esteroides e meios de contraste radiológicos. Evitar a administração IV rápida
Linezolida	Trombocitopenia, neuropatia óptica ou periférica	Contagens de plaquetas em condições basais e semanalmente, alterações visuais	Mais comuns com terapia prolongada (≥ duas semanas para a trombocitopenia, > 28 dias para os sintomas visuais); evitar o uso concomitante de agentes mielossupressivos
Quinupristina-dalfopristina	Flebite (administração periférica), mialgias, artralgias, hiperbilirrubinemia	Sinais e sintomas de dor articular ou muscular	A irritação venosa pode ser aliviada aumentando o volume de infusão de 250 para 500 a 750 mL; de modo alternativo, administrar por uma linha central
Rifampicina	Hepatotoxicidade	Provas de função hepática em condições basais e, em seguida, pelo menos a cada 2 a 4 semanas durante a terapia	Evitar o uso de medicamentos concomitantes que causam hepatotoxicidade; pode produzir uma coloração avermelhada ou alaranjada das secreções corporais (urina, suor, lágrimas)
Vancomicina	Nefrotoxicidade, síndrome do homem vermelho	Concentrações-alvo mínimas de 15 a 20 mcg/mL [a] (mg/L; 10 a 14 μmol/L)	A síndrome do homem vermelho pode ser tratada prolongando o tempo de infusão de 1 a 2 horas; pode-se considerar também a administração de um anti-histamínico antes de uma dose de ataque ou das doses de manutenção

HMG-CoA, 3-hidroxi-3-metilglutaril-CoA; IV, intravenosa.
[a] Não se recomenda mais a determinação das concentrações séricas máximas de vancomicina.

- Além dos microrganismos isolados com alto nível de resistência aos aminoglicosídeos, relata-se cada vez mais a ocorrência de enterococos produtores de β-lactamase (particularmente *Enterococcus faecium*). Se esses microrganismos forem isolados, deve-se considerar o uso de vancomicina ou ampicilina-sulbactam em associação com gentamicina.

AVALIAÇÃO DOS DESFECHOS TERAPÊUTICOS

- A avaliação dos pacientes tratados para EI inclui acompanhamento dos sinais e sintomas, hemoculturas, exames microbiológicos (p. ex., CIM, concentração bactericida mínima [CBM] ou títulos bactericidas séricos), concentração sérica dos fármacos e outros exames para avaliação da função orgânica.
- A persistência da febre por mais de uma semana pode indicar terapia antimicrobiana ineficaz, ocorrência de êmbolos, infecções dos cateteres intravasculares ou reações farmacológicas. Em alguns pacientes, a febre baixa pode persistir até mesmo com terapia antimicrobiana apropriada.
- Se a terapia for efetiva, as hemoculturas devem ser negativas dentro de poucos dias, embora a resposta microbiológica à vancomicina possa ser muito mais lenta. Uma vez iniciada a terapia, devem-se efetuar hemoculturas até que se tornem negativas. Durante o restante do período de tratamento, não há necessidade de realizar hemoculturas com frequência.
- Hemoculturas positivas depois dos primeiros dias de terapia podem indicar que os agentes antimicrobianos são inativos contra o patógeno, ou que as doses não estão produzindo concentrações adequadas no local de infecção.
- Para todos os microrganismos isolados das hemoculturas, deve-se determinar a CIM (e não a CBM).
- As concentrações séricas do agente antimicrobiano geralmente devem ultrapassar a CBM do microrganismo; todavia, na prática, esse princípio geralmente não é útil para o monitoramento de pacientes com endocardite.

QUADRO 37-8	Esquemas de antibióticos para profilaxia da endocardite nos procedimentos odontológicos	
Condições cardíacas de maior risco	Presença de prótese valvar Diagnóstico prévio de endocardite infecciosa Transplante cardíaco com doença valvar subsequente Cardiopatia congênita[a]	
Tipos de procedimento	Qualquer procedimento que exija perfuração da mucosa oral ou manipulação do tecido gengival da região periapical dos dentes	
Opções de agentes antimicrobianos	**Dose para adultos[b]**	**Doses pediátricas[b] (mg/kg)**
Amoxicilina oral	2 g	50
Ampicilina IM ou IV[c]	2 g	50
Cefazolina ou ceftriaxona IM ou IV[c,d,e]	1 g	50
Cefalexina oral[d,e,f]	2 g	50
Clindamicina oral[e]	600 mg	20
Azitromicina ou claritromicina oral[e]	500 mg	15
Clindamicina IV ou IM[c,e]	600 mg	20

IM, intramuscular; IV, intravenosa.
[a] Inclui apenas as seguintes: cardiopatia cianótica sem reparo, profilaxia dentro dos primeiros seis meses de implante de material protético para reparo de defeito cardíaco congênito e reparo de cardiopatia congênita com defeitos residuais no material protético ou adjacente a ele.
[b] Todas as doses são administradas de uma vez 30 a 60 minutos antes de iniciar o procedimento.
[c] Para pacientes incapazes de tolerar a medicação oral.
[d] O seu uso deve ser evitado em pacientes com reação de hipersensibilidade de tipo imediato à penicilina ou ampicilina (p. ex., anafilaxia, urticária ou angioedema).
[e] Opção para pacientes com reação de hipersensibilidade não imediata à penicilina ou ampicilina.
[f] Pode ser substituída por uma cefalosporina alternativa de primeira ou de segunda geração em dose equivalente..

PREVENÇÃO DA ENDOCARDITE

- Utiliza-se a profilaxia com agentes antimicrobianos para prevenir a EI em pacientes considerados de alto risco.
- O uso de agentes antimicrobianos para esse propósito requer que sejam considerados os tipos de pacientes que correm risco; os procedimentos que causam bacteremia; os microrganismos que tendem a causar endocardite; e a farmacocinética, o espectro, o custo e a facilidade de administração dos agentes disponíveis. A profilaxia tem por objetivo diminuir a probabilidade de EI nos indivíduos de alto risco que estão se submetendo a procedimentos que causam bacteremia transitória.
- Recomenda-se a profilaxia da endocardite para todos os procedimentos odontológicos envolvendo a manipulação do tecido gengival da região periapical dos dentes ou a perfuração da mucosa oral.
- Os esquemas de antibióticos para procedimentos odontológicos são apresentados no Quadro 37-8.

Capítulo elaborado a partir de conteúdo original de autoria de Angie Veverka, Michael A. Crouch e Brian L. Odle.

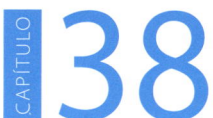

INFECÇÕES FÚNGICAS ESPECÍFICAS

HISTOPLASMOSE

- A *histoplasmose* é causada pela inalação de microconídios do fungo dimórfico *Histoplasma capsulatum* transportados na poeira. Nos Estados Unidos, a maioria dos casos ocorre ao longo dos vales dos rios Ohio e Mississippi.

Manifestações clínicas e diagnóstico

- Na maioria dos pacientes, a exposição a um baixo inóculo de *H. capsulatum* resulta em histoplasmose pulmonar leve ou assintomática. A evolução da doença é, em geral, benigna, e os sintomas geralmente regridem dentro de poucas semanas após o seu aparecimento. Os pacientes expostos a um maior inóculo durante a infecção primária ou a reinfecção podem apresentar doença aguda autolimitada, com sintomas pulmonares semelhantes aos da gripe, incluindo febre, calafrios, cefaleia, mialgia e tosse não produtiva.
- A histoplasmose pulmonar crônica costuma se manifestar na forma de infecção oportunista que se estabelece em uma anormalidade estrutural preexistente, como lesões decorrentes de enfisema. Os pacientes apresentam sintomas pulmonares crônicos e lesões apicais, que evoluem com inflamação, granulomas calcificados e fibrose. A evolução da doença ao longo de um período de anos, que é observada em 25 a 30% dos pacientes, está associada à cavitação, fístulas broncopleurais, extensão para o outro pulmão, insuficiência pulmonar e, com frequência, morte.
- Nos pacientes expostos a um grande inóculo e em hospedeiros imunocomprometidos, ocorre doença progressiva com histoplasmose disseminada. A gravidade clínica das diversas formas de histoplasmose disseminada (Quadro 38-1) geralmente acompanha o grau de parasitismo observado nos macrófagos.
- A histoplasmose disseminada aguda (infantil) é observada em lactentes e crianças pequenas e (raramente) em adultos com doença de Hodgkin ou outros distúrbios linfoproliferativos. Caracteriza-se por febre constante, anemia, leucopenia ou trombocitopenia, aumento do fígado, do baço e dos linfonodos, e sintomas gastrintestinais (GI), em particular náuseas, vômitos e diarreia. Sem tratamento, a doença é uniformemente fatal dentro de 1 a 2 meses.
- A maioria dos adultos com histoplasmose disseminada exibe uma forma crônica leve da doença. Os pacientes não tratados permanecem doentes por 10 a 20 anos, com longos períodos assintomáticos interrompidos por recidivas caracterizadas por perda de peso, fraqueza e fadiga.
- Os pacientes adultos com síndrome de imunodeficiência adquirida (Aids) apresentam uma forma aguda da doença disseminada, a qual se assemelha à síndrome observada em lactentes e crianças. A histoplasmose disseminada progressiva pode ocorrer como consequência direta de infecção inicial ou reativação de focos latentes.
- Na maioria dos pacientes, a sorologia continua sendo o principal método para o diagnóstico de histoplasmose. Os resultados obtidos dos testes de fixação do complemento, imunodifusão e aglutinação de antígeno com látex são utilizados isoladamente ou em combinação.
- Nos pacientes com Aids que apresentam histoplasmose disseminada progressiva, o diagnóstico é mais bem estabelecido pela biópsia e cultura de medula óssea, obtendo-se culturas positivas em 90% dos casos.

Tratamento

- A terapia recomendada para o tratamento da histoplasmose está resumida no **Quadro 38-1**.
- Os pacientes assintomáticos ou com doença leve e aqueles que apresentam doença com granulomas de aspecto sarcoide em geral não se beneficiam da terapia antifúngica. A terapia pode ser útil para pacientes sintomáticos, cuja condição não melhora durante o primeiro mês de infecção.

QUADRO 38-1	Manifestações clínicas e tratamento da histoplasmose	
Tipo de doença e manifestações clínicas comuns	**Frequência aproximada (%)[a]**	**Terapia/comentários**
Hospedeiro não imunossuprimido		
Histoplasmose pulmonar aguda		
Doença assintomática ou leve a moderada	50-99	*Assintomática, leve ou com sintomas < 4 semanas de duração:* em geral, não há necessidade de terapia. Recomenda-se o itraconazol (200 mg três vezes ao dia durante três dias; e, em seguida, 200 mg uma ou duas vezes ao dia durante 6-12 semanas) para pacientes que continuam apresentando sintomas por 11 meses. Sintomas > 4 semanas: itraconazol, 200 mg uma vez ao dia × 6-12 semanas[b]
Doença autolimitada	1-50	*Doença autolimitada:* a anfotericina B,[c] 0,3-0,5 mg/kg/dia × 2-4 semanas (dose total de 500 mg), ou o cetoconazol, 400 mg ao dia por via oral × 3-6 meses, podem ser benéficos para pacientes com hipoxia grave após inalação de grande inóculo; em geral, a terapia antifúngica não tem utilidade para a artrite ou a pericardite; os AINEs ou os corticosteroides podem ser úteis em alguns casos
Granulomas mediastinais	1-50	A maioria das lesões regride de modo espontâneo; a cirurgia ou a terapia antifúngica com anfotericina B, 40-50 mg/dia × 2-3 semanas, ou itraconazol, 400 mg/dia por via oral × 6-12 meses, podem ser benéficas em alguns casos graves; a doença leve a moderada pode ser tratada com itraconazol durante 6-12 meses
Doença pulmonar difusa moderadamente grave a grave		Anfotericina B formulação lipídica, 3-5 mg/kg/dia, seguida de itraconazol, 200 mg 3 vezes ao dia durante três dias e, em seguida, duas vezes ao dia para um total de 12 semanas de terapia; de modo alternativo, em pacientes com baixo risco de nefrotoxicidade, pode-se utilizar o desoxicolato de anfotericina B, 0,7-1 mg/kg/dia; recomenda-se a metilprednisolona (0,5-1 mg/kg IV ao dia) durante as primeiras 1-2 semanas de terapia antifúngica para pacientes que desenvolvem complicações respiratórias, incluindo hipoxemia ou angústia respiratória significativa
Doença inflamatória/fibrótica	0,02	*Mediastinite fibrosante:* o benefício da terapia antifúngica (itraconazol, 200 mg duas vezes ao dia × três meses) é controverso, porém o seu uso deve ser considerado, particularmente em pacientes com elevação da VHS ou títulos de FC ≤ 1:32; a cirurgia pode ser benéfica se a doença for detectada precocemente; a doença tardia pode não responder à terapia *Com granulomas de aspectos sarcoide:* os AINEs ou os corticosteroides[d] podem ser benéficos para alguns pacientes *Pericardite:* doença grave – corticosteroides, 1 mg/kg/dia, ou procedimento de drenagem do pericárdio

QUADRO 38-1	Manifestações clínicas e tratamento da histoplasmose (*continuação*)	
Tipo de doença e manifestações clínicas comuns	**Frequência aproximada (%)[a]**	**Terapia/comentários**
Histoplasmose pulmonar cavitária crônica	0,05	Em geral, recomenda-se a terapia antifúngica para todos os pacientes, a fim de interromper a destruição pulmonar adicional e reduzir a mortalidade *Doença leve a moderada:* itraconazol (200 mg três vezes ao dia durante três dias e, em seguida, uma ou duas vezes ao dia, durante pelo menos um ano); alguns médicos recomendam a terapia por 18 a 24 meses, devido à taxa elevada de recidiva; as concentrações plasmáticas de itraconazol devem ser obtidas após o paciente receber esse agente durante pelo menos duas semanas *Doença grave:* a anfotericina B, 0,7 mg/kg/dia, para uma dose total mínima de 25-35 mg/kg, é efetiva em 59 a 100% dos casos e deve ser utilizada em pacientes que necessitam de hospitalização ou naqueles incapazes de tomar itraconazol, devido a interações medicamentosas, alergia, incapacidade de absorver o fármaco ou ausência de melhora clínica depois de um período mínimo de 12 semanas de terapia com itraconazol
Endocardite por histoplasma		Recomenda-se a anfotericina B (as formulações lipídicas podem ser preferidas, em virtude de sua menor taxa de toxicidade renal) mais substituição valvar; se não for possível substituir a valva, recomenda-se uma supressão com itraconazol durante toda a vida
Histoplasmose do SNC		A anfotericina B deve ser usada como terapia inicial (as formulações lipídicas, 5 mg/kg/dia, para uma dose total de 175 mg/kg, podem ser preferidas, em virtude de sua menor taxa de toxicidade renal) durante 4-6 semanas, seguida de um fármaco azol oral (fluconazol ou itraconazol, 200 mg duas ou três vezes ao dia) durante pelo menos um ano; alguns pacientes podem necessitar de terapia durante toda vida; a resposta ao tratamento deve ser monitorada por meio de punções lombares repetidas para determinar os níveis de antígeno *Histoplasma*, contagem de leucócitos e títulos de anticorpos FC; os níveis sanguíneos de itraconazol devem ser obtidos para garantir uma exposição adequada ao fármaco
Hospedeiro imunossuprimido		
Histoplasmose disseminada	0,02-0,05	*Histoplasmose disseminada:* sem tratamento, a taxa de mortalidade é de 83-93%; a taxa de recidiva é de 5-23% em pacientes sem Aids; recomenda-se a terapia para todos os pacientes
Aguda (infantil)		*Pacientes não imunossuprimidos:* cetoconazol, 400 mg/dia por via oral × 6-12 meses, ou anfotericina B, 0,7 a 1,0 mg/kg IV ao dia, durante 4-6 semanas

(*continua*)

QUADRO 38-1	Manifestações clínicas e tratamento da histoplasmose *(continuação)*	
Tipo de doença e manifestações clínicas comuns	**Frequência aproximada (%)[a]**	**Terapia/comentários**
Subaguda		*Pacientes imunossuprimidos (sem Aids) ou endocardite ou doença do SNC:* anfotericina B, 0,7 a 1,0 mg/kg IV ao dia, durante três meses, seguida de fluconazol ou itraconazol, 200 mg por via oral duas vezes ao dia × 12 meses
Histoplasmose progressiva (pacientes imunocompetentes e pacientes imunossuprimidos sem Aids)		*Moderadamente grave a grave:* anfotericina B lipossomal (3 mg/kg ao dia), ou anfotericina B complexo lipídico (ABLC, 5 mg/kg ao dia) ou anfotericina B desoxicolato (0,7-1,0 mg/kg ao dia) durante 1-2 semanas, seguida de itraconazol (200 mg duas vezes ao dia durante pelo menos 12 meses) *Leve a moderada:* itraconazol (200 mg duas vezes ao dia, durante pelo menos 12 meses)
Doença progressiva na Aids	25-50[e]	Anfotericina B, 0,7 a 1,0 mg/kg IV ao dia, durante três meses,[f] ou itraconazol, 200 mg três vezes ao dia durante três dias; em seguida, duas vezes ao dia por 12 semanas, seguida de terapia supressora durante toda vida com itraconazol, 200-400 mg ao dia por via oral; embora os pacientes que recebem profilaxia secundária (terapia de manutenção crônica) possam correr baixo risco de recidiva da micose sistêmica quando as contagens de linfócitos T CD4[+] aumentam para > 100 células/μL (> 100 × 10⁶/L) em resposta à HAART, o número de pacientes avaliados não é suficiente para justificar a recomendação de suspender a profilaxia

Aids, síndrome da imunodeficiência adquirida; AINE, anti-inflamatórios não esteroides; FC, fixação do complemento; HAART, terapia antirretroviral altamente ativa; IV, intravenoso; SNC, sistema nervoso central; VHS, velocidade de hemossedimentação; VO, via oral.
[a] Percentual de todos os pacientes que apresentam histoplasmose.
[b] As concentrações plasmáticas de itraconazol devem ser medidas durante a segunda semana de tratamento para assegurar a obtenção de concentrações detectáveis. Se a concentração estiver abaixo de 1 mcg/mL (mg/L; 1,4 μmol/L), a dose pode não ser suficiente, ou as interações medicamentosas podem comprometer a absorção ou acelerar o metabolismo, exigindo uma mudança da dose. Se as concentrações plasmáticas forem superiores a 10 mcg/mL (mg/L; 14 μmol/L), pode-se reduzir a dose.
[c] Desoxicolato de anfotericina B.
[d] A eficácia dos corticosteroides é controversa.
[e] Percentual de pacientes com Aids que apresentam histoplasmose como manifestação inicial de sua doença.
[f] A anfotericina B lipossomal pode ser mais apropriada para a doença disseminada.

- Devem ser administradas doses de **anfotericina B** de 50 mg/dia (até 1 mg/kg por dia) por via intravenosa (IV) até alcançar uma dose cumulativa de 15 a 35 mg/kg (1 a 2 g) em pacientes que necessitam de hospitalização. A anfotericina B pode ser substituída pelo itraconazol, 200 mg por via oral duas vezes ao dia, quando o paciente não necessita mais de hospitalização ou de terapia IV para completar um ciclo total de 12 semanas de terapia de indução. Em pacientes que não necessitam de hospitalização, pode-se utilizar a terapia com itraconazol durante 12 semanas.
- A resposta à terapia deve ser medida pela resolução dos parâmetros radiológicos, sorológicos e microbiológicos e pela melhora dos sinais e sintomas da infecção.
- Uma vez completo o ciclo inicial de tratamento para histoplasmose, recomenda-se a terapia de supressão durante toda vida do paciente com agentes azóis orais ou anfotericina B (1-1,5 mg/kg uma vez por semana ou quinzenalmente), devido à recidiva frequente da infecção.
- As taxas de recidiva em pacientes com Aids que não recebem tratamento preventivo de manutenção são de 50 a 90%.

BLASTOMICOSE

- A *blastomicose* norte-americana é uma infecção fúngica sistêmica causada por *Blastomyces dermatitidis*. A doença pulmonar provavelmente ocorre pela inalação de conídios, que são convertidos na forma de leveduras nos pulmões. A infecção pode ser aguda ou crônica e pode simular uma infecção por tuberculose (TB), bactérias piogênicas, outros fungos ou neoplasias malignas.
- A blastomicose pode se disseminar para praticamente qualquer outro órgão, incluindo a pele, os ossos, as articulações ou o trato geniturinário, sem qualquer evidência de doença pulmonar.

Manifestações clínicas e diagnóstico

- A blastomicose pulmonar aguda é, em geral, uma doença assintomática ou autolimitada caracterizada por febre, calafrios com tremores e tosse produtiva purulenta, com ou sem hemoptise nos indivíduos imunocompetentes.
- A blastomicose pulmonar esporádica pode se manifestar como doença mais crônica ou subaguda, com febre baixa, sudorese noturna, perda de peso e tosse produtiva que se assemelha àquela da TB, e não da pneumonia bacteriana. A blastomicose pulmonar crônica caracteriza-se por febre, mal-estar, perda de peso, sudorese noturna, dor torácica e tosse produtiva.
- O método mais simples e mais bem-sucedido para estabelecer o diagnóstico de blastomicose consiste na visualização microscópica direta das grandes leveduras multinucleadas com brotos únicos de base ampla em amostras de escarro ou outras amostras respiratórias, após digestão das células e restos celulares com hidróxido de potássio a 10%. O exame histopatológico de biópsias teciduais e cultura de secreções deve ser realizado para a identificação do *B. dermatitidis*.

Tratamento

- No hospedeiro imunocompetente, a blastomicose pulmonar aguda pode ser leve a autolimitada, podendo não haver necessidade de tratamento. Entretanto, deve-se considerar o tratamento de todos os indivíduos infectados para prevenir a disseminação extrapulmonar. Todos os pacientes com pneumonia moderada a grave, infecção disseminada, ou pacientes imunocomprometidos necessitam de terapia antifúngica (Quadro 38-2).
- Alguns autores recomendam o uso de fármacos azóis para o tratamento da doença pulmonar autolimitada, com a expectativa de prevenir o desenvolvimento de doença extrapulmonar tardia.
- O **itraconazol**, na dose de 200 a 400 mg/dia, demonstrou ter uma eficácia de 90% como agente de primeira linha no tratamento da blastomicose que não acomete o sistema nervoso central (SNC) e que não é potencialmente fatal; esse fármaco tem taxa de sucesso de 95% em pacientes que aderem ao tratamento e completam pelo menos dois meses de terapia.
- Todos os pacientes com blastomicose disseminada e aqueles com doença extrapulmonar necessitam de tratamento.
- Os pacientes infectados pelo vírus da imunodeficiência humana (HIV) devem receber terapia de indução com anfotericina B e tratamento supressor crônico com um antifúngico azol oral.

COCCIDIOIDOMICOSE

- A *coccidioidomicose* é causada pela infecção por *Coccidioides immitis*. As regiões endêmicas abrangem as áreas semiáridas do sudoeste dos Estados Unidos, desde a Califórnia até o Texas, conhecidas como Baixo Deserto de Sonora. Compreende um espectro de doenças, incluindo desde infecção primária não complicada das vias respiratórias, que regride espontaneamente, até infecção pulmonar progressiva ou infecção disseminada.

Manifestações clínicas e diagnóstico

- Aproximadamente 60% dos indivíduos infectados são assintomáticos ou apresentam sintomas inespecíficos que, com frequência, são indistinguíveis daqueles das infecções comuns das vias respiratórias superiores, incluindo febre, tosse, cefaleia, faringite, mialgia e fadiga; pode surgir exantema difuso e leve nos primeiros dias da doença. A pneumonia persistente crônica ou coccidioidomicose pulmonar persistente (doença primária com duração de > seis semanas) é complicada por hemoptise, cicatrizes pulmonares e formação de cavidades ou fístulas broncopleurais.

QUADRO 38-2	Tratamento da blastomicose
Tipo de doença	**Tratamento preferido**
Pulmonar[a]	
Doença moderadamente grave a grave	Formulação lipídica de anfotericina B, 3-5 mg/kg ao dia, ou anfotericina B,[b] 0,7-1 mg/kg IV ao dia (dose total de 1,5-2,5 g) × 1-2 semanas ou até a observação de melhora, seguida de itraconazol,[c,d] 200 mg por via oral três vezes ao dia, durante três dias, e, em seguida, 200 mg duas vezes ao dia, para um total de 6-12 meses
Doença leve a moderada	Itraconazol,[c,d] 200 mg por via oral três vezes ao dia, durante três dias; em seguida, 200 mg duas vezes ao dia para um total de seis meses[c]
Doença do SNC	*Indução:* formulação lipídica de anfotericina B, 5 mg/kg ao dia × 4-6 semanas, seguida de um agente azólico oral como terapia de consolidação *Consolidação:* fluconazol,[d] 800 mg ao dia por via oral, ou itraconazol,[d] 200 mg duas ou três vezes ao dia por via oral, ou voriconazol,[d] 200-400 mg por via oral duas vezes ao dia, durante ≥ 12 meses ou até haver resolução das anormalidades do LCS
Doença disseminada ou extrapulmonar	
Doença moderadamente grave a grave	Formulação lipídica de anfotericina B, 3-5 mg/kg IV ao dia, ou anfotericina B,[b] 0,7-1 mg/kg IV ao dia × 1-2 semanas ou até a observação de uma melhora, seguida de itraconazol,[c,d] 200 mg por via oral três vezes ao dia durante três dias, e, em seguida, 200 mg duas vezes ao dia × 6-12 meses. Tratar a doença osteoarticular com 12 meses de terapia antifúngica A maioria dos médicos prefere retornar ao tratamento com itraconazol[d] após a melhora da condição do paciente
Leve a moderada	Itraconazol,[c,d] 200 mg via oral três vezes ao dia durante três dias; em seguida, 200 mg uma ou duas vezes ao dia × ≥ 12 meses. Tratar a doença osteoarticular com 12 meses de terapia antifúngica
Hospedeiro imunocomprometido (incluindo pacientes com Aids, submetidos a transplantes ou em uso de terapia crônica com glicocorticoides)	
Doença aguda	Formulação lipídica de anfotericina B, 3-5 mg/kg IV ao dia, ou anfotericina B,[b] 0,7-1 mg/kg IV × 1-2 semanas ou até observar uma melhora; em seguida, terapia supressora para um total de pelo menos 12 meses de tratamento
Terapia supressora	Intraconazol,[c,d] 200 mg por via oral três vezes ao dia durante três dias; em seguida, 200 mg duas vezes ao dia, para um total de pelo menos 12 meses de tratamento; a terapia supressora durante toda a vida do paciente, com itraconazol oral,[d] 200 mg ao dia, pode ser necessária para pacientes imunossuprimidos, cuja imunossupressão não pode ser revertida, bem como para aqueles que sofrem recidiva, apesar do tratamento apropriado

Aids, síndrome de imunodeficiência adquirida; IV, intravenoso; LCS, líquido cerebrospinal; SNC, sistema nervoso central.
[a] No hospedeiro imunocompetente, a blastomicose pulmonar aguda pode ser leve e autolimitada, podendo não haver necessidade de tratamento.
[b] Anfotericina B desoxicolato.
[c] Os níveis séricos de itraconazol devem ser determinados após o paciente ter recebido itraconazol por duas semanas ou mais, a fim de garantir uma exposição adequada ao fármaco.
[d] Os antifúngicos azóis não devem ser usados durante a gravidez.

- A infecção disseminada ocorre em menos de 1% dos pacientes. A disseminação pode acometer a pele, os linfonodos, os ossos, as meninges, o baço, o fígado, os rins e as glândulas suprarrenais. Ocorre infecção do SNC em cerca de 16% dos pacientes com infecção disseminada.
- Em geral, o diagnóstico de coccidioidomicose utiliza a identificação ou o isolamento de *Coccidioides* spp. de amostras clínicas e a detecção de anticorpos anticoccidiodes específicos no soro ou em outros líquidos orgânicos.

Tratamento

- O tratamento da coccidioidomicose é difícil, e os resultados são imprevisíveis. Apenas 5% dos indivíduos infectados necessitam de tratamento.
- Os antifúngicos azóis, principalmente o fluconazol e o itraconazol, substituíram a anfotericina B como terapia inicial para a maioria das infecções pulmonares crônicas ou disseminadas. Os antifúngicos específicos (e suas doses habituais) para o tratamento da coccidioidomicose incluem a anfotericina B IV (0,5-1,5 mg/kg/dia), o **cetoconazol** (400 mg ao dia por via oral), o **fluconazol** IV ou oral (em geral, 400-800 mg ao dia, embora doses de até 1.200 mg/dia tenham sido administradas sem nenhuma complicação) e o itraconazol (200-300 mg por via oral, duas vezes ao dia, na forma de cápsulas ou solução). Se o itraconazol for usado, a determinação de suas concentrações séricas pode ser útil para assegurar que a biodisponibilidade oral esteja adequada.
- Em geral, a anfotericina B é preferida para o tratamento inicial de pacientes que apresentam doença rapidamente progressiva, enquanto os antifúngicos azóis costumam ser preferidos para pacientes com apresentações subaguda ou crônica. As formulações lipídicas de anfotericina B não foram extensamente estudadas para a coccidioidomicose, mas podem oferecer um meio de administrar maior dosagem com menos efeitos tóxicos. O tratamento das doenças respiratórias primárias (principalmente em pacientes sintomáticos) consiste em ciclos de 3 a 6 meses de terapia.
- Os pacientes com doença extrapulmonar devem ser tratados com 400 mg/dia de um antifúngico azol oral. Para a doença meníngea, deve-se utilizar o fluconazol, 400 mg/dia por via oral; entretanto, alguns médicos iniciam a terapia com 800 ou 1.000 mg/dia e doses de 400 a 600 mg/dia de itraconazol são comparáveis.

CRIPTOCOCOSE

- A *criptococose* é uma infecção micótica sistêmica não contagiosa, causada por uma levedura encapsulada e ubíqua do solo, *Cryptococcus neoformans*.

Manifestações clínicas e diagnóstico

- Nos seres humanos, a criptococose primária acomete quase sempre os pulmões. As infecções assintomáticas manifestam-se geralmente por tosse, estertores e dispneia, que costumam regredir de modo espontâneo.
- A doença pode permanecer localizada nos pulmões ou pode se disseminar para outros tecidos, em particular o SNC, embora a pele também possa ser afetada.
- No paciente sem Aids, os sintomas da meningite criptocócica são inespecíficos. Em geral, observa-se a ocorrência de cefaleia, febre, náuseas, vômitos, alterações do estado mental e rigidez da nuca. Nos pacientes com Aids, a febre e a cefaleia são comuns, porém o meningismo e a fotofobia são muito menos frequentes do que em pacientes sem Aids.
- O exame do líquido cerebrospinal (LCS) em pacientes com meningite criptocócica geralmente revela pressão de abertura elevada, pleocitose do LCS (habitualmente linfócitos), leucocitose, diminuição dos níveis de glicose, nível elevado de proteína e antígeno criptocócico positivo.
- Os antígenos do *C. neoformans* podem ser detectados por aglutinação em látex. O *C. neoformans* pode estar presente em cerca de 60% dos pacientes no esfregaço de uma amostra LCS com tinta nanquim e por meio de cultura em mais de 96% dos pacientes.

QUADRO 38-3	Tratamento da criptococose[a,b]

Tipo de doença e manifestações clínicas comuns	Tratamento/comentários
Pacientes não imunocomprometidos (não infectados pelo HIV, sem transplante)	
Meningoencefalite *sem* complicações neurológicas, em pacientes nos quais as culturas de levedura do LCS são negativas depois de duas semanas de terapia	*Indução:* anfotericina B[c] IV, 0,7-1 mg/kg/dia, mais flucitosina, 100 mg/kg/dia por via oral, em quatro doses fracionadas × ≥ 4 semanas Uma formulação lipídica de anfotericina B pode ser substituída por anfotericina B nas últimas duas semanas
Todos os esquemas seguidos de terapia supressora	*Consolidação:* fluconazol, 400-800 mg ao dia por via oral × oito semanas *Manutenção:* fluconazol, 200 mg ao dia por via oral × 6-12 meses
Meningoencefalite com complicações neurológicas	*Indução:* o mesmo do que para pacientes sem complicações neurológicas; todavia, considerar estender a terapia de indução para um total de seis semanas. Pode-se administrar uma formulação lipídica de anfotericina B nas últimas quatro semanas do período de indução prolongado *Consolidação:* fluconazol, 400 mg ao dia por via oral × oito semanas
Doença pulmonar leve a moderada (doença não meníngea)	Fluconazol, 400 mg ao dia por via oral × 6-12 meses
Criptococose pulmonar grave	*O mesmo do que para a doença do SNC × 12 meses*
Criptococemia (doença não meníngea, não pulmonar)	*O mesmo do que para a doença do SNC × 12 meses*
Pacientes imunocomprometidos	
Criptococose pulmonar grave	*O mesmo do que para a doença do SNC × 12 meses*
Pacientes infectados pelo HIV	
Tratamento primário; indução e consolidação[g]	*Esquema preferido* *Indução:* anfotericina B[d] IV, 0,7-1 mg/kg IV ao dia, mais flucitosina, 100 mg/kg/dia por via oral em quatro doses fracionadas para ≥ duas semanas
Todos os esquemas seguidos de terapia supressora	*Consolidação:* fluconazol, 400 mg [6 mg/kg] ao dia por via oral × ≥ 8 semanas A formulação lipossomal de anfotericina B, 3-4 mg/kg IV ao dia, ou complexo lipídico de anfotericina B (ABLC), 5 mg/kg IV ao dia, durante ≥ duas semanas, pode ser substituída por anfotericina B[d] em pacientes com risco de disfunção renal ou na sua presença *Esquemas alternativos, por ordem de preferência* Anfotericina B[d] IV, 0,7-1 mg/kg IV ao dia × 4-6 semanas, ou formulação lipossomal de anfotericina B, 3-4 mg/kg IV ao dia × 4-6 semanas, ou ABLC, 5 mg/kg IV ao dia × 4-6 semanas *ou* Anfotericina B[d] IV, 0,7 mg/kg IV ao dia, mais fluconazol, 800 mg (12 mg/kg) ao dia por via oral × dez semanas

QUADRO 38-3	Tratamento da criptococose[a,b]

Tipo de doença e manifestações clínicas comuns	Tratamento/comentários
	ou Fluconazol 800 mg (prefere-se a dose de 1.200 mg/dia) ao dia por via oral, mais flucitosina, 100 mg/kg/dia por via oral em quatro doses fracionadas × seis semanas *ou* Fluconazol, 800-1.200 mg/dia por via oral, diariamente × 10-12 semanas (prefere-se uma dose de ≥ 1.200 mg/dia quando o fluconazol é usado isoladamente)[e] *ou* Itraconazol, 200 mg por via oral duas vezes ao dia × 10-12 semanas (o uso do itraconazol, que produz concentrações mínimas do fármaco ativo no LCS, é desencorajado)[i]
Terapia supressora/de manutenção[h]	Preferida: fluconazol, 200 mg ao dia por via oral × ≥ um ano *ou* Itraconazol:[i] 200 mg por via oral duas vezes ao dia × ≥ um ano *ou* Anfotericina B[j] IV, 1 mg/kg por semana × ≥ um ano
Receptores de transplantes de órgãos	
Doença leve a moderada que não acomete o SNC, ou sintomas leves a moderados na ausência de infiltrados pulmonares difusos	Fluconazol, 400 mg (6 mg/kg) ao dia por via oral × 6-12 meses
Doença do SNC moderadamente grave ou grave ou doença disseminada sem doença do SNC, ou doença pulmonar grave sem evidências de doença extrapulmonar ou disseminada	*Indução:* formulação lipossomal de anfotericina B, 3-4 mg/kg IV ao dia,[f] ou ABLC, 5 mg/kg IV ao dia, *mais* flucitosina, 100 mg/kg/dia por via oral em quatro doses fracionadas × ≥ duas semanas Se a terapia de indução não incluir a flucitosina, considerar o uso de uma formulação lipídica de anfotericina B durante ≥ 4-6 semanas de terapia de indução. Considerar o uso de uma formulação lipídica de anfotericina B (6 mg/kg IV ao dia) em pacientes com doença com alta carga de fungos ou recidiva da doença *Consolidação:* fluconazol, 400-800 mg (6-12 mg/kg) ao dia por via oral, durante oito semanas *Manutenção:* fluconazol, 200-400 mg por via oral, durante 6-12 meses

HIV, vírus da imunodeficiência humana; IV, intravenoso; LCS, líquido cerebrospinal; SNC, sistema nervoso central.
[a] Quando houver mais de uma terapia indicada, a lista é por ordem de preferência.
[b] Ver o texto para as definições de terapia de indução, consolidação, supressão/manutenção e terapia profilática.
[c] Desoxicolato de anfotericina B.
[d] Em pacientes com doença renal significativa, a anfotericina B desoxicolato pode ser substituída por formulações lipídicas de anfotericina B durante a indução.
[e] Ou até que as culturas do líquido cerebrospinal sejam negativas.
[f] A formulação lipossomal de anfotericina B tem sido administrada com segurança em uma dose de até 6 mg/kg ao dia; pode ser considerada nos casos de fracasso do tratamento ou em pacientes com alta carga fúngica.
[g] Iniciar a terapia antirretroviral altamente ativa (HAART) dentro de 2-10 semanas após iniciar o tratamento antifúngico.
[h] Considerar a interrupção da terapia supressora durante a HAART em pacientes com contagem de células CD4 ≥ 100 células/μL (≥ 100 × 106/L) e nível indetectável ou muito baixo de RNA do HIV que persiste por ≥ três meses (com duração mínima de 12 meses de terapia antifúngica). Considerar a retomada da terapia de manutenção se a contagem de células CD4 diminuir para < 100 células/μL (< 100 × 106/L).
[i] Aconselha-se fortemente o monitoramento dos níveis de fármaco.
[j] O uso é desencorajado, exceto em pacientes que não toleram os antifúngicos azóis, visto que é menos efetiva do que a terapia com azóis e está associada a um risco de infecções relacionadas a cateteres intravenosos.

QUADRO 38-4	Tratamento antifúngico da candidíase invasiva
Tipo de doença e manifestações clínicas comuns	**Tratamento/comentários**
Profilaxia da candidemia	
Pacientes não neutropênicos[a]	Não recomendada, exceto para pacientes gravemente enfermos/de alto risco, nos quais se deve utilizar fluconazol IV/VO, 400 mg ao dia (ver o texto)
Pacientes neutropênicos[a]	A duração ideal da terapia não está bem definida, mas deve incluir, no mínimo, o período de risco para a neutropenia: fluconazol IV/VO, 400 mg ao dia, ou solução de itraconazol, 2,5 mg/kg VO a cada 12 horas, *ou* micafungina, 50 mg (1 mg/kg em pacientes com menos de 50 kg) IV ao dia
Transplante de órgãos sólidos, transplante de fígado	*Pacientes com dois ou mais fatores de risco principais:*[b] Anfotericina B IV, 10-20 mg ao dia, ou formulação lipossomal de anfotericina B, 1 mg/kg/dia, ou fluconazol, 400 mg ao dia por via oral
Terapia antifúngica empírica	
Suspeita de candidíase disseminada em pacientes febris sem neutropenia	Nenhum tratamento recomendado; não se dispõe de dados para definir subgrupos de pacientes que são apropriados para tratamento (ver o texto)
Terapia antifúngica inicial (candidemia documentada com espécie de *Candida* desconhecida)	
Pacientes febris com neutropenia, com febre prolongada apesar de 4-6 dias de terapia antibacteriana empírica	*Duração do tratamento:* até a resolução da neutropenia Uma equinocandina[d] constitui uma alternativa razoável; pode-se utilizar o voriconazol em situações selecionadas (ver o texto)
Pacientes em estado menos crítico, sem exposição recente a antifúngicos azóis	Uma equinocandina[d] ou fluconazol (dose de ataque de 800 mg [112 mg/kg]; em seguida, 400 mg [6 mg/kg] ao dia)
Uma cobertura adicional para fungos é desejável	Voriconazol
Tratamento antifúngico da candidemia documentada e candidíase aguda disseminada por via hematogênica, por espécie desconhecida	
Hospedeiro não imunocomprometido[c]	*Duração do tratamento:* duas semanas após a última hemocultura positiva e resolução dos sinais e sintomas de infecção Remover, quando possível, os cateteres venosos centrais existentes, mais fluconazol (dose de ataque de 800 mg [12 mg/kg]; em seguida, 400 mg [12 mg/kg] ao dia) ou uma equinocandina[d]
Pacientes com exposição recente a antifúngicos azóis, doença moderadamente grave ou grave, ou pacientes com alto risco de infecção por *C. glabrata* ou *C. krusei*	Uma equinocandina[d] Recomenda-se a transição de uma equinocandina para o fluconazol em pacientes que estão clinicamente estáveis ou apresentam microrganismos isolados (p. ex., *C. albicans*) provavelmente sensíveis ao fluconazol
Pacientes em estado menos crítico ou que não tiveram nenhuma exposição recente a antifúngicos azóis	Fluconazol

QUADRO 38-4	Tratamento antifúngico da candidíase invasiva
Tipo de doença e manifestações clínicas comuns	**Tratamento/comentários**
Tratamento antifúngico de patógenos específicos	
C. albicans, C. tropicalis e *C. parapsilosis*	Fluconazol IV/VO, 6 mg/kg/dia, ou uma equinocandina[d] ou anfotericina B IV, 0,7 mg/kg/dia, *mais* fluconazol IV/VO, 800 mg/dia; a anfotericina B desoxicolato, 0,5-1 mg/kg ao dia ou uma formulação lipídica de anfotericina B (3-5 mg/kg ao dia) constituem alternativas em pacientes que não toleram outros agentes antifúngicos; recomenda-se uma transição da anfotericina B desoxicolato ou de uma formulação lipídica de anfotericina B para o fluconazol em pacientes que estão clinicamente estáveis e nos quais os microrganismos isolados são provavelmente sensíveis ao fluconazol (p. ex., *C. albicans*); o voriconazol (400 mg [6 mg/kg] duas vezes ao dia × duas doses, seguida de 200 mg [3 mg/kg] duas vezes ao dia) é eficaz, porém oferece pouca vantagem em relação ao fluconazol; pode ser utilizado como terapia oral de retirada para casos selecionados de candidíase por *C. krusei* ou por *C. glabrata* sensível ao voriconazol *Pacientes intolerantes ou refratários a outra terapia:*[e] complexo lipídico de anfotericina B IV, 5 mg/kg/dia Formulação lipossomal de anfotericina B IV, 3-5 mg/kg/dia Anfotericina B dispersão coloide IV, 2-6 mg/kg/dia
C. krusei	Anfotericina B IV, ≤ 1 mg/kg/dia ou uma equinocandina[d]
C. lusitaniae	Fluconazol IV/VO, 6 mg/kg/dia
C. glabrata	Uma equinocandina[d] (não se recomenda a transição para a terapia com fluconazol ou voriconazol sem confirmação da sensibilidade do microrganismo isolado)
Hospedeiro neutropênico[f]	*Duração do tratamento:* até haver resolução da neutropenia Remover, quando possível, os cateteres venosos centrais existentes, mais: ou Anfotericina B IV, 0,7-1 mg/kg/dia (dose total de 0,5-1 g) ou *Pacientes que não respondem à terapia com anfotericina B tradicional:* formulação lipídica de anfotericina B IV, 3-5 mg/kg/dia
Candidíase disseminada crônica (candidíase hepatoesplênica)	*Duração do tratamento:* até haver calcificação ou resolução das lesões *Pacientes estáveis:* fluconazol IV/VO, 6 mg/kg/dia *Pacientes agudamente enfermos ou refratários:* anfotericina B IV, 0,6-0,7 mg/kg/dia

(Continua)

QUADRO 38-4 Tratamento antifúngico da candidíase invasiva (*continuação*)	
Tipo de doença e manifestações clínicas comuns	**Tratamento/comentários**
Candidíase urinária	*Doença assintomática:* em geral, não há necessidade de terapia
	Pacientes sintomáticos ou de alto risco:[g] remoção dos instrumentos, *stents* e cateteres de Foley do trato urinário, + 7-14 dias de tratamento com fluconazol, 200 mg ao dia por via oral, ou anfotericina B IV, 0,3-1 mg/kg/dia

IV, intravenoso; VO, via oral.

[a] Os pacientes com risco significativo de candidíase invasiva incluem os que recebem quimioterapia-padrão para a leucemia mieloide aguda, transplante alogênico de medula óssea ou transplante autólogo de medula óssea de alto risco. Todavia, nessas populações de pacientes, os protocolos de quimioterapia ou de transplante de medula óssea não produzem um risco equivalente, e deve-se utilizar a experiência local para determinar a relevância da profilaxia.

[b] Os fatores de risco consistem em retransplante, nível de creatinina superior a 2 mg/dL (177 μmol/L), coledocojejunostomia, uso intraoperatório de 40 unidades ou mais de hemoderivados e colonização fúngica detectada nos primeiros três dias após a realização de transplante.

[c] O tratamento é geralmente o mesmo para pacientes com síndrome de imunodeficiência adquirida (Aids)/sem Aids, exceto quando indicado, e deve ser mantido por duas semanas após a última hemocultura positiva e a resolução dos sinais e sintomas da infecção. Todos os pacientes devem ser examinados por um oftalmologista. A anfotericina B pode ser trocada pelo fluconazol (IV ou oral) para completar o tratamento. O antifungigrama do agente infectante isolado constitui um adjuvante útil para a identificação da espécie durante a seleção de uma abordagem terapêutica, visto que pode ser utilizado para identificar os agentes isolados que provavelmente não irão responder ao fluconazol ou à anfotericina B. Todavia, esse teste não está atualmente disponível na maioria das instituições.

[d] Equinocandina: caspofungina, dose de ataque de 70 mg, seguida de dose de manutenção IV de 50 mg ao dia, ou micafungina, 100 mg ao dia, ou anidulafungina, dose de ataque de 200 mg, seguida de dose de manutenção de 100 mg ao dia.

[e] Frequentemente definidos como fracasso da anfotericina B na dose de ≥ 500 mg, presença de insuficiência renal inicial (creatinina ≥ 2,5 mg/dL [≥ 221 μmol/L] ou *clearance* de creatinina < 25 mL/min [< 0,42 mL/s]), elevação significativa da creatinina (até 2,5 mg/dL [221 μmol/L] em adultos ou 1,5 mg/dL [133 μmol/L] em crianças) ou efeitos tóxicos agudos graves relacionados com a administração.

[f] Os pacientes com neutropenia por ocasião do desenvolvimento da candidemia devem receber uma citocina recombinante (fator de estimulação de colônias de granulócitos ou fator de estimulação de granulócitos-monócitos) capaz de acelerar a recuperação da neutropenia.

[g] Os pacientes com alto risco de disseminação incluem indivíduos neutropênicos, lactentes com baixo peso ao nascer, pacientes submetidos a aloenxerto renal e pacientes que irão se submeter a manipulação urológica.

Tratamento

* O tratamento da criptococose é apresentado detalhadamente no Quadro 38-3. Para indivíduos imunocompetentes e assintomáticos com doença pulmonar isolada, sem evidências de doença do SNC, a observação cuidadosa pode ser justificada. Na presença de infecção sintomática, justifica-se o uso de **fluconazol** ou **anfotericina B**.

* Não se recomenda o uso de **anfotericina B** por via intratecal no tratamento da meningite criptocócica, exceto em pacientes muito enfermos ou naqueles com doença recorrente ou progressiva, apesar da terapia agressiva com anfotericina B IV. A dose de anfotericina B empregada costuma ser de 0,5 mg administrada por via lombar, cisternal ou intraventricular (por meio de um reservatório de Ommaya) duas ou três vezes por semana.

* A **anfotericina B** com **flucitocina** constitui a terapia inicial de escolha para o tratamento agudo da meningite criptocócica em pacientes com Aids. Muitos médicos iniciam a terapia com anfotericina B, na dose de 0,7 a 1 mg/kg/dia IV (com flucitosina, 100 mg/kg/dia). Depois de duas semanas, pode-se administrar a dose de consolidação com **fluconazol**, 400 mg/dia por via oral, durante oito semanas ou até a obtenção de um resultado negativo nas culturas do LCS.

* A recidiva da meningite por *C. neoformans* ocorre em cerca de 50% dos pacientes com Aids após o término da terapia primária. Os pacientes infectados pelo HIV que necessitem de terapia supressora crônica para a meningite criptocócica podem receber **fluconazol** (200 mg ao dia) como terapia supressora crônica.

INFECÇÕES POR *CANDIDA*

- Oito espécies de *Candida* são consideradas patógenos clinicamente importantes na doença humana: *C. albicans, C. tropicalis, C. parapsilosis, C. krusei, C. stellatoidea, C. guilliermondii, C. lusitaniae* e *C. glabrata*.

CANDIDÍASE HEMATOGÊNICA

- A candidíase hematogênica descreve as circunstâncias clínicas em que ocorre disseminação hematogênica para órgãos profundos, como os olhos, o cérebro, o coração e os rins.
- Em geral, as espécies de *Candida* são adquiridas por meio do trato GI, embora também possam entrar na corrente sanguínea por cateteres IV de demora. Os pacientes imunossuprimidos, incluindo aqueles com neoplasias malignas linforreticulares ou hematológicas, diabetes melito, doenças por imunodeficiência ou aqueles que recebem terapia imunossupressora com altas doses de corticosteroides, agentes imunossupressores, fármacos antineoplásicos ou agentes antimicrobianos de amplo espectro correm alto risco de infecções fúngicas invasivas. Os principais fatores de risco incluem o uso de cateteres venosos centrais, a nutrição parenteral total, o uso de múltiplos antibióticos, a realização de cirurgia de grande porte, queimaduras extensas, insuficiência renal e hemodiálise, ventilação mecânica e colonização prévia por fungos.
- Nenhum exame demonstrou ter acurácia confiável no contexto clínico para o diagnóstico de infecção disseminada por *Candida*. As hemoculturas são positivas em apenas 25 a 45% dos pacientes neutropênicos com candidíase disseminada. A hibridização *in situ* com fluorescência tem uma excelente sensibilidade e especificidade na identificação de *C. albicans* no sangue.
- O tratamento da candidíase é apresentado no Quadro 38-4.

INFECÇÕES POR *ASPERGILLUS*

- Das mais de 300 espécies de *Aspergillus*, três são mais comumente patogênicas: *A. fumigatus, A. flavus* e *A. niger*.
- A aspergilose em geral é adquirida pela inalação de conídios transportados pelo ar, que são pequenos o suficiente (2,5-3 mm) para alcançar os alvéolos ou os seios paranasais.
- As infecções superficiais ou localmente invasivas da orelha, da pele ou dos apêndices frequentemente podem ser tratadas com antifúngicos tópicos.

Aspergilose broncopulmonar alérgica

- As manifestações alérgicas ao *Aspergillus* variam de gravidade, desde asma leve até aspergilose broncopulmonar alérgica, caracterizada por asma intensa com sibilos, febre, mal-estar, perda de peso, dor torácica, e tosse produtiva com estrias de sangue no escarro.
- A terapia tem por objetivo minimizar a quantidade de material antigênico liberado na árvore traqueobrônquica.
- Em geral, a terapia antifúngica não está indicada para o manejo das manifestações alérgicas da aspergilose, embora alguns pacientes tenham demonstrado diminuição da dose de glicocorticoide após terapia com itraconazol. O itraconazol, 200 mg, duas vezes ao dia, durante 16 semanas, levou a uma redução da dose de corticosteroides e a uma melhora na tolerância ao exercício e na função pulmonar.

Aspergiloma

- No hospedeiro sem imunocomprometimento, as infecções dos seios paranasais por *Aspergillus* ocorrem com mais frequência como colonização saprofítica (aspergilomas ou "bolas de fungos") do tecido sinusal previamente anormal. O tratamento consiste na remoção do aspergiloma. A terapia com glicocorticoides e a cirurgia geralmente são bem-sucedidas.
- Embora a anfotericina B IV não costume ser útil na erradicação dos aspergilomas, a instilação intracavitária de anfotericina B tem sido realizada com sucesso em um número limitado de pacientes. Em geral, a hemoptise cessa quando o aspergiloma é erradicado.

Aspergilose invasiva

- Com frequência, os pacientes apresentam sinais e sintomas clássicos de embolia pulmonar aguda: dor torácica pleurítica, febre, hemoptise, atrito e infiltrado em forma de cunha nas radiografias de tórax.
- A demonstração do *Aspergillus* por culturas repetidas e exame microscópico de amostras de tecido estabelece o diagnóstico de modo mais definitivo.
- No hospedeiro imunocomprometido, a aspergilose caracteriza-se por invasão vascular, levando à trombose, infarto e necrose tecidual.

Tratamento

- A terapia antifúngica deve ser instituída em qualquer uma das seguintes condições: (1) febre persistente ou sinusite progressiva que não respondem à terapia antimicrobiana; (2) crosta no nariz, seios ou palato; (3) presença de achados radiológicos característicos, incluindo infarto em forma de cunha, densidades nodulares ou lesões cavitárias recentes; ou (4) qualquer manifestação clínica sugestiva de doença orbitária ou do seio cavernoso ou evento vascular agudo associado à febre. O isolamento de *Aspergillus* spp. nas secreções nasais ou das vias respiratórias deve ser considerado evidência confirmatória em qualquer um dos contextos clínicos anteriormente mencionados.
- O voriconazol constitui o fármaco de escolha para o tratamento primário da maioria dos pacientes com aspergilose, visto que produz uma melhora da sobrevida e está associado a menos efeitos colaterais.
- Em pacientes que não conseguem tolerar o voriconazol, pode-se administrar anfotericina B. Em geral, são recomendadas doses integrais (1-1,5 mg/kg/dia), sendo a resposta medida pela defervescência e normalização das radiografias. As formulações lipídicas podem ser preferidas como terapia inicial em pacientes com função renal marginal ou naqueles em uso de outros fármacos nefrotóxicos. A duração ideal do tratamento não é conhecida.
- A **caspofungina** está indicada para o tratamento da aspergilose invasiva em pacientes refratários ou intolerantes a outras terapias, como anfotericina B.
- O uso da terapia antifúngica profilática para a prevenção da infecção primária ou reativação da aspergilose durante ciclos subsequentes de quimioterapia é controverso.

Capítulo elaborado a partir de conteúdo original de autoria de Peggy L. Carver.

39 Infecções gastrintestinais

INTRODUÇÃO

- As *infecções gastrintestinais* (GI) estão entre as causas mais comuns de morbidade e de mortalidade no mundo. A maioria é causada por vírus, e algumas são provocadas por bactérias e outros microrganismos. Nos países subdesenvolvidos e em desenvolvimento, a gastrenterite aguda com diarreia constitui a principal causa de mortalidade em lactentes e crianças com menos de 5 anos de idade. Nos Estados Unidos, são registrados 179 milhões de episódios de gastrenterite aguda por ano, respondendo por mais de 600.000 internações e mais de 5.000 mortes.
- As medidas de saúde pública, suprimento de água potável e saneamento básico, bem como controle de qualidade dos produtos comerciais, são importantes no controle da maioria das infecções entéricas. As práticas higiênicas de manipulação e preparo dos alimentos diminuem significativamente a incidência das infecções entéricas.

TERAPIA DE REIDRATAÇÃO, ANTIMOTILIDADE E PROBIÓTICA

- O tratamento da desidratação consiste em reidratação, reposição das perdas contínuas e manutenção de uma alimentação normal. A reposição hídrica constitui a base da terapia para a diarreia, independentemente da etiologia.
- A avaliação inicial da perda hídrica é essencial para a reidratação. A perda de peso constitui o meio mais confiável de determinar a extensão da perda de água. Sinais clínicos como alterações no turgor da pele, olhos encovados, mucosas secas, diminuição das lágrimas, débito urinário diminuído, alteração do estado mental e alterações dos sinais vitais podem ser úteis para determinar os déficits aproximados (Quadro 39-1).
- Os componentes necessários para a solução de reidratação oral (SRO) incluem glicose, sódio, potássio, cloreto e água (Quadro 39-2). A SRO deve ser fornecida em pequenos volumes frequentes (5 mL a cada 2-3 min) com colher de chá ou seringa oral.
- Nos pacientes com desidratação grave, deve-se efetuar uma reanimação inicial com solução de Ringer lactato ou soro fisiológico normal por via intravenosa (IV).
- Recomenda-se a retomada precoce da alimentação, conforme tolerado. Uma dieta apropriada para a idade do paciente deve ser retomada tão logo a desidratação seja corrigida. O reinício precoce da alimentação abrevia o curso da diarreia. No início, podem-se acrescentar alimentos de fácil digestão, como banana, maçã e cereais, de acordo com a tolerância. Deve-se evitar o consumo de alimentos ricos em fibras, sódio e açúcar.
- Os agentes antimotilidade, como o **difenoxilato** e a **loperamida**, produzem alívio sintomático em pacientes com diarreia aquosa, visto que reduzem o número de evacuações. Os agentes antimotilidade não são recomendados para pacientes com muitos episódios de diarreia disentérica mediada por toxinas (i.e., *Escherichia coli* êntero-hemorrágica [EHEC], colite pseudomembranosa, shigelose).
- Diversas revisões sistemáticas e metanálises mostraram uma redução global da duração da diarreia em aproximadamente 17 a 30 horas com o uso de agentes probióticos. Entretanto, os dados não definem de forma exata o tipo, a dose ou a duração do tratamento probiótico que resultariam em benefício clínico.

INFECÇÕES BACTERIANAS

- Os antibióticos não são essenciais no tratamento da maioria das diarreias leves, e o tratamento empírico para infecções GI agudas pode resultar em ciclos de antibióticos desnecessários. As escolhas de antibióticos para o tratamento das infecções bacterianas estão relacionadas no Quadro 39-3.

DIARREIA ENTEROTOXIGÊNICA

- *Vibrio cholerae* 01 é o sorogrupo que mais frequentemente provoca epidemias e pandemias nos seres humanos. Foram propostos quatro mecanismos para a transmissão: reservatórios animais, portadores crônicos, vítimas assintomáticas ou com doença leve e reservatórios de água.

QUADRO 39-1	Avaliação clínica do grau de desidratação em crianças, com base no percentual de perda de peso corporal[a]		
Variável	**Desidratação mínima ou ausência de desidratação (perda de < 3% do peso corporal)**	**Leve a moderada (perda de 3-9% do peso corporal)**	**Grave (perda de ≥ 10% do peso corporal)**
Pressão arterial	Normal	Normal	Normal a reduzida
Qualidade dos pulsos	Normal	Normal ou ligeiramente diminuídos	Fracos, filiformes ou não palpáveis
Frequência cardíaca	Normal	Normal a aumentada	Aumentada (bradicardia nos casos graves)
Respiração	Normal	Normal a rápida	Profunda
Estado mental	Normal	Normal a apático	Apático, letárgico ou comatoso
Olhos	Normais	Encovados/ diminuição das lágrimas	Profundamente encovados/ ausência de lágrimas
Boca e língua	Úmidas	Secas	Muito secas
Sede	Normal	Desejo intenso de beber	Bebe pouco; muito letárgico para beber
Turgor da pele	Normal	Retorna em < 2 segundos	Retorna em > 2 segundos
Extremidades	Aquecidas, enchimento capilar normal	Frias, enchimento capilar prolongado	Frias, mosqueadas, cianóticas, enchimento capilar prolongado
Débito urinário	Normal a diminuído	Diminuído	Mínimo
Reidratação	Nenhuma	SRO 50-100 mL/kg durante 3 a 4 horas	Solução de Ringer lactato ou soro fisiológico normal, 20 mL/kg em 15-30 minutos por via intravenosa, até obter uma melhora do estado mental ou da perfusão; em seguida, soro glicosado a 5% por via intravenosa, duas vezes a taxa de manutenção, ou SRO 100 mL/kg durante 4 horas
Reposição das perdas contínuas	< 10 kg de peso corporal: 60-120 mL de SRO por episódios de fezes diarreicas ou vômitos > 10 kg de peso corporal: 120-240 mL de SRO por episódios de fezes diarreicas ou vômitos	O mesmo	Se o paciente for incapaz de tolerar a SRO, administrá-la por sonda nasogástrica, ou administrar soro glicosado a 5% com 20 mEq/L de cloreto de potássio por via intravenosa

SRO, solução de reidratação oral.
[a] Os percentuais variam entre os diversos autores para cada categoria de desidratação; os estados hemodinâmico e de perfusão são mais importantes; se não houver certeza quanto à categoria, recomenda-se o tratamento para a categoria mais grave.
Dados de King CK, Glass R, Bresee JS, Duggan C. Managing acute gastroenteritis among children: oral rehydration, maintenance, and nutritional therapy. MMWR Recomm Rep. 2003;52)RR-16):1-16; e World Health Organization. The treatment of diarrhoea: a manual for physicians and other senior health workers http://whqlibdoc.who.int/publications/2005/9241593180.pdf. Geneva, Switzerland: World Health Organization; 2005.

QUADRO 39-2	Comparação das soluções comumente usadas para reidratação oral e manutenção				
Produto	**Na (mEq/L)**	**K (mEq/L)**	**Base (mEq/L)**	**Carboidratos (mmol/L)**	**Osmolalidade (mOsm/L)**
OMS/UNICEF (2002)	75	20	30	75	245
Naturalyte[1]	45	20	48	140	265
Pedialyte[1]	45	20	30	140	250
Infalyte[1]	50	25	30	70	200
Rehydralyte[1]	75	20	30	140	250
Cola	2	0	13	700	750
Suco de maçã[a]	5	32	0	690	730
Caldo de galinha[a]	250	8	0	0	500
Bebidas esportivas[a]	20	3	3	255	330

OMS/UNICEF, Organização Mundial da Saúde/Fundo das Nações Unidas para a Infância.
[a] Essas soluções devem ser evitadas na desidratação.
[1] N. de R.T. Soluções usadas nos Estados Unidos.

QUADRO 39-3	Recomendações para antibioticoterapia	
Patógeno	**Crianças**	**Adultos**
Diarreia aquosa		
Vibrio cholerae 01	Eritromicina 30 mg/kg/dia divididos em três tomadas a cada 8 horas por via oral; azitromicina 10 mg/kg/dia via oral, uma vez ao dia × três dias	Doxiciclina, 300 mg por via oral × um dia Alternativas: tetraciclina, 500 mg por via oral quatro vezes ao dia × três dias; eritromicina, 250 mg por via oral a cada 8 horas × três dias; azitromicina, 500 mg por via oral uma vez ao dia × três dias
Escherichia coli enterotoxigênica	Azitromicina, 10 mg/kg/dia por via oral uma vez ao dia × três dias; ceftriaxona, 500 mg/kg/dia por via IV, uma vez ao dia × três dias	Ciprofloxacino, 750 mg por via oral uma vez ao dia × 1-3 dias. Alternativas: rifaximina, 200 mg por via oral três vezes ao dia × três dias; azitromicina, 1.000 mg por via oral × um dia ou 500 mg por via oral ao dia × três dias
Diarreia disentérica		
Espécies de *Shigella*[a]	Azitromicina, 10 mg/kg/dia por via oral uma vez ao dia × três dias; ceftriaxona, 50 mg/kg/dia por via IV, uma vez ao dia × três dias	Ciprofloxacino, 750 mg por via oral uma vez ao dia × três dias; levofloxacino, 500 mg por via oral uma vez ao dia × três dias Alternativas: azitromicina, 500 mg por via oral, uma vez ao dia × três dias
Salmonella Não tifoide[a]	Ceftriaxona 100 mg/kg/dia por via IV a cada 12 horas × 7-10 dias; azitromicina 20 mg/kg/dia por via oral, uma vez ao dia × sete dias	Ciprofloxacino, 750 mg por via oral, uma vez ao dia × 7-10 dias; levofloxacino, 500 mg por via oral, uma vez ao dia × 7-10 dias Alternativas: azitromicina, 500 mg por via oral uma vez ao dia × sete dias Para pacientes imunocomprometidos, deve-se aumentar a duração para 14 dias no caso das fluoroquinolonas e azitromicina

(continua)

QUADRO 39-3	Recomendações para antibioticoterapia (*continuação*)	
Patógeno	**Crianças**	**Adultos**
Campylobacter[a]	Azitromicina, 10 mg/kg/dia por via oral, uma vez ao dia × 3-5 dias; eritromicina, 30 mg/kg/ divididos em 2 a 4 doses por via oral × 3-5 dias	Azitromicina, 500 mg por via oral uma vez ao dia × três dias; eritromicina, 500 mg por via oral a cada 6 horas × três dias
Espécies de *Yersinia*[a]	Tratamento igual ao da shigelose	Tratamento igual ao da shigelose
Clostridium difficile	Metronidazol, 7,5 mg/kg (máximo: 500 mg) por via oral ou IV, a cada 8 horas × 10-14 dias; vancomicina 10 mg/kg (máximo: 125 mg) por via oral, a cada 6 horas × 10-14 dias	Doença leve a moderada: metronidazol, 500 mg por via oral ou IV a cada 8 horas diariamente × 10-14 dias Doença grave: vancomicina, 125 mg por via oral a cada 6 horas × 10-14 dias Alternativas: rifaximina, 400 mg por via oral a cada 6 horas × 10-14 dias; fidaxomicina, 200 mg por via oral a cada 12 horas × 10-14 dias
Diarreia do viajante		
Profilaxia[a]		Norfloxacino, 400 mg, ou ciprofloxacino, 750 mg por via oral diariamente; rifaximina, 200 mg 1 a 3 vezes ao dia, até duas semanas
Tratamento		Ciprofloxacino, 750 mg por via oral × um dia, ou 500 mg por via oral a cada 12 horas × três dias; levofloxacino, 1.000 mg por via oral × um dia, ou 500 mg por via oral ao dia × três dias; rifaximina, 200 mg três vezes ao dia × três dias; azitromicina, 1.000 mg por via oral × um dia ou 500 mg por via oral diariamente × três dias

[a] Apenas para pacientes de alto risco.

- Acredita-se que a maior parte da patologia do cólera se deva a enterotoxina que aumenta a secreção de íon cloreto mediada pelo adenosina monofosfato cíclico no lúmen intestinal, resultando em secreção isotônica (principalmente no intestino delgado), a qual ultrapassa a capacidade de absorção do trato intestinal (principalmente do cólon).
- O período de incubação do *V. cholerae* é de 1 a 3 dias.
- O cólera caracteriza-se por um espectro que abrange desde o estado assintomático até a síndrome de cólera típica mais grave. O paciente pode perder até 1 L de líquido isotônico a cada hora. O início da diarreia é abrupto e rapidamente seguido ou, algumas vezes, precedido de vômitos. Ocorre febre em menos de 5% dos pacientes. No estado mais grave, essa doença pode evoluir para a morte em questão de 2 a 4 horas se não for tratada.
- O tratamento tem por objetivo a rápida reposição das perdas hídricas, correção da acidose metabólica e reposição da deficiência de potássio. A base do tratamento do cólera consiste na reposição hidreletrolítica por meio de SRO para repor as perdas de líquidos e eletrólitos. As formulações de reidratação à base de arroz constituem as SRO preferidas para pacientes com cólera. Em pacientes que não conseguem tolerar as SRO, pode-se utilizar a terapia IV com Ringer lactato.
- Não há necessidade de antibióticos na maioria dos casos de cólera. Nos casos graves, os antibióticos abreviam a duração da diarreia, diminuem o volume de perda de líquidos e reduzem a duração do estado de portador (ver Quadro 39.4). Uma única dose de **doxiciclina** constitui o agente preferido. Nas crianças e nas grávidas, podem-se utilizar **eritromicina** e **azitromicina**. Em áreas de alta resistência às tetraciclinas, as fluoroquinolonas são efetivas.

QUADRO 39-4 Características da gastrenterite bacteriana aguda

Bactérias	Período de incubação	Duração	Modo de transmissão	Sintomas comuns
Diarreia aquosa				
Vibrio cholerae	2-3 dias	1-3 dias	Água ou alimentos contaminados com fezes humanas, geralmente em áreas de tratamento inadequado da rede de esgotos e água potável	Diarreia aquosa profusa, vômitos e cãibras nas pernas Pode ocorrer morte em poucas horas sem tratamento
E. coli enterotoxigênica	1-3 dias	3-4 dias	Água ou alimentos contaminados com fezes de animais ou seres humanos	Diarreia aquosa e cólica abdominal
E. coli enteropatogênica	9-12 horas	NR	Água ou alimentos contaminados com fezes de animais ou seres humanos	Início agudo de diarreia aquosa profusa, vômitos e febre baixa em crianças pequenas (< 2 anos de idade) nos países em desenvolvimento
E. coli enteroagregativa	NR	NR	Água ou alimentos contaminados com fezes de animais ou seres humanos	Diarreia secretória aquosa, mucoide e crônica, com febre baixa em indivíduos imunocomprometidos (infecção pelo HIV)
E. coli enteroinvasiva	10-18 horas	NR	Água ou alimentos contaminados com fezes de animais ou seres humanos	Diarreia aquosa em crianças pequenas nos países em desenvolvimento
Diarreia disentérica				
Shigella	1-3 dias	1-7 dias	Fecal-oral Água ou alimentos contaminados com fezes humanas infectadas	Diarreia aquosa ou sanguinolenta (8 a 10 evacuações/dia), dor abdominal intensa, febre e mal-estar
E. coli entero-hemorrágica	3-4 dias	5-7 dias	Água ou alimentos (particularmente gado) contaminados com fezes de animais ou seres humanos	Dores intensas no estômago, diarreia (frequentemente sanguinolenta) e vômitos Cerca de 5 a 10% desenvolvem síndrome hemolítico-urêmica
Campylobacter jejuni	2-5 dias	5-7 dias	Água ou alimentos (particularmente aves domésticas) contaminados ou contato com animais infectados	Diarreia (frequentemente sanguinolenta), cólicas, dor abdominal e febre
Salmonella não tifoide	12-36 horas	1-5 dias	Água ou alimentos contaminados ou contato com animais infectados	Diarreia (algumas vezes sanguinolenta), febre e cólica abdominal
Yersinia	4-7 dias	1-3 semanas	Água ou alimentos contaminados	Febre, dor abdominal e diarreia (frequentemente sanguinolenta)

HIV, vírus da imunodeficiência humana; NR, não relatado.

QUADRO 39-5	Características dos agentes responsáveis pela gastrenterite viral aguda				
Vírus	**Pico de idade no início**	**Época do ano**	**Duração**	**Modo de transmissão**	**Sintomas comuns**
Rotavírus	6 meses a 2 anos	Abril a outubro	3-7 dias	Fecal-oral, água, alimentos	Náuseas, vômitos, diarreia, febre, dor abdominal, intolerância à lactose
Norovírus	Todos os grupos etários	Pico no inverno	2-3 dias	Fecal-oral, alimentos, água ambiente	Náusea, vômitos, diarreia, cólicas abdominais, mialgia
Astrovírus	< 7 anos	Inverno	1-4 dias	Fecal-oral, água, mariscos	Diarreia, cefaleia, mal-estar, náuseas
Adenovírus entérico	< 2 anos	O ano todo	7-9 dias	Fecal-oral	Diarreia, sintomas respiratórios, vômitos, febre
Pestivírus	< 2 anos	NR	três dias	NR	Leve
Partículas semelhantes ao coronavírus	< 2 anos	Outono e início do inverno	sete dias	NR	Doença respiratória
Enterovírus	NR	NR	NR	NR	Diarreia leve, lesão orgânica secundária

NR, não relatado.

DIARREIA DO VIAJANTE

- A diarreia do viajante descreve a síndrome clínica causada por alimentos contaminados, a qual se manifesta por mal-estar, anorexia e cólicas abdominais, seguidas de início súbito de diarreia que incapacita muitos viajantes.
- Os patógenos mais comuns consistem em bactérias e incluem *Escherichia coli* enterotoxigênica (ETEC) (20-72%), *Shigella* (3-25%), *Campylobacter* (3-17%) e *Salmonella* (3-7%). Os vírus (até 30%) também representam causas potenciais, assim como parasitas.
- Embora tenha sido documentada a eficácia dos antibióticos profiláticos, seu uso não é recomendado para a maioria dos viajantes, devido aos efeitos colaterais potenciais dos antibióticos. São apenas recomendados para indivíduos de alto risco ou para situações em que uma doença em curto prazo poderia arruinar o propósito da viagem, como uma missão militar. O fármaco de escolha consiste em uma fluoroquinolona para viagem na maioria das regiões do mundo.
- Os objetivos do tratamento consistem em evitar a desidratação, reduzir a gravidade e a duração dos sintomas e evitar a interrupção das atividades planejadas.
- A reposição hidreletrolítica deve ser instituída por ocasião do início da diarreia.
- Os antibióticos utilizados no tratamento estão relacionados no Quadro 39-4.
- Para alívio dos sintomas, pode-se administrar **loperamida** (preferida em virtude de seu início mais rápido e duração mais longa do alívio, em comparação com o bismuto); inicialmente, 4 mg por via oral e, em seguida, 2 mg a cada evacuação subsequente de fezes pastosas, até uma dose máxima de 16 mg/dia em pacientes sem diarreia sanguinolenta e febre. A loperamida deve ser interrompida quando os sintomas persistirem por mais de 48 horas. Outro tratamento sintomático na diarreia leve consiste no subsalicilato de bismuto, 524 mg a cada 30 minutos, por até oito doses. Existem evidências insuficientes para justificar a recomendação de agentes probióticos.

CLOSTRIDIUM DIFFICILE

- *C. difficile* constitui a causa mais comum de diarreia infecciosa em pacientes hospitalizados na América do Norte e na Europa. Com mais frequência, a sua ocorrência está associada ao uso de agentes antimicrobianos de amplo espectro, incluindo clindamicina, ampicilina, cefalosporinas e fluoroquinolonas.
- A colite pseudomembranosa pode resultar em um espectro de doença, desde diarreia leve até megacólon tóxico potencialmente fatal e enterocolite pseudomembranosa. Deve-se suspeitar de infecção por *C. difficile* (ICD) em pacientes que apresentam diarreia com história recente de uso de antibióticos (no decorrer dos três meses precedentes) ou naqueles cuja diarreia começou dentro de 72 horas após a internação.
- O diagnóstico é estabelecido pela detecção da toxina A ou B nas fezes, coprocultura para *C. difficile* ou endoscopia.
- A terapia inicial deve incluir a interrupção do agente agressor. O paciente deve ser mantido com reposição de líquidos e eletrólitos.
- Tanto a vancomicina quanto o metronidazol são efetivos, porém o metronidazol, 250 mg por via oral, quatro vezes ao dia, ou 500 mg três vezes ao dia, constitui o fármaco de escolha para a ICD leve a moderada. Em paciente com doença grave, contraindicação ou intolerância ao metronidazol e resposta inadequada a este fármaco, recomenda-se o uso de vancomicina oral ou fidaxomicina.
- Pode ocorrer recidiva em 20% dos pacientes. O manejo da primeira recidiva é idêntico ao do episódio primário. O tratamento ideal de múltiplas recidivas não está bem definido. Algumas vezes, utiliza-se transplante fecal.
- Os fármacos que inibem a peristalse, como o difenoxilato, estão contraindicados.

INFECÇÕES VIRAIS

- Na atualidade, os vírus são reconhecidos como a principal causa de diarreia no mundo.
- Nos lactentes e nas crianças, o rotavírus, um vírus de RNA de filamento duplo em formato de roda, constitui a causa mais comum de diarreia no mundo inteiro, e, anualmente, 1 milhão de pessoas morrem em consequência dessa infecção.
- Nos Estados Unidos, recomenda-se a vacinação de rotina contra rotavírus para todos os lactentes a partir de 2 meses de idade. Dispõe-se de duas vacinas nos Estados Unios, RotaTeq (RV5) e Rotarix (RV1), para reduzir a gastrenterite por rotavírus.

Capítulo elaborado a partir de conteúdo original de autoria de Steven Martin e Rose Jung.

- Os **Quadros 40-1** e **40-2** apresentam a definição dos casos de infecção pelo *vírus da imunodeficiência humana* (HIV) em adultos, adolescentes e crianças, respectivamente.

ETIOLOGIA E PATOGENIA

- A infecção pelo HIV ocorre por meio de três vias principais: sexual, parenteral e perinatal. As relações sexuais, principalmente anal e vaginal, constituem o veículo mais comum para a transmissão do vírus. A probabilidade de transmissão do HIV por meio de relação anorretal receptiva é de 0,5 a 3% por contato sexual, e menor para a relação vaginal receptiva. O uso de preservativo reduz o risco de transmissão em cerca de 20 vezes. Os indivíduos com úlceras genitais ou doenças sexualmente transmissíveis, como a sífilis, o cancroide, o herpes, a gonorreia, a *Chlamydia*, e a tricomoníase, correm maior risco de contrair o HIV.
- O uso de agulhas contaminadas ou de outros acessórios relacionados com injeções por usuários de drogas tem sido a principal causa de transmissão parenteral do HIV.
- Os profissionais de saúde apresentam um pequeno risco de adquirir o HIV em suas atividades ocupacionais, em grande parte por meio de lesões acidentais, mais frequentemente por picadas de agulha percutâneas.
- A infecção perinatal ou transmissão vertical constituem a causa mais comum de infecção pediátrica pelo HIV. O risco de transmissão da mãe para o filho é de cerca de 25% na ausência de amamentação ou terapia antirretroviral. A amamentação também pode transmitir o HIV.

MANIFESTAÇÕES CLÍNICAS E DIAGNÓSTICO

- As apresentações clínicas da infecção primária pelo HIV variam; entretanto, os pacientes frequentemente apresentam uma síndrome viral ou doença semelhante à mononucleose, com febre, faringite e adenopatia (**Quadro 40-3**). Os sintomas podem perdurar por duas semanas.
- A probabilidade de progressão para a síndrome da imunodeficiência adquirida (Aids) está relacionada com a carga de RNA viral; em um estudo realizado, as taxas de mortalidade em cinco anos foram de 5% em pacientes com carga viral inferior a 4.530, e de 49% naqueles com cargas acima de 36.270.
- As crianças nascidas com HIV são, em sua maioria, assintomáticas. Ao exame físico, elas com frequência apresentam sinais físicos inexplicáveis, como linfadenopatia, hepatomegalia, esplenomegalia, atraso do crescimento, perda de peso ou baixo peso inexplicável ao nascer e febre de origem obscura. Os achados laboratoriais consistem em anemia, hipergamaglobulinemia, alteração da função das células mononucleares e alteração na razão entre subgrupos de células T. A faixa normal das contagens de células CD4 em crianças é muito diferente daquela dos adultos (ver **Quadro 40-2**).
- As apresentações clínicas das infecções oportunistas são descritas mais adiante, em Complicações infecciosas do HIV.
- O método preferido para o diagnóstico de infecção pelo HIV é um enzimaimunoensaio (Elisa), que detecta anticorpos dirigidos contra o HIV-1 e que é altamente sensível e específico. Podem ser obtidos resultados falso-positivos em mulheres multíparas; em receptores recentes de vacinas contra hepatite B, HIV, *influenza* ou raiva; após transfusões múltiplas de sangue; e em pacientes com doença hepática ou insuficiência renal ou submetidos à hemodiálise crônica. Podem ser obtidos resultados falso-negativos se o paciente estiver recentemente infectado e o exame for realizado antes que a produção de anticorpos seja adequada. O período mínimo para produção de anticorpos é de 3 a 4 semanas a partir da exposição inicial.
- Os enzimaimunoensaios com resultados positivos são repetidos em duplicata, e, se um ou ambos forem reativos, efetua-se um teste confirmatório para o diagnóstico final. O ensaio *western blot* é o exame confirmatório mais comumente utilizado, embora seja disponível um ensaio de imunofluorescência indireta.

QUADRO 40-1	Definição dos casos de infecção pelo HIV para vigilância entre adultos e adolescentes (≥ 13 anos) – Estados Unidos, 2008	
Estágio	**Evidências laboratoriais (infecção pelo HIV confirmada por exames laboratoriais mais)**	**Evidências clínicas**
Estágio 1	Contagem de células CD4⁺ ≥ 500 células/mm³ (500 × 10⁶/L) ou percentual de células CD4⁺ ≥ 29	Nenhuma evidência necessária (porém sem nenhuma condição definidora de Aids)
Estágio 2	Contagem de células CD4⁺ 200-499 células/mm³ (200-499 × 10⁶/L) ou percentual de células CD4⁺ 14-28	Nenhuma evidência necessária (porém sem nenhuma condição definidora de Aids)
Estágio 3 (Aids)	Contagem de células CD4⁺ < 200 células/mm³ (< 200 × 10⁶/L) ou percentual de células CD4⁺ < 14	Ou documentação de uma condição definidora de Aids (com infecção pelo HIV confirmada por exames laboratoriais)
Estágio desconhecido	Nenhuma informação sobre as contagens de células CD4⁺	E sem nenhuma informação sobre a presença de condições definidoras de Aids
Condições indicadoras de Aids		
Candidíase dos brônquios, da traqueia ou dos pulmões	Linfoma de Burkitt	
Candidíase esofágica	Linfoma imunoblástico	
Câncer de colo do útero, invasivo	Linfoma primário, cerebral	
Coccidioidomicose, disseminada ou extrapulmonar	Complexo *Mycobacterium avium* ou *Mycobacterium kansasii*, disseminado ou extrapulmonar	
Criptococose extrapulmonar	*Mycobacterium tuberculosis*, qualquer local (pulmonar ou extrapulmonar)	
Criptosporidiose, intestinal crônica (duração > um mês)	*Mycobacterium*, outras espécies ou espécies não identificadas, disseminada ou extrapulmonar	
Doença por citomegalovírus (mas não no fígado, no baço ou nos linfonodos)	Pneumcnia por *Pneumocystis jirovecii*	

(continua)

QUADRO 40-1	Definição dos casos de infecção pelo HIV para vigilância entre adultos e adolescentes (≥ 13 anos) – Estados Unidos, 2008 *(continuação)*
Condições indicadoras de Aids	
Retinite por citomegalovírus (com perda da visão)	Pneumonia, recorrente
Encefalopatia, relacionada com o HIV	Leucoencefalopatia multifocal progressiva
Herpes simples: úlcera(s) crônica(s) (duração > um mês); ou bronquite, pneumonite ou esofagite	Septicemia por *Salmonella*, recorrente
Histoplasmose, disseminada ou extrapulmonar	Toxoplasmose cerebral
Isosporíase, intestinal crônica (duração > 1 mês)	Síndrome consumptiva devido ao HIV
Sarcoma de Kaposi	

Aids, síndrome da imunodeficiência humana adquirida; HIV, vírus da imunodeficiência humana.
Dados de Schneider E, Whitmore S, Glynn KM, Dominguez K, et al. Revised surveillance case definitions for HIV infection among adults, adolescents, and children aged < 18 months and for HIV infection and AIDS among children aged 18 months to < 13 years—United States, 2008. MMWR Recomm Rep 2008;57(RR-10):1-12.

QUADRO 40-2	Revisão do sistema de classificação para a infecção pelo HIV em crianças com menos de 13 anos de idade do Centers for Disease Control and Prevention, 1994		
Categorias imunológicas	12 meses Células/μL ou 10⁶/L (%)ᵃ	1-5 anos Células/μL ou 10⁶/L (%)ᵃ	6-12 anos Células/μL ou 10⁶/L (%)ᵃ
1. Nenhuma evidência de supressão	≥ 1.500 (≥ 25%)	≥ 1.000 (≥ 25%)	≥ 500 (≥ 25%)
2. Evidência de supressão moderada	750-1.499 (15-24%)	500-999 (15-24%)	200-499 (15-24%)
3. Supressão grave	< 750 (< 15%)	< 500 (< 15%)	< 200 (< 15%)

Categorias imunológicas	N: nenhum sinal/ sintoma	A: sinais/ sintomas leves	B: sinais/ sintomas moderados	C: sinais/ sintomas graves
1. Nenhuma evidência de supressão	N1	A1	B1	C1
2. Evidência de supressão moderada	N2	A2	B2	C2
3. Supressão grave	N3	A3	B3	C3

HIV, vírus da imunodeficiência humana.
ᵃ Percentual de linfócitos totais.

- O exame para medir a carga viral quantifica a viremia, medindo-se a quantidade de RNA viral. Existem vários métodos utilizados para determinar a quantidade de RNA do HIV: reação em cadeia da polimerase acoplada à transcriptase reversa, DNA ramificado e ensaio baseado na sequência de ácido nucleico. Cada ensaio tem seus próprios limites inferiores de sensibilidade, e os resultados podem variar de um método para outro; por conseguinte, recomenda-se que o mesmo método de ensaio seja utilizado consistentemente para cada paciente.
- A carga viral pode ser usada como fator prognóstico para monitorar a evolução da doença e os efeitos do tratamento.
- A contagem de linfócitos CD4 no sangue constitui um marcador substituto da evolução da doença. A contagem normal de linfócitos CD4 no adulto varia entre 500 e 1.600 células/mm³ (500 e 1.600 × 10⁶/L), ou 40 a 70% de todos os linfócitos.

QUADRO 40-3	Manifestações clínicas da infecção primária pelo HIV em adultos

Sintomas

Febre, faringite, fadiga, perda de peso e mialgia

40-80% dos pacientes também exibirão um exantema morbiliforme ou maculopapular, que habitualmente acomete o tronco

Diarreia, náuseas e vômitos

Linfadenopatia, sudorese noturna

A meningite asséptica (febre, cefaleia, fotofobia e rigidez de nuca) pode estar presente em um quarto dos casos

Outras

Carga viral elevada (pode ultrapassar 1 milhão de cópias/mL)

Diminuição persistente dos linfócitos CD4

HIV, vírus da imunodeficiência humana.

TRATAMENTO

- **Objetivos do tratamento:** a meta central da terapia antirretroviral consiste em diminuir a morbidade e a mortalidade, melhorar a qualidade de vida, restaurar e preservar a função imune e prevenir a transmissão por meio de supressão máxima da replicação do HIV (nível de RNA do HIV indetectável).

ABORDAGEM GERAL

- São necessárias medições periódicas e regulares dos níveis plasmáticos de RNA do HIV e das contagens de células CD4 para determinar o risco de progressão da doença no indivíduo infectado pelo vírus e para definir quando iniciar ou modificar os esquemas de tratamento antirretroviral.
- As decisões acerca do tratamento devem ser individualizadas de acordo com o nível de risco indicado pelos níveis plasmáticos de RNA do HIV e pelas contagens de células CD4.
- O uso da terapia antirretroviral de combinação potente para suprimir a replicação do HIV abaixo dos níveis de detecção dos ensaios sensíveis para o RNA do HIV no plasma limita o potencial de seleção de variantes de HIV resistentes aos antirretrovirais, o principal fator que limita a capacidade dos fármacos antirretrovirais de inibir a replicação dos vírus e atrasar a progressão da doença.
- A maneira mais efetiva de obter uma supressão duradoura da replicação do HIV consiste na instituição simultânea de associações de fármacos anti-HIV efetivos que não tenham sido utilizados anteriormente pelo paciente e que não apresentem resistência cruzada com os agentes antirretrovirais já usados. Cada um dos fármacos antirretrovirais usados nos esquemas de terapia de combinação sempre deve ser administrado de acordo com esquemas e posologias considerados ideais.
- As mulheres devem receber terapia antirretroviral ótima, apesar de estado de gravidez.
- Os mesmos princípios de terapia antirretroviral aplicam-se tanto a crianças quanto a adultos infectados pelo HIV, embora o tratamento das crianças infectadas pelo HIV envolva considerações farmacológicas, virológicas e imunológicas singulares.
- Os indivíduos com infecção primária aguda pelo HIV devem ser tratados com terapia antirretroviral combinada, a fim de suprimir a replicação viral para níveis abaixo do limite de detecção dos ensaios sensíveis para o RNA do HIV no plasma.
- Os indivíduos infectados pelo HIV, até mesmo aqueles com carga viral abaixo dos limites detectáveis, devem ser considerados infecciosos e devem ser aconselhados a evitar comportamentos sexuais e de uso de drogas que estejam associados à transmissão ou aquisição do HIV e de outros patógenos infecciosos.
- Uma excelente fonte de informações sobre diretrizes de tratamento pode ser encontrada em: *http://aidsinfo.nih.gov/.*
- O tratamento é recomendado para todos os indivíduos infectados pelo HIV com contagens de linfócitos CD4 abaixo de 500 células/mm^3 (500 × 10^6/L). Muitos médicos também recomendam iniciar o tratamento em pacientes assintomáticos com contagens de células CD4 acima de 500 células/mm^3 (500 × 10^6/L). Outras indicações para a terapia na presença de qualquer contagem de células CD4 incluem gravidez, história de doença definidora de Aids, nefropatia associada ao HIV ou coinfecção pelo HIV/vírus da hepatite B (Quadro 40-4).

TERAPIA FARMACOLÓGICA

Agentes antirretrovirais

- A inibição da replicação viral com uma associação de agentes antirretrovirais potentes tem constituído a estratégia clínica mais bem-sucedida no tratamento da infecção pelo HIV. São utilizados quatro grupos principais de fármacos: inibidores da entrada, inibidores da transcriptase reversa, inibidores da transferência de filamentos de integrase (InSTI) e inibidores da protease do HIV (IP) (Quadro 40-5).
- Os inibidores da transcriptase reversa são de dois tipos: aqueles que são derivados de nucleosídeos e nucleotídeos de base purinas e pirimidinas (INTR) e aqueles que não têm base de nucleosídeos ou nucleotídeos (INNTR).

QUADRO 40-4 Tratamento da infecção pelo vírus da imunodeficiência humana (HIV): esquemas antirretrovirais recomendados para indivíduos não tratados anteriormente com agentes antirretrovirais

À base de INNTR	Efavirenz + tenofovir + entricitabina (AI)	Não recomendado no primeiro trimestre de gravidez ou em mulheres sem contracepção adequada
À base de IP do HIV	Darunavir + ritonavir + tenofovir + entricitabina (AI)	Exantema (o darunavir tem um componente sulfonamida)
	Atazanavir + ritonavir + tenofovir + entricitabina (AI)	Não deve ser usado com altas doses de inibidores da bomba de prótons, hiperbilirrubinemia não conjugada
À base de InSTI	Raltegravir + tenofovir + entricitabina (AI)	Duas vezes ao dia (mas não uma vez ao dia)
Esquemas alternativos (algumas desvantagens potenciais _vs._ esquemas preferidos)		
À base de INNTR	Efavirenz + abacavir + lamivudina (BI)	Possível redução da eficácia para altas cargas virais (abacavir)
	Rilpivirina + tenofovir + entricitabina (BI)	Possível redução da eficácia para altas cargas virais; não usar com inibidores da bomba de prótons (rilpivirina)
	Rilpivirina + abacavir + lamivudina (BIII)	Ver acima
À base de IP do HIV	Atazanavir + ritonavir + abacavir + lamivudina (BI)	Ver acima
	Darunavir + ritonavir + abacavir + lamivudina (BII)	Ver acima
	Lopinavir-ritonavir (uma ou duas vezes ao dia) com abacavir + lamivudina ou tenofovir + entricitabina (BI)	Intolerância gastrintestinal, lipídios
	Fosamprenavir/ritonavir* (uma ou duas vezes ao dia) com abacavir + lamivudir a ou retofovir + entricitabina (BI)	Exantema
À base de InSTI	Raltegravir + abacavir – lamivudina (BIII)	Ver acima
	Elvitegravir + cobicistato + tenofovir + entricitabina (BI)	Não deve ser usado quando o _clearance_ de creatinina for < 70 mL/min (< 1,17 mL/s)

(continua)

QUADRO 40-4	**Tratamento da infecção pelo vírus da imunodeficiência humana (HIV): esquemas antirretrovirais recomendados para indivíduos não tratados anteriormente com agentes antirretrovirais** *(continuação)*	
	Esquemas preferidos	**Limitação**
Esquemas aceitáveis (desvantagens adicionais potenciais ou aguardando dados adicionais)		
À base de INNTR	Efavirenz + zidovudina + lamivudina (CI)	Náuseas, anemia, lipoatrofia (zidovudina)
	Nevirapina + zidovudina + lamivudina ou tenofovir + entricitabina (CI)	Não deve ser usado na presença de comprometimento hepático moderado/grave; não deve ser usado em mulheres com pré-TAR Contagem de células CD4 > 250 células/mm³ (> 250 × 10⁶/L) e mulheres com pré-TAR Contagem de células CD4 > 400 células/mm³ (> 400 × 10⁶/L)
	Nevirapina + abacavir + lamivudina (CIII)	Ver acima
	Rilpivirina + zidovudina + lamivudina (CIII)	Ver acima
À base de IP do HIV	Atazanavir + (abacavir ou zidovudina) + lamivudina (CI)	Concentrações mais baixas de atazanavir em comparação com atazanavir-ritonavir
	(Fosamprenavir + ritonavir ou atazanavir + ritonavir) + zidovudina + lamivudina (CI)	Ver acima
	(Darunavir + ritonavir ou lopinavir + ritonavir) + zidovudina + lamivudina (CIII)	Ver acima
À base de inibidores de CCR5	Maraviroque + zidovudina + lamivudina (CI)	Menor atividade virológica *versus* efavirenz, necessidade de teste de tropismo
	Maraviroque + (tenofovir + entricitabina ou abacavir + lamivudina) (CIII)	Ver acima
À base de InSTI	Raltegravir + zidovudina + lamivudina (CIII)	Ver acima
Esquemas ou componentes que não devem ser usados como terapia inicial		
Esquema ou componente		**Comentário**
Qualquer dos esquemas de INTR (DI)		Eficácia virológica inferior
Lamivudina (ou entricitabina) + didanosina (DIII)		Eficácia virológica inferior
Didanosina + tenofovir (DII)		Eficácia virológica inferior, declínio das células CD4
Estavudina (DI)		Toxicidade, incluindo perda do tecido adiposo subcutâneo, neuropatia periférica e acidose láctica

Duranavir, fosamprenavir, saquinavir ou tripanavir sem ritonavir (DI-DIII)	Concentrações plasmáticas e eficácia insuficientes ou não estudadas
Delavirdina (DIII)	Eficácia virológica inferior e posologia inconveniente
Enfuvirtida (DIII)	Não estudada em pacientes não tratados anteriormente, injeções inconvenientes
Etravirina (DIII)	Dados insuficientes em pacientes não tratados anteriormente
Indinavir com ou sem ritonavir (DIII)	Nefrolitíase, necessidade de líquidos e inconveniente
Nelfinavir (sem ritonavir) (DI)	Eficácia virológica inferior
Ritonavir em doses virológicas (DIII)	Intolerância gastrintestinal
Tipranavir-ritonavir (DI)	Eficácia virológica inferior

InSTI, inibidores da transferência de filamentos de integrase; INTR, inibidores da transcriptase reversa derivados de nucleosídeos e nucleotídeos de base purinas e pirimidinas; NNTR, inibidores da transcriptase reversa que não têm base de nucleosídeos ou nucleotídeos; IP, inibidores da protease do HIV. TAR, terapia antirretroviral

Tenofovir, f umarato de tenofovir desoproxila.

Definição da classificação com base em evidências.

Classificação da força de recomendação:

A: forte evidência de eficácia e benefício clínico substancial para sustentar a recomendação para uso; deve ser sempre oferecido.

B: evidência moderada de eficácia ou forte evidência de eficácia, porém apenas com benefício clínico limitado, sustenta a recomendação para uso; deve ser habitualmente oferecido.

C: a evidência de eficácia é insuficiente para sustentar uma recomendação a favor ou contra o uso, ou a evidência de eficácia pode não superar as consequências adversas (p. ex., toxicidade do fármaco, interações medicamentosas) ou o custo do tratamento considerado; o uso é opcional.

D: evidência moderada de falta de eficácia ou resultados adversos sustenta uma recomendação contra o uso; não deve ser habitualmente oferecido.

E: boa evidência de falta de eficácia ou de resultados adversos que sus enta uma recomendação contra o uso; nunca deve ser oferecido.

Classificação da qualidade da evidência que sustenta a recomendação:

I: evidência de pelo menos um ensaio clínico controlado e corretamen e randomizado, com resultados clínicos e/ou parâmetros de avaliação laboratoriais validados.

II: evidência de pelo menos um ensaio clínico bem planejado sem randomização ou coortes observacionais com resultados clínicos em longo prazo.

III: evidência de opiniões de autoridades respeitadas com base na experiência clínica, em estudos descritivos ou relatos de comitês consultivos.

A lamivduna e a entricitabina são considerados fármacos intercambiáveis.

Adaptado do Department of Health and Human Services (DHHS) Panel or Antiretroviral Guidelines for Adults and Adolescents. Guidelines for the use of antiretroviral agents in HIV-1 infected adults and adolescents. Atualizado em March 27, 2012. http://AIDSinfo.NIH.gov.

QUADRO 40-5 Características farmacológicas selecionadas de compostos antirretrovirais

Fármaco	F (%)	$t_{1/2}$ (h)[a]	Dose para adultos[b] (doses/dia)	$C_{máx.}/C_{mín.}$ plasmática (µM)	Efeito adverso característico
Inibidores da integrase (InSTI)					
Elvitegravir (coformulado com cobicistato)	?	13	150 mg (1)	3,8/1	Diarreia, náusea, cefaleia
Raltegravir	?	9	400 mg (2)	1,74/0,22	Aumento da creatina fosfoquinase
Inibidores nucleosídeos (nucleotídeos) da transcriptase reversa (INtTR)					
Abacavir	83	1,5/20	300 mg (2) ou 600 mg (1)	5,2/0,03 7,4[c]	Hipersensibilidade
Didanosina	42	1,4/24	200 mg (2) ou 400 mg (1)	2,8/0,03 5,6[c]	Neuropatia periférica, pancreatite
Entricitabina	93	10/39	200 mg (1)	7,3/0,04	Pigmentação nas plantas dos pés e palmas das mãos em indivíduos não brancos
Lamivudina	86	5/22	150 mg (2) ou 300 mg (1)	6,3/1,6 10,5/0,5	Cefaleia, pancreatite (crianças)
Estavudina	86	1,4/7	40 mg (2)	2,4/0,04	Lipoatrofia, neuropatia periférica
Fumarato de tenofovir desoproxila	40	17/150	300 mg (1)	1,04/0,4	Toxicidade renal (tubulopatia proximal)
Zidovudina	85	2/7	200 mg (3) ou 300 mg (2)	0,2 3[c]	Anemia, neutropenia, miopatia
Inibidores não nucleosídeos da transcriptase reversa (INNTR)					
Delavirdina	85	5,8	400 mg (3) ou 600 mg (2)	35/14	Exantema, níveis elevados das provas de função hepática

Efavirenz	43	48	600 mg (1)	12,9/5,6	Distúrbios do SNC e teratogenicidade potencial
Etravirina	?	41	200 mg (2)	1,69/0,86	Exantema, náusea
Nevirapina	93	25	200 mg (2)[d]	22/14	Exantema potencialmente grave e hepatotoxicidade
Rilpivirina	?	50	25 mg (1)	0,7/0,3	Possivelmente, depressão
Inibidores da protease (IP)					
Fosamprenavir[e]			1.400 mg (1)[e,f]	14,3/2,9	Exantema
Atazanavir	68	7	400 mg (1) ou 300 mg (1)[f]	3,3/0,23 6,2/0,9	Hiperbilirrubinemia não conjugada
Darunavir	82	15	800 mg (1)[f] ou 600 mg (2)[f]	11,9/6,5	Hepatite, exantema
Indinavir	60	1,5	800 mg (3) ou 400-800 mg (2)[f]	13/0,25	Nefrolitíase
Lopinavir[g]	?	5,5	800 mg (1) ou 400 mg (2)	13,6/7,5	Hiperlipidemia/intolerância GI
Nelfinavir	?	2,6	750 mg (3) ou 1.250 mg (2)	5,3/1,76 7/1,2	Diarreia

(continua)

QUADRO 40-5	Características farmacológicas selecionadas de compostos antirretrovirais (*continuação*)				
Fármaco	**F (%)**	**$t_{1/2}$ (h)[a]**	**Dose para adultos[b] (doses/dia)**	**$C_{max.}/C_{min.}$ plasmática (µM)**	**Efeito adverso característico**
Ritonavir	60	3-5	600 mg (2)[d] ou "doses de reforço"	16/5	Intolerância GI
Saquinavir	4	3	1.000 mg (2)[f]	3,9/0,55	Prolongamento do intervalo QT
Tipranavir	?	6	500 mg (2)[f]	77,6/35,6	Hepatotoxicidade, hemorragia intracraniana
Inibidores da entrada – inibidor da fusão					
Enfuvirtida	84	3,8	90 mg (2)	1,1/0,73	Reações no local de injeção
Inibidor do correceptor					
Maraviroque	33	15	300 mg (2)	1,2/0,066	Hepatite, reação alérgica

$C_{max.}$, concentração plasmática máxima; $C_{min.}$, concentração plasmática mínima; F, biodisponibilidade; GI, gastrintestinal; SNC, sistema nervoso central; $t_{1/2}$, meia-vida de eliminação.
[a] INtTR: $t_{1/2}$ do INtTR-trifosfato intracelular (células mononucleares do sangue periférico); $t_{1/2}$ plasmática para outras classes.
[b] Pode haver necessidade de ajuste da dose para o peso corporal, presença de doença renal ou hepática e interações medicamentosas.
[c] $C_{min.}$, concentração costuma estar abaixo do limite da quantificação.
[d] Recomenda-se o escalonamento da dose inicial para minimizar os efeitos colaterais.
[e] O fosamprenavir é um pró-fármaco de fosfato do amprenavir na forma de comprimido. O amprenavir não está mais disponível.
[f] Deve ser reforçado com baixas doses de ritonavir (100-200 mg).
[g] Disponível como coformulação 4:1 de lopinavir e ritonavir.

Adaptado do Department of Health and Human Services (DHHS) Panel on Antiretroviral Guidelines for Adults and Adolescents. Guidelines for the use of antiretroviral agents in HIV-1 infected adults and adolescents. Atualizado em March 27, 2012. http://AIDSinfo.NIH.gov. and product information for agents.

- As recomendações atuais para o tratamento inicial da infecção pelo HIV defendem o uso de no mínimo de três agentes antirretrovirais ativos: **fumarato de tenofovir desoproxila** mais **entricitabina** com um IP intensificado por ritonavir (**darunavir** ou **atazanavir**), o INNTR **efavirenz** ou o InSTI **raltegravir**. Vários esquemas alternativos também são seguros e efetivos, porém apresentam uma ou mais desvantagens, em comparação com os esquemas preferidos, como falta de acompanhamento em longo prazo, resposta virológica mais fraca com cargas elevadas de vírus, menor tolerabilidade, ou maior risco de efeitos tóxicos em longo prazo, como perda do tecido adiposo subcutâneo.
- Podem ocorrer interações medicamentosas significativas com muitos agentes antirretrovirais. Deve-se consultar a informação mais recente sobre interações medicamentosas de fármacos antirretrovirais.
  - ✓ O **ritonavir** é um inibidor potente da enzima 3A do citocromo P450, que é utilizado para reduzir o *clearance* de outros IP. A **rifampicina** pode reduzir substancialmente a concentração dos IP e está contraindicada com o uso da maioria dos IP. A erva-de-são-joão é um potente indutor do metabolismo, e o seu uso está contraindicado com IP, INNTR e **maraviroque**.

TRATAMENTO DURANTE A GRAVIDEZ

- Em geral, as grávidas devem ser tratadas de modo semelhante a pessoas adultas não grávidas, com algumas exceções. O efavirenz deve ser evitado, quando possível, em grávidas durante o primeiro trimestre ou em mulheres que tentam conceber, em virtude de sua teratogenicidade potencial. Os fármacos que atravessam a barreira placentária devem ser evitados, como **abacavir**, entricitabina, **lamivudina**, tenofovir ou **zidovudina**.
- Recomenda-se a zidovudina intravenosa (IV) durante o parto, dependendo da carga viral da mãe, com base em estudos preliminares que demonstraram eficácia profilática bem definida, bem como extensa familiaridade com o perfil de efeitos colaterais. Os lactentes também recebem profilaxia com zidovudina (± várias doses de **nevirapina**) durante seis semanas após o nascimento.

PROFILAXIA APÓS EXPOSIÇÃO

- A profilaxia pós-exposição com um esquema tríplice, consistindo em dois INTR e um IP com reforço, é recomendada nos casos de exposição percutânea ao sangue com risco significativo (i.e., agulha de grande calibre ou grande volume de sangue ou sangue de pacientes com Aids em estágio avançado).
- INTR podem ser oferecidos aos profissionais de saúde com menor risco de exposição, como a que envolve as mucosas ou a pele. Não há necessidade de tratamento se a fonte de exposição consistir em urina ou saliva.
- A duração ideal do tratamento não é conhecida, porém recomenda-se uma duração de pelo menos quatro semanas. Idealmente, o tratamento deve ser iniciado dentro de 1 a 2 horas após a exposição, porém o tratamento é recomendado por um período de até 72 horas após a exposição.

AVALIAÇÃO DOS DESFECHOS TERAPÊUTICOS

- Após o início do tratamento, os pacientes costumam ser monitorados a intervalos de três meses, com avaliações imunológicas (i.e., contagem de células CD4), virológicas (RNA do HIV) e clínicas.
- Existem duas indicações gerais para a realização de uma mudança no tratamento: toxicidade significativa e fracasso terapêutico.
- Os critérios específicos para indicar fracasso terapêutico ainda não foram estabelecidos por meio de ensaios clínicos controlados. Como orientação geral, os seguintes eventos devem levar a considerar uma mudança de tratamento:
  - ✓ Redução de menos de 1 $\log^{10}$ no RNA do HIV dentro de 1 a 4 semanas após o início da terapia, ou incapacidade de alcançar menos de 200 cópias/mL ($< 200 \times 10^3$/L) dentro de 24 semanas ou menos de 50 cópias/mL ($< 50 \times 10^3$/L) em 48 semanas.
  - ✓ Após supressão do RNA do HIV, detecção repetida do RNA do HIV.
  - ✓ Progressão clínica da doença, em geral com desenvolvimento de uma nova infecção oportunista.

FRACASSO TERAPÊUTICO

- A medida mais importante de fracasso terapêutico consiste na supressão subótima da replicação viral.

- O fracasso terapêutico pode resultar da não adesão do paciente ao tratamento, do desenvolvimento de resistência aos fármacos, de intolerância a um ou mais medicamentos, de interações medicamentosas adversas ou da variabilidade farmacocinética ou farmacodinâmica.
- Os pacientes devem ser tratados com pelo menos dois (e, de preferência, três) fármacos antirretrovirais totalmente ativos, com base na história de medicamentos, nos testes de resistência e nas novas classes de fármacos (p. ex., maraviroque e raltegravir). A meta do tratamento consiste em suprimir o RNA do HIV para menos de 50 cópias/mL (< 50 × 10³/L). Nos casos em que não foi possível alcançar menos de 50 cópias/mL (< 50 × 10³/L), a manutenção do esquema é preferida à interrupção dos fármacos, de modo a evitar um rápido declínio imunológico e clínico.

COMPLICAÇÕES INFECCIOSAS DO HIV

- O desenvolvimento de certas infecções oportunistas está direta ou indiretamente relacionado com a contagem dos linfócitos CD4. O princípio, no manejo das infecções oportunistas (IO), consiste em tratar a infecção pelo HIV para possibilitar a recuperação das células CD4 e sua manutenção acima de níveis seguros. Outros princípios importantes são os seguintes:
  - ✓ Prevenir a exposição a patógenos oportunistas
  - ✓ Usar vacinas para evitar os primeiros episódios de doença
  - ✓ Iniciar a quimioprofilaxia primária em determinados limiares de células CD4 para evitar os primeiros episódios de doença
  - ✓ Tratar as IO emergentes
  - ✓ Iniciar a quimioprofilaxia secundária para evitar a recidiva da doença
  - ✓ Interromper a profilaxia com a recuperação imunológica duradoura
- O espectro de doenças infecciosas observado em indivíduos infectados pelo HIV e as terapias de primeira linha recomendadas são apresentados no Quadro 40-6.

Pneumocystis carinii (Pneumocistis jiroveci)

- A pneumonia por *P. jiroveci* constitui a infecção oportunista potencialmente fatal mais comum em pacientes com Aids. A taxonomia do microrganismo não está bem esclarecida, tendo sido classificado tanto como protozoário quanto como fungo.

MANIFESTAÇÕES CLÍNICAS

- Os sintomas característicos consistem em febre e dispneia; os sinais clínicos incluem taquipneia, com ou sem estertores ou roncos e tosse não produtiva ou levemente produtiva. As radiografias de tórax podem revelar infiltrados acentuados ou sutis ou, em certas ocasiões, podem ser normais, embora os infiltrados costumem ser intersticiais e bilaterais. A gasometria arterial pode revelar hipoxia mínima (pressão parcial de oxigênio [Pao$_2$] de 80 a 95 mmHg [10,6-12,6 kPa]), porém pode estar acentuadamente anormal na doença mais avançada.
- O início da pneumonia por *P. carinii* (PPC) é frequentemente insidioso e ocorre ao longo de um período de várias semanas. Os sinais clínicos consistem em taquipneia, com ou sem estertores e roncos e tosse não produtiva ou levemente produtiva que ocorre dentro de um período de várias semanas, embora possam ocorrer apresentações mais fulminantes.

TRATAMENTO

- O tratamento com **sulfametoxazol-trimetoprima** ou pentamidina por via parenteral está associado a uma taxa de resposta de 60 a 100%. O sulfametoxazol-trimetoprima constitui o esquema de escolha para o tratamento e a profilaxia subsequente da PPC em pacientes com ou sem HIV.
- O sulfametoxazol-trimetoprima é administrado em doses de 15 a 20 mg/kg/dia (com base no componente trimetoprima), em três ou quatro doses fracionadas, para o tratamento da PPC. A duração do tratamento costuma ser de 21 dias, mas deve ter como base a resposta clínica.
- O sulfametoxazol-trimetoprima em geral é iniciado por via IV, embora a terapia por via oral (visto que a absorção oral é alta) possa ser suficiente nos casos leves ou nos pacientes confiáveis, ou para completar um ciclo de terapia após a obtenção de uma resposta com a administração IV.
- As reações adversas mais comuns observadas com o uso do sulfametoxazol-trimetoprima consistem em exantema (incluindo síndrome de Stevens-Johnson), leucopenia, níveis séricos elevados de transaminases e trombocitopenia. A incidência dessas reações adversas é maior nos indivíduos infectados pelo HIV do que naqueles que não apresentam infecção pelo HIV.

QUADRO 40-6	Tratamentos para patógenos oportunistas comuns em indivíduos infectados pelo HIV	
Doença clínica	**Terapia inicial preferida para a infecção aguda em adultos (força da recomendação)**	**Reações adversas comuns ou que limitam a dose do fármaco**
Fungos		
Candidíase, oral	Fluconazol, 100 mg por via oral durante 7-14 dias (AI)	Valores elevados das provas de função hepática, hepatotoxicidade, náuseas e vômitos
	ou	
	Nistatina, 500.000 unidades, bochecho oral (cerca de 5 mL) quatro vezes ao dia, durante 7-14 dias (BII)	Paladar, aceitação do paciente
Candidíase esofágica	Fluconazol, 100-400 mg ao cia por via oral ou IV, durante 14-21 dias (AI)	O mesmo que o anterior
	ou	
	Itraconazol, 200 mg/dia por via oral, durante 14-21 dias (AI)	Valores elevados das provas de função hepática, hepatotoxicidade, náuseas e vômitos
Pneumonia por *Pneumocystis jirovecii*	Sulfametoxazol-trimetoprima IV ou por via oral, 15-20 mg/kg/dia do componente trimetoprima, em 3 a 4 doses fracionadas durante 21 dias[a] (AI)	Exantema cutâneo, febre, leucopenia
	O tratamento para casos moderados ou graves deve ser iniciado por via IV	Trombocitopenia
	ou	
	Pentamidina IV 4 mg/kg/dia, durante 21 dias[a] (AI)	Azotemia, hipoglicemia, hiperglicemia, arritmias
	Episódios leves	
	Atovaquona suspensão, 750 mg (5 mL) por via oral, duas vezes ao dia nas refeições, durante 21 dias[a] (BI)	Exantema, elevação das enzimas hepáticas, diarreia
Meningite criptocócica	Anfotericina B, 0,7 mg/kg/dia IV por um período mínimo de duas semanas, com flucitosina, 100 mg/kg/dia por via oral, em quatro doses fracionadas (AI), seguidas de	Nefrotoxicidade, hipopotassemia, anemia, febre, calafrios Mielossupressão Elevação das enzimas hepáticas
	Fluconazol, 400 mg/dia por via oral, durante oito semanas ou até que as culturas de LCS sejam negativas (AI)[a]	O mesmo que o anterior

(continua)

381

QUADRO 40-6	Tratamentos para patógenos oportunistas comuns em indivíduos infectados pelo HIV *(continuação)*	
Doença clínica	**Terapia inicial preferida para a infecção aguda em adultos (força da recomendação)**	**Reações adversas comuns ou que limitam a dose do fármaco**
Histoplasmose	Anfotericina B lipossomal, 3 mg/kg/dia IV, durante duas semanas (AI), *seguida de* itraconazol, 200 mg por via oral, três vezes ao dia, durante três dias; em seguida, duas vezes ao dia, durante 12 meses (AII)[a]	O mesmo que o anterior
Coccidioidomicose	Anfotericina B, 0,7-1 mg/kg/dia IV até a obtenção de uma melhora clínica (geralmente depois de 500-1.000 mg); em seguida, passar para um fármaco azólico (AII)[a]	O mesmo que o anterior
	ou	
	Fluconazol, 400-800 mg uma vez ao dia (doença meníngea) (AII)[a]	O mesmo que o anterior
Protozoários		
Encefalite por *Toxoplasma*	Pirimetamina, 200 mg por via oral em dose única; em seguida, 50-75 mg/dia	Mielossupressão
	mais	
	Sulfadiazina, 1-1,5 g por via oral, quatro vezes ao dia	Alergia, exantema, febre medicamentosa
	e	
	Leucovorina, 10-25 mg ao dia por via oral, durante seis semanas (AI)[a]	
Isosporíase	Trimetoprima e sulfametoxazol: 160 mg de trimetoprima e 800 mg de sulfametoxazol por via oral ou IV, quatro vezes ao dia, durante 10 dias (AII)[a]	O mesmo que o anterior
Bactérias		
Complexo *Mycobacterium avium*	Claritromicina, 500 mg por via oral, duas vezes ao dia	Intolerância GI, neurite óptica, neurite periférica
	mais	
	Etambutol, 15 mg/kg/dia por via oral (AI)	Exantema, intolerância GI
	e	
	Para a doença avançada, rifabutina, 300 mg/dia (pode haver necessidade de ajuste dose com TAR) (AI)[a]	Neutropenia, coloração da urina, uveíte

Doença clínica	Terapia inicial preferida para a infecção aguda em adultos (força da recomendação)	Reações adversas comuns ou que limitam a dose do fármaco
Enterocolite ou bacteremia por *Salmonella*	Ciprofloxacino, 500-750 mg por via oral (ou 400 mg IV), duas vezes ao dia, durante 14 dias (maior duração para a bacteremia ou na presença de infecção pelo HIV avançada) (AIII)	Intolerância GI
Enterocolite por *Campylobacter*	Ciprofloxacino, 500 mg por via oral duas vezes ao dia, ou	
	Azitromicina, 500 mg ao dia por via oral, durante sete dias (ou 14 dias na presença de bacteremia) (BIII)	O mesmo que o anterior
Enterocolite por *Shigella*	Ciprofloxacino, 500 mg por via oral, duas vezes ao dia, durante cinco dias (ou 14 dias na presença de bacteremia) (AIII)	O mesmo que o anterior
Vírus		
Herpes simples mucocutâneo	Aciclovir, 5 mg/kg IV a cada 8 horas até a regressão das lesões; em seguida, aciclovir, 400 mg por via oral, três vezes ao dia, até obter a cicatrização (o fanciclovir ou o valaciclovir constituem alternativas) (AII)	Intolerância GI, cristalúria
Varicela-zóster primária	Aciclovir, 10-15 mg/kg a cada 8 horas IV, durante 7-10 dias; em seguida, passar para o aciclovir oral, 800 mg três vezes ao dia, diariamente, após a defervescência (o fanciclovir ou o valaciclovir constituem alternativas) (AIII)	Nefrotapia obstrutiva, sintomas do SNC
Citomegalovírus (retinite)	Implante intraocular de ganciclovir mais	
	Valganciclovir, 900 mg duas vezes ao dia, durante 14-21 dias; em seguida, uma vez ao dia, até recuperação imunológica da TAR (AI)[a]	Neutropenia, trombocitopenia
Esofagite ou colite por citomegalovírus	Ganciclovir, 5 mg/kg IV a cada 12 horas, durante 21 a 28 dias (BII)	O mesmo que o anterior

GI, gastrintestinal; IV, intravenoso; HIV, vírus da imunodeficiência humana; LCS, líquido cerebrospinal; TAR, terapia antirretroviral.
[a]Recomenda-se a terapia de manutenção.
Ver o Quadro 40-4 para os níveis de recomendações baseadas em evidências.

QUADRO 40-7	Terapias para a profilaxia do primeiro episódio de doenças oportunistas em adultos e adolescentes *(continuação)*	
Patógeno	**Indicação**	**Primeira escolha (força da recomendação)**
I. Padrão de cuidado		
Pneumocystis jirovecii	Contagem de células CD4+ < 200 mm³ (< 200 × 10⁶/L) ou candidíase orofaríngea	Sulfametoxazol-trimetoprima, um comprimido de concentração dupla por via oral, uma vez ao dia (AI) ou um comprimido de concentração simples por via oral, uma vez ao dia (AI)
Mycobacterium tuberculosis		
Sensível a isoniazida	(Deve-se excluir a presença de TB ativa):	
	+ teste para infecção por TB latente sem história pregressa de tratamento da TB	Isoniazida, 300 mg por via oral, mais piridoxina, 50 mg por via oral uma vez ao dia, durante nove meses (AII)
	ou – teste para a infecção por TB latente, porém com contato próximo com caso de tuberculose ativa	*ou*
	ou história de TB curada não tratada ou inadequadamente tratada, independentemente dos resultados do teste para infecção por TB latente	Isoniazida, 900 mg por via oral, duas vezes por semana (BII), mais piridoxina, 50 mg ao dia por via oral, durante nove meses (BII)
Para exposição à TB resistente a fármacos	Consultar as autoridades de saúde pública	
Toxoplasma gondii	Anticorpos imunoglobulina G contra *Toxoplasma* e contagem de células CD4+ < 100/mm3 (< 100 × 10⁶/L)	Sulfametoxazol-trimetoprima, um comprimido de concentração dupla por via oral, uma vez ao dia (AII)
Complexo *Mycobacterium avium*	Contagem de células CD4+ < 50/mm³ (< 50 × 10⁶/L)	Azitromicina, 1.200 mg por via oral, uma vez por semana (AI), ou 600 mg por via oral, duas vezes por semana (BIII), ou claritromicina, 500 mg por via oral, duas vezes ao dia (AI)
Vírus varicela-zóster (VZV)	Pré-exposição: Contagem de células CD4+ ≥ 200/mm³ (≥ 200 × 10⁶/L), sem história de infecção por varicela ou, quando disponível, anticorpo anti-VZV negativo. Pós-exposição: exposição significativa à varicela ou zóster em pacientes que não apresentam nenhuma história de ambas as condições ou, quando disponível, anticorpo anti-VZV negativo	Vacinação contra varicela; duas doses com intervalo de três meses (CIII). Imunoglobulina anti-VZV, 125 UI por 10 kg (máximo de 625 UI) por via IM dentro de 96 horas após exposição a uma pessoa com varicela ou herpes-zóster ativos (AIII)

Streptococcus pneumoniae	Contagem de células CD4+ ≥ 200 células/mm³ (≥ 200 × 10⁶/L) ou nenhuma vacinação nos últimos cinco anos. Considerar os pacientes com contagens de células CD4 < 200/mm³ (< 200 × 10⁶/L) e aque es com aumento das células CD4 para > 200/mm³ (> 200 × 10⁶/L) em uso de TAR (CIII)	Vacina polissacarídica 23-valente, 0,5 mL por via IM (BII), podendo-se considerar a revacinação a cada cinco anos (CIII)
Vírus da hepatite B	Todos os pacientes suscetíveis	Vacina contra a hepatite B, três doses (AII) Deve-se obter o Anti-HBs um mês após completar a série de vacinas (BIII)
Vírus *influenza*	Todos os pacientes (anualmente) antes da estação da *influenza*	Vacina contra vírus *influenza* trivalente inativado (anual): 0,5 mL por via intramuscular (AIII)
Vírus da hepatite A	Todos os pacientes suscetíveis (negativos para anticorpo antivírus da hepatite A) com risco aumentado de infecção pelo vírus da hepatite A (p. ex., doença hepática crônica, usuários de drogas ilícitas, homens homossexuais)	Vacina contra hepatite A: duas doses (AII); deve-se avaliar a resposta humoral dentro de um mês após a vacinação, com revacinação, se necessário (BII)
Infecção pelo papilomavírus humano (HPV)	Mulheres de 15-26 anos ce idade	Vacina quadrivalente contra HPV, meses 0, 2 e 6 (CIII)
Histoplasma capsulatum	Contagem de células CD4+ < 150/mm³ (< 150 × 10⁶/L), área geográfica endêmica e alto risco de exposição	Fluconazol, 100-200 mg por via oral, uma vez ao dia (CI)

HB, hepatite B; IM, intramuscular; TAR, terapia antirretroviral; TB, tuberculose.
Ver o Quadro 40-4 para níveis de recomendações baseadas em evidências.

- Para a pentamidina, os efeitos colaterais consistem em hipotensão, taquicardia, náuseas, vômitos, hipoglicemia grave ou hiperglicemia, pancreatite, diabetes melito irreversível, elevação das transaminases, nefrotoxicidade, leucopenia e arritmias cardíacas.
- A adição precoce de terapia adjuvante com glicocorticoides aos esquemas anti-PPC demonstrou diminuir o risco de insuficiência respiratória e melhorar a sobrevida em pacientes com Aids e PPC moderada a grave ($Pao_2 \le 70$ mmHg [$\le 9,3$ kPa] ou gradiente [alveolar-arterial] superior ou igual a 35 mmHg [$\ge 4,7$ kPa]).

PROFILAXIA

- Na atualidade, recomenda-se a profilaxia contra PPC para todos os indivíduos infectados pelo HIV que já tenham tido PPC anteriormente. A profilaxia também é recomendada para todos os indivíduos infectados pelo HIV que apresentam contagem de linfócitos CD4 inferior a 200 células/mm³ (i.e., cujas células CD4 representam < 14% dos linfócitos totais) ou história de candidíase orofaríngea.
- O sulfametoxazol-trimetoprima constitui o tratamento preferido para a profilaxia tanto primária quanto secundária da PPC em adultos e adolescentes. A dose recomendada para adultos e adolescentes é de um comprimido de concentração dupla diariamente.

Capítulo elaborado a partir de conteúdo original de autoria de Peter L, Anderson, Thomas N. Kakuda e Courtney V. Fletcher.

41 Influenza

CAPÍTULO

- *Influenza* é uma doença viral associada a altas taxas de mortalidade e de hospitalização entre indivíduos com menos de 65 anos de idade. As epidemias sazonais de *influenza* resultam em 25 a 50 milhões de casos, cerca de 200.000 hospitalizações e mais de 30.000 mortes a cada ano nos Estados Unidos. Mais pessoas morrem de *influenza* do que de qualquer outra doença passível de prevenção por vacina.
- A *influenza* é transmitida de pessoa a pessoa via inalação de perdigotos respiratórios, o que ocorre quando um indivíduo infectado tosse ou espirra. O período de incubação da *influenza* varia entre 1 e 7 dias, com média de dois dias. Os adultos são considerados infectantes desde a véspera do início dos sintomas até sete dias após sua instalação, enquanto as crianças podem ser infectantes por mais de 10 dias após o início dos sintomas. A transmissão viral pode persistir por semanas a meses nos indivíduos gravemente imunocomprometidos.

MANIFESTAÇÕES CLÍNICAS

- O quadro de apresentação de pacientes com *influenza* é semelhante ao de diversas outras doenças respiratórias.
- A evolução clínica e os resultados variam com faixa etária, imunocompetência, características do vírus, tabagismo, comorbidades, gestação e grau de imunidade preexistente.
- Entre as complicações da *influenza* estão agravamento de comorbidade subjacente, pneumonia viral primária, pneumonia bacteriana secundária ou outras doenças respiratórias (sinusite, bronquite e otite), encefalopatia, mielite transversa, miosite, miocardite, pericardite e síndrome de Reye.

SINAIS E SINTOMAS

- Os sinais e sintomas clássicos da *influenza* são febre de início súbito, mialgia, cefaleia, mal-estar, tosse seca, dor de garganta e rinite.
- Náusea, vômitos e otite média são comuns em crianças.
- Os sinais e sintomas normalmente se resolvem em 3 a 7 dias, embora tosse e mal-estar possam persistir por mais de duas semanas.

EXAMES LABORATORIAIS

- O padrão-ouro para o diagnóstico de *influenza* é a cultura viral.
- Testes rápidos com antígenos e *kits* comerciais de detecção, conhecidos como *point-of-care*, teste de anticorpos por fluorescência direta e reação em cadeia de polimerase via transcriptase reversa podem ser usados para detecção rápida do vírus.
- Se houver suspeita de pneumonia, solicitar radiografia do tórax.
- Os testes rápidos permitem diagnóstico imediato para início de terapia antiviral e redução do uso inapropriado de antibióticos.

PREVENÇÃO

- A melhor maneira de reduzir as taxas de morbidade e mortalidade associadas à *influenza* é prevenir a infecção por meio de vacinação. Medidas para controle da transmissão, como higiene das mãos, etiqueta respiratória básica (cobrir a boca ao tossir e descartar os lenços de papel) e evitar contato, também são importantes para prevenir a disseminação da *influenza*.
- Recomenda-se vacinação anual a todos os indivíduos acima de 6 meses de idade e aos cuidadores (p. ex., pais, professores, babás) de crianças com menos de 6 meses de idade.
- A vacinação também é recomendada àqueles que vivam com e/ou cuidem de indivíduos de alto risco, incluindo contatos familiares e profissionais de saúde.

- O Advisory Committee on Immunization Practices* (ACIP) publicou as seguintes recomendações sobre a vacinação de indivíduos com alergia a ovos: (a) vacinação com vacina trivalente contra *influenza* (TIV) e não com vacina contra *influenza* com vírus vivo atenuado (LAIV, de *live-attenuated influenza vaccine*), para os indivíduos com história de alergia a ovos que envolva apenas placas de urticária. A vacina deve ser aplicada por um profissional de saúde que esteja familiarizado com as possíveis manifestações de alergia a ovos, e o paciente deve ser observado no mínimo por 30 minutos após a aplicação. (b) Os indivíduos com reações alérgicas graves, como angioedema, desconforto respiratório, delírio ou vômitos recorrentes, ou que tenham necessitado de epinefrina após exposição a ovos, devem ser encaminhados a um médico com conhecimento para condução de reações alérgicas para a aplicação de vacina de *influenza*. (c) A reação alérgica grave a uma dose de vacina de *influenza* contraindica futuras vacinações.

✓ O período ideal para a vacinação são os meses de outubro ou novembro,** a fim de permitir o desenvolvimento e a manutenção da imunidade durante o pico da estação da *influenza*.

✓ As duas vacinas disponíveis atualmente para prevenção de *influenza* são a TIV e a LAIV. As cepas específicas incluídas na vacina mudam a cada ano com base na variação antigênica.

✓ A TIV foi aprovada pela Food and Drug Administration (FDA) para uso em indivíduos acima de 6 meses de idade, independentemente do seu estado imunológico. A vacina encontra-se disponível na forma de vários produtos comerciais, os quais estão aprovados para diferentes faixas etárias (Quadro 41-1).

✓ Adultos com mais de 65 anos são beneficiados com a vacina contra *influenza*, o que inclui prevenção de complicações e redução no risco de hospitalizações e de mortes relacionadas à doença. Contudo, os indivíduos desta população talvez não produzam uma reação forte de anticorpos e podem permanecer suscetíveis à infecção.

✓ O efeito adverso mais frequente associado à TIV é dor no local da injeção que dura menos de 48 horas. A TIV pode causar febre e mal-estar naqueles que não tenham sido expostos aos antígenos virais da vacina. Reações alérgicas (urticária e anafilaxia sistêmica) ocorrem raramente após vacinação contra *influenza* e provavelmente resultam de reação às proteínas residuais do ovo na vacina.

✓ A vacinação não deve ser feita em indivíduos que não tenham alto risco de complicações da doença e que tenham tido síndrome de Guillain-Barré nas últimas seis semanas ou tenham recebido vacina de *influenza* previamente.

✓ A LAIV é produzida com vírus vivo atenuado e está aprovada para administração intranasal em indivíduos saudáveis com idade entre 2 e 49 anos (Quadro 41-2). Entre as vantagens da LAIV estão facilidade de administração, administração intranasal e não intramuscular, e possível indução de reação imune ampla sistêmica e da mucosa.

✓ A LAIV está aprovada para uso apenas em crianças com mais de 2 anos de idade e sem histórico de asma em parte em razão de dados que demonstraram aumento da asma e de doenças reacionais das vias aéreas em crianças com menos de 5 anos.

✓ Os efeitos adversos que costumam estar associados à administração da LAIV incluem corrimento nasal, congestão, dor de garganta e cefaleia.

✓ A LAIV não deve ser administrada a indivíduos imunossuprimidos, nem por profissionais de saúde que estejam gravemente imunocomprometidos.

PROFILAXIA APÓS EXPOSIÇÃO

- Os medicamentos antivirais disponíveis para a profilaxia da *influenza* devem ser considerados adjuntos, mas não substitutos para a vacinação anual.
- A **amantadina** e a **rimantadina** não devem ser usadas para profilaxia ou tratamento nos Estados Unidos em razão do surgimento rápido de resistência.
- Os inibidores da neuraminidase, **oseltamivir** e **zanamivir** são agentes efetivos para profilaxia em termos de prevenção de *influenza* quando usados para profilaxia sazonal e prevenção da doença em indivíduos expostos a um contato domiciliar que tenha sido diagnosticado com *influenza*. O Quadro 41-3 fornece as posologias recomendadas.

---

* N. do T. Comitê consultivo sobre imunização.
** N. do T. No Brasil, a vacinação é feita entre abril e maio.

QUADRO 41-1	Vacinas contra *influenza* aprovadas paaa as diferentes faixas etárias – Estados Unidos, 2010-2011					
Vacina	**Nome comercial¹**	**Fabricante**	**Dose/apresentação**	**Conteúdo de timerosal-mercúrio (mcg Hg/0,5 mL)**	**Faixa etária**	**Número de doses**
TIV	Fluzone	Sanofi Pasteur	Seringa contendo 0,25 mL	0	6-35 meses	1 ou 2ª
			Seringa contendo 0,5 mL	0	≥ 36 meses	1 ou 2ª
			Frasco com 0,5 mL	0	≥ 36 meses	1 ou 2ª
			Frasco de 5 mL para multidoses	0	≥ 6 meses	1 ou 2ª
TIV	Agriflu	Novartis Vaccines	Seringa contendo 0,5 mL	0	≥ 18 anos	1
TIV	Fluvirin	Novartis Vaccines	Seringa contendo 0,5 mL	< 1	≥ 4 anos	1 ou 2ª
			Frasco de 5 mL para multidoses	25	≥ 4 anos	1 ou 2ª
TIV	Fluarix	GlaxoSmithKline	Seringa contendo 0,5 mL	0	≥ 3 anos	1
TIV	FluLaval	ID Biomedical Corporation	Frasco de 5 mL para multidoses	< 25	≥ 18 anos	1
TIV	Afluria	CSL Biotherapies	Seringa contendo 0,5 mL	0	≥ 9 anos	1
			Frasco de 5 mL para multidoses	24,5	≥ 9 anos	
TIV alta dose	Fluzone	HD Sanofi Pasteur	Seringa contendo 0,5 mL	0	65 anos	1
TIV intradérmica	Fluzone Intradermal	Sanofi Pasteur	Sistema de microinjeção preparado com 0,1 mL	0	18-64 anos	1ᵇ
LAIV	FluMistc	MedImmune	*Spray* com 0,2 mL	0	2-49 anos	1 ou 2ᵈ

LAIV, vacina contra *influenza* com vírus vivo atenuado; TIV, vacina trivalente contra *influenza*.
ª Duas doses administradas com intervalo mínimo de um mês para crianças com idade entre 6 meses e 9 anos de idade que estejam sendo vacinadas contra *influenza* pela primeira vez ou que tenham recebido apenas uma dose de vacina no primeiro ano de vacinação na última estação de *influenza*.
ᵇ *Administrada por via intradérmica.* Uma dose de 0,1 mL contém 9 mcg de cada antígeno vacinal (total de 27 mcg).
ᶜ A nova fórmula quadrivalente aprovada em 2012 substituirá a fórmula trivalente da LAIV atualmente disponível a partir da temporada 2013-2014.
ᵈ Duas doses administradas com intervalo de quatro semanas para crianças com idade acima de 2 e abaixo de 9 anos que estejam sendo vacinadas contra *influenza* pela primeira vez.
¹ N. de R.T. Conforme disponíveis nos Estados Unidos.

QUADRO 41-2	Comparação das vacinas trivalente (TIV) e com vírus vivo atenuado (LAIV) contra *influenza*	
Característica	**TIV**	**LAIV**
Faixa etária aprovada para uso	> 6 meses	5 a 49 anos
Exigência de estado imunológico	Imunocompetente ou imunocomprometido	Imunocompetente
Propriedades virais	Vírus inativado (morto) da *influenza* A (H3N2), A (H1N1) e B	Vírus vivo atenuado de *influenza* A (H3N2), A (H1N1) e B
Via de administração	Intramuscular	Intranasal
Resposta do sistema imunológico	Resposta com alta concentração sérica de anticorpos IgG	Resposta com IgG menor, e maior resposta com produção de IgA em soro e mucosa

Ig, imunoglobulina.

- Naqueles pacientes que não tenham sido vacinados contra *influenza* e que estejam tomando medicamento antiviral para prevenção da doença durante sua estação, o fármaco idealmente deve ser tomado durante toda a duração da estação na comunidade.
- A profilaxia deve ser considerada durante a estação da *influenza* para os seguintes grupos:
  - ✓ Indivíduos com alto risco de doenças graves e/ou de complicações, que não possam ser vacinados.
  - ✓ Indivíduos com alto risco de doenças graves e/ou de complicações, que tenham sido vacinados após o início de casos de *influenza* em sua comunidade, considerando que a produção de títulos protetores de anticorpos demora cerca de duas semanas.
  - ✓ Indivíduos não vacinados que tenham contato frequente com pacientes de alto risco.
  - ✓ Indivíduos com resposta insuficiente à vacinação (p. ex., síndrome de imunodeficiência adquirida em estágio avançado).
  - ✓ Residentes em asilos, independentemente do seu estado vacinal, quando houver surto da doença na instituição.
  - ✓ Contatos domiciliares não vacinados de alguém com diagnóstico de *influenza*.
- A LAIV não deve ser administrada antes de 48 horas da suspensão da terapia antiviral para *influenza*, e esses medicamentos não devem ser prescritos durante duas semanas após a administração da LAIV, considerando que os antivirais inibem a replicação do vírus de *influenza* atenuado.
- As gestantes, independentemente do trimestre, devem receber a vacinação anual contra *influenza* com TIV, mas não com LAIV.
- Os adamantanos e os inibidores da neuraminidase não devem ser prescritos durante a gravidez em razão das preocupações sobre os efeitos dos medicamentos nos fetos.
- Os hospedeiros imunocomprometidos devem ser vacinados anualmente contra *influenza* com TIV, mas não com LAIV.

TRATAMENTO

- <u>Objetivos do tratamento:</u> os quatro principais objetivos do tratamento da *influenza* são os seguintes: (1) controlar os sintomas; (2) prevenir complicações; (3) reduzir o absenteísmo no trabalho e/ou na escola; e (4) prevenir a disseminação da infecção.
- Os medicamentos antivirais serão mais efetivos quando iniciados nas primeiras 48 horas desde a instalação dos sintomas. Agentes adjuntos, como paracetamol para a febre ou anti-histamínicos para a rinite, podem ser usados concomitantemente aos antivirais.

QUADRO 41-3	Posologia diária recomendada para medicamentos antivirais para tratamento e profilaxia da *influenza* – Estados Unidos			
Medicamento	**Tratamento em adultos**	**Profilaxia em adultos**[a]	**Tratamento pediátrico**[b]	**Profilaxia pediátrica**[c]

Oseltamivir	Cápsula de 75 mg duas vezes ao dia, durante cinco dias	Cápsula de 75 mg diariamente	≤ 3 meses:[d] 12 mg duas vezes ao dia
			3-5 meses:[d] 20 mg duas vezes ao dia
			6-11 meses:[d] 25 mg duas vezes ao dia
			≥1 ano
			  ≤ 15 kg: 30 mg duas vezes ao dia
			  16-23 kg: 45 mg duas vezes ao dia
			  23-40 kg: 60 mg duas vezes ao dia
			  > 40 kg: 75 mg duas vezes ao dia
			Todos durante cinco dias
				≤ 3 meses. Não recomendada; situação considerada crítica em razão dos dados limitados nessa faixa etária
				3-5 meses:[d] 20 mg/dia
				6-11 meses:[d] 25 mg/dia
				≥ 1 ano
				  ≤ 15 kg: 30 mg/dia
				  16-23 kg: 45 mg/dia
				  23-40 kg: 60 mg/dia
				  > 40 kg: 75 mg/dia

Zanamivir	Duas inalações duas vezes ao dia, durante cinco dias	Duas inalações/dia	Duas inalações duas vezes ao dia, durante cinco dias para ≥ 7 anos de idade	Duas inalações ao dia para ≥ 5 anos
Rimantadina[e]	200 mg/dia em uma ou duas doses, durante sete dias	200 mg/dia em uma ou duas doses	1-9 anos ou < 40 kg: 6,6 mg/kg/dia fracionados em duas doses ao dia (máximo 150 mg/dia) ≥ 10 anos: 200 mg/dia em uma ou duas doses Tratar por 5 a 7 dias	1-9 anos: 5 mg/kg/dia (máximo 150 mg/dia) ≥ 10 anos: 200 mg/dia em uma ou duas doses

(continua)

QUADRO 41-3	Posologia diária recomendada para medicamentos antivirais para tratamento e profilaxia da *influenza* – Estados Unidos *(continuação)*			
Medicamento	**Tratamento em adultos**	**Profilaxia em adultos**[a]	**Tratamento pediátrico**[b]	**Profilaxia pediátrica**[c]
Amantadina[e]	200 mg/dia em uma ou duas doses, até 24-48 h após a resolução dos sintomas	Igual ao tratamento	> 12 anos: igual aos adultos 1-9 anos: 5 mg/kg/dia em uma ou duas doses; máximo 150 mg/dia ≥ 10-12 anos: 100 mg duas vezes ao dia	Igual ao tratamento

[a] Se for administrada vacina contra *influenza*, a profilaxia geralmente pode ser suspensa 14 dias após a vacinação em indivíduos não institucionalizados. Quando a profilaxia estiver sendo administrada após exposição, a profilaxia deve ser mantida por 10 dias após a exposição. Nos indivíduos com alto risco de complicações de *influenza* e com contraindicação ao uso da vacina ou expectativa de baixa efetividade, a quimioprofilaxia deve ser mantida enquanto o vírus da *influenza* estiver circulando na comunidade.

[b] Posologia alternativa segundo Infectious Disease Society of America (IDSA)/ Pediatric Infectious Disease Society (PIDS) (2011): lactentes e prematuros – 1 mg/kg/dose a cada 12 horas; 0-8 meses – 3 mg/kg/dose a cada 12 horas; 9-23 meses – 3.5 mg/kg/dose a cada 12 horas.

[c] Posologia alternativa segundo IDSA/PIDS (2011): 3-8 meses – 3 mg/kg/dose diariamente; 9-23 meses – 3.5 mg/kg/dose diariamente.

[d] Posologia sem aprovação formal.

[e] Observação: embora a amantadina e a rimantadina tenham sido utilizadas para tratamento e profilaxia da influenza A, considerando o grande aumento na resistência do vírus, os Centers for Disease Control and Prevention (CDC) não recomendam mais o uso desses agentes para tratamento ou profilaxia da *influenza*.

- Os pacientes com *influenza* devem ter horas suficientes de sono e manter baixo nível de atividade física. Devem ser dispensados do trabalho e/ou escola e ficar em casa para repousar e evitar disseminar a doença. Atenção para a ingestão de volume adequado de líquidos. Pastilhas contra tosse e dor de garganta, chás ou sopas quentes ajudam a controlar os sintomas (tosse e dor de garganta).

FARMACOTERAPIA

- Os inibidores da neuraminidase (NA) são os únicos medicamentos antivirais disponíveis para tratamento e profilaxia da *influenza*. São eles oseltamivir e zanamivir. O **peramivir** (uso intravenoso) é outro inibidor da NA sendo investigado para o tratamento da *influenza*. Os adamantanos (amantadina e rimantadina) não são mais recomendados em razão da alta resistência entre os vírus da *influenza*.
- Oseltamivir e zanamivir são inibidores da neuraminidase com atividade contra os vírus da *influenza* A e B. Quando administrados nas primeiras 48 horas desde a instalação dos sintomas, eles são capazes de reduzir a duração da doença em cerca de um dia em comparação com placebo. Os benefícios dependem muito do momento do início do tratamento, sendo ideal que ocorra nas primeiras 12 horas a partir da instalação da doença.
- O oseltamivir está aprovado para tratamento nos indivíduos com mais de 1 ano de idade; o zanamivir está aprovado para tratamento daqueles com mais de 7 anos de idade. As posologias recomendadas variam com o agente e com a faixa etária (ver **Quadro 41-3**), e a duração do tratamento recomendada para ambos os agentes é cinco dias.
- Foram relatadas complicações neuropsiquiátricas formadas por *delirium*, crises convulsivas, alucinações e automutilação em pacientes pediátricos com o tratamento com oseltamivir.
- Oseltamivir e zanamivir têm sido usados durante a gravidez, mas não há dados clínicos concretos sobre a segurança do uso. Os adamantanos e os inibidores da neuraminidase são excretados no leite materno e devem ser evitados nas mães que estiverem amamentando. Há necessidade de estudos complementares nessas populações de alto risco para doença grave e complicações da *influenza*.

AVALIAÇÃO DOS DESFECHOS TERAPÊUTICOS

- Os pacientes devem ser monitorados diariamente quanto à resolução dos sinais e sintomas associados à *influenza*, como febre, mialgia, cefaleia, mal-estar, tosse seca, dor de garganta e rinite. Esses sinais e sintomas normalmente se resolvem em cerca de uma semana. Se o paciente continuar apresentando sinais e sintomas da doença por mais de 10 dias ou piora dos sintomas após sete dias, há indicação para consulta médica, uma vez que isso pode indicar a ocorrência de infecção bacteriana secundária.

Capítulo elaborado a partir de conteúdo original de autoria de Jessica C. Njoku e Elizabeth D. Hermsen.

Infecções intra-abdominais

- As *infecções intra-abdominais* referem-se a infecções contidas no peritônio ou no espaço retroperitoneal. Neste capítulo, serão discutidos dois tipos gerais de infecções intra-abdominais: a peritonite e o abscesso.
- A peritonite é definida como uma resposta inflamatória aguda do revestimento peritoneal contra microrganismos, substâncias químicas, irradiação ou lesão por corpo estranho. Pode ser classificada em primária ou secundária. Na peritonite primária, pode não haver evidências de foco intra-abdominal de doença. Na peritonite secundária, um processo patológico focal é evidente no interior do abdome.
- Um abscesso refere-se a uma coleção de líquido purulento, separada dos tecidos adjacentes por uma parede, consistindo em células inflamatórias e órgãos adjacentes. Em geral, contém restos necróticos, bactérias e células inflamatórias.

FISIOPATOLOGIA

- O Quadro 42-1 fornece um resumo das numerosas causas potenciais de peritonite bacteriana. A apendicite constitui a causa mais frequente de abscesso. A infecção intra-abdominal resulta da entrada de bactérias nos espaços peritoneal ou retroperitoneal ou de coleções de bactérias em órgãos intra-abdominais. Quando a peritonite resulta de diálise peritoneal, a flora da superfície cutânea é introduzida pelo cateter peritoneal.
- Na peritonite primária, as bactérias podem entrar no abdome por meio da corrente sanguínea ou do sistema linfático, por transmigração pela parede intestinal, por meio de um cateter de diálise peritoneal de demora ou pelas tubas uterinas, quando for o caso.
- Na peritonite secundária, as bactérias entram com mais frequência no peritônio ou no retroperitônio em consequência de ruptura na integridade do trato gastrintestinal (GI) causada por doenças ou lesões traumáticas.
- Quando as bactérias se disseminam pelo peritônio, o processo inflamatório envolve a maior parte do revestimento peritoneal. O deslocamento de líquido e proteína para dentro do abdome (denominado "terceiro espaço") pode diminuir o volume de sangue circulante e causar choque.
- A peritonite costuma levar à morte, devido aos efeitos sobre os principais sistemas orgânicos. Os deslocamentos de líquido e as endotoxinas podem causar hipotensão e choque.
- O abscesso começa pela ação combinada de células inflamatórias (p. ex., neutrófilos), bactérias, fibrina e outros componentes inflamatórios. Dentro do abscesso a tensão de oxigênio é baixa e ocorre proliferação de bactérias anaeróbias.

MICROBIOLOGIA

- A peritonite bacteriana primária é frequentemente causada por um único microrganismo. Nas crianças, o patógeno em geral consiste em *Streptococcus* do grupo A, *Streptococcus pneumoniae*, *Escherichia coli* ou espécies de *Bacteroides*. Quando a peritonite ocorre em associação à ascite cirrótica, *E. coli* é isolada com mais frequência.
- Em pacientes submetidos à diálise peritoneal, a peritonite costuma ser causada por microrganismos comuns da pele: *Staphylococcus epidermidis*, *Staphylococcus aureus*, estreptococos e difteroides. As bactérias gram-negativas associadas às infecções por diálise peritoneal incluem *E. coli*, *Klebsiella* e *Pseudomonas*.
- As infecções intra-abdominais secundárias com frequência são polimicrobianas. O número médio de microrganismos isolados de locais intra-abdominais infectados tem variado de 2,9 a 3,7, incluindo uma média de 1,3 a 1,6 para aeróbios, e 1,7 a 2,1 para anaeróbios. O Quadro 42-2 apresenta as frequências com que bactérias específicas foram isoladas de infecções intra-abdominais.
- A combinação de microrganismos aeróbios e anaeróbios parece aumentar acentuadamente a patogenicidade. Nas infecções intra-abdominais, as bactérias facultativas podem propiciar um ambiente favorável ao crescimento de bactérias anaeróbias.

QUADRO 42-1	Causas de peritonite bacteriana

Peritonite bacteriana primária

Diálise peritoneal

Cirrose com ascite

Síndrome nefrótica

Peritonite bacteriana secundária

Causas diversas

    Diverticulite

    Apendicite

    Doença inflamatória intestinal

    Salpingite

    Infecções do trato biliar

    Pancreatite necrosante

Neoplasias

    Obstrução intestinal

    Perfuração

Problemas gastrintestinais mecânicos

    Qualquer causa de obstrução do intestino delgado (aderências e hérnia)

Causas vasculares

    Oclusão arterial ou venosa mesentérica (fibrilação atrial)

    Isquemia mesentérica sem oclusão

Traumatismo

    Traumatismo abdominal fechado com ruptura do intestino

    Traumatismo abdominal penetrante

    Perfuração intestinal iatrogênica (endoscopia)

    Episódios intraoperatórios

    Contaminação peritoneal durante uma cirurgia abdominal

    Vazamento de anastomose gastrintestinal

- As bactérias entéricas aeróbias e as bactérias anaeróbias são patógenos encontrados na infecção intra-abdominal. As bactérias aeróbias, em particular *E. coli*, parecem ser responsáveis pela mortalidade precoce da peritonite, enquanto as bactérias anaeróbias são patógenos importantes nos abscessos, com predomínio do *Bacteroides fragilis*.
- O papel do *Enterococcus* como patógeno não está bem evidenciado. Ocorre infecção enterocócica mais comumente na peritonite pós-operatória, na presença de fatores de risco específicos que indicam falência das defesas do hospedeiro, ou com o uso de antibióticos de amplo espectro.

MANIFESTAÇÕES CLÍNICAS

- As infecções intra-abdominais apresentam um amplo espectro de manifestações clínicas, que com frequência dependem do processo patológico específico, da localização e da magnitude da contaminação bacteriana e de fatores concomitantes do hospedeiro. A apresentação de pacientes com peritonite primária e peritonite secundária é muito diferente (Quadro 42-3).
- Se a peritonite permanecer sem tratamento, o paciente pode sofrer choque hipovolêmico em consequência da perda de líquido no peritônio, na parede intestinal e no lúmen. Esse processo pode ser acompanhado de sepse generalizada. O abscesso intra-abdominal pode representar um desafio diagnóstico, visto que os sintomas não são específicos nem acentuados.

QUADRO 42-2	Patógenos isolados de pacientes com infecção intra-abdominal		
	Peritonite secundária	Infecção adquirida na comunidade	Infecção hospitalar
Bactérias gram-negativas			
Escherichia coli	32-61%	29%	22,5%
Enterobacter	8-26%	5,2%	8,0%
Klebsiella	6-26%	2,8%	4,5%
Proteus	4-23%	1,7%	2,4%
Bactérias gram-positivas			
Enterococcus	18-24%	10,6%	18%
Streptococcus	6-55%	13,7%	10%
Staphylococcus	6-16%	3,1%	4,8%
Bactérias anaeróbias			
Bacteroides	25-80%	13,7%	10,3%
Clostridium	5-18%	3,5%	3,4%
Fungos	2-5%	3%	4%

Dados de Marshall JC, Innes M. Intensive care unit management of intraabdominal infection. Crit Care Med 2003;31:2228-2237; and Montravers P, Lepape A, Dubreuil L, et al. Clinical and microbiological profiles of community-acquired and nosocomial infections: Results of the French prospective, observational EBIIA study. J antimicrob Chemother. 2009;63:785-794.

- O resultado global da infecção intra-abdominal depende de cinco fatores principais: tamanho do inóculo, virulência dos microrganismos, presença de adjuvantes na cavidade peritoneal que facilitam a infecção, adequação das defesas do hospedeiro e adequação do tratamento inicial.

TRATAMENTO

- Os objetivos do tratamento consistem em corrigir os processos patológicos ou lesões intra-abdominais que causaram a infecção e em drenar as coleções de material purulento (p. ex., abscesso). Um objetivo secundário é obter a resolução da infecção, sem haver complicações de sistemas orgânicos importantes ou efeitos adversos do tratamento.
- As três principais modalidades de tratamento para a infecção intra-abdominal consistem em drenagem cirúrgica imediata do local infectado, reanimação hemodinâmica e suporte das funções vitais e administração precoce de terapia antimicrobiana apropriada para tratar a infecção não removida pela cirurgia.
- Os agentes antimicrobianos constituem um adjuvante importante dos procedimentos de drenagem no tratamento das infecções intra-abdominais. Todavia, o uso de agentes antimicrobianos sem intervenção cirúrgica costuma ser inadequado. Na maioria dos casos de peritonite primária, pode não haver necessidade de procedimentos de drenagem, e os agentes antimicrobianos tornam-se a base do tratamento.
- Na fase inicial das infecções intra-abdominais graves, deve-se dar atenção para a manutenção das funções dos sistemas orgânicos. Na peritonite generalizada, são necessários grandes volumes de líquidos intravenosos (IV) para restaurar o volume vascular, melhorar a função cardiovascular e manter a perfusão tecidual e a oxigenação adequadas.

QUADRO 42-3	Manifestação clínica da peritonite

Peritonite primária

O paciente pode não apresentar sofrimento agudo, em particular com a diálise peritoneal

Sinais e sintomas

O paciente pode se queixar de náuseas, vômitos (algumas vezes com diarreia) e hipersensibilidade abdominal

A temperatura pode estar apenas levemente elevada ou não elevada em pacientes submetidos à diálise peritoneal

Os ruídos intestinais são hipoativos

O paciente com cirrose pode apresentar agravamento da encefalopatia

Líquido de diálise turvo na diálise peritoneal

Exames laboratoriais

A contagem de leucócitos pode estar apenas levemente aumentada

Em geral, o líquido ascítico contém > 250 leucócitos/mm^3 (> 250 × 10^6/L), e pode-se verificar a presença de bactérias na coloração de Gram de uma amostra centrifugada

Em 60 a 80% dos pacientes com ascite cirrótica, a coloração de Gram é negativa

Outros exames complementares

A cultura do líquido de diálise peritoneal ou do líquido ascítico deve ser positiva

Peritonite secundária

Sinais e sintomas

Dor abdominal generalizada

Taquipneia

Taquicardia

Náuseas e vômitos

A temperatura apresenta-se normal no início; em seguida, aumenta para 37,7 a 38,8°C nas primeiras horas; pode continuar aumentando nas horas seguintes

Hipotensão e choque se o volume não for restaurado

Diminuição do débito urinário, devido à depleção do volume vascular

Exame físico

Defesa abdominal voluntária, que passa para a defesa involuntária com abdome "em tábua"

Hipersensibilidade e distensão abdominais

Ruídos intestinais fracos que cessam com o passar do tempo

Exames laboratoriais

Leucocitose (15.000-20.000 leucócitos/mm^3 [15-20 × 10^9/L]), com predomínio dos neutrófilos e porcentagem elevada de neutrófilos imaturos (bastões)

Aumento do hematócrito e da ureia, devido à desidratação

O paciente evolui da alcalose inicial, devido à hiperventilação e os vômitos, para a acidose e acidemia láctica

Outros exames complementares

As radiografias de abdome podem ser úteis, devido à presença de ar livre no abdome (indicando perfuração intestinal), ou a distensão do intestino delgado ou do intestino grosso é frequentemente evidente

QUADRO 42-4	Agentes recomendados para o tratamento das infecções intra-abdominais complicadas adquiridas na comunidade	
Agentes recomendados para infecções leves a moderadas	**Agentes recomendados para alto risco ou infecções de alta gravidade**	
Monoterapia		
Cefoxitina[a]	Piperacilina-tazobactam	
Ticarcilina-clavulanato		
Moxifloxacino[b]	Imipeném-cilastatina,[c] meropeném[c]	
Ertapeném[c]	Doripeném[c]	
Esquemas combinados		
Cefazolina,[a] cefuroxima,[a] ceftriaxona, cefotaxima em associação, cada uma delas, com metronidazol	Cefepima ou ceftazidima em combinação, cada uma delas, com metronidazol	
Ciprofloxacino[b] ou levofloxacino[b] em associação, cada um deles, com metronidazol	Ciprofloxacino[b] ou levofloxacino[b] em combinação, cada um deles, com metronidazol	

[a] O uso empírico de cefalosporinas de primeira e segunda gerações deve ser evitado, a não ser que o antibiograma local revele uma sensibilidade de > 80 a 90% de *E. coli* a esses fármacos.
[b] O uso de quinolonas pode estar associado ao fracasso do tratamento, devido à resistência crescente dos patógenos entéricos, incluindo *E. coli*. O uso empírico de quinolonas deve ser evitado, a não ser que o antibiograma local revele uma sensibilidade de > 80 a 90% de *E. coli* às quinolonas.
[c] Em geral, os carbapenéns devem ser reservados para ambientes onde existe alto risco de resistência a outros fármacos.
Adaptado de Solomkin et al.[39]

TERAPIA NÃO FARMACOLÓGICA

- A peritonite secundária é tratada cirurgicamente; essa abordagem é denominada "controle da fonte", referindo-se às medidas físicas realizadas para erradicar o foco de infecção. Pode-se utilizar a laparotomia abdominal para corrigir a causa da peritonite.
- A reposição de líquidos e o tratamento agressivo são necessários para obter ou manter o volume intravascular apropriado para assegurar o débito cardíaco adequado, a perfusão tecidual e a correção da acidose.
- Na primeira hora de tratamento, pode ser necessária a administração de um grande volume de solução IV (solução Ringer lactato) para restaurar o volume intravascular. Em seguida, pode-se administrar até 1 L/h para restaurar o equilíbrio hídrico em poucas horas.
- Nos pacientes com perda sanguínea significativa (hematócrito ≤ 25%), deve-se administrar sangue, geralmente na forma de concentrados de hemácias.
- A nutrição enteral ou parenteral facilita a melhora da função imunológica e a cicatrização da ferida para garantir a recuperação do paciente.

TERAPIA FARMACOLÓGICA

- Os objetivos da terapia antimicrobiana consistem em controlar a bacteremia e estabelecer os focos metastáticos de infecção, reduzir as complicações supurativas após contaminação bacteriana e impedir a disseminação local da infecção instalada.
- Deve-se iniciar um esquema antimicrobiano empírico logo que haja suspeita da presença de infecção intra-abdominal com base nos patógenos prováveis.

Recomendações

- O Quadro 42-4 apresenta os esquemas recomendados e alternativos para infecções intra-abdominais complicadas adquiridas na comunidade. No Quadro 42-5, são apresentadas as diretrizes para o tratamento antimicrobiano inicial das infecções intra-abdominais específicas.
- O Quadro 42-6 fornece os princípios de tratamento baseados em evidências para as infecções intra-abdominais complicadas.

QUADRO 42-5 Diretrizes para o tratamento inicial das infecções intra-abdominais com agentes antimicrobianos

Agentes primários	Alternativos
Peritonite bacteriana primária (espontânea)	
Cirrose Ceftriaxona, cefotaxima	1. Piperacilina-tazobactam, carbapenéns 2. Aztreonam combinado com um agente ativo contra *Streptococcus* spp. (p. ex., vancomicina) ou quinolonas com atividade significativa contra *Streptococcus* spp. (levofloxacino, moxifloxacino)
Diálise peritoneal Os esquemas empíricos iniciais devem ser ativos contra patógenos gram-positivos (incluindo *S. aureus*) e gram-negativos: agente dirigido contra microrganismos gram-positivos (cefalosprina de primeira geração ou vancomicina) mais um agente ativo contra microrganismos gram-negativos (cefalosprina de terceira geração ou aminoglicosídeo)	1. A cefepima ou os carbapenéns podem ser usados isoladamente 2. O aztreonam ou um aminoglicosídeo podem ser utilizados em lugar da ceftazidima ou cefepima, contanto que estejam associados a um agente ativo contra microrganismos gram-positivos 3. As quinolonas podem ser usadas em lugar de agentes ativos contra microrganismos gram-negativos se a sensibilidade local permitir
1. *Staphylococcus* spp.: oxacilina/nafcilina ou cefalosporina de primeira geração	1. A vancomicina deve ser usada se houver suspeita de *Staphylococcus* spp. resistente à meticilina 2. Acrescentar rifampicina durante 5 a 7 dias com vancomicina para *Staphylococcus aureus* resistente à meticilina
2. *Streptococcus* ou *Enterococcus*: ampicilina	1. Pode-se acrescentar um aminoglicosídeo para *Enterococcus* spp. 2. A linezolida, a daptomicina ou a quinupristina/dalfopristina devem ser usadas no tratamento de *Enterococcus* spp. resistentes à vancomicina não sensíveis à ampicilina
3. Bacilos gram-negativos aeróbios: ceftazidima ou cefepima	1. O esquema deve basear-se no antibiograma
4. *Pseudomonas aeruginosa*: dois agentes com mecanismos diferentes de ação, como uma quinolona oral mais ceftazidima, cefepima, tobramicina ou piperacilina	

(continua)

QUADRO 42-5	Diretrizes para o tratamento inicial das infecções intra-abdominais com agentes antimicrobianos (continuação)
	Agentes primários	**Alternativos**
Peritonite bacteriana secundária		
Úlcera péptica perfurada	Cefalosporinas de primeira geração	1. Ceftriaxona, cefotaxima ou cefalosporinas ativas contra anaeróbios[a]
Outras	Cefalosporinas de terceira ou de quarta geração com metronidazol, piperacilina-tazobactam ou ticarcilina-clavulanato, carbapeném	1. Ciprofloxacino[b] ou levofloxacino,[b] cada um com metronidazol, ou moxifloxacino[b] isoladamente 2. Aztreonam com vancomicina e metronidazol 3. Cefalosporinas ativas contra anaeróbios[a]
Abscesso		
Geral	Cefalosporina de terceira ou de quarta geração com metronidazol, piperacilina-tazobactam ou ticarcilina-clavulanato	1. Imipeném-cilastatina, meropeném, doripeném ou ertapeném 2. Ciprofloxacina[b] ou levofloxacino,[b] cada um com metronidazol, ou moxifloxacino isoladamente
Fígado	Igual ao de cima	Usar metronidazol se houver suspeita de abscesso hepático amebiano
Baço	Ceftriaxona ou cefotaxima	Moxifloxacino[b] ou levofloxacino[b]
Outras infecções intra-abdominais		
Apendicite	Mesmo tratamento que aquele para infecções intra-abdominais complicadas adquiridas na comunidade, conforme listado no Quadro 92-6[39]	
Adquiridas na comunidade	Ceftriaxona ou cefotaxima	Infecção grave, piperacilina/tazobactam, carbapeném para colecistite aguda antipseudomonas, aztreonam com metronidazol
Colangite	Ceftriaxona ou cefotaxima, cada uma com ou sem metronidazol	Vancomicina com aztreonam, com ou sem metronidazol
Contaminação aguda em consequência de traumatismo abdominal	Cefalosporinas ativas contra anaeróbios[a] ou metronidazol com ceftriaxona ou cefotaxima	1. Piperacilina/tazobactam ou um carbapeném 2. Ciprofloxacino[b] ou levofloxacino,[b] cada um com metronidazol, ou moxifloxacino isoladamente

[a] Cefoxitina ou ceftizoxima; esses agentes devem ser evitados empiricamente, a não ser que o antibiograma local revele uma susceptibilidade de > 80 a 90% de *E. coli* a esses fármacos.
[b] O uso de quinolonas pode estar associado ao fracasso do tratamento, devido à resistência crescente dos patógenos entéricos, incluindo *E. coli*. Deve-se evitar o uso empírico de quinolonas, a não ser que o antibiograma local revele uma sensibilidade de > 80 a 90% de *E. coli* às quinolonas.

QUADRO 42-6 Recomendações baseadas em evidências para o tratamento das infecções intra-abdominais complicadas

	Grau de recomendação[a]
Elementos de intervenção apropriada	
Para quase todos os pacientes com infecção intra-abdominal, recomenda-se um procedimento de controle de fonte apropriado para drenar focos infectados, controlar a contaminação peritoneal continuada por meio de desvio ou ressecção, e restaurar a função anatômica e fisiológica, na medida do possível	B2
Infecções adquiridas na comunidade de gravidade leve a moderada em adultos	
Os antibióticos usados para o tratamento empírico das infecções intra-abdominais adquiridas na comunidade devem ser ativos contra bacilos gram-negativos entéricos, aeróbios e facultativos e contra estreptococos gram-positivos entéricos	A1
Para pacientes com infecções adquiridas na comunidade leves a moderadas, o uso de ticarcilina-clavulanato, cefoxitina, ertapeném, moxifloxacino ou tigeciclina como monoterapia ou associações de metronidazol com cefazolina, cefuroxima, ceftriaxona, cefotaxima, levofloxacino ou ciprofloxacino são preferíveis a esquemas com fármacos de atividade ant pseudomonas substancial (Quadro 92-6)	A1
Não há necessidade de cobertura empírica para *Enterococcus* em pacientes com infecção intra-abdominal adquirida na comunidade de gravidade leve a moderada	A1
O uso de agentes listados como apropriados para infecção adquirida na comunidade de maior gravidade e infecção associada aos cuidados de saúde não é recomendado para pacientes com infecção adquirida na comunidade de gravidade leve a moderada, visto que esses esquemas podem estar associados a maior risco de toxicidade e facilitam a aquisição de microrganismos mais resistentes	B2
Infecções adquiridas na comunidade de alto risco ou de alta gravidade em adultos[b]	
Para pacientes com infecção intra-abdominal adquirida na comunidade de gravidade alta, recomenda-se o uso empírico de esquemas de agentes antimicrobianos com amplo espectro de atividade contra microrganismos gram-negativos, incluindo meropeném, imipeném-cilastatina, doripeném, piperacilina-tazobactam, ciprofloxacino ou levofloxacino em combinação com metronidazol, ou ceftazidima ou cefepima em associação com metronidazol	A1
O aztreonam mais metronidazol constitui uma alternativa, porém recomenda-se acrescentar um agente efetivo contra cocos gram-positivos	B3
Infecções associadas aos cuidados de saúde em adultos	
A antibioticoterapia empírica para a infecção intra-abdominal associada aos cuidados de saúde deve ser orientada pelos resultados microbiológicos locais	A2
Para obter uma cobertura empírica contra os prováveis patógenos podem ser necessários esquemas de múltiplos fármacos, incluindo agentes com espectros ampliados de atividade contra bacilos gram-negativos aeróbios e facultativos. Esses agentes incluem meropeném, imipeném-cilastatina, doripeném, piperacilina-tazobactam, ou ceftazidima ou cefepima em associação com metronidazol. Pode ser necessária a administração de aminoglicosídeos ou colistina	B3

(continua)

QUADRO 42-6 Recomendações baseadas em evidências para o tratamento das infecções intra-abdominais complicadas *(continuação)*	Grau de recomendação[a]
Agentes antimicrobianos não recomendados	
A ampicilina-sulbactam não é recomendada para uso por causa das altas taxas de resistência da *E. coli* adquirida na comunidade a esse fármaco	B2
E. coli resistente às quinolonas tornou-se comum em algumas comunidades, e esses fármacos não devem ser usados, a não ser que as pesquisas hospitalares indiquem uma sensibilidade de *E. coli* de 90% às quinolonas	A2
A cefotetana e a clindamicina não são recomendadas para uso, em virtude da prevalência crescente de resistência a esses fármacos entre os microrganismos do grupo de *Bacteroides fragilis*	B2
Devido à disponibilidade de agentes menos tóxicos que demonstraram ser pelo menos igualmente efetivos, os aminoglicosídeos não são recomendados para uso rotineiro em adultos com infecção intra-abdominal adquirida na comunidade	B2
Término do tratamento oral	
Para adultos que se recuperam de uma infecção intra-abdominal, o término do tratamento antimicrobiano com formas orais de moxifloxacino, ciprofloxacino mais metronidazol, levofloxacino mais metronidazol, uma cefalosporina oral com metronidazol ou amoxicilina-ácido clavulânico é aceitável em pacientes capazes de tolerar uma dieta oral e naqueles cujos antibiogramas não demonstram nenhuma resistência	B2
Duração do tratamento	
A terapia antimicrobiana para a infecção estabelecida deve limitar-se a 4 a 7 dias, a não ser que seja difícil obter um controle adequado da fonte. O tratamento de maior duração não foi associado a melhores resultados	B3
No caso de perfurações do estômago e parte proximal do jejuno, na ausência de terapia com antiácidos ou neoplasia maligna, e quando se obtém um controle da fonte dentro de 24 horas, a terapia anti-infecciosa profilática durante 24 horas dirigida contra cocos gram-positivos aeróbios é adequada	B2
As lesões intestinais atribuíveis a traumatismo penetrante, fechado ou iatrogênico, cujo reparo é realizado dentro de 12 horas, e qualquer outra contaminação intraoperatória do campo cirúrgico por conteúdo entérico devem ser tratadas com antibióticos durante ≤ 24 horas	A1
A apendicite aguda sem qualquer evidência de perfuração, o abscesso ou a peritonite local necessitam apenas da administração profilática de esquemas de espectro estreito, ativos contra microrganismos aeróbios facultativos e anaeróbios; o tratamento deve ser interrompido dentro de 24 horas	A1
A administração de antibióticos profiláticos a pacientes com pancreatite necrosante grave antes do diagnóstico de infecção não é recomendado	A1

Cobertura para anaeróbios

Deve-se administrar uma cobertura para bacilos anaeróbios obrigatórios na presença de infecção derivada da parte distal do intestino delgado, apêndice e cólon, bem como para perfurações gastrintestinais mais proximais na presença de obstrução ou íleo paralítico	A1

Terapia antifúngica

Recomenda-se a terapia antifúngica para pacientes com infecção grave adquirida na comunidade ou associada aos cuidados de saúde se for constatado o crescimento de *Candida* nas culturas de amostras intra-abdominais	B2

Terapia contra *S. aureus* resistente à meticilina (MRSA)

Deve-se administrar uma cobertura antimicrobiana empírica dirigida contra MRSA a pacientes com infecção intra-abdominal associada aos cuidados de saúde, que estão comprovadamente colonizados pelos microrganismos ou que correm risco de apresentar uma infecção causada por esse microrganismo, devido ao fracasso de tratamento prévio e exposição significativa a antibióticos	B2
Recomenda-se a vancomicina para o tratamento da infecção intra-abdominal suspeita ou comprovada causada por MRSA	A3

Terapia antienterocócica

Deve-se administrar uma terapia antimicrobiana quando são isolados enterococos de pacientes com infecção associada aos cuidados de saúde	BIII
Recomenda-se a terapia antienterocócica empírica para pacientes com infecções adquiridas na comunidade de alto risco e infecções intra-abdominais associadas aos cuidados de saúde, em particular aqueles com infecção pós-operatória, pacientes que foram previamente tratados com cefalosporinas ou outros agentes antimicrobianos selecionados para espécies de *Enterococcus*, pacientes imunocomprometidos e aqueles com doença valvar cardíaca ou próteses intravasculares	BII
A terapia antienterocócica empírica inicial deve ser dirigida contra *Enterococcus faecalis*. Os antibióticos que podem ser potencialmente usados contra esse microrganismo, com base nos resultados do antibiograma do microrganismo isolado, incluem ampicilina, piperacilina/tazobactam e vancomicina	BIII
Não se recomenda a terapia empírica dirigida contra *Enterococcus faecium* resistente à vancomicina, a não ser que o paciente corra um risco muito alto de infecção por esse microrganismo, como no caso do receptor de transplante de fígado com infecção intra-abdominal que se origina na árvore hepatobiliar ou de um paciente colonizado com *E. faecium* resistente à vancomicina	BIII

---

[a] Força das recomendações: A, B, C, evidência de nível alto, moderado e baixo para sustentar a recomendação, respectivamente. Qualidade da evidência: 1, evidência obtida de um ou mais ensaios clínicos controlados apropriadamente randomizados; 2, evidência de um ou mais ensaios clínicos bem planejados sem randomização, de estudos de coorte ou analíticos de caso-controle, a partir de múltiplas séries, ou de resultados notáveis de experimentos não controlados; 3, evidência de opiniões de autoridades respeitadas, baseada na experiência clínica, em estudos descritivos ou relatos de comunidades especialistas.

[b] Critérios para a infecção adquirida na comunidade de alto risco ou alta gravidade: escore II Apache ≥ 15, demora na intervenção inicial (> 24 horas), idade avançada, comorbidade e grau de disfunção orgânica, baixo nível de albumina, estado nutricional deficiente, grau de comprometimento peritoneal ou peritonite difusa, incapacidade de efetuar um desbridamento adequado ou controlar a drenagem e presença de neoplasia maligna.

De Solomkin et al.

- A seleção de um agente específico ou de uma combinação de agentes deve basear-se na cultura e nos dados de sensibilidade para a peritonite que ocorre em consequência de diálise peritoneal crônica. Na ausência de dados microbiológicos, deve-se iniciar a terapia empírica.
- Para as infecções intra-abdominais estabelecidas, os pacientes são, em sua maioria, tratados adequadamente com terapia antimicrobiana durante 5 a 7 dias.
- A administração intraperitoneal de antibióticos é preferida à terapia IV no tratamento da peritonite que ocorre em pacientes submetidos à diálise peritoneal ambulatorial contínua. Os esquemas antibióticos iniciais devem ser efetivos contra microrganismos tanto gram-positivos quanto gram-negativos.
- Os antibióticos apropriados para o tratamento empírico inicial da peritonite associada à diálise peritoneal ambulatorial contínua incluem **cefazolina** (dose de ataque [DA] de 500 mg/L; dose de manutenção [DM] de 125 mg/L) ou **vancomicina** (DA de 1.000 mg/L; DM de 25 mg/L) nos casos de alta prevalência de *Staphylococcus aureus* resistente à meticilina (MRSA), ou podem ser utilizados agentes β-lactâmicos para cobertura contra microrganismos gram-positivos. Um desses agentes ativos contra microrganismos gram-positivos deve ser associado a um agente ativo contra microrganismos gram-negativos, como **ceftazidima** (DA de 500 mg/L; DM de 125 mg/L) ou **cefepima** (DA de 500 mg/L; DM de 125 mg/L) ou um aminoglicosídeo (**gentamicina** ou **tobramicina**, DA de 8 mg/L; DM de 4 mg/L).
- A terapia antimicrobiana deve ser continuada durante pelo menos uma semana após a obtenção de líquido de diálise transparente, com duração total de pelo menos 14 dias.

AVALIAÇÃO DOS DESFECHOS TERAPÊUTICOS

- Deve-se reavaliar continuamente o paciente a fim de determinar o sucesso ou fracasso do tratamento.
- Após a instituição dos agentes antimicrobianos e o uso de outras terapias descritas anteriormente na seção sobre tratamento, a maioria dos pacientes deve apresentar uma melhora dentro de 2 a 3 dias. Em geral, a temperatura volta a valores quase normais, os sinais vitais se estabilizam, e o paciente não parece estar sofrendo, com exceção do desconforto e da dor associados às incisões, drenos e sonda nasogástrica.
- Dentro de 24 a 48 horas, devem-se obter os resultados das culturas bacterianas aeróbias. Se o patógeno suspeito não for sensível aos agentes antimicrobianos administrados, o esquema deve ser modificado se o paciente não tiver melhorado o suficiente.
- Se o patógeno isolado for sensível a um agente antimicrobiano, e o paciente estiver evoluindo bem, em geral pode-se interromper a terapia antimicrobiana concomitante.
- Com as técnicas atuais de cultura de anaeróbios e o crescimento lento desses microrganismos, os anaeróbios com frequência não são identificados até 4 a 7 dias após a sua cultura, e é difícil obter o antibiograma. Por esse motivo, dispõe-se geralmente de poucos dados para alterar o componente antianaeróbio do esquema antimicrobiano.
- A superinfecção em pacientes tratados para infecções intra-abdominais é frequentemente causada por *Candida*; todavia, também podem estar envolvidos enterococos ou bacilos gram-negativos oportunistas, como *Pseudomonas* ou *Serratia*.
- Os esquemas de tratamento para a infecção intra-abdominal podem ser considerados bem-sucedidos quando o paciente se recupera da infecção sem peritonite recorrente nem abscesso intra-abdominal e sem a necessidade de tratamento adicional com agentes antimicrobianos. Um esquema pode ser considerado malsucedido se houver reações adversas significativas, se houver necessidade de reoperação, ou se o paciente não melhorar ou se a melhora do paciente demorar mais de 1 a 2 semanas.

Capítulo elaborado a partir de conteúdo original de autoria de Keith M. Olsen, Alan E. Gross e Joseph T. DiPiro.

BRONQUITE

BRONQUITE AGUDA

- A *bronquite* refere-se a uma doença inflamatória dos grandes componentes da árvore traqueobrôn-quica que em geral está associada a uma infecção respiratória generalizada. O processo inflamatório não se estende até os alvéolos. Essa doença costuma ser classificada em aguda ou crônica. A bronquite aguda ocorre em todas as idades, enquanto a bronquite crônica afeta principalmente adultos.
- A bronquite aguda é observada mais comumente nos meses de inverno. Os climas frios e úmidos e/ou a presença de altas concentrações de substâncias irritantes, como poluição do ar ou fumaça de cigarros, podem desencadear crises.
- Os vírus respiratórios constituem, de longe, os agentes infecciosos mais comuns associados à bronquite aguda. Os vírus do resfriado comum, incluindo rinovírus e coronavírus, e os patógenos das vias respiratórias inferiores, como vírus *influenza*, adenovírus e vírus sincicial respiratório, respondem pela maioria dos casos. O *Mycoplasma pneumoniae* também parece constituir uma causa frequente de bronquite aguda. Outras causas bacterianas incluem *Chlamydia pneumoniae* e *Bordetella pertussis*.
- A infecção da traqueia e dos brônquios provoca hiperemia e edema das mucosas e aumento das secreções brônquicas. A destruição do epitélio respiratório pode variar de leve a extensão e pode afetar a função mucociliar dos brônquios. Além disso, o aumento das secreções brônquicas, que podem se tornar espessas e viscosas, compromete ainda mais a atividade mucociliar. As infecções respiratórias agudas recorrentes podem estar associadas a um aumento da hiper-reatividade das vias respiratórias e, possivelmente, à patogenia da doença pulmonar obstrutiva crônica.

Manifestações clínicas

- A bronquite aguda costuma começar como infecção das vias respiratórias superiores. Em geral, o paciente tem queixas inespecíficas, como mal-estar, cefaleia, coriza e faringite.
- A tosse constitui a principal característica da bronquite aguda. Surge precocemente e persiste, apesar da resolução das queixas nasais ou nasofaríngeas. Com frequência, a tosse começa não produtiva, porém evolui com produção de escarro mucopurulento.
- O exame do tórax pode revelar roncos e estertores bilaterais grosseiros e úmidos. Quando realiza-das, as radiografias de tórax em geral estão normais.
- As culturas de bactérias do escarro expectorado geralmente têm utilidade limitada, devido à inca-pacidade de evitar a flora nasofaríngea normal com a técnica de amostragem. Podem ser realizados testes de detecção de antígenos virais quando houver necessidade de um diagnóstico específico. Devem-se obter culturas, teste com reação em cadeia da polimerase (PCR) ou sorologia para diagnóstico de *M. pneumoniae* e culturas, detecção de anticorpo fluorescente direto ou PCR para pesquisa de *B. pertusis* nos casos prolongados ou graves, quando o contexto epidemiológico sugere a participação desses agentes.

Tratamento

- Objetivos do tratamento: consiste em proporcionar conforto ao paciente e, nos casos muito graves, tratar a desidratação associada e o comprometimento respiratório.
- O tratamento da bronquite aguda é sintomático e de suporte. Com frequência, é suficiente tranqui-lizar o paciente e prescrever antipiréticos. O repouso no leito e o uso de analgésicos e antipiréticos leves costumam ser valiosos para aliviar a letargia, o mal-estar e a febre associados. Os pacientes devem ser incentivados a ingerir líquidos para prevenir a desidratação e, possivelmente, diminuir a viscosidade das secreções respiratórias.
- O **ácido acetilsalicílico** ou **paracetamol** (650 mg em adultos ou 10-15 mg/kg por dose em crianças, com dose diária máxima de < 4 g em adultos ou 60 mg/kg em crianças) ou **ibuprofeno** (200-800 mg

em adultos ou 10 mg/kg por dose em crianças, com dose diária máxima de 3,2 g para adultos e 40 mg/kg para crianças) são administrados a cada 4 a 6 horas.

- Nas crianças, deve-se evitar o ácido acetilsalicílico, e o paracetamol constitui o fármaco preferido devido à possível associação entre o uso do ácido acetilsalicílico e o desenvolvimento da síndrome de Reye.
- A terapia com nebulização e/ou o uso de um vaporizador podem contribuir para diluir e fluidificar as secreções respiratórias. Em pacientes saudáveis nos demais aspectos, não foi descrito nenhum benefício significativo com o uso de agonistas dos receptores β_2 orais ou em aerossol, e/ou corticosteroides orais ou em aerossol.
- A tosse leve e persistente pode ser incômoda, podendo ser tratada com **dextrometorfano**. A tosse mais acentuada pode exigir o uso de **codeína** intermitente ou outros agentes semelhantes.
- Deve-se desestimular o uso rotineiro de antibióticos no tratamento da bronquite crônica; todavia, em pacientes que apresentam febre persistente ou sintomatologia respiratória por mais de 4 a 6 dias, deve-se suspeitar da possibilidade de infecção bacteriana concomitante.
- Quando possível, a antibioticoterapia é dirigida contra os patógenos respiratórios presumidos (i.e., *Streptococcus pneumoniae*).
- Se houver suspeita de *M. pneumoniae* com base na anamnese, ou se a sua presença for confirmada por cultura, sorologia ou PCR, pode-se iniciar o tratamento com **azitromicina**. Além disso, nos adultos, pode-se utilizar uma fluoroquinolona com atividade contra esses patógenos (**levofloxacino**).
- Ver o Capítulo 42 para recomendações sobre o tratamento da *influenza*.

BRONQUITE CRÔNICA

- A bronquite crônica resulta de vários fatores que contribuem para a sua ocorrência, incluindo tabagismo, exposição ocupacional a poeiras, vapores e poluição ambiental; fatores do hospedeiro (p. ex., fatores genéticos); e infecções bacterianas ou virais.
- A bronquite crônica é definida clinicamente como a presença de tosse crônica produtiva de escarro, com duração de mais de três meses consecutivos no ano, por dois anos consecutivos, sem qualquer etiologia subjacente de bronquiectasia ou tuberculose.

Manifestações clínicas

- A principal característica da bronquite crônica é a tosse, que pode variar desde uma leve a intensa e contínua, produtora de escarro purulento. A expectoração da maior quantidade de escarro costuma ser observada ao levantar, pela manhã, embora muitos pacientes expectorem escarro durante todo o dia. O escarro expectorado em geral é viscoso, e sua cor pode variar de branca a amarelo-esverdeada. O diagnóstico de bronquite crônica baseia-se principalmente na avaliação clínica e na história do paciente.
- Com frequência, um número aumentado de granulócitos polimorfonucleares no escarro sugere irritação brônquica contínua, enquanto um número maior de eosinófilos pode indicar um componente alérgico. O Quadro 43-1 apresenta as bactérias mais comumente isoladas (expressas como porcentagens da totalidade de culturas) identificadas em culturas de escarro de pacientes com exacerbação aguda da bronquite crônica.

QUADRO 43-1	Bactérias comumente isoladas na bronquite crônica
Bactérias	**Porcentagem de culturas totais**
Haemophilus influenzae[a]	45%
Moraxella catarrhalis[a]	30%
Streptococcus pneumoniae[b]	20%
Escherichia coli, espécies de *Enterobacter*, *Klebsiella* e *Pseudomonas aeruginosa*	5%

[a]Frequentemente β-lactamase positivo.
[b]Até 25% das cepas podem exibir resistência intermediária ou alta à penicilina.

QUADRO 43-2	Manifestações clínicas da bronquite crônica

Sinais e sintomas

Expectoração excessiva de escarro

Cianose (doença avançada)

Exame físico

A ausculta do tórax costuma revelar estertores inspiratórios e expiratórios, roncos e sibilos leves, com uma fase expiratória que frequentemente está prolongada

Hiper-ressonância à percussão com obliteração da área de macicez cardíaca

Diminuição do murmúrio vesicular normal

Baqueteamento dos dedos (doença avançada)

Obesidade

Radiografia de tórax

Aumento do diâmetro anteroposterior da caixa torácica (observado na forma de tórax em barril)

Depressão do diafragma com mobilidade limitada

Exames laboratoriais

Eritrocitose (doença avançada)

Provas de função pulmonar

Diminuição da capacidade vital

Prolongamento do fluxo expiratório

- Com exceção dos achados pulmonares, o exame físico de pacientes com bronquite crônica leve a moderada é geralmente inespecífico (Quadro 43-2).

Tratamento

- Objetivos do tratamento: consiste em reduzir a gravidade dos sintomas, melhorar as exacerbações agudas e obter intervalos prolongados livres de infecção.
- É preciso obter a história ocupacional/ambiental completa para determinar a ocorrência de exposição a gases nocivos e irritantes, bem como tabagismo. Deve-se reduzir a exposição dos brônquios a irritantes.
- Deve-se tentar ajudar o paciente a reduzir ou eliminar o tabagismo.
- A umidificação do ar inspirado pode promover a hidratação (liquefação) das secreções viscosas, possibilitando uma produção mais efetiva de escarro. O uso de aerossóis mucolíticos (p. ex., N-acetilcisteína e desoxirribonuclease) é de valor terapêutico duvidoso. O uso de mucolíticos foi associado a uma pequena redução das exacerbações agudas e não causou nenhum prejuízo, melhorou a qualidade de vida ou reduziu a velocidade de declínio da função pulmonar.
- Para pacientes com doença pulmonar obstrutiva crônica (DPOC) moderada a grave, a terapia de combinação com agonista β_2 de ação prolongada e corticosteroide inalado levou à redução das exacerbações e ao uso de medicação de resgate e também melhorou a qualidade de vida, a função pulmonar e os escores dos sintomas em comparação com a monoterapia com agonista β_2 de ação prolongada.

TERAPIA FARMACOLÓGICA

- Os broncodilatadores orais ou em aerossol (p. ex., **salbutamol** em aerossol) podem ser benéficos para alguns pacientes durante as exacerbações pulmonares agudas. Para pacientes que demonstram consistentemente limitações do fluxo de ar, deve-se considerar uma mudança terapêutica de broncodilatador β-agonista. A inalação crônica da combinação salmeterol/fluticasona foi associada a uma melhora da função pulmonar e da qualidade de vida.
- A inalação de **ipratrópio** (ou **tiotrópio**) em longo prazo diminui a frequência de tosse, a sua intensidade e o volume de escarro expectorado.
- O uso de agentes antimicrobianos para o tratamento da bronquite crônica tem sido controverso, porém está ganhando mais aceitação. Devem-se selecionar agentes efetivos contra os patógenos prováveis que apresentem o menor risco de interações medicamentosas e que possam ser administrados para promover a adesão do paciente ao tratamento (ver Figura 43-1).

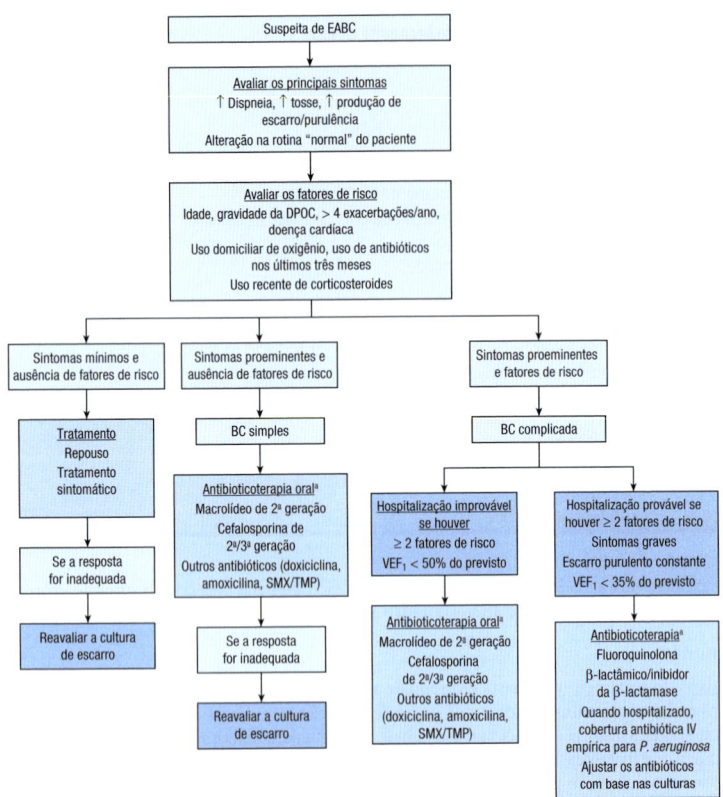

FIGURA 43-1 Algoritmo clínico para o diagnóstico e o tratamento de pacientes com bronquite crônica que apresentam exacerbação aguda, incorporando os princípios do sistema de classificação clínica. BC, bronquite crônica; DPOC, doença pulmonar obstrutiva crônica; EABC, exacerbação aguda da bronquite crônica; IV, intravenoso; SMX/TMP, sulfametoxazol/trimetoprima; VEF_1, Volume expiratório forçado no primeiro segundo da exalação. [a]Ver o Quadro 43-9 para antibióticos e doses comumente usados.

- Os critérios de Anthonisen podem ser utilizados para determinar se há indicação de antibioticoterapia. O paciente provavelmente se beneficiará da antibioticoterapia na presença de dois ou três dos seguintes achados: (1) aumento da dispneia, (2) aumento no volume de escarro ou (3) produção de escarro purulento.
- A escolha dos antibióticos deve considerar que até 30 a 40% das cepas de *H. influenzae* e 95 a 100% das cepas de *M. catarrhalis* são produtores de β-lactamase; até 40% das cepas de *S. pneumoniae* demonstram resistência à penicilina, sendo 20% altamente resistentes.
- O Quadro 43-3 fornece uma relação dos antibióticos comumente usados no tratamento desses pacientes, com suas respectivas doses iniciais em adultos. A duração dos intervalos assintomáticos pode aumentar quando se utilizam esquemas antibióticos no limite superior da dose diária recomendada, durante 5 a 7 dias.

BRONQUIOLITE

- A bronquiolite é uma infecção viral aguda do trato respiratório inferior de lactentes que afeta cerca de 50% das crianças durante o primeiro ano de vida e 100% em 3 anos.

QUADRO 43-3	Antibióticos orais comumente usados no tratamento das exacerbações respiratórias agudas da bronquite crônica	
Antibiótico	**Dose habitual em adultos (g)**	**Esquema de doses (doses/dia)**
Fármacos de escolha		
Ampicilina	0,25-0,5	4
Amoxicilina	0,5-0,875	3-2
Amoxicilina-clavulanato	0,5-0,875	3-2
Ciprofloxacino	0,5-0,75	2
Levofloxacino	0,5-0,75	1
Moxifloxacino	0,4	1
Doxiciclina	0,1	2
Minociclina	0,1	2
Tetraciclina HCl	0,5	4
Sulfametoxazol-trimetoprima	1 CD[a]	2
Fármacos suplementares		
Azitromicina	0,25-0,5	1
Eritromicina	0,5	4
Claritromicina	0,25-0,5	2
Cefalexina	0,5	4

[a]CD, comprimido de concentração dupla (800 mg de sulfametoxazol/160 mg de trimetoprima).

- O vírus sincicial respiratório constitui a causa mais comum de bronquiolite, sendo responsável por até 75% de todos os casos. Os vírus *parainfluenza* representam a segunda causa mais comum. As bactérias atuam como patógenos secundários em apenas uma pequena minoria de casos.

Manifestações clínicas

- As manifestações clínicas mais comuns de bronquiolite estão relacionadas no Quadro 43-4. Um pródromo sugerindo infecção das vias respiratórias superiores, em geral de 2 a 8 dias de duração, precede o aparecimento dos sintomas clínicos. Em consequência da ingestão oral limitada devido à tosse, juntamente com febre, vômitos e diarreia, os lactentes com frequência sofrem desidratação.
- O diagnóstico de bronquiolite baseia-se principalmente na história e nos achados clínicos. A identificação do *vírus sincicial respiratório* (RSV) por PCR deve estar rotineiramente disponível na maioria dos laboratórios clínicos, porém sua relevância para o tratamento clínico da bronquiolite permanece incerto.

QUADRO 43-4	Manifestações clínicas da bronquiolite

Sinais e sintomas
Pródromo com irritabilidade, inquietação e febre baixa
Tosse e coriza
Vômitos, diarreia, respiração ruidosa e aumento da frequência respiratória com a progressão dos sintomas
Respiração laboriosa, com retrações da parede torácica, batimento das narinas e roncos

Exame físico
Taquicardia e frequência respiratória de 40-80/min em lactentes hospitalizados
Sibilos e estertores inspiratórios
Conjuntivite leve em um terço dos pacientes
Otite média em 5 a 10% dos pacientes

Exames laboratoriais
Contagem de leucócitos no sangue periférico normal ou ligeiramente elevada
Gasometria normal (hipoxemia e, raramente, hipercarbia)

Tratamento

- A bronquiolite é uma doença autolimitada e geralmente não necessita de tratamento (além de tranquilizar o paciente, administrar antipiréticos e recomendar um aporte adequado de líquidos), a não ser que o lactente apresente hipoxia ou desidratação. Os lactentes saudáveis nos demais aspectos podem ser tratados para a febre com quantidades generosas de líquidos orais e observação rigorosa.
- Em crianças gravemente afetadas, a base do tratamento da bronquiolite consiste em oxigenoterapia e líquidos intravenosos (IV).
- O tratamento com agentes β-adrenérgicos em aerossol parece oferecer pouco benefício na maioria dos pacientes, mas pode ser útil em crianças com predisposição ao broncospasmo.
- Como as bactérias não representam patógenos primários na etiologia da bronquiolite, não se devem administrar antibióticos de modo rotineiro. Entretanto, muitos médicos frequentemente administram antibióticos no início, enquanto aguardam os resultados da cultura, visto que os achados clínicos e radiográficos na bronquiolite costumam ser sugestivos de possível pneumonia bacteriana.
- A **ribavirina** pode ser considerada para bronquiolite causada pelo vírus sincicial respiratório em um subgrupo de pacientes (pacientes em estado crítico, em especial aqueles com doença pulmonar crônica, cardiopatia congênita, prematuridade e imunodeficiência, em particular imunodeficiência combinada grave e infecção pelo vírus da imunodeficiência humana [HIV]). O uso desse fármaco exige equipamento especial (aerossol gerador de pequenas partículas) e pessoal especialmente treinado para a administração com máscara de oxigênio ou tenda de nebulização.

PNEUMONIA

- A pneumonia constitui a causa infecciosa mais comum de morte nos Estados Unidos. Acomete pessoas de todas as idades, embora as manifestações clínicas sejam mais graves em pacientes muito jovens, no indivíduo idoso e no paciente cronicamente enfermo. O Quadro 43-5 fornece a classificação da pneumonia e os fatores de risco.

FISIOPATOLOGIA

- Os microrganismos têm acesso ao trato respiratório inferior por três vias: podem ser inalados na forma de partículas aerossolizadas, podem alcançar o pulmão por meio da corrente sanguínea a partir de um local de infecção extrapulmonar, ou por aspiração do conteúdo da orofaringe.
- As infecções pulmonares por vírus suprimem a atividade dos pulmões das *clearance* das bactérias ao inibir a função dos macrófagos alveolares e o *clearance* mucociliar, criando, assim, condições para o desenvolvimento de pneumonia bacteriana secundária.
- A maioria dos casos de pneumonia adquirida na comunidade em adultos saudáveis nos demais aspectos é causada por *S. pneumoniae* (até 75% de todos os casos). Outras causas bacterianas comuns incluem *M. pneumoniae*, espécies de *Legionella*, *C. pneumoniae* e *H. influenzae*, bem como uma variedade de vírus.
- A pneumonia associada a cuidados de saúde (PACS) é uma classificação empregada para diferenciar pacientes não hospitalizados com risco de adquirir patógenos resistentes a múltiplos fármacos (MDR) (p. ex., *P. aeruginosa*, espécies de *Acinetobacter* e *Staphylococcus aureus* resistente à meticilina [MRSA]) daqueles com pneumonia adquirida na comunidade.
- Os bacilos aeróbios gram-negativos, *S. aureus* e os patógenos MDR também constituem os principais agentes causadores na pneumonia hospitalar.
- As bactérias anaeróbias constituem os agentes etiológicos mais comuns na pneumonia que ocorre em consequência da aspiração do conteúdo gástrico ou orofaríngeo.
- No grupo etário pediátrico, a maioria dos casos de pneumonia é causada por vírus, em particular o vírus sincicial respiratório, vírus *parainfluenza* e adenovírus. *S. pneumoniae* constitui a causa bacteriana mais comum, seguida de *Streptococcus* do grupo A, *S. aureus* e *H. influenzae* tipo B.

QUADRO 43-5	Classificação e fatores de risco da pneumonia	
Tipo de pneumonia	**Definição**	**Fatores de risco**
Pneumonia adquirida na comunidade (PAC)	Pneumonia que se desenvolve em pacientes sem nenhum contato com uma instituição clínica	• Idade > 65 anos • Diabetes melito • Asplenia • Doença cardiovascular crônica, pulmonar, renal e/ou hepática • Tabagismo e/ou abuso de álcool
Pneumonia associada aos cuidados de saúde (PACS)	Pneumonia que se desenvolve em pacientes que não estão em uma instituição clínica de cuidados agudos, mas que apresentam dois ou mais fatores de risco para patógenos MDR	• Hospitalização recente de ≥ 2 dias nos últimos 90 dias • Residente em clínica de repouso ou instituição de cuidados prolongados • Uso recente (últimos 30 dias) de antibióticos, quimioterapia, cuidado de feridas ou terapia com infusão em uma instituição de cuidados de saúde ou em casa • Pacientes submetidos à hemodiálise • Contato com um familiar com infecção causada por patógeno MDR
Pneumonia adquirida no hospital (PAH)	Pneumonia que se desenvolve > 48 horas após a internação	• Aspiração comprovada • DPOC, SARA ou coma • Administração de antiácidos, antagonistas H$_2$ ou inibidor da bomba de prótons • Posição de decúbito dorsal • Nutrição enteral, sonda nasogástrica • Reintubação, traqueostomia ou transporte do paciente • Exposição prévia a antibióticos • Traumatismo cranioencefálico, monitoramento da PIC • Idade > 60 anos • Ver cuidados de saúde associados a fatores de risco para patógenos MDR
Pneumonia associada à ventilação mecânica (PAVM)	Pneumonia que se desenvolve dentro de > 48 horas após intubação e ventilação mecânica	• Iguais aos da pneumonia adquirida no hospital

DPOC, doença pulmonar obstrutiva crônica; MDR, resistente a múltiplos fármacos; PIC, pressão intracraniana; SARA, síndrome de angústia respiratória do adulto.

MANIFESTAÇÕES CLÍNICAS

Pneumonia bacteriana por microrganismos gram-positivos e gram-negativos

• Ver o Quadro 43-6 para as manifestações clínicas da pneumonia.
• A radiografia de tórax e o exame e a cultura do escarro constituem os exames complementares de maior utilidade para pneumonia por bactérias gram-positivas e gram-negativas. Em geral, a radiografia de tórax revela a presença de infiltrado lobar ou segmentar denso.

QUADRO 43-6	Manifestações clínicas da pneumonia

Sinais e sintomas
Início abrupto de febre, calafrios, dispneia e tosse produtiva
Escarro cor de ferrugem ou hemoptise
Dor torácica pleurítica

Exame físico
Taquipneia e taquicardia
Macicez à percussão
Aumento do frêmito tátil, pectorilóquia sussurrada e egofonia
Retrações da parede torácica e respiração ruidosa
Diminuição dos sons respiratórios sobre a área afetada
Estertores inspiratórios durante a expansão dos pulmões

Radiografia de tórax
Infiltrado lobar ou segmentar denso

Exame laboratorial
Leucocitose com predomínio de células polimorfonucleares
Baixa saturação de oxigênio na gasometria arterial ou oximetria de pulso

- Em cerca de 25% dos pacientes são observadas alterações significativas do estado mental, que frequentemente são desproporcionais ao grau de febre. Obnubilação, alucinações, convulsões tipo grande mal achados neurológicos focais também foram associados a essa doença.
- Os achados laboratoriais incluem leucocitose com predomínio de granulócitos maduros e imaturos em 50 a 75% dos pacientes.

Pneumonia por anaeróbios

- A evolução da pneumonia por anaeróbios costuma ser indolor, com tosse, febre baixa e perda de peso, embora possa ocorrer apresentação aguda. O escarro pútrido, quando presente, é altamente sugestivo de diagnóstico. As radiografias de tórax revelam infiltrações normalmente localizadas em segmentos pulmonares dependentes, e verifica-se o desenvolvimento de abscessos pulmonares em 20% dos pacientes dentro de 1 a 2 semanas da evolução da doença.

Mycoplasma pneumoniae

- A pneumonia por *M. pneumoniae* caracteriza-se por início gradual de febre, cefaleia e mal-estar, com aparecimento, dentro de 3 a 5 dias após o início da doença, de tosse seca persistente, que inicialmente não é produtiva. Com frequência, ocorrem faringite, otalgia e rinorreia. Os achados pulmonares limitam-se, em geral, a estertores e roncos; raramente, há achados de consolidação.
- As manifestações extrapulmonares são extremamente comuns e consistem em náuseas, vômitos, diarreia, mialgias, artralgias, artrite poliarticular, erupções cutâneas, miocardite, pericardite, anemia hemolítica, meningoencefalite, neuropatias cranianas e síndrome de Guillain-Barré. Em geral, os sintomas sistêmicos desaparecem em 1 a 2 semanas, enquanto os sintomas respiratórios podem persistir por até quatro semanas.
- Os achados radiográficos incluem infiltrados focais ou intersticiais, os quais são mais observados nos lobos inferiores.
- A coloração do escarro pelo método de Gram pode revelar leucócitos mononucleares ou polimorfonucleares, sem predomínio de nenhum microrganismo específico. Embora seja possível efetuar a cultura de *M. pneumoniae* a partir das secreções respiratórias utilizando meio de cultura especial, podem ser necessárias 2 a 3 semanas para a sua identificação.

Pneumonia viral

- Os quadros clínicos produzidos pelos vírus respiratórios são variáveis o suficiente e se sobrepõem de tal modo que não é possível estabelecer um diagnóstico etiológico de modo confiável baseando-se apenas na clínica. Com frequência, são utilizados testes sorológicos para anticorpos contra vírus específicos para o diagnóstico de infecções virais. Uma elevação diagnóstica de quatro vezes nos títulos entre amostras de soro da fase aguda e fase convalescente pode levar 2 a 3 semanas; todavia, hoje, o estabelecimento do diagnóstico de infecção viral no mesmo dia é possível por meio de testes de imunofluorescência indireta de células esfoliadas do trato respiratório.

- Os achados radiográficos são inespecíficos e consistem em espessamento da parede brônquica e infiltrados peri-hilares e intersticiais difusos.

Pneumonia hospitalar

- O principal fator predisponente para a pneumonia adquirida no hospital (PAH) é a ventilação mecânica. Os fatores que predispõem pacientes à PAH incluem doença grave, longa duração de hospitalização, posicionamento em decúbito dorsal, aspiração comprovada, coma, síndrome de angústia respiratória aguda, transporte do paciente e exposição prévia a antibióticos.
- O diagnóstico de pneumonia nosocomial costuma ser estabelecido pela presença de infiltrado recente na radiografia de tórax, febre, agravamento do estado respiratório e aparecimento de secreções respiratórias espessas e repletas de neutrófilos.

QUADRO 43-7	Terapia antimicrobiana empírica baseada em evidências para a pneumonia em adultos	
Ambiente clínico	**Patógenos habituais**	**Tratamento empírico**
Paciente ambulatorial /adquirida na comunidade		
Previamente saudável	S. pneumoniae, M. pneumoniae, H. influenzae, C. pneumoniae, M. catarrhalis	Macrolídeo/azalídeo,[a] ou tetraciclina[b]
	Viral	Oseltamivir ou zanamivir se <48 horas do início dos sintomas
Comorbidades (diabetes melito, doença cardíaca/pulmonar/ hepática/renal, alcoolismo)		Fluoroquinolona[c] ou β-lactâmico + macrolídeo[a]
Indivíduo idoso	S. pneumoniae, bacilos gram-negativos	Piperacilina/tazobactam ou cefalosporina[d] ou carbapeném[e] Fluoroquinolona ou β-lactâmico + macrolídeo[a]/ tetraciclina
Paciente internado/adquirida na comunidade		
Sem UTI	S. pneumoniae, H. Influenzae, M. pneumoniae, C. pneumoniae, Legionella sp.	Fluoroquinolona[c] ou β-lactâmico + macrolídeo[a]/ tetraciclina
UTI	S. pneumoniae, S. aureus, Legionella sp., bacilos gram-negativos, H. influenzae	β-Lactâmico + macrolídeo[a]/ fluoroquinolona[c]
	Se houver suspeita de P. aeruginosa	Piperacilina/tazobactam ou meropeném ou cefepima + fluoroquinolona[c]/AMG/ azitromicina; ou β-lactâmico + AMG + azitomicina/ fluoroquinolona respiratória[c]
	Se houver suspeita de MRSA	Igual ao anterior + vancomicina ou linezolida
	Viral	Oseltamivir ou zanamivir ± antibióticos para infecção secundária

(continua)

QUADRO 43-7	Terapia antimicrobiana empírica baseada em evidências para a pneumonia em adultos (*continuação*)	
Ambiente clínico	**Patógenos habituais**	**Tratamento empírico**
Adquirida no hospital, associada à ventilação mecânica ou associada a cuidados de saúde		
Nenhum fator de risco para patógenos MDR	*S. pneumoniae, H. influenzae,* bacilos gram-negativos MSSA entéricos	Ceftriaxona ou fluoroquinolona[c] ou ampicilina/sulbactam ou ertapeném ou doripeném
Fatores de risco para patógenos MDR	*P. aeruginosa, K. pneumoniae* (BLEA), *Acinetobacter* sp.	Cefalosporina antipseudomonas[f] ou carbapeném antipseudomonas ou β-lactâmico/β-lactamase + fluoroquinolona antipseudomonas[c] ou AMG[f]
	Se houver suspeita de MRSA ou *Legionella* sp.	Igual ao anterior + vancomicina ou linezolida
Aspiração	*S. aureus,* bacilos gram-negativos entéricos	Penicilina ou clindamicina ou piperacilina/tazobactam + AMG[f]
	Anaeróbios	Clindamicina, β-lactâmico/β-lactamase ou carbapeném
Pneumonia atípica[g]		
Legionella pneumophila		Fluoroquinolona,[c] doxiciclina ou azitromicina
Mycoplasma pneumoniae		Fluoroquinolona,[c] doxiciclina ou azitromicina
Chlamydophila pneumoniae		Fluoroquinolona,[c] doxiciclina ou azitromicina
SARS		Fluoroquinolona,[c] ou macrolídeos[a]
Influenza aviária		Oseltamivir
Influenza H1N1		Oseltamivir

AMG, aminoglicosídeo; BLEA, β-lactamase de espectro ampliado; MDR, resistente a múltiplos fármacos; MRSA, *Staphylococcus aureus* resistente à meticilina; MSSA, *Staphylococcus aureus* sensível à meticilina; SARS, síndrome respiratória aguda grave.
[a]Macrolídeo/azalídeo: eritromicina, claritromicina e azitromicina.
[b]Tetraciclina: tetraciclina HCl e doxiciclina.
[c]Fluoroquinolona: ciprofloxacino, levofloxacino e moxifloxacino.
[d]Cefalosporinas antipseudomonas: cefepima e ceftazidima.
[e]Carbapeném antipseudomonas: imipeném e meropeném.
[f]Aminoglicosídeo: amicacina, gentamicina e tobramicina.
[g]Para a tuberculose, ver o Capítulo 49

TRATAMENTO

- Os principais objetivos consistem na erradicação do microrganismo responsável e na cura clínica completa. Deve-se reduzir ao máximo a morbidade associada (p. ex., disfunção renal, pulmonar ou hepática).
- A prioridade máxima na avaliação do paciente com pneumonia consiste em avaliar a adequação da função respiratória e em determinar se há sinais de doença sistêmica, particularmente desidratação, ou sepse com consequente colapso circulatório.

- O cuidado de suporte ao paciente com pneumonia inclui o uso de oxigênio umidificado para hipoxemia, reanimação com líquidos, administração de broncodilatadores (salbutamol) na presença de broncospasmo e fisioterapia respiratória com drenagem postural, se houver evidências de retenção das secreções.
- Os adjuvantes terapêuticos importantes incluem hidratação adequada (por via IV, se necessário), suporte nutricional otimizado e controle da febre.
- O tratamento da pneumonia bacteriana consiste inicialmente no uso empírico de um antibiótico (ou antibióticos) de espectro relativamente amplo, que seja efetivo contra os prováveis patógenos após a obtenção de culturas e amostras apropriadas para avaliação laboratorial. Uma vez obtidos os resultados das culturas, deve-se reduzir o espectro do tratamento para proporcionar uma cobertura contra os patógenos específicos.
- O Quadro 43-7 mostra as escolhas empíricas apropriadas para o tratamento de pneumonias bacterianas em relação a uma doença subjacente em adultos, enquanto o Quadro 43-8 fornece esses dados para crianças. As doses dos antibióticos usados no tratamento da pneumonia são apresentadas no Quadro 43-9.
- Para o tratamento bem-sucedido das infecções pulmonares, são necessárias concentrações de antibióticos nas secreções respiratórias superiores à concentração inibitória mínima (CIM) do patógeno.
- O benefício dos antibióticos em aerossol ou por instilação endotraqueal direta não foi consistentemente demonstrado.

QUADRO 43-8	Terapia antimicrobiana empírica da pneumonia em pacientes pediátricos	
Ambiente clínico	**Patógenos habituais**	**Tratamento empírico**
Paciente ambulatorial/adquirida na comunidade		
< 1 mês	*Streptococcus* do grupo B, *H. influenzae* (não tipável), *E. coli*, *S. aureus, Listeria*	Ampicilina/sulbactam, cefalosporina,[a] carbapeném[b]
	CMV, RSV, adenovírus	Ribavirina para RSV[c]
1-3 meses	*C. pneumoniae*, possivelmente *Ureaplasma*, CMV, *Pneumocystis carinii* (síndrome de pneumonia afebril)	Macrolídeo/azalídeo,[d] sulfametoxazol-trimetoprima
	S. pneumoniae, S. aureus	Penicilina semissintética[e] ou cefalosporina[f]
Crianças de idade pré-escolar	Viral (rinovírus, RSV, vírus *influenza* A e B, *parainfluenza*, adenovírus, metapneumovírus humano, coronavírus)	Não há necessidade de terapia antimicrobiana rotineiramente
Lactentes e crianças em idade pré-escolar totalmente imunizados e previamente saudáveis com suspeita de PAC bacteriana leve a moderada	*S. pneumoniae* *M. pneumoniae*, outros microrganismos atípicos	Amoxicilina, cefalosporina,[a,f] Macrolídeo/azalídeo ou fluoroquinolona
Crianças de idade escolar e adolescentes totalmente imunizados previamente saudáveis com PAC leve a moderada	*S. pneumoniae* *M. pneumoniae*, outros microrganismos atípicos	Amoxicilina, cefalosporina,[a,f] ou fuoroquinolona Macrolídeo/azalídeo, fluoroquinolona ou tetraciclina
PAC moderada a grave durante um surto do vírus *influenza*	*Influenza* A e B, outros vírus	Oseltamivir ou zanamivir

(continua)

QUADRO 43-8	Terapia antimicrobiana empírica da pneumonia em pacientes pediátricos (*continuação*)

Paciente internado/adquirida na comunidade

Lactentes e crianças em idade escolar totalmente imunizados	*S. pneumoniae*	Ampicilina, penicilina G, cefalosporina[a]
	MRSA	β-Lactâmico + vancomicina/ clindamicina
	M. pneumoniae, C. pneumoniae	β-lactâmico + macrolídeo/ fluoroquinolona/doxiciclina
Lactentes e crianças não totalmente imunizados; regiões com cepas de pneumococos resistentes à penicilina e invasivas; pacientes com infecções potencialmente fatais	*S. pneumoniae*, resistente à penicilina	Cefalosporina[a]
	MRSA	Acrescentar vancomicina/ clindamicina
	M. pneumoniae, outros patógenos atípicos	Macrolídeo/azalídeo[d] + β-lactâmico/ doxiciclina/ fluoroquinolona

CMV, citomegalovírus; RSV, vírus sincicial respiratório; PAC, pneumonia adquirida na comunidade; MRSA, *Staphylococcus aureus* resistente à meticilina.
[a]Cefalosporinas de terceira geração: ceftriazona e cefotaxima. Observe que as cefalosporinas não são ativas contra *Listeria*.
[b]Carbapenéns: imipeném–cilastatina e meropeném.
[c]Ver o texto para detalhes sobre o possível tratamento com ribavirina na infecção por RSV.
[d]Macrolídeo/azalídeo: eritromicina e claritromicina/azitromicina.
[e]Penicilina semissintética: nafcilina e oxacilina.
[f]Cefalosporina de segunda geração: cefuroxima e cefprozila.

QUADRO 43-9	Doses de antibióticos para o tratamento da pneumonia bacteriana

		Dose diária de antibiótico[a]	
Classe de antibiótico	Antibiótico	Pediátrica	Adulta (dose total/dia)
Penicilina	Ampicilina ± sulbactam	150-200 mg/kg/dia	6-12 g
	Amoxicilina ± clavulanato[b]	45-100 mg/kg/dia	0,75-1 g
	Piperacilina/tazobactam	200-300 mg/kg/dia	12-18 g
	Penicilina	100.000-250.000 unidades/kg/dia	12-18 milhões de unidades
Cefalosporinas de amplo espectro	Ceftriaxona	50-75 mg/kg/dia	1-2 g
	Cefotaxima	150 mg/kg/dia	2-12 g
	Ceftazidima	90-150 mg/kg/dia	4-6 g
	Cefepima	100-150 mg/kg/dia	2-6 g

(continua)

QUADRO 43-9	Doses de antibióticos para o tratamento da pneumonia bacteriana		
		Dose diária de antibiótico[a]	
Classe de antibiótico	**Antibiótico**	**Pediátrica**	**Adulta (dose total/dia)**
Macrolídeo/azalídeo	Claritromicina	15 mg/kg/dia	0,5-1 g
	Eritromicina	30-50 mg/kg/dia	1-2 g
	Azitromicina	10 mg/kg × 1 dia e, em seguida, 5 mg/kg/dia × 4 dias	500 mg no dia 1 e, em seguida, 250 mg/dia × 4 dias
Fluoroquinolonas[c]	Moxifloxacino	—	400 mg
	Gemifloxacino	—	320 mg
	Levofloxacino	8-20 mg/kg/dia	750 mg
	Ciprofloxacino	30 mg/kg/dia	1,2 g
Tetraciclina[d]	Doxiciclina	2-5 mg/kg/dia	100-200 mg
	Tetraciclina HCl	25-50 mg/kg/dia	1-2 g
Aminoglicosídeos	Gentamicina	7,5-10 mg/kg/dia	7,5 mg/kg
	Tobramicina	7,5-10 mg/kg/dia	7,5 mg/kg
Carbapenéns	Imipeném	60-100 mg/kg/dia	2-4 g
	Meropeném	30-60 mg/kg/dia	1-3 g
Outros	Vancomicina	45-60 mg/kg/dia	2-3 g
	Linezolida	20-30 mg/kg/dia	1,2 g
	Clindamicina	30-40 mg/kg/dia	1,8 g

[a]As doses podem ser aumentadas na presença de doença mais grave e podem exigir modificação para pacientes com disfunção orgânica.
[b]A amoxicilina e a amoxicilina/clavulanato são usadas em doses mais altas (p. ex., 90 mg/kg/dia) nos casos de *S. pneumoniae* resistente às penicilinas.
[c]As fluoroquinolonas têm sido evitadas em pacientes pediátricos, devido ao potencial de lesão das cartilagens; entretanto, tem sido usadas para a infecção por bactérias resistentes a múltiplos fármacos de maneira segura e efetiva em lactentes e crianças (ver texto).
[d]As tetraciclinas raramente são usadas em pacientes pediátricos, em particular naqueles com menos de 8 anos de idade, devido à coloração permanente dos dentes induzida pelas tetraciclinas.

AVALIAÇÃO DOS DESFECHOS TERAPÊUTICOS

- Na pneumonia adquirida na comunidade, é preciso avaliar o tempo necessário para a resolução da tosse, da produção de escarro e dos sintomas constitucionais (p. ex., mal-estar, náuseas ou vômitos e letargia). Deve-se observar um progresso nos primeiros dois dias, com resolução completa em 5 a 7 dias.
- Na pneumonia nosocomial, os parâmetros anteriormente citados devem ser avaliados juntamente com contagens de leucócitos, radiografia de tórax e gasometria arterial.

Capítulo elaborado a partir de conteúdo original de autoria de Martha G. Blackford, Mark L. Grover e Michael D. Reed.

OTITE MÉDIA

- A *otite média* é uma inflamação do ouvido médio. Existem três subtipos de otite média: a otite média aguda, a otite média serosa e a otite média crônica. Esses três subtipos são diferenciados (a) pelos sinais agudos de infecção, (b) por evidências de inflamação do ouvido médio e (c) pela presença de líquido na orelha média.
- Ocorrem mais de 709 milhões de casos de otite média no mundo inteiro a cada ano, e metade desses casos é observado em crianças com menos de 5 anos de idade.
- A otite média é mais comum em lactentes e crianças. Os fatores de risco para bactérias resistentes à amoxicilina na otite média aguda consistem em frequentar creche, administrar recentemente tratamento antibiótico (nos últimos 30 dias) e ter idade abaixo de 2 anos.

FISIOPATOLOGIA

- Cerca de 40 a 75% dos casos de otite média aguda são causados por patógenos virais. *Streptococcus pneumoniae* constitui a causa bacteriana mais comum de otite média aguda (35-40%). As cepas não tipáveis de *Haemophilus influenzae* e *Moraxella catarrhalis* são responsáveis por 30 a 35% e 15 a 18% dos casos, respectivamente.
- A otite média bacteriana aguda costuma ocorrer após uma infecção viral das vias respiratórias superiores, causando disfunção da tuba auditiva e edema da mucosa na orelha média.
- Até 40% das cepas isoladas de *S. pneumoniae* nos Estados Unidos não são sensíveis à penicilina, e até metade delas exibe alto nível de resistência à penicilina. Em torno de 30 a 40% das cepas de *H. influenzae* e mais de 90% dos isolados de *M. catarrhalis* das vias respiratórias superiores produzem β-lactamases.

MANIFESTAÇÕES CLÍNICAS

- A irritabilidade e a tração da orelha constituem frequentemente os primeiros indícios de que uma criança tem otite média aguda.
- O diagnóstico de otite média aguda deve preencher os três critérios seguintes: (a) sinais agudos de infecção; (b) evidências de inflamação do ouvido médio; e (c) presença de líquido no ouvido médio. Os últimos dois critérios precisam ser determinados por meio de exame otoscópico. Os sinais de infecção devem ser agudos e podem ser inespecíficos, incluindo febre (< 25% dos pacientes) e otalgia (> 75% dos pacientes). As crianças pequenas podem apresentar irritabilidade, tração da orelha acometida e dificuldade para dormir.
- Os sinais e sintomas de inflamação do ouvido médio consistem em eritema da membrana timpânica e otalgia. O derrame do ouvido médio é indicado por qualquer um dos seguintes achados: plenitude ou abaulamento da membrana timpânica (sinal mais importante), mobilidade limitada ou ausente da membrana timpânica e otorreia.

TRATAMENTO

- <u>Objetivos do tratamento</u>: consistem em manejo da dor, uso prudente de antibióticos e prevenção de doença secundária. A otite média aguda deve ser diferenciada da otite média serosa ou da otite média crônica.
- Deve-se considerar a prevenção primária da otite média aguda com vacinas. A vacina pneumocócica 7-valente conjugada reduziu a ocorrência de otite média aguda em 6 a 7% nos lactentes. A vacina não beneficiou crianças de mais idade com histórico de otite média aguda.

- A dor da otite média deve ser tratada com analgésicos orais. O **paracetamol** ou um agente anti-inflamatório não esteroide, como o **ibuprofeno**, deve ser administrado precocemente para aliviar a dor da otite média aguda. Os descongestionantes ou anti-histamínicos não devem ser recomendados na otite média aguda, visto que eles proporcionam benefício mínimo.
- Deve-se considerar um breve período de observação para determinar se o paciente necessita de antibioticoterapia imediata, devido à gravidade da doença ou às características do paciente.
- Utiliza-se a terapia antimicrobiana para o tratamento da otite média; todavia, uma alta porcentagem de crianças obtém a cura apenas com tratamento sintomático.
- Pode-se considerar um tratamento antibiótico tardio (48-72 horas) em crianças de 6 meses a 2 anos de idade quando os sintomas não são graves e o diagnóstico permanece incerto, bem como em crianças com 2 anos ou mais cujo diagnóstico é indeterminado. O tratamento tardio diminui os efeitos adversos dos antibióticos e minimiza a resistência bacteriana.
- A **amoxicilina** em altas doses (80-90 mg/kg/dia) constitui o fármaco de escolha para a otite média aguda. Se houver suspeita ou comprovação de patógenos produtores de β-lactamase, a amoxicilina deve ser administrada com **clavulanato** (90 mg/kg/dia de amoxicilina com 6,4 mg/kg/dia de clavulanato, em duas doses fracionadas). O Quadro 44-1 apresenta as recomendações de tratamento para a otite média aguda.

QUADRO 44-1	Antibióticos para a otite média aguda	
Antibiótico	**Dose**	**Comentários[a]**
Diagnóstico inicial		
Amoxicilina	80-90 mg/kg/dia, divididos em duas doses diárias	Primeira linha (casos não graves)
Amoxicilina clavulanato[b]	90 mg/kg/dia de amoxicilina mais 6,4 mg/kg/dia de clavulanato, divididos em duas doses diárias	Primeira linha (casos graves)
Cefdinir, cefuroxima, cefpodoxima		Sem alergia tipo 1 (casos não graves)
Ceftriaxona (1-3 dias)		Sem alergia tipo 1 (casos graves)
Azitromicina, claritromicina		Alergia tipo 1 (casos não graves)
Ausência de resposta em 48-72 horas		
Amoxicilina clavulanato[b]	90 mg/kg/dia de amoxicilina mais 6,4 mg/kg/dia de clavulanato, divididos em duas doses diárias	Primeira linha (casos não graves)
Ceftriaxona (1-3 dias)		Primeira linha (casos graves) e sem alergia tipo 1 (casos não graves)
Clindamicina		Sem alergia tipo 1 (casos graves) e alergia tipo 1 (casos não graves e graves)

[a]Casos graves: temperatura igual ou superior a 39°C e/ou otalgia intensa.
[b]Nos Estados Unidos, dispõe-se de amoxicilina-clavulanato em uma proporção de 90:6,4 ou 14:1; no Canadá, dispõe-se da proporção 7:1 (utilizar amoxicilina 45 mg/kg para uma dose, amoxicilina 45 mg/kg com clavulanato 6,4 mg/kg para a segunda dose).

- Se o tratamento com amoxicilina falhar, deve-se escolher um fármaco com atividade contra *H. influenzae* e *M. catarrhalis*, produtores de β-lactamase, bem como contra *S. pneumoniae* resistente a fármacos, como amoxicilina-clavulanato em altas doses (recomendado) ou cefuroxima, cefdinir, cefpodoxima, cefprozila ou ceftriaxona por via intramuscular.
- Em crianças com pelo menos 6 anos de idade que apresentam otite média aguda leve a moderada, pode-se utilizar um ciclo de 5 a 7 dias de antibióticos. Alguns especialistas especularam que os pacientes podem ser tratados durante um período de apenas 3 a 5 dias; todavia, não se recomenda um tratamento com ciclos de curta duração em crianças com menos de 2 anos de idade.
- A colocação cirúrgica de tubos de timpanostomia (tubos T) constitui um método efetivo para a prevenção de otite média recorrente. Pacientes com otite média aguda devem ser reavaliados depois de três dias, e as crianças tornam-se, em sua maioria, assintomáticas dentro de sete dias.

PROFILAXIA DAS INFECÇÕES RECORRENTES COM ANTIBIÓTICOS

- A otite média recorrente é definida como pelo menos três episódios em seis meses ou pelo menos quatro episódios em 12 meses. As infecções recorrentes são problemáticas, visto que os pacientes com menos de 3 anos de idade correm alto risco de perda auditiva e dificuldades na linguagem e no aprendizado. Os dados obtidos de estudos geralmente não são favoráveis à profilaxia.

FARINGITE

- A faringite refere-se a uma infecção aguda da orofaringe ou da nasofaringe, a qual é responsável por 1 a 2% de todas as consultas ambulatoriais. Embora as causas virais sejam mais comuns, o *Streptococcus* β-hemolítico do grupo A (GABHS, de *group A beta-hemolytic Streptococcus*) ou o *Streptococcus pyogenes* constituem a principal causa bacteriana.
- Os vírus (p. ex., rinovírus, coronavírus e adenovírus) respondem pela maioria dos casos de faringite aguda. A etiologia bacteriana da faringite aguda é muito menos provável. De todas as causas bacterianas, o GABHS é o mais comum (15-30% dos casos em pacientes pediátricos e 5-15% em adultos).
- As complicações não supurativas da faringite por GABHS consistem em febre reumática aguda, glomerulonefrite aguda, artrite reativa, abscesso peritonsilar, abscesso retrofaríngeo, linfadenite cervical, mastoidite, otite média, rinossinusite e fasceíte necrosante.

MANIFESTAÇÕES CLÍNICAS

- A inflamação da garganta constitui o sintoma mais comum de faringite. As manifestações clínicas da faringite por *Streptococcus* do grupo A estão relacionadas no Quadro 44-2. Os princípios baseados em evidências para o diagnóstico de *Streptococcus* do grupo A são apresentados no Quadro 44-3.

TRATAMENTO

- Objetivos do tratamento: consistem em melhorar os sinais e sintomas clínicos, reduzir ao mínimo as reações adversas aos fármacos, impedir a transmissão a contatos próximos, e prevenir a febre reumática aguda e as complicações supurativas, como abscesso peritonsilar, linfadenite cervical e mastoidite.
- A terapia antimicrobiana deve limitar-se a pacientes que apresentam características clínicas e epidemiológicas de faringite por GABHS, de preferência com exame laboratorial positivo.
- Como a dor costuma ser o principal motivo para a consulta médica, recomenda-se fortemente uma ênfase na prescrição de analgésicos, como **paracetamol** e agentes anti-inflamatórios não esteroides (AINEs), para ajudar a aliviar a dor.
- A penicilina e a amoxicilina constituem os tratamentos de escolha. O tratamento antimicrobiano deve ser restrito a pacientes que apresentam características clínicas e epidemiológicas de faringite por GABHS, com exame laboratorial positivo (Quadro 44-4). O Quadro 44-5 fornece as diretrizes posológicas para infecções recorrentes. O Quadro 44-6 apresenta os princípios baseados em evidências para o diagnóstico de faringite por *Streptococcus* do grupo A. A duração do tratamento para faringite causada por GABHS é de 10 dias, com exceção da penicilina benzatina e azitromicina, para maximizar a erradicação das bactérias.

| QUADRO 44-2 | Manifestações clínicas e diagnóstico da faringite por *Streptococcus* do grupo A |

Geral

Inflamação da garganta de início súbito, que é, em grande parte, autolimitada

Febre e sintomas constitucionais que regridem em 3 a 5 dias

Os sinais e sintomas clínicos são semelhantes nas etiologias tanto virais quanto bacterianas não estreptocócicas

Sinais e sintomas de faringite por GABHS

Inflamação da garganta

Dor à deglutição

Febre

Cefaleia, náuseas, vômitos e dor abdominal (particularmente em crianças)

Eritema/inflamação das tonsilas e da faringe, com ou sem áreas de exsudação

Linfonodos aumentados e hipersensíveis

Úvula avermelhada e edemaciada, petéquias no palato mole e erupção escarlatiniforme

Vários sintomas que não são sugestivos de infecção por *Streptococcus* do grupo A incluem tosse, conjuntivite e coriza

Exames laboratoriais

Swab de garganta e cultura

Teste rápido de detecção de antígenos

GABHS, *Streptococcus* β-hemolítico do grupo A.

| QUADRO 44-3 | Princípios baseados em evidências para o diagnóstico de *Streptococcus* do grupo A |

Recomendações	Nível
O uso seletivo de exames complementares apenas em pacientes com manifestações clínicas sugestivas de *Streptococcus* do grupo A irá aumentar a proporção de exames e resultados positivos naqueles que apresentam infecção verdadeira, e não portadores.	A II
O diagnóstico clínico não pode ser estabelecido com certeza, mesmo pelo médico mais experiente; é necessária a confirmação bacteriológica.	A II
A cultura de garganta continua sendo padrão para diagnóstico, com sensibilidade de 90 a 95% para a detecção de *Streptococcus* do grupo A quando realizada corretamente.	A II
A identificação rápida e o tratamento de pacientes com doença podem reduzir a transmissão, permitir um retorno mais precoce ao trabalho ou à escola e reduzir a morbidade aguda da doença.	A II
A maioria dos testes rápidos de detecção de antígenos tem uma especificidade de > 95% (o que minimiza a prescrição excessiva naqueles que não apresentam doença) e sensibilidade de 80-90% em comparação com a cultura.	A II
A instituição precoce da antibioticoterapia possibilita uma resolução mais rápida dos sinais e sintomas. Pode-se adiar com segurança a instituição da terapia (quando se aguardam os resultados das culturas) por até nove dias após o início dos sintomas, podendo-se ainda evitar complicações significativas, como a febre reumática.	A I

Essas diretrizes fornecem uma base de ponderação sistemática para a força da recomendação (A, bom; B, moderado; C, fraco) e qualidade da evidência (I, pelo menos um ensaio clínico controlado randomizado; II, pelo menos um ensaio clínico bem planejado, não randomizado ou estudo analítico de coorte ou de caso-controle, ou de múltiplas séries no tempo, ou resultados notáveis de um ensaio clínico não controlado; III, opinião de especialistas).

De Bisno AL, Gerber MA, Gwaltney JM Jr, et al. Practice guidelines for the diagnosis and management of group A streptococcal pharyngitis: Infectious Diseases Society of America. Clin Infect Dis 2002;35(2):113-125.

QUADRO 44-4	Antibióticos e doses para a faringite por *Streptococcus* β-hemolítico do grupo A		
Antibiótico	**Dose**	**Duração**	**Classificação**
Antibióticos preferidos			
Penicilina V	Crianças: 250 mg duas vezes ou três vezes ao dia, por via oral	10 dias	IB
	Adultos: 250 mg quatro vezes ao dia ou 500 mg duas vezes ao dia, por via oral		
Penicilina G benzatina	Menos de 27 kg: 0,6 milhão de unidades; 27 kg ou mais: 1,2 milhão de unidades por via intramuscular	Uma dose	IB
Amoxicilina[a]	50 mg/kg uma vez ao dia (máximo de 1.000 mg); 25 mg/kg (máximo de 500 mg), duas vezes ao dia	10 dias	IB
Alergia à penicilina			
Cefalexina	20 mg/kg/dose por via oral, duas vezes ao dia (máximo de 500 mg/dose)	10 dias	IB
Cefadroxila	30 mg/kg por via oral, uma vez ao dia (máximo de 1 g)	10 dias	IB
Clindamicina	7 mg/kg/dose por via oral, três vezes ao dia (máximo 300 mg/dose)	10 dias	IIaB
Azitromicina[b]	12 mg/kg por via oral, uma vez ao dia (máximo de 500 mg)	5 dias	IIaB
Claritromicina[b]	15 mg/kg por via oral, divididos em duas doses ao dia (máximo de 250 mg duas vezes ao dia)	10 dias	IIaB

Essas diretrizes fornecem uma base de ponderação sistemática da força da recomendação (I, condições para as quais há evidências e/ou consenso geral de que determinado procedimento ou tratamento é benéfico, útil ou efetivo; II, condições para as quais há evidências contraditórias e/ou divergência de opinião sobre a utilidade/eficácia de determinado procedimento ou tratamento. IIa, o peso das evidências/opinião está a favor de sua utilidade/eficácia; IIb, a utilidade/eficácia não estão bem estabelecidas pelas evidências/opinião; III, condições para as quais há evidências e/ou consenso geral de que determinado procedimento/tratamento não é útil/efetivo e, em alguns casos, pode ser prejudicial) e da qualidade das evidências (A, dados obtidos de múltiplos ensaios clínicos randomizados ou metanálises; B, dados obtidos de um único ensaio clínico randomizado ou estudos clínicos não randomizados; C, apenas a opinião de consenso de especialistas, estudos de casos ou padrão de cuidado).

[a]Formulação-padrão, sem liberação prolongada.
[b]A resistência do *Streptococcus* β-hemolítico do grupo A (GABHS) a esses fármacos pode variar, e deve-se considerar a ocorrência de sensibilidades locais com esses agentes.

- A duração da terapia para faringite por *Streptococcus* do grupo A é de 10 dias para maximizar a erradicação bacteriana.
- Os casos de faringite são, em sua maioria, autolimitados; entretanto, a terapia antimicrobiana acelera a resolução quando iniciada precocemente nos casos comprovados de GABHS. Em geral, os sintomas regridem dentro de três ou quatro dias, até mesmo sem tratamento. Não costuma haver necessidade de exames de acompanhamento para casos índice ou contatos assintomáticos do paciente índice.

RINOSSINUSITE BACTERIANA AGUDA

- A *sinusite* é uma inflamação e/ou infecção da mucosa dos seios paranasais. O termo *rinossinusite* é empregado por alguns especialistas, visto que a sinusite em geral acomete também a mucosa nasal. A maioria dessas infecções é de origem viral. É importante distinguir entre sinusite viral e bacteriana para ajudar a otimizar as decisões de tratamento.

QUADRO 44-5	Antibióticos e doses para a erradicação da faringite por *Streptococcus* β-hemolíticos do grupo A em portadores crônicos
Antibióticos	**Dose**
Clindamicina	20-30 mg/kg/dia por via oral em três doses fracionadas (máximo de 300 mg/dose)
Amoxicilina-clavulanato	40 mg/kg/dia por via oral, em três doses fracionadas (máximo de 2.000 mg/dia de amoxicilina)
Penicilina V e rifampicina	Penicilina V: 50 mg/kg/dia em quatro doses × 10 dias (máximo de 2.000 mg/dia); e rifampicina: 20 mg/kg/dia em uma dose × últimos quatro dias do tratamento (máximo de 600 mg/dia)
Penicilina G benzatina e rifampicina	Penicilina G benzatina: menos de 27 kg – 0,6 milhão de unidades; 27 kg ou mais – 1,2 milhão de unidades por via intramuscular; e rifampicina: 20 mg/kg/dia por via oral, em duas doses, durante os últimos quatro dias do tratamento com penicilina (máximo de 600 mg/dia)

QUADRO 44-6	Princípios baseados em evidências para o diagnóstico de *Streptococcus* do grupo A	
Recomendações		**Nível**
O uso seletivo de exames complementares apenas em pacientes com manifestações clínicas sugestivas de *Streptococcus* do grupo A aumentará a proporção de exames e resultados positivos naqueles que apresentam infecção verdadeira, e em não portadores.		A II
O diagnóstico clínico não pode ser estabelecido com certeza, mesmo pelo médico mais experiente; é necessária a confirmação bacteriológica.		A II
A cultura de garganta continua sendo padrão para diagnóstico, com sensibilidade de 90 a 95% para a detecção de *Streptococcus* do grupo A quando realizada corretamente.		A II
A identificação rápida e o tratamento de pacientes com doença podem reduzir a transmissão, permitir um retorno mais precoce ao trabalho ou à escola e reduzir a morbidade aguda da doença.		A II
A maioria dos testes rápidos de detecção de antígenos tem uma especificidade de > 95% (o que minimiza a prescrição excessiva naqueles que não apresentam doença) e sensibilidade de 80-90%, em comparação com a cultura.		A II
A instituição precoce da antibioticoterapia possibilita uma resolução mais rápida dos sinais e sintomas. Pode-se adiar com segurança a instituição da terapia (quando se aguardam os resultados das culturas) por até nove dias após o início dos sintomas, podendo-se ainda evitar complicações significativas, como a febre reumática.		A I

Classificação:
Força da recomendação – A a E
Evidência para sustentar o uso: A, boa; B, moderada; C, fraca
Evidência contra o uso: D, moderada; E, boa
Qualidade da evidência – I, II ou III
I: pelo menos um ensaio clínico controlado randomizado
II: pelo menos um ensaio clínico bem planejado, não randomizado ou estudo analítico de coorte ou de caso-controle, ou de múltiplas séries no tempo, ou de resultados notáveis de um ensaio clínico não controlado
III: opiniões de autoridades respeitadas
Dados de Bisno AL, Gerber MA, Gwaltney JM, et al. Practice guidelines for the diagnosis and management of group A streptococcal pharyngitis (IDSA guidelines). Clin Infect Dis 2002;35:113-125.

| QUADRO 44-7 | Manifestações clínicas e diagnóstico da rinossinusite bacteriana |

Geral

São observadas três apresentações clínicas que são mais compatíveis com a rinossinusite bacteriana *versus* viral:

- Início com sinais ou sintomas *persistentes* compatíveis com rinossinusite aguda, de ≥ 10 dias de duração, sem qualquer evidência de melhora clínica (forte, baixa-moderada)

- Início com sinais ou sintomas *graves* de febre alta (≥ 39°C) e secreção nasal purulenta ou dor facial com duração de pelo menos 3 a 4 dias consecutivos no início da doença (forte, baixa-moderada)

- Início com *agravamento* dos sinais ou sintomas, caracterizados por febre de início recente, cefaleia ou aumento da secreção nasal após infecção respiratória superior (IRS) viral típica de 5 a 6 dias de duração, com melhora inicial ("adoecimento duplo") (forte, baixa-moderada)

Sinais e sintomas

- Corrimento nasal anterior purulento, corrimento nasal posterior purulento e com alteração da cor, congestão ou obstrução nasal, congestão ou plenitude facial, dor ou pressão facial, febre, cefaleia, otalgia/pressão/plenitude nas orelhas, halitose, dor de dente, tosse e fadiga

---

- A sinusite bacteriana aguda com frequência é causada pelas mesmas bactérias encontradas na otite média aguda: *S. pneumoniae* e *H. influenzae*. Esses microrganismos são responsáveis por cerca de 50 a 70% das causas bacterianas de sinusite aguda tanto em adultos quanto em crianças.

MANIFESTAÇÕES CLÍNICAS

- A manifestação clínica típica da sinusite bacteriana é fornecida no Quadro 44-7.

TRATAMENTO

- Objetivos do tratamento: reduzir os sinais e sintomas, obter e manter a desobstrução dos óstios, limitar o tratamento com agentes antimicrobianos aos pacientes que podem se beneficiar dele, erradicar a infecção bacteriana com terapia antimicrobiana apropriada, reduzir ao máximo a duração da doença, prevenir as complicações e impedir a evolução da doença aguda para a forma crônica.

- Os descongestionantes nasais em *spray*, como a **fenilefrina** e a **oximetazolina**, que reduzem a inflamação por vasoconstrição, são frequentemente usados na rinossinusite não bacteriana. O seu uso deve limitar-se à duração recomendada do produto (sem ultrapassar três dias), a fim de evitar a congestão de rebote. Os descongestionantes orais também podem ajudar a manter a desobstrução nasal ou dos seios da face. A irrigação da cavidade nasal com soro fisiológico e a inalação de vapor podem ser usadas para aumentar a umidade da mucosa, e podem ser usados mucolíticos (p. ex., guaifenesina) para diminuir a viscosidade das secreções nasais. Os anti-histamínicos e os descongestionantes orais não devem ser utilizados na sinusite bacteriana aguda em virtude de seus efeitos anticolinérgicos, que podem ressecar a mucosa e comprometer a eliminação das secreções da mucosa.

- O tratamento com agentes antimicrobianos é superior ao placebo para reduzir ou eliminar os sintomas, embora o benefício seja pequeno.

- A **amoxicilina** constitui o tratamento de primeira linha para sinusite bacteriana aguda. Trata-se de um fármaco com relação custo-benefício favorável para a doença não complicada aguda, e o uso inicial de antibióticos de amplo espectro mais novos não se justifica. O Quadro 44-8 mostra a abordagem para o tratamento da rinossinusite bacteriana aguda em crianças e adultos.

QUADRO 44-8	Antibióticos e doses para a rinossinusite bacteriana aguda	
Antibiótico	**Dose**	**Comentários**
	Crianças	
Terapia empírica inicial		
Amoxicilina-clavulanato	45 mg/kg/dia VO, duas vezes ao dia	Primeira linha
Amoxicilina-clavulanato	90 mg/kg/dia VO, duas vezes ao dia	Segunda linha
Alergia a β-lactâmicos		
Clindamicina mais cefixima ou cefpodoxima	Clindamicina (30-40 mg/kg/dia VO, três vezes ao dia) mais cefixima (8 mg/kg/dia VO, duas vezes ao dia) ou cefpodoxima (10 mg/kg/dia VO, duas vezes ao dia)	Sem alergia tipo 1
Levofloxacino	10-20 mg/kg/dia VO, a cada 12 a 24 horas	Alergia tipo 1
Risco de resistência aos antibióticos ou ausência de resposta à terapia inicial		
Amoxicilina-clavulanato	90 mg/kg/dia VO, duas vezes ao dia	
Clindamicina mais cefixima ou cefpodoxima	Clindamicina (30-40 mg/kg/dia VO, três vezes ao dia) mais cefixima (8 mg/kg/dia VO, duas vezes ao dia) ou cefpodoxima (10 mg/kg/dia VO, duas vezes ao dia)	
Levofloxacino	10-20 mg/kg/dia VO, a cada 12 a 24 horas	
Infecção grave exigindo hospitalização		
Ampicilina-sulbactam	200-400 mg/kg/dia IV, a cada 6 horas	
Ceftriaxona	50 mg/kg/dia IV, a cada 12 horas	
Cefotaxima	100-200 mg/kg/dia IV, a cada 6 horas	
Levofloxacino	10-20 mg/kg/dia IV, a cada 12-24 horas	
	Adultos	
Terapia empírica inicial		
Amoxicilina-clavulanato	500 mg/125 mg VO, três vezes ao dia, ou 875 mg/125 mg VO, duas vezes ao dia	Primeira linha
Amoxicilina-clavulanato	2.000 mg/125 mg VO, duas vezes ao dia	Segunda linha
Doxiciclina	100 mg VO, duas vezes ao dia, ou 200 mg VO, uma vez ao dia	Segunda linha
Alergia a β-lactâmicos		
Doxiciclina	100 mg VO, duas vezes ao dia, ou 200 mg VO, uma vez ao dia	
Levofloxacino	500 mg VO, uma vez ao dia	
Moxifloxacino	400 mg VO, uma vez ao dia	

(continua)

QUADRO 44-8	Antibióticos e doses para a rinossinusite bacteriana aguda (*continuação*)	
Antibiótico	**Dose**	**Comentários**
Risco de resistência a antibióticos ou ausência de resposta à terapia inicial		
Amoxicilina-clavulanato	2.000 mg/125 mg VO, duas vezes ao dia	
Levofloxacino	500 mg VO, uma vez ao dia	
Moxifloxacino	400 mg VO, uma vez ao dia	
Infecção grave exigindo hospitalização		
Amoxicilina-clavulanato	1,5-3 g IV, a cada 6 horas	
Levofloxacino	500 mg VO, uma vez ao dia	
Moxifloxacino	400 mg VO, uma vez ao dia	
Ceftriaxona	1-2 g IV, a cada 12 a 24 horas	
Cefotaxima	2 g IV a cada 4 a 6 horas	

VO, via oral; IV, intravenosa.

- A duração da terapia antimicrobiana para o tratamento da rinossinusite bacteriana aguda não está bem estabelecida. Na maioria dos ensaios clínicos, foram usados ciclos de antibióticos de 10 a 14 dias para a rinossinusite não complicada. Para adultos, a duração recomendada é de 5 a 7 dias.

Capítulo elaborado a partir de conteúdo original de autoria de Christopher Frei e Bradi Frei.

- As definições dos termos relacionados com a *sepse* são apresentadas no Quadro 45-1. Pode-se observar uma síndrome de resposta inflamatória sistêmica fisiologicamente semelhante até mesmo na ausência de infecção identificável.

ETIOLOGIA E FISIOPATOLOGIA

- Os locais de infecção que mais frequentemente levam à sepse consistem no trato respiratório (39-50%), sistema urinário (5-37%) e espaço intra-abdominal (8-16%). A sepse pode ser causada por bactérias gram-negativas (52% dos casos) ou gram-positivas (37%), bem como por fungos (5%) ou outros microrganismos.

- *Escherichia coli*, espécies de *Klebsiella* e *Pseudomonas aeruginosa* constituem os patógenos gram--negativos mais isolados na sepse. Outros patógenos gram-negativos comuns incluem *Serratia* spp., *Enterobacter* spp. e *Proteus* spp. *P. aeruginosa* é a causa mais frequente de casos fatais por sepse. Os patógenos gram-positivos comuns incluem *Staphylococcus aureus, Streptococcus pneumoniae*, estafilococos coagulase-negativos e espécies de *Enterococcus.*

- As espécies de *Candida* (particularmente *Candida albicans*) constituem os agentes fúngicos etiológicos comuns nas infecções da corrente sanguínea. A taxa de mortalidade bruta de 12 semanas por sepse devido à candidemia foi de 35,2%.

- O foco fisiopatológico da sepse por microrganismos gram-negativos tem sido o componente lipopolissacarídico (endotoxina) da parede celular das bactérias gram-negativas. O lipídio A faz parte da molécula de endotoxina da parede celular de bactérias gram-negativas, que é altamente imunorreativa e responsável pela maioria dos efeitos tóxicos. No início, a endotoxina associa-se a uma proteína plasmática, denominada proteína de ligação de lipopolissacarídeos. Em seguida, esse complexo liga-se a um receptor específico (CD14) na superfície do macrófago, ativando-o e provocando a liberação de mediadores inflamatórios.

- A sepse envolve uma complexa interação de mediadores pró-inflamatórios (p. ex., fator de necrose tumoral α [TNF-α], interleucina [IL]-1, IL-6) e anti-inflamatórios (p. ex., antagonista do receptor de IL-1, IL-4 e IL-10). A IL-8, o fator de ativação das plaquetas, os leucotrienos e o tromboxano A também são importantes.

- O TNF-α é considerado como o principal mediador da sepse. As concentrações de TNF-α estão elevadas precocemente na resposta inflamatória durante a sepse, e existe uma correlação com a gravidade da sepse. A liberação de TNF-α leva à ativação de outras citocinas associadas à lesão celular, e o fator estimula a liberação de metabólitos do ácido araquidônico, que contribuem para a lesão das células endoteliais.

- Os mediadores anti-inflamatórios, incluindo antagonistas dos receptores de IL-1, IL-4 e IL-10, também são produzidos na sepse e inibem a produção de citocinas pró-inflamatórias. O efeito final pode variar dependendo do estado de ativação das células-alvo, e a capacidade de liberação dessas células-alvo pode aumentar ou inibir o mediador primário.

- O principal mecanismo de lesão na sepse ocorre por meio das células endoteliais. Quando há inflamação, as células endoteliais possibilitam a entrada das células circulantes (p. ex., granulócitos) e dos componentes do plasma nos tecidos inflamados, podendo resultar em lesão de órgãos.

- A endotoxina ativa o complemento que, em seguida, intensifica a resposta inflamatória por meio de estimulação da quimiotaxia dos leucócitos, fagocitose, liberação de enzimas lisossomais, aumento da adesão e agregação plaquetárias e produção de radicais superóxido tóxicos.

- Uma substância endógena essencial envolvida na inflamação da sepse é a proteína C ativada, que aumenta a fibrinólise e inibe a inflamação. Os níveis de proteína C estão reduzidos em pacientes com sepse.

- O choque constitui a complicação mais grave associada à sepse por gram-negativos e provoca morte em cerca de metade dos pacientes. Outra complicação é a coagulação intravascular disseminada (CID), que ocorre em até 38% dos pacientes com choque séptico. A CID refere-se à ativação inapropriada da cascata de coagulação, que provoca a formação de microtrombos, resultando em

QUADRO 45-1	Definições relacionadas com a sepse
Condição	**Definição**
Bacteremia (fungemia)	Presença de bactérias (fungos) viáveis na corrente sanguínea
Infecção	Resposta inflamatória à invasão dos tecidos do hospedeiro normalmente estéreis pelos microrganismos
Síndrome de resposta inflamatória sistêmica	Resposta inflamatória sistêmica a uma variedade de agressões clínicas, que podem ser de origem infecciosa ou não infecciosa. A resposta manifesta-se por dois ou mais dos seguintes achados: temperatura > 38°C ou < 36°C; FC > 90 batimentos/min; FR > 20 respirações/min; ou $PaCO_2$ < 32 mmHg (4,3 kPa); leucócitos > 12.000 células/mm^3 (> 12 × 10^9/L), < 4.000 células/mm^3 (4 × 10^9/L) ou > 10% (> 0,10) de formas imaturas (bastões); equilíbrio hídrico positivo (> 20 mL/kg durante 24 h); hiperglicemia; plasma; hipertensão arterial; CI > 3,5 L/min (> 0,058 L/s); hipoxemia arterial; oligúria aguda; aumento da creatinina > 0,5 mg/dL (> 0,44 µmol/L); anormalidades da coagulação; íleo, plaquetas < 100.000/mm^3 (> 100 × 10^9/L); bilirrubina > 4 mg/dL (> 68 µmol/L); hiperlactatemia; diminuição do enchimento capilar
Sepse	Síndrome de resposta inflamatória sistêmica secundária à infecção
Sepse grave	Sepse associada à disfunção orgânica, hipoperfusão ou hipotensão. Hipoperfusão; as anormalidades da perfusão podem incluir acidose láctica, oligúria ou alteração aguda do estado mental, porém não se limitam a elas
Choque séptico	Sepse com hipotensão, apesar da reanimação com líquidos, juntamente com a presença de anormalidades da perfusão. Os pacientes em uso de agentes inotrópicos ou vasopressores podem não apresentar hipotensão na ocasião em que são determinadas as anormalidades de perfusão
Choque séptico refratário	Choque séptico persistente, exigindo dopamina > 15 mcg/kg/min ou norepinefrina > 0,25 mcg/kg/min para manter a pressão arterial média
Síndrome de disfunção múltipla de órgãos	Presença de alterações das funções orgânicas, exigindo intervenção para manter a homeostasia

FC, frequência cardíaca; FR, frequência respiratória; $PaCO_2$, pressão parcial de dióxido de carbono.

consumo dos fatores da coagulação, disfunção orgânica e sangramento. A síndrome de angústia respiratória aguda (SARA) constitui outra complicação comum da sepse.

- O principal sinal do efeito hemodinâmico da sepse consiste no estado hiperdinâmico, caracterizado por alto débito cardíaco e resistência vascular sistêmica anormalmente baixa.

QUADRO 45-2	Sinais e sintomas associados à sepse
Sepse precoce	**Sepse tardia**
Febre ou hipotermia	Acidose láctica
Tremores, calafrios	Oligúria
Taquicardia	Leucopenia
Taquipneia	CID
Náuseas, vômitos	Depressão miocárdica
Hiperglicemia	Edema pulmonar
Mialgias	Hipotensão (choque)
Letargia, mal-estar	Hipoglicemia
Proteinúria	Azotemia
Hipoxia	Trombocitopenia
Leucocitose	SARA
Hiperbilirrubinemia	Hemorragia GI
	Coma

CID, coagulação intravascular disseminada; GI, gastrintestinal; SARA, síndrome de angústia respiratória aguda.

MANIFESTAÇÕES CLÍNICAS

- Os sinais e sintomas iniciais da sepse são variáveis e consistem em febre, calafrios e alteração do estado mental. Pode ocorrer hipotermia em lugar de febre. O paciente pode apresentar hipoxia. Os sinais e sintomas de sepse precoce e tardia estão relacionados no **Quadro 45-2**.
- A progressão da sepse descontrolada leva a sinais de disfunção orgânica, que podem incluir oligúria, instabilidade hemodinâmica com hipotensão ou choque, acidose láctica, hiperglicemia ou hipoglicemia, possivelmente leucopenia, CID, trombocitopenia, SARA, hemorragia gastrintestinal (GI) ou coma.

TRATAMENTO

- Os principais objetivos do tratamento da sepse são os seguintes: diagnosticar e identificar o patógeno a tempo, eliminar rapidamente a fonte de infecção, iniciar precocemente a terapia antimicrobiana agressiva, interromper a sequência patogênica que leva ao choque séptico e evitar a falência de órgãos.
- As recomendações baseadas em evidências para o tratamento da sepse e do choque séptico da campanha *Surviving Sepsis* são apresentadas no **Quadro 45-3**.

TERAPIA ANTIMICROBIANA

- A terapia antimicrobiana precoce é de importância crítica no tratamento de pacientes sépticos. O esquema selecionado deve basear-se no local suspeito de infecção, nos patógenos prováveis e nos padrões de antibiograma locais, na origem do microrganismo, isto é, adquirido da comunidade ou hospitalar, e no estado imune do paciente.
- Os antibióticos que podem ser usados no tratamento empírico da sepse estão listados no **Quadro 45-4**.
- Se houver suspeita de *P. aeruginosa*, ou em caso de sepse por infecções hospitalares, uma cefalosporina antipseudomonas (**ceftazidima** ou **cefepima**), uma fluoroquinolona antipseudomonas (**ciprofloxacino** ou **levofloxacino**) ou um aminoglicosídeo devem ser incluídos no esquema.
- O esquema antimicrobiano deve ser reavaliado depois de 48 a 72 horas com base nos dados clínicos e microbiológicos.

QUADRO 45-3	Recomendações baseadas em evidências para o tratamento da sepse e do choque séptico	
Recomendações		**Graus de recomendação[a]**
Reanimação inicial (nas primeiras 6 horas)		
Metas direcionadas para os objetivos iniciais, incluindo PVC de 8-12 mmHg, PAM ≥ 65 mmHg, saturação do oxigênio venoso central ≥ 70%		1C
Antibioticoterapia		
Antibiótico de amplo espectro IV dentro de 1 hora após o diagnóstico de choque séptico e sepse grave contra os patógenos bacterianos/fúngicos prováveis		1B
Reavaliar a antibioticoterapia diariamente com base nos dados microbiológicos e clínicos para reduzir a amplitude da cobertura		1C
Terapia hídrica		
Nenhuma diferença nos resultados clínicos com coloides e cristaloides		1B
Administração de líquidos de 1.000 mL de cristaloides ou 300-500 mL de coloides durante 30 minutos		1D
Vasopressores		
A norepinefrina e a dopamina constituem as escolhas iniciais		1C
Manter a PAM ≥ 65 mmHg		1C
Terapia inotrópica		
Administrar dobutamina quando o débito cardíaco permanece baixo, apesar da reanimação com líquidos e terapia inotrópica/vasopressora combinada		1C
Controle da glicose		
Administrar insulina IV para manter o nível de glicemia ≤ 150 mg/dL		2C
Esteroides		
Hidrocortisona IV para o choque séptico quando a hipotensão não responde de modo satisfatório à reanimação adequada com líquidos e vasopressores		2C
A dose de hidrocortisona deve ser de < 300 mg/dia		1A
Proteína C ativada humana recombinante (drotrecogina)		
Considerar o seu uso na disfunção orgânica induzida por sepse com alto risco de morte (geralmente Apache II ≥ 25 ou falência múltipla de órgãos) na ausência de contraindicações		2B
Profilaxia para trombose venosa profunda		
Usar heparina de baixo peso molecular ou heparina não fracionada em baixa dose para prevenção da trombose venosa profunda		1A
Profilaxia para úlcera de estresse		
O bloqueador dos receptores H_2 ou o inibidor da bomba de prótons são efetivos		1A, 1B

IV, intravenosa; PAM, pressão arterial média; PVC, pressão venosa central.
[a]Sistema de graus de recomendação, análise, desenvolvimento e avaliação (GRADE): sistema estruturado para classificar a qualidade das evidências e graduar a força da recomendação na prática clínica. Qualidade da evidência: alta (grau A), moderada (grau B), baixa (grau C) ou muito baixa (grau D). Força da recomendação: forte (grau 1) ou fraca (grau 2).
Adaptado de Dellinger RP, Levy MM, Carlet JM et al. Surviving sepsis campaign: International guidelines for management of severe sepsis and septic shock: 2008. Crit Care Med 2008;36:296-327.

- Quando *S. aureus* tende a ser resistente à meticilina, a linezolida pode ser preferida à vancomicina, devido à pouca penetração da vancomicina nos pulmões, bem como à emergência mundial de *S. aureus* de resistência intermediária ao glicopeptídeo.
- A duração média da terapia antimicrobiana no hospedeiro normal com sepse é de 7 a 10 dias, porém as infecções fúngicas podem exigir 10 a 14 dias.

QUADRO 45-4	Esquemas antimicrobianos empíricos na sepse	
Infecção	**Esquema antimicrobiano**	
(local ou tipo)	**Adquirida na comunidade**	**Adquirida no hospital**
Trato urinário	Ceftriaxona ou ciprofloxacino/ levofloxacino	Ciprofoxacino/levofloxacino ou ceftriaxona ou ceftazidima
Trato respiratório	Levofloxacino[a]/moxifloxacino ou ceftriaxona + claritromicina/ azitromicina	Piperacilina/tazobactam ou ceftazidima ou cefepima + levofloxacino/ciprofloxacino ou aminoglicosídeo
Intra-abdominal	Piperacilina/tazobactam ou ciprofloxacino + metronidazol	Piperacilina/tazobactam ou carbapeném[b]
Pele/tecidos moles	Vancomicina ou linezolida ou daptomicina	Vancomicina + piperacilina/ tazobactam
Relacionada com cateter		Vancomicina
Desconhecida		Piperacilina/tazobactam ou ceftazidima/cefepima ou imipeném/meropeném } +/– Vancomicina, mas não gentamicina

[a]750 mg por via oral, uma vez ao dia.
[b]Imipeném, meropeném, doripeném.

- O tratamento da candidíase invasiva envolve preparações à base de anfotericina B, agentes antifúngicos azóis e antifúngicos equinocandinas ou combinações. A escolha depende do estado clínico do paciente, da espécie de fungo e sua sensibilidade, da toxicidade relativa do fármaco, da presença de disfunção orgânica que afetaria o *clearance* do fármaco e da exposição prévia do paciente a agentes antifúngicos. Em geral, a infecção micótica sistêmica suspeita de causar sepse em pacientes sem neutropenia deve ser tratada de modo empírico com fluconazol parenteral, caspofungina, anidulafungina ou micafungina.

SUPORTE HEMODINÂMICO

- A manutenção da oxigenação tecidual adequada é importante no tratamento da sepse e depende de uma perfusão adequada e de uma boa oxigenação do sangue.
- A reanimação rápida com líquidos constitui a melhor intervenção terapêutica inicial para o tratamento da hipotensão na sepse. O objetivo é aumentar ao máximo o débito cardíaco aumentando a pré-carga ventricular esquerda, o que, em última análise, irá restaurar a perfusão tecidual.
- A administração de líquidos deve ser ajustada para os objetivos clínicos, como frequência cardíaca, débito urinário, pressão arterial (PA) e estado mental. Os cristaloides isotônicos, como cloreto de sódio a 0,9% ou solução de Ringer lactato, costumam ser usados para a reanimação com líquidos.
- As soluções coloides iso-oncóticas (plasma e frações de proteínas plasmáticas), como albumina a 5% e hetamido a 6%, oferecem a vantagem de uma restauração mais rápida do volume intravascular, com infusão de volumes menores; todavia, os coloides sintéticos causam comprometimento renal relacionado com a dose e maior sangramento. As soluções cristaloides necessitam de um volume 2 a 4 vezes maior do que os coloides, que geralmente são recomendados para reanimação com líquidos em virtude de seu menor custo. Entretanto, os coloides podem ser preferidos, em particular quando o nível sérico de albumina é inferior a 2 g/dL (20 g/L).

SUPORTE COM FÁRMACOS INOTRÓPICOS E VASOATIVOS

- Quando a reanimação com líquidos é insuficiente para manter a perfusão dos tecidos, é necessário utilizar agentes inotrópicos e fármacos vasoativos. A escolha e a dose baseiam-se nas

QUADRO 45-5	Atividade dos agentes cardiovasculares comumente usados no choque séptico sobre os receptores				
Agente	α_1	α_2	β_1	β_2	Dopaminérgicos
Dopamina	++/+++	?	++++	++	++++
Dobutamina	+	+	++++	++	0
Norepinefrina	+++	+++	+++	+/++	0
Fenilefrina	++/+++	+	?	0	0
Epinefrina	++++	++++	++++	+++	0

α_1, receptor α_1-adrenérgico; α_2, receptor α_2-adrenérgico; β_1, receptor β_1-adrenérgico; β_2, receptor β_2-adrenérgico; 0, nenhuma atividade; ++++, atividade máxima; ?, atividade desconhecida.

propriedades farmacológicas das várias catecolaminas e de como elas influenciam os parâmetros hemodinâmicos (Quadro 45-5).

Protocolo sugerido para uso de agentes inotrópicos e fármacos vasoativos

- A **norepinefrina** é um potente agente α-adrenérgico (0,01-3 mcg/kg/min), que é útil como vasopressor para restaurar a PA adequada após incapacidade de restabelecer a PA adequada e a perfusão dos órgãos com reanimação apropriada com líquidos.
- A **dopamina** em doses > 5 mcg/kg/min aumenta a pressão arterial média e o débito cardíaco.
- A **dobutamina** (2-20 mcg/kg/min) é um agente inotrópico α-adrenérgico preferido por muitos médicos para melhorar o índice cardíaco. A dobutamina deve ser considerada em pacientes com sepse grave e pressões de enchimento e PA adequadas, porém com baixo intervalo de confiança (IC).
- A **epinefrina** (0,1-0,5 mcg/kg/min) aumenta o IC e produz vasoconstrição periférica. Seu uso é reservado para pacientes que não respondem a tratamentos tradicionais para manter a pressão arterial.

Terapia precoce direcionada para metas

- A reanimação inicial de um paciente com sepse grave ou com hipoperfusão tecidual induzida por sepse deve ser instituída tão logo a síndrome seja reconhecida. As metas durante as primeiras horas consistem em pressão venosa central (PVC) de 8 a 12 mmHg, pressão arterial média (PAM) de 65 mmHg ou mais, débito urinário de 0,5 mL/kg/h ou mais e saturação de oxigênio venoso central ou venoso misto de 70% ou mais ($\geq 0,70$). A adesão às metas do grupo direcionado para metas iniciais teve uma correlação estreita com a taxa de mortalidade global.

Terapia adjuvante

- Os níveis de cortisol variam muito em pacientes que apresentam choque séptico, e alguns estudos sugeriram um aumento da mortalidade associado a níveis séricos de cortisol tanto baixos quanto elevados. Um teste de estimulação com hormônio adrenocorticotrófico tem sido utilizado para identificar os pacientes que apresentam insuficiência suprarrenal relativa, aos quais se deve administrar esteroide suplementar.

Capítulo elaborado a partir de conteúdo original de autoria de S. Lena Kang-Birken.

46 Doenças sexualmente transmissíveis

- O espectro das *doenças sexualmente transmissíveis* (*DST*) compreende as doenças venéreas clássicas – gonorreia, sífilis, cancroide, linfogranuloma venéreo e granuloma inguinal –, bem como uma variedade de outros patógenos que se disseminam por contato sexual (Quadro 46-1). As síndromes clínicas comuns associadas às DST estão relacionadas no Quadro 46-2. As informações mais atualizadas sobre a epidemiologia, o diagnóstico e o tratamento das DST são fornecidas pelos Centers for Disease Control and Prevention (CDC), no website *www.cdc.gov*.

GONORREIA

- A *Neisseria gonorrhoeae* é um diplococo gram-negativo. Estima-se que seja responsável por até 600.000 infecções por ano nos Estados Unidos. Os seres humanos constituem os únicos hospedeiros conhecidos desse parasita intracelular.

MANIFESTAÇÕES CLÍNICAS

- Os indivíduos infectados podem ser sintomáticos ou assintomáticos, podem apresentar infecções complicadas ou não complicadas, e infecções que acometem vários locais anatômicos.
- As manifestações clínicas mais comuns das infecções gonocócicas são apresentadas no Quadro 46-3. Cerca de 15% das mulheres com gonorreia desenvolvem doença inflamatória pélvica. Sem tratamento, a doença inflamatória pélvica pode constituir uma causa indireta de infertilidade e gravidez ectópica.
- Em 0,5 a 3% dos pacientes com gonorreia, os gonococos invadem a corrente sanguínea e provocam doença disseminada. As manifestações clínicas habituais da infecção gonocócica disseminada consistem em lesões cutâneas necróticas e hipersensíveis, tenossinovite e artrite monoarticular.
- O diagnóstico das infecções gonocócicas pode ser estabelecido por meio de esfregaços corados pelo gram, cultura (que constitui o método mais confiável) ou métodos mais recentes, baseados na detecção de componentes celulares do gonococo (p. ex., enzimas, antígenos, DNA ou lipopolissacarídeo) em amostras clínicas.
- Embora a cultura de líquido infectado não seja o exame complementar mais sensível para a gonorreia, continua sendo o exame de escolha em virtude de sua alta especificidade.
- Métodos alternativos para o estabelecimento do diagnóstico incluem o enzimaimunoensaio, sondas de DNA e técnicas de amplificação do ácido nucleico.

TRATAMENTO

- A **ceftriaxona** por via parenteral constitui o único agente recomendado para o tratamento da gonorreia (Quadro 46-4).
- A infecção concomitante por clamídias, que é documentada em até 50% das mulheres e 20% dos homens com gonorreia, constitui a principal causa de uretrite pós-gonocócica, cervicite e salpingite em pacientes tratados para gonorreia. Em consequência, recomenda-se o tratamento concomitante com **doxiciclina** ou **azitromicina** em todos os pacientes tratados para a essa doença. Uma dose única de azitromicina (2 g) é altamente efetiva contra clamídias.
- As mulheres grávidas infectadas por *N. gonorrhoeae* devem ser tratadas com **ceftriaxona**. Em caso de suposta infecção por *Chlamydia trachomatis*, o tratamento preferido consiste em azitromicina ou amoxicilina.
- O tratamento da gonorreia durante a gravidez é essencial para prevenir a oftalmia neonatal. O CDC recomenda a instilação de pomada oftálmica de eritromicina (0,5%) em cada saco conjuntival no período pós-parto imediato para a prevenção da oftalmia neonatal.

| QUADRO 46-1 | Doenças sexualmente transmissíveis |

Doenças	Patógenos associados
Bacterianas	
Gonorreia	*Neisseria gonorrhoeae*
Sífilis	*Treponema pallidum*
Cancroide	*Haemophilus ducreyi*
Granuloma inguinal	*Calymmatobacterium granulomatis*
Doença entérica	*Salmonela* spp., *Shigella* spp., *Campylobacter fetus*
Infecção por *Campylobacter*	*Campylobacter jejuni*
Vaginose bacteriana	*Gardnerella vaginalis, Mycoplasma hominis, Bacteroides* spp., *Mobiluncus* spp.
Infecções por estreptococos do grupo B	*Streptococcus* do grupo B
Chlamydia	
Uretrite não gonocócica	*Chlamydia trachomatis*
Linfogranuloma venéreo	*C. trachomatis*, tipo L
Virais	
Síndrome de imunodeficiência adquirida	Vírus da imunodeficiência humana
Herpes genital	Herpes-vírus simples, tipos I e II
Hepatite viral	Vírus da hepatite A, B, C e D
Condiloma acuminado	Papilomavírus humano
Molusco contagioso	Poxvírus
Infecção por citomegalovírus	Citomegalovírus
Micoplasma	
Uretrite não gonocócica	*Ureaplasma urealyticum*
Protozoários	
Tricomoníase	*Trichomonas vaginalis*
Amebíase	*Entamoeba histolytica*
Giardíase	*Giardia lamblia*
Fúngicas	
Candidíase vaginal	*Candida albicans*
Parasitárias	
Escabiose	*Sarcoptes scabiei*
Pediculose pubiana	*Phthirus pubis*
Enterobiose	*Enterobius vermicularis*

SÍFILIS

- O agente etiológico da sífilis é o *Treponema pallidum*, um espiroqueta.
- A sífilis costuma ser adquirida por contato sexual com mucosas infectadas ou lesões cutâneas, embora, em raras ocasiões, possa ser adquirida por contato pessoal não sexual, inoculação acidental ou transfusão de sangue.

QUADRO 46-2	Síndromes selecionadas associadas a patógenos sexualmente transmissíveis comuns	
Síndrome	**Patógenos comumente implicados**	**Manifestações clínicas comuns[a]**
Uretrite	*Chlamydia trachomatis*, herpes-vírus simples, *Neisseria gonorrhoeae*, *Trichomonas vaginalis*, *Ureaplasma urealyticum*	Secreção uretral, disúria
Epididimite	*C. trachomatis, N. gonorrhoeae*	Dor escrotal, dor inguinal, dor no flanco, secreção uretral
Cervicite/vulvovaginite	*C. trachomatis, Gardnerella vaginalis*, herpes-vírus simples, papilomavírus humano, *N. gonorrhoeae*, *T. vaginalis*	Secreção vaginal anormal, prurido/irritação da vulva, disúria, dispaurenia
Ulceras genitais (dolorosas)	*Haemophilus ducreyi*, herpes-vírus simples	Habitualmente múltiplas lesões vesiculares/pustulosas (herpes) ou papulares/pustulosas (*H. ducreyi*), que podem coalescer; linfadenopatia hipersensível, dolorosa[b]
Úlceras genitais (indolores)	*Treponema pallidum*	Habitualmente, uma única lesão papular
Verrugas genitais/anais	Papilomavírus humano	Múltiplas lesões, cujo tamanho varia desde pequenas verrugas papulares até grandes condilomas exofíticos
Faringite	*C. trachomatis* (?), herpes-vírus simples, *N. gonorrhoeae*	Sintomas de faringite aguda, linfadenopatia cervical, febre[c]
Proctite	*C. trachomatis*, herpes-vírus simples, *N. gonorrhoeae, T. pallidum*	Constipação intestinal, desconforto anorretal, tenesmo, secreção retal mucopurulenta
Salpingite	*C. trachomatis, N. gonorrhoeae*	Dor na parte inferior do abdome, secreção cervical ou vaginal purulenta, edema dos anexos, febre[d]

[a] Em algumas síndromes, as manifestações clínicas podem ser mínimas ou ausentes.
[b] A infecção recorrente pelo herpes pode manifestar-se como uma única lesão.
[c] A maioria dos casos de infecção faríngea gonocócica é assintomática.
[d] A salpingite aumenta o risco de gravidez ectópica subsequente e infertilidade.

MANIFESTAÇÕES CLÍNICAS

- A manifestação clínica da sífilis é variada, com progressão por vários estágios possíveis em pacientes não tratados ou tratados inadequadamente (Quadro 46-5).

Sífilis primária

- A sífilis primária caracteriza-se pelo aparecimento de um cancro no tecido cutâneo ou mucocutâneo. Os cancros persistem por apenas 1 a 8 semanas antes de desaparecerem espontaneamente.

Sífilis secundária

- O estágio secundário da sífilis caracteriza-se por uma variedade de erupções mucocutâneas, causadas pela ampla disseminação hematogênica e linfática do *T. pallidum*.
- Os sinais e sintomas da sífilis secundária desaparecem em 4 a 10 semanas; todavia, em pacientes não tratados, as lesões podem sofrer recidiva a qualquer momento dentro de quatro anos.

QUADRO 46-3	Apresentação das infecções gonocócicas	
	Homens	**Mulheres**
Geral	Período de incubação de 1 a 14 dias Início dos sintomas em 2 a 8 dias	Período de incubação de 1 a 14 dias Inicio dos sintomas em 10 dias
Sítio da infecção	Mais comum: uretra Outros: reto (geralmente devido a relações anais em homens homossexuais), orofaringe, olho	Mais comum: canal endocervical Outros: uretra, reto (geralmente devido à contaminação perineal), orofaringe, olho
Sintomas	Pode ser assintomática ou com sintomas mínimos Infecção uretral: disúria e polaciúria Infecção anorretal: assintomática a dor retal intensa Infecção faríngea assintomática a faringite leve	Pode ser assintomática ou com sintomas mínimos Infecção endocervical: geralmente assintomática ou levemente sintomática Infecção uretral: disúria, polaciúria Infecção anorretal e faríngea: sintomas iguais aos dos homens
Sinais	Secreção uretral ou retal purulenta, que pode ser escassa a profusa Anorretal: prurido, secreção mucopurulenta, sangramento	Secreção vaginal anormal ou sangramento uterino; secreção uretral ou retal purulenta, que pode ser escassa a profusa
Complicações	Raras (epididimite, prostatite, linfadenopatia inguinal, estenose uretral) Gonorreia disseminada	Doença inflamatória pélvica e complicações associadas (i.e., gravidez ectópica, infertilidade) Gonorreia disseminada (três vezes mais comuns do que nos homens)

Sífilis latente

- Os indivíduos com sorologia positiva para sífilis, porém sem nenhuma outra evidência da doença, apresentam sífilis latente.
- A maioria dos pacientes com sífilis latente sem tratamento não desenvolve outras sequelas; entretanto, cerca de 25 a 30% evoluem para a neurossífilis ou sífilis tardia, com outras manifestações clínicas além da neurossífilis.

Sífilis terciária e neurossífilis

- Dos pacientes com sífilis primária ou secundária, 40% apresentam infecção do sistema nervoso central.

DIAGNÓSTICO

- Devido à dificuldade de cultura do *T. pallidum in vitro*, o diagnóstico baseia-se principalmente na microscopia de campo escuro ou no exame microscópico de anticorpos fluorescentes de material seroso obtido de uma lesão suspeita de sífilis, ou nos resultados dos testes sorológicos.
- A sorologia constitui a base para o diagnóstico da sífilis, e os testes são classificados em não treponêmicos ou treponêmicos. Os testes não treponêmicos comuns incluem o teste em lâmina do Venereal Disease Research Laboratory (VDRL), a regina plasmática rápida (RPR) realizada em cartão, o teste da reagina sérica não aquecida (USR, de *unheated serum reagin*) e o teste sérico não aquecido com vermelho de toluidina (TRUST, de *toluidine red unheated serum test*).
- Os testes treponêmicos são mais sensíveis do que os não treponêmicos e são usados para confirmar o diagnóstico (i.e., absorção de anticorpos antitreponema fluorescentes).

QUADRO 46-4 Tratamento da gonorreia

Tipo de infecção	Esquemas recomendados[a]	Esquemas alternativos[a]
Infecções não complicadas do colo do útero, uretra e reto em adultos	Ceftriaxona, 250 mg IM em dose única *mais* Azitromicina, 1 g VO em dose única, ou doxiciclina, 100 mg VO duas vezes ao dia, durante sete dias[b]	Cefixima, 400 mg VO em dose única *mais* Azitromicina, 1 g VO em dose única, ou doxiciclina, 100 mg VO duas vezes ao dia, durante sete dias (mais o teste de cura em uma semana)[c,d,e]
Infecções não complicadas da faringe	Ceftriaxona, 250 mg IM em dose única *mais* Azitromicina, 1 g VO em dose única, ou doxiciclina, 100 mg VO duas vezes ao dia, durante sete dias	Consultar um especialista em doenças infecciosas
Infecção gonocócica disseminada em adultos (> 45 kg)	Ceftriaxona, 1 g IM ou IV a cada 24 horas[f]	Cefotaxima, 1 g IV a cada 8 horas[f] ou ceftizoxima, 1 g IV a cada 8 horas[f]
Infecções não complicadas do colo do útero, uretra e reto em criança (≤ 45 kg)	Ceftriaxona, 125 mg IM em dose única	
Conjuntivite gonocócica em adultos	Ceftriaxona, 1 g IM em dose única[g]	
Oftalmia neonatal	Ceftriaxona, 25 a 50 mg/kg IV ou IM em dose única (sem ultrapassar 125 mg)	
Lactentes nascidos de mães com infecção gonocócica (profilaxia)	Pomada oftálmica de eritromicina (0,5%) em uma única aplicação[h]	Ceftriaxona, 25 a 50 mg/kg IM ou IV em dose única (sem ultrapassar 125 mg)

IM, intramuscular; IV, intravenoso; VO, via oral.

[a] As recomendações são dos Centers for Disease Control and Prevention (CDC).

[b] As tetraciclinas estão contraindicadas durante a gravidez. As mulheres grávidas devem ser tratadas com terapia de combinação à base de cefalosporina recomendada. As mulheres que não conseguem tolerar uma cefalosporina devem receber azitromicina, 2 g VO em dose única e realizar um teste de cura dentro de uma semana.

[c] Em condições ideais, o teste é realizado utilizando a cultura; se não houver disponibilidade de cultura, efetuar o teste de amplificação do ácido nucleico (NAAT) para *N. gonorrhoeae*.

[d] Os pacientes que não respondem a esquemas alternativos devem ser tratados com ceftriaxona, 250 mg IM em dose única, mais azitromicina, 2 g VO em dose única, com o parecer de um especialista em doenças infecciosas.

[e] Para pacientes com alergia grave às cefalosporinas, recomenda-se a administração de azitromicina, 2 g VO, mais um teste de cura dentro de uma semana.

[f] Os esquemas por via parenteral devem ser mantidos por 24 a 48 horas após o início da melhora; nessa ocasião, pode-se passar para a cefixima, 400 mg VO duas vezes ao dia (comprimido ou suspensão) até completar um ciclo de tratamento de sete dias.

[g] Deve-se considerar uma única lavagem do olho infectado com soro fisiológico; recomenda-se o tratamento empírico para *Chlamydia trachomatis*.

[h] A eficácia na prevenção da oftalmia por *Chlamydia* não está bem definida.

QUADRO 46-5	Apresentação das infecções sifilíticas
Geral	
Primária	Período de incubação de 10 a 90 dias (média de 21 dias)
Secundária	Desenvolve-se dentro de 2 a 8 semanas após a infecção inicial em indivíduos sem tratamento ou inadequadamente tratados
Latente	Desenvolve-se dentro de 4 a 10 semanas após o estágio secundário em indivíduos sem tratamento ou inadequadamente tratados
Terciária	Desenvolve-se em cerca de 30% dos indivíduos sem tratamento ou inadequadamente tratados dentro de 10 a 30 anos após a infecção inicial
Sítio da infecção	
Primária	Genitália externa, região perianal, boca e garganta
Secundária	Comprometimento multissistêmico secundário à disseminação hematogênica e linfática
Latente	Comprometimento potencialmente multissistêmico (dormente)
Terciária	SNC, coração, olhos, ossos e articulações
Sinais e sintomas	
Primária	Lesão única, indolor e endurecida (cancro), que erode, ulcera e, por fim, cicatriza (geralmente); linfadenopatia regional de ocorrência comum; são possíveis múltiplas lesões purulentas e dolorosas, porém têm ocorrência incomum
Secundária	Exantema pruriginoso ou não pruriginoso; lesões mucocutâneas, sintomas de tipo gripal, linfadenopatia
Latente	Assintomática
Terciária	Sífilis cardiovascular (aortite ou insuficiência aórtica), neurossífilis (meningite, paresia geral, demência, *tabes dorsalis*, surdez do oitavo nervo craniano, cegueira), lesões gomosas que acometem qualquer órgão ou tecido

SNC, sistema nervoso central.

TRATAMENTO

- As recomendações do CDC para o tratamento da sífilis são apresentadas no Quadro 46-6. A **penicilina G** parenteral constitui o tratamento de escolha para todos os estágios da sífilis. A penicilina G benzatina é a única penicilina efetiva para tratamento em dose única.
- Os pacientes com achados anormais no líquido cerebrospinal devem ser tratados como portadores de neurossífilis.
- Nas mulheres grávidas, a penicilina G constitui o tratamento de escolha na dose recomendada para o estágio específico da sífilis. Para assegurar o sucesso do tratamento e prevenir a transmissão ao feto, alguns especialistas recomendam uma dose intramuscular adicional de penicilina benzatina de 2,4 milhões de unidades uma semana após completar o esquema recomendado.
- Os pacientes tratados para sífilis primária e secundária sofrem, em sua maioria, a reação de Jarisch-Herxheimer após o tratamento. Essa reação caracteriza-se por sintomas de tipo gripal, como cefaleia transitória, febre, calafrios, mal-estar, artralgia, mialgia, taquipneia, vasodilatação periférica e agravamento das lesões sifilíticas. A reação de Jarisch-Herxheimer não deve ser confundida com a alergia à penicilina. A maioria das reações pode ser controlada de modo sintomático com analgésicos, antipiréticos e repouso.
- As recomendações do CDC para o acompanhamento sorológico de pacientes tratados para sífilis são apresentadas no Quadro 46-6.
- Para as mulheres tratadas durante a gravidez, são recomendados testes não treponêmicos quantitativos realizados mensalmente naquelas que apresentam alto risco de reinfecção.

QUADRO 46-6	Terapia farmacológica e acompanhamento da sífilis	
Estágio/tipo de sífilis	Esquemas recomendados[a,b]	Sorologia de acompanhamento
Pacientes não alérgicos à penicilina		
Sífilis primária, secundária ou latente precoce (< um ano de duração)	Penicilina G benzatina, 2,4 milhões de unidades IM em dose única[c]	Testes não treponêmicos quantitativos depois de 6 e 12 meses para a sífilis primária e secundária; depois de 6, 12 e 24 meses para a sífilis latente precoce[d]
Sífilis latente tardia (> um ano de duração) ou sífilis latente de duração desconhecida	Penicilina G benzatina, 2,4 milhões de unidades IM, uma vez por semana, durante três semanas seguidas (total de 7,2 milhões de unidades)	Testes não treponêmicos quantitativos depois de 6, 12 e 24 meses[e]
Neurossífilis	Penicilina G cristalina aquosa, 18 a 24 milhões de unidades IV (3 a 4 milhões de unidades a cada 4 horas ou por infusão contínua) durante 10 a 14 dias[f] *ou* Penicilina G procaína aquosa, 2,4 milhões de unidades IV ao dia, mais probenecida, 500 mg por via oral, quatro vezes ao dia, ambas durante 10 a 14 dias[f]	Exame do LCS a cada seis meses até obter uma contagem normal de células; se não houver diminuição depois de seis meses ou normalização dentro de dois anos, deve-se considerar o retratamento
Sífilis congênita (lactentes com doença comprovada ou altamente provável)	Penicilina G cristalina aquosa, 50,000 unidades/kg IV a cada 12 horas durante os primeiros sete dias de vida e, em seguida, a cada 8 horas para um total de 10 dias *ou* Penicilina G procaína, 50.000 unidades/kg IM ao dia, durante 10 dias	Acompanhamento sorológico recomendado apenas se forem usados outros agentes antimicrobianos diferentes da penicilina
Pacientes alérgicos à penicilina[g]		
Sífilis primária, secundária ou latente precoce	Doxiciclina, 100 mg por via oral, duas vezes ao dia, durante 14 dias[g,h] *ou* Tetraciclina, 500 mg por via oral, quatro vezes ao dia, durante 14 dias[h] Ceftriaxona, 1 g IM ou IV ao dia, durante 8 a 10 dias	O mesmo que para pacientes não alérgicos à penicilina

(continua)

QUADRO 46-6	Terapia farmacológica e acompanhamento da sífilis (*continuação*)	
Estágio/tipo de sífilis	**Esquemas recomendados**[a,b]	**Sorologia de acompanhamento**
Sífilis latente tardia (> 1 ano de duração) ou sífilis de duração desconhecida	Doxiciclina, 100 mg por via oral duas vezes ao dia, durante 28 dias[h,i] *ou* Tetraciclina, 500 mg por via oral, quatro vezes ao dia, durante 28 dias[h,i]	O mesmo que para pacientes não alérgicos à penicilina

CDC, Centers for Disease Control and Prevention; HIV, imunodeficiência humana; IM, intramuscular; IV, intravenoso; LCS, líquido cerebrospinal.

[a] As recomendações são as dos CDC.

[b] O CDC recomenda que todos os pacientes com diagnóstico de sífilis realizem o teste para infecção pelo HIV.

[c] Algumas autoridades recomendam múltiplas doses de penicilina G benzatina ou outros antibióticos suplementares além da penicilina G benzatina em pacientes infectados pelo HIV portadores de sífilis primária ou secundária; os pacientes infectados pelo HIV com sífilis latente precoce devem ser tratados com o esquema recomendado para sífilis latente de mais de um ano de duração.

[d] Recomenda-se acompanhamento mais frequente (i.e., 3, 6, 9, 12 e 24 meses) em pacientes infectados pelo HIV.

[e] Recomenda-se acompanhamento mais frequente (i.e., 6, 12, 18 e 24 meses) em pacientes infectados pelo HIV.

[f] Algumas autoridades administram penicilina G benzatina, 2,4 milhões de unidades IM, uma vez por semana, por até três semanas após completar os esquemas para neurossífilis, proporcionando uma duração total do tratamento comparável àquela usada para a sífilis tardia na ausência de neurossífilis.

[g] Na ausência de gravidez; as pacientes grávidas devem ser tratadas com penicilina após dessensibilização.

[h] As mulheres grávidas alérgicas à penicilina devem ser dessensibilizadas e tratadas com penicilina.

[i] Dados limitados sugerem que a ceftriaxona pode ser efetiva, embora a dose e a duração do tratamento ideais não estejam bem definidas.

CHLAMYDIA

- Acredita-se que as infecções causadas por *C. trachomatis* sejam as DST mais comuns nos Estados Unidos. *C. trachomatis* é um parasita intracelular obrigatório, que tem algumas semelhanças com vírus e bactérias.

MANIFESTAÇÕES CLÍNICAS

- Em comparação com a gonorreia, as infecções genitais por *Chlamydia* são mais frequentemente assintomáticas, e, quando presentes, os sintomas tendem a ser menos perceptíveis. O Quadro 46-7 fornece um resumo da manifestação clínica habitual das infecções por *Chlamydia*.
- À semelhança da gonorreia, a infecção por *Chlamydia* pode ser transmitida ao lactente durante o contato com secreções cervicovaginais infectadas. Quase dois terços dos lactentes adquirem infecção por *Chlamydia* após exposição endocervical, e a principal morbidade está associada à contaminação dos olhos, nasofaringe, reto ou vagina.
- A cultura de raspados de células epiteliais endocervicais ou uretrais constitui o método mais específico (quase 100%) para a detecção de *Chlamydia*, porém a sensibilidade é baixa, de apenas 70%. São necessários 3 a 7 dias para a obtenção dos resultados.
- Os exames que possibilitam uma identificação rápida dos antígenos e do ácido nucleico de *Chlamydia* fornecem resultados mais rápidos, são tecnicamente mais exigentes, de menor custo e, em algumas situações, de maior sensibilidade do que a cultura. Os exames comumente realizados para a detecção de *C. trachomatis* incluem o enzimaimunoensaio (Elisa), a sonda de hibridização de DNA e os testes de amplificação de ácido nucleico (NAAT, de *nucleic acid amplification tests*).

TRATAMENTO

- Os esquemas recomendados para o tratamento das infecções por *Chlamydia* são apresentados no Quadro 46-8. Os agentes de escolha consistem em **azitromicina** em dose única e **doxiciclina** por sete dias.
- O tratamento das infecções por *Chlamydia* com os esquemas recomendados é altamente efetivo; por conseguinte, não se recomenda a realização rotineira de culturas após o tratamento.
- Os lactentes com pneumonite devem efetuar um exame de acompanhamento, visto que a eritromicina tem uma eficácia de apenas 80%.

QUADRO 46-7	Manifestações clínicas das infecções por *Chlamydia*	
	Homens	**Mulheres**
Geral	Período de incubação: 35 dias Início dos sintomas: 7 a 21 dias	Período de incubação: 7 a 35 dias Início habitual dos sintomas: 7 a 21 dias
Sítio da infecção	Mais comum: uretra Outros: reto (sexo anal receptivo), orofaringe, olho	Mais comum: canal endocervical Outros: uretra, reto (geralmente devido à contaminação perineal), orofaringe, olho
Sintomas	Mais de 50% das infecções uretrais e retais são assintomáticas Infecção uretral: disúria leve, secreção Infecção faríngea: assintomática a faringite leve	Mais de 66% das infecções cervicais são assintomáticas Infecção uretral: geralmente subclínica; ocorrência comum de disúria e polaciúria Infecção retal e faríngea: os mesmos sintomas do que em homens
Sinais	Secreção uretral ou retal mucoide a purulenta, escassa a profusa Infecção retal: dor, secreção, sangramento	Secreção vaginal anormal ou sangramento uterino; secreção uretral ou retal purulenta, que pode ser escassa a profusa
Complicações	Epididimite, síndrome de Reiter (rara)	Doença inflamatória pélvica e complicações associadas (i.e., gravidez ectópica, infertilidade) Síndrome de Reiter (rara)

HERPES GENITAL

- O termo **herpes** é empregado para descrever dois sorotipos do herpes-vírus simples (HSV) distintos, porém antigenicamente relacionados. O HSV tipo 1 (HSV-1) costuma estar mais associado à doença orofaríngea, enquanto o tipo 2 (HSV-2) está mais estreitamente associado à doença genital.

MANIFESTAÇÕES CLÍNICAS

- O Quadro 46-9 fornece um resumo da manifestação clínica do herpes genital.
- A cultura de tecidos constitui o método mais específico (100%) e sensível (80 a 90%) para confirmar o diagnóstico de um primeiro episódio de herpes genital; entretanto, a cultura é relativamente insensível para a detecção do HSV em úlceras nos estágios mais tardios de cicatrização e nas infecções recorrentes.

TRATAMENTO

- Objetivos do tratamento: aliviar os sintomas e encurtar a evolução clínica, prevenir as complicações e a ocorrência de recidiva, e diminuir a transmissão da doença.
- As medidas paliativas e de suporte constituem a base do tratamento para pacientes com herpes genital. A dor e o desconforto em geral respondem a banhos mornos de solução fisiológica ou ao uso de analgésicos, antipiréticos ou antipruriginosos.
- As recomendações específicas para o tratamento são fornecidas no Quadro 46-10.
- O **aciclovir**, o **valaciclovir** e o **fanciclovir** por via oral constituem o tratamento de escolha para pacientes ambulatoriais com primeiro episódio de herpes genital. O tratamento não impede a latência nem modifica a frequência e a gravidade das recidivas subsequentes.
- A terapia antiviral oral supressora reduz a frequência e a gravidade das recidivas em 70 a 80% dos pacientes que sofrem recidivas frequentes.

QUADRO 46-8	Tratamento das infecções por *Chlamydia*	
Infecção	**Esquemas recomendados[a]**	**Esquema alternativo**
Infecção uretral, endocervical ou retal não complicada em adultos	Azitromicina, 1 g VO em dose única, *ou* doxiciclina, 100 mg VO duas vezes ao dia, durante sete dias	Ofloxacino, 300 mg VO duas vezes ao dia, durante sete dias, *ou* levofloxacino, 500 mg VO uma vez ao dia, durante sete dias, *ou* eritromicina base, 500 mg VO quatro vezes ao dia, durante sete dias, *ou* etil succinato de eritromicina, 800 mg VO quatro vezes ao dia, durante sete dias
Infecções urogenitais durante a gravidez	Azitromicina, 1 g VO dose única, *ou* amoxicilina, 500 mg VO três vezes ao dia, durante sete dias	Eritromicina base, 500 mg VO quatro vezes ao dia, durante sete dias, *ou* eritromicina base, 250 mg VO quatro vezes ao dia, durante 14 dias, *ou* etil succinato de eritromicina, 800 mg VO quatro vezes ao dia, durante sete dias (*ou* 400 mg VO quatro vezes ao dia, durante 14 dias)
Conjuntivite do recém-nascido ou pneumonia em lactentes	Eritromicina base, 50 mg/kg/ dia VO em quatro doses fracionadas, por 14 dias[b]	—

VO, via oral.
[a] As recomendações são as do Centers for Disease Control and Prevention.
[b] O tratamento tópico isolado é inadequado e desnecessário quando se administra terapia sistêmica.

- O aciclovir, o valaciclovir e o fanciclovir têm sido utilizados para prevenir a reativação da infecção em pacientes soropositivos para HSV que foram submetidos a procedimentos de transplante ou à quimioterapia de indução para leucemia aguda.
- A segurança do tratamento com **aciclovir**, **fanciclovir** e **valaciclovir** durante a gravidez não foi estabelecida, embora não haja evidências de efeitos teratogênicos do aciclovir em seres humanos.

TRICOMONÍASE

- A tricomoníase é causada pelo *Trichomonas vaginalis*, um protozoário flagelado móvel, que, nos Estados Unidos, é responsável por 3 a 5 milhões de casos por ano.
- A coinfecção por outras DST (p. ex., gonorreia) é comum em pacientes com diagnóstico de tricomoníase.

MANIFESTAÇÕES CLÍNICAS

- O Quadro 46-11 fornece a apresentação típica da tricomoníase em homens e em mulheres.
- O *T. vaginalis* produz sintomas inespecíficos, que também são consistentes com a vaginose bacteriana. Por conseguinte, é necessário obter um diagnóstico laboratorial.
- O método mais simples e mais confiável de diagnóstico consiste no exame a fresco da secreção vaginal. A tricomoníase é confirmada pela presença de microrganismos flagelados característicos, em formato de pera. Exames diagnósticos mais recentes, como as técnicas de anticorpos monoclonais ou de sonda de DNA, bem como a reação em cadeia da polimerase, são altamente sensíveis e específicos.

TRATAMENTO

- Nos Estados Unidos, o **metronidazol** e o **tinidazol** são os únicos agentes antimicrobianos disponíveis, que demonstram ser consistentemente efetivos nas infecções por *T. vaginalis*.
- O Quadro 46-12 apresenta as recomendações para o tratamento das infecções por *Trichomonas*.

QUADRO 46-9	Apresentação das infecções do herpes genital
Geral	Período de incubação de 2 a 14 dias (média de quatro dias) Pode ser causada pelo HSV-1 ou pelo HSV-2
Classificação da infecção	
Primária, primeiro episódio	Infecção genital inicial em indivíduos sem anticorpos contra o HSV-1 ou HSV-2
Não primária, primeiro episódio	Infecção genital inicial em indivíduos com evidência clínica ou sorológica de infecção prévia por HSV (geralmente HSV-1)
Recorrente	Aparecimento de lesões genitais em algum momento após a cicatrização do primeiro episódio de infecção
Sinais e sintomas	
Primeiro episódio de infecção	As infecções primárias são, em sua maioria, assintomáticas ou com sintomas mínimos
	Múltiplas lesões pustulosas ou ulcerativas dolorosas na genitália externa, que se desenvolvem no decorrer de um período de 7 a 10 dias; as lesões cicatrizam em 2 a 4 semanas (em média, 21 dias)
	Sintomas de tipo gripal (p. ex., febre, cefaleia, mal-estar) nos primeiros dias após o aparecimento das lesões
	Outros: prurido, dor ou desconforto locais; secreção vaginal ou uretral, adenopatia inguinal hipersensível, parestesias, retenção urinária
	A gravidade dos sintomas é maior nas mulheres do que nos homens
	Os sintomas são menos graves (p. ex., menos lesões, cicatrização mais rápida, sintomas sistêmicos em menor número ou mais leves) nas infecções não primárias
	Os sintomas são mais graves e prolongados no indivíduo imunocomprometido
	Em média, a eliminação dos vírus dura cerca de 11 ou 12 dias nas infecções primárias e sete dias nas infecções não primárias
Recorrente	Ocorrência de pródromo em cerca de 50% dos pacientes antes do aparecimento das lesões recorrentes; os sintomas prodrômicos típicos consistem em sensação de queimação leve, prurido e formigamento
	Em comparação com as infecções primárias, as infecções recorrentes estão associadas a (1) menos lesões, que são mais localizadas; (2) menor duração da infecção ativa (as lesões cicatrizam em sete dias); e (3) sintomas mais leves
	A gravidade dos sintomas é maior nas mulheres do que nos homens
	Os sintomas são mais graves e mais prolongados no indivíduo imunocomprometido
	Em média, a eliminação dos vírus dura cerca de quatro dias
	A eliminação viral assintomática é mais frequente durante o primeiro ano após a infecção pelo HSV
Implicações terapêuticas da infecção genital por HSV-1 *versus* HSV-2	As infecções primárias por HSV-1 e por HSV-2 são praticamente indistinguíveis
	A taxa de recidiva é maior após a infecção primária pelo HSV-1
	As infecções recorrentes pelo HSV-2 tendem a ser mais graves
Complicações	Infecção secundária das lesões; infecção extragenital devido à autoinoculação; infecção disseminada (principalmente em pacientes imunocomprometidos); meningite ou encefalite; transmissão neonatal

HSV, herpes-vírus simples.

QUADRO 46-10	Tratamento do herpes genital	
Tipo de infecção	**Esquemas recomendados[a,b]**	**Esquema alternativo**
Primeiro episódio de herpes genital[c]	Aciclovir, 400 mg VO três vezes ao dia, durante 7 a 10 dias[d] ou Aciclovir, 200 mg VO cinco vezes ao dia, durante 7 a 10 dias,[d] ou Fanciclovir, 250 mg VO, três vezes ao dia, durante 7 a 10 dias,[d] ou Valaciclovir, 1 g VO duas vezes ao dia, durante 7 a 10 dias[d]	Aciclovir, 5 a 10 mg/kg IV a cada 8 horas, durante 2 a 7 dias ou até a obtenção de uma melhora clínica, seguidos de terapia oral até completar pelo menos 10 dias de tratamento total[e]
Infecção recorrente		
Tratamento episódico	Aciclovir, 400 mg VO três vezes ao dia, durante cinco dias,[f] ou Aciclovir, 800 mg VO duas vezes ao dia, durante cinco dias,[f] ou Aciclovir, 800 mg VO três vezes ao dia, durante dois dias,[f] ou Fanciclovir, 125 mg VO duas vezes ao dia, durante cinco dias,[f] ou Fanciclovir, 1 g VO duas vezes ao dia, durante um dia,[f] ou Fanciclovir, 500 mg VO em dose única, seguida de 250 mg VO duas vezes ao dia, durante dois dias,[f] ou Valaciclovir, 500 mg VO duas vezes ao dia, durante três dias,[f] ou Valaciclovir, 1 g VO uma vez ao dia, durante cinco dias[f]	
Tratamento supressor	Aciclovir, 400 mg VO duas vezes ao dia, ou Fanciclovir, 250 mg VO duas vezes ao dia, ou Valaciclovir, 500 mg ou 1.000 mg VO, uma vez ao dia[g]	

CDC, Centers for Disease Control and Prevention; HIV, vírus da imunodeficiência humana; VO, via oral.
[a] As recomendações são do CDC.
[b] Os pacientes infectados pelo HIV podem necessitar de tratamento mais agressivo.
[c] Primeiro episódio de infecção primária ou não.
[d] A duração do tratamento pode ser estendida se a cicatrização for incompleta depois de 10 dias.
[e] Apenas para pacientes com sintomas graves ou complicações que exigem hospitalização.
[f] Requer o início do tratamento dentro de 24 horas após o aparecimento da lesão ou durante o pródromo que precede alguns surtos.
[g] O valaciclovir 500 mg parece ser menos efetivo do que outros esquemas de valaciclovir ou aciclovir em pacientes com 10 ou mais recidivas por ano.

QUADRO 46-11	Apresentação das infecções por *Trichomonas*	
	Homens	**Mulheres**
Geral	Período de incubação de 3 a 28 dias O microrganismo pode ser detectado dentro de 48 horas após a exposição a um parceiro infectado	Período de incubação de 3 a 28 dias
Sítio de infecção	Mais comum: uretra Outros: reto (geralmente devido a relações sexuais anais em homens homossexuais), orofaringe, olho	Mais comum: canal endocervical Outros: uretra, reto (geralmente devido à contaminação perineal), orofaringe, olho
Sintomas	Pode ser assintomática (mais comum nos homens do que nas mulheres) ou com sintomas mínimos Secreção uretral (clara a mucopurulenta) Disúria, prurido	Pode ser assintomática ou com sintomas mínimos Secreção vaginal escassa a copiosa, geralmente com odor fétido (50 a 75%) e prurido (com agravamento durante a menstruação) Disúria, dispareunia
Sinais	Secreção uretral	Secreção vaginal pH vaginal de 4,5 a 6 Inflamação/eritema da vulva, vagina e/ou colo do útero Uretrite
Complicações	Epididimite e prostatite crônica (incomuns) Infertilidade masculina (diminuição da motilidade e viabilidade dos espermatozoides)	Doença inflamatória pélvica e complicações associadas (i.e., gravidez ectópica, infertilidade) Trabalho de parto prematuro, ruptura prematura das membranas e lactentes com baixo peso ao nascer (o risco de infecções neonatais é baixo) Neoplasia cervical

QUADRO 46-12	Tratamento da tricomoníase	
Tipo	**Esquema recomendado[a]**	**Esquema alternativo**
Infecções sintomáticas e assintomáticas	Metronidazol, 2 g por via oral em dose única[b] ou Tinidazol, 2 g por via oral em dose única	Metronidazol, 500 mg por via oral duas vezes ao dia, durante sete dias[c] ou Tinidazol, 2 g por via oral em dose única[d]
Tratamento durante a gravidez	Metronidazol, 2 g por via oral em dose única[e]	

CDC, Centers for Disease Control and Prevention.

[a] As recomendações são do CDC.

[b] Nas falhas de tratamento, deve-se administrar metronidazol, 500 mg por via oral duas vezes ao dia, durante sete dias. Nos casos de falha persistente do tratamento, deve-se consultar um especialista. O metronidazol, 2 g por via oral ao dia, durante cinco dias, tem sido efetivo em pacientes infectados por cepas de *T. vaginalis* levemente resistentes ao metronidazol, porém a experiência é limitada; foram também utilizadas doses mais altas.

[c] A bula do metronidazol aprovada pela Food and Drug Administration (FDA) não inclui esse esquema. Os esquemas posológicos para o tratamento da tricomoníase incluídos na bula são os seguintes: dose única de 2 g, 250 mg três vezes ao dia, durante sete dias, e 375 mg duas vezes ao dia, durante sete dias. Os esquemas posológicos de 250 mg e 375 mg não estão atualmente incluídos nas recomendações do CDC.

[d] Para as falhas de tratamento, metronidazol, 2 g em dose única.

[e] O metronidazol está incluído na categoria B de gravidez, e o tinidazol, na categoria C; ambos os fármacos estão contraindicados no primeiro trimestre de gravidez. Alguns médicos recomendam adiar o tratamento de mulheres grávidas assintomáticas com metronidazol até depois de 37 semanas de gestação.

445

- As queixas gastrintestinais (GI) (p. ex., anorexia, náuseas, vômitos e diarreia) constituem os efeitos adversos mais comuns com a dose única de 2 g de metronidazol ou tinidazol, ocorrendo em 5 a 10% dos pacientes tratados. Alguns pacientes queixam-se de um gosto metálico amargo na boca.
- Os pacientes que não toleram a dose única de 2 g devido a efeitos adversos GI em geral toleram o esquema com múltiplas doses.
- Para obter uma taxa de cura máxima e evitar a ocorrência de recidiva com a dose única de 2 g de metronidazol, é necessário o tratamento simultâneo dos parceiros sexuais infectados.
- Os pacientes que não respondem a um ciclo inicial respondem geralmente a um segundo ciclo de tratamento com metronidazol ou tinidazol.
- Os pacientes em uso de metronidazol devem ser instruídos sobre a necessidade de evitar o consumo de álcool durante o tratamento e por um ou dois dias após o seu término, devido à possível ocorrência de um efeito do tipo dissulfiram.
- Na atualidade, não se dispõe de nenhum tratamento satisfatório para mulheres grávidas que apresentam infecções por *Trichomonas*. O metronidazol e o tinidazol estão contraindicados durante o primeiro trimestre de gravidez.
- O acompanhamento é considerado desnecessário em pacientes que ficaram assintomáticos após tratamento com metronidazol.
- Quando os pacientes continuam sintomáticos, é importante determinar se houve reinfecção. Nesses casos, recomenda-se repetir o ciclo de tratamento, bem como a identificação e tratamento ou retratamento dos parceiros sexuais infectados.

OUTRAS DOENÇAS SEXUALMENTE TRANSMISSÍVEIS

- Várias outras DST, além daquelas anteriormente discutidas, ocorrem com frequência variável nos Estados Unidos e no mundo inteiro. Embora uma discussão pormenorizada dessas doenças esteja além do propósito deste capítulo, os esquemas de tratamento recomendados são fornecidos no Quadro 46-13.

QUADRO 46-13	Esquemas de tratamento para outras doenças sexualmente transmissíveis	
Infecção	**Esquema recomendado[a]**	**Esquema alternativo**
Cancroide (*Haemophilus ducreyi*)	Azitromicina, 1 g VO em dose única, *ou* Ceftriaxona, 250 mg IM em dose única, *ou* Ciprofloxacino, 500 mg VO duas vezes ao dia, durante três dias,[b] *ou* Eritromicina base, 500 mg VO quatro vezes ao dia, durante sete dias	
Linfogranuloma venéreo	Doxiciclina, 100 mg VO duas vezes ao dia, durante 21 dias[c]	Eritromicina base, 500 mg VO quatro vezes ao dia, durante 21 dias[d]
Infecção pelo papilomavírus humano (HPV)		
Verrugas genitais/ perianais externas	*Tratamentos administrados pelo médico:* Crioterapia (p. ex., nitrogênio líquido ou criossonda); repetir semanalmente, quando necessário, *ou* Podofilina resina 10 a 25% em tintura de benjoim aplicada às lesões; repetir semanalmente, se necessário,[e,f] *ou* Ácido tricloroacético (TCA) 80 a 90% *ou* ácido dicloroacético (DCA) 80 a 90%, aplicado às verrugas; repetir semanalmente, quando necessário, *ou*	Interferon intralesional *ou* Terapia fotodinâmica *ou* Cidofovir tópico

QUADRO 46-13	Esquemas de tratamento para outras doenças sexualmente transmissíveis (*continuação*)	
Infecção	**Esquema recomendado[a]**	**Esquema alternativo**
	Remoção cirúrgica (excisão tangencial com tesoura, excisão tangencial com raspagem, curetagem ou eletrocirurgia) *Tratamentos aplicados pelo próprio paciente:* Podofilotoxina, solução ou gel a 0,5%, aplicados duas vezes ao dia, durante três dias, seguidos de quatro dias sem tratamento; o ciclo é repetido, quando necessário, até completar quatro ciclos,[f] *ou* Imiquimode, creme a 5% aplicado ao deitar, três vezes por semana, até 16 semanas,[f] *ou* Sinecatequinas, pomada a 15% aplicada três vezes ao dia, por um período de até 16 semanas	
Verrugas vaginais e anais	Crioterapia com nitrogênio líquido, TCA ou DCA a 80 a 90% para verrugas externas por HPV; repetir semanalmente, quando necessário[g] Remoção cirúrgica (não para as verrugas vaginais ou do meato uretral)	
Verrugas do meato uretral	Crioterapia com nitrogênio líquido ou podofilina resina a 10 a 25% em tintura de benjoim, aplicada a intervalos semanais[f,h]	
Prevenção	Gardasil® – Vacina papilomavírus humano quadrivalente (tipos 6, 11, 16 e 18) recombinante, 0,5 mL IM no dia 1; as segunda e terceira doses são administradas 2 e 6 meses após a primeira dose[i,j,k] Cervarix® – Vacina papilomavírus humano bivalente (tipos 16 e recombinante 18), 0,5 mL IM no dia 1; são administradas a segunda e terceira doses dentro de 1 e 6 meses após a primeira dose[i,l]	

CDC, Centers for Disease Control and Prevention; FDA, Food and Drug Administration; HPV, papilomavírus humano; IM, intramuscular; VO, via oral.

[a] As recomendações são do CDC.
[b] O ciprofloxacino está contraindicado para mulheres grávidas e durante a lactação, bem como para indivíduos com < 18 anos de idade.
[c] A azitromicina, 1 g VO uma vez por semana, durante três semanas, pode ser efetiva.
[d] As mulheres grávidas devem ser tratadas com eritromicina.
[e] Alguns especialistas recomendaram a retirada da podofilina depois de 1 a 4 horas para reduzir ao mínimo a irritação local.
[f] A segurança durante a gravidez não está estabelecida.
[g] A remoção cirúrgica das verrugas anais também é um tratamento recomendado.
[h] Alguns especialistas recomendam o uso da podofilotoxina e do imiquimode para o tratamento das verrugas do meato distais.
[i] Recomendações do CDC: vacinação recomendada para meninas de 11 a 12 anos de idade e mulheres de 13 a 26 anos que não foram anteriormente vacinadas ou que não completaram a série de vacinas.
[j] Bula aprovada pela FDA para essa vacina: indicada para meninas e mulheres de 9 a 26 anos de idade para prevenção do câncer cervical, vulvar, vaginal e anal causado pelo HPV dos tipos 16 e 18, verrugas genitais (condiloma acuminado) causadas pelo HPV dos tipos 6 e 11 e lesões pré-cancerosas ou displásicas causadas pelo HPV dos tipos 6, 11, 16 e 18.
[k] Recomenda-se a vacinação para homens de 9 a 26 anos de idade para prevenção das verrugas genitais e câncer anal.
[l] Bula aprovada pela FDA para essa vacina: indicada para mulheres de 9 a 25 anos de idade para prevenção do câncer de colo do útero, neoplasia intraepitelial cervical de grau 2 ou mais grave, adenocarcinoma *in situ* e neoplasia intraepitelial cervical de grau 1 causados pelo HPV dos tipos 16 e 18.

Capítulo elaborado a partir de conteúdo original de autoria de Leroy C. Knodel.

- As infecções bacterianas da pele podem ser classificadas em primárias ou secundárias (Quadro 45-1). As infecções bacterianas primárias são geralmente causadas por uma única espécie de bactéria e costumam acometer áreas de pele saudável (p. ex., impetigo e erisipela). Por outro lado, as infecções secundárias surgem em áreas de pele previamente lesionada e, com frequência, são polimicrobianas.

- As condições que podem predispor o paciente ao desenvolvimento de infecções da pele e dos tecidos moles (IPTM) incluem: (1) presença de uma alta concentração de bactérias; (2) umidade excessiva da pele; (3) suprimento sanguíneo inadequado; (4) disponibilidade de nutrientes para as bactérias; e (5) dano do estrato córneo, possibilitando a penetração das bactérias.

- As IPTM são causadas por microrganismos gram-positivos e, menos comumente, por bactérias gram--negativas presentes na superfície da pele. O *Staphylococcus aureus* e o *Streptococcus pyogenes* são responsáveis pela maioria dos casos de IPTM. O *S. aureus* resistente à meticilina associado à comunidade (CA-MRSA, de *community-associated methicillin-resistant S. aureus*) emergiu e, com frequência, é isolado de pacientes saudáveis nos demais aspectos.

ERISIPELA

- A *erisipela* (fogo de Santo Antônio) é uma infecção das camadas superficiais da pele e dos vasos linfáticos cutâneos. A infecção é quase sempre causada por estreptococos β-hemolíticos, sendo o *S. pyogenes* (estreptococos do grupo A) responsável pela maioria dos casos.

- Os membros inferiores constituem o local mais comum da erisipela. Com frequência, os pacientes apresentam sintomas gripais (febre e mal-estar) antes do aparecimento das lesões. A área infectada é dolorosa e costuma ocorrer dor em queimação. As lesões da erisipela são vermelho-brilhantes e edematosas, com estriação linfática e margens elevadas claramente demarcadas. A leucocitose é comum e a proteína C-reativa geralmente está elevada.

- Os casos leves a moderados de erisipela em adultos são tratados com **penicilina G procaína** ou **penicilina VK** por via intramuscular. Nas infecções mais graves, deve-se administrar penicilina G aquosa, 2 a 8 milhões de unidades ao dia, por via intravenosa (IV). Os pacientes alérgicos à penicilina podem ser tratados com clindamicina ou eritromicina.

- As recomendações baseadas em evidências para o tratamento das IPTM são encontradas no Quadro 47-2, enquanto os fármacos e esquemas posológicos recomendados para o tratamento ambulatorial das IPTM leves a moderadas são apresentados nos Quadros 47-3 e 47-4.

IMPETIGO

- O *impetigo* é uma infecção superficial da pele, sendo observado mais comumente em crianças. É altamente contagioso e dissemina-se por contato próximo. Na maioria dos casos, o impetigo é causado por *S. pyogenes*, mas o *S. aureus*, seja isoladamente ou em associação com *S. pyogenes*, emergiu como principal causa de impetigo.

MANIFESTAÇÕES CLÍNICAS

- A pele exposta, em particular a pele da face, constitui o local mais comum de impetigo.
- O prurido é comum, e a coçadura das lesões pode propiciar ainda mais a disseminação da infecção por meio de escoriação da pele. Outros sinais sistêmicos de infecção são mínimos.
- No impetigo bolhoso, observa-se algumas vezes a ocorrência de fraqueza, febre e diarreia.
- O impetigo não bolhoso manifesta-se inicialmente por pequenas vesículas cheias de líquido. Essas lesões rapidamente formam bolhas cheias de pus, que sofrem ruptura com facilidade. A secreção purulenta das lesões seca, formando crostas amarelo-ouro que são características do impetigo.
- Na forma bolhosa do impetigo, as lesões começam na forma de vesículas e transformam-se em bolhas contendo líquido amarelo-claro. As bolhas sofrem logo ruptura, formando crostas finas castanho-claras.
- Pode haver aumento dos linfonodos regionais.

QUADRO 47-1	Classificação bacteriológica das infecções importantes da pele e dos tecidos moles
Infecções primárias	
Erisipela	Estreptococos do grupo A
Impetigo	*Staphylococcus aureus*, estreptococos do grupo A
Linfangite	Estreptococos do grupo A; em certas ocasiões, *S. aureus*
Celulite	Estreptococos do grupo A; *S. aureus*; em certas ocasiões, outros cocos gram-positivos, bacilos gram-negativos e/ou anaeróbios
Fasceíte necrosante	
Tipo I	Anaeróbios (*Bacteroides* spp., *Peptostreptococcus* spp.) e bactérias facultativas (estreptococos, Enterobacteriaceae)
Tipo II	Estreptococos do grupo A
Tipo III	*Clostridium perfringens*
Infecções secundárias	
Infecções do pé diabético	*S. aureus*, estreptococos, Enterobacteriaceae, *Bacteroides* spp., *Peptostreptococcus* spp., *Pseudomonas aeruginosa*
Úlceras de pressão	*S. aureus*, estreptococos, Enterobacteriaceae, *Bacteroides* spp., *Peptostreptococcus* spp., *P. aeruginosa*
Feridas por mordedura	
Animal	*Pasteurella multocida*, *S. aureus*, estreptococos, *Bacteroides* spp.
Humana	*Eikenella corrodens*, *S. aureus*, estreptococos, *Corynebacterium* spp., *Bacteroides* spp., *Peptostreptococcus* spp.
Lesões por queimadura	*P. aeruginosa*, Enterobacteriaceae, *S. aureus*, estreptococos

TRATAMENTO

- As penicilinas resistentes à penicilinase (p. ex., **dicloxacilina**) constituem os agentes de primeira escolha devido à frequência aumentada de isolamento de *S. aureus*. As cefalosporinas de primeira geração (p. ex., cefalexina) também são efetivas (ver **Quadro 47-3**). A **penicilina** pode ser usada para o tratamento do impetigo causado por *S. pyogenes*. Pode ser administrada em uma dose intramuscular única de penicilina G benzatina (300.000 a 600.000 unidades em crianças e 1,2 milhão de unidades em adultos) ou na forma de penicilina VK oral, administrada por 7 a 10 dias. Os pacientes alérgicos à penicilina podem ser tratados com **clindamicina** oral. As doses recomendadas dos agentes antimicrobianos são encontradas no **Quadro 47-4**.
- A **pomada de mupirocina** e os agentes antimicrobianos (com exceção da penicilina e eritromicina) são igualmente efetivos.

CELULITE

- A celulite é um processo infeccioso agudo, que se dissemina e que inicialmente acomete a epiderme e a derme, podendo se disseminar subsequentemente dentro da fáscia superficial. Esse processo caracteriza-se por inflamação, porém com pouca ou nenhuma necrose ou supuração dos tecidos moles.
- A celulite é causada, com mais frequência, por *S. pyogenes* ou *S. aureus* (ver **Quadro 47-1**).
- O *S. aureus* é o patógeno mais comum, isolado de usuários de drogas injetáveis; a incidência de MRSA também está aumentando. As bactérias anaeróbias, em particular anaeróbios orofaríngeos, também são encontradas com frequência, principalmente nas infecções polimicrobianas.

QUADRO 47-2	Recomendações baseadas em evidências para o tratamento das infecções da pele e dos tecidos moles
Recomendações	**Grau de recomendação**
Foliculite, furúnculos, carbúnculos	
A foliculite e os pequenos furúnculos podem ser tratados com aplicação de calor úmido; os furúnculos grandes e os carbúnculos exigem incisão e drenagem. Não há necessidade de terapia antimicrobiana, a não ser na presença de lesões extensas ou febre.	A II para manejo não farmacológico; E III para recomendação contra antibióticos
Erisipela	
As infecções são causadas, em sua maioria, por *Streptococcus pyogenes*. A penicilina (oral ou IV, dependendo da gravidade clínica) constitui o fármaco de escolha.	A I
Se houver suspeita de *Staphylococcus aureus*, deve-se usar uma penicilina resistente à penicilinase ou uma cefalosporina de primeira geração.	A I
Impetigo	
O *S. aureus* é responsável pela maioria dos casos de infecção; por conseguinte, recomenda-se o uso de uma penicilina resistente à penicilinase ou cefalosporina de primeira geração.	A I
O tratamento tópico com mupirocina é equivalente à terapia oral.	A I
Celulite	
Os antibióticos empíricos para pacientes ambulatoriais com celulite purulenta devem apresentar atividade contra o MRSA associado à comunidade; provavelmente, não há necessidade de cobertura contra estreptococos β-hemolíticos. Em geral, as infecções leves a moderadas podem ser tratadas com agentes orais (dicloxacilina, cefalexina, clindamicina), a não ser que a resistência seja alta na comunidade.	A II
Os antibióticos empíricos para pacientes ambulatoriais com celulite não purulenta devem apresentar atividade contra estreptococos β-hemolíticos; pode-se considerar uma cobertura para o MRSA associado à comunidade para pacientes com toxicidade sistêmica ou para aqueles que não responderam à monoterapia com β-lactâmico.	A II
Os antibióticos recomendados para cobertura empírica contra o MRSA associado à comunidade em pacientes ambulatoriais incluem sulfametoxazol-trimetoprima, doxiciclina, minociclina, clindamicina e linezolida administrados por via oral.	A II para todas as opções listadas
Se a cobertura contra estreptococos β-hemolítico e MRSA associado à comunidade for desejada, os esquemas de antibióticos empíricos para terapia ambulatorial incluem a administração oral de clindamicina isoladamente; linezolida isoladamente; ou sulfametoxazol-trimetoprima, doxiciclina ou minociclina em associação com amoxicilina.	A II para todas as opções listadas

450

Os pacientes hospitalizados com celulite complicada ou purulenta devem receber antibióticos IV com atividade contra o MRSA enquanto se aguardam os dados de cultura. As opções de antibióticos incluem vancomicina, linezolida, daptomicina, telavancina e clindamicina.	A I para todos, exceto clindamicina; clindamicina A III
Pode-se considerar um antibiótico β-lactâmico (p. ex., cefazolina) para o tratamento empírico da celulite não purulenta em pacientes hospitalizados. Os antibióticos devem ser modificados para incluir uma cobertura contra o MRSA se a resposta clínica não for favorável.	A I
No tratamento das infecções por *S. aureus*, as concentrações séricas mínimas de vancomicina devem sempre ser mantidas em > 10 mg/L (> 7 μmol/L) para evitar o desenvolvimento de resistência.	B III
Fasceíte necrosante	
É essencial realizar um desbridamento cirúrgico precoce e agressivo de todo o tecido necrótico.	A III
A fasceíte necrosante causada por *S. pyogenes* deve ser tratada com a combinação de clindamicina e penicilina.	A II
No tratamento da fasceíte necrosante causada por infecção pelo *S. aureus* resistente à meticilina são recomendadas concentrações séricas mínimas de vancomicina de 15 a 20 mg/L (10 a 14 μmol/L).	B II
A gangrena gasosa por clostrídios (mionecrose) deve ser tratada com clindamicina e penicilina.	B III
Infecções do pé diabético	
As feridas clinicamente não infectadas não devem ser tratadas com antibióticos.	A III
Os esquemas de antibióticos empíricos devem ser selecionados com base na gravidade da infecção e dos patógenos prováveis.	A III
A antibioticoterapia deve ser direcionada apenas contra cocos gram-positivos aeróbios em pacientes com infecção leve a moderada que não receberam antibióticos no mês precedente.	C III
A antibioticoterapia empírica de amplo espectro deve ser iniciada na maioria dos pacientes com infecções graves, até obter os resultados de cultura e do antibiograma.	A III
Os antibióticos empíricos dirigidos contra *Pseudomonas aeruginosa* geralmente não são necessários, exceto para pacientes que apresentam fatores de risco específicos para infecção por esse patógeno: paciente com maceração dos pés, paciente que não respondeu à antibioticoterapia prévia com agentes não pseudomonas ou infecção clinicamente grave.	A III

(continua)

QUADRO 47-2 **Recomendações baseadas em evidências para o tratamento das infecções da pele e dos tecidos moles (*continuação*)**

Deve-se considerar o uso de antibióticos empíricos dirigidos contra o MRSA em pacientes com fatores de risco específicos, incluindo os seguintes: história pregressa de infecção ou de colonização por MRSA, alta prevalência local do MRSA (p. ex., ≥ 50% para infecções leves, ≥ 30% para infecções graves) ou infecção clinicamente grave. — C III

Podem ser usados agentes orais de alta biodisponibilidade no tratamento da maioria das infecções leves e de muitos casos de infecção moderada. — A II

A terapia parenteral é inicialmente preferida para todas as infecções graves e algumas infecções moderadas. Após a obtenção de uma resposta inicial, pode-se considerar a passagem para o tratamento oral. — C III

A terapia definitiva deve basear-se nos resultados de culturas e antibiogramas de amostras adequadamente coletadas, bem como na resposta clínica aos agentes antimicrobianos empíricos. — A III

Com frequência, é necessário cuidado apropriado com as feridas, além da terapia antimicrobiana apropriada para a cicatrização das feridas infectadas. — A III

A antibioticoterapia apenas deve ser continuada até a resolução dos sinais/sintomas de infecção, mas não necessariamente até a cicatrização completa da ferida. A duração da terapia deve ser inicialmente de 1 a 2 semanas para as infecções leves e de 2 a 3 semanas para as infecções moderadas a graves. — C III

Mordeduras de animais

Muitas feridas por mordedura podem ser tratadas em base ambulatorial com amoxicilina-ácido clavulânico. — B II

As infecções graves que exigem terapia antimicrobiana por via IV podem ser tratadas com uma combinação de β-lactâmico/inibidor da β-lactamase ou com cefalosporina de segunda geração com atividade contra anaeróbios (p. ex., cefoxitina). — B II

As penicilinas resistentes à penicilinase, as cefalosporinas de primeira geração, os macrolídeos e a clindamicina não devem ser usados para o tratamento de feridas infectadas, em virtude de sua pouca atividade contra *Pasteurella multocida*. — D III

Mordeduras humanas

A terapia antimicrobiana deve proporcionar uma cobertura contra *Eikenella corrodens, S. aureus* e anaeróbios produtores de β-lactamase. — B III

IV, intravenosa; MRSA, *S. aureus* resistente à meticilina.
Força da recomendação: A, evidência boa para uso; B, evidência moderada para uso; C, evidência deficiente para uso, opcional; D, evidência moderada para não usar; E, evidência boa para não usar. *Qualidade da evidência:* I, evidência de um ou mais ensaios clínicos controlados adequadamente randomizados; II, evidência de um ou mais ensaios clínicos bem planejados sem randomização, estudos analíticos de caso-controle, múltiplas séries ou resultados notáveis de experimentos não controlados; III, evidência de opinião de especialistas, experiência clínica, estudos descritivos ou relatos de comitês de especialistas.

QUADRO 47-3	Fármacos orais ou tratamento ambulatorial recomendados para infecções leves a moderadas da pele e dos tecidos moles	
Infecção	**Adultos**	**Crianças**
Foliculite	Nenhum; as compressas de soro fisiológico mornas costumam ser suficientes	
Furúnculos e carbúnculos	Dicloxacilina Cefalexina Clindamicina[a] Sulfametoxazol-trimetoprima[b]	Dicloxacilina Cefalexina Clindamicina[a,b] Sulfametoxazol-trimetoprima[b]
Erisipela	Penicilina G procaína Penicilina VK Clindamicina[a] Eritromicina[a]	Penicilina VK Clindamicina[a] Eritromicina[a]
Impetigo	Dicloxacilina Cefalexina Cefadroxila Clindamicina[a] Pomada de mupirocina[a] Pomada de retapamulina[a] Sulfametoxazol-trimetoprima[b]	Dicloxacilina Cefalexina Cefadroxila Clindamicina[a,b] Pomada de mupirocina[a] Pomada de repamulina[a] Sulfametoxazol-trimetoprima[b]
Linfangite	Terapia IV inicial, seguida de penicilina VK Clindamicina[a]	Terapia IV inicial, seguida de penicilina VK Clindamicina[a]
Infecções do pé diabético	Dicloxacilina Clindamicina Cefalexina Amoxicilina-clavulanato Levofloxacino ± metronidazol ou clindamicina[a,c] Ciprofloxacino ± metronidazol ou clindamicina[a,c] Moxifloxacino	
Feridas por mordeduras (animais ou humanas)	Amoxicilina-clavulanato Doxiciclina[a] Moxifloxacino[a] Sulfametoxazol-trimetoprima + metronidazol ou clindamicina[a] Levofloxacino ou ciprofloxacino + metronidazol ou clindamicina[a] Axetilcefuroxima + metronidazol ou clindamicina Dicloxacilina + penicilina VK	Amoxicilina-clavulanato Sulfametoxazol-trimetoprima + metronidazol ou clindamicina[a] Axetilcefuroxima + metronidazol ou clindamicina Dicloxacilina + penicilina VK

IV, intravenosa.

[a] Fármaco recomendado para pacientes com alergia à penicilina.

[b] Fármaco recomendado se houver suspeita de *Staphylococcus aureus* resistente à meticilina associado à comunidade.

[c] Uma fluoroquinolona isoladamente pode ser apropriada para as infecções leves, enquanto a adição de fármacos com atividade contra anaeróbios pode ser recomendada para as infecções mais graves.

QUADRO 47-4 Doses de fármacos

Fármaco	Dose inicial	Faixa habitual	Dose para populações especiais	Outras
Agentes orais				
Amoxicilina-clavulanato	875/125 mg por via oral duas vezes ao dia	875/125 mg por via oral duas vezes ao dia	Pediátrica: 40 mg/kg (do componente amoxicilina) por via oral em duas doses fracionadas	
Axetilcefuroxima	500 mg por via oral a cada 12 horas	250 a 500 mg por via oral a cada 12 horas	Pediátrica: 20 a 30 mg/kg por via oral em duas doses fracionadas	
Cefaclor	500 mg por via oral a cada 8 horas	500 mg por via oral a cada 8 horas	Pediátrica: 20 a 40 mg/kg/dia (não ultrapassar 1 g) por via oral em três doses fracionadas	
Cefadroxila	500 mg por via oral a cada 12 horas	250 a 500 mg por via oral a cada 12 horas	Pediátrica: 30 mg/kg por via oral em duas doses fracionadas	
Cefalexina	250 a 500 mg por via oral a cada 6 horas	250 a 500 mg por via oral a cada 6 horas	Pediátrica: 25 a 50 mg/kg por via oral em quatro doses fracionadas	
Ciprofloxacino	500 mg por via oral a cada 12 horas	500 a 750 mg por via oral a cada 12 horas		
Clindamicina	300 a 600 mg por via oral a cada 6 a 8 horas	300 a 600 mg por via oral a cada 6 a 8 horas	Pediátrica: 10 a 30 mg/kg/dia por via oral em 3 a 4 doses fracionadas[4]	
Dicloxacilina	250 a 500 mg por via oral a cada 6 horas	250 a 500 mg por via oral a cada 6 horas	Pediátrica: 25 a 50 mg/kg por via oral em quatro doses fracionadas	
Doxiciclina	100 a 200 mg por via oral a cada 12 horas	100 a 200 mg por via oral a cada 12 horas		Pode ser usada para o tratamento oral da infecção por MRSA

Eritromicina	250 a 500 mg por via oral a cada 6 horas	250 a 500 mg por via oral a cada 6 horas	Pediátrica: 30 a 50 mg/kg por via oral em quatro doses fracionadas[a]
Levofloxacino	500 a 750 mg por via oral uma vez ao dia	500 a 750 mg por via oral uma vez ao dia	
Metronidazol	250 a 500 mg por via oral a cada 8 horas	250 a 500 mg por via oral a cada 8 horas	Pediátrica: 30 mg/kg por via oral em 3 a 4 doses fracionadas
Moxifloxacino	400 mg por via oral uma vez ao dia	400 mg por via oral uma vez ao dia	
Pomada de mupirocina	Aplicar a pomada às áreas afetadas a cada 8 horas	Aplicar a pomada às áreas afetadas a cada 8 horas	Pediátrica: aplicar a pomada às áreas afetadas a cada 8 horas
Penicilina VK	250 a 500 mg por via oral a cada 6 horas	250 a 500 mg por via oral a cada 6 horas	Pediátrica: 25.000 a 90.000 unidades/kg por via oral em quatro doses fracionadas
Pomada de retapamulina	Aplicar às áreas afetadas a cada 12 horas	Aplicar às áreas afetadas a cada 12 horas	Pediátrica: aplicar à área afetada a cada 12 horas
Sulfametoxazol-trimetoprima	160/800 mg por via oral a cada 12 horas	160/800 mg por via oral a cada 12 horas	Pediátrica: 4 a 6 mg/kg (do componente trimetoprima) por via oral a cada 12 horas	Pode-se considerar até o dobro da dose habitual para o tratamento oral da infecção causada por MRSA
Agentes parenterais			
Ampicilina	2 g IV a cada 6 horas	1 a 2 g IV a cada 4 a 6 horas	Pediátrica: 200 a 300 mg/kg/dia IV em 4 a 6 doses fracionadas
Aztreonam	1 g IV a cada 6 horas	1 g IV a cada 6 horas	Pediátrica: 100 a 150 mg/kg/ dia IV, em quatro doses fracionadas
Cefazolina	1 g IV a cada 8 horas	1 g IV a cada 6 a 8 horas	Pediátrica: 75 mg/kg/dia IV em três doses fracionadas

(continua)

455

QUADRO 47-4	Doses de fármacos *(continuação)*			
Fármaco	**Dose inicial**	**Faixa habitual**	**Dose para populações especiais**	**Outras**
Cefepima	2 g IV a cada 12 horas	1 a 2 g IV a cada 12 horas	Pediátrica: 100 mg/kg/dia IV em duas doses fracionadas	
Cefotaxima	2 g IV a cada 6 horas	1 a 2 g IV a cada 6 horas	150 a 200 mg/kg/dia em 3 a 4 doses fracionadas	
Cefoxitina	1 a 2 g IV a cada 6 horas	1 a 2 g IV a cada 6 horas	Pediátrica: 30 a 40 mg/kg/dia IV em quatro doses fracionadas	
Ceftazidima	2 g IV a cada 8 horas	1 a 2 g IV a cada 8 horas	Pediátrica: 150 mg/kg/dia IV em três doses fracionadas	
Ceftriaxona	1 g IV uma vez ao dia	1 g IV uma vez ao dia		
Cefuroxima	1,5 g IV a cada 8 horas	0,75 a 1,5 g IV a cada 8 horas	Pediátrica: 150 mg/kg/dia IV em três doses fracionadas	
Ciprofloxacino	400 mg IV a cada 8 a 12 horas	400 mg IV a cada 8 a 12 horas		
Clindamicina	300 a 600 mg IV a cada 6 a 8 horas	300 a 600 mg IV a cada 6 a 8 horas; 600 a 900 mg IV a cada 6 a 8 horas para a fasceíte necrosante	Pediátrica: 30 a 50 mg/kg/dia IV em 3 a 4 doses fracionadas	
Daptomicina	4 mg/kg IV uma vez ao dia	4 mg/kg IV uma vez ao dia		Para a infecção causada por MRSA
Doripeném	500 mg IV a cada 8 horas	500 mg IV a cada 8 horas		
Ertapeném	1 g IV uma vez ao dia	1 g IV uma vez ao dia	Pediátrica: 30 mg/kg/dia IV em 1 a 2 doses fracionadas	

Gentamicina	Tradicional: dose de ataque de 2 mg/kg, seguida de 1,5 mg/kg IV a cada 8 horas. Alternativa: 5 a 7 mg/kg IV uma vez ao dia	Dose tradicional: guiada pela determinação das concentrações séricas	Pediátrica: 5 a 7 mg/kg/dia IV em três doses fracionadas; doses guiadas pelas concentrações séricas	
Imipeném-cilastatina	500 mg IV a cada 6 horas	250 a 500 mg IV a cada 6 a 8 horas	Pediátrica: 40 a 80 mg/kg/dia IV em quatro doses fracionadas	
Levofloxacino	750 mg IV uma vez ao dia	500 a 750 mg IV uma vez ao dia		
Linezolida	600 mg IV ou por via oral a cada 12 horas	600 mg IV ou por via oral a cada 12 horas	Pediátrica: 20 a 30 mg/kg/dia IV em 2 a 3 doses fracionadas	Infecção causada por MRSA
Meropeném	1 g IV a cada 8 horas	1 g IV a cada 8 horas	Pediátrica: 60 mg/kg/dia IV em três doses fracionadas	
Metronidazol	500 mg IV a cada 8 horas	500 mg IV a cada 8 horas	Pediátrica: 30 a 50 mg/kg/dia IV em três doses fracionadas	
Moxifloxacino	400 mg IV uma vez ao dia	400 mg IV uma vez ao dia		
Nafcilina	2 g IV a cada 6 horas	1 a 2 g IV a cada 4 a 6 horas	Pediátrica: 100 a 200 mg/kg/dia IV em 4 a 6 doses igualmente fracionadas	
Penicilina G	1 a 2 milhões de unidades IV a cada 4 a 6 horas	1 a 2 milhões de unidades IV a cada 4 a 6 horas	Pediátrica: 100.000 a 200.000 unidades/kg/dia IV em quatro doses fracionadas[a]	

(continua)

QUADRO 47-4 Doses de fármacos (*continuação*)

Fármaco	Dose inicial	Faixa habitual	Dose para populações especiais	Outras
Piperacilina-tazobactam	4,5 g IV a cada 6 horas	3,375 a 4,5 g IV a cada 6 horas	Pediátrica: 250 a 350 mg/kg/dia IV em 3 a 4 doses fracionadas	
Penicilina G procaína	600.000 unidades IM a cada 12 horas	600.000 a 1,2 milhão de unidades IM a cada 12 horas	Pediátrica: 25.000 a 50.000 unidades/kg (máximo de 1,2 milhão de unidades) IM uma vez ao dia	
Tigeciclina	100 mg IV uma vez ao dia e, em seguida, 50 mg IV a cada 12 horas	100 mg IV uma vez ao dia e, em seguida, 50 mg IV a cada 12 horas		
Tobramicina	Tradicional: dose de ataque de 2 mg/kg, seguida de 1,5 mg/kg IV a cada 8 horas. Alternativa: 5 a 7 mg/kg IV uma vez ao dia	Dose tradicional: guiada pela determinação das concentrações séricas	Pediátrica: 5 a 7 mg/kg/dia IV em três doses fracionadas; doses guiadas pelas concentrações séricas	
Vancomicina	30 a 40 mg/kg/dia IV em duas doses fracionadas	Dose guiada pelas concentrações séricas para obter um nível mínimo de 15 a 20 mg/L	Pediátrica: 40 a 60 mg/kg/dia IV em 3 a 4 doses fracionadas; doses guiadas pelas concentrações séricas	Para a infecção causada por MRSA

IM, intramuscular; IV, intravenoso; MRSA, *S. aureus* resistente à meticilina.
[a] Diretrizes posológicas para pacientes com função renal normal.

MANIFESTAÇÕES CLÍNICAS

- A celulite caracteriza-se por eritema e edema da pele. A lesão, que pode ser extensa, é dolorosa, não apresenta elevação e tem margens mal definidas. É comum a ocorrência de linfadenopatia hipersensível associada ao comprometimento linfático. Com frequência, observa-se também a presença de mal-estar, febre e calafrios. Obtém-se em geral uma história pregressa de ferida por traumatismo mínimo, úlcera ou cirurgia.
- A coloração de Gram de um esfregaço obtido por injeção e aspiração de 0,5 mL de soro fisiológico (utilizando uma agulha de pequeno calibre) na borda em expansão da lesão eritematosa pode ajudar a estabelecer o diagnóstico microbiológico, porém costuma produzir resultados negativos. As hemoculturas são úteis, visto que pode ocorrer bacteremia em 30% dos casos.

TRATAMENTO

- Objetivos do tratamento: consiste em rápida erradicação da infecção e prevenção de outras complicações. A terapia antimicrobiana da celulite bacteriana é direcionada para a bactéria presente ou suspeita. O cuidado local da celulite consiste em elevação e imobilização da área acometida para diminuir o edema local. A incisão e drenagem constituem o principal tratamento para infecções como pequenos abscessos e furúnculos, bem como para pacientes com infecções leves sem complicações nos demais aspectos. Com frequência, não há necessidade de antibioticoterapia sistêmica nesses casos.
- A antibioticoterapia é recomendada, juntamente com incisão e drenagem, em pacientes com abscessos mais complicados associados às seguintes condições: doença grave ou extensa envolvendo múltiplos locais de infecção; infecção rapidamente progressiva na presença de celulite associada; sinais e sintomas de doença sistêmica; fatores de complicação, como extremos de faixa etária, comorbidades ou imunossupressão; abscessos em áreas de drenagem difícil, como mãos, face e genitália; ou ausência de resposta à drenagem prévia.
- Como a celulite estreptocócica é clinicamente indistinguível da celulite estafilocócica, recomenda-se a administração de uma penicilina semissintética (**dicloxacilina**) ou cefalosporina de primeira geração (**cefalexina**) até que se possa estabelecer um diagnóstico definitivo, com base em culturas de pele ou hemoculturas (Quadro 47-5).
- A duração habitual da terapia para a celulite é de 5 a 10 dias.

INFECÇÕES DO PÉ DIABÉTICO

- Três fatores essenciais estão envolvidos na causa dos problemas relacionados com o pé diabético: neuropatia, isquemia e defeitos imunológicos. Qualquer um desses distúrbios pode ocorrer isoladamente; todavia, eles costumam ocorrer juntos.
- Existem três tipos principais de infecções do pé diabético: abscessos profundos, celulite do dorso do pé e úlceras de mal perfurante na planta do pé. Pode ocorrer osteomielite em 30 a 40% das infecções.
- Os casos leves de infecção do pé diabético (IPD) são frequentemente monomicrobianas. Entretanto, as infecções mais graves são em geral polimicrobianas; até 60% dos pacientes hospitalizados apresentam infecções polimicrobianas. Os estafilococos e os estreptococos constituem os patógenos mais comuns, embora ocorram bacilos gram-negativos e anaeróbios em 50% dos casos.
- Os pacientes com neuropatia periférica com frequência não sentem dor, porém procuram assistência médica devido à ocorrência de edema e eritema. As lesões variam quanto ao tamanho e às manifestações clínicas. Um odor fétido sugere a presença de microrganismos anaeróbios. A temperatura pode estar normal ou ligeiramente elevada.

TRATAMENTO

- Objetivos do tratamento: consiste em preservar ao máximo a função do membro normal e prevenir, ao mesmo tempo, as complicações infecciosas. Na maioria dos casos, a infecção pode ser tratada com sucesso de modo ambulatorial, com cuidados da ferida e antibióticos.
- Deve-se proceder ao desbridamento completo do tecido necrótico, com drenagem da ferida e, se necessário, amputação.
- O controle glicêmico do diabético deve ser melhorado para garantir uma boa cicatrização.

QUADRO 47-5 Esquemas de tratamento iniciais para a celulite e a fasceíte necrosante

Antibiótico	Dose e via de administração em adultos	Dose e via de administração na população pediátrica
Celulite		
Infecção estafilocócica ou por microrganismo gram-positivo desconhecido		
Infecção não purulenta leve a moderada	Dicloxacilina ou cefalexina por via oral [a]	Dicloxacilina ou cefalexina por via oral [a]
Infecção purulenta leve a moderada com suspeita de CA-MRSA	Sulfametoxazol-trimetoprima, doxiciclina, minociclina ou clindamicina por via oral	Sulfametoxazol-trimetoprima ou clindamicina por via oral
Infecção não purulenta grave	Cefazolina ou nafcilina IV [b]	Cefazolina ou nafcilina IV [b]
Infecção purulenta grave	Vancomicina, linezolida ou daptomicina IV	Vancomicina ou linezolida IV
Estreptocócica (documentada)		
Infecção leve a moderada	Penicilina VK por via oral [a] ou penicilina G procaína IM [a]	Penicilina VK por via oral ou penicilina G procaína IM [a]
Infecção grave	Penicilina G aquosa IV [a]	Penicilina G aquosa IV [a]
Bacilos gram-negativos		
Infecção leve a moderada	Cefaclor ou axetilcefuroxima por via oral [c]	Cefaclor ou axetilcefuroxima por via oral
Infecção grave	Aminoglicosídeo IV [d] ou cefalosporina IV (de primeira ou de segunda geração, dependendo da gravidade da infecção ou do padrão de sensibilidade) [c]	Aminoglicosídeo IV [d] ou cefalosporina IV (de primeira ou de segunda geração, dependendo da gravidade da infecção ou do padrão de sensibilidade)
Infecção polimicrobiana sem anaeróbios		
	Aminoglicosídeo IV [e] + penicilina G, nafcilina ou vancomicina IV, dependendo do isolamento de estafilococos ou estreptococos e do risco de infecção por MRSA	Aminoglicosídeo IV [e] + penicilina G, nafcilina ou vancomicina IV, dependendo do isolamento de estafilococos ou estreptococos e do risco de infecção por MRSA

Infecção polimicrobiana com anaeróbios

Infecção leve a moderada	Amoxicilina/clavulanato por via oral. *Ou* ciprofloxacino ou levofloxacino + clindamicina ou metronidazol por via oral. *Ou* moxifloxacino por via oral	Amoxicilina/clavulanato por via oral
Infecção grave	Aminoglicosídeo IVe + clindamicina ou metronidazol IV. *Ou* cefalosporina de segunda ou de terceira geração IV + clindamicina ou metronidazol IV. *Ou* cefalosporina de segunda geração com atividade contra anaeróbios. *Ou* imipeném-cilastatina, meropeném, ertapeném, doripeném ou piperacilina-tazobactam IV	Aminoglicosídeo IVe + clindamicina ou metronidazol IV. *Ou* cefalosporina de segunda ou de terceira geração IV + clindamicina ou metronidazol IV. *Ou* cefalosporina de segunda geração com atividade contra anaeróbios. *Ou* imipeném-cilastatina, meropeném, ertapeném, doripeném ou piperacilina-tazobactam IV

Fasceíte necrosante

Tipo I	Ampicilina-sulbactam ou piperacilina-tazobactam IV + clindamicina IV + ciprofloxacino IV. *Ou* cefotaxima IV + clindamicina ou metronidazol IV. *Ou* imipeném/cilastatina, meropeném, ou ertapeném IV	
Tipo II	Penicilina G IV + clindamicina IV[d]	
Tipo III	Penicilina G IV + clindamicina IV[d]	

CA-MRSA, *Staphylococcus aureus* resistente à meticilina associado à comunidade; IM, intramuscular; IV, intravenosa; MRSA, *Staphylococcus aureus* resistente à meticilina.
[a] Para pacientes alérgicos à penicilina, usar clindamicina.
[b] Para pacientes alérgicos à penicilina, usar vancomicina.
[c] Para adultos alérgicos à penicilina, usar uma fluoroquinolona (ciprofloxacino, levofloxacino ou moxifloxacino).
[d] Pode-se considerar inicialmente a adição de vancomicina para cobertura contra CA-MRSA, se houver suspeita da presença de estafilococos (ver o texto).
[e] Pode-se utilizar uma fluoroquinolona (apenas em adultos) em lugar do aminoglicosídeo em pacientes com disfunção renal grave ou outra contraindicação relativa para o uso de aminoglicosídeos.

- O paciente deve inicialmente permanecer em repouso no leito, com elevação da perna e controle do edema, quando presente.
- Os esquemas de antibióticos sugeridos para o tratamento empírico das infecções do pé diabético são apresentados no Quadro 47-6.

ÚLCERAS DE PRESSÃO INFECTADAS

- A úlcera de pressão é também denominada "úlcera de decúbito" ou "úlcera de leito". O Quadro 47-7 fornece um sistema de classificação das úlceras de pressão. Acredita-se que muitos fatores predispõem o paciente à formação de úlceras de pressão: paralisia, paresia, imobilização, desnutrição, anemia, infecção e idade avançada. Quatro fatores são considerados mais críticos para a sua formação: pressão, força de cisalhamento, atrito e umidade. Todavia, continua havendo controvérsias sobre a fisiopatologia exata da formação das úlceras de pressão. As áreas de maior pressão são observadas sobre as proeminências ósseas.
- As úlceras de pressão são, em sua maioria, colonizadas por bactérias; entretanto, as bactérias com frequência infectam o tecido sadio. É comum o isolamento de uma grande variedade de bactérias gram-positivas e gram-negativas aeróbias, bem como anaeróbias.

MANIFESTAÇÕES CLÍNICAS

- As úlceras de pressão ocorrem, em sua maioria, na região pélvica e nos membros inferiores. Os locais mais comuns incluem as áreas sacral e coccígea, as tuberosidades isquiáticas e o trocanter maior.
- A infecção clínica é reconhecida pela presença de rubor, calor e dor. Pode-se observar a presença de secreção purulenta, odor fétido e sinais sistêmicos (febre e leucocitose).
- As úlceras de pressão variam acentuadamente quanto à sua gravidade, incluindo desde uma abrasão até grandes lesões, as quais podem penetrar na fáscia profunda, acometendo tanto o músculo quanto o osso.

PREVENÇÃO E TRATAMENTO

- Objetivos do tratamento: consiste em limpar e descontaminar a úlcera, a fim de promover a cicatrização da ferida, possibilitando a formação de tecido de granulação saudável, ou preparar a ferida para um procedimento cirúrgico. Os principais fatores a serem considerados para o cuidado bem--sucedido da ferida são os seguintes: (1) alívio da pressão; (2) desbridamento do tecido necrótico; (3) limpeza da ferida; (4) escolha do curativo; e (5) prevenção, diagnóstico e tratamento da infecção.
- A prevenção constitui a medida mais importante no manejo das úlceras de pressão. O posicionamento adequado do paciente pode minimizar o atrito e as forças de cisalhamento. Os cuidados com a pele e a prevenção de sujeira são importantes, com a intenção de manter a superfície relativamente livre de umidade. O alívio da pressão (até mesmo por 5 minutos a cada 2 horas) é provavelmente o único fator mais importante na prevenção da formação de úlceras de pressão.
- Em geral, o tratamento clínico está indicado para as lesões de tamanho moderado e relativamente pouco profundas (lesões de estágio 1 ou 2) e que não estão localizadas sobre uma proeminência óssea.
- O desbridamento pode ser realizado por meios cirúrgicos ou mecânicos (trocas de curativos úmidos para secos). Outras formas efetivas de terapia incluem a hidroterapia, a irrigação da ferida e o dextranômero. As úlceras de pressão devem ser limpas com soro fisiológico.
- O Quadro 47-3 descreve o tratamento sistêmico de uma úlcera de pressão infectada. Recomenda-se uma prova terapêutica de curta duração, de duas semanas, de antibiótico tópico (**sulfadiazina de prata** ou **antibiótico tríplice**) para a úlcera limpa que não cicatriza ou que continua produzindo uma quantidade moderada de exsudato, apesar dos cuidados apropriados.

FERIDAS POR MORDEDURAS INFECTADAS

MORDEDURAS DE CÃO

- Os pacientes que correm risco de contrair infecção após uma mordedura são os que apresentam ferida por punção, os que não procuram assistência médica nas primeiras 8 horas após a lesão e os que têm mais de 50 anos de idade.
- A mordedura infectada de cão caracteriza-se geralmente por celulite localizada e dor na região da lesão. Em geral, a celulite sofre disseminação proximal a partir do local inicial da lesão. Na presença de *Pasteurella multocida*, observa-se a ocorrência de celulite rapidamente progressiva dentro de 24 a 48 horas após a lesão inicial.

QUADRO 47-6	Esquemas de antibióticos sugeridos para o tratamento empírico das infecções do pé diabético		
Gravidade da infecção	**Patógenos prováveis**	**Fármaco(s)[a]**	**Duração da terapia**
Leve	Staphylococcus aureus (MSSA) Streptococcus spp. S. aureus (MRSA) • Pacientes com história de infecção ou colonização por MRSA no último ano • Prevalência do MRSA ≥ 50% na região geográfica local • Hospitalização recente	Amoxicilina-clavulanato Cefalexina Dicloxacilina Clindamicina Levofloxacino Moxifloxacino[b]	1 a 2 semanas; a duração pode ser estendida para quatro semanas se a resolução da infecção for lenta
Moderada a grave (inicialmente, antibióticos por via oral ou IV para infecções moderadamente graves, antibióticos IV para infecções graves)	MSSA Streptococcus spp. Enterobacteriaceae Anaeróbios obrigatórios	Ampicilina/sulbactam Cefoxitina Ceftriaxona Imipeném/cilastatina Ertapeném Levofloxacino Moxifloxacino Tigeciclina Levofloxacino ou ciprofloxacino + clindamicina	Infecção moderadamente grave: 1 a 3 semanas; infecção grave: 2 a 4 semanas
	MRSA • Pacientes com história de infecção ou colonização por MRSA no último ano • Prevalência de ≥ 30% na região geográfica local • Hospitalização recente • A infecção grave o suficiente que não tem cobertura empírica contra MRSA representa um risco inaceitável de fracasso do tratamento	Acrescentar a um dos esquemas anteriores: • Vancomicina • Linezolida • Daptomicina	
	Pseudomonas aeruginosa • Pacientes com maceração dos pés • O paciente não respondeu anteriormente à terapia com esquema antibiótico não pseudomonas • Infecção grave	Piperacilina/tazobactam	
	Infecções mistas incluindo potencialmente todas aquelas citadas anteriormente	Cefepima, ceftazidima ou aztreonam + metronidazol ou clindamicina + vancomicina[c] ou piperacilina-tazobactam ou imipeném-cilastatina ou meropeném[b] + vancomicina[c]	

IV, intravenosa; MRSA, S. aureus resistente à meticilina; MSSA, S. aureus sensível à meticilina.
[a] Os fármacos não estão listados em qualquer ordem específica de preferência.
[b] Fármaco não recomendado especificamente nas diretrizes da Infectious Diseases Society of America, porém pode constituir uma opção de tratamento apropriado.
[c] A linezolida ou a daptomicina podem ser usadas em lugar da vancomicina.

QUADRO 47-7	Classificação das úlceras de pressão
Suspeita de lesão do tecido profundo	Área de alteração da cor da pele intacta ou bolha cheia de sangue, devido à lesão do tecido mole subjacente em consequência de pressão e/ou força de cisalhamento. A área pode ser precedida de tecido doloroso, firme, mole, exsudativo, mais quente ou mais frio, em comparação com o tecido adjacente.
Estágio 1	A úlcera de pressão é, em geral, reversível, limita-se à epiderme e tem aspecto semelhante a uma abrasão. Pele intacta com rubor de uma área localizada que não empalidece, em geral sobre uma proeminência óssea. A área pode ser dolorosa, firme, macia, mais quente ou mais fria em comparação com o tecido adjacente.
Estágio 2	A úlcera de pressão de estágio 2 também pode ser reversível; perda parcial da espessura da derme, que se manifesta na forma de úlcera aberta superficial, com leito de ferida rosa avermelhado. Além disso, pode ocorrer como bolha cheia de soro intacta ou aberta/rompida, ou como úlcera superficial brilhante ou seca.
Estágio 3ª	Perda de toda a espessura do tecido. A gordura subcutânea pode ser visível, porém não há exposição do osso, tendão ou músculos. Podem ocorrer solapamento e tunelização. A profundidade da úlcera varia de acordo com a localização anatômica; pode variar desde uma úlcera superficial até uma úlcera extremamente profunda sobre áreas de adiposidade significativa.
Estágio 4ª	Perda de toda a espessura do tecido, com exposição de osso, tendão ou músculos. Pode estender-se no músculo e/ou estruturas de sustentação (p. ex., fáscia, tendão ou cápsula articular), com consequente possibilidade de osteomielite. Com frequência, ocorrem solapamento e tunelização; a profundidade da úlcera varia de acordo com a localização anatômica.
Sem estágioª	Perda de toda a espessura do tecido, em que a base da úlcera é coberta por descamação (amarela, castanha, cinza, verde ou marrom) e/ou escara (castanha, marrom ou negra) no leito da ferida. Não é possível determinar a verdadeira profundidade e, portanto, o estágio.

ª As lesões de estágio 3, 4 e sem estágio não têm probabilidade de regredir por si próprias e, com frequência, exigem intervenção cirúrgica.
Dados de Black J, Baharestani M, Cuddigan J, et al. National Pressure Ulcer Advisory Panel's uptated pressure ulcer staging system. Derm Nursing 2007;19:343-349.

- As infecções são, em sua maioria, polimicrobianas. *Pasteurella* constitui o microrganismo isolado mais frequente de mordeduras de cães e gatos.
- As feridas devem ser irrigadas minuciosamente com soro fisiológico estéril. A irrigação adequada reduz a contagem de bactérias na ferida.
- O papel dos agentes antimicrobianos nas feridas não infectadas por mordedura de cães permanece controverso. Todavia, aconselha-se geralmente o uso de antibióticos profiláticos, a não ser que a ferida seja muito superficial e facilmente limpa, ou que o paciente procure assistência médica dentro de 72 horas ou mais após a lesão e não tenha nenhum sinal clínico de infecção. A profilaxia está mais fortemente recomendada para pacientes com feridas moderadas a graves, ou se a ferida é considerada de alto risco para infecção.
- A **amoxicilina-ácido clavulânico** costuma ser recomendada para terapia ambulatorial oral. Os agentes orais alternativos incluem **moxifloxacino** ou **doxiciclina** como monoterapia, ou **sulfametoxazol-trimetoprima**, **levofloxacino**, **ciprofloxacino** ou uma cefalosporina de segunda ou de terceira geração em associação com metronidazol ou clindamicina para obter uma atividade contra os anaeróbios orofaríngeos.
- As opções de tratamento para pacientes que necessitam de terapia IV incluem β-lactâmicos inibidores da β-lactamase (**ampicilina-sulbactam** e **piperacilina-tazobactam**), cefalosporinas de

segunda geração com atividade contra anaeróbios (**cefoxitina**) e **ertapeném**. O tratamento deve geralmente ser continuado por 7 a 14 dias.

- Se a história de vacinação de um paciente com ferida que não seja limpa nem pequena for desconhecida, deve-se administrar vacina contra tétano-difteria. Devem-se administrar tanto vacina contra tétano-difteria quanto imunoglobulina antitetânica a pacientes que nunca foram imunizados.
- No paciente que foi exposto à raiva, os objetivos do tratamento consistem em irrigar completamente a ferida, profilaxia antitetânica, profilaxia com antibióticos (quando indicada) e vacinação. A imunização profilática após exposição consiste na administração de anticorpos passivos e vacinas.

MORDEDURAS DE GATO

- Cerca de 20% das mordeduras de gato tornam-se infectadas. Essas infecções são frequentemente causadas por *P. multocida,* que foi isolada da orofaringe de 50 a 70% dos gatos saudáveis.
- O tratamento das mordeduras de gato assemelha-se àquele discutido para as mordeduras de cão. A antibioticoterapia é a mesma que a descrita para mordeduras de cão.

MORDEDURAS HUMANAS

- Podem ocorrer infecções em 10 a 50% dos pacientes com mordeduras humanas.
- As infecções causadas por essas lesões são mais frequentemente produzidas pela flora oral normal, que inclui microrganismos tanto aeróbios quanto anaeróbios. As feridas por mordeduras humanas são notáveis pela presença potencial de *Eikenella corrodens* em cerca de 30% dos casos.
- O tratamento das feridas por mordedura consiste em irrigação agressiva e curativo tópico da ferida, desbridamento cirúrgico e imobilização da área afetada. Em geral, não se recomenda o fechamento primário para as mordeduras humanas. A vacina contra tétano e a antitoxina podem estar indicadas.
- Os pacientes com lesões por mordeduras não infectadas devem receber antibioticoterapia profilática por 3 a 5 dias. Recomenda-se comumente a **amoxicilina-ácido clavulânico** (500 mg a cada 8 horas). As alternativas para pacientes alérgicos à penicilina incluem **fluoroquinolonas** ou **sulfametoxazol-trimetoprima** em associação com **clindamicina** ou **metronidazol**.
- Os pacientes com lesões graves ou lesões causadas por punho cerrado devem receber antibióticos IV. As opções de tratamento para pacientes que necessitam de terapia IV incluem combinações de β-lactâmico inibidor da β-lactamase (**ampicilina-sulbactam, piperacilina-tazobactam**), cefalosporinas de segunda geração com atividade contra anaeróbios (p. ex., **cefoxitina**) e ertapeném.

Capítulo elaborado a partir de conteúdo original de autoria de Douglas N. Fish e Susan L. Pendland.

Profilaxia cirúrgica

- A administração de antibióticos antes da contaminação de tecidos ou líquidos corporais previamente estéreis é considerada profilática. O objetivo da antibioticoterapia profilática é prevenir o desenvolvimento de infecção.
- A antibioticoterapia presuntiva é administrada quando se suspeita de infecção que ainda não foi comprovada. O uso terapêutico de antibióticos pressupõe uma infecção estabelecida.
- As *infecções de sítio cirúrgico* (ISCs) são classificadas como incisionais (p. ex., celulite no sítio de incisão) ou envolvendo um órgão ou espaço (p. ex., meningite). As ISCs incisionais podem ser superficiais (pele ou tecido subcutâneo) ou profundas (camadas fasciais ou musculares). Por definição, ambos os tipos ocorrem nos 30 dias seguintes a uma cirurgia. Esse período estende-se por um ano no caso de infecção profunda associada a implante de prótese.

FATORES DE RISCO PARA INFECÇÃO DA FERIDA OPERATÓRIA

- O sistema de classificação tradicional desenvolvido pelo National Research Council (NRC), estratificando os procedimentos cirúrgicos em função do risco de infecção, está reproduzido no Quadro 48-1. A classificação das feridas operatórias do NRC para um procedimento específico é definida durante a operação e é o principal determinante para indicação de antibioticoterapia profilática.
- O Study on the Efficacy of Nosocomial Infection Control (SENIC) analisou mais de 100.000 casos cirúrgicos e identificou cirurgias abdominais, cirurgias com duração superior a 2 horas, procedimentos contaminados ou sujos, e mais de três diagnósticos clínicos subjacentes como fatores associados ao aumento na incidência de ISCs. Quando a classificação do NRC descrita no Quadro 48-1 foi estratificada em função do número de fatores de risco do SENIC presentes, as taxas de infecção variaram em até 15 vezes dentro de uma mesma categoria cirúrgica.
- A técnica de avaliação de risco SENIC foi modificada para incluir o escore de avaliação pré-operatória da American Society of Anesthesiologists (Quadro 48-2). Um escore da American Society of Anesthesiologists igual ou superior a três foi associado a aumento do risco de ISC.

BACTERIOLOGIA

- As bactérias envolvidas com ISC são adquiridas pela flora normal do paciente (endógena) ou em razão de contaminação durante o procedimento cirúrgico (exógena).
- A perda de flora protetiva via uso de antibióticos pode perturbar o equilíbrio e permitir que bactérias patogênicas proliferem com aumento do risco de infecção.
- A flora normal pode se tornar patogênica quando é transportada a um tecido ou líquido corporal normalmente estéril durante o procedimento cirúrgico.
- De acordo com o National Nosocomial Infections Surveillance System (Sistema Nacional de Vigilância de Infecções Hospitalares), os cinco patógenos mais encontrados nas feridas operatórias são: *Staphylococcus aureus*, estafilococos coagulase-negativos, enterococos, *Escherichia coli* e *Pseudomonas aeruginosa*.
- Perda de defesas do hospedeiro, estados de obstrução vascular, tecidos traumatizados e presença de corpo estranho são fatores que reduzem o número necessário de bactérias para causar ISC.

QUESTÕES RELACIONADAS COM OS ANTIBIÓTICOS

ESQUEMAS PARA ADMINISTRAÇÃO DE ANTIBIÓTICOS

- Os princípios que se seguem devem ser observados quando se pretende administrar profilaxia antimicrobiana a pacientes cirúrgicos:
  ✓ Os antibióticos devem chegar ao sítio cirúrgico antes da incisão inicial, ser administrados com a anestesia, logo antes da incisão inicial, e não devem ser prescritos para serem administrados durante o preparo no centro cirúrgico.

QUADRO 48-1	Classificação das feridas do National Research Council (NRC), risco de infecção no sítio cirúrgico (ISC) e indicação para antibióticos			
	Taxa de ISC (%)			
Classificação	Antibiótico pré-operatório	Sem antibiótico pré-operatório	Critérios	Antibióticos
Limpa	5,1	0,8	Sem inflamação aguda ou transecção dos tratos GI, orofaríngeo, geniturinário, biliar ou respiratório. Casos eletivos, sem problemas na técnica	Não indicados, exceto para procedimentos de alto risco[a]
Limpa contaminada	10,1	1,3	Abertura controlada dos tratos mencionados com extravasamentos/ problemas técnicos mínimos. Procedimentos limpos realizados em situação de emergência ou com problemas maiores na técnica	Indicada antibioticoterapia profilática
Contaminada	21,9	10,2	Inflamação aguda não purulenta. Grandes extravasamentos/ problemas na técnica durante procedimento limpo contaminado	Indicada antibioticoterapia profilática
Suja	N/A	N/A	Infecção preexistente evidente (abscesso, pus ou tecido necrótico)	Necessários antibióticos terapêuticos

GI, gastrintestinal; N/A, não aplicável.
[a] Entre os procedimentos de alto risco incluem-se implantes de prótese e outros procedimentos nos quais a infecção do sítio cirúrgico está associada a uma alta morbidade.

✓ Devem ser mantidas concentrações bactericidas do antibiótico nos tecidos durante todo o procedimento cirúrgico.
• As estratégias para assegurar a profilaxia antimicrobiana apropriada estão descritas no Quadro 48-3.

ESCOLHA DOS ANTIMICROBIANOS

• A escolha do antimicrobiano profilático depende do tipo de procedimento cirúrgico, muito provavelmente dos microrganismos patogênicos, da segurança e eficácia do antimicrobiano, das evidências atuais na literatura que corroboram seu uso, e dos custos.

QUADRO 48-2	Classificação do estado físico segundo a American Society of Anesthesiologists
Classe	**Descrição**
1	Paciente normal saudável
2	Doença sistêmica leve
3	Doença sistêmica grave não incapacitante
4	Doença sistêmica incapacitante com ameaça constante à vida
5	Sem expectativa de sobrevida por 24 h com ou sem a cirurgia

- Normalmente, inclui-se cobertura para gram-positivos na escolha da profilaxia cirúrgica, considerando que microrganismos como *S. aureus* e *S. epidermidis* são comuns na flora da pele.
- Preconiza-se a administração parenteral de antibióticos em razão de sua confiabilidade na obtenção de concentrações teciduais suficientes.
- As cefalosporinas de primeira geração (particularmente cefazolina) representam a primeira opção, em especial para os procedimentos cirúrgicos limpos. As cefalosporinas antianaeróbias (p. ex., cefoxitina ou cefotetana) são boas opções quando se deseja cobertura de amplo espectro para anaeróbios e gram-negativos.
- Pode-se considerar a vancomicina para terapia profilática em procedimentos cirúrgicos envolvendo a aplicação de prótese em que a taxa de *S. aureus* resistente à meticilina (MRSA) seja alta. Se o risco de MRSA for baixo e houver hipersensibilidade a β-lactâmicos, a clindamicina pode ser usada no lugar na cefazolina a fim de limitar o uso da vancomicina.

RECOMENDAÇÕES PARA TIPOS ESPECÍFICOS DE CIRURGIA

- As recomendações especificas estão resumidas no Quadro 48-4.

CIRURGIA GASTRODUODENAL

- O risco de infecção aumenta nos quadros com aumento do pH gástrico e subsequente sobrecrescimento bacteriano, como obstruções, hemorragia, câncer e terapia de supressão ácida (limpa contaminada).

QUADRO 48-3	Estratégias para execução de programa institucional para assegurar o uso apropriado de profilaxia antimicrobiana em cirurgias

1. Procedimentos educacionais

Desenvolver um programa educacional que reforce a importância e fixe as bases racionais para uma profilaxia antibacteriana oportuna.

Disponibilizar esse programa educacional aos profissionais de saúde envolvidos com a atenção aos pacientes.

2. Padronizar o processo de prescrição

Definir um protocolo (p. ex., formulário impresso) que padronize a escolha do antibiótico de acordo com as evidências mais recentes publicadas, formulações disponíveis, padrões de resistência na instituição e custo.

3. Padronizar os processos de distribuição e de administração

Utilizar um sistema que assegure que os antibióticos sejam preparados e entregues no setor apropriado de forma oportuna.

Padronizar o horário de administração para < 1 hora antes da cirurgia.

Determinar quem é o responsável formal e legal pela administração do antibiótico.

Garantir que haja lembretes visíveis para a prescrição e a administração de antibióticos profiláticos (p. ex., listas de controle).

Desenvolver um sistema que lembre os cirurgiões ou a equipe de enfermagem de administrar novamente o antibiótico escolhido durante as cirurgias muito prolongadas.

4. Garantir *feedback*

Relatórios regulares sobre adesão ao programa e taxas de infecção.

QUADRO 48-4 Patógenos mais prováveis e recomendações específicas para profilaxia cirúrgica

Tipo de cirurgia	Patógenos prováveis	Esquema profilático recomendado[a]	Comentários	Grau de recomendação[b]
Cirurgia GI				
Gastroduodenal	Bacilos entéricos gram-negativos, cocos gram-positivos e anaeróbios orais	Cefazolina 1 g uma vez (ver no texto as recomendações para gastrostomia endoscópica percutânea)	Apenas pacientes de alto risco (obstrução, hemorragia, câncer, terapia de supressão ácida, obesidade mórbida)	IA
Colecistectomia	Bacilos entéricos gram-negativos, anaeróbios	Cefazolina 1 g uma vez para pacientes de alto risco Laparoscopia: não	Apenas pacientes de alto risco (colecistite aguda, cálculo comum no ducto, cirurgia biliar prévia, icterícia, idade > 60 anos, obesidade, diabetes melito)	IA
Derivação portossistêmica intra-hepática transjugular (TIPS)	Bacilos entéricos gram-negativos, anaeróbios	Ceftriaxona 1 g uma vez	Preferência por cefalosporinas de ação prolongada	IA
Apendicectomia	Bacilos entéricos gram-negativos, anaeróbios	Cefoxitina ou cefotetana 1 g uma vez	Uma segunda dose intraoperatória de cefoxitina pode ser necessária se o procedimento durar mais de 3 horas	IA
Colorretal	Bacilos entéricos gram-negativos, anaeróbios	Via oral: neomicina 1 g + eritromicina base 1 g às 13, 14 e 23 horas um dia antes da cirurgia, mais preparo mecânico dos intestinos IV: cefoxitina ou cefotetana 1 g uma vez	Os benefícios da via oral mais IV são controversos, exceto para reversão de colostomia e ressecção retal	IA
Endoscopia GI	Variável, dependendo do procedimento, mas normalmente bacilos entéricos gram-negativos, cocos gram-positivos, anaeróbios orais	Via oral: amoxicilina 2 g uma vez IV: ampicilina 2 g uma vez ou cefazolina 1 g uma vez	Recomendada apenas para pacientes de alto risco submetidos a procedimentos de alto risco (ver no texto)	IA

(continua)

QUADRO 48-4 Patógenos mais prováveis e recomendações específicas para profilaxia cirúrgica *(continuação)*

Tipo de cirurgia	Patógenos prováveis	Regime profilático recomendado[a]	Comentários	Grau de recomendação[b]
Cirurgias urológicas				
Ressecção de próstata, litotripsia por onda de choque, ureteroscopia	*E. coli*	Ciprofloxacino 500 mg VO ou sulfametoxazol-trimetoprima em um comp. (DS)	Todos os pacientes com cultura de urina positiva no pré-operatório devem receber um curso de antibioticoterapia	IA-IB
Retirada de cateter urinário externo, cistografia, estudos urodinâmicos, cistouretroscopia simples	*E. coli*	Ciprofloxacino 500 mg VO ou sulfametoxazol-trimetoprima rimido comprimido (DS)	Deve ser considerado apenas nos pacientes com fatores de risco (ver texto)	IB
Cirurgias ginecológicas				
Cesariana	Bacilos entéricos gram-negativos, anaeróbios, estreptococos do grupo B, enterococos	Cefazolina 2 g uma vez	Pode ser administrado antes da incisão inicial ou após o pinçamento do cordão	IA
Histerectomia	Bacilos entéricos gram-negativos, anaeróbios, estreptococos do grupo B, enterococos	Vaginal: cefazolina 1 g uma vez Abdominal: cefotetana 1 g uma vez ou cefazolina 1 g uma vez	A alternativa recomendada em caso de alergia à penicilina é metronidazol 1 g IV uma vez	IA
Cirurgia de cabeça e pescoço				
Maxilofacial	*S. aureus*, estreptococos orais, anaeróbios	Cefazolina 2 g ou clindamicina 600 mg	Repetir a dose durante a cirurgia caso se prolongue além de 4 horas	IA
Ressecção de câncer de cabeça e pescoço	*S. aureus*, estreptococos orais, anaeróbios	Clindamicina 600 mg na indução e de 8/8 h em duas doses adicionais	Para procedimentos limpos contaminados adicionar gentamicina	IA

Cirurgia cardiotorácica

Cirurgia cardíaca	S. aureus, Staphylococcus epidermidis, Corynebacterium	Cefazolina 1 g 8/8 h por 48 horas	Pacientes com > 80 kg devem receber 2 g de cefazolina em vez de 1 g; nas regiões com alta prevalência de S. aureus resistente, deve-se considerar o uso de vancomicina	IA
Cirurgia torácica	S. aureus, S. epidermidis, Corynebacterium, bacilos entéricos gram-negativos,	Cefuroxima 750 mg IV 8/8 h em 48 horas	As cefalosporinas de primeira geração são consideradas inadequadas, e períodos menores de profilaxia não foram suficientemente estudados	IA

Cirurgia vascular

Cirurgia da aorta abdominal e cirurgia vascular da extremidade inferior	Bacilos entéricos gram-negativos S. aureus, S. epidermidis	Cefazolina 1 g na indução e de 8/8 h em duas doses	Apesar de complicações de infeções não ocorrem com frequência, infecções de exerto estão associadas à morbidade significativa	IB

Cirurgia ortopédica

Prótese articular	S. aureus, S. epidermidis	Cefazolina 1 g uma vez antes da cirurgia, e, a seguir, de 8/8 h por 48 horas	A vancomicina fica reservada aos pacientes alérgicos à penicilina ou quando a prevalência de S. aureus resistente à meticilina na instituição assim determinar	IA
Reparo de fratura de quadril	S. aureus, S. epidermidis	Cefazolina 1 g uma vez antes da cirurgia, e, a seguir, de 8/8 h por 48 horas	As fraturas compostas devem ser tratadas presumindo infecção	IA
Fraturas expostas/compostas	S. aureus, S. epidermidis, bacilos gram-negativos, polimicrobiana	Cefazolina 1 g uma vez antes da cirurgia, e, a seguir, de 8/8 h por todo o curso da infecção presumida	Para diversas fraturas expostas indica-se cobertura para gram-negativos (i.e., gentamicina)	IA

(continua)

QUADRO 48-4	Patógenos mais prováveis e recomendações específicas para profilaxia cirúrgica (*continuação*)			
Tipo de cirurgia	Patógenos prováveis	Regime profilático recomendado[a]	Comentários	Grau de recomendação[b]
Neurocirurgia				
Derivação de LCS	*S. aureus, S. epidermidis*	Cefazolina 1 g 8/8 h em três doses ou ceftriaxona 2 g uma vez	Nos ensaios randomizados comparativos nenhum medicamento se mostrou melhor que a cefazolina	IA
Cirurgia da coluna	*S. aureus, S. epidermidis*	Cefazolina 1 g uma vez	Pequeno número de ensaios clínicos comparando os diferentes esquemas de tratamento	IB
Craniotomia	*S. aureus, S. epidermidis*	Cefazolina 1 g uma vez ou cefotaxima 1 g uma vez	Nos pacientes com alergia a penicilina, pode-se substituir por sulfametoxazol-trimetoprima (160/800 mg) IV uma vez	IA

DS, força dupla (*double strength*); GI, gastrintestinal; IV, intravenoso; LCS, líquido cerebrospinal; VO, via oral.
[a] As doses únicas devem ser administradas no momento da indução anestésica, exceto quando assinalado. Nos procedimentos prolongados talvez haja necessidade de repetir a dose. Consultar o texto para referências.
[b] Força da recomendação.
Categoria IA: fortemente recomendado e corroborado por ensaios experimentais, clínicos ou epidemiológicos bem desenvolvidos.
Categoria IB: fortemente recomendado e corroborado por alguns estudos experimentais, clínicos ou epidemiológicos e por uma forte justificativa teórica.
Categoria II: sugerido e corroborado por estudos clínicos ou epidemiológicos sugestivos ou por justificativa teórica.

- Uma dose única intravenosa (IV) de **cefazolina** produzirá profilaxia adequada para a maioria dos casos. Pode-se usar **ciprofloxacino** por via oral em pacientes com hipersensibilidade aos β-lactâmicos.
- A antibioticoterapia pós-operatória pode ser indicada nos casos em que se detectar perfuração durante a cirurgia, dependendo se há ou não infecção estabelecida.

CIRURGIAS DO TRATO BILIAR

- A antibioticoterapia profilática tem se mostrado benéfica para os pacientes submetidos à cirurgia envolvendo o trato biliar.
- Os microrganismos mais isolados são *E. coli, Klebsiella* e enterococos. Atualmente, recomenda-se profilaxia em dose única com **cefazolina**. **Ciprofloxacino** e **levofloxino** são as alternativas para os pacientes com hipersensibilidade aos β-lactâmicos.
- Para pacientes de baixo risco submetidos à colecistectomia laparoscópica eletiva, a antibioticoterapia não é benéfica e não é recomendada.
- Alguns cirurgiões utilizam antibióticos presuntivos para os casos agudos de colecistite ou colangite e postergam a cirurgia até que o paciente esteja apirético, na tentativa de reduzir as taxas de infecção, mas essa conduta é controversa.
- A detecção de infecção ativa durante a cirurgia (vesícula gangrenosa ou colangite supurada) indica o uso de antibioticoterapia pós-operatória.

CIRURGIA COLORRETAL

- Anaeróbios e aeróbios gram-negativos predominam nas ISCs (ver o **Quadro 48-4**), embora os aeróbios gram-positivos também sejam importantes. Assim, o risco de ISC quando não se utiliza regime profilático adequado é substancial.
- A redução da carga bacteriana com um regime de preparo de todo o intestino (4 L de solução de polietilenoglicol ou 90 mL de solução de fosfato de sódio administrados por via oral na véspera da cirurgia) é controversa, mesmo sendo usada pela maioria dos cirurgiões.
- A combinação de 1 g de **neomicina** e 1 g de **eritromicina base**, administrada por via oral 19, 18 e 9 horas antes da cirurgia, é o esquema mais usado nos Estados Unidos.
- Há controvérsia se o uso perioperatório de antibióticos parenterais, além do regime pré-operatório padrão de antibióticos orais, será capaz de reduzir mais as taxas de ISC. Os pacientes que não possam fazer uso de medicamentos por via oral devem ser tratados com antibióticos por via parenteral.
- Não há necessidade de antibióticos pós-operatórios se não houver episódios ou achados indesejados durante a cirurgia.

APENDICECTOMIA

- Atualmente, recomenda-se o uso de uma cefalosporina com atividade contra anaeróbios, como **cefoxitina** ou **cefotetana**, como agente de primeira linha. A cefotetana talvez seja melhor para procedimentos mais prolongados, considerando a maior duração de sua ação.
- A terapia em dose única com cefotetana é suficiente. Caso o procedimento se prolongue além de 3 horas, haverá necessidade de nova aplicação durante a cirurgia.

PROCEDIMENTOS UROLÓGICOS

- Desde que a urina esteja estéril no pré-operatório, o risco de ISC após procedimentos urológicos é baixo, e o benefício da antibioticoterapia profilática nesse cenário é controverso. A *E. coli* é o microrganismo mais encontrado.
- A antibioticoterapia profilática está indicada em todos os pacientes a serem submetidos à ressecção transuretral da próstata ou de tumores da bexiga, litotripsia por ondas de choque, cirurgia renal percutânea ou ureteroscopia.
- As recomendações específicas são encontradas no **Quadro 48-4**.
- Os procedimentos urológicos com indicação de abordagem abdominal, como nefrectomia ou cistectomia, requerem profilaxia adequada para procedimento abdominal limpo contaminado.

CESARIANA

- O uso de antibiótico é eficaz para prevenção de ISC em mulheres submetidas à cesariana, independentemente de fatores de risco subjacentes.

- A **cefazolina**, 2 g IV, continua sendo o medicamento preferencial. Por exemplo, a ampliação do espectro utilizando a cefoxitina contra anaeróbios ou a piperacilina para melhor cobertura contra *Pseudomonas* ou enterococos, não reduziu a taxa de infecção pós-operatória nos estudos comparativos.
- O momento ideal para a administração do antibiótico é controverso, sendo que alguns autores defendem a administração imediatamente após o pinçamento do cordão umbilical, evitando, assim, expor o lactente ao medicamento, enquanto outros defendem a administração antes da incisão inicial.

HISTERECTOMIA

- As histerectomias vaginais estão associadas à alta taxa de infecção pós-operatória quando realizadas sem o benefício da antibioticoterapia profilática.
- Recomenda-se uma dose única pré-operatória de **cefazolina** ou de **cefoxitina** em caso de histerectomia vaginal. Para as pacientes com hipersensibilidade aos β-lactâmicos, uma dose única pré-operatória de **metronidazol** ou de **doxiciclina** é efetiva.
- As taxas de ISC para histerectomia abdominal são relativamente mais baixas em comparação com a vaginal. Entretanto, ainda há recomendação de antibioticoterapia profilática independentemente de fatores de risco subjacentes.
- A cefazolina e as cefalosporinas antianaeróbias (p. ex., **cefoxitina** e **cefotetana**) foram estudadas extensivamente para histerectomia abdominal. Uma dose única de cefotetana mostrou-se superior à dose única de cefazolina. O curso de antibiótico não deve exceder 24 horas de duração.

CIRURGIA DE CABEÇA E PESCOÇO

- O uso de antibioticoterapia profilática em caso de cirurgia de cabeça e pescoço depende do tipo de procedimento. Os procedimentos limpos, como parotidectomia ou extração simples de dente, estão associados a taxas baixas de ISC. Os procedimentos de cabeça e pescoço que envolvam incisão atravessando uma camada mucosa têm risco elevado de ISC.
- As recomendações específicas para profilaxia estão listadas no **Quadro 48-4**.
- Embora as doses mais comuns de **cefazolina** não sejam efetivas para infecção por anaeróbios, a dose preconizada de 2 g produz concentrações suficientes para inibirem o crescimento desses microrganismos. A maioria dos estudos utilizou duração de 24 horas, mas a terapia em dose única também é efetiva.
- Para a maioria das ressecções de câncer de cabeça e pescoço, é suficiente o uso de clindamicina por 24 horas.

CIRURGIA CARDÍACA

- Embora a maioria das cirurgias cardíacas seja tecnicamente considerada um procedimento limpo, demonstrou-se que a antibioticoterapia profilática reduz as taxas de ISC.
- Os patógenos comuns são as bactérias da flora cutânea (ver **Quadro 48-4**) e, raramente, microrganismos entéricos gram-negativos.
- Entre os fatores de risco para evolução com ISC após cirurgia cardíaca estão obesidade, insuficiência renal, doença do tecido conectivo, reexploração em razão de sangramento e administração de antibióticos fora do horário ideal.
- A **cefazolina** foi extensivamente estudada e atualmente é considerada o medicamento preferencial. Os pacientes que pesam mais de 80 kg devem receber 2 g de cefazolina, e não 1 g. A dose não deve ser administrada antes de 60 minutos da primeira incisão e não após o início da indução anestésica.
- A extensão da antibioticoterapia além de 48 horas não reduziu as taxas de ISC.
- O uso de **vancomicina** justifica-se em hospitais com alta incidência de ISC por MRSA ou quando houver necessidade de explorar a ferida operatória esternal em razão de possível mediastinite.

CIRURGIA VASCULAR NÃO CARDÍACA

- A antibioticoterapia profilática é benéfica, em especial nos procedimentos que envolvam a aorta abdominal e os membros inferiores.
- A profilaxia com **cefazolina** IV por 24 horas é suficiente. Para os pacientes alérgicos aos β-lactâmicos, o uso de **ciprofloxacino** por via oral durante 24 horas é efetivo.

CIRURGIA ORTOPÉDICA

- A antibioticoterapia profilática é benéfica nos casos que envolvam implante de material protético (parafusos, placas e articulações artificiais).
- Os patógenos mais prováveis são os mesmos de outros procedimentos limpos, incluindo estafilococos e, raramente, aeróbios gram-negativos.
- A **cefazolina** é o antibiótico mais bem estudado e, portanto, é o medicamento preferencial. Para reparo de fratura de quadril e artroplastia total, a antibioticoterapia deve ser administrada durante 24 horas. Não se recomenda o uso de **vancomicina**, exceto se o paciente tiver história de hipersensibilidade aos β-lactâmicos, ou se houver tendência à infecção por MRSA na instituição.

NEUROCIRURGIA

- O uso de antibioticoterapia profilática em neurocirurgia é controverso.
- Uma dose única de **cefazolina** ou, quando indicado, de **vancomicina**, parece reduzir o risco de ISC em caso de craniotomia.

CIRURGIA MINIMAMENTE INVASIVA E LAPAROSCOPIA

- A indicação de antibioticoterapia profilática depende do tipo de procedimento a ser realizado e dos fatores de risco de infecção preexistentes. Não há ensaios clínicos suficientes para permitir recomendações gerais.
- Os pacientes a serem submetidos à colangiopancreatografia retrógrada endoscópica (CPRE) não necessitam de antibioticoterapia profilática, exceto quando há obstrução biliar evidente. Nessas situações, uma dose única de 1 g de cefazolina será suficiente.

Capítulo elaborado a partir de conteúdo original de autoria de Salmaan Kanji.

- A *tuberculose* (TB) é uma doença infecciosa transmissível, causada pelo *Mycobacterium tuberculosis*. A doença pode ser silenciosa, latente ou ativa e progressiva. Globalmente, 2 bilhões de pessoas estão infectadas e, *grosso modo*, 2 milhões morrem de TB a cada ano.
- O *M. tuberculosis* é transmitido de pessoa a pessoa por tosse ou espirros. Os contatos próximos de pacientes com TB são os mais provavelmente infectados.
- O vírus da imunodeficiência humana (HIV) é o principal fator de risco para TB ativa, em especial nos indivíduos entre 25 e 44 anos de idade. Um indivíduo infectado por HIV com TB tem probabilidade acima de 100 vezes maior de evoluir com doença ativa em comparação com pacientes soronegativos para HIV.
- Cerca de 90% dos pacientes com doença primária não apresentam outras manifestações clínicas além do teste cutâneo positivo, isoladamente ou em combinação com os sinais radiográficos de granuloma estável. Pode haver necrose e calcificação do tecido no local originalmente infectado e de linfonodos regionais, formando uma área radiodensa denominada *complexo de Ghon*.
- Em torno 5% dos pacientes (geralmente crianças, idosos ou imunocomprometidos) evoluem com doença primária progressiva no local da infecção primária (geralmente lobos inferiores) e em geral com disseminação levando à meningite ao envolvimento dos lobos superiores dos pulmões.
- Aproximadamente 10% dos pacientes evoluem com reativação da doença, que surge de forma subsequente à disseminação hematogênica do microrganismo. Nos Estados Unidos, acredita-se que a maioria dos casos de TB resulte de reativação.
- Às vezes ocorre inoculação massiva de microrganismos na corrente sanguínea, causando doença e formação de granuloma de forma amplamente disseminada, a chamada *TB miliar*.

MANIFESTAÇÕES CLÍNICAS E DIAGNÓSTICO

- A manifestação clínica dos pacientes com TB pulmonar é inespecífica, indicando apenas um processo infeccioso de evolução lenta (**Quadro 49-1**); a instalação da TB pode ser gradual. O exame físico também é inespecífico, mas sugere doença pulmonar progressiva.
- As características clínicas associadas à TB extrapulmonar variam dependendo dos sistemas orgânicos envolvidos, mas caracteristicamente representam o declínio progressivo da função orgânica com febre baixa e outros sintomas sistêmicos.
- Os pacientes com HIV podem ter apresentação atípica. Os HIV-positivo têm menor probabilidade de testes cutâneos positivos, lesões cavitárias ou febre. Eles têm maior incidência de TB extrapulmonar e maior probabilidade de se apresentarem com doença primária progressiva.
- Nos idosos, a TB é facilmente confundida com outras doenças respiratórias. É muito menos provável que esses pacientes se apresentem com teste cutâneo positivo, febre, sudorese noturna, produção de escarro ou hemoptise. As crianças com TB podem se apresentar com quadro de pneumonia bacteriana típica, denominado **TB primária progressiva**.
- O método de rastreamento mais usado para infecção tuberculosa é o teste cutâneo com tuberculina, no qual se utiliza um derivado proteico purificado (PPD). As populações com maior probabilidade de serem beneficiadas com o teste cutâneo estão listadas no **Quadro 49-2**.
- O método de Mantoux de administração do PPD consiste na injeção subcutânea da solução de PPD contendo cinco unidades de tuberculina. O teste deve ser lido 48 a 72 horas após a injeção, medindo-se o diâmetro da zona de enduração.
- Alguns pacientes podem apresentar teste positivo uma semana após um teste inicial negativo; esse efeito é conhecido como *reforço (booster)*.
- A confirmação do diagnóstico de um caso com suspeita clínica de TB é feita com radiografia de tórax e exame microbiológico do escarro ou de outro material infectado para afastar a possibilidade de doença ativa.

QUADRO 49-1	Manifestação clínica da tuberculose

Sinais e sintomas

Geralmente os pacientes apresentam perda de peso, fadiga, tosse produtiva, febre e sudorese noturna

Hemoptise franca

Exame físico

Macicez à percussão do tórax, estertores e acentuação do frêmito vocal costumam ser observados

Exames laboratoriais

Aumento moderado na contagem de leucócitos, com predomínio de linfócitos

Considerações diagnósticas

   Bacterioscopia de escarro positiva

   Broncoscopia com fibra óptica (se o exame de escarro for inconclusivo e a suspeita clínica for alta)

Radiografia do tórax

Infiltrados nodulares ou em placas na região apical dos lobos superiores ou no segmento superior dos lobos inferiores

Cavitações com nível hidroaéreo à medida que a infecção evolui

QUADRO 49-2	Critérios para positividade do teste cutâneo com tuberculina, estratificados por grupo de risco	
Enduração ≥ 5 mm	**Enduração ≥ 10 mm**	**Enduração ≥ 15 mm**
Indivíduos HIV-positivo Contato recente com pacientes com TB	Imigrantes recentes nos Estados Unidos (nos últimos cinco anos) originados em países com alta prevalência Usuário de drogas injetáveis	Nenhum fator de risco para TB
Fibrose na radiografia do tórax consistente com TB anterior	Residentes e empregados[a] nos seguintes ambientes de alto risco: prisões e cadeias, asilos e outras instalações de permanência em longo prazo, residências para pacientes com Aids e abrigos para sem-teto	
Pacientes com transplante de órgão e outros pacientes imunossuprimidos (recebendo o equivalente a prednisona por ≥ 1 mês)[b]	Equipe de microbacteriologia em laboratório Indivíduos com as seguintes doenças clínicas que o colocam em risco: silicose, diabetes melito, insuficiência renal crônica, alguns distúrbios hematológicos (p. ex., leucemias e linfomas), outros tipos específicos de câncer (p. ex., carcinomas de cabeça e pescoço e de pulmão), perda de peso ≥ 10% do peso corporal ideal, gastrectomia e derivação jejunoileal Crianças com menos de 4 anos ou lactentes, crianças ou adolescentes expostos a adultos de alto risco	

Aids, síndrome da imunodeficiência adquirida; HIV, vírus da imunodeficiência humana; TB, tuberculose.

[a] Para indivíduos que, de resto, tenham baixo risco e tenham sido examinados antes de assumir o emprego, uma reação ≥ 15 mm é considerada positiva.

[b] O risco de TB nos pacientes tratados com corticosteroides aumenta em razão de doses e duração maiores.

Adaptado de Centers for Disease Control and Prevention. Screening for tuberculosis and tuberculosis infection in high-risk populations: Recommendations of the Advisory Council for the Elimination of Tuberculosis. MMWR 1995;44(No. RR-11):19–34.

- Quando houver suspeita de TB ativa, devem ser feitas tentativas de isolar o *M. tuberculosis* do local infectado. Recomendam-se coletas diárias de escarro por três dias consecutivos.
- Testes para medir a liberação de interferon-γ no sangue do paciente em resposta a antígenos de TB podem prover resultados rápidos e específicos para identificação do *M. tuberculosis.*

TRATAMENTO

- Objetivos do tratamento: resolução rápida dos sinais e sintomas da doença; obtenção de estado não infectante e consequente fim do isolamento, adesão do paciente ao esquema de tratamento e cura tão rápido quanto possível (geralmente com no mínimo seis meses de tratamento).
- A terapia farmacológica é a base da condução dos pacientes com TB. No mínimo dois, mas em geral três ou quatro medicamentos devem ser usados simultaneamente. O tratamento diretamente observado (TDO) por profissional de saúde é o meio custo-efetivo de assegurar a conclusão do tratamento e é considerado o padrão de cuidado.
- A terapia farmacológica deve ser mantida no mínimo por seis meses, e por até 2 ou 3 anos em alguns casos de TB multirresistente (MDR-TB, de *multidrug-resistant TB*).
- Os pacientes com doença ativa devem ser isolados para prevenção de disseminação.
- Os departamentos de saúde pública são responsáveis pela prevenção da disseminação de TB, descobrindo, por meio de investigação de pessoas próximas, onde a TB já foi disseminada.
- Os pacientes debilitados podem requerer tratamento para outras manifestações clínicas, incluindo uso de drogas e infecção por HIV, e alguns talvez necessitem de suporte nutricional.
- Talvez haja indicação de cirurgia para remover o tecido pulmonar destruído, as lesões que estejam ocupando espaço e algumas lesões extrapulmonares.

TERAPIA FARMACOLÓGICA

Infecção latente

- Como descrito no Quadro 49-3, deve-se iniciar quimioprofilaxia nos pacientes para reduzir o risco de progressão para doença ativa.
- A **isoniazida**, 300 mg por dia nos adultos, é o tratamento preferencial para TB latente nos Estados Unidos, geralmente administrada durante nove meses.
- A **rifampicina**, 600 mg por dia durante quatro meses, pode ser usada quando houver suspeita de resistência à isoniazida ou quando o paciente não a tolerar bem. A rifabutina, 300 mg por dia, pode substituir a rifampicina nos pacientes com alto risco de interação medicamentosa.
- O Centers for Disease Control and Prevention (CDC) recomenda o esquema de 12 semanas com isoniazida/**rifapentina** como alternativa válida para o esquema de nove meses com isoniazida diariamente, para tratamento de tuberculose latente (TBL) em pacientes saudáveis, com idade igual ou superior a 12 anos, que tenham fator preditivo de maior probabilidade para o desenvolvimento de TB, o que inclui exposição recente à doença, conversão de negativo para positivo em teste indireto para a infecção (ensaios para liberação de interferon-γ ou teste cutâneo com tuberculina) e achados radiográficos compatíveis com cicatriz de TB.
- Gestantes, alcoolistas e pacientes com dieta insuficiente tratados com isoniazida devem receber piridoxina, 10 a 50 mg por dia, a fim de reduzir a incidência de efeitos no sistema nervoso central (SNC) ou de neuropatias periféricas.

Tratamento da doença ativa

- O Quadro 49-4 lista as opções de tratamento para TB pulmonar com cultura positiva causada por organismos suscetíveis aos medicamentos. As doses dos medicamentos antituberculose são encontradas no Quadro 49-5. Quando a TB for concomitante à infecção por HIV, outras fontes devem ser consultadas quanto às recomendações de tratamento. O tratamento-padrão para TB é composto por isoniazida, rifampicina, pirazinamida e etambutol durante dois meses, seguidos por isoniazida e rifampicina por mais quatro meses. O etambutol pode ser suspenso quando se comprova suscetibilidade do organismo aos outros três medicamentos.
- Amostras apropriadas devem ser enviadas para cultura e teste de sensibilidade antes de iniciar o tratamento em todos os pacientes com TB ativa. Os dados disponíveis devem orientar a escolha inicial dos medicamentos para o paciente recém-diagnosticado. Se não houver dados sobre sensibilidade disponíveis, deve-se considerar o padrão de resistência aos medicamentos na região em que a TB foi adquirida.

QUADRO 49-3	Esquemas de medicamentos recomendados para tratamento de tuberculose latente em adultos			
			Grau[a]	(Evidência)[b]
Medicamento	Intervalo e duração	Comentário	HIV−	HIV+
Isoniazida	Diária: nove meses[c,d]	Em pacientes infectados por HIV, a isoniazida pode ser administrada concomitantemente com inibidores nucleosídeos da transcriptase reversa, inibidores da protease ou inibidores não nucleosídeos da transcriptase reversa	A (II)	A (II)
	Duas vezes por semana por nove meses[c,d]	Deve-se utilizar tratamento diretamente observado para administração duas vezes por semana	B (II)	B (II)
Isoniazida	Diária: seis meses[d]	Não indicada para indivíduos infectados por HIV, aqueles com lesões fibróticas à radiografia do tórax, ou em crianças	B (I)	C (I)
	Duas vezes por semana por seis meses[d]	Deve-se utilizar tratamento diretamente observado para administração duas vezes por semana	B (II)	B (III)
Rifampicina	Diária: quatro meses	Para indivíduos que estejam em contato com pacientes resistentes à isoniazida, e sensíveis à rifampicina que não tolerem a pirazinamida	B (II)	C (I)

HIV, vírus da imunodeficiência humana; −, negativo; +, positivo.
[a] Força da recomendação: A, preferencial; B, alternativa aceita; C, quando A e B não possam ser oferecidos.
[b] Qualidade da evidência: I, dados de ensaios clínicos randomizados; II, dados de ensaios clínicos não randomizados ou conduzidos em outras populações; III, opinião de especialistas.
[c] Esquema recomendado para crianças com menos de 18 anos.
[d] Esquema recomendado para gestantes. Alguns especialistas usariam rifampicina e pirazinamida por dois meses como esquema alternativo em gestantes infectadas por HIV, embora a pirazinamida deva ser evitada no primeiro trimestre.
Adaptado de Centers for Disease Control and Prevention. Targeted tuberculin testing and treatment of latent tuberculosis infection. MMWR 2000;49(RR-6):31.

- Se o paciente estiver sendo avaliado para retratamento de TB, é fundamental saber que medicamentos foram usados e por quanto tempo.
- Os pacientes devem completar seis meses de tratamento ou mais. Os pacientes HIV-positivo devem ser tratados por mais três meses, e no mínimo por seis meses contados a partir da conversão do bacilo álcool-acido resistente (BAAR) e da cultura para negativo. Quando não for possível usar isoniazida e rifampicina, a duração do tratamento deve ser estendida por dois anos ou mais, independentemente do estado imunológico.
- Os pacientes que demorem a responder, aqueles que se mantenham com cultura positiva após dois meses de tratamento, aqueles com lesões cavitárias à radiografia do tórax e os pacientes HIV-positivo devem ser tratados por nove meses, e no mínimo por seis meses contados a partir da conversão do BAAR e da cultura para negativo.

RESISTÊNCIA AOS MEDICAMENTOS

- Se o microrganismo for resistente a um medicamento, o objetivo é introduzir dois ou mais agentes ativos que o paciente não tenha recebido anteriormente. Em caso de MDR-TB, não há esquema-padrão proposto. É essencial evitar monoterapia ou adicionar apenas um medicamento a um esquema que tenha sido malsucedido.

QUADRO 49-4 Esquemas de medicamentos para tuberculose pulmonar com cultura positiva causada por microrganismos sensíveis

Fase inicial			Fase de continuação			Variação no total de dose (duração mínima)	Grau[a] (Evidência)[b]	
Esquema	Medicamentos	Intervalo e doses[c] (duração mínima)	Esquema	Medicamentos	Intervalo e doses[c,d] (duração mínima)		HIV −	HIV +
1	Isoniazida, rifampicina, pirazinamida, etambutol	Sete dias por semana durante 56 doses (oito semanas), ou cinco dias/ semana por 40 doses (oito semanas)[c]	1a	Isoniazida/ rifampicina	Sete dias por semana durante 126 doses (18 semanas), ou cinco dias/semana por 90 doses (18 semanas)[c]	182-130 (26 semanas)	A (I)	A (II)
			1b	Isoniazida/ rifampicina	Duas vezes por semana por 36 doses (18 semanas)	92-76 semanas (26 semanas)	A (I)	A (II)[f]
			1c[g]	Isoniazida/ rifapentina	Uma vez por semana por 18 doses (18 semanas)	74-58 (26 semanas)	B (I)	E (I)
2	Isoniazida, rifampicina, pirazinamida, etambutol	Sete dias por semana por 14 doses (duas semanas), seguidos por duas vezes por semana por 12 doses (seis semanas), ou cinco dias/ semana por 10 doses (duas semanas)[e] e, então, duas vezes por semana por 12 doses (seis semanas)	2a	Isoniazida/ rifampicina	Duas vezes por semana por 36 doses (18 semanas)	62-58 (26 semanas)	A (II)	B (II)[f]
			2b[g]	Isoniazida/ rifapentina	Uma vez por semana por 18 doses (18 semanas)	44-40 (26 semanas)	B (I)	E (I)

3	Isoniazida, rifampicina, pirazinamida, etambutol	Três vezes por semana por 24 doses (oito semanas)	Isoniazida/rifampicina	Três vezes por semana por 54 doses (18 semanas)	78 (26 semanas)	B(I)	B(II)
4	Isoniazida, rifampicina, etambutol	Sete dias por semana por 56 doses (oito semanas), ou cinco dias/semana por 40 doses (oito semanas)c	Isoniazida/rifampicina	Sete dias por semana por 217 doses (31 semanas), ou cinco dias/semana por 155 doses (31 semanas)e	273-195 (39 semanas)	C(I)	C(II)
4b			Isoniazida/rifampicina	Duas vezes por semana por 62 doses (31 semanas)	118-102 (39 semanas)	C(I)	C(II)

HIV, vírus da imunodeficiência humana; −, negativo; +, positivo.

[a] Força da recomendação: A, preferencial; B, alternativa aceita; C, quando A e B não possam ser oferecidos.

[b] Qualidade da evidência: I, dados de ensaios clínicos randomizados; II, dados de ensaios clínicos não randomizados ou conduzidos em outras populações; III, opinião de especialistas.

[c] Quando se utiliza tratamento diretamente observado, os medicamentos podem ser administrados cinco dias por semana e o número de doses necessárias ajustado de acordo. Embora não haja estudos comparando a administração por 5 ou 7 dias por semana, há grande experiência a indicar que essa prática é efetiva.

[d] Os pacientes com cavitação na radiografia inicial do tórax e aqueles com cultura positiva ao se completarem dois meses de tratamento devem estender a fase contínua por sete meses (31 semanas; 217 doses [diárias] ou 62 doses [duas vezes por semana].

[e] O esquema com cinco vezes por semana deve sempre ser feito com administração sob supervisão direta. A força de recomendação para os esquemas com administração cinco vezes por semana é A(III).

[f] Não recomendado a pacientes HIV-positivo com contagem de CD4+ abaixo de 100 células/μL [100 × 10⁶/L].

[g] As opções 1c e 2b devem ser usadas apenas em pacientes HIV-negativo com bacilo álcool-acidorresistente de escarro negativo ao se completarem dois meses de tratamento e que não tenham apresentado cavitação na radiografia inicial do tórax. Para os pacientes iniciados nesse esquema e que apresentem cultura positiva na amostra colhida com dois meses de tratamento, o esquema deve ser estendido por mais três meses.

De *Centers for Disease Control and Prevention. Treatment of tuberculosis. MMWR 2003;52(RR-11).*

QUADRO 49-5 — Doses[a] de medicamentos antituberculose para adultos e crianças[b]

Medicamento	Apresentação	Adultos/crianças	Diária	Uma vez/semana	Duas vezes/semana	Três vezes/semana
Primeira linha						
Isoniazida	Comprimidos (50, 100 e 300 mg); elixir (50 mg/5 mL); solução aquosa (100 mg/mL) para injeção intravenosa ou intramuscular	Adultos (máx.)	5 mg/kg (300 mg)	15 mg/kg (900 mg)	15 mg/kg (900 mg)	15 mg/kg (900 mg)
		Crianças (máx.)	10-15 mg/kg (300 mg)	–	20-30 mg/kg (300 mg)	–
Rifampicina	Cápsulas (150, 300 mg), pó para suspensão oral; solução aquosa para injeção intravenosa	Adultos[c] (máx.)	10 mg/kg (600 mg)	–	10 mg/kg (600 mg)	10 mg/kg (600 mg)
		Crianças (máx.)	10-20 mg/kg (600 mg)	–	10-20 mg/kg (600 mg)	–
Rifabutina	Cápsulas (150 mg)	Adultos[c] (máx.)	5 mg/kg (300 mg)		5 mg/kg (300 mg)	5 mg/kg (300 mg)
		Crianças	A dose apropriada para crianças não foi estabelecida	A dose apropriada para crianças não foi estabelecida	A dose apropriada para crianças não foi estabelecida	A dose apropriada para crianças não foi estabelecida
Rifapentina	Comprimidos revestidos (150 mg)	Adultos	–	10 mg/kg (fase de extensão) (600 mg) é a dose usual para adultos	–	–
		Crianças	Não aprovada para uso em crianças	Não aprovada para uso em crianças	Não aprovada para uso em crianças	Não aprovada para uso em crianças

			Dose diária			
Pirazinamida	Comprimidos sulcados (500 mg)	Adultos	1.000 mg (40-55 kg) 1.500 mg (56-75 kg) 2.000 mg (76-90 kg)[j]	—	2.000 mg (40-55 kg) 3.000 mg (56-75 kg) 4.000 mg (76-90 kg)[j] 50 mg/kg (2 g)	1.500 mg (40-55 kg) 2.500 mg (56-75 kg) 3.000 mg (76-90 kg)[j] —
		Crianças	15-30 mg/kg (2 g)			
Etambutol	Comprimidos (100 mg, 400 mg)	Adultos	800 mg (40-55 kg) 1.200 mg (56-75 kg) 1.600 mg (76-90 kg)	—	2.000 mg (40-55 kg) 2.800 mg (56-75 kg) 4.000 mg (76-90 kg)[j] 50 mg/kg (2,5 g)	1.200 mg (40-55 kg) 2.000 mg (56-75 kg) 2.400 mg (76-90 kg)[j] —
		Crianças[d] (máx.)	15-20 mg/kg/dia (1 g)	—		
Segunda linha						
Cicloserina	Cápsulas (250 mg)	Adultos (máx.)	10-15 mg/kg/dia (1 g em duas doses), geralmente 500-750 mg/dia em duas doses	Não há dados que corroborem administração intermitente	Não há dados que corroborem administração intermitente	Não há dados que corroborem administração intermitente
		Crianças (máx.)	10-15 mg/kg/dia (1 g/dia)	—	—	—
Etionamida	Comprimidos (250 mg)	Adultos[f] (máx.)	15-20 mg/kg/dia (1 g/dia), geralmente 500-750 mg/dia em dose única diária ou fracionados em duas doses[f]	Não há dados que corroborem administração intermitente	Não há dados que corroborem administração intermitente	Não há dados que corroborem administração intermitente
		Crianças (máx.)	15-20 mg/kg/dia (1 g/dia)	Não há dados que corroborem administração intermitente	Não há dados que corroborem administração intermitente	Não há dados que corroborem administração intermitente

(continua)

| QUADRO 49-5 | Doses[a] de medicamentos antituberculose para adultos e crianças[b] (continuação) |

Medicamento	Apresentação	Adultos/crianças	Diária	Uma vez/semana	Duas vezes/semana	Três vezes/semana
				Doses		
Segunda linha						
Estreptomicina	Solução aquosa (frasco com 1 g) por administração intravenosa ou intramuscular	Adultos (máx.) Crianças (máx.)	15 mg/kg/dia[g] (1 g) 20-40 mg/kg/dia (1 g)	g –	g 20 mg/kg	g –
Amicacina/canamicina	Solução aquosa (frascos com 500 mg e 1 g) para administração intravenosa ou intramuscular	Adultos (máx.) Crianças (máx.)	15 mg/kg/dia[g] (1 g) 15-30 mg/kg/dia (1 g) em dose única diária intravenosa ou intramuscular	g –	g 15-30 mg/kg	g –
Capreomicina	Solução aquosa (frasco com 1 g) para administração intravenosa ou intramuscular	Adultos (máx.) Crianças (máx.)	15 mg/kg/dia[g] (1 g) 15-30 mg/kg/dia (1 g) em dose única diária	g –	g 15-30 mg/kg	g –
Ácido p-amino-salicílico (PAS)	Grânulos (pacotes com 4 g) que podem ser misturados aos alimentos; comprimidos (500 mg) disponíveis em alguns países, mas não nos Estados Unidos; solução para administração intravenosa disponível na Europa	Adultos	8-12 g/dia em duas ou três doses	Não há dados que corroborem administração intermitente	Não há dados que corroborem administração intermitente	Não há dados que corroborem administração intermitente

484

	Crianças (máx.)			
	200-300 mg/kg/dia (10 g) divididos em 2 ou 4 doses	Não há dados que corroborem administração intermitente	Não há dados que corroborem administração intermitente	Não há dados que corroborem administração intermitente
Moxifloxacino[h] Comprimidos (400 mg); solução aquosa (400 mg/250 mL) para injeção intravenosa	Adultos 400 mg/dia	Não há dados que corroborem administração intermitente	Não há dados que corroborem administração intermitente	Não há dados que corroborem administração intermitente

[a] A dose por kg é baseada no peso corporal ideal. Nas crianças que pesam mais de 40 kg a posologia é a mesma dos adultos.

[b] Para as finalidades deste documento, a posologia de adultos inicia-se aos 15 anos de idade.

[c] A dose deve ser ajustada quando houver uso concomitante de inibidor de protease ou de inibidor não nucleosídeo da transcriptase reversa.

[d] O medicamento provavelmente pode ser usado com segurança em crianças, mas deve ser administrado com cautela naquelas com menos de cinco anos de idade, nas quais não é possível monitorar a acuidade visual. Em crianças menores, o etambutol, 15 mg/kg, pode ser usado se houver suspeita ou comprovação de resistência à isoniazida ou à rifampicina.

[e] Deve-se observar que embora essa seja a dose geralmente recomendada, a maioria dos médicos com experiência no uso da cicloserina indica que não é comum que os pacientes tolerem essa quantidade. A dosagem da concentração sérica é útil para determinar a dose ideal a um determinado paciente.

[f] A dose única diária pode ser administrada antes de dormir ou junto com a principal refeição do dia.

[g] Posologia: 15 mg/kg/dia (1 g), mas 10 mg/kg em indivíduos acima de 59 anos (750 mg). A dose usual: 750-1.000 mg administrados por via intramuscular ou intravenosa em dose única, 5 a 7 dias por semana, com redução para duas ou três vezes por semana após os primeiros 2-4 meses, ou após a conversão da cultura, dependendo da eficácia dos outros medicamentos do esquema.

[h] O uso em longo prazo (mais de algumas semanas) do moxifloxacino em crianças e adolescentes não foi aprovado em razão de preocupações acerca dos efeitos sobre o crescimento de ossos e cartilagens. A dose ideal não foi estabelecida.

Dados de American Thoracic Society, Centers for Disease Control and Prevention, Infectious Diseases Society of America. Treatment of tuberculosis. MMWR Recomm Rep 2003;52(RR-11):1–77.

- Deve-se suspeitar de resistência aos medicamentos nas seguintes situações:
✓ Pacientes que já tenham sido tratados para TB.
✓ Pacientes com origem em regiões com alta prevalência de resistência (África do Sul, México, sudeste asiático, Países Bálticos e os estados da antiga União Soviética).
✓ Pacientes sem-teto, que vivam em instituições, usuários de drogas injetáveis e/ou infectados por HIV.
✓ Pacientes que ainda apresentem BAAR positivo no escarro após dois meses de tratamento.
✓ Pacientes que ainda tenham cultura positiva após 2 a 4 meses de tratamento.
✓ Pacientes cujo tratamento seja malsucedido ou que tenham recidiva após retratamento.
✓ Pacientes sabidamente expostos a casos de MDR-TB.

POPULAÇÕES ESPECIAIS

Meningite tuberculosa e doença extrapulmonar

- Em geral, **isoniazida**, **pirazinamida**, **etionamida** e **cicloserina** penetram rapidamente no líquido cerebrospinal. Os pacientes com TB no SNC com frequência são tratados por longos períodos (9-12 meses). A TB extrapulmonar de tecidos moles pode ser tratada com os esquemas convencionais. A TB óssea normalmente é tratada durante nove meses, às vezes com desbridamento cirúrgico.

Crianças

- A TB em crianças pode ser tratada com esquemas semelhantes àqueles usados em adultos, embora alguns médicos ainda prefiram estender o tratamento por até nove meses. Devem-se usar as doses pediátricas dos medicamentos.

Gestantes

- O tratamento usual das gestantes é feito com isoniazida, rifampicina e etambutol durante nove meses.
- As mulheres com TB devem ser orientadas a não engravidar, considerando que a doença representa risco para o feto, assim como para a mãe. Isoniazida e etambutol são relativamente seguros quando usados durante a gravidez. A suplementação com as vitaminas do complexo B é particularmente importante durante a gestação. A **rifampicina** raramente foi associada a malformações congênitas, mas aquelas encontradas são graves, incluindo redução de membro e lesões no SNC. A **pirazinamida** não foi estudada em um grande número de gestantes, mas as informações não sistemáticas sugerem que talvez seja segura. A **etionamida** foi associada a nascimento prematuro, deformidades congênitas e síndrome de Down quando usada durante a gestação e, portanto, não pode ser indicada. A **estreptomicina** foi associada a déficit auditivo no recém-nascido, incluindo surdez total, e deve ser reservada às situações críticas em que não haja alternativas. A **cicloserina** não é recomendada durante a gravidez. As fluoroquinolonas devem ser evitadas em gestantes e durante o aleitamento.

Insuficiência renal

- Em praticamente todos os pacientes com insuficiência renal não há necessidade de modificação nas doses de isoniazida e rifampicina. A pirazinamida e o etambutol requerem redução na frequência de administração, passando de diária para três vezes por semana (Quadro 49-6).

AVALIAÇÃO DOS DESFECHOS TERAPÊUTICOS E MONITORAMENTO DOS PACIENTES

- O maior problema para o tratamento da TB é a não adesão ao esquema prescrito. O meio mais efetivo de garantir a adesão é a terapia diretamente observada.
- Os pacientes com BAAR positivo no escarro devem ter amostras enviadas para exame a cada uma ou duas semanas, até que sejam obtidas duas amostras consecutivas negativas. Uma vez em terapia de manutenção, os pacientes devem realizar culturas de escarro mensalmente até que estejam negativas, o que geralmente ocorrem em torno de 2 a 3 meses. Se as culturas de escarro continuarem positivas após dois meses, deve-se repetir o teste de sensibilidade e confirmar a concentração sérica dos medicamentos.

QUADRO 49-6	Posologia recomendada para pacientes adultos com disfunção renal em programa de hemodiálise	
Medicamento	**Alteração na frequência?**	**Dose e frequência recomendadas para pacientes com *clearance* de creatinina < 30 mL/min ou para pacientes em programa de hemodiálise**
Isoniazida	Não	300 mg uma vez ao dia, ou 900 mg três vezes por semana
Rifampicina	Não	600 mg uma vez ao dia, ou 600 mg três vezes por semana
Pirazinamida	Sim	25-35 mg/kg por dose três vezes por semana (não diariamente)
Etambutol	Sim	15-25 mg/kg por dose três vezes por semana (não diariamente)
Levofloxacino	Sim	750-1.000 mg/kg por dose três vezes por semana (não diariamente)
Cicloserina	Sim	250 mg uma vez ao dia, ou 500 mg/dose três vezes por semana[a]
Etionamida	Não	250-500 mg por dose diariamente
Ácido *p*-aminossalicílico	Não	4 g por dose duas vezes ao dia
Estreptomicina	Sim	12-15 mg/kg por dose 2 ou 3 vezes por semana (não diariamente)
Capreomicina	Sim	12-15 mg/kg por dose 2 ou 3 vezes por semana (não diariamente)
Canamicina	Sim	12-15 mg/kg por dose 2 ou 3 vezes por semana (não diariamente)
Amicacina	Sim	12-15 mg/kg por dose 2 ou 3 vezes por semana (não diariamente)

Nota: devem ser administradas as doses-padrão, a não ser que haja intolerância.

Os medicamentos devem ser administrados após a sessão de hemodiálise, no mesmo dia. Deve-se considerar a possibilidade de monitorar a concentração sérica dos medicamentos a fim de assegurar que sua absorção está adequada, sem acúmulo excessivo e como auxiliar para prevenção de toxicidade. Atualmente não há dados disponíveis sobre pacientes tratados com diálise peritoneal. Até que esses dados estejam disponíveis, iniciar as doses recomendadas aos pacientes em hemodiálise e confirmar a adequação com monitoramento das concentrações séricas.

[a] Não se confirmou a adequabilidade de doses diárias de 250 mg. O monitoramento deve ser minucioso, buscando por evidências de neurotoxicidade.

Adaptado de American Thoracic Society, Centers for Disease Control and Prevention, Infectious Diseases Society of America. Treatment of tuberculosis. MMWR Recomm Rep 2003;52(RR-11):1–77.

- Devem ser solicitadas as dosagens de ureia, creatinina, aspartato aminotransferase e alanina aminotransferase, além de hemograma completo na linha de base e periodicamente, dependendo da presença de outros fatores que possam aumentar a probabilidade de toxicidade (idade avançada, uso abusivo de álcool e possível gravidez). Deve-se suspeitar de hepatotoxicidade nos pacientes em que as transaminases excedam em cinco vezes o limite superior normal ou cuja bilirrubina exceda 3 mg/dL (51,3 μmol/L). Nesse caso, os agentes agressores devem ser suspensos e alternativas escolhidas.

Para as recomendações para o monitoramento dos medicamentos, ver Quadro 49-7.

QUADRO 49-7	Monitoramento dos medicamentos antituberculose	
Medicamento	**Efeitos adversos**	**Monitoramento**
Isoniazida	Elevação assintomática de aminotransferase, hepatite clínica, hepatite fatal, neurotoxicidade periférica, efeitos no SNC, síndrome de tipo lúpus, hipersensibilidade, envenenamento por monoamino, diarreia	TFH mensalmente nos pacientes com doença hepática preexistente ou que evoluam com alterações na função hepática que não impliquem suspensão da medicação; talvez haja necessidade de ajuste da dose nos pacientes tratados com anticonvulsivantes ou com varfarina
Rifampicina	Reações cutâneas, reações GI (náusea, anorexia, dor abdominal), síndrome tipo *influenza*, hepatotoxicidade, reações imunológicas graves, coloração alaranjada dos líquidos corporais (escarro, urina, suor, lágrimas), interações medicamentosas em razão de indução de enzimas microssomais hepáticas	Dosagem das enzimas hepática e, se necessário, de medicamentos com possível interação (p. ex., varfarina)
Rifabutina	Toxicidade hematológica, uveíte, sintomas GI, poliartralgia, hepatotoxicidade, pseudoicterícia (pela amarelada com bilirrubina normal), exantema, síndrome tipo *influenza*, coloração alaranjada dos líquidos corporais (escarro, urina, suor, lágrimas)	As interações medicamentosas estão sendo investigadas e provavelmente são semelhantes às da rifampicina
Pirazinamida	Hepatotoxicidade, sintomas GI (náusea, vômitos), poliartralgia não gotosa, hiperuricemia assintomática, artrite gotosa aguda, exantema morbiliforme transitório, dermatite	A dosagem sérica do ácido úrico serve como marcador substituto de adesão ao tratamento; TFH nos pacientes com doença hepática subjacente
Etambutol	Neurite retrobulbar, neurite periférica, reações cutâneas	Teste de acuidade visual e teste de discriminação de cores na linha de base; testes mensais de acuidade visual e discriminação de cores nos pacientes que estejam tomando > 15-20 mg/kg, com insuficiência renal, ou sendo tratados com o medicamento por mais de dois meses
Estreptomicina	Ototoxicidade, neurotoxicidade, nefrotoxicidade	Audiometria, teste vestibular, teste de Romberg e SCr na linha de base Avaliações mensais da função renal e de sintomas auditivos e vestibulares
Amicacina/canamicina	Ototoxicidade, nefrotoxicidade	Audiometria, teste vestibular, teste de Romberg e SCr na linha de base; avaliação mensal da função renal e de sintomas auditivos e vestibulares

QUADRO 49-7	Monitoramento dos medicamentos antituberculose (*continuação*)	
Medicamento	**Efeitos adversos**	**Monitoramento**
Capreomicina	Nefrotoxicidade, ototoxicidade	Audiometria, teste vestibular, teste de Romberg e SCr na linha de base
		Avaliações mensais da função renal e de sintomas auditivos e vestibulares
		K^+ e Mg^{2+} séricos na linha de base e mensalmente
Ácido *p*-aminossalicílico	Hepatotoxicidade, desconforto GI, síndrome disabsortiva, hipotireoidismo, coagulopatia	TFH e TSH na linha de base
		TSH a cada três meses
Moxifloxacino	Distúrbios GI, efeitos neurológicos, reações cutâneas	Nenhum monitoramento específico recomendado

GI, gastrintestinal; Scr, creatinina sérica; SNC, sistema nervoso central; TFH, testes de função hepática; TSH, hormônio tireoestimulante.

Adaptado de American Thoracic Society, Centers for Disease Control and Prevention, Infectious Diseases Society of America. Treatment of tuberculosis. MMWR Recomm Rep 2003;52(RR-11):1–77.

Capítulo elaborado a partir de conteúdo original de autoria de Rocsanna Namdar, Michael Lauzardo e Charles A. Peloquin.

- As infecções do trato urinário representam uma ampla variedade de síndromes clínicas, incluindo uretrite, cistite, prostatite e pielonefrite.
- A *infecção do trato urinário* (ITU) é definida como presença de microrganismos na urina que não pode ser atribuída à contaminação. Os microrganismos têm o potencial de invadir os tecidos do sistema urinário e as estruturas adjacentes.
- As infecções do trato inferior incluem cistite (bexiga), uretrite (uretra), prostatite (próstata) e epididimite. As infecções do trato superior acometem os rins e são designadas como *pielonefrite*.
- As ITUs não complicadas não estão associadas a anormalidades estruturais ou neurológicas passíveis de interferir no fluxo normal da urina e nos mecanismos da micção. As ITUs complicadas resultam de uma lesão predisponente do trato urinário, como anormalidade congênita ou distorção do trato urinário, cálculo, cateter de demora, hipertrofia da próstata, obstrução ou déficit neurológico, capaz de interferir no fluxo normal da urina e nas defesas do trato urinário.
- As ITUs recorrentes, com ocorrência de duas ou mais ITU dentro de seis meses, ou de três ou mais ITU dentro de um ano, caracterizam-se por múltiplos episódios sintomáticos, com ocorrência de períodos assintomáticos entre esses episódios. Essas infecções são causadas por reinfecção ou recidiva. As reinfecções são provocadas por um microrganismo diferente e respondem pela maioria das ITUs recorrentes. A recidiva representa desenvolvimento de infecções repetidas causadas pelo mesmo microrganismo inicial.

ETIOLOGIA

- A causa mais comum de ITU não complicada é *E. coli*, que é responsável por mais de 80 a 90% das infecções adquiridas na comunidade. Outros microrganismos etiológicos incluem *Staphylococcus saprophyticus* (estafilococos coagulase negativa), *Kebsiella pneumoniae*, *Proteus* spp., *Pseudomonas aeruginosa* e *Enterococcus* spp.
- Os patógenos urinários nas infecções complicadas ou hospitalares podem incluir *E. coli*, que responde por menos de 50% dessas infecções, *Proteus* spp., *K. pneumoniae*, *Enterobacter* spp., *P. aeruginosa*, estafilococos e enterococos. Os enterococos representam o segundo microrganismo isolado com mais frequência em pacientes hospitalizados.
- A maioria das ITUs é causada por um único microrganismo; todavia, em pacientes com cálculo, cateteres urinários de demora ou abscessos renais crônicos, podem ser isolados múltiplos microrganismos.

MANIFESTAÇÕES CLÍNICAS

- Os sintomas típicos das ITUs inferior e superior são apresentados no Quadro 50-1.
- Somente os sintomas não são confiáveis para o diagnóstico de ITU bacteriana. O fator essencial para o diagnóstico de ITU é a capacidade de demonstrar números significativos de microrganismos presentes em uma amostra adequada de urina para diferenciar a contaminação da infecção.
- Com frequência, os pacientes idosos não exibem sintomas urinários específicos, porém apresentam alteração do estado mental, mudança nos hábitos alimentares ou sintomas gastrintestinais (GI).
- Deve-se obter um exame de urina padrão na avaliação inicial de um paciente, além de efetuar um exame microscópico de urina por meio da preparação de uma coloração de Gram da urina não centrifugada ou centrifugada. A presença de pelo menos um microrganismo por campo de imersão em óleo de uma amostra coletada não centrifugada adequadamente correlaciona-se com mais de 100.000 unidades formadoras de colônias (UFC)/mL (10^5 UFC/mL) (> 10^8 UFC/L) de urina.
- Os critérios para definir a presença de bacteriúria significativa estão relacionados no Quadro 50-2.
- A presença de piúria (> 10 leucócitos/mm³ [10×10^6/L]) em um paciente sintomático correlaciona-se com bacteriúria significativa.

QUADRO 50-1	Manifestações clínicas da infecção do trato urinário (ITU) em adultos

Sinais e sintomas

ITU inferior: disúria, urgência, polaciúria, noctúria, plenitude suprapúbica
Hematúria macroscópica
ITU superior: dor no flanco, febre, náuseas, vômitos, mal-estar
Exame físico
ITU superior: hipersensibilidade costovertebral

Exames laboratoriais

Bacteriúria
Piúria (leucócitos > 10/mm³) [> 10 × 10⁶/L]
Urina nitrito positiva (com redutores de nitrito)
Urina positiva para leucócito esterase
Bactérias recobertas por anticorpos (ITU superior)

QUADRO 50-2	Critérios diagnósticos para a bacteriúria significativa

≥ 10² UFC de coliformes/mL [> 10⁵ UFC/L] ou ≥ 10⁵ UFC [> 10⁸ UFC/L] não coliformes/mL em uma mulher sintomática

≥ 10³ UFC de bactérias/mL [> 10⁶ UFC/L] em um homem sintomático

≥ 10⁵ UFC de bactérias/mL [> 10⁸ UFC/L] em indivíduos assintomáticos em duas amostras consecutivas

Qualquer crescimento de bactérias no cateterismo suprapúbico de paciente sintomático

≥ 10² UFC de bactérias/mL [> 10⁵ UFC/L] em um paciente cateterizado

UFC, unidade formadora de colônias.

- O teste do nitrito pode ser utilizado para detectar a presença de bactérias redutoras de nitratos na urina (p. ex., *E. coli*). O teste da esterase leucocitária é um teste de fita rápido para a detecção de piúria.
- O método mais confiável para o diagnóstico de ITU consiste na cultura quantitativa de urina. Em geral, os pacientes com infecção apresentam mais de 10⁵ bactérias/mL [10⁸/L] de urina, embora até um terço das mulheres com infecção sintomática apresente menos de 10⁵ bactérias/mL [10⁸/L].

TRATAMENTO

- Os objetivos do tratamento das ITU consistem em erradicar os microrganismos invasores, evitar ou tratar as consequências sistêmicas da infecção e prevenir a recidiva da infecção.
- O manejo de um paciente com ITU inclui avaliação inicial, seleção de um agente antibacteriano, duração da terapia e avaliação de acompanhamento.
- A seleção inicial de um agente antimicrobiano para o tratamento da ITU baseia-se principalmente na gravidade dos sinais e sintomas de apresentação, no local da infecção e na determinação de uma infecção complicada ou não complicada.

TERAPIA FARMACOLÓGICA

- A capacidade de erradicar bactérias do trato urinário está diretamente relacionada com a sensibilidade do microrganismo e com a concentração do agente antimicrobiano passível de ser alcançada na urina.
- O manejo terapêutico das ITUs é mais bem realizado pela classificação inicial do tipo de infecção: cistite aguda não complicada, bacteriúria sintomática, bacteriúria assintomática, ITU complicada, infecções recorrentes ou prostatite.

- O Quadro 50-3 fornece uma lista dos agentes mais comuns utilizados no tratamento das ITUs, juntamente com comentários acerca de seu uso geral.
- O Quadro 50-4 fornece uma visão geral das várias opções terapêuticas para o tratamento ambulatorial das ITUs.
- O Quadro 50-5 descreve os esquemas de tratamento empíricos para situações clínicas específicas.

Cistite aguda não complicada

- Essas infecções são predominantemente causadas por *E. coli*, e a terapia antimicrobiana deve ser inicialmente direcionada contra esse microrganismo. Como os microrganismos etiológicos e suas respectivas sensibilidades costumam ser conhecidos, recomenda-se uma abordagem de custo-efetivo para o tratamento, que inclui exame de urina e instituição da terapia empírica sem cultura de urina (Figura 50-1).
- A terapia de curta duração (tratamento de três dias) com **sulfametoxazol-trimetoprima** ou **fluoroquinolona** (p. ex., **ciprofloxacino** ou **levofloxacino**, mas não moxifloxacino) é superior à terapia de dose única para a infecção não complicada. As fluoroquinolonas devem ser reservadas para pacientes com suspeita ou possibilidade de pielonefrite, devido ao risco de lesão colateral. Em seu lugar, um ciclo de três dias de sulfametoxazol-trimetoprima, um ciclo de cinco dias de nitrofurantoína, e uma dose única de fosfomicina deve ser considerado como terapia de primeira linha. Nas áreas em que a resistência de *E. coli* ao sulfametoxazol-trimetoprima é de mais de 20%, devem-se utilizar nitrofurantoína ou fosfomicina. A amoxicilina ou a ampicilina não são recomendadas, em virtude da elevada incidência de *E. coli* resistente. Não há necessidade de culturas de urina de acompanhamento nos pacientes que respondem ao tratamento.

Infecções complicadas do trato urinário
PIELONEFRITE AGUDA

- O quadro de febre alta (> 38,3°C) e de dor intensa no flanco deve ser tratado como pielonefrite aguda, e justifica-se um tratamento agressivo. Os pacientes gravemente doentes com pielonefrite devem ser hospitalizados, e, a princípio, são administrados fármacos intravenosos (IV). Os casos mais leves podem se tratados com antibióticos orais em ambiente ambulatorial.
- Na apresentação, deve-se efetuar uma coloração de Gram da urina, juntamente com exame de urina, cultura e antibiograma.
- No paciente leve a moderadamente sintomático, para o qual se considera a terapia oral, deve-se administrar um agente efetivo durante 7 a 14 dias, dependendo do fármaco utilizado. As fluoroquinolonas (ciprofloxacino ou levofloxacino) por via oral, durante 7 a 10 dias, constituem os fármacos de primeira escolha na pielonefrite leve a moderada. Outras opções incluem sulfametoxazol-trimetoprima durante 14 dias. Quando a coloração de Gram revela a presença de cocos gram-positivos, deve-se considerar a possibilidade de *Streptococcus faecalis*, e o tratamento é direcionado contra esse patógeno (**ampicilina**).
- No paciente gravemente doente, a terapia inicial tradicional consiste em uma **fluoroquinolona** IV, um **aminoglicosídeo** com ou sem **ampicilina**, ou uma **cefalosporina** de amplo espectro, com ou sem aminoglicosídeo.
- Caso o paciente tenha sido hospitalizado nos últimos seis meses, tenha um cateter urinário, ou esteja em uma clínica de repouso, deve-se considerar a possibilidade de infecção por *P. aeruginosa* e por enterococos, bem como por microrganismos resistentes a múltiplos fármacos. Nesse contexto, recomenda-se o uso de **ceftazidima**, **ticarcilina-ácido clavulânico**, **piperacilina**, **aztreonam**, **meropeném** ou **imipeném**, em associação com um **aminoglicosídeo**. Se o paciente responder à terapia de combinação inicial, o aminoglicosídeo pode ser interrompido depois de três dias.
- Devem ser obtidas culturas de urina de acompanhamento dentro de duas semanas após o término do tratamento para garantir uma resposta satisfatória e detectar a possível ocorrência de recidiva.

INFECÇÕES DO TRATO URINÁRIO EM HOMENS

- O ponto de vista convencional é o de que a infecção do trato urinário em homens exige tratamento prolongado (Figura 50-2).
- Deve-se obter uma cultura de urina antes de iniciar o tratamento, uma vez que a causa da infecção nos homens não é tão previsível quanto nas mulheres.
- Se houver suspeita de bactérias gram-negativas, os agentes preferidos consistem em **sulfametoxazol-trimetoprima** ou **fluoroquinolona**. A terapia inicial tem duração de 10 a 14 dias. Para as infecções recorrentes, as taxas de cura são muito mais altas com um esquema de seis semanas de **sulfametoxazol-trimetoprima**.

QUADRO 50-3 Agentes antimicrobianos comumente utilizados no tratamento das infecções do trato urinário

Fármaco	Reações adversas	Parâmetros de monitoramento	Comentários
Terapia oral			
Sulfametoxazol-trimetoprima	Exantema, síndrome de Stevens-Johnson, insuficiência renal, fotossensibilidade, hematológicas (neutropenia, anem a, etc.)	Creatinina sérica, ureia, eletrólitos, sinais de exantema e hemograma completo	Essa combinação é altamente efetiva contra a maioria das bactérias entéricas aeróbicas, exceto *P. aeruginosa*. São alcançadas altas concentrações no tecido do trato urinário e na urina, o que pode ser importante no tratamento das infecções complicadas. É também efetiva como profilaxia para as infecções recorrentes
Nitrofurantoína	Intolerância GI, neuropatias e reações pulmonares	Valores basais da creatinina sérica e ureia	Esse fármaco é efetivo como tanto agente terapêutico quanto profilático nos pacientes com ITU recorrente. Sua principal vantagem consiste na ausência de resistência, mesmo após ciclos prolongados de tratamento
Fosfomicina	Diarreia, cefaleia e angioedema	Não se recomenda nenhum exame de rotina	Terapia em dose única para infecções não complicadas, baixos níveis de resistência; utilizar com cautela em pacientes com disfunção hepática
Fluoroquinolonas			
Ciprofloxacino Levofloxacino	Hipersensibilidade, fotossensibilidade, sintomas GI, tontura, confusão e tendinite (alerta em tarja preta)	Hemograma completo, valores basais da creatinina sérica e ureia	As fluoroquinolonas exibem maior espectro de atividade, incluindo *P. aeruginosa*. Esses agentes são efetivos para a pielonefrite e a prostatite. Seu uso deve ser evitado durante a gravidez e em crianças. O moxifloxacino não deve ser usado, devido a concentrações urinárias inadequadas
Penicilinas			
Amoxicilina-clavulanato	Hipersensibilidade (exantema, anafilaxia), diarreia, superinfecções e convulsões	Hemograma completo, sinais de exantema ou hipersensibilidade	Devido à resistência crescente de *E. coli*, amoxicilina-clavulanato constitui a penicilina preferida para cistite não complicada

(continua)

QUADRO 50-3	Agentes antimicrobianos comumente utilizados no tratamento das infecções do trato urinário (*continuação*)		
Fármaco	**Reações adversas**	**Parâmetros de monitoramento**	**Comentários**
Cefalosporinas			
Cefdinir Cefpodoxima-proxetila	Hipersensibilidade (exantema, anafilaxia), diarreia, superinfecções e convulsões	Hemograma completo, sinais de exantema ou hipersensibilidade	Esses agentes não apresentam vantagens importantes em relação a outros fármacos no tratamento de ITU e, além disso, são mais caros. Não são ativos contra os enterococos
Terapia parenteral			
Aminoglicosídeos			
Gentamicina Tobramicina Amicacina	Ototoxicidade, nefrotoxicidade	Creatinina sérica e ureia, concentrações séricas do fármaco e monitoramento individual da farmacocinética	Esses fármacos são excretados pelos rins e alcançam uma boa concentração na urina. Em geral, a amicacina é reservada para bactérias resistentes a múltiplos fármacos
Penicilinas			
Ampicilina-sulbactam Piperacilina-tazobactam	Hipersensibilidade (exantema cutâneo, anafilaxia), diarreia, superinfecções e convulsões	Hemograma completo, sinais de exantema ou hipersensibilidade	Em geral, esses agentes são igualmente efetivos contra bactérias sensíveis. As penicilinas de espectro ampliado são mais ativas contra *P. aeruginosa* e enterococos e, com frequência, são preferidas às cefalosporinas. São muito úteis para pacientes com comprometimento renal ou em situações nas quais é preciso evitar o uso de aminoglicosídeo
Cefalosporinas			
Ceftriaxona Ceftazidima Cefepima	Hipersensibilidade (exantema cutâneo, anafilaxia), diarreia, superinfecções e convulsões	Hemograma completo, sinais de exantema ou hipersensibilidade	As cefalosporinas de segunda e terceira gerações possuem amplo espectro de atividade contra bactérias gram-negativas, porém não são ativas contra enterococos e exibem atividade limitada contra *P. aeruginosa*. A ceftazidima e a cefepima são ativas contra *P. aeruginosa*. São úteis nas infecções hospitalares e na urossepse por patógenos sensíveis

Fármaco	Efeitos adversos	Parâmetros de monitoramento	Comentários
Carbapenéns/monobactâmicos			
Imipeném-cilastatina Meropeném Doripeném Ertapeném Aztreonam	Hipersensibilidade (exantema cutâneo, anafilaxia), diarreia, superinfecções e convulsões	Hemograma completo, sinais de exantema ou hipersensibilidade	Os carbapenéns possuem amplo espectro de atividade, incluindo bactérias gram-positivas, gram-negativas e anaeróbias. O imipeném, o meropeném e o doripeném, mas não o ertapeném, são ativos contra *P. aeruginosa* e enterococos. O aztreonam é um monobactâmico que é ativo apenas contra bactérias gram-negativas, incluindo algumas cepas de *P. aeruginosa*. Geralmente é útil contra infecções hospitalares, quando os aminoglicosídeos devem ser evitados, ou em pacientes sensíveis às penicilinas
Flouroquinolonas			
Ciprofloxacino Levofloxacino	Hipersensibilidade, fotossensibilidade, sintomas GI, tontura, confusão e tendinite (alerta em tarja preta)	Hemograma completo, valores basais da creatinina sérica e ureia	Esses agentes possuem amplo espectro de atividade contra bactérias tanto gram-negativas quanto gram-positivas. Proporcionam altas concentrações na urina e nos tecidos e são ativamente secretados na presença de redução da função renal

QUADRO 50-4	Visão geral da terapia antimicrobiana ambulatorial para infecções do trato urinário inferior em adultos			
Indicações	Antibiótico	Dose[a]	Intervalo	Duração
Infecções do trato urinário inferior				
Não complicadas	Sulfametoxazol-trimetoprima	Um comprimido de CD	Duas vezes ao dia	Três dias
	Nitrofurantoína mono-hidratada	100 mg	Duas vezes ao dia	Cinco dias
	Fosfomicina	3 g	Dose única	Um dia
	Ciprofloxacino	250 mg	Duas vezes ao dia	Três dias
	Levofloxacino	250 mg	Uma vez ao dia	Três dias
	Amoxicilina-clavulanato	500 mg	A cada 8 horas	5-7 dias
Complicadas	Sulfametoxazol-trimetoprima	Um comprimido de CD	Duas vezes ao dia	7-10 dias
	Ciprofloxacino	250-500 mg	Duas vezes ao dia	7-10 dias
	Levofloxacino	250 mg	Uma vez ao dia	10 dias
		750 mg	Uma vez ao dia	Cinco dias
	Amoxicilina-clavulanato	500 mg	A cada 8 horas	7-10 dias
Infecções recorrentes	Nitrofurantoína	50 mg	Uma vez ao dia	Seis meses
	Sulfametoxazol-trimetoprima	Meio comprimido de CS	Uma vez ao dia	Seis meses
Pielonefrite aguda	Sulfametoxazol-trimetoprima	Um comprimido de CD	Duas vezes ao dia	14 dias
	Ciprofloxacino	500 mg	Duas vezes ao dia	14 dias
		1.000 mg ER	Uma vez ao dia	Sete dias
	Levofloxacino	250 mg	Uma vez ao dia	10 dias
		750 mg	Uma vez ao dia	Cinco dias
	Amoxicilina-clavulanato	500 mg	A cada 8 horas	14 dias

CD, concentração dupla; CS, concentração simples.
[a] Intervalos de doses para função renal normal.

Infecções recorrentes

- Os episódios recorrentes de ITU (reinfecções e recidivas) contribuem para uma parcela significativa de todas as ITUs. Esses pacientes são, em sua maioria, mulheres, e podem ser divididos em dois grupos: pacientes com menos de dois ou três episódios por ano; e pacientes que desenvolvem infecções mais frequentes.
- Nos pacientes com infecções infrequentes (i.e., menos de três infecções por ano), cada episódio deve ser tratado como uma infecção de ocorrência distinta. Deve-se utilizar a terapia de curto prazo em mulheres sintomáticas com infecção do trato inferior.
- Em pacientes que apresentam infecções sintomáticas frequentes, pode-se instituir a terapia antimicrobiana profilática de longo prazo (ver **Quadro 50-4**). Em geral, a terapia é administrada por seis meses, com acompanhamento periódico das culturas de urina.
- Em mulheres que sofrem reinfecções sintomáticas em associação com a atividade sexual, a micção depois da relação sexual pode ajudar a evitar a infecção. Além disso, a terapia profilática com **sulfametoxazol-trimetoprima** em dose única, autoadministrada depois da relação sexual, diminui significativamente a incidência de infecção recorrente nessas pacientes.

QUADRO 50-5	Tratamento empírico das infecções do trato urinário e da prostatite baseado em evidências		
Diagnóstico	**Patógeno**	**Tratamento recomendado**	**Comentários**
Cistite aguda não complicada	*Escherichia coli;* *Staphylococcus saprophyticus*	1. Nitrofurantoína × cinco dias (A, I)[a] 2. Sulfametoxazol-trimetoprima × três dias (A, I)[a] 3. Fosfomicina × uma dose (A, I)[a] 4. Fluoroquinolona × três dias (A, I)[a] 5. β-lactâmicos × 3-7 dias (B, I)[a]	A terapia com ciclo de curta duração é mais efetiva do que uma dose única Reservar as fluoroquinolonas como alternativas em caso de desenvolvimento de resistência (A-II)[a] Os β-lactâmicos como grupo não são tão efetivos quanto o sulfametoxazol-trimetoprima ou as fluoroquinolonas na cistite aguda; a amoxicilina ou a ampicilina[a] não podem ser usadas
Gravidez	Iguais aos anteriores	1. Amoxicilina-clavulanato × sete dias 2. Cefalosporina × 3-7 dias 3. Sulfametoxazol-trimetoprima × sete dias	Evitar o uso de sulfametoxazol-trimetoprima durante o terceiro trimestre
Pielonefrite aguda			
Não complicada	*E. coli*	1. Quinolona × sete dias (A, I)[a] 2. Sulfametoxazol-trimetoprima (quando sensível) × 14 dias (A, I)[a]	Pode ser tratada de modo ambulatorial
Complicada	Bactérias gram-positivas *E. coli* *P. mirabilis* *K. pneumoniae* *P. aeruginosa* *Enterococcus faecalis*	1. Amoxicilina ou amoxicilina-ácido clavulânico × 14 dias 2. Quinolona × 14 dias 3. Penicilina de amplo espectro mais aminoglicosídeo	A gravidade da doença irá determinar a duração da terapia IV; os resultados de cultura devem orientar o tratamento A terapia oral pode ser completa com 14 dias de terapia
Prostatite			
	E. coli *K. pneumoniae* *Proteus spp.* *P. aeruginosa*	1. Sulfametoxazol-trimetoprima × 4-6 semanas 2. Quinolona × 4-6 semanas	A prostatite aguda pode exigir inicialmente terapia IV A prostatite crônica pode necessitar um período mais prolongado de tratamento ou de cirurgia

[a]Força das recomendações: A, boa evidência; B, evidência moderada; C, evidência fraca e contra; D, evidência moderada contra; E, boa evidência contra. Qualidade da evidência: I, pelo menos um estudo controlado randomizado adequado; II, um estudo clínico bem planejado; III, evidências obtidas de opiniões, experiência clínica e comitês de especialistas. IV, intravenosa.

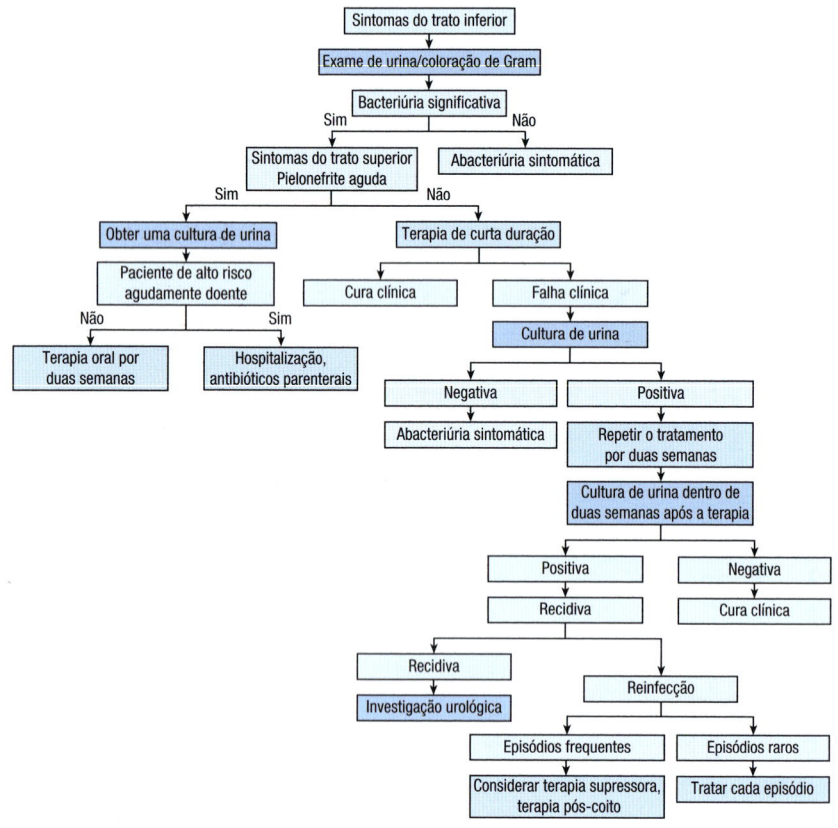

FIGURA 50-1 **Manejo das infecções do trato urinário em mulheres.**

• As mulheres que sofrem recidiva após terapia de curto prazo devem receber um ciclo de terapia de duas semanas. Em pacientes que sofrem recidiva após duas semanas, a terapia deve ser mantida por mais 2 a 4 semanas. Caso ocorra recidiva depois de seis semanas de tratamento, deve-se efetuar um exame urológico, e pode-se considerar a terapia por seis meses ou mais.

CONDIÇÕES ESPECIAIS

Infecção do trato urinário na gravidez

• Em pacientes com bacteriúria significativa, recomenda-se o tratamento sintomático ou assintomático para evitar possíveis complicações durante a gravidez. A terapia deve consistir em um agente com potencial de efeitos adversos relativamente baixo (**cefalexina**, **amoxicilina** ou **amoxicilina/clavulanato**), administrado durante sete dias.
• As tetraciclinas devem ser evitadas, devido aos efeitos teratogênicos, e as sulfonamidas não devem ser administradas durante o terceiro trimestre, em virtude do possível desenvolvimento de *kernicterus* e hiperbilirrubinemia. Além disso, as fluoroquinolonas não devem ser administradas devido a seu potencial de inibir o desenvolvimento da cartilagem e do osso no recém-nascido.

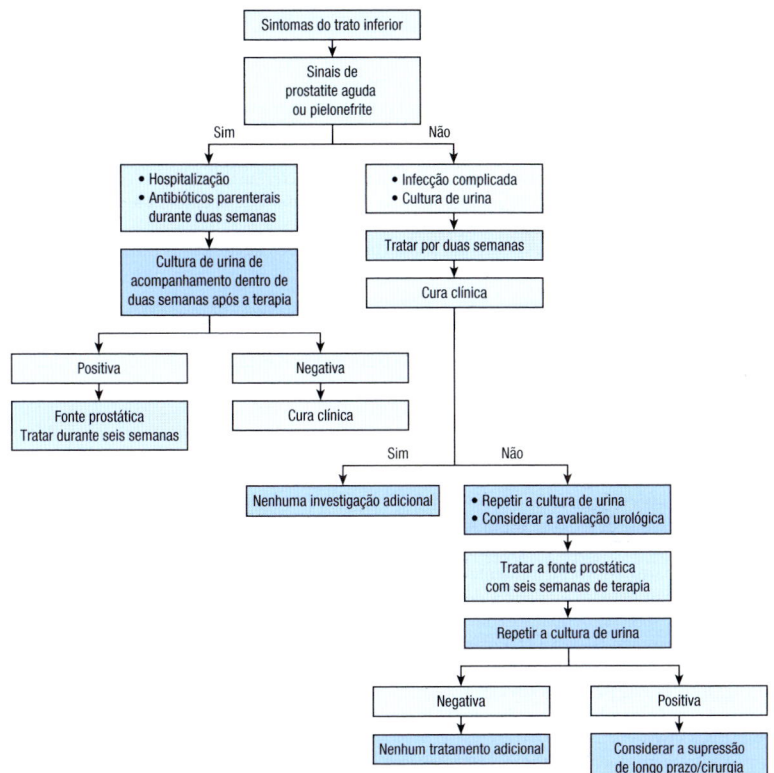

FIGURA 50-2 Manejo das infecções do trato urinário em homens.

Pacientes cateterizados

- Quando ocorre bacteriúria no paciente cateterizado em curto prazo (< 30 dias) e assintomático, deve-se interromper o uso de antibioticoterapia sistêmica, e o cateter deve ser removido o quanto antes. Se o paciente se tornar sintomático, o cateter deve ser novamente removido, e deve-se iniciar o tratamento, conforme descrito para as infecções complicadas.
- O uso de antibióticos sistêmicos profiláticos em pacientes submetidos a cateterismo em curto prazo diminui a incidência de infecção nos primeiros 4 a 7 dias. Todavia, nos pacientes cateterizados em longo prazo, os antibióticos apenas adiam o desenvolvimento de bacteriúria e levam à emergência de microrganismos resistentes.

Capítulo elaborado a partir de conteúdo original de autoria de Elizabeth A. Coyle e Randall A. Prince.

- *Vacinas* são substâncias administradas para gerar uma reação imune protetora. Seu conteúdo pode ser vivo, atenuado ou morto.
- *Toxoides* são toxinas bacterianas inativas. Eles mantêm a capacidade de estimular a formação de antitoxinas, que são anticorpos dirigidos contra a toxina bacteriana.
- *Adjuvantes* são substâncias inertes, como os sais de alumínio que acentuam a antigenicidade da vacina ao prolongar a absorção do antígeno.
- *Soros imunológicos* são soluções contendo anticorpos derivados de humanos (imunoglobulina [Ig]) ou de equinos (antitoxinas).

RECOMENDAÇÕES PARA USO DE TOXOIDES E VACINAS

- Os esquemas rotineiros de vacinação recomendados para crianças (e adolescentes) e adultos são apresentados, respectivamente, nos **Quadros 51-1** e **51-2**. O esquema de atualização para indivíduos entre 4 meses e 18 anos de idade é apresentado no **Quadro 51-3**.
- Em geral, vacinas de organismos mortos podem ser aplicadas simultaneamente em locais diferentes do corpo. Vacinas de organismos mortos e vivos atenuados podem ser administradas simultaneamente em locais diferentes. Se não puderem ser administradas simultaneamente, poderão ser aplicadas com qualquer intervalo de tempo entre as doses, com exceção das vacinas de cólera (mortos) e febre amarela (vivos), que devem ser administradas separadas por intervalo mínimo de quatro semanas.
- A administração de vacinas de organismos vivos, como de rubéola ou varicela, deve ser postergada até o pós-parto e é rotineiramente recomendada antes da alta hospitalar para as parturientes recentes que não tenham evidência de imunidade. Essas vacinas de organismos vivos podem ser administradas sem preocupação com a administração de Ig anti-Rho(D) (RDIg) no pós-parto. Além disso, recomenda-se a TDaP para todas as parturientes recentes que não a tenham recebido anteriormente, considerando que os contatos domiciliares com frequência são implicados como fonte de infecção de pertússis em crianças menores.
- De forma geral, os indivíduos gravemente imunocomprometidos não devem receber vacinas com organismos vivos.
- Os pacientes com doenças crônicas que causem imunodeficiência limitada (p. ex., doença renal, diabetes melito, doença hepática e asplenia), e que não estejam sendo tratados com imunossupressores, podem receber vacinas de organismos vivos atenuados e vacinas de organismos mortos, além de toxoides.
- Os pacientes com doença maligna ativa podem receber vacinas de organismos mortos ou toxoides, mas não vacinas de organismos vivos. As vacinas de vírus vivos podem ser administradas a indivíduos com leucemia que não tenham recebido quimioterapia no mínimo nos últimos três meses.
- Se um indivíduo estiver recebendo doses elevadas de corticosteroides ou tenha recebido um curso por mais de duas semanas, deve-se deixar passar no mínimo um mês antes de permitir a imunização com vacinas de vírus vivo.
- As respostas às vacinas de organismos vivos e mortos geralmente não são ideais nos pacientes infectados pelo vírus da imunodeficiência humana (HIV) e são menores à medida que a doença evolui.
- Entre as contraindicações gerais à administração de vacinas estão história de reação anafilática a uma dose prévia ou encefalopatia sem outra explicação ocorrida no prazo de sete dias após uma dose de vacina para pertússis. Imunossupressão e gravidez são contraindicações temporárias às vacinas de organismo vivo.
- Sempre que possível, os pacientes transplantados devem ser imunizados antes do transplante. As vacinas de organismos vivos não costumam ser administradas após o transplante.

TOXOIDE DIFTÉRICO ADSORVIDO E ANTITOXINA DIFTÉRICA

- Há dois tipos de toxoide diftérico disponíveis: pediátrico (D) e de adulto, que contém menos antígeno. A imunização primária com D está indicada para crianças acima de 6 semanas de idade. Em geral, a D é administrada junto com as vacinas contra tétano e *pertussis* acelular (DTaP) aos 2, 4 e 6 meses de idade, e novamente aos 15 e 18 meses e 4 a 6 anos.

QUADRO 51-1 — Esquema de 2012 para imunização de crianças e adolescentes

Figura 1. Esquema de imunização recomendado para indivíduos entre 0 e 18 anos – 2013.

(PARA AQUELES QUE ESTEJAM ATRASADOS OU QUE TENHAM INICIADO TARDIAMENTE, CONSULTAR O ESQUEMA DE ATUALIZAÇÃO NA FIGURA 2).

Essas recomendações devem ser lidas junto com as notas de rodapé que as seguem. Para aqueles que estejam atrasados ou que tenham iniciado tardiamente, iniciar a vacinação de atualização assim que possível, de acordo com o indicado nas barras verdes na Figura 1. Para determinar o intervalo mínimo entre doses, consultar o esquema de atualização (Figura 2). As faixas etárias de entrada na escola e na adolescência estão assinaladas em negrito.

Vacina	Ao nascer	1 mês	2 meses	4 meses	6 meses	9 meses	12 meses	15 meses	18 meses	19-23 meses	2-3 anos	4-6 anos	7-10 anos	11-12 anos	13-15 anos	16-18 anos
Hepatite B (HeB)	1ª dose	2ª dose			3ª dose											
Rotavírus² (RV) RV-1 (série de 2 doses); RV-5 (série de três doses)			1ª dose	2ª dose	Ver nota 2											
Difteria, tétano e pertussis acelular³ (DTaP: < 7 anos)			1ª dose	2ª dose	3ª dose			4ª dose				5ª dose				
Tétano, difteria e pertussis acelular⁴ (TDaP: ≥7 anos)														(TDaP)		
Haemophilus tipo B⁵ (Hib)			1ª dose	2ª dose	Ver nota 5		3ª ou 4ª dose, ver nota 5									
Pneumocócica conjugada⁶ᵃᶜ (PCV13)			1ª dose	2ª dose	3ª dose		4ª dose									
Pneumocócica polissacarídica⁶ᶜ (PPSV23)																
Poliomielite (vírus inativado)⁷ (IPV) (<18 anos)			1ª dose	2ª dose	3ª dose							4ª dose				
Influenza⁸ (IIV, LAIV) duas doses para alguns; ver nota 8					Vacinação anual (apenas IIV)							Vacinação anual (IIV ou LAIV)				
Sarampo, caxumba, rubéola⁹ (MMR)							1ª dose					2ª dose				
Varicela¹⁰ (VAR)							1ª dose					2ª dose				
Hepatite A¹¹ (HepA)							Série de duas doses, ver nota 11									
Papilomavírus humano¹² (HPV2: apenas mulheres; HPV4: homens e mulheres)														(Série de três doses)		
Meningocócica¹³ (Hib-MenCY ≥6 semanas; MCV4-D≥9 meses; MCV4-CRM≥2 anos)					Ver nota 13									1ª dose		

Faixa etária recomendada a todas as crianças — Faixa etária recomendada para atualização — Faixa etária recomendada para determinados grupos de risco — Faixa etária recomendada na qual se estimula atualização ou para determinados grupos de risco — Não recomendada rotineiramente

Esse esquema inclui recomendações com efeito a partir de 1º de janeiro de 2013. Qualquer dose não administrada na idade recomendada deve ser aplicada na consulta seguinte, quando indicado e possível. Em geral, dá-se a preferência às vacinas combinadas em detrimento de injeções independentes de cada componente da vacina. Os responsáveis pela administração das vacinas devem consultar as instruções relevantes do Advisory Committee on Immunization Practices (ACIP) quanto às recomendações detalhadas, disponíveis online em http://www.cdc.gov/vaccines/pubs/acip-list.htm. Os eventos adversos clinicamente significativos que se sigam à vacinação devem ser comunicados às autoridades estaduais ou municipais de saúde. Informações complementares, incluindo precauções e contraindicações para vacinação, estão disponíveis no Centers for Disease Control and Prevention (CDC) online (http://www.cdc.gov/vaccines) ou pelo telefone (800-CDC-INFO (800-232-4636)).

Esse esquema foi aprovado pelo Advisory Committee on Immunization Practices (http://www.cdc.gov/vaccines/index.html), pela American Academy of Pediatrics (http://www.aap.org), pela American Academy of Family Physicians (http://www.aafp.org), e pelo American College of Obstetricians and Gynecologists (http://www.acog.org).

OBSERVAÇÃO: as recomendações acima devem ser lidas junto com as notas de rodapé desse esquema.

Notas de rodapé – esquema de imunização recomendado para indivíduos entre 0 a 18 anos de idade – Estados Unidos, 2013

Para orientações complementares sobre o uso das vacinas mencionadas, ver http://www.cdc.gov/vaccines/pub/acip-list.htm.

1. Vacina contra hepatite B (HepB). (Idade mínima: ao nascer)
   Vacinação de rotina:
   Ao nascer
   - Administrar vacina monovalente contra hepatite B a todos os recém-nascidos antes da alta hospitalar.
   - Aos recém-natos de mães com antígeno de superfície da hepatite B (HBsAg) positivo, administrar vacina HepB e 0,5 mL de imunoglobulina anti-hepatite B (HBIG) até 12 horas após o nascimento. Esses lactentes devem ser testados para HBsAg e anticorpo anti-HBs (anti-HBs) 1 a 2 meses após ter sido completada a série de HepB, entre 9 e 18 meses de idade (preferencialmente na consulta seguinte de rotina).
   - Se o estado materno para HBsAg for desconhecido, administrar vacina HepB antes de 12 horas de vida a todos os recém-nascidos, independentemente do peso ao nascer. Para os recém-natos pesando < 2.000 g, administrar HBIG além da HepB nas primeiras 12 horas. Testar a mãe para HBsAg assim que possível, e o resultado for positivo, administrar HBIG também para os recém-nascidos pesando ≥ 2.000 g (não após uma semana de vida).
   Doses subsequentes à dose ao nascer
   - A segunda dose deve ser administrada entre 1 e 2 meses de idade. Para as doses administradas antes de 6 meses de idade, deve-se usar a vacina HeB monovalente.
   - Os lactentes que não foram vacinados ao nascer devem receber três doses de HeB em esquema de 0, 1 a 2 meses, e 6 meses com início assim que possível. Ver a Figura 2.
   - O intervalo mínimo entre as doses 1, 2 é de quatro semanas, entre 2 e 3, de oito semanas. A dose final (terceira ou quarta) na série da vacina HepB não deve ser administrada antes de 24 semanas, e no mínimo 16 semanas após a primeira dose. A administração de um total de quatro doses de vacina de HepB quando é utilizada uma vacina combinada contendo HepB após a dose ao nascer.
   Atualização da vacina:
   - Os indivíduos não vacinados devem receber três doses dessa vacina.
   - Uma série de duas doses (doses espaçadas no mínimo por quatro meses) da Recombivax HB® para adultos está licenciada para uso em crianças com idade entre 11 e 15 anos.
   - Para outras questões sobre atualização vacinal, ver a Figura 2.

2. Vacinas para rotavírus. (Idade mínima: 6 semanas para RV-1 [Rotarix] e RV-5 [RotaTeq].)
   Vacinação de rotina:
   - Administrar uma série de vacinas contra RV a todos os lactentes, como se segue:
     1. Se for usada a RV-1, administrar série de duas doses aos 2 e 4 meses de idade.
     2. Se for usada a RV-5, administrar série de três doses aos 2, 4 e 6 meses de idade.
     3. Se em qualquer dose da série a vacina utilizada tiver sido RV-5, ou se em qualquer das doses da série o tipo de vacina for desconhecido, há indicação para administrar a terceira.
   Atualização da vacina:
   - A idade máxima para a primeira dose da série é 14 semanas e 6 dias.
   - Não se deve iniciar a vacinação em lactentes com 15 semanas e 0 dia ou mais.
   - A idade máxima para a dose final da série é de 8 meses e 0 dia.
   - Se for usada a RV-1 (Rotarix) nas primeiras duas doses, não há necessidade da terceira.
   - Para outras questões sobre atualização vacinal, ver a Figura 2.

3. Toxoides diftérico e tetânico e pertussis acelular (DTaP). (Idade mínima: 6 semanas)
   Vacinação de rotina:

   - Administrar uma série de cinco doses de DTaP aos 2, 4, 6, 15-18 meses e entre 4 e 6 anos de idade. A quarta dose pode ser administrada a partir de 12 meses de idade, desde que se tenham passado pelo menos seis meses desde a aplicação da terceira dose.
   Atualização da vacina:
   - A quinta dose (reforço) de DTaP não será necessária se for administrada a dose 4 após os 4 anos de idade ou mais.
   - Para outras questões sobre atualização vacinal, ver a Figura 2.

4. Toxoides tetânico e diftérico e pertussis acelular (TDaP). (Idade mínima: 10 anos para Boostrix, 11 anos para Adacel).
   Vacinação de rotina:
   - Administrar uma dose de TDaP a todos os adolescentes entre 11 e 12 anos de idade.
   - A TDaP pode ser administrada independentemente do intervalo decorrido desde a última dose de vacina contendo toxoides tetânico e diftérico (TD).
   - Administrar uma dose de TDaP às adolescentes grávidas em todas as gestações (preferencialmente entre 27 e 36 semanas de gestação), independentemente do número de anos desde a última vacina TD ou TDaP.
   Atualização da vacina:
   - Os indivíduos entre 7 e 10 anos de idade que não tenham sido completamente imunizados com a série de DTaP da infância devem receber a vacina TDaP como primeira dose da série de atualização; se houver necessidade de doses adicionais, utilizar a vacina TD. Para essas crianças a adolescentes não se deve usar a vacina TDaP.
   - Os indivíduos entre 11 e 18 anos de idade que não tenham recebido a vacina TDaP devem receber uma dose, e, daí em diante, reforço com uma dose dos toxoides tetânico e diftérico (TD) a cada 10 anos.
   - Uma dose inadvertidamente aplicada de DTaP a crianças com idade entre 7 e 10 anos pode contar como parte da série de atualização. Essa dose pode contar como a dose de TDaP da adolescência ou a criança poderá receber uma dose de reforço de TDaP mais tarde, entre 11 e 12 anos de idade.
   - Para outras questões sobre atualização vacinal, ver a Figura 2.

5. Vacina conjugada de Haemophilus influenza tipo b (Hib). (Idade mínima: 6 meses)
   Vacinação de rotina:
   - Administrar a vacinação primária contra Hib e a dose de reforço a todos os lactentes. A série primária deve ser aplicada aos 2, 4 e 6 meses de idade; contudo, se a vacina PRP-OMP (PedvaxHib ou Comvax) tiver sido administrada aos 2 e 4 meses, não há indicação para dose aos 6 meses. Uma dose de reforço deve ser administrada entre 12 e 15 meses de idade.
   - A Hiberix (PRP-T) deve ser usada apenas para a dose de reforço (final) em crianças entre 12 meses e 4 anos de idade que tenham recebido pelo menos uma dose de Hib.
   Atualização da vacina:
   - Se a dose um tiver sido administrada entre 12 e 14 meses de idade, a dose de reforço (dose 2) deve ser aplicada no mínimo oito semanas após a primeira dose.
   - Se as duas primeiras doses tiverem sido de PRP-OMP (PedvaxHib ou Comvax) e tiverem sido administradas aos 11 meses de idade ou antes, a terceira (e última) dose deve ser administrada entre 12 e 15 meses de idade, independentemente do tipo de vacina de Hib (PRP-T ou PRP-OMP) usado para a primeira dose.
   - Se a primeira dose tiver sido aplicada entre 7 e 11 meses de idade, administrar a segunda dose no mínimo quatro semanas mais tarde, e a dose final entre 12 e 15 meses de idade, independentemente da vacina de Hib (PRP-T ou PRP-OMP) usada para a primeira dose.
   - Para crianças não vacinadas com 15 ou mais meses de idade, administrar apenas uma dose.

---

¹ N. R. T. Nome comercial nos Estados Unidos.

- Para os adultos não imunizados, deve-se administrar uma sequência completa de três doses de toxoide diftérico, sendo que as duas primeiras com intervalo mínimo de quatro semanas e a terceira dose 6 a 12 meses depois da segunda. Uma das doses da sequência deve ser TDaP. A combinação tétano-difteria (DT) é recomendada em adultos por conter menos toxoide diftérico que a DTaP, com menos reação febril ao componente diftérico. Doses de reforço devem ser aplicadas a cada 10 anos.
- Os efeitos adversos do toxoide diftérico incluem sensibilidade dolorosa leve a moderada, eritema e enduração no local da aplicação.

QUADRO 51-1 Esquema de 2012 para imunização de crianças e adolescentes (*Continuação*)

- Para outras questões sobre atualização vacinal, ver a Figura 2.

Vacinação de indivíduos com quadros de alto risco:

- A vacina de Hib não costuma ser recomendada a pacientes com mais de 5 anos de idade. Entretanto, há indicação de aplicar uma dose da vacina Hib aos indivíduos não vacinados ou parcialmente vacinados, com idade igual ou superior a 5 anos, portadores de leucemia, neoplasias malignas, asplenia anatômica ou funcional (incluindo doença falciforme), infecção pelo vírus da imunodeficiência humana (HIV) ou outros quadros acompanhados por comprometimento imunológico.

6a. Vacina pneumocócica conjugada (PCV). (Idade mínima: 6 semanas)

Vacinação de rotina:
- Administrar uma série de vacina PCV13 aos 2, 4 e 6 meses, com dose de reforço entre 12 e 15 meses de idade.
- Para crianças entre 14 e 59 meses de idade que tenham recebido a série vacinal de PCV heptavalente (PCV7) na idade apropriada, aplicar uma única dose suplementar de PCV 13-valente (PCV13).

Atualização da vacina:
- Administrar uma dose de PCV13 a todas as crianças saudáveis entre 24 e 59 meses de idade que não tenham sido completamente vacinadas para a sua idade.
- Para outras questões sobre atualização vacinal, ver a Figura 2.

Vacinação de indivíduos com quadros de alto risco:
- Para crianças com idade entre 24 e 71 meses com determinados quadros clínicos subjacentes (ver nota 6c), administrar uma dose de PCV13 caso já tenham sido aplicadas três doses ou administrar duas doses de PCV13, com intervalo mínimo de oito semanas, caso o indivíduo tenha recebido menos de três doses de PCV previamente.
- Uma dose única de PCV13 deve ser administrada a crianças não vacinadas com idade entre 6 e 18 anos que sejam portadoras de asplenia anatômica ou funcional (incluindo doença falciforme), infecção por HIV ou qualquer quadro acompanhado por comprometimento imunológico, implante coclear ou extravasamento de líquido cerebrospinal. Ver MMWR2010;59 (No.RR-11), disponível em http://www.cdc.gov/mmwr/pdf/rr/rr5911.pdf.
- Administrar vacina pneumocócica polissacarídica (PPSV23) no mínimo oito semanas após a última dose de PCV às crianças com idade igual ou superior a 2 anos com determinadas doenças clínicas (ver notas 6b e 6c)

6b. Vacina pneumocócica polissacarídica (PPSV23). (Idade mínima: 2 anos)

Vacinação de indivíduos com quadros de alto risco:
- Administrar PPSV23 no mínimo oito semanas após a última dose de PCV às crianças com idade igual ou superior a 2 anos com determinadas doenças clínicas (ver nota 6c).Uma única revacinação com PPSV deve ser aplicada após cinco anos às crianças com asplenia anatômica ou funcional (incluindo doença falciforme) ou com quadro de imunocomprometimento.

6c. Quadros clínicos para os quais há indicação de PPSV23 em crianças com idade igual ou superior a 2 anos e para os quais há indicação de PCV13 em crianças entre 24 e 71 meses de idade.
- Crianças imunocompetentes com cardiopatia crônica (particularmente cardiopatia congênita cianótica e insuficiência cardíaca); doença pulmonar crônica (incluindo asma, se tratada com doses elevadas de corticosteroide por via oral), diabetes melito; extravasamento de líquido cerebrospinal, ou implante coclear.
- Crianças com asplenia anatômica ou funcional (incluindo doença falciforme e outras hemoglobinopatias, asplenia congênita ou adquirida, ou disfunção esplênica).
- Crianças com doenças imunocomprometidoras: infecção por HIV, insuficiência renal crônica ou síndrome nefrótica, doenças tratadas com medicamentos imunossupressores ou radioterapia, incluindo neoplasias malignas, leucemias, linfomas e doença de Hodgkin; ou transplante de órgão sólido, imunodeficiência congênita.

7. Vacina de poliovírus inativado (IPV). (Idade mínima: 6 semanas)

Vacinação de rotina:
- Administrar uma série de IPV aos 2, 4, 6-18 meses, com reforço entre 4 e 6 anos de idade. A dose final da série deve ser administrada no ou após o quarto aniversário e no mínimo seis meses após a última dose.

Atualização da vacina:
- Nos primeiros 6 meses de vida, recomenda-se administração com intervalo mínimo e em idade mínima apenas se o indivíduo estiver em risco de exposição iminente a poliovírus circulante (i.e., viagem a região endêmica para pólio ou durante surto).
- Se tiverem sido aplicadas quatro ou mais doses antes dos 4 anos, deve ser administrada uma dose adicional entre 4 e 6 anos de idade.
- Não há necessidade da quarta dose se a terceira tiver sido administrada aos 4 anos ou mais e no mínimo seis meses após a dose anterior.
- Se ambas, vacina de poliovírus vivo atenuado para administração por via oral (OPV) e IPV, tiverem sido administradas como parte da série, deve-se aplicar um total de quatro doses independentemente da idade atual da criança.
- A IPV não é rotineiramente recomendada aos residentes nos Estados Unidos com idade igual ou superior a 18 anos.
- Para outras questões sobre atualização vacinal, ver a Figura 2.

8. Vacina de influenza. (Idade mínima: 6 meses para vacina com vírus inativado [IIV]; 2 anos para vírus vivo atenuado [LAIV])

Vacinação de rotina:
- Administrar a vacina de influenza anualmente a todas as crianças a partir dos 6 meses de idade. Na maioria dos casos, incluindo não gestantes com idade entre 2 e 49 anos, pode-se usar LAIV ou IIV. Entretanto, NÃO se deve administrar LAIV nos indivíduos: (1) com asma; (2) entre 2 e 4 anos que tenham tido sibilos nos últimos 12 meses; ou, (3) aqueles com outra manifestação clínica subjacente que os predisponha às complicações da influenza. Para rever todas as demais contraindicações ao uso de LAIV, ver MMWR2010; 59 (No.RR-8), disponível em http://www.cdc.gov/mmwr/pdf/wk/mm6132.pdf.
- Para a temporada 2013-2014, seguir as diretrizes de recomendações para vacina da influenza ACIP 2013.

9. Vacina de sarampo, caxumba e rubéola (MMR).(Idade mínima: 12 meses para vacinação de rotina)

Vacinação de rotina:
- Administrar a primeira dose de MMR aos 12 a 15 meses, e a segunda dose entre 4 e 6 anos de idade. A segunda dose pode ser administrada antes dos 4 anos de idade, desde que se tenham passado no mínimo quatro semanas depois da primeira.
- Administre uma dose de MMR aos lactentes entre 6 e 11 meses antes da sua partida dos Estados Unidos para viagens internacionais. Essas crianças devem ser revacinadas com duas doses de MMR, a primeira entre 12 e 15 meses de idade (12 meses, se a criança for permanecer em região em que o risco de doença é alto) e a segunda dose no mínimo quatro semanas depois.

Atualização da vacina:
- Certificar-se de que todas as crianças em idade escolar e os adolescentes tenham recebido duas doses de MMR; o intervalo mínimo entre as duas doses é de quatro semanas.

Informações adicionais
- Para contraindicações e precauções no uso de vacinas e para informações tradicionais acerca da cada vacina, os profissionais de saúde devem consultar as instruções relevantes do ACIP, disponíveis em http://www.cdc.gov/vaccines/pubs/acip-list.htm.
- A fim da calcular o intervalo entre as doses, quatro semanas = 28 dias. Intervalos de quatro meses ou mais são determinados pelos meses calendário.
- As informações sobre exigências de vacinas para viagens podem ser encontradas em http://wwwnc.cdc.gov/travel/page/vaccinations.htm.
- Para vacinação de crianças com imunodeficiência primária ou secundária, consultar o Quadro 13, "Vaccination of persons with primary and secondar immunodeficiencies", nas Recomendações Gerais sobre Imunização (ACIP), em http://www.cdc.gov/mmwr/preview/mmwrhtml/rr6002a1.htm; e American Academy of Pediatrics. Passive Immunization. Em: Pickering LK, Baker CJ, Kimeberlin DE, Long SS eds. Red Book: 2012 report of the Committee in Infectious Disease, 29th ed. Elk Grove Village, IL: American Academy of Pediatrics.

10. Vacina de varicela (VAR). (Idade mínima: 12 meses)

Vacinação de rotina:
- Administrar a primeira dose de VAR entre 12 e 15 meses de idade, e a segunda dose entre 4 e 6 anos de idade. A segunda dose pode ser aplicada antes dos 4 anos de idade, desde que se tenham passado no mínimo três meses desde a primeira dose. Se a segunda dose tiver sido aplicada no mínimo quatro semanas após a primeira, ela pode ser considerada válida.

Atualização da vacina:
- Certificar-se de que todos os indivíduos entre 7 e 18 anos de idade e sem evidências de imunidade (ver MMWR 2007;56 [No. RR-4], disponível em http://www.cdc.gov/mmwr/pdf/rr/rr5604.pdf) recebam duas doses de vacina contra varicela. Para as crianças com idade entre 7 e 12 anos, o intervalo mínimo recomendado entre doses é de três meses (se a segunda dose tiver sido administrada no mínimo quatro semanas após a primeira, ela pode ser considerada válida); para indivíduos com idade igual ou superior a 13 anos, o intervalo mínimo entre as doses deve ser de quatro semanas.

11. Vacina de hepatite A (HepA). (Idade mínima: 12 meses)

Vacinação de rotina:
- Iniciar a série com duas doses de vacina contra hepatite A nas crianças com idade 12 e 23 meses; as duas doses devem ser separadas em 6 a 18 meses.
- A série de HepA deve ser iniciada aos 9 anos de idade.
- Qualquer indivíduo com idade igual ou superior a 2 anos que não tenha recebido a série de vacinas contra HepA, e para o qual haja indicação de imunidade contra o vírus da hepatite A, pode receber duas doses da vacina com intervalo de 6 a 18 meses.

Atualização da vacina:
- O intervalo mínimo entre as duas doses deve ser de seis meses.

Populações especiais:
- Administrar duas doses de vacina de HepA com intervalo mínimo de seis meses aos indivíduos que não tenham sido previamente vacinados, que vivam em áreas em que os programas de vacinação tenham como alvo crianças maiores, ou que tenham risco aumentado de infecção.

12. Vacina contra papilomavírus humano (HPV). (HPV4 [Gardasil] e HPV2 [Cervarix]). (Idade mínima: 9 anos)

Vacinação de rotina:
- Administrar uma série de três doses de vacina contra HPV no esquema 0, 1-2, e 6 meses a todos os adolescentes com idade entre 11 e 13 anos. Para o sexo feminino podem ser usadas tanto HPV4 quanto HPV2, mas para o sexo masculino, apenas a HPV4.
- A série de vacinas pode ser iniciada aos 9 anos de idade.
- Administrar a segunda dose 1 a 2 meses após a **primeira** dose e a terceira seis meses após a **primeira** (no mínimo 24 semanas após a primeira dose).

Atualização da vacina:
- Caso não tenha havido vacinação prévia, aplicar a série de vacinas do sexo feminino (HPV2 ou HPV4) e do masculino (HPV4) entre 13 e 18 anos de idade.
- Para a aplicação da série de vacinas, utilizar os intervalos recomendado para a vacinação de rotina (ver acima).

13. Vacina meningocócica conjugada (MCV). (Idade mínima: 6 semanas para Hib-MenCY, 9 meses para Menactra [MCV4-D], 2 anos para Menveo [MCV4-CRM])

Vacinação de rotina:
- Administrar a vacina MCV4 entre 11 e 12 anos de idade, com dose de reforço aos 16 anos.
- Os adolescentes com idade entre 11 e 18 anos, portadores de infecção por HIV, devem receber uma série primária de duas doses de MCV4, com intervalo mínimo de oito semanas entre as doses. Ver MMWR2011; 60:1018-1019, disponível em http://www.cdc.gov/mmwr/pdf/wk/mm6030.pdf
- Para as crianças com idade entre 9 meses e 10 anos com quadros de alto risco, ver adiante.

Atualização da vacina:
- Administrar a MCV4 entre 13 e 18 anos de idade aos indivíduos que não tenham sido vacinados.
- Se a primeira dose for administrada entre 13 e 15 anos de idade, deve-se aplicar uma dose de reforço entre 16 e 18 anos de idade, com intervalo mínimo de oito semanas entre as doses.
- Se a primeira dose for administrada aos 16 anos ou mais, não há necessidade de reforço.
- Para outras questões sobre atualização vacinal, ver a Figura 2.

Vacinação de indivíduos com quadros de alto risco:
- Para crianças com idade entre 9 e 23 meses com asplenia anatômica ou funcional (incluindo doença falciforme) administrar uma série infantil de Hib-MenCY aos 2, 4, 6 e 12-15 meses.
- Administrar a Hib-MenCY aos 2, 4, 6 e 12-15 meses ou duas doses da série primária de MCV4-D, com início aos 9 meses e no mínimo oito semanas de intervalo entre as doses. Para as crianças com idade entre 19 e 23 meses com deficiência persistente de componente do complemento que não tenham completado a série completa de Hib-MenCY ou de MCV4-D, administrar duas doses primárias de MCV4-D com intervalo de oito semanas.
- Para crianças com idade igual ou superior a 24 meses com deficiência persistente de componente do complemento ou com asplenia anatômica ou funcional (incluindo doença falciforme) que não tenham completado a série Hib-MenCY ou de MCV4-D ou de MCV4-CRM. Se a MCV4-D (Menactra) for administrada a uma criança com asplenia (incluindo doença falciforme), não administrar MCVD-4 antes de 2 anos de idade e no mínimo quatro semanas depois de completadas as doses de PCV13. Ver MMWR2011; 60:1131-32, disponível em http://www.cdc.gov/mmwr/pdf/wk/mm6040.pdf.
- Para crianças com 9 meses de idade ou mais, residentes ou viajantes em países do cinturão africano da meningite ou peregrinos à Meca, administrar uma formulação apropriada à idade e série de MCV4 para proteção contra os sorogrupos A e W-135. A Administração prévia de Hib-MenCY não é suficiente para as crianças viajantes ao cinturão da meningite ou peregrinos à Meca. Ver MMWR2011; 60:1391-2, disponível em http://www.cdc.gov/mmwr/pdf/wk/mm6040.pdf.
- Para as doses de reforço estejam presentes em surto causado por um determinado sorogrupo, administrar ou completar uma série de vacinas apropriada à idade de Hib-MenCY ou MCV4.
- Para as doses de reforço entre indivíduos em condições de alto risco, consultar http://www.cdc.gov/vaccines/pubs/aciplist.htm#mening.

U.S. Department of Health and Human Services
Centers for Disease
Control and Prevention

TOXOIDE TETÂNICO, TOXOIDE TETÂNICO ADSORVIDO E IMUNOGLOBULINA ANTITETÂNICA

- Nas crianças, a imunização primária contra tétano geralmente é feita em conjunto com as vacinas contra difteria e pertússis utilizando a combinação DTP ou outra combinação incluindo outros antígenos. Recomenda-se uma dose de 0,5 mL aos 2, 4 e 6 meses e aos 15 e 18 meses, mas a primeira dose pode ser administrada com até 6 semanas de vida.
- Nas crianças com idade igual ou superior a 7 anos e nos adultos que não tenham sido previamente imunizados, administram-se inicialmente três doses de DT por via intramuscular (IM). As duas primeiras doses são administradas com intervalo de 1 a 2 meses, e a terceira dose 6 a 12 meses mais tarde. Recomenda-se reforço a cada 10 anos.
- O toxoide tetânico pode ser administrado a pacientes imunossuprimidos, se houver indicação.
- A Ig antitetânica é usada para imunização passiva contra o tétano após a ocorrência de feridas traumáticas em indivíduos não imunizados ou com imunização não ideal (Quadro 51-4). Administra-se uma dose de 250 a 500 unidades por via IM. Quando administrado junto com o toxoide tetânico, devem ser utilizados diferentes locais de aplicação.
- A Ig antitetânica também é utilizada para o tratamento do tétano em dose única de 3.000 a 6.000 unidades via intramuscular.

QUADRO 51-2 Esquema de imunização de adultos – 2012

Esquema de imunização recomendado para adultos – Estados Unidos, 2013

Observação: essas recomendações devem ser lidas junto com as notas de rodapé que as seguem, contendo número de doses, intervalos entre doses e outras informações importantes.

VACINA ▼ FAIXA ETÁRIA ▶	19-21 anos	22-26 anos	27-49 anos	50-59 anos	60-64 anos	≥ 65 anos
Influenza [2,*]	Uma dose anual					
Tétano, difteria, *pertussis* (Td/Tdap) [3,*]	Para reforço, substituir a dose única de Tdap por Td; a seguir, reforço a cada 10 anos					
Varicela [4*]	Duas doses					
Papilomavírus humano Feminino [5,*]	Três doses					
Papilomavírus humano Masculino [5,*]	Três doses					
Zóster [6]					Uma dose	
Sarampo, caxumba, rubéola (MMR) [7,*]	Uma ou duas doses					
Pneumocócica polissacarídea (PPSV23) [8,9]	Uma ou duas doses					Uma dose
Pneumocócica conjugada13 valente (PCV13) [10]	Uma dose					
Meningocócica [11,*]	Uma ou mais doses					
Hepatite A [12*]	Duas doses					
Hepatite B [13*]	Três doses					

*Coberto pelo Programa de Compensação por Lesão Causada por Vacina

Para todos os indivíduos nessa categoria que reúnam as exigências de idade e que não tenham comprovação de vacinação nem evidências de infecção prévia; a vacina de zóster é recomendada independentemente de ter havido episódio prévio de herpes-zóster.

Recomendada se houver algum outro fator de risco presente (p. ex., indicação clínica, ocupacional, em função do modo de vida ou de qualquer outra natureza).

Não recomendada.

Notificar qualquer reação pós-vacinal significativa ao *Vaccine Adverse Event Reporting System* (VAERS). Os formulários de notificação, assim como as instruções para seu preenchimento, estão disponíveis em www.vaers.hhs.gov ou pelo telefone 800-822-7967.

Informações adicionais sobre como protocolar uma reclamação junto ao Vaccine Injury Compensation Program estão disponíveis em www.hrsa.gov/vaccinecompensation ou pelo telefone 800-338-2382. Para protocolar uma reclamação por lesão causada por vacina, contacte a U.S. Courtof Federal Claims, 717 Madison Place, N.W. Washington, D.C. 20005; telefone 202-357-6400.

Informações adicionais sobre as vacinas nesse esquema, extensão dos dados disponíveis e contraindicações das vacinas também estão disponíveis em www.cdc.gov/vaccines ou junto ao centro de informação dos Centers for Disease Control and Prevention (CDC) em 800-CDC-INFO (800-232-4636), em inglês e espanhol, de segunda a sexta, entre 8h e 20h (horário do Atlântico), exceto feriados.

O uso dos nomes e fontes comerciais serve apenas para identificação e não implica chancela do U.S. Department of Health and HumanServices.

As recomendações aqui contidas foram aprovadas pelo Advisory Committee on Immunization Practices (ACIP), pela American Academy of Pediatrics (AAP), pela American Academy of Family Physicians (AAFP), pelo American College of Physicians (ACP), pelo American College of Obstetricians and Gynecologists (ACOG) e pelo American College of Nurse-Midwives (ACNM).

VACINA ▼ INDICAÇÃO ▶	Gravidez	Quadros de imunodeficiência (excluindo vírus da imunodeficiência humana-[HIV])[3,6,7,9,15]	Infecção por HIV contagem de CD4+[3,6,7,8,10,15] < 200 cels/μL	≥ 200 cels/μL	Homosse-xuais masculinos	Cardiopatia, doença pulmonar crônica, alcoolismo crônico	Asplenia (incluindo esplenectomia seletiva e deficiência persistente de componente do complemento)	Hepato-patia crônica	Insuficiência renal em estágio terminal, receptor de hemodiálise	Diabetes	Profissio-nais de saúde
Influenza [2,*]	Uma dose de IIV anualmente				Uma dose de IIV ou de LAIV anualmente	Uma dose de IIV anualmente					Uma dose de IIV ou de LAIV anualmente
Tétano, difteria, *pertussis* (Td/Tdap) [3,*]	Uma dose de Tdap a cada gestação	Para reforço, substitua a dose única de Tdap por Td; a seguir, reforço a cada 10 anos									
Varicela [4*]	Contraindicada				Duas doses						
Papilomavírus humano Feminino [5,*]	Três doses até os 26 anos de idade				Três doses até os 26 anos de idade						
Papilomavírus humano Masculino [5,*]	Três doses até os 26 anos de idade				Três doses até os 21 anos de idade						
Zóster [6]	Contraindicada				Uma dose						
Sarampo, caxumba, rubéola (MMR) [7,*]	Contraindicada				Uma ou duas doses						
Pneumocócica polissacarídea (PPSV23) [8,9]	Uma ou duas doses										
Pneumocócica conjugada13 valente (PCV13) [10]	Uma dose										
Meningocócica [11,*]	Uma ou mais doses										
Hepatite A [12*]	Duas doses										
Hepatite B [13*]	Três doses										

*Coberto pelo Programa de Compensação por Lesão Causada por Vacina

Para todos os indivíduos nessa categoria que reúnam as exigências de idade e que não tenham comprovação de vacinação nem evidências de infecção prévia; a vacina de zóster é recomendada independentemente de ter havido episódio prévio de herpes-zóster.

Recomendada se houver algum outro fator de risco presente (p. ex., indicação clínica, ocupacional, em função do modo de vida ou de qualquer outra natureza).

Não recomendada.

Esse esquema aponta as faixas etárias e indicações médicas para as quais as vacinas atualmente permitidas em geral são preconizadas para adultos com idade igual ou superior a 19 anos em 1º de janeiro de 2013. Para todas as vacinas recomendadas no esquema de imunização de adultos: não há necessidade de recomeçar a série vacinal, independentemente do tempo decorrido entre as doses. Combinações vacinais licenciadas podem ser usadas sempre que qualquer dos componentes da vacina esteja recomendado e quando os demais componentes não estiverem contraindicados. Para informações detalhadas de todas as vacinas, incluindo aquelas usadas principalmente em viajantes ou que sejam lançadas ao longo do ano, consultar as instruções do fabricante e as instruções do Advisory Committee on Immunization Practices (www.cdc.gov/vaccines/pubs/acip-list.htm). O uso dos nomes e fontes comerciais serve apenas para identificação e não implica chancela do U.S. Department of Health and Human Services.

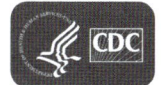

U.S. Department of
Health and Human Services
Centers for Disease
Control and Prevention

VACINAS CONTRA *HAEMOPHILUS INFLUENZAE* TIPO B

- As vacinas contra *Haemophilus influenzae* tipo b (Hib) atualmente em uso são produtos conjugados formados por um polissacarídeo ou oligossacarídeo do fosfato de poliribosilribitol (PRP) em ligação covalente a uma proteína transportadora.
- As vacinas conjugadas contra Hib são indicadas para uso rotineiro em todos os lactentes e crianças com menos de 5 anos de idade.

QUADRO 51-2 Esquema de imunização para adultos – 2012 *(continuação)*

Notas rodapé – Esquema de imunização para adultos acima de 19 anos de idade – Estados Unidos, 2013

1. **Informações adicionais**
   - Para orientações complementares sobre o uso das vacinas mencionadas, ver http://www.cdc.gov/vaccines/pub/acip-list.htm.
   - Para informações sobre recomendações quando o estado vacinal é desconhecido e outras informações gerais, consultar General Recommendations on Immunization, em http://www.cdc.gov/mmwr/preview/mmwrhtml/rr6002a1.htm.
   - Informações sobre exigências e recomendações de vacinação para viajantes podem ser encontradas em http://wwwnc.cdc.gov/travel/page/ vaccinations.htm.
2. **Vacina de *influenza***
   - Recomenda-se vacina anual contra *influenza* a todos os indivíduos com idade igual ou superior a 6 meses.
   - Os indivíduos com 6 meses ou mais de vida, inclusive as gestantes, podem receber a vacina de *influenza* com vírus inativado (IIV).
   - Os indivíduos saudáveis, exceto gestantes, com idade entre 2 e 49 anos, sem quadros clínicos de alto risco, podem receber vacina de vírus *influenza* vivo atenuado (LAIV) por via intranasal, ou IIV. Os profissionais de saúde que atendam pacientes com imunocomprometimento grave (ou seja, que necessitem de cuidados em ambiente protegido) devem receber IIV e não LAIV.
   - As vias intramuscular (IM) ou intradérmica podem ser alternativamente usadas para administrar a IIV a adultos entre 18 e 64 anos de idade.
   - Os indivíduos com idade igual ou superior a 65 anos podem receber a dose-padrão de IIV ou a IIV de alta dose.
3. **Tétano, difteria e *pertussis* acelular (Td/Tdap)**
   - Administrar uma dose de vacina Tdap a cada gestação (preferencialmente entre 27 e 36 semanas), independentemente do número de anos passados desde a última dose de Td ou Tdap.
   - Administrar a Tdap a todos os demais adultos que não a tenham recebido antes ou cujo estado vacinal seja desconhecido. A Tdap pode ser administrada independentemente do intervalo decorrido desde a última aplicação de vacina contendo o toxoide diftérico ou o tetânico.
   - Os adultos com história desconhecida ou vacinação incompleta das três doses da série primária contendo os toxoides tetânico e diftérico devem iniciar um ciclo completo de vacinação incluindo uma dose de Tdap.
   - Para os adultos não vacinados, administrar as primeiras duas doses com intervalo mínimo de quatro semanas e a terceira dose 6 a 12 meses após a segunda.
   - Para os adultos com vacinações incompletas (ou seja, menos de três doses), administrar as doses que estejam faltando.
   - Para recomendações acerca da administração de Td/Tdap como profilaxia nos cuidados de feridas, consultar as instruções do Advisory Committee on Immunization Practices (ACIP) (ver nota 1).
4. **Varicela**
   - Todos os adultos sem evidências de imunidade para varicela (conforme definição adiante) devem receber duas doses de vacina com antígeno único de varicela, ou uma segunda dose, caso tenham recebido a primeira.
   - Deve-se analisar especificamente a possibilidade de indicar vacinação àqueles que tenham contato próximo com pacientes de alto risco de doença grave (p.ex., profissionais de saúde e familiares em contato com pacientes imunocomprometidos) ou àqueles com alto risco de exposição ou transmissão (p. ex., professores; funcionários de creches; residentes e equipes em instalações institucionais, incluindo as correcionais; estudantes; pessoal militar; adolescentes e adultos vivendo em família com crianças; mulheres não grávidas em idade fértil; e viajantes internacionais).
   - As gestantes devem ser avaliadas buscando-se por evidência de imunidade contra varicela. As mulheres que não tenham evidências de imunidade devem receber a primeira dose da vacina ao final ou ao interromper a gravidez e antes de receber alta do estabelecimento de saúde. A segunda dose deve ser administrada 4 a 8 semanas após a primeira.
   - As evidências de imunidade contra varicela em adultos são as seguintes:
     - comprovação da aplicação de duas doses de vacina de varicela com intervalo de no mínimo quatro semanas;
     - nascidos nos Estados Unidos antes de 1980, exceto equipes de saúde e gestantes;
     - história de varicela com base em diagnóstico ou confirmação da doença feita por profissional de saúde habilitado;
     - história de herpes-zóster com base em diagnóstico ou confirmação da doença feita por profissional de saúde habilitado;
     - evidência laboratorial de imunidade ou confirmação laboratorial do diagnóstico.
5. **Papilomavírus humano (HPV)**
   - Há duas vacinas licenciadas para uso em indivíduos do sexo feminino, a bivalente (HPV2) e a tetravalente (HPV4), e uma para uso no sexo masculino (HPV4).
   - Para o sexo feminino, ambas, HPV2 e HPV4, são recomendadas em série de três doses para vacinação de rotina entre 11 e 12 anos de idade, e entre 13 e 26 anos naquelas que não tenham sido vacinadas.
   - Para o sexo masculino, recomenda-se uma série de três doses da HPV4 entre 11 e 12 anos de idade, e entre 13 e 21 anos naqueles que não tenham sido vacinados.
   - Recomenda-se vacinação com HPV4 aos homossexuais masculinos com 26 anos que não tenham recebido todas as doses ou não tenham sido vacinados anteriormente.
   - Recomenda-se a vacinação dos pacientes imunocomprometidos (inclusive aqueles com infecção por HIV) com 26 anos que não tenham recebido todas as doses ou não tenham sido vacinados anteriormente.
   - A série completa para HPV2 ou HPV4 é formada por três doses. A segunda dose deve ser administrada 1-2 meses após a primeira; a terceira dose deve ser aplicada seis meses após a primeira dose (no mínimo 24 semanas após a primeira dose).
   - Não se recomenda vacina de HPV em gestantes. Contudo, não há necessidade de fazer teste de gravidez antes de aplicar a vacina. Se for descoberta gravidez em alguém que já tenha iniciado a série de vacinas, não há indicação de intervenção; o que estiver faltando das três doses deve ser aplicado após o término da gestação.
   - Embora a vacina de HPV não seja especificamente recomendada aos profissionais de saúde com base em sua ocupação, esses profissionais devem receber a vacina de acordo com as recomendações (ver acima).
6. **Zóster**
   - Recomenda-se uma dose única de vacina de zóster aos adultos a partir de 60 anos de idade, independentemente de haver relato de episódio de herpes-zóster. Embora a vacina esteja licenciada pela Food and Drug Administration (FDA) para uso e possa ser administrada a indivíduos a partir de 50 anos, o ACIP recomenda a vacinação a partir dos 60 anos.
   - Indivíduos com 60 anos ou mais e algum quadro crônico podem ser vacinados a não ser que sejam portadores de algo que contraindica a vacinação, como gravidez ou imunodeficiência grave.
   - Embora a vacina de zóster não seja especificamente recomendada aos profissionais de saúde, eles devem ser vacinados caso estejam na faixa etária recomendada.
7. **Sarampo, caxumba, rubéola (MMR)**
   - Os adultos nascidos antes de 1957 são considerados imunes ao sarampo e à caxumba. Todos os adultos nascidos a partir de 1957 devem comprovar uma ou mais doses de MMR, a não ser que tenham uma contraindicação médica à vacina ou evidência laboratorial de imunidade a todas as três doenças. A comprovação de diagnóstico da doença por profissional de saúde não é considerada evidência suficiente de imunidade para sarampo, caxumba e rubéola.

   Componente sarampo:
   - Recomenda-se uma segunda dose de rotina da vacina MMR, administrada no mínimo 28 dias após a primeira dose, aos adultos que:
     - estudem em instituição educacional de terceiro grau;
     - trabalhem em instituição de atenção à saúde;
     - estejam planejando viagem internacional.
   - Os indivíduos que tenham sido vacinados com vírus do sarampo inativado (morto) ou vacina de sarampo de tipo não identificado entre 1963 e 1967 devem ser revacinados com duas doses de MMR.

   Componente caxumba:
   - Recomenda-se uma segunda dose de rotina da vacina MMR, administrada no mínimo 28 dias após a primeira dose, aos adultos que:
     - estudem em instituição educacional de terceiro grau;
     - trabalhem em instituição de atenção à saúde;
     - estejam planejando viagem internacional.
   - Os indivíduos que tenham sido vacinados com vírus da caxumba inativado (morto) ou vacina de caxumba de tipo não identificado antes de 1979, e que tenham risco aumentado de infecção por caxumba (p. ex., funcionários de instituição de atenção à saúde) devem ser considerados para revacinação com duas doses de MMR.

   Componente rubéola:
   - As mulheres em idade fértil, independentemente do ano de nascimento, devem ter a imunidade para rubéola determinada. Se não houver evidência de imunidade, aquelas que não estiverem grávidas devem ser vacinadas. As gestantes que não tenham evidência de imunidade devem ser vacinadas com MMR após o final da gravidez e antes da alta hospitalar.

   Profissionais de saúde nascidos antes de 1957:
   - Os profissionais de saúde não vacinados e nascidos antes de 1957 que não tenham sinais laboratoriais de imunidade para sarampo, caxumba e rubéola, ou confirmação laboratoriais da doença, devem ser considerados para receber duas doses de MMR com intervalo apropriado para sarampo e caxumba, e uma dose MMR para rubéola.
8. **Vacina pneumocócica polissacarídica (PPSV23)**
   - Vacinar todos os indivíduos de acordo com as seguintes indicações:
     - todos os adultos a partir de 65 anos;
     - adultos com menos de 65 anos com doença pulmonar crônica (incluindo doença pulmonar obstrutiva crônica [DPOC], enfisema e asma); doença cardiovascular crônica; diabetes melito; insuficiência renal crônica; síndrome nefrótica; doença hepática crônica (incluindo cirrose); alcoolismo; implante coclear; extravasamento de líquido cerebrospinal; doenças imunocomprometedoras; e asplenia funcional ou anatômica (p. ex., doença falciforme e outras hemoglobinopatias, asplenia congênita ou adquirida, disfunção esplênica ou esplenectomia [em caso de esplenectomia eletiva, vacinar no mínimo duas semanas antes da cirurgia]);
     - residentes em asilos ou instituições de cuidados crônicos;
     - adultos tabagistas.
   - Os indivíduos com doenças imunocomprometedoras e algumas outras doenças específicas devem ser vacinados com PCV13 e PPSV23. Ver nota 13 para informação sobre o melhor momento de administrar as vacinas PCV13 e PPSV23.
   - Os indivíduos com infecção por HIV, sintomática ou assintomática, devem ser vacinados assim que possível após o diagnóstico.
   - Quando se estiver avaliando o uso de quimioterapia ou de terapia imunossupressora, o intervalo entre a vacinação e o início da terapia imunossupressora deve ser de, no mínimo, duas semanas. Deve-se evitar a vacinação durante quimioterapia ou radioterapia.
   - Não se recomenda o uso rotineiro de PPSV23 em nativos norte-americanos/do Alasca ou outros indivíduos com menos de 65 anos, a não ser que apresentem quadro clínico subjacente que indique a vacinação. Contudo, as autoridades de saúde pública podem recomendar o uso da PPSV23 aos nativos norte-americanos/do Alasca que estejam vivendo nas áreas em que o risco de doença pneumocócica invasiva seja maior.
   - Quando indicada, a vacina de PPSV23 deve ser aplicada aos pacientes que não tenham certeza sobre seu estado vacinal e sobre os quais não haja registro de vacinação anterior. Quando a PCV13 também estiver indicada, a dose de PCV13 deve ser administrada antes (ver nota 10).
9. **Revacinação com PPSV23**
   - Recomenda-se revacinação com uma dose cinco anos após a primeira aos indivíduos entre 19 e 65 anos de idade com insuficiência renal crônica ou síndrome nefrótica, asplenia funcional ou anatômica (p. ex. doença falciforme ou esplenectomia); e para indivíduos com doenças imunocomprometedoras.
   - Os indivíduos que tenham recebido uma ou duas doses de PPSV23 antes dos 65 anos de idade por qualquer indicação devem receber nova dose aos 65 anos ou quando tiverem completado cinco anos desde a última dose.
   - Não há necessidade de outras doses aos indivíduos vacinados com PPSV23 aos 65 anos ou mais.
10. **Vacina pneumocócica conjugada 13-valente (PCV13)**
    - Os adultos com idade igual ou superior a 19 anos, portadores de doenças imunocomprometedoras (inclusive insuficiência renal crônica ou síndrome nefrótica), asplenia funcional ou anatômica, extravasamento de líquido cerebrospinal ou implante coclear, e que não tenham sido previamente vacinados com PCV13 ou PPSV23, devem receber uma dose única de PCV13, seguida por uma dose de PPSV23 no mínimo oito semanas mais tarde.
    - Os adultos com idade igual ou superior a 19 anos e os quadros anteriormente mencionados que tenham recebido uma ou duas doses de PPSV23 devem receber uma dose de PCV13 um ano ou mais após a última dose de PPSV23. Para aqueles que requeiram doses adicionais de PPSV23, a primeira dose deve ser administrada no mínimo oito semanas após a PCV13 e no mínimo cinco anos após a dose mais recente de PPSV23.
    - Quando indicada, a PCV13 deve ser administrada aos pacientes cujo estado vacinal seja incerto e sem registro de vacinação prévia.
    - Embora a PCV13 esteja licenciada pela FDA para uso e possa ser administrada a indivíduos a partir de 50 anos de idade, o ACIP recomenda vacinação com PCV13 aos adultos a partir de 19 anos de idade portadores das doenças clínicas anteriormente assinaladas.
11. **Meningococos**
    - Administrar duas doses de vacina meningocócica conjugada tetravalente (MCV4), com intervalo mínimo de dois meses, aos adultos com asplenia funcional ou deficiência persistente de componente do complemento.
    - Os indivíduos com infecção por HIV vacinados também devem receber duas doses.
    - Administrar uma dose única de vacina meningocócica aos microbiologistas rotineiramente expostos a isolados de *Neisseria meningitidis*, recrutas militares e indivíduos que viajem ou vivam em países em que a doença meningocócica seja hiperendêmica ou epidêmica.
    - Os estudantes no primeiro ano do ensino superior até os 21 anos de idade que estejam vivendo em dormitórios para estudantes devem ser vacinados caso não tenham sido após os 16 anos.
    - Dá-se preferência à MCV4 nos adultos com 55 anos de idade ou menos e qualquer uma das indicações precedentes; para os adultos a partir de 56 anos, dá-se preferência à vacina meningocócica polissacarídica (MPSV4).
    - Recomenda-se revacinação com MCV4 a cada cinco anos aos adultos previamente vacinados com MCV4 ou MPSV4 que se mantenham em risco de infecção (p. ex., adultos com asplenia funcional ou anatômica ou deficiência persistente de componente do complemento).
12. **Hepatite A**
    - Vacinar todos os indivíduos que busquem proteção contra infecção pelo vírus da hepatite A (HAV) e aqueles com qualquer das seguintes indicações:
      - homossexuais masculinos e indivíduos usuários de drogas ilícitas injetáveis ou não;
      - indivíduos que trabalhem com primatas infectados por HAV ou em laboratório de pesquisa com HAV;
      - indivíduos com doença hepática crônica e que estejam recebendo concentrados de fatores da coagulação;
      - indivíduos viajando ou trabalhando em países que tenham endemicidade alta a intermediária para hepatite A;
      - indivíduos não vacinados que prevejam contato pessoal próximo (p. ex., convivência domiciliar ou trabalho como babá) com criança adotada internacionalmente nos primeiros 60 dias desde a chegada nos Estados Unidos vindo de país com endemicidade alta a intermediária. (Para mais informações sobre recomendações aos viajantes, ver nota 1.) A primeira das duas doses de vacina de hepatite A deve ser aplicada assim que se planeje a adoção, idealmente duas ou mais semanas antes da chegada da criança adotada.
    - As vacinas formuladas com um único antígeno devem ser administradas em esquema de duas doses nos meses 0 e 6-12, ou aos 0 e 6-18 meses. Caso se opte por usar a vacina combinada para as hepatites A e B, administrar três doses aos 0, 1 e 6 meses; como alternativa, pode-se usar um esquema de quatro doses, administradas aos 0, 7 e 21-30 dias, seguidas por uma dose de reforço no mês 12.
13. **Hepatite B**
    - Vacinar os indivíduos com qualquer uma das seguintes indicações e qualquer pessoa que esteja buscando proteção contra a infecção pelo vírus da hepatite B (HBV):
      - indivíduos sexualmente ativos que não estejam em uma relação estável mutuamente monogâmica (ou seja, indivíduos com mais de um parceiro sexual nos últimos seis meses); indivíduos buscando por investigação ou tratamento de doença sexualmente transmissível (DST); usuários atuais ou recentes de drogas injetáveis; e homossexuais masculinos;
      - profissionais de saúde ou profissionais da segurança pública potencialmente expostos a sangue ou a outros líquidos corporais infectantes;
      - indivíduos com diabetes melito com idade inferior a 60 anos, assim que possível após o diagnóstico; diabéticos a partir de 60 anos de idade, a critério do médico responsável, com base no grau de necessidade de monitoramento da glicemia em instituições de saúde de longa permanência, probabilidade de adquirir infecção por hepatite B, suas complicações ou sequelas crônicas, e probabilidade de reação imune à vacinação;
      - indivíduos com doença renal em estágio terminal, incluindo aqueles em programa de hemodiálise; indivíduos com infecção por HIV; e portadores de doença hepática crônica;
      - contactantes domiciliares e parceiros sexuais de indivíduos com antígeno de superfície da hepatite B positivo; clientes e membros da equipe de instituições que cuidam de pessoas com incapacidades; e viajantes internacionais a países com prevalência alta ou intermediária de infecção crônica por HBV;
      - todos os adultos nas seguintes situações: instituições que tratem de DST; instituições que realizem teste para HIV; instituições de tratamento e prevenção de uso de drogas; serviços de saúde, em particular aqueles que tratem usuários de drogas injetáveis ou homossexuais masculinos; programas e serviços de tratamento de pacientes em hemodiálise com doença renal em estágio terminal; e instituições e instalações de cuidados não residenciais para indivíduos com incapacidades do desenvolvimento.
    - Administrar as doses que estejam faltando para completar a série de três doses da vacina de hepatite B àqueles não vacinadas ou com vacinação incompleta. A segunda dose deve ser aplicada um mês após a primeira; a terceira dose deve ser administrada no mínimo dois meses após a segunda (e no mínimo quatro meses após a primeira dose). Se for usada a vacina combinada para as hepatites A e B, aplicar três doses com 0, 1 e 6 meses; como alternativa, pode-se usar o esquema de quatro doses, administradas nos dias 0, 7 e 21-30 seguidas por uma dose de reforço no mês 12.
    - Os pacientes adultos em programa de hemodiálise ou com outras doenças imunocomprometedoras devem receber uma dose 40 μg/mL (Recombivax HB) administrada em esquema de três doses com 0, 1 e 6 meses ou duas doses de 20 μg/mL (Engerix-B) administradas simultaneamente em esquema de quatro doses aos 0, 1, 2 e 6 meses.
14. **Condições específicas nas quais se pode usar a vacina para *Haemophilus influenza* tipo b (Hib)**
    - Deve-se considerar o uso de uma dose de vacina de Hib nos indivíduos com doença falciforme, leucemia ou infecção por HIV, ou portadores de asplenia funcional ou anatômica caso não tenham sido vacinados previamente.
15. **Doenças imunocomprometedoras**
    - Em geral as vacinas inativadas (p. ex., pneumocócica, meningocócica e *influenza* [vacina com *influenza* inativada]) são aceitas, e as vacinas vivas evitadas em indivíduos com imunodeficiência ou com doenças imunocomprometedoras. Há informações adicionais disponíveis sobre essas doenças específicas em http://www.cdc.gov/vaccines/pubs/acip-list.htm.

- A primeira série de vacinação anti-Hib consiste em doses IM de 0,5 mL aos 2, 4 e 6 meses de idade. Se for usada a vacina PRP-OMP (PRP conjugada a uma proteína de membrana externa) ela deve ser administrada aos 2 e 4 meses de idade. Recomenda-se dose de reforço entre 12 e 15 meses de idade.
- Para lactentes entre 7 e 11 meses de idade que não tenham sido vacinados, recomendam-se três doses de Hib: duas doses com espaço de quatro semanas e uma dose de reforço entre 12 e 15 meses de idade (mas com intervalo mínimo de quatro semanas desde a segunda dose). Para crianças não vacinadas com idade entre 12 e 14 meses, devem ser administradas duas doses, com intervalo de dois meses. Nas crianças acima de 15 meses, indica-se uma dose única das quatro vacinas conjugadas.

QUADRO 51-3 | Esquema para atualização vacinal de crianças e adultos

FIGURA 2. Esquema para atualização de imunização de indivíduos entre 4 meses e 18 anos de idade que iniciaram a vacinação tardiamente ou estão atrasados mais de um mês – Estados Unidos, 2013

A figura apresenta esquemas de atualização e os intervalos mínimos entre as doses para as crianças cuja vacinação esteja atrasada. Não há necessidade de reiniciar a série de vacinas, independentemente do tempo decorrido entre as doses. Utilizar a seção apropriada à idade da criança. Sempre utilizar esse quadro em conjunto com a Figura 1 e com as notas de rodapé que se seguem.

Vacina	Idade mínima para dose um	Indivíduos com idade entre 4 meses e 6 anos			
		Intervalo mínimo entre as doses			
		Doses um e dois	Doses dois e três	Doses três e quatro	Doses quatro e cinco
Hepatite B[1]	Nascimento	4 semanas	8 semanas e mínimo de 16 semanas após a primeira dose, idade mínima para a dose final é de 24 semanas		
Rotavírus[2]	6 semanas	4 semanas	4 semanas[2]		
Difteria, tétano, pertussis[3]	6 semanas	4 semanas	4 semanas	6 meses	6 meses[3]
Haemophilus influenzae tipo b[5]	6 semanas	4 semanas se a primeira dose for administrada antes de 12 meses 8 semanas (como dose final) se a primeira dose for administrada entre 12 e 14 meses Não há necessidade de outras doses se a primeira dose for dada a partir de 15 meses de idade	4 semanas[5] se a idade atual for inferior a 12 meses 8 semanas (como dose final)[5] se a idade atual for igual ou superior a 12 meses e a primeira dose tenha sido administrada antes de 12 meses e a segunda antes de 15 meses Não há necessidade de outras doses se a anterior tiver sido aplicada com 15 meses de idade ou mais	8 semanas (como dose final) Esta dose só é necessária para crianças com idade entre 12 e 59 meses que tenham recebido três doses antes dos 12 meses de idade	
Pneumocócica[6]	6 semanas	4 semanas se a primeira dose for administrada antes de 12 meses 8 semanas (como dose final para crianças saudáveis) se a primeira dose for administrada aos 12 meses ou mais ou se a idade atual estiver entre 24 e 59 meses Não há necessidade de outras doses para as crianças saudáveis desde que a primeira dose tenha sido aplicada com 24 meses ou mais de idade	4 semanas se a primeira dose for administrada antes de 12 meses 8 semanas (como dose final para crianças saudáveis) se a primeira dose for administrada aos 12 meses ou mais Não há necessidade de outras doses para as crianças saudáveis desde que a primeira dose tenha sido aplicada com 24 meses ou mais de idade	8 semanas (como dose final) Esta dose só é necessária para crianças com idade entre 12 e 59 meses que tenham recebido três doses antes dos 12 meses de idade ou para crianças com alto risco que tenham recebido três doses em qualquer idade	
Poliovírus inativado[7]	6 semanas	4 semanas	4 semanas[7]	6 meses[7] com idade mínima de 4 anos para a dose final	
Meningocócica[13]	6 semanas	8 semanas[13]	Ver nota 13	Ver nota 13	
Sarampo, caxumba, rubéola[9]	12 meses	4 semanas			
Varicela[10]	12 meses	3 meses			
Hepatite A[11]	12 meses	6 meses			

		Indivíduos com idade entre 7 e 18 anos			
Tétano, difteria; tétano, difteria, pertussis[4]	7 anos[4]	4 semanas	4 semanas se a primeira dose tiver sido aplicada com idade inferior a 12 meses 6 meses se a primeira dose aos 12 meses ou mais	6 semanas se a primeira dose tiver sido aplicada com idade inferior a 12 meses	
Papilomavírus humano[12]	9 anos	Recomendam-se intervalos rotineiros entre as doses[12]			
Hepatite A[11]	12 meses	6 meses			
Hepatite B[1]	Ao nascer	4 semanas	8 semanas (e no mínimo 16 semanas após a primeira dose)		
Poliovírus inativado[7]	6 semanas	4 semanas	4 semanas[7]	6 meses[7]	
Meningocócica[13]	6 semanas	8 semanas[13]			
Sarampo, caxumba, rubéola[9]	12 meses	4 semanas			
Varicela[10]	12 meses	3 meses se abaixo de 13 anos de idade 4 semanas se tiver 13 anos ou mais de idade			

OBSERVAÇÃO: as recomendações acima devem ser lidas junto com as notas de rodapé desse esquema.

Notas de rodapé – Esquema de imunização recomendado para indivíduos entre 0 e 18 anos – Estados Unidos, 2013

Para outras orientações sobre o uso das vacinas mencionadas, consulte http://www.cdc.gov/vaccines/pubs/acip-list.htm.

1. **Vacina de hepatite B (HepB). (Idade mínima: ao nascer)**
   Vacinação de rotina:
   Ao nascer
   - Administrar vacina monovalente contra hepatite B a todos os recém-nascidos antes da alta hospitalar.
   - Aos recém-natos de mães com antígeno de superfície da hepatite B (HBsAg) positivo, administrar vacina HepB e 0,5 mL de imunoglobulina anti-hepatite B (HBIG) até 12 horas após o nascimento. Esses lactentes devem ser testados para HBsAg e anticorpo antiHBsAg (anti-HBs) 1 a 2 meses após ter sido completada a série de HepB, entre 9 e 18 meses de idade (preferencialmente na consulta seguinte de rotina).
   - Se o status materno para HBsAg for desconhecido, administrar vacina HepB antes de 12 horas de vida a todos os recém-nascidos, independentemente do peso ao nascer. Para os recém-natos pesando < 2.000 g, administrar HBIG além da HepB nas primeiras 12 horas. Testar a mãe para HBsAg assim que possível e, se o resultado for positivo, administrar HBIG também para os recém-nascidos pesando ≥ 2.000 g (não além de uma semana de vida).
   Doses subsequentes à dose ao nascer
   - A segunda dose deve ser administrada entre 1 e 2 meses de idade. Para as doses administradas antes de 6 meses de idade deve-se usar a vacina HeB monovalente.
   - Os lactentes que não tenham sido vacinados ao nascer devem receber três doses de HeB em esquema de 0, 1 e 2 meses, e 6 meses com início assim que possível. Ver a Figura 2.
   - O intervalo mínimo entre as doses 1 e 2 é de quatro semanas, e entre 2 e 3, de oito semanas. A dose final (terceira ou quarta) na série de vacina HeB não deve ser administrada antes de 24 semanas, e no mínimo 16 semanas após a primeira dose.
   - Recomenda-se a administração de um total de quatro doses de vacina de HeB quando é utilizada uma vacina combinada contendo HeB após a dose ao nascer.
   Atualização da vacina:
   - Os indivíduos não vacinados devem receber três doses da vacina.
   - Uma série de duas doses (doses espaçadas no mínimo por quatro meses) da Recombivax HB para adultos está licenciada para uso em crianças com idade entre 11 e 15 anos.
   - Para outras questões sobre atualização vacinal, ver a Figura 2.

2. **Vacina para rotavírus. (Idade mínima: 6 semanas para RV-1 [Rotarix] e RV-5 [RotaTeq])**
   Vacinação de rotina
   - Administrar uma série de vacinas contra RV a todos os lactentes, como se segue:
     1. Se for usada a RV-1, administrar série de duas doses aos 2 e 4 meses de idade.
     2. Se for usada a RV-5, administrar série de três doses aos 2, 4 e 6 meses.
     3. Se em qualquer dose da série a vacina utilizada foi RV-5, ou se em qualquer das doses da série o tipo da vacina for desconhecido, há indicação de administrar três doses.
   Atualização da vacina:
   - A idade máxima para a primeira dose da série é de 14 semanas e 6 dias.
   - Não se deve iniciar a vacinação em lactentes com 15 semanas ou 0 dia ou mais.
   - A idade máxima para a dose final da série é 8 meses e 0 dia.
   - Para outras questões sobre atualização vacinal, ver a Figura 2.

3. **Toxoides diftérico e tetânico e pertussis acelular (DTaP). (Idade mínima: 6 semanas)**
   Vacinação de rotina:
   - Administrar uma série de cinco doses de DTaP aos 2, 4, 6, 15-18 meses e entre 4 e 6 anos de idade. A quarta dose pode ser administrada a partir de 12 meses de idade, desde que se tenham passado seis meses desde a aplicação da terceira dose.
   Atualização da vacina:
   - A quinta dose (reforço) de DTaP não será necessária se a quarta dose for administrada aos 4 anos de idade ou mais.
   - Para outras questões sobre atualização vacinal, ver a Figura 2.

4. **Toxoides tetânico e diftérico e pertussis acelular (Tdap). (Idade mínima: 10 anos para Boostrix, 11 anos para Adacel)**
   Vacinação de rotina:
   - Administrar uma dose de Tdap a todos os adolescentes entre 11 e 12 anos de idade.
   - A Tdap pode ser administrada independentemente do intervalo decorrido desde a última dose de vacina contendo toxoides tetânico e diftérico.

VACINAS CONTRA HEPATITE

- Para informações sobre vacina contra as hepatites, consultar o Capítulo 25.

VACINA CONTRA PAPILOMAVÍRUS HUMANO

- Nos Estados Unidos, há vacinas bivalentes (Cervarix) e tetravalentes (Gardisil) disponíveis. Ambas são recomendadas em série de três doses (0, 2 e 6 meses) para todas as pacientes do sexo feminino com idade entre 11 e 12 anos e entre 13 e 26 anos. A vacina tetravalente está licenciada para prevenção de condiloma acuminado em pacientes do sexo feminino com idade entre 9 e 26 anos.
- A vacina é bem tolerada, com reações no local de aplicação, cefaleia e fadiga ocorrendo com a mesma frequência do grupo placebo.

QUADRO 51-3 Esquema para atualização vacinal de crianças e adultos *(continuação)*

- Administrar uma dose da TDaP às adolescentes grávidas em todas as gestações (de preferência entre 27 e 36 semanas de gestação), independentemente do número de anos desde a última vacina TD ou TDaP.

Atualização da vacina:
- Os indivíduos entre 7 e 10 anos de idade que não tenham sido completamente imunizados com a série de DTaP da infância devem receber a vacina TDaP como primeira dose da série de atualização; se houver necessidade de doses adicionais, utilizar a vacina dos toxoides tetânico e diftérico(TD). Para essas crianças e adolescentes não se deve usar a vacina TDaP.
- Os indivíduos entre 11 e 18 anos de idade que não tenham recebido a vacina TDaP devem receber uma dose, e, daí em diante, reforço com uma dose TD a cada 10 anos.
- Uma dose de DTaP inadvertidamente aplicada a crianças com idade entre 7 e 10 anos pode contar como parte da série de atualização. Essa dose pode contar como a dose de TDaP da adolescência ou a criança poderá receber uma dose de reforço de TDaP mais tarde entre 11 e 12 anos de idade.
- Para outras questões sobre atualização vacinal, ver a Figura 2.

5. **Vacina conjugada de *Haemophilus influenza* tipo b (Hib). (Idade mínima: 6 semanas)**

Vacinação de rotina:
- Administrar a vacinação primária contra Hib e a dose de reforço a todos os lactentes. A série primária deve ser aplicada aos 2, 4 e 6 meses de idade; contudo, se a vacina PRP-OMP tiver sido administrada aos 2 e 4 meses, não há indicação para nova dose aos 6 meses. Uma dose de reforço deve ser administrada entre 12 e 15 meses de idade.
- A PRP-T deve ser usada apenas para a dose de reforço (final) em crianças entre 12 meses e 4 anos de idade que tenham recebido pelo menos uma dose de Hib.

Atualização da vacina:
- Se a dose um tiver sido administrada entre 12 e 14 meses de idade, a dose de reforço (final) deve ser aplicada no mínimo oito semanas após a primeira dose.
- Se as duas primeiras doses tiverem sido de PRP-OMP e tiverem sido administradas com 11 meses de idade ou antes, a terceira (e última) dose deve ser administrada entre 12 e 15 meses de idade, independentemente do tipo de vacina de Hib (PRP-T ou PRP-OMP) usado para a primeira dose.
- Se a primeira dose tiver sido aplicada entre 7 e 11 meses de idade, administra a segunda dose no mínimo quatro semanas mais tarde e a dose final entre 12 e 15 meses de idade, independentemente da vacina de Hib (PRP-T ou PRP-OMP) usada para a primeira dose.
- Para crianças não vacinadas com 5 meses ou mais de idade, administra apenas uma dose.
- Para outras questões sobre atualização vacinal, ver a Figura 2.

Vacinação de indivíduos com quadros de alto risco:
- A vacina de Hib não é rotineiramente recomendada a pacientes com mais de 5 anos de idade. Entretanto, há indicação de aplicar uma dose de vacina Hib aos indivíduos não vacinados ou parcialmente vacinados, com idade igual ou superior a 5 anos, portadores de leucemia, neoplasias malignas, asplenia anatômica ou funcional (incluindo doença falciforme), infecção pelo vírus da imunodeficiência humana (HIV) ou outros quadros acompanhados por comprometimento imunológico.

6a. **Vacina pneumocócica conjugada (PCV). (Idade mínima: 6 semanas)**

Vacinação de rotina:
- Administra uma dose de vacina PCV13 aos 2, 4 e 6 meses com dose de reforço entre 12 e 15 meses de idade.
- Para crianças entre 14 e 59 meses de idade que tenham recebido a série de vacinal de PCV hepta valente (PCV7) na idade apropriada, aplicar uma única dose suplementar de PCV 13-valente (PCV13).

Atualização da vacina:
- Administrar uma dose de PCV13 a todas as crianças saudáveis entre 24 e 59 meses de idade que não tenham sido completamente vacinadas para a sua idade.
- Para outras questões sobre atualização vacinal, ver a Figura 2.

Vacinação de indivíduos com quadros de alto risco:
- Para crianças com idade entre 24 e 71 meses com determinados quadros clínicos subjacentes (ver nota 6c), administrar uma dose de PCV13 caso já tenham sido aplicadas três doses de PCV previamente, ou administrar duas doses de PCV13, com intervalo mínimo de oito semanas, caso o indivíduo tenha recebido menos de três doses de PCV previamente.
- Uma dose única de PCV13 deve ser administrada a crianças não vacinadas com idade entre 6 e 18 anos que sejam portadoras de asplenia anatômica ou funcional (incluindo doença falciforme), infecção por HIV ou qualquer quadro acompanhado por comprometimento imunológico, implante coclear ou extravasamento de líquido cerebrospinal. Ver MMWR2010;59 (No.RR-11), disponível em http://www.cdc.gov/mmwr/pdf/rr5911.pdf.
- Administre PPSV23 no mínimo oito semanas após a última dose de PCV às crianças com idade igual ou superior a 2 anos com determinadas doenças clínicas (ver notas 6b e 6c)

6b. **Vacina pneumocócica polissacarídica (PPSV23). (Idade mínima: 2 anos)**

Vacinação de indivíduos com quadros de alto risco:
- Administrar PPSV23 no mínimo oito semanas após a última dose de PCV às crianças com idade igual ou superior a 2anos com determinadas doenças clínicas (ver nota 6c).Uma única revacinação com PPSV deve ser aplicada após cinco anos às crianças com asplenia anatômica ou funcional (incluindo doença falciforme) ou com quadro de imunocomprometimento.

6c. **Quadros clínicos para os quais há indicação de PPSV23 em crianças com idade igual ou superior a 2 anos e para os quais há indicação de PCV13 em crianças entre 24 e 71 meses de idade.**
- Crianças imunocompetentes com cardiopatia crônica (particularmente cardiopatia congênita cianótica e insuficiência cardíaca); doença pulmonar crônica (incluindo asma se tratada com doses elevadas de corticosteroide por via oral); diabetes melito; extravasamento de líquido cerebrospinal, ou implante coclear.
- Crianças com asplenia anatômica ou funcional (incluindo doença falciforme e outras hemoglobinopatias, asplenia congênita ou adquirida, ou disfunção esplênica).
- Crianças com doenças imunocomprometedoras: infecção por HIV, insuficiência renal crônica ou síndrome nefrótica, doenças tratadas com medicamentos imunossupressores ou radioterapia, incluindo neoplasias malignas, leucemias, linfomas e doença de Hodgkin; ou transplante de órgão sólido, imunodeficiência congênita.

7. **Vacina de poliovírus inativado (IPV). (Idade mínima: 6 semanas)**

Vacinação de rotina:
- Administrar uma série de IPV aos 2, 4, 6-18 meses, com reforço entre 4 e 6 anos de idade. A dose final da série deve ser administrada com ≥ 4 anos de idade e no mínimo seis meses após a última dose.

Atualização da vacina:
- Nos primeiros 6 meses de vida, recomenda-se administração com intervalo mínimo e nm idade apenas se o indivíduo estiver em risco de exposição iminente a poliovírus circulante (i.e, viagem a região endêmica para pólio ou durante surto).
- Se tiverem sido aplicadas quatro ou mais doses antes dos 4 anos, uma dose adicional deve ser administrada entre 4 e 6 anos de idade.
- Não há necessidade de quarta dose se a terceira tiver sido administrada aos 4 anos ou mais e no mínimo seis meses após a dose anterior.
- Se ambas, vacina de poliovírus inativado (IPV) e a vacina de poliovírus vivo atenuado para administração por via oral (OPV), tiverem sido administradas como parte de série, deve-se aplicar um total de quatro doses independentemente da idade atual da criança.
- A IPV não é rotineiramente recomendada aos residentes nos Estados Unidos com idade igual ou superior a 18 anos.
- Para outras questões sobre atualização vacinal, ver a Figura 2.

8. **Vacina de influenza. (Idade mínima: 6 meses para vacina com vírus inativado [IIV]; 2 anos para vírus vivo atenuado [LAIV])**

Vacinação de rotina:
- Administrar a vacina de influenza anualmente a todas as crianças a partir dos 6 meses de idade. Na maioria dos casos, incluindo não gestantes, com idade entre 2 e 49 anos, pode-se usar LAIV ou IIV. Entretanto, NÃO se deve administrar LAIV a indivíduos (1) com asma;(2) entre 2 e 4 anos que tenham tido sibilos nos últimos 12 meses; ou (3) aqueles com outro quadro clínico subjacente que os predisponha às complicações da influenza. Para rever todas as demais contraindicações ao uso de LAIV, ver MMWR2010; 59 (No. RR-8), disponível em http://www.cdc.gov/mmwr/pdf/wk/mm5908.pdf.
- Administrar uma dose aos indivíduos com 9 anos ou mais de idade.

Informações adicionais
- Para contraindicações e precauções no uso de vacinas e para informações traduzidas acerca de cada vacina, os profissionais de saúde devem consultar as instruções relevantes do ACIP, disponíveis em http://www.cdc.gov/vaccines/pubs/acip-list.htm.
- A fim de calcular o intervalo entre as doses, quatro semanas = 28 dias. Intervalos de quatro meses ou mais são determinados pelos meses calendário.
- As informações sobre exigências de vacinas para viagens podem ser encontradas em http://www.cdc.gov/travel/page/vaccinations.htm.
- Para informações sobre indivíduos com imunodeficiência primária ou secundária, consulte o Quadro 13, "*Vaccination of persons with primary and secondary immunodeficiencies*", nas Recomendações Gerais sobre Imunização (ACIP), em http://www.cdc.gov/mmwr/preview/mmwrhtml/rr6002a1.htm; e American Academy of Pediatrics. Passive Immunization. Em: Pickering LK, Baker CJ, Kimberlin DE, Long SS eds. Red Book: 2012 report of the Committee in Infectious Disease. 29th ed. Elk Grove Village, IL: American Academy of Pediatrics.

Para crianças entre 6 meses e 8 anos de idade:
- Para a temporada 2012-2013, administrar duas doses (separadas no mínimo por quatro semanas) às crianças que estejam sendo vacinadas para influenza pela primeira vez. Para orientações adicionais, siga as diretrizes de administração nas recomendações para a vacina de influenza ACIP 2012, MMWR 2012;61:613-618, disponíveis em http://www.cdc.gov/mmwr/pdf/wk/mm6132.pdf.
- Para a temporada 2013-2014, seguir as diretrizes de administração nas recomendações para vacina de influenza ACIP 2013.

9. **Vacina de sarampo, caxumba e rubéola (MMR). (Idade mínima: 12 meses para vacinação de rotina)**

Vacinação de rotina:
- Administrar a primeira dose de MMR entre 12 e 15 meses, e a segunda dose entre 4 e 6 anos de idade. A segunda dose deve ser administrada antes de 4 anos de idade, desde que se tenham passado no mínimo quatro semanas desde a primeira dose.
- Administrar uma dose de MMR aos lactentes entre 6 e 11 meses antes de sua partida dos Estados Unidos para viagens internacionais. Essas crianças devem ser revacinadas com duas doses de MMR, a primeira entre 12 e 15 meses de idade (12 meses de idade se permanecer em região em que o risco de doença é alto) e a segunda dose no mínimo quatro semanas depois.
- Administrar duas doses de MMR às crianças com idade igual ou superior a 12 meses, antes de sua partida em viagem internacional para fora dos Estados Unidos. A primeira dose deve ser administrada ao completar 12 meses ou mais, e a segunda dose no mínimo quatro semanas depois.

Atualização da vacina:
- Certificar-se de que todas as crianças em idade escolar e os adolescentes tenham recebido duas doses de MMR; o intervalo mínimo entre as duas doses é de quatro semanas.

10. **Vacina de varicela (VAR). (Idade mínima: 12 meses)**

Vacinação de rotina:
- Administrar a primeira dose de VAR entre 12 e 15 meses, e a segunda dose entre 4 e 6 anos de idade. A segunda dose pode ser aplicada antes dos 4 anos de idade, desde que se tenham passado no mínimo três meses desde a primeira dose. Se a segunda dose tiver sido aplicada no mínimo quatro semanas após a primeira, ela pode ser considerada válida.
- Para crianças com idade entre 7 e 18 anos que não têm evidências de imunidade (ver MMWR 2007;56 [No. RR-4], disponível em http://www.cdc.gov/mmwr/pdf/rr5604.pdf) recebam duas doses de vacina contra varicela. Para crianças entre 7 e 12 anos, o intervalo mínimo recomendado entre doses é de três meses (se a segunda dose tiver sido administrada no mínimo quatro semanas após a primeira, ela pode ser considerada válida); para indivíduos com idade igual ou superior a 13 anos, o intervalo mínimo entre as doses deve ser de quatro semanas.

11. **Vacina de hepatite A (HepA). (Idade mínima: 12 meses)**

Vacinação de rotina:
- Iniciar a série com duas doses de vacina contra hepatite A nas crianças com idade 12 e 23 meses; as duas doses devem ser separadas em 6 a 18 meses.
- As crianças que tenham recebido uma dose de vacina HepA antes de 24 meses de idade devem receber uma segunda dose entre 6 e 18 meses após a primeira.
- Qualquer indivíduo com idade igual ou superior a 2 anos, que tenha recebido a série de vacinas contra HepA, e para o qual haja indicação de imunidade contra o vírus da hepatite A, pode receber duas doses da vacina com intervalo de 6 a 18 meses.

Atualização da vacina:
- O intervalo mínimo entre as duas doses deve ser de seis meses.

Populações especiais:
- Certificar-se de que todas as crianças de HepA com intervalo mínimo de seis meses aos indivíduos que não tenham sido previamente vacinados para HepA e que estejam em uma das programas de vacinação tenham recebido duas crianças maiores, ou que tenham risco aumentado de infecção.

12. **Vacina contra papilomavírus humano (HPV). (HPV4 e HPV2). (Idade mínima: 9 anos)**

Vacinação de rotina:
- Administrar a série de vacinas contra HPV no esquema 0, 1-2, e 6 meses a todos os adolescentes com idade entre 11 e 13 anos. Para o sexo feminino podem ser usadas tanto HPV4 quanto HPV2, mas para o sexo masculino apenas a HPV4.
- A série de vacinas pode ser iniciada ao 9 anos de idade.
- Administrar a segunda dose 1 a 2 meses após a primeira dose e a terceira seis meses após a primeira (no mínimo 24 semanas após a primeira dose).

Atualização da vacina:
- Caso não tenha havido vacinação prévia, aplicar a série de vacinas do sexo feminino (HPV2 ou HPV4) e do masculino (HPV4) entre 13 e 18 anos de idade.

13. **Vacina meningocócica conjugada (MCV). (Idade mínima: 6 semanas para Hib-MenCY, 9 meses para Menactra (MCV4-D), 2 anos para Menveo [MCV4-CRM])**

Vacinação de rotina:
- Administrar a vacina MCV4 entre 11 e 12 anos de idade, com dose de reforço aos 16 anos.
- Os adolescentes com idade entre 11 e 18 anos com infecção por HIV, devem receber uma série primária de três doses de MCV4, com intervalo mínimo de oito semanas entre as doses. Ver MMWR2011; 60:1018-1019, disponível em http://www.cdc.gov/mmwr/pdf/wk/mm6030.pdf
- Para crianças com idade entre 9 meses e 10 anos com quadros de alto risco, ver adiante.

Atualização da vacina:
- Administrar MCV4 entre 13 e 18 anos de idade aos indivíduos que não tenham sido vacinados.
- Se a primeira dose for administrada entre 13 e 15 anos de idade, deve ser aplicada dose de reforço entre 16 e 18 anos de idade, com intervalo mínimo de oito semanas entre as doses.
- A primeira dose for administrada aos 16 anos ou mais, não há necessidade de reforço.
- Para outras questões sobre atualização vacinal, ver a Figura 2.

Vacinação de indivíduos com quadros de alto risco:
- Para crianças com menos de 19 meses de idade e asplenia anatômica ou funcional (incluindo doença falciforme), administrar uma série infantil de Hib-MenCY aos 2, 4, 6 e 12-15 meses.
- Para crianças com idade entre 2 e 18 meses, com deficiência persistente de componente de complemento, administrar uma série infantil de Hib-MenCY aos 2, 4, 6 e 12-15 meses. Para crianças com idade entre 19 e 23 meses com deficiência persistente de componente do complemento que não tenham completado a série de Hib-MenCY ou de MCV4-D, administrar duas doses primárias de MCV4-D com intervalo mínimo de oito semanas.
- Para crianças com idade igual ou superior a 24 meses com deficiência persistente do complemento ou com asplenia anatômica ou funcional (incluindo doença falciforme), não administrar MCV4-D. Para crianças com asplenia anatômica ou funcional (incluindo doença falciforme) que recebidos a série completa de Hib-MenCY ou de MCV4-D, administrar duas doses primárias de MCV4-D ou de MCV4-CRM. Se a MCV4-D for administrada a uma crianças com asplenia (incluindo doença falciforme), não administrar MCV4-D 4 antes de 2 anos de idade e no mínimo quatro semanas após as duas doses de PCV13. Ver MMWR2011; 60:1131-32, disponível em http://www.cdc.gov/mmwr/pdf/wk/mm6040.pdf.
- Para crianças com 9 meses de idade ou mais nos viajantes em outros países no cinturão africano de meningite ou peregrinos à Meca, administrar uma formulação apropriada à idade (MCV4-D ou MCV4-CRM) de acordo com os sorogrupos A e W-135. A administração prévia de Hib-MenCY não é suficiente para as crianças viajantes ao cinturão da meningite ou peregrinos à Meca. Ver MMWR2011; 60:1391-2, disponível em http://www.cdc.gov/mmwr/pdf/wk/mm6040.pdf.
- Para grupos que estejam presentes em surto causado por um determinado sorogrupo, administrar ou completar uma série de vacina de acordo com a formulação de Hib-MenCY ou MCV4.

Para mais informações sobre a imunização em condições de alto risco, consulte http://www.cdc.gov/vaccines/pubs/acip-list.htm#mening.

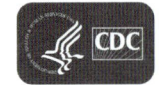

U.S. Department of
Health and Human Services
Centers for Disease
Control and Prevention

QUADRO 51-4 Profilaxia do tétano

História vacinal	Limpa, pequena		Todas as demais	
	Td	TIg	Tda	TIg
Desconhecida ou menos de três doses	Sim	Não	Sim	Sim
Três doses ou mais	Não[a,b]	Não	Não[a,c]	Não

Td, tétano-difteria; TIg, imunoglobulina antitétano.
[a] Para a próxima dose de toxoide Td deve-se usar uma dose única de toxoides diftérico e tetânico de *pertussis* acelular.
[b] Sim, se > 10 anos desde a última dose.
[c] Sim, se > 5 anos desde a última dose.

VACINA CONTRA VÍRUS DA *INFLUENZA*

- Para informações acerca da vacinação contra *influenza*, consultar o Capítulo 41.

VACINA CONTRA SARAMPO

- A vacina contra sarampo é produzida com vírus vivos atenuados e administrada para imunização primária a indivíduos entre 12 e 15 meses de idade ou mais, geralmente em combinação com caxumba e rubéola (MMR). Recomenda-se uma segunda dose entre 4 e 6 anos de idade.
- A vacina não deve ser administrada a pacientes imunossuprimidos (exceto aqueles infectados por HIV) ou a gestantes. Os indivíduos infectados por HIV que não tenham tido sarampo e que jamais tenham sido vacinados devem receber a vacina a não ser que haja evidências de imunossupressão grave.
- A vacina não deve ser administrada no período de um mês desde outra vacina de organismo vivo, exceto quando administradas no mesmo dia (como é o caso da MMR).
- A vacina de sarampo é indicada a todos os indivíduos nascidos após 1956 ou para aqueles que não tenham comprovação de infecção pelo vírus selvagem seja por história ou por título de anticorpos.

VACINA MENINGOCÓCICA

- Há duas vacinas conjugadas contra meningococos: a Menactra foi licenciada para uso em indivíduos entre 9 meses e 55 anos de idade, e a Menveo para aqueles entre 12 e 55 anos. Essas vacinas são recomendadas a todas as crianças entre 11 e 12 anos de idade, com segunda dose aos 16 anos. A vacina é indicada às populações de alto risco, como a dos indivíduos expostos à doença, aqueles no meio de um surto não controlado, viajantes a regiões epidêmicas ou hiperendêmicas para doença meningocócica e indivíduos com deficiência terminal de complemento ou asplenia. Recomenda-se revacinação com intervalo de cinco anos aos indivíduos de alto risco. A vacina polissacarídica deve ser reservada aos indivíduos com mais de 55 anos de idade que requeiram imunização.
- A vacina polissacarídica é administrada por via subcutânea em dose única de 0,5 mL, e a vacina conjugada é administrada em injeção IM.

VACINA CONTRA CAXUMBA

- A vacina (em geral junto com as de sarampo e rubéola, MMR) é administrada inicialmente entre 12 e 15 meses de vida, com uma segunda dose aplicada antes da entrada na escola.
- Recomendam-se duas doses de vacina de caxumba às crianças em idade escolar, viajantes internacionais, estudantes de nível superior, e profissionais de saúde nascidos após 1956.
- A vacinação após exposição não traz benefícios.
- A vacina de caxumba não deve ser administrada a gestantes ou a pacientes imunossuprimidos. A vacina não deve ser aplicada com diferença de seis semanas (preferencialmente três meses) da administração de Ig.

VACINA CONTRA *PERTUSSIS*

- A vacina de *pertussis* acelular costuma ser administrada junto com os toxoides diftérico e tetânico (como DTaP).
- A série primária de imunização para pertússis é formada por quatro doses, administradas aos 2, 4, 6, e 15 a 18 meses. Recomenda-se uma dose de reforço entre 4 e 6 anos de idade. A vacina de *pertussis* é administrada em combinação com as de difteria e tétano (DTaP). A administração de vacina de *pertussis* acelular também é recomendada em adolescentes entre 11 e 18 anos de idade. Além disso, os adolescentes devem receber vacina de *pertussis* junto à próxima dose de toxoides TD.

- As reações sistêmicas, como febre moderada, ocorrem em 3 a 5% daqueles vacinados. Muito raramente ocorrem febre alta, crise convulsiva, acessos de tosse persistentes e episódios de hipotonia e hiporreatividade após a vacinação.
- Há apenas duas contraindicações à administração desta vacina: (1) reação anafilática imediata a uma dose prévia; e (2) encefalite ocorrida no prazo de sete dias de uma dose prévia, sem evidências de outra causa.

VACINA PNEUMOCÓCICA

- Vacina pneumocócica polissacarídica é uma mistura de polissacarídeos capsulares de 23 dos 83 tipos mais prevalentes de *Streptococcus pneumoniae* encontrados nos Estados Unidos.
- A vacina pneumocócica é recomendada aos seguintes indivíduos imunocompetentes:

  ✓ Indivíduos com 65 anos ou mais. Se o indivíduo tiver recebido vacina há mais de cinco anos e, na ocasião da aplicação, tivesse menos de 65 anos, indica-se revacinação.
  ✓ Indivíduos com idade entre 2 e 64 anos portadores de doença crônica.
  ✓ Indivíduos com idade entre 2 e 64 anos portadores de asplenia anatômica. Quando se estiver planejando esplenectomia, a vacina pneumocócica deve ser aplicada no mínimo duas semanas antes da cirurgia.
  ✓ Indivíduos com idade entre 2 e 64 anos vivendo em ambientes nos quais o risco de doença pneumocócica invasiva, ou de suas complicações, é maior. Isso não inclui profissionais e crianças de creches.

- Recomenda-se vacinação pneumocócica aos indivíduos imunocomprometidos a partir de 2 anos de idade com:

  ✓ Infecção por HIV.
  ✓ Leucemia, linfoma, doença de Hodgkin ou mieloma múltiplo.
  ✓ Malignidade generalizada.
  ✓ Insuficiência renal crônica ou síndrome nefrítica.
  ✓ Pacientes que recebem terapia imunossupressora.
  ✓ Receptores de transplante de órgão ou de medula óssea.

- Como as crianças com menos de 2 anos de idade não respondem adequadamente à vacina pneumocócica polissacarídica, foi criada uma vacina conjugada pneumocócica heptavalente (PCV), que pode ser administrada aos 2, 4 e 6 meses de idade e entre 12 e 15 meses de idade.
- A PCV 13 valente (PCV13) é administrada na forma de injeção de 0,5 mL por via IM aos 2, 4 e 6 meses de idade e entre 12 e 15 meses de idade. Uma dose única de PCV13 deve ser administrada às crianças com doença falciforme ou disfunção esplênica, infecção por HIV, doenças imunocomprometedoras, implante coclear, ou extravasamento de líquido cerebrospinal e idade entre 6 e 18 anos. A vacina também está licenciada para uso em indivíduos com idade igual ou superior a 50 anos.

VACINAS CONTRA POLIOVÍRUS

- Há dois tipos de vacina de poliovírus licenciadas para distribuição nos Estados Unidos: uma vacina de poliovírus inativado (IPV) e a vacina de poliovírus vivo atenuado para administração por via oral (OPV). A IPV é a vacina recomendada para a série primária e dose de reforço de crianças nos Estados Unidos, enquanto a OPV é recomendada nas regiões do mundo em que há poliovírus circulante.
- A IPV é administrada às crianças com 2, 4 e 6 a 18 meses e com 4 a 6 anos de idade. Recomenda-se imunização primária contra poliomielite a todas as crianças e adultos jovens com idade até 18 anos. A alergia a qualquer componente da IPV, incluindo estreptomicina, polimixina B e neomicina, contraindica o uso dessa vacina.
- O uso rotineiro da OPV foi suspenso nos Estados Unidos. Não se recomenda o uso da OPV aos indivíduos imunodeficientes ou aos indivíduos normais que residam em locais onde haja outras pessoas imunodeficientes. Essa vacina não deve ser administrada durante a gravidez em razão do pequeno risco teórico para o feto.

VACINA DE RUBÉOLA

- A vacina é administrada junto com as de sarampo e de caxumba (MMR) entre 12 e 15 meses de idade e novamente entre 4 e 6 anos.
- A vacina não deve ser administrada a indivíduos imunossuprimidos, embora a MMR deva ser aplicada a crianças pequenas com HIV, mas sem imunossupressão grave, assim que possível após seu primeiro aniversário. A vacina não deve ser administrada a indivíduos que tenham tido reação anafilática à neomicina.
- Embora a vacina não tenha sido associada à síndrome da rubéola congênita, seu uso é contraindicado durante a gravidez. As mulheres devem ser orientadas a não engravidar nos quatro meses seguintes à vacinação.

VACINA DE VARICELA

1. Recomenda-se vacinação para varicelavírus a todas as crianças entre 12 e 18 meses de idade, com uma segunda dose antes da entrada na escola, entre 4 e 6 anos de idade. Também é recomendada aos indivíduos acima dessa faixa etária caso não tenham tido catapora. Os indivíduos a partir dos 13 anos de idade devem receber duas doses separadas por 4 a 8 semanas.
- A vacina é contraindicada em pacientes imunossuprimidos e em gestantes.
- As crianças com HIV assintomáticas ou levemente sintomáticas devem receber duas doses de vacina de varicela com intervalo de três meses.

VACINA PARA VARICELA-ZÓSTER

1. A vacina para zóster é recomendada aos indivíduos imunocompetentes com mais de 60 anos de idade. Não deve ser usada em indivíduos imunocomprometidos, incluindo aqueles com HIV ou câncer ou em gestantes.
- A administração de Ig antivaricela-zóster é feita via IM (nunca intravenosa [IV]).

IMUNOGLOBULINA

1. A Ig está disponível em preparações IM (IgIM) ou IV (IgIV).
- O Quadro 51-5 lista as doses sugeridas para IgIM em diversos estados de doença.
- A IgIV é usada como se segue:
  - ✓ Estados de imunodeficiência primária, incluindo deficiência de anticorpos e deficiências combinadas.
  - ✓ Púrpura trombocitopênica idiopática.

QUADRO 51-4	Indicações e doses de imunoglobulina intramuscular nas doenças infecciosas
Estados de imunodeficiência primária	1,2 mL/kg IM, seguido por 0,6 mL/kg a cada 2-4 semanas
Exposição à hepatite A	0,02 mL/kg IM ao longo de duas semanas se < 1 ano ou > 39 anos de idade
Profilaxia para hepatite A	0,02 mL/kg IM para exposição com duração < três meses
	0,06 mL/kg IM para exposição com até cinco meses de duração
Exposição à hepatite B	0,06 mL/kg (preferencialmente imunoglobulina para hepatite B nas exposições confirmadas)
Exposição ao sarampo	0,25 mL/kg (dose máxima 15 mL) assim que possível 0,5 mL/kg (dose máxima 15 mL) assim que possível para indivíduos imunocomprometidos
Exposição à varicela	0,6-1,2 mL/kg assim que possível quando não estiver disponível a imunoglobulina para varicela-zóster

IM, intramuscular.

✓ Leucemia linfocítica crônica em pacientes que tenham tido infecção bacteriana grave.
✓ Doença de Kawasaki (síndrome do linfonodo mucocutâneo).
✓ Transplante de medula óssea.
✓ Varicela-zóster.

IMUNOGLOBULINA RHO(D)

1. A RDIg suprime a resposta de anticorpos e a formação de anti-Rho (D) em mulheres Rho(D)-negativo, D^u negativas expostas a sangue Rho(D)-positivo e previne casos futuros de eritroblastose fetal em gestação subsequente de feto Rho(D)-positivo.

- Quando administrada até 72 horas após o parto de recém-nascido a termo, a RDIg reduz a formação de anticorpos ativos de 12% para algo entre 1 e 2%.
- A RDIg também é usada em caso de paciente pré-menopáusica que seja Rho(D)-negativo que tenha recebido sangue ou derivados Rho(D)-positivo inadvertidamente.
- A RDIg deve ser usada em caso de aborto, espontâneo ou provocado, amniocentese ou traumatismo abdominal.

Capítulo elaborado a partir de conteúdo original de autoria de Mary S. Hayney.

52 | Doença de Alzheimer

- A *doença de Alzheimer* (DA) é uma demência progressiva e eventualmente fatal, de causa desconhecida, que se caracteriza por perda das funções cognitivas e físicas, em geral com sintomas comportamentais.

FISIOPATOLOGIA

- As formas de DA de herança dominante representam menos de 1% dos casos. Mais de 50% dos casos de herança dominante de início no indivíduo jovem são atribuídos a alterações nos cromossomos 1, 14 ou 21. A suscetibilidade genética à DA de início tardio está principalmente ligada ao genótipo da apolipoproteína E (APOE), porém uma interação de múltiplos genes com o ambiente pode desempenhar um papel.
- Os fatores de risco associados à DA incluem idade, diminuição da capacidade de reserva do cérebro, lesão craniana, síndrome de Down, depressão, comprometimento cognitivo leve e fatores de risco para doença vascular, incluindo hipertensão, níveis elevados de colesterol das lipoproteínas de baixa densidade, baixos níveis de colesterol das lipoproteínas de alta densidade e diabetes melito.
- Os achados característicos consistem em emaranhados neurofibrilares (ENF) intracelulares, placas amiloides extracelulares no córtex e parte medial do lobo temporal e degeneração de neurônios e sinapses e atrofia cortical. A densidade dos ENF correlaciona-se com a gravidade da demência.
- Os mecanismos propostos para essas alterações incluem os seguintes: (1) agregação da proteína β-amiloide, resultando na formação de placas; (2) hiperfosforilação da proteína tau, levando à formação de ENF; (3) falha sináptica e depleção de neurotrofina e neurotransmissores; (4) disfunção mitocondrial; e (5) estresse oxidativo.
- Entre os déficits de neurotransmissores, a perda de atividade colinérgica é mais proeminente e se correlaciona com a gravidade da DA. A perda de células colinérgicas parece constituir uma consequência da patologia da DA, e não a sua causa.
- Outras considerações acerca dos neurotransmissores incluem as seguintes: (1) ocorre perda dos neurônios serotoninérgicos dos núcleos da rafe e células noradrenérgicas do *locus ceruleus*; (2) há aumento da atividade da monoaminoxidase tipo B; (3) as vias do glutamato do córtex e das estruturas límbicas estão anormais; e (4) os neurotransmissores excitatórios, incluindo o glutamato, podem ser neurotóxicos na DA.

MANIFESTAÇÕES CLÍNICAS

- O declínio cognitivo é gradual e inclui perda da memória, afasia, apraxia, agnosia, desorientação e comprometimento da função executiva. Outros sintomas incluem depressão, sintomas psicóticos, agressão, hiperatividade motora, falta de cooperação, perambulação e combatividade. Os pacientes tornam-se cada vez mais incapazes de realizar o autocuidado. O **Quadro 52-1** mostra os estágios da DA.

DIAGNÓSTICO

- Os critérios diagnósticos do National Institute on Aging e da Alzheimer's Association consideram a DA como um espectro, o qual começa com uma fase pré-clínica assintomática, progride para a

QUADRO 52-1	Estágios da doença de Alzheimer
Leve (pontuação de 26-18 no MEEM)	O paciente tem dificuldade em lembrar eventos recentes. A capacidade de administrar as finanças, preparar o alimento e realizar outras atividades domésticas declina. Pode ficar perdido enquanto dirige. Começa a evitar tarefas difíceis e abandonar passatempos. Pode negar problemas de memória.
Moderada (pontuação de 17-10 no MEEM)	O paciente necessita de assistência nas atividades da vida diária. Com frequência desorientado no tempo (data, ano e estação). A memória de eventos recentes está gravemente comprometida. Pode esquecer alguns detalhes da vida passada, bem como nomes de familiares e amigos. O funcionamento pode flutuar de um dia para outro. O paciente em geral nega qualquer problema. Pode ficar desconfiado ou choroso. Perde a capacidade de dirigir com segurança. A agitação, a paranoia e os delírios são comuns.
Grave (pontuação de 9-0 no MEEM)	O paciente perde a capacidade de falar, andar e alimentar-se. Apresenta incontinência urinária e fecal. Exige cuidados durante as 24 horas do dia, sete dias por semana.

MEEM, miniexame do estado mental.

fase pré-clínica sintomática e, em seguida, para a fase de demência. A DA é um diagnóstico clínico que se baseia, em grande parte, nos sintomas identificados e em dificuldades nas atividades da vida diária, que são revelados por meio de entrevistas com os pacientes e cuidadores.

- No futuro, o avanço nos exames de imagem do cérebro e os biomarcadores validados da doença deverão permitir um diagnóstico mais sofisticado, com identificação das forças e fraquezas cognitivas e localização neuroanatômica dos déficits.
- Nos pacientes com suspeita de DA, devem-se obter uma anamnese e realizar um exame físico, com exames laboratoriais apropriados (níveis séricos de vitamina B_{12}, folato, painel da tireoide, contagens hematológicas, eletrólitos séricos e provas de função hepática). A tomografia computadorizada ou ressonância magnética podem ajudar no estabelecimento do diagnóstico. Para excluir outros diagnósticos, a análise do líquido cerebrospinal ou o eletroencefalograma algumas vezes podem ser justificados.
- Devem-se obter informações sobre o uso de medicamentos, álcool ou outras substâncias, história clínica da família e história de traumatismo, depressão ou lesão craniana. Deve-se excluir o uso de determinados medicamentos (p. ex., anticolinérgicos, sedativos, hipnóticos, opioides, antipsicóticos e anticonvulsivantes) como fatores passíveis de contribuir para os sintomas de demência. É preciso excluir também os medicamentos passíveis de contribuir para o *delirium* (p. ex., digoxina, agentes anti-inflamatórios não esteroides [AINE], antagonistas dos receptores H2 de histamina, amiodarona, agentes anti-hipertensivos e corticosteroides).
- O miniexame do estado mental (MEEM) de Folstein pode ajudar a estabelecer uma história de déficits em duas ou mais áreas de cognição em condições basais para avaliar alterações na gravidade com o passar do tempo. O declínio médio esperado em um paciente sem tratamento é de 2 a 4 pontos por ano.

TRATAMENTO

- Objetivos do tratamento: consiste, principalmente, em manter o paciente funcional pelo maior tempo possível, tendo como objetivo secundário o tratamento das sequelas psiquiátricas e comportamentais.
- Para DA leve a moderada, deve-se considerar o uso de um inibidor da colinesterase, com ajuste para dose de manutenção. Para a DA moderada a grave, deve-se acrescentar a memantina, com ajuste para a dose de manutenção. De modo alternativo, deve-se considerar o uso de memantina ou inibidor da colinesterase isoladamente. Os sintomas comportamentais são tratados por meio de suporte e intervenções comportamentais, sendo a terapia farmacológica utilizada apenas quando necessário.

TERAPIA NÃO FARMACOLÓGICA

- Os transtornos do sono, a perambulação, a incontinência urinária, a agitação e a agressão devem ser tratados, sempre que possível, por meio de intervenções comportamentais e ambientais.

- Por ocasião do diagnóstico inicial, o paciente e o cuidador devem ser instruídos sobre a evolução da doença, os tratamentos disponíveis, as decisões legais, as mudanças no estilo de vida que serão necessárias e os outros problemas relacionados com a qualidade de vida.

FARMACOTERAPIA DOS SINTOMAS COGNITIVOS

- O controle da pressão arterial, do colesterol e do nível de glicemia pode reduzir o risco de desenvolvimento de DA.
- As expectativas razoáveis quanto ao tratamento podem consistir em diminuir a velocidade de declínio das habilidades e postergar a internação do paciente em uma instituição de cuidados prolongados.
- Os pacientes que respondem ao tratamento podem perder os benefícios alcançados se o medicamento for interrompido.

Inibidores da colinesterase

- O **Quadro 52-2** fornece um resumo das doses dos inibidores da colinesterase e da **memantina**. Quando um inibidor da colinesterase é substituído por outro, geralmente é suficiente uma semana de descanso.
- Nenhum ensaio clínico comparativo avaliou a eficácia de um agente em relação a outro. A **donepezila**, a **rivastigmina** e a **galantamina** estão indicadas para a DA leve a moderada; a donepezila também está indicada para a DA grave.
- Se o declínio na pontuação do MEEM for de mais de 2 a 4 pontos após o tratamento com o agente inicial durante um ano, uma opção razoável consiste em mudar para um inibidor da colinesterase diferente. Caso contrário, o tratamento deve ser continuado com a medicação inicial durante toda a evolução da doença. Os três inibidores da colinesterase exibem eficácia semelhante na DA leve a moderada, e a duração do benefício estende-se por 3 a 12 meses. Em virtude de suas meias-vidas curtas, se o tratamento com rivastigmina ou galantamina for interrompido por vários dias ou mais, é preciso modificar a dose, iniciando na menor dose.
- Os efeitos adversos mais frequentes consistem em sintomas gastrintestinais (GI) leves a moderados (náuseas, vômitos e diarreia), incontinência urinária, tontura, cefaleia, síncope, bradicardia, fraqueza muscular, salivação e sudorese. A interrupção abrupta do medicamento pode causar agravamento da cognição e do comportamento em alguns pacientes. O **Quadro 52-3** apresenta os efeitos colaterais e os parâmetros de monitoramento.

Outros fármacos

- A **memantina** bloqueia a neurotransmissão glutamatérgica ao antagonizar os receptores de N-metil-D-aspartato, o que pode impedir reações excitotóxicas. O fármaco é usado como monoterapia ou em associação com um inibidor da colinesterase. A memantina está indicada para o tratamento da DA moderada a grave, e não para a DA leve. Não é metabolizada pelo fígado, sendo excretada principalmente, em sua forma inalterada, na urina. A dose precisa ser ajustada em pacientes com comprometimento renal. Em geral, é bem tolerada e os efeitos colaterais consistem em constipação intestinal, confusão, tontura e cefaleia.
- As diretrizes recomendam o uso de **ácido acetilsalicílico** em baixa dose nos pacientes com DA que apresentam doença cerebrovascular significativa.
- Os ensaios clínicos não sustentam o uso de **estrogênio** na prevenção ou tratamento da demência.
- A **vitamina E** está sendo investigada para prevenção da DA e não é recomendada para o seu tratamento.
- Devido à incidência de efeitos colaterais e à falta de evidências de suporte, nem os **AINE** nem a **prednisona** são recomendados para o tratamento ou a prevenção da DA.
- Ensaios clínicos das *estatinas* não demonstraram nenhum benefício significativo na prevenção ou tratamento da DA.
- Em virtude dos dados limitados de eficácia, do potencial de efeitos adversos (p. ex., náuseas, vômitos, diarreia, cefaleia, tontura, inquietação, fraqueza e hemorragia) e da pouca padronização dos fitoterápicos, o *Ginkgo biloba* não é recomendado para a prevenção ou o tratamento da DA.
- Não se deve usar *Ginkgo biloba* em indivíduos que tomam anticoagulantes ou agentes antiplaquetários, e o fitoterápico deve ser usado com cautela naqueles que tomam **AINE**.
- A **huperzina A** não foi adequadamente avaliada e, no momento atual, não é recomendada para o tratamento da DA.

QUADRO 52-2	Doses dos fármacos usados para sintomas cognitivos			
Fármaco	**Dose inicial**	**Faixa habitual**	**Dose para populações especiais**	**Outros**
Inibidores da colinesterase				
Donepezila	5 mg diariamente à noite	5-10 mg ao dia na DA leve a moderada 10-23 mg ao dia na DA moderada a grave		Disponível na forma de: comprimido, comprimido de desintegração oral (CDO) Pode ser tomada com ou sem alimento Perda de peso associada com dose diária de 23 mg
Rivastigmina	1,5 mg, duas vezes ao dia (cápsula, solução oral) 4,6 mg/dia, (adesivo transdérmico)	3-6 mg duas vezes ao dia (cápsula, solução oral) 9,5-13,3 mg/dia (adesivo transdérmico)	Comprometimento renal moderado a grave, comprometimento hepático leve a moderado ou baixo peso corporal (< 50 kg): considerar uma dose diária máxima de 4,6 mg a cada 24 horas (adesivo transdérmico)	Disponível na forma de: cápsula, solução oral, adesivo transdérmico Tomar com as refeições Também indicada para demência associada à doença de Parkinson A aplicação concomitante de múltiplos adesivos transdérmicos está associada à hospitalização e morte
Galantamina	4 mg duas vezes ao dia (comprimido, solução oral) 8 mg ao dia pela manhã (cápsula de liberação prolongada)	8-12 mg duas vezes ao dia (comprimido, solução oral) 16-24 mg (cápsula de liberação prolongada)	Comprometimento renal ou hepático moderado: dose diária máxima de 16 mg Comprometimento renal ou hepático grave: não é recomendada	Disponível na forma de: comprimido, solução oral, cápsula de liberação prolongada Tomar com as refeições
Antagonista do receptor de N-metil-D-aspartato (NMDA)				
Memantina	5 mg ao dia 7 mg ao dia (cápsula de liberação prolongada)	10 mg, duas vezes ao dia 28 mg ao dia (cápsula de liberação prolongada)	Comprometimento renal grave: dose de manutenção de 5 mg, duas vezes ao dia (comprimido, solução oral) ou 14 mg ao dia (cápsula de liberação prolongada)	Disponível na forma de: comprimido, solução oral, cápsula de liberação prolongada Pode ser tomada com ou sem alimento

DA, doença de Alzheimer.

QUADRO 52-3	Monitoramento da terapia farmacológica para sintomas cognitivos		
Fármaco	**Reação adversa ao fármaco**	**Parâmetro de monitoramento**	**Comentário**
Inibidores da colinesterase	Tontura, síncope, bradicardia, arritmias atriais, infarto do miocárdio, angina, convulsões, bloqueio sinoatrial e atrioventricular	Relato de tontura ou quedas, pulso, pressão arterial e alteração da pressão arterial postural	A tontura costuma ser leve, transitória e não está relacionada com problemas cardiovasculares Verificação rotineira do pulso em condições basais, mensalmente durante o ajuste das doses e, em seguida, a cada seis meses
Inibidores da colinesterase	Náusea, vômitos, diarreia, anorexia e perda de peso	Peso e queixas GI	Tomar com alimentos para diminuir o desconforto GI Efeitos adversos GI relacionados com a dose e geralmente transitórios que são observados no início da administração do fármaco, no ajuste da dose ou na substituição por outro fármaco Os pacientes debilitados ou aqueles com peso < 55 kg podem ter mais tendência a apresentar efeitos adversos GI e perda de peso significativa, em particular quando a rivastigmina é prescrita, ou quando se efetua o ajuste para 23 mg de donepezila Os efeitos adversos GI são menos proeminentes com a rivastigmina transdérmica do que oral
Inibidores da colinesterase	Doença ulcerosa péptica, sangramento GI	Sinais ou sintomas de sangramento GI ativo oculto	De preocupação particular para pacientes com risco aumentado de desenvolver úlceras, como aqueles com história de doença ulcerosa ou uso concomitante de AINE
Inibidores da colinesterase	Insônia, sonhos vívidos/anormais, pesadelos	Queixas de transtornos do sono, sonolência diurna	A donepezila pode ser tomada pela manhã para diminuir o risco de transtorno do sono
Memantina	Cefaleia, confusão, tontura, alucinações	Relato de tontura ou quedas, alucinações	A confusão pode ser observada durante o ajuste da dose, porém é habitualmente transitória A memantina pode diminuir os efeitos adversos GI associados à terapia com inibidores da colinesterase
Memantina	Constipação intestinal	Queixas GI	

AINE, agentes anti-inflamatórios não esteroides; GI, gastrintestinal.

FARMACOTERAPIA DOS SINTOMAS NÃO COGNITIVOS

- A farmacoterapia dos sintomas não cognitivos é direcionada para os sintomas psicóticos, o comportamento inapropriado ou disfuncional e a depressão. Os medicamentos e as doses recomendadas estão relacionados no **Quadro 52-4**.
- As diretrizes gerais incluem as seguintes: (1) usar intervenções ambientais em primeiro lugar e a farmacoterapia apenas quando necessário; (2) identificar e corrigir as causas subjacentes de comportamentos disfuncionais, quando possível; (3) iniciar com doses reduzidas e ajustar lentamente; (4) monitorar rigorosamente; (5) tentar periodicamente reduzir de modo gradual e suspender o medicamento; e (6) documentar cuidadosamente.
- Evitar os medicamentos psicotrópicos anticolinérgicos, visto que eles podem piorar a cognição.

Inibidores da colinesterase e memantina

- Os **inibidores da colinesterase** e a **memantina** demonstraram produzir uma melhora modesta dos sintomas comportamentais com o passar do tempo, porém não são capazes de reduzir significativamente a agitação aguda.

Antipsicóticos

- Os medicamentos antipsicóticos têm sido tradicionalmente usados para comportamentos disfuncionais e sintomas neuropsiquiátricos, mas os riscos e os benefícios precisam ser cuidadosamente ponderados.
- Uma metanálise verificou que apenas 17 a 18% dos pacientes com demência apresentaram uma resposta modesta ao tratamento com antipsicóticos atípicos. Os eventos adversos (p. ex., sonolência, sintomas extrapiramidais, marcha anormal, agravamento da cognição, eventos vasculares cerebrais e risco aumentado de morte [ver alerta de tarja preta]) são maiores da que as vantagens. Outra revisão sistemática e metanálise constataram uma melhora pequena, porém significativa, nos escores de sintomas comportamentais em pacientes tratados com **aripiprazol**, **olanzapina** e **risperidona**.
- Os antipsicóticos típicos também podem produzir um pequeno risco aumentado de morte e efeitos extrapiramidais mais graves e hipotensão em comparação aos antipsicóticos atípicos.
- O tratamento de pacientes com DA com antipsicóticos raramente deve ser mantido por mais de 12 semanas.

QUADRO 52-4	Medicamentos usados nos sintomas não cognitivos da demência		
Fármacos	**Dose inicial (mg)**	**Dose de manutenção na demência (mg/dia)**	**Sintomas-alvo**
Antipsicóticos			
Aripiprazol	10-15	30 (dose máxima)	Psicose; alucinações, delírios, desconfiança
Olanzapina	2,5	5-10	
Quetiapina	25	100-400	Comportamentos disfuncionais: agitação, agressão
Risperidona	0,25	0,5-2	
Antidepressivos			
Citalopram	10	10-20	Depressão: perda do apetite, insônia, desamparo, anedonia, retraimento, pensamentos suicidas, agitação, ansiedade
Escitalopram	5	10 (dose máxima)	
Fluoxetina	10	10-20	
Paroxetina	10	10-40	
Sertralina	12,5	150 (dose máxima)	
Mirtazapina	15	15-30	
Trazodona	25	75-150	
Anticonvulsivantes			
Carbamazepina	100	300-600	Agitação ou agressão
Ácido valproico	125	500-1.500	

Antidepressivos

• A depressão e a demência compartilham muitos sintomas, e o diagnóstico de depressão pode ser difícil, particularmente em um estágio mais avançado da evolução da DA.

• Costuma ser administrado um **inibidor seletivo da recaptação de serotonina** (ISRS) a pacientes deprimidos com DA, e as melhores evidências apontam para a **sertralina** e o **citalopram**. Em geral, evita-se o uso de **antidepressivos tricíclicos**.

Terapias diversas

• O uso de **benzodiazepínicos** não é aconselhado, exceto "quando necessário" para episódios infrequentes de agitação.

• A **carbamazepina**, o **ácido valproico** e a **gabapentina** podem constituir alternativas, porém as evidências são divergentes.

AVALIAÇÃO DOS DESFECHOS TERAPÊUTICOS

• Na entrevista inicial do paciente e do cuidador, é necessário identificar os sintomas-alvo, definir os objetivos terapêuticos e documentar o estado cognitivo, a condição física, o desempenho funcional, o humor, os processos do pensamento e o comportamento.

• Devem-se utilizar o MEEM para a cognição, a Escala de Automanutenção física para Atividades da Vida Diária e o Questionário do Inventário Neuropsiquiátrico para Avaliação dos Transtornos do Comportamento, a fim de quantificar as alterações nos sintomas e na função.

• O paciente deve ser cuidadosamente observado quanto a efeitos colaterais potenciais. Os efeitos colaterais específicos a serem monitorados e o método e a frequência de monitoramento devem ser documentados.

• A avaliação da eficácia do fármaco, dos efeitos colaterais, da adesão ao esquema de tratamento e da necessidade de ajuste da dose ou mudança no tratamento deve ser realizada pelo menos mensalmente. Podem ser necessários vários meses a um ano de tratamento para determinar se a terapia é benéfica.

Capítulo elaborado a partir de conteúdo original de autoria de Patricia W. Slattum, Emily P. Peron e Angela Massey Hill.

Epilepsia 53

- A *epilepsia* é definida pela ocorrência de pelo menos duas crises epilépticas não provocadas, com ou sem convulsões (i.e., contrações involuntárias e violentas dos músculos voluntários), separadas por um intervalo de pelo menos 24 horas. A crise epiléptica resulta de uma descarga excessiva dos neurônios corticais e caracteriza-se por alterações da atividade elétrica, conforme medido pelo eletroencefalograma (EEG).

FISIOPATOLOGIA

- As crises epilépticas resultam da excitação excessiva ou da inibição desordenada dos neurônios. No início, ocorre descarga anormal de um pequeno número de neurônios. Em seguida, a condutância normal da membrana e as correntes sinápticas inibitórias são perdidas, e a excitabilidade dissemina-se localmente (crise focal) ou de maneira mais ampla (crise generalizada).
- Os mecanismos que podem contribuir para a hiperexcitabilidade sincrônica incluem: (1) alterações dos canais iônicos nas membranas neuronais; (2) modificações bioquímicas dos receptores; (3) modulação dos sistemas de segundos mensageiros e expressão gênica; (4) alterações nas concentrações extracelulares de íons; (5) alterações na captação e metabolismo dos neurotransmissores nas células gliais; (6) modificação na relação e função dos circuitos inibitórios; e (7) desequilíbrios locais entre os principais neurotransmissores (p. ex., glutamato, ácido γ-aminobutírico [GABA]) e neuromoduladores (p. ex., acetilcolina, norepinefrina e serotonina).
- As crises epilépticas prolongadas e a exposição contínua ao glutamato podem resultar em lesão neuronal, déficits funcionais e retransmissão dos circuitos neuronais.

MANIFESTAÇÕES CLÍNICAS

- A Classificação Internacional das Crises Epilépticas (Quadro 53-1) identifica a epilepsia com base na descrição clínica e nos achados eletrofisiológicos.
- Muitos pacientes, particularmente aqueles com crises parciais complexas ou tônico-clônicas generalizadas (TCG), sofrem de amnésia em relação ao evento convulsivo real.

SINAIS E SINTOMAS

- Os sintomas dependem do tipo de crise epiléptica. Embora as crises possam variar entre pacientes, elas tendem a ser estereotipadas em determinado indivíduo.
- As crises parciais (focais) começam em um hemisfério do cérebro e, a não ser que se tornem secundariamente generalizadas, resultam em crise assimétrica. As crises parciais manifestam-se como alterações das funções motoras, sintomas sensoriais ou somatossensoriais ou automatismos. Os pacientes podem ter perda da memória ou aberrações do comportamento. Uma crise parcial que se torna generalizada é denominada *crise secundariamente generalizada*. Nas crises parciais complexas, há alteração da consciência e nenhuma memória do evento.
- As crises de ausência geralmente ocorrem em crianças pequenas ou em adolescentes e caracterizam-se por início súbito, interrupção das atividades, olhar fixo inexpressivo e, possivelmente, breve rotação dos olhos para cima. Ocorre apenas um breve período (segundos) de alteração da consciência. As crises de ausência apresentam um padrão característico de picos e ondas lentas de 2 a 4 ciclos por segundo no EEG.
- As crises TCG são episódios convulsivos maiores que estão sempre associados à perda da consciência. Os sintomas motores são bilaterais. As crises TCG podem ser precedidas de sintomas premonitórios (i.e., aura). Uma crise tônico-clônica precedida de aura em geral é uma crise parcial que é secundariamente generalizada. As crises tônico-clônicas começam com uma curta contração tônica dos músculos, seguida de um período de rigidez e movimentos clônicos. O paciente pode perder o controle dos esfíncteres, morder a língua ou ficar cianótico. O episódio costuma ser seguido de sono profundo.

QUADRO 53-1	Classificação internacional das crises epilépticas

I. Crises parciais (crises que começam localmente)

  A. Simples (sem comprometimento da consciência)

    1. Com sintomas motores

    2. Com sintomas sensoriais ou somatossensoriais especiais

    3. Com sintomas psicóticos

  B. Complexas (com comprometimento da consciência)

    1. Início de crise parcial simples, seguida de comprometimento da consciência – com ou sem automatismos

    2. Comprometimento da consciência no início – com ou sem automatismos

  C. Secundariamente generalizadas (início parcial que evolui para a crise tônico-clônica generalizada)

II. Crises generalizadas (bilateralmente simétricas e sem início local)

  A. Ausência

  B. Mioclônica

  C. Clônica

  D. Tônica

  E. Tônico-clônica

  F. Atônica

  G. Espasmos infantis

III. Crises não classificadas

IV. Estado epiléptico

- No período interictal (entre os episódios de crises), não costumam existir sinais patognomônicos objetivos de epilepsia.
- As contraturas mioclônicas consistem em contrações musculares breves e semelhantes a choque da face, do tronco e dos membros. Podem ser eventos isolados, ou podem ser rapidamente repetitivos.
- Nas crises atônicas, ocorre súbita perda do tônus muscular, que pode ser descrita como queda da cabeça, flacidez de um membro ou queda ao solo.

DIAGNÓSTICO

- O paciente e a sua família são solicitados a caracterizar a crise epiléptica quanto à sua frequência, duração, fatores desencadeantes, momento de ocorrência, presença de aura, atividade ictal e estado pós-ictal.
- O exame físico e neurológico e os exames laboratoriais pode identificar a etiologia.

EXAMES LABORATORIAIS

- Em alguns casos, em particular após crises TCG (ou, talvez, parciais complexas), os níveis séricos de prolactina podem estar transitoriamente elevados. A obtenção do nível sérico de prolactina dentro de 10 a 20 minutos após uma crise tônico-clônica pode ajudar a diferenciar a atividade convulsiva da atividade pseudoconvulsiva, mas não da síncope.
- Exames laboratoriais (SMA-20 [*sequential multichannel analysis*], hemograma completo, exame de urina e bioquímica do sangue) podem ser realizados para excluir as causas de crises passíveis de tratamento (hipoglicemia, concentrações séricas alteradas de eletrólitos, infecções, etc.) que não representam epilepsia. Uma punção lombar pode estar indicada se houver febre.

OUTROS EXAMES COMPLEMENTARES

- O EEG é de grande utilidade no diagnóstico de vários distúrbios convulsivos, porém a atividade epileptiforme só é encontrada em cerca de 50% dos pacientes com epilepsia.
- Embora a ressonância magnética seja muito útil (particularmente a imagem dos lobos temporais), a tomografia computadorizada em geral não é valiosa, exceto na avaliação inicial na pesquisa de tumor ou sangramento cerebral.

TRATAMENTO

- Objetivos do tratamento: consistem em controlar ou reduzir a frequência e a intensidade das crises, reduzir ao máximo os efeitos colaterais e garantir a adesão ao tratamento, de modo que o paciente possa ter uma vida mais normal possível. A supressão completa das crises epilépticas deve ser considerada em relação à tolerabilidade dos efeitos colaterais, e o paciente deve participar na definição desse equilíbrio. Os efeitos colaterais e as comorbidades (p. ex., ansiedade, depressão), bem como questões sociais (p. ex., transporte, segurança no emprego, relacionamentos, estigma social), possuem impacto significativo sobre a qualidade de vida.

ABORDAGEM GERAL

- A seleção dos fármacos depende do tipo de epilepsia (Quadro 53-2), dos efeitos adversos específicos do fármaco e das preferências do paciente. A Figura 53-1 fornece um algoritmo sugerido para o tratamento da epilepsia.
- Deve-se iniciar com monoterapia. Cerca de 65% dos pacientes podem ser mantidos com um fármaco antiepiléptico (FAE) e ser bem controlados, embora não necessariamente livres de crises.
- Até 60% dos pacientes com epilepsia não aderem ao tratamento, constituindo o motivo mais comum do fracasso da terapia.
- A terapia farmacológica pode não estar indicada para pacientes que só tiveram uma crise epiléptica ou para aqueles cujas crises têm impacto mínimo em suas vidas. Os pacientes que sofreram duas ou mais crises geralmente devem ser tratados inicialmente com FAE.
- Os fatores que favorecem a interrupção bem-sucedida dos FAE incluem um período de 2 a 4 anos sem crises epilépticas, controle completo das crises dentro de um ano após o seu início, início das crises depois de 2 anos de idade e antes dos 35 anos, e eletrocardiograma (ECG) e exame neurológico normais. Os fatores de prognóstico sombrio incluem história de alta frequência de crises, episódios repetidos de estado epiléptico, uma combinação de tipos de crises e desenvolvimento de funcionamento mental anormal. Um período de dois anos sem crises é sugerido para a ausência e a epilepsia rolândica, enquanto se sugere um período de quatro anos sem crises para as crises parciais simples, parciais complexas e de ausência associadas a crises tônico-clônicas. De acordo com a American Academy of Neurology Guidelines, a interrupção dos FAE pode ser considerada quando o paciente fica livre de crises por 2 a 5 anos, quando há um único tipo de crise parcial ou crise TCG primária, quando o exame neurológico e o quociente de inteligência (QI) estão normais, e quando o EEG se normaliza com o tratamento. Os FAE devem sempre ser retirados de maneira gradual.

MECANISMO DE AÇÃO

- O mecanismo de ação da maioria dos FAE inclui efeitos sobre a cinética dos canais iônicos (sódio e Ca), aumento da neurotransmissão inibitória (aumento do GABA no sistema nervoso central [SNC]) e modulação da neurotransmissão excitatória (diminuição ou antagonismo do glutamato e aspartato). Os FAE que são efetivos contra as crises TCG e as crises parciais provavelmente atuam ao atrasar a recuperação dos canais de sódio de sua ativação. Os fármacos que reduzem as correntes de Ca tipo T corticotalâmicas mostram-se efetivos contra as crises de ausência generalizadas.

CONSIDERAÇÕES ESPECIAIS EM PACIENTES DO SEXO FEMININO

- Os estrogênios exercem um efeito ativador sobre as crises, enquanto a progesterona tem um efeito protetor. Os FAE indutores de enzimas (p. ex., fenobarbital, fenitoína, carbamazepina, topiramato, oxcarbazepina e, talvez, rufinamida, lamotrigina, clobazam e felbamato) podem resultar em falha do tratamento nas mulheres que tomam **contraceptivos orais**; aconselha-se uma forma suplementar de controle da natalidade se houver sangramento inesperado.

QUADRO 53-2	Fármacos de escolha para distúrbios convulsivos específicos		
Tipo de crise	**Fármacos de primeira linha**	**Fármacos alternativos**[a]	**Comentários**
Crises parciais (recém-diagnosticadas)			
Diretrizes dos EUA	*Adultos e adolescentes:* Ácido valproico Carbamazepina Fenitoína Fenobarbital Gabapentina Oxcarbazepina Topiramato		*Aprovados pela FDA:* Ácido valproico Carbamazepina Fenitoína Fenobarbital Lacosamida Topiramato
Diretrizes do Reino Unido	Carbamazepina Lamotrigina	Ácido valproico Levetiracetam Oxcarbazepina	
Diretrizes da ILAE	*Adultos:* Ácido valproico Carbamazepina Fenitoína	*Adultos:* Gabapentina Fenobarbital Lamotrigina Oxcarbazepina Topiramato	
	Crianças: Oxcarbazepina	*Crianças* Ácido valproico Fenitoína Fenobarbital Topiramato	
	Idosos: Gabapentina Lamotrigina	*Idosos:* Carbamazepina	
Painel de especialistas EUA, 2005	Carbamazepina Lamotrigina Oxcarbazepina	Levetiracetam	
Crises parciais (refratárias à monoterapia)			
Diretrizes dos EUA	Lamotrigina Oxcarbazepina Topiramato		*Aprovados pela FDA:* Ácido valproico Carbamazepina Fenitoína Fenobarbital Lamotrigina Oxcarbazepina Topiramato

(continua)

QUADRO 53-2	Fármacos de escolha para distúrbios convulsivos específicos (*continuação*)		
Tipo de crise	**Fármacos de primeira linha**	**Fármacos alternativos**[a]	**Comentários**
Diretrizes do Reino Unido	Lamotrigina		
	Oxcarbazepina		
	Topiramato		
Crises parciais (refratárias a adjuvantes)			
Diretrizes dos EUA	*Adultos:*		*Aprovados pela FDA:*
	Gabapentina		Ácido valproico
	Lamotrigina		Carbamazepina
	Levetiracetam		Gabapentina
	Oxcarbazepina		Fenitoína
	Tiagabina		Fenobarbital
	Topiramato		Lamotrigina
	Zonisamida		Levetiracetam
	Crianças:		Oxcarbazepina
	Gabapentina		Pregabalina
	Lamotrigina		Tiagabina
	Oxcarbazepina		Vigabatrina
	Topiramato		Zonisamida
Diretrizes do Reino Unido	Ácido valproico	Fenobarbital	
	Carbamazepina	Fenitoína	
	Clobazam	Lacosamida	
	Gabapentina	Pregabalina	
	Lamotrigina	Tiagabina	
	Levetiracetam	Vigabatrina	
	Oxcarbazepina	Zonisamida	
	Topiramato		
Crises generalizadas de ausência (recém diagnosticadas)			
Diretrizes dos EUA	Lamotrigina		*Aprovados pela FDA:*
			Etossuximida
			Ácido valproico
Diretrizes do Reino Unido	Ácido valproico	Clobazam	
	Etossuximida	Clonazepam	
	Lamotrigina	Levitiracetam	
		Topiramato	
		Zonisamida	
Diretrizes da ILAE	Nenhum	Ácido valproico	
		Etossuximida	
		Lamotrigina	
Painel de especialistas EUA, 2005	Ácido valproico	Lamotrigina	
	Etossuximida		

(continua)

QUADRO 53-2	Fármacos de escolha para distúrbios convulsivos específicos (*continuação*)		
Tipo de crise	**Fármacos de primeira linha**	**Fármacos alternativos**[a]	**Comentários**
Crises generalizadas primárias (tônico-clônicas)			
Diretrizes dos EUA	Topiramato		*Aprovados pela FDA:* Lamotrigina Levetiracetam Topiramato
Diretrizes do Reino Unido	Na seguinte ordem: Ácido valproico Carbamazepina Lamotrigina Oxcarbazepina	Clobazam Levetiracetam Topiramato	
Diretrizes da ILAE	Nenhum	*Adultos:* Ácido valproico Carbamazepina Fenitoína Fenobarbital Lamotrigina Oxcarbazepina Topiramato *Crianças:* Ácido valproico Carbamazepina Fenitoína Fenobarbital Topiramato	
Painel de especialistas EUA, 2005	Ácido valproico	Lamotrigina Topiramato	
Epilepsia mioclônica juvenil			
			Aprovados pela FDA: Levetiracetam (crises mioclônicas)
Diretrizes do Reino Unido	Ácido valproico Etossuximida Lamotrigina	Clobazam Clonazepam Levetiracetam Topiramato Zonisamida	

(continua)

QUADRO 53-2	Fármacos de escolha para distúrbios convulsivos específicos *(continuação)*		
Tipo de crise	**Fármacos de primeira linha**	**Fármacos alternativos**[a]	**Comentários**
ILAE	Nenhum	Ácido valproico Clonazepam Lamotrigina Levetiracetam Topiramato Zonisamida	
Painel de especialistas EUA, 2005	Ácido valproico	Levetiracetam Topiramato Zonisamida	

FDA, Food and Drug Administration; ILAE, International League Against Epilepsy.
[a]Inclui fármacos possivelmente efetivos.

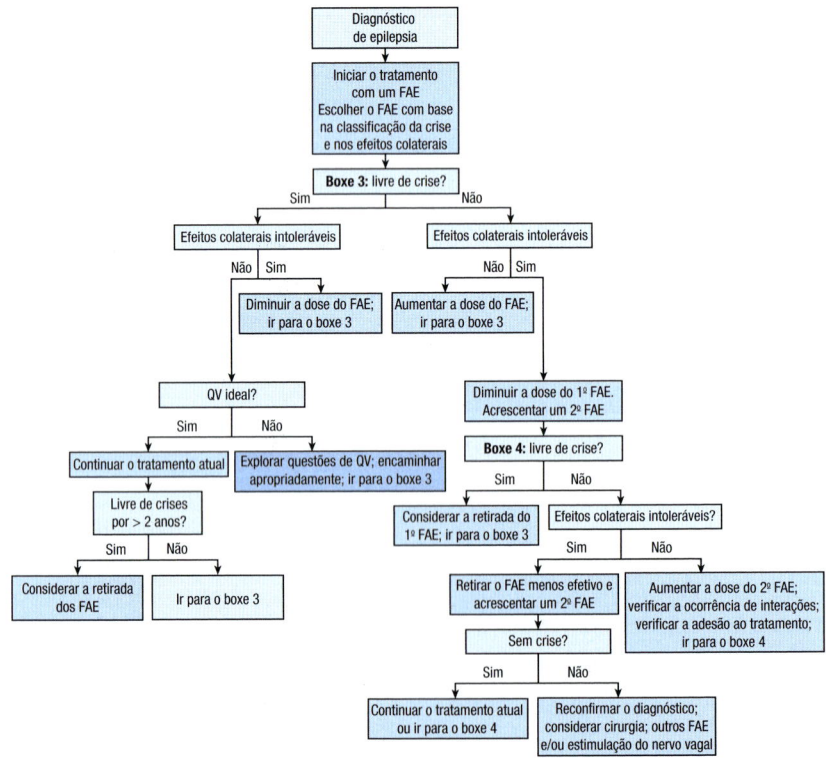

FIGURA 53-1 Algoritmo para o tratamento da epilepsia. FAE, fármaco antiepiléptico; QV, qualidade de vida.

- Para a epilepsia catamenial (crises que ocorrem exatamente antes ou no decorrer da menstruação) ou para as crises que ocorrem no momento da ovulação, deve-se tentar inicialmente o uso de FAE convencionais; todavia, deve-se considerar uma suplementação intermitente com FAE em doses mais altas ou benzodiazepínicos. A **acetazolamida** foi usada com sucesso limitado. Os **agentes progestacionais** também podem ser efetivos.

- Cerca de 25 a 30% das mulheres apresentam aumento da frequência de crises durante a gravidez, e uma porcentagem semelhante tem a frequência diminuída.

- A monoterapia com FAE é preferida durante a gravidez. O *clearance* da **fenitoína**, **carbamazepina**, **fenobarbital**, **etossuximida**, **lamotrigina**, **oxcarbazepina**, **levetiracetam**, **topiramato** e **clorazepato** aumenta durante a gravidez e pode haver redução da ligação às proteínas. Observa-se uma maior incidência de resultados adversos na gravidez em mulheres com epilepsia, e o risco de malformações congênitas é de 4 a 6% (duas vezes maior do que em mulheres não epilépticas).

- Os **barbitúricos** e a **fenitoína** estão associados a malformações cardíacas congênitas e fendas faciais. A **carbamazepina** está associada a um risco de 0,5 a 1% de espinha bífida e hipospadias. O topiramato pode ter um efeito negativo sobre o peso ao nascer e aumenta o risco de fenda oral e hipospadias.

- O **ácido valproico** está associado a um risco de 1 a 2% de defeitos do tubo neural e a um risco aumentado de déficits do neurodesenvolvimento, redução das habilidades verbais e menor desempenho das tarefas de atenção. Pode ocorrer teratogenicidade em doses mais baixas, porém o risco de malformações congênitas significativas aumenta muito com doses de 600 mg/dia, e observa-se um risco maior com doses acima de 1.000 mg/dia.

- Outros resultados adversos das crises epilépticas maternas consistem em retardo do crescimento, psicomotor e mental. Alguns eventos teratogênicos podem ser evitados pela ingestão adequada de **folato**; deve-se administrar **vitaminas pré-natais com ácido fólico** (~0,4-5 mg/dia) a mulheres com potencial reprodutivo que estejam tomando FAE. Devem-se utilizar doses mais altas de folato em mulheres com história de gravidez prévia com defeito do tubo neural ou em uso de ácido valproico. A **vitamina K**, administrada em uma dose de 10 mg/kg/dia por via oral à mãe durante o último mês antes do parto, pode evitar o distúrbio hemorrágico do recém-nascido. De modo alternativo, pode-se administrar vitamina K parenteral ao recém-nascido por ocasião do parto.

FARMACOCINÉTICA E POPULAÇÕES ESPECIAIS

- Os dados farmacocinéticos dos FAE estão resumidos no Quadro 53-3. Para populações que apresentam alteração da ligação às proteínas plasmáticas, as concentrações séricas livres, e não totais, devem ser medidas quando o FAE liga-se altamente às proteínas. As condições que alteram a ligação dos FAE às proteínas incluem insuficiência renal crônica, doença hepática, hipoalbuminemia, queimaduras, gravidez, desnutrição, fármacos que deslocam outros medicamentos e idade (recém-nascidos e indivíduos idosos). O monitoramento da concentração do fármaco livre é particularmente útil para a **fenitoína**.

- Os recém-nascidos e os lactentes apresentam eficiência diminuída na eliminação renal e podem metabolizar os fármacos mais lentamente; todavia, aos 2 ou 3 anos de idade, as crianças podem metabolizar os fármacos mais rapidamente do que os adultos. Por conseguinte, os recém-nascidos e lactentes necessitam de doses menores de FAE, enquanto as crianças exigem doses mais altas de muitos FAE, em comparação com adultos. Com frequência, são necessárias doses menores de FAE no indivíduo idoso. Alguns pacientes idosos apresentam uma sensibilidade aumentada dos receptores a fármacos do SNC, o que invalida a faixa terapêutica aceita.

PAPEL DO MONITORAMENTO DA CONCENTRAÇÃO SÉRICA

- O Quadro 53-4 apresenta as doses e as faixas-alvo de concentração sérica dos FAE. O controle da crise epiléptica pode ser obtido antes que seja alcançado o "mínimo" da faixa sérica terapêutica, enquanto alguns pacientes podem necessitar de concentrações séricas além do "máximo". A faixa terapêutica dos FAE pode diferir para diferentes tipos de crises (p. ex., mais alta para as crises parciais complexas do que para as crises TCG). Os médicos devem determinar a concentração sérica ideal para cada paciente. As determinações das concentrações séricas podem ser úteis para documentar a falta ou a perda de eficácia, estabelecer a ausência de adesão ao tratamento e orientar a terapia em pacientes com doença renal e/ou hepática e naqueles em uso de múltiplos fármacos, bem como em mulheres que estão grávidas ou que tomam **contraceptivos orais**.

QUADRO 53-3	Dados farmacocinéticos de fármacos antiepilépticos					
FAE	$t_{1/2}$ (horas)	Tempo para alcançar o estado de equilíbrio dinâmico (dias)	Inalterado (%)	V_D (L/kg)	Metabólito clinicamente importante	Ligação às proteínas (%)
Carbamazepina	12 M; 5-14 Co	21-28 (para término de autoindução)	< 1	1-2	10,11-epóxido	40-90
Clobazam	36-42	7-14	3	1,4	N-desmetil clobazam	80-90
Etossuximida	A 60; C30	6-12	10-20	0,67	Nenhum	0
Ezogabina	7-11	3-4	36	2-3	Metabólito n-acetil	80
Felbamato	16-22	5-7	50	0,73-0,82	Nenhum	~25
Gabapentina[a]	5-40[b]	1-2	100	0,65-1,04	Nenhum	0
Lacosamida	13	3	40	0,6	Nenhum	< 15
Lamotrigina	25,4 M	3-15	0	1,28	Nenhum	40-50
Levetiracetam	7-10	2		0,7	Nenhum	< 10
Oxcarbazepina	3-13	2		0,7	10-Hidroxi-carbazepina	40
Fenobarbital	A 46-136; C 37-73	14-21	20-40	0,6	Nenhum	50
Fenitoína	A 10-34; C 5-14	7-28	< 5	0,6-8,0	Nenhum	90
Pregabalina	A 6-7[b]	1-2	90	0,5	Nenhum	0
Primidona	A 3,3-19; C 4,5-11	2-4	40	0,43-1,1	PB	80
Rufinamida	6-10	2	4	0,8-1,2	Nenhum	26-35
Tiagabina	5-13		Desprezível		Nenhum	95

Topiramato	18-21	4-5	50-70	0,55-0,8 (masculino); 0,23-0,4 (feminino)	Nenhum	15
Ácido valproico	A 8-20; C 7-14	1-3	< 5	0,1-0,5	Pode contribuir para a toxicidade	90-95 saturação da ligação
Vigabatrina	5-8	N/A	< 2	0,8	Não	0
Zonisamida	24-60	5-15		0,8-1,6	Não	40-60

A, adultos; C, criança; Co, terapia combinada; FAE, fármaco antiepiléptico; M, monoterapia; N/A, não aplicável, visto que o efeito depende da inibição da enzima; V_D, volume de distribuição.

[a] A biodisponibilidade da gabapentina depende da dose.

[b] A meia-vida depende da função renal.

QUADRO 53-4	Doses e faixas de concentração sérica alvo dos fármacos antiepilépticos		
Fármaco	Dose inicial	Faixa habitual ou dose máxima	Faixa de concentração sérica alvo
Barbitúricos			
Fenobarbital	1-3 mg/kg/dia (10-20 mg/kg/DA)	180-300 mg	10-40 mcg/mL (43-172 μmol/L)
Primidona	100-125 mg/dia	750-2.000 mg	5-10 mcg/mL (23-46 μmol/L)
Benzodiazepínicos			
Clobazam	≤ 30 kg 5 mg/dia; > 30 kg/dia 10 mg/dia	≤ 30 kg até 20 mg; > 30 kg até 40 mg	0,03-0,3 ng/mL (0,1-1,0 nmol/L)
Clonazepam	1,5 mg/dia	20 mg	20-70 ng/mL (0,06-0,22 μmol/L)
Diazepam	VO: 4-40 mg IV: 5-10 mg	VO: 4-40 mg IV: 5-30 mg	100-1.000 ng/mL (0,4-3,5 μmol/L)
Lorazepam	VO: 2-6 mg IV: 0,05 mg/kg IM: 0,05 mg/kg	VO: 10 mg IV: 0,05 mg/kg	10-30 ng/mL (31-93 nmol/L)
Hidantoína			
Fenitoína	VO: 3-5 mg/kg (200-400 mg) (15-20 mg/kg DA)	VO: 500-600 mg	Total: 10-20 mcg/mL (40-79 μmol/L) Não ligada: 0,5-3 mcg/mL (2-12 μmol/L)
Succinimida			
Etossuximida	500 mg/dia	500-2.000 mg	40-100 mcg/mL (282-708 μmol/L)
Outros			
Carbamazepina	400 mg/dia	400-2.400 mg	4-12 mcg/mL (17-51 μmol/L)

Ezogabina	300 mg/dia	1.200 mg	Não definida
Felbamato	1.200 mg/dia	3.600 mg	30-60 mcg/mL (126-252 μmol/L)
Gabapentina	300-900 mg/dia	4.800 mg	2-20 mcg/mL (12-117 μmol/L)
Lacosamida	100 mg/dia	400 mg	Não definida
Lamotrigina	25 mg em dias alternados com uso de AVP; 25-50 mg/dia sem uso de AVP	100-150 mg com uso de AVP; 300-500 mg sem uso de AVP	4-20 mcg/mL (16-78 μmol/L)
Levetiracetam	500-1.000 mg/dia	3.000-4.000 mg	12-46 mcg/mL (70-270 μmol/L)
Oxcarbazepina	300-600 mg/dia	2.400-3.000 mg	3-35 mcg/mL (MHD) (12-139 μmol/L)
Pregabalina	150 mg/dia	600 mg	Não definida
Rufinamida	400-800 mg/dia	3.200 mg	Não definida
Tiagabina	4-8 mg/dia	80 mg	0,02-0,2 mcg/mL (0,05-0,5 μmol/L)
Topiramato	25-50 mg/dia	200-1.000 mg	5-20 mcg/mL (15-59 μmol/L)
Ácido valproico	15 mg/kg (500-1.000 mg)	60 mg/kg (3.000-5.000 mg)	50-100 mcg/mL (347-693 μmol/L)
Vigabatrina	1.000 mg/dia	3.000 mg	0,8-36 mcg/mL (6-279 μmol/L)
Zonisamida	100-200 mg/dia	600 mg	10-40 mcg/mL (47-188 μmol/L)

AVP, ácido valproico; DA, dose de ataque; IM, intramuscular; IV, intravenoso; MHD, derivado 10-mono-hidroxi; VO, via oral.

EFICÁCIA

- O tratamento tradicional das crises tônico-clônicas consiste em **fenitoína** ou **fenobarbital**; todavia, o uso da **carbamazepina** e do **ácido valproico** está aumentando, visto que a sua eficácia é igual, e os efeitos colaterais são mais favoráveis.

- Em um estudo de referência do departamento de *Veterans Affairs* (assuntos de veteranos), a **carbamazepina** e o **ácido valproico** tiveram taxas de retenção iguais para as crises tônico-clônicas, porém a **carbamazepina** foi superior para as crises parciais, enquanto o **ácido valproico** provocou um pouco mais efeitos adversos.

- Nos Estados Unidos, a **carbamazepina** e a **fenitoína** constituem os FAE mais prescritos para crises parciais.

- Os estudos realizados sugerem que, como monoterapia para as crises parciais, a **lamotrigina** é tão efetiva quanto a **carbamazepina** e a **fenitoína**; a lamotrigina pode ser mais bem tolerada nos indivíduos idosos. Dados clínicos sugerem que a **oxcarbazepina** é tão efetiva quanto a **fenitoína**, o **ácido valproico** e a **carbamazepina de liberação imediata**, talvez com menos efeitos colaterais. O **levetiracetam** demonstrou ter igual eficácia e tolerabilidade em comparação com a carbamazepina de liberação controlada.

- Os FAE mais recentes foram inicialmente aprovados como terapia adjuvante para as crises parciais refratárias. Até o momento, a **lamotrigina**, o **topiramato**, a **oxcarbazepina** e o **felbamato** tiveram aprovação pela Food and Drug Administration (FDA) para monoterapia em pacientes com crises parciais, mas o felbamato provoca efeitos colaterais significativos.

- As crises de ausência são mais bem tratadas com **etossuximida, ácido valproico** e, talvez, **lamotrigina**. Para uma combinação de crises de ausência e outras crises generalizadas ou parciais, prefere--se o uso de ácido valproico ou lamotrigina. Se o ácido valproico não for efetivo no tratamento de um distúrbio convulsivo misto que inclua crise de ausência, a **etossuximida** deve ser usada em combinação com outro FAE.

EFEITOS ADVERSOS

- Os efeitos colaterais e o monitoramento dos FAE são apresentados no Quadro 53-5. Os efeitos colaterais dependentes da concentração frequentemente podem ser aliviados pela diminuição da dose, ou podem ser evitados pelo aumento muito lento da dose.

- Quando ocorre falência orgânica aguda, ela costuma surgir nos primeiros seis meses de terapia com FAE.

- Os pacientes com ascendência no sudeste da Ásia que precisam tomar **carbamazepina** ou, possivelmente, **fenitoína**, podem ser submetidos ao rastreamento para o antígeno HLA-B*1502, que está associado a um maior risco de síndrome de Stevens-Johnson e necrólise epidérmica tóxica. Além disso, o genótipo HLA-A*3101 está associado a reações cutâneas induzidas pela carbamazepina em chineses, japoneses e europeus.

- Todo paciente em uso de FAE que se queixa de letargia, vômitos, febre ou erupção cutânea deve se submeter a exames laboratoriais, incluindo contagem de leucócitos e provas de função hepática.

- O **ácido valproico** pode causar menos comprometimento cognitivo do que a **fenitoína** e o **fenobarbital**. Alguns dos agentes mais modernos (p. ex., **gabapentina** e **lamotrigina**) tendem a causar menos comprometimento cognitivo do que os agentes mais antigos (p. ex., **carbamazepina**). O **topiramato** pode causar comprometimento cognitivo substancial.

- A **fenitoína**, a **carbamazepina**, o **fenobarbital**, a **oxcarbazepina**, o **felbamato** e o **ácido valproico** podem interferir no metabolismo da vitamina D, causando doença óssea de alto *turnover* assintomática, com densidade mineral óssea (DMO) normal ou diminuição da DMO e osteoporose. Os exames laboratoriais podem revelar níveis elevados de fosfatase alcalina específica do osso e níveis séricos diminuídos de Ca e 25-OH vitamina D, bem como paratormônio intacto. Os pacientes em uso desses fármacos devem tomar suplementos de vitamina D e cálcio e devem obter a DMO se houver outros fatores de risco para osteoporose.

INTERAÇÕES MEDICAMENTOSAS

- O Quadro 53-6 mostra as vias de eliminação dos FAE e os principais efeitos exercidos sobre as enzimas hepáticas. É preciso ter cautela quando os FAE são adicionados ou interrompidos.

QUADRO 53-5 Efeitos colaterais e monitoramento dos fármacos antiepilépticos

| Fármaco | Reações adversas ao fármaco | | Efeitos colaterais crônicos |
| | Efeitos colaterais agudos | | |
	Dependentes da concentração	Idiossincrásicos	
Carbamazepina	Diplopia Tontura Sonolência Náuseas Desequilíbrio Letargia	Discrasias sanguíneas Exantema (a pesquisa de antígeno HLA pode ser relevante para evitar a síndrome de Stevens-Johnson e a necrólise epidérmica tóxica)	Hiponatremia Doença óssea metabólica (monitorar a vitamina D e o cálcio sérico)
Clobazam	Sonolência Sedação Pirexia Ataxia	Salivação Agressão Irritabilidade Constipação intestinal	
Etossuximida	Ataxia Sonolência Desconforto GI (evitar múltiplas doses ao dia) Desequilíbrio Soluços	Discrasias sanguíneas Exantema	Alterações comportamentais Cefaleia

(continua)

QUADRO 53-5	Efeitos colaterais e monitoramento dos fármacos antiepilépticos (*continuação*)		
		Reações adversas ao fármaco	
		Efeitos colaterais agudos	
Fármaco	**Dependentes da concentração**	**Idiossincrásicos**	**Efeitos colaterais crônicos**
Ezogabina	Tontura	Retenção urinária	Não estabelecidos
	Sonolência	Prolongamento do QT (obter o ECG basal e durante o tratamento)	
	Fadiga		
	Confusão	Euforia	
	Vertigem		
	Tremores		
	Visão embaçada		
Felbamato	Anorexia	Anemia aplásica (acompanhar o hemograma)	Não estabelecidos
	Náuseas	Insuficiência hepática aguda (acompanhar as enzimas hepáticas)	
	Vômitos		
	Insônia		
	Cefaleia		
Gabapentina	Tontura	Edema dos pés	Ganho de peso
	Fadiga		
	Sonolência		
	Ataxia		

Lacosamida	Tontura Vertigem Cefaleia Náuseas Vômitos Aumento do intervalo PR (obter o ECG basal e durante o tratamento)	Elevação das enzimas hepáticas	Não estabelecido
Lamotrigina	Diplopia Tontura Desequilíbrio Cefaleia	Exantema (o ajuste mais lento da dose pode diminuir a probabilidade de ocorrência)	Não estabelecido
Levetiracetam	Sedação Transtorno do comportamento	Psicose (rara, porém mais comum em indivíduos idosos ou pessoas com doença mental)	Não estabelecido
Oxcarbazepina	Sedação Tontura Ataxia Náuseas	Exantema	Hiponatremia
Fenobarbital	Ataxia Hiperatividade Cefaleia Desequilíbrio Sedação Náuseas	Discrasias sanguíneas Exantema	Alterações do comportamento Distúrbios do tecido conectivo Embotamento intelectual Doença óssea metabólica Alteração do humor Sedação

(continua)

QUADRO 53-5	Efeitos colaterais e monitoramento dos fármacos antiepilépticos (*continuação*)		
		Reações adversas ao fármaco	
		Efeitos colaterais agudos	
Fármaco	**Dependentes da concentração**	**Idiossincrásicos**	**Efeitos colaterais crônicos**
Fenitoína	Ataxia	Discrasias sanguíneas	Alteração do comportamento
	Nistagmo	Exantema (a pesquisa para antígeno HLA pode	Síndrome cerebelar (ocorre na presença de
	Alterações do comportamento	ser relevante para evitar a síndrome de	níveis séricos elevados)
	Tontura	Stevens-Johnson ou a necrólise epidérmica	Alterações do tecido conectivo
	Cefaleia	tóxica)	Espessamento da pele
	Incoordenação	Reação imunológica	Deficiência de folato
	Sedação		Hiperplasia gengival
	Letargia		Hirsutismo
	Comprometimento cognitivo		Traços faciais grosseiros
	Fadiga		Acne
	Turvação visual		Comprometimento cognitivo
			Doença óssea metabólica (monitorar a
			vitamina D e os níveis séricos de cálcio)
			Sedação
Pregabalina	Tontura	Edema dos pés	Ganho de peso
	Sonolência	Elevação da creatina-quinase	
	Incoordenação	Diminuição das plaquetas	
	Boca seca		
	Visão embaçada		

Primidona	Alterações do comportamento Cefaleia Náuseas Sedação Desequilíbrio	Discrasias sanguíneas Exantema	Alteração do comportamento Distúrbios do tecido conectivo Comprometimento cognitivo Sedação
Rufinamida	Tontura Náuseas Vômitos Sonolência	Hipersensibilidade de múltiplos órgãos Estado epiléptico Leucopenia Encurtamento de QT	Não estabelecido
Tiagabina	Tontura Fadiga Dificuldades de concentração Nervosismo Tremor Visão embaçada Depressão Fraqueza	Estupor com picos de onda	Não estabelecido
Topiramato	Dificuldades de concentração Alentecimento psicomotor Problemas da fala e da linguagem Sonolência, fadiga Tontura Cefaleia	Acidose metabólica Glaucoma de ângulo agudo Oligo-hidrose	Cálculos renais Perda de peso

(continua)

QUADRO 53-5	Efeitos colaterais e monitoramento dos fármacos antiepilépticos *(continuação)*		
	Reações adversas ao fármaco		
	Efeitos colaterais agudos		
Fármaco	**Dependentes da concentração**	**Idiossincrásicos**	**Efeitos colaterais crônicos**
Ácido valproico	Desconforto GI Sedação Desequilíbrio Tremor Trombocitopenia	Insuficiência hepática aguda Pancreatite aguda Alopecia	Síndrome semelhante a ovário policístico (incidência aumentada em mulheres com < 20 anos de idade ou sobrepeso) Ganho de peso Hiperamonemia Irregularidades do ciclo menstrual
Vigabatrina	Perda permanente da visão Fadiga Sonolência Ganho de peso Tremor Visão embaçada	RM do cérebro anormal com alterações de sinal (lactentes com espasmos infantis) Neuropatia periférica Anemia	Perda permanente da visão (maior frequência, adultos vs. crianças vs. lactentes)
Zonisamida	Sedação Tontura Comprometimento cognitivo Náuseas	Exantema (trata-se de uma sulfa) Acidose metabólica Oligo-hidrose	Cálculos renais Perda de peso

ECG, eletrocardiograma; GI, gastrintestinal; HLA, antígeno leucocitário humano; RM, ressonância magnética.

QUADRO 53-6 Vias de eliminação dos fármacos antiepilépticos e principais efeitos sobre as enzimas hepáticas

Fármacos antiepilépticos	Principais enzimas hepáticas	Eliminação renal (%)	Induzidas	Inibidas
Carbamazepina	CYP3A4; CYP1A2; CYP2C8	< 1	CYP1A2; CYP2C; CYP3A; GT	Nenhuma
Clobazam	CYP3A4; CYP2C19; CYP2B6	0	CYP3A4 (fraca)	CYP2D6
Etossuximida	CYP3A4	12-20	Nenhuma	Nenhuma
Ezogabina	GT; acetilação	85	Nenhuma	Nenhuma
Felbamato	CYP3A4; CYP2E1; outras	50	CYP3A4	CYP2C19; β-oxidação
Gabapentina	Nenhuma	Quase totalmente	Nenhuma	Nenhuma
Lacosamida	CYP2C19	70	Nenhuma	Nenhuma
Lamotrigina	GT	10	GT	Nenhuma
Levetiracetam	Nenhuma (sofre hidrólise não hepática)	66	Nenhuma	Nenhuma
Oxcarbazepina (o MHD é o metabólito ativo da oxcarbazepina)	Sistema citosólico	1 (27 como MHD)	CYP3A4; CYP3A5; GT	CYP2C19
Fenobarbital	CYP2C9; outras	25	CYP3A; CYP2C; GT	Nenhuma
Fenitoína	CYP2C9; CYP2C19	5	CYP3A; CYP2C; GT	Nenhuma
Pregabalina	Nenhuma	100	Nenhuma	Nenhuma
Rufinamida	Hidrólise	2	CYP3A4 (fraca)	CYP2E1 (fraca)
Tiagabina	CYP3A4	2	Nenhuma	Nenhuma
Topiramato	Desconhecida	70	CYP3A (dependente da dose)	CYP2C19
Valproato	GT; β-oxidação	2	Nenhuma	CYP2C9; GT epóxido hidrolase
Vigabatrina	Nenhuma	Quase totalmente	CYP2C9	Nenhuma
Zonisamida	CYP3A4	35	Nenhuma	Nenhuma

CYP, sistema isoenzimático do citocromo P450; GT, glicuroniltransferase; MHD, derivado 10-mono-hidroxi.

- O **fenobarbital**, a **fenitoína**, a **primidona** e a **carbamazepina** são potentes indutores dos sistemas enzimáticos do citocromo P450 (CYP450), epóxido hidrolase e uridina difosfato glicuronosiltransferase. O ácido valproico inibe muitos sistemas de enzimas hepáticas e desloca alguns fármacos da albumina plasmática.
- O **felbamato** e o **topiramato** podem atuar como indutores com algumas isoformas e como inibidores com outras.
- À exceção do **levetiracetam** e da **gabapentina**, que são eliminados em sua maior parte inalterados por via renal, os FAE são metabolizados, totalmente ou em parte, pelas enzimas hepáticas.

APLICAÇÃO CLÍNICA

- As dosagens dos FAE são apresentadas no **Quadro 53-4**. Os **Quadros 53-3, 53-5** e **53-6** apresentam a farmacocinética, os efeitos colaterais e monitoramento e as vias de eliminação dos FAE, respectivamente.
- Em geral, o tratamento é iniciado em um quarto a um terço da dose de manutenção prevista, com aumento gradual no decorrer de três ou quatro semanas até alcançar uma dose efetiva.

Carbamazepina

- Os alimentos podem aumentar a biodisponibilidade da **carbamazepina**.
- As preparações de liberação controlada e retardada, administradas a cada 12 horas, são bioequivalentes a preparações de liberação imediata, administradas a cada 6 horas. A cápsula de liberação retardada pode ser aberta e misturada com alimentos.
- A hiponatremia ocorre com menos frequência do que com a oxcarbazepina, porém recomenda-se a determinação periódica das concentrações séricas de sódio, principalmente no indivíduo idoso.
- A leucopenia constitui o efeito colateral hematológico mais comum (até 10%), porém costuma ser transitório. Pode ser persistente em 2% dos pacientes. A carbamazepina pode ser continuada, a não ser que haja uma queda da contagem de leucócitos para menos de 2.500/mm^3 (2,5 × 10^9/L), e uma queda da contagem absoluta de neutrófilos para menos de 1.000/mm^3 (1 × 10^9/L).
- Podem ocorrer erupções em 10% dos pacientes. Outros efeitos colaterais incluem náuseas, hepatite, osteomalacia, defeitos de condução cardíaca e reações semelhantes ao lúpus.
- A carbamazepina pode interagir com outros fármacos ao induzir o seu metabolismo. O **ácido valproico** aumenta as concentrações do metabólito 10,11-epóxido, sem afetar a concentração da carbamazepina. A interação da **eritromicina** e da **claritromicina** (inibição da CYP3A4) com a carbamazepina é significativa.
- As doses de ataque são apenas utilizadas em pacientes em estado crítico.
- Embora alguns pacientes, particularmente aqueles que recebem monoterapia, possam ser mantidos com um esquema de duas doses ao dia, a maioria dos pacientes, em especial crianças, irá necessitar de 2 a 4 doses ao dia. Doses maiores podem ser administradas ao deitar. Aumentos da dose podem ser efetuados a cada 2 a 3 semanas.

Clobazam

- A interrupção abrupta do clobazam pode causar uma síndrome de abstinência (p. ex., transtorno do comportamento, tremor, ansiedade, disforia, insônia, convulsões, psicose).
- Como indutor da CYP3A4, o clobazam pode diminuir os níveis séricos de alguns contraceptivos orais. No indivíduo idoso e nos metabolizadores fracos da CYP2C19, iniciar a administração em uma dose igual à de pacientes com peso abaixo de 30 kg. Muitos pacientes desenvolvem alguma tolerância.
- O clobazam é mais efetivo do que o clonazepam para a síndrome de Lennox-Gastaut, porém é menos efetivo do que o clonazepam para contraturas mioclônicas e crises de ausência. Trata-se de um tratamento adjuvante para as crises da síndrome de Lennox-Gastaut.

Etossuximida

- Não há necessidade de dose de ataque; o ajuste durante 1 a 2 semanas até doses de manutenção de 20 mg/kg/dia costuma produzir concentrações séricas terapêuticas. A etossuximida em geral é administrada em duas doses iguais ao dia.
- Há algumas evidências de metabolismo não linear com concentrações séricas mais elevadas.
- O ácido valproico pode inibir o metabolismo da **etossuximida**, porém apenas se o seu metabolismo estiver próximo à saturação.

Ezogabina

- Recomenda-se uma redução da dose para o indivíduo idoso.
- Pode causar retenção urinária e prolongamento de QT.
- O álcool pode aumentar a exposição sistêmica à **ezogabina**, com aumento dos efeitos colaterais.
- Pode provocar resultados falsamente elevados nos exames laboratoriais da bilirrubina sérica e urinária.
- A ezogabina precisa ser tomada três vezes ao dia.

Felbamato

- O **felbamato** foi aprovado para as crises atônicas em pacientes com síndrome de Lennox-Gastaut e também é efetivo para as crises parciais. Devido a relatos de anemia aplásica (1 caso em 3.000 pacientes) e hepatite (1 caso em 10.000 pacientes), o felbamato só é recomendado para pacientes refratários a outros FAE. Os fatores de risco para anemia aplásica podem incluir história de toxicidade ou alergia ao FAE, infecção viral e/ou problemas imunológicos.

Gabapentina

- A **gabapentina** é um agente de segunda linha para pacientes com crises parciais que não responderam ao tratamento inicial. Além disso, pode desempenhar um papel em pacientes com distúrbios convulsivos menos graves, como epilepsia parcial de início recente, em particular pacientes idosos.
- A biodisponibilidade diminui com doses crescentes (i.e., trata-se de um processo saturado). A gabapentina é exclusivamente eliminada por via renal, e há necessidade de ajuste das doses em pacientes com comprometimento da função renal.
- A dosagem é iniciada com 300 mg ao deitar e aumentada para 300 mg, duas vezes ao dia, no segundo dia, e para 300 mg, três vezes ao dia, no terceiro dia. Em seguida, são efetuados ajustes adicionais. O fabricante recomenda doses de manutenção habituais de 1.800 a 2.400 mg/dia.

Lacosamida

- Existe uma relação linear entre doses diárias de até 800 mg/dia e as concentrações séricas. O comprometimento hepático e renal moderado aumenta a exposição sistêmica ao fármaco em até 40%.
- A lacosamida pode causar um pequeno aumento no intervalo PR mediano.
- A dose inicial é de 100 mg/dia em duas doses fracionadas, com aumento da dose em 100 mg/dia a cada semana, até alcançar uma dose diária de 200 a 400 mg.

Lamotrigina

- A **lamotrigina** mostra-se útil como terapia adjuvante para crises parciais e como monoterapia. Além disso, pode constituir uma alternativa valiosa para crises generalizadas primárias como ausência, e como terapia adjuvante para crises TCG primárias.
- As erupções costumam ser generalizadas, eritematosas e morbiliformes, mas também foi constatada a ocorrência da reação de Stevens-Johnson. A incidência de exantemas mais graves parece estar aumentada em pacientes que também recebem **ácido valproico** e que apresentam rápido ajuste da dose. O ácido valproico inibe substancialmente o metabolismo da lamotrigina e altera a dosagem (ver **Quadro 53-4**).

Levetiracetam

- A eliminação renal do fármaco inalterado responde por 66% do *clearance* do **levetiracetam**, e a dose deve ser ajustada na presença de comprometimento da função renal. Apresenta farmacocinética linear e é metabolizado no sangue por hidrólise enzimática não hepática.
- Mostra-se efetivo no tratamento adjuvante das crises parciais em adultos que não responderam à terapia inicial.
- Os efeitos adversos consistem em sedação, fadiga, dificuldades de coordenação, agitação, irritabilidade e letargia. Em ensaios clínicos, foi constatado um discreto declínio dos eritrócitos e leucócitos.
- A dose inicial recomendada é de 500 mg por via oral, duas vezes ao dia. Em alguns pacientes com crises refratárias, a dose oral foi rapidamente ajustada no decorrer de três dias até 3.000 mg/dia (1.500 mg, duas vezes ao dia).

Oxcarbazepina

- Os pacientes com comprometimento renal significativo podem necessitar de ajuste da dose. A relação entre a dose e a concentração sérica alcançada é linear. O fármaco não induz o seu próprio metabolismo.
- A oxcarbazepina está indicada para uso como monoterapia ou como terapia adjuvante para crises parciais em adultos e em crianças a partir de 4 anos de idade. Trata-se também de um fármaco potencial de primeira linha para pacientes com crises convulsivas generalizadas primárias.
- Em geral, a oxcarbazepina tem menos efeitos colaterais do que a **fenitoína**, o **ácido valproico** ou a **carbamazepina**. A hiponatremia foi relatada em até 25% dos pacientes e tem mais tendência a ocorrer em indivíduos idosos. Cerca de 25 a 30% dos pacientes que tiveram exantema com o uso de carbamazepina terão uma reação semelhante com a oxcarbazepina.
- O uso concomitante da oxcarbazepina com contraceptivos contendo **etinil estradiol** e **levonorgestrel** pode tornar esses agentes menos efetivos. A oxcarbazepina pode aumentar as concentrações séricas de **fenitoína** e diminuir as da **lamotrigina** (indução da uridina difosfato glicuronosiltransferase).
- Em pacientes nos quais a carbamazepina foi substituída pela oxcarbazepina, as doses típicas de manutenção de oxcarbazepina são 1,5 vez a dose de carbamazepina ou menos, nos casos em que o paciente estava tomando doses maiores de carbamazepina. As recomendações do fabricante devem ser consultadas para a dosagem por peso.

Fenobarbital

- O fenobarbital, um poderoso indutor enzimático, interage com muitos fármacos. Os diuréticos e os alcalinizantes urinários aumentam a quantidade de fenobarbital excretada pelos rins.
- O fenobarbital compromete o desempenho cognitivo. Em crianças, pode ocorrer hiperatividade paradoxal.
- O **etanol** aumenta o metabolismo do fenobarbital, enquanto a **ácido valproico**, a **cimetidina** e o **cloranfenicol** o inibem.
- O fenobarbital pode ser administrado em dose única ao dia, e a dose ao deitar pode minimizar a sedação diurna.

Fenitoína

- A **fenitoína** é um FAE de primeira linha para as crises convulsivas generalizadas primárias e para as crises parciais.
- A absorção pode ser saturável em doses mais altas. A mudança de marca deve ser realizada com monitoramento cuidadoso. Os alimentos podem retardar a absorção. É melhor evitar a via intramuscular, visto que a absorção é errática. A fosfenitoína pode ser administrada com segurança por via intravenosa e intramuscular e é prescrita em equivalentes de fenitoína. Dispõe-se de equações para normalizar a concentração de fenitoína em pacientes com hipoalbuminemia ou insuficiência renal.
- Ocorre cinética de ordem zero com a faixa terapêutica habitual, de modo que qualquer mudança na dose pode provocar alterações desproporcionais nas concentrações séricas do fármaco.
- Em situações não agudas, a fenitoína pode ser iniciada em adultos em doses orais de 5 mg/kg/dia e ajustada para cima. Os ajustes subsequentes da dosagem devem ser efetuados com cautela, devido à falta de linearidade da eliminação do fármaco. Na maioria dos casos, os pacientes adultos podem ser mantidos com uma dose única diária; todavia, as crianças costumam necessitar de administração mais frequente. Apenas as preparações de liberação prolongada devem ser usadas para a dose única diária.
- Um autor sugeriu que, se a concentração sérica de fenitoína for inferior a 7 mcg/mL (28 μmol/L), a dose diária deve ser aumentada em 100 mg; se a concentração for de 7 a 12 mcg/mL (28 a 48 μmol/L), a dose diária pode ser aumentada em 50 mg; e se a concentração for superior a 12 mcg/mL (48 μmol/L), a dose diária pode ser aumentada em 30 mg ou menos.
- Em concentrações superiores a 50 mcg/mL (200 μmol/L), a fenitoína pode exacerbar as crises.
- A fenitoína é propensa a numerosas interações medicamentosas. Se houver suspeita de interações com ligação às proteínas, as concentrações séricas de fenitoína livre, mas não de fenitoína total, constituem um melhor guia terapêutico.
- A fenitoína diminui a absorção do **ácido fólico**, porém a reposição de ácido fólico intensifica o *clearance* da fenitoína, podendo resultar em perda de sua eficácia. Os comprimidos e a suspensão

de fenitoína contêm fenitoína ácida, enquanto as cápsulas e a solução parenteral consistem em fenitoína sódica; 100 mg de fenitoína ácida correspondem a 92 mg de fenitoína sódica. Precaução: existem duas concentrações diferentes de fenitoína em suspensão e cápsulas.

Pregabalina

- A **pregabalina** é um fármaco de segunda linha para pacientes com crises parciais que não responderam ao tratamento inicial.
- A pregabalina é eliminada em sua forma inalterada principalmente por excreção renal; é necessário efetuar um ajuste da dose em pacientes que apresentam disfunção renal significativa.
- É pouco provável a ocorrência de interações medicamentosas.

Rufinamida

- A **rufinamida** é um agente adjuvante usado no tratamento da síndrome de Lennox-Gastaut em pacientes que não responderam ao ácido valproico, topiramato e lamotrigina.
- O *clearance* da rufinamida pode ser maior em crianças do que em adultos.
- É administrada em duas doses ao dia em virtude de sua absorção lenta e meia-vida curta.
- Ocorreu hipersensibilidade de múltiplos órgãos dentro de quatro semanas após o início da rufinamida em crianças com menos de 12 anos de idade.

Tiagabina

- A **tiagabina** é considerada terapia de segunda linha para pacientes com crises parciais que não tiveram sucesso com a terapia inicial.
- Os efeitos colaterais em geral são transitórios e podem ser reduzidos tomando o medicamento com alimentos.
- A tiagabina é deslocada das proteínas pelo **naproxeno**, **salicilatos** e **valproato**.
- A dose efetiva mínima para adultos é de 30 mg/dia.

Topiramato

- O **topiramato** é um FAE de primeira linha para pacientes com crises parciais, como adjuvante ou monoterapia. O topiramato também foi aprovado para as crises tônico-clônicas na epilepsia generalizada primária.
- Cerca de 50% da dose são excretados pelos rins, e a reabsorção tubular pode estar proeminentemente envolvida.
- Ocorre nefrolitíase em 1,5% dos pacientes. O topiramato também foi associado à ocorrência de glaucoma agudo de ângulo estreito, dificuldades em achar palavras, oligo-hidrose e acidose metabólica.
- Os indutores de enzimas podem diminuir os níveis séricos de topiramato. O fármaco aumenta o *clearance* do etinil estradiol.
- Podem ser realizados incrementos da dose a cada uma ou duas semanas. Para pacientes em uso de outros FAE, doses acima de 600 mg/dia não parecem produzir maior eficácia e podem aumentar os efeitos colaterais.

Ácido valproico e divalproex sódico (divalproato sódico)

- A fração livre pode aumentar à medida que a concentração sérica total aumenta, e o monitoramento das concentrações livres pode ser mais útil que o das concentrações totais, em particular na presença de concentrações séricas mais altas e em pacientes com hipoalbuminemia.
- Foram identificados pelo menos 10 metabólitos, alguns dos quais podem ser ativos. Um desses metabólitos pode contribuir para a hepatotoxicidade (ácido 4-*ene*-valproico) e é aumentado por fármacos indutores de enzima. A maioria dos casos de morte por hepatotoxicidade ocorreu em crianças com deficiência intelectual, com menos de 2 anos de idade, que recebiam tratamento com múltiplos fármacos.
- O ácido valproico constitui a terapia de primeira linha para crises generalizadas primárias, como crises de ausência, mioclônica e atônica, e foi aprovado para terapia adjuvante e monoterapia nas crises parciais. Além disso, pode ser útil nos distúrbios convulsivos mistos.
- As queixas gastrintestinais (GI) podem ser minimizadas com o uso da formulação de revestimento entérico ou pela administração do fármaco com alimentos. A trombocitopenia é comum, porém responde a uma redução da dose. A ocorrência de pancreatite é rara.

- Embora a administração de **carnitina** possa melhorar parcialmente a hiperamonemia, é dispendiosa, e existem apenas dados limitados para sustentar a suplementação rotineira em pacientes que tomam ácido valproico.
- O ácido valproico é um inibidor enzimático que aumenta as concentrações séricas do **fenobarbital**, da **carbamazepina 10,11-epóxido** (sem afetar as concentrações do fármaco original) e da **lamotrigina** administrados concomitantemente. Os carbapenéns e os contraceptivos orais combinados podem reduzir os níveis séricos de ácido valproico.
- A administração de duas doses ao dia é razoável, porém as crianças e os pacientes em uso de indutores enzimáticos podem necessitar de 3 a 4 doses por dia.
- O comprimido de **divalproex sódico** com revestimento entérico provoca menos efeitos colaterais GI. O divalproato de sódio é dissociado em íon valproato no trato gastrintestinal. Quando o divalproex sódico é substituído pelo divalproex sódico-ER, a dose deve ser aumentada em 14 a 20%. O divalproex sódico-ER pode ser administrado uma vez ao dia.

Vigabatrina

- A **vigabatrina** é um fármaco de primeira linha para espasmos infantis e é usada como agente adjuvante de terceira linha para a epilepsia parcial refratária.
- A vigabatrina é excretada em sua forma inalterada na urina; é necessário efetuar um ajuste da dose em pacientes com comprometimento renal.
- Pode causar constrição concêntrica bilateral permanente dos campos visuais e reduzir a acuidade visual. A visão deve ser examinada em condições basais e a cada três meses por um período de até seis meses após a interrupção do fármaco. A vigabatrina pode agravar as crises mioclônicas e de ausência.
- A vigabatrina induz a CYP2C e diminui os níveis plasmáticos de fenitoína em cerca de 20%.

Zonisamida

- A **zonisamida**, uma **sulfonamida** de amplo espectro usada como FAE, foi aprovada como terapia adjuvante para as crises parciais; todavia, mostra-se potencialmente efetiva em uma variedade de tipos de crises parciais e crises generalizadas primárias.
- Pode haver dificuldades em encontrar as palavras. Podem ocorrer cálculos renais sintomáticos em 2,6% dos pacientes. Devido à possível ocorrência de reações de hipersensibilidade em 0,02% dos pacientes, a zonisamida deve se usada com cautela (ou não usada) em pacientes com história de alergia às sulfonamidas. O monitoramento da função renal pode ser aconselhável em alguns pacientes.
- A dose inicial em adultos é de 100 mg/dia e é aumentada em 100 mg/dia, a cada duas semanas, até a obtenção de uma resposta. É apropriada para administração de uma ou duas doses ao dia, mas uma única dose ao dia pode causar mais efeitos colaterais.

AVALIAÇÃO DOS DESFECHOS TERAPÊUTICOS

- Deve-se efetuar um monitoramento em longo prazo quanto ao controle das crises, dos efeitos colaterais, do ajuste social, incluindo qualidade de vida, das interações medicamentosas, da adesão do paciente ao tratamento e dos efeitos colaterais. A resposta clínica é mais importante do que as concentrações séricas do fármaco.
- Deve-se efetuar rastreamento periódico para transtornos psiquiátricos (p. ex., ansiedade, depressão).
- Os pacientes e cuidadores devem ser solicitados a registrar a intensidade e a frequência das crises.

Capítulo elaborado a partir de conteúdo original de Susan J. Rogers e Jose E. Cavazos.

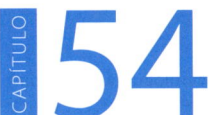

ENXAQUECA (MIGRÂNEA)

- A *enxaqueca*, uma cefaleia primária recorrente comum, de intensidade moderada a grave, interfere no funcionamento normal e está associada a sintomas gastrintestinais (GI), neurológicos e autônomos. Na enxaqueca com aura, a crise é precedida ou acompanhada de sintomas neurológicos.

FISIOPATOLOGIA

- A ativação sensorial do nervo trigêmeo desencadeia a liberação de neuropeptídeos vasoativos, incluindo o peptídio relacionado com o gene da calcitonina, a neurocinina A e a substância P de axônios perivasculares. Pode ocorrer vasodilatação dos vasos sanguíneos da dura-máter, com extravasamento do plasma da dura-máter resultando em inflamação.
- Estudos conduzidos em gêmeos sugerem que a enxaqueca tem uma hereditariedade de 50%, com base poligênica multifatorial. Os deflagradores da enxaqueca podem ser moduladores do ponto de regulagem genético que predispõe à enxaqueca.
- Populações específicas de receptores de serotonina (5-HT) parecem estar envolvidas na fisiopatologia e no tratamento da enxaqueca. Os **alcaloides do esporão do centeio (Ergot)** e os derivados da **triptana** são agonistas dos receptores de 5-HT$_1$ vasculares e neuronais, resultando em vasoconstrição e inibição da liberação de neuropeptídeos vasoativos.

MANIFESTAÇÕES CLÍNICAS E DIAGNÓSTICO

- A enxaqueca caracteriza-se por episódios recorrentes de dor de cabeça latejante, frequentemente unilateral.
- Cerca de 12 a 79% dos indivíduos com enxaqueca apresentam sintomas premonitórios (que não devem ser confundidos com aura) que antecedem por várias horas ou dias o início da cefaleia. Os sintomas neurológicos (fonofobia, fotofobia, hiperosmia e dificuldade de concentração) são mais comuns, porém podem ocorrer também sintomas psicológicos (ansiedade, depressão, euforia, irritabilidade, sonolência, hiperatividade e inquietação), autônomos (p. ex., poliúria, diarreia e constipação intestinal) e constitucionais (p. ex., rigidez de nuca, bocejos, sede, compulsão alimentar e anorexia).
- Aproximadamente 25% dos indivíduos com enxaqueca apresentam aura. A aura evolui durante 5 a 10 minutos e tem duração de menos de 60 minutos. Em geral, a cefaleia ocorre dentro de 60 minutos após o término da aura. As auras visuais podem incluir tanto manifestações positivas (p. ex. cintilações, fotopsia, teicopsia e espectro de fortificação) quanto negativas (p. ex., escotoma e hemianopsia). Além disso, podem ocorrer sintomas sensoriais e motores, como parestesias ou dormência dos braços e da face, disfasia ou afasia, fraqueza e hemiparesia.
- A cefaleia da enxaqueca pode ocorrer a qualquer momento, porém costuma surgir nas primeiras horas da manhã. Em geral, a dor tem início gradual, alcança a sua intensidade máxima dentro de vários minutos a horas e tem duração de 4 a 72 horas. Com frequência a dor localiza-se na região frontotemporal e é de intensidade moderada a grave. A cefaleia geralmente é unilateral e latejante, sendo quase invariavelmente acompanhada de sintomas GI (p. ex., náuseas e vômitos). Outros sintomas sistêmicos incluem anorexia, constipação intestinal, diarreia, cólicas abdominais, congestão nasal, visão embaçada, sudorese, palidez facial e edema facial localizado, do couro cabeludo ou periorbital. A hiperacuidade sensorial (fotofobia, fonofobia ou osmofobia) é frequente. Muitos pacientes procuram um local tranquilo e escuro.
- À medida que a cefaleia diminui, sobrevém uma fase de resolução caracterizada por exaustão, mal-estar e irritabilidade.
- É essencial obter uma história abrangente da cefaleia, incluindo idade de início; frequência, momento de ocorrência e duração das crises; possíveis deflagradores; fatores que melhoram a condição; descrição e características dos sintomas; sinais e sintomas associados; história de tratamento; e história familiar e social.

• Deve-se considerar o exame de neuroimagem em pacientes com exame neurológico anormal inexplicável ou história atípica de cefaleia.
• O início da enxaqueca depois dos 50 anos de idade sugere uma etiologia orgânica, como lesão expansiva, doença vascular encefálica ou arterite temporal.

TRATAMENTO

• Objetivos do tratamento: consistem em obter alívio rápido e consistente da cefaleia, com efeitos adversos e recorrência dos sintomas mínimos, incapacidade e transtorno emocional mínimos, possibilitando, assim, que o paciente retome as atividades diárias normais. De maneira ideal, os pacientes devem ser capazes de tratar efetivamente as cefaleias sem necessitar de consultas no serviço de emergência ou consultório médico.
• O uso da terapia aguda para a enxaqueca deve limitar-se a menos de 10 dias por mês, a fim de evitar o desenvolvimento de cefaleia por uso inadequado da medicação.

Terapia não farmacológica

• São recomendados aplicação de gelo na cabeça e períodos de repouso ou sono, em geral em um ambiente tranquilo e escuro.
• Os deflagradores das crises de enxaqueca devem ser identificados e evitados (Quadro 54-1).
• As intervenções comportamentais (terapia de relaxamento, *biofeedback* e terapia cognitiva) podem ajudar os pacientes que preferem uma terapia não farmacológica, ou nos casos em que a terapia farmacológica é ineficaz ou não é tolerada.

QUADRO 54-1	Fatores desencadeantes da enxaqueca comumente relatados

Deflagradores alimentares

Álcool

Cafeína/abstinência de cafeína

Chocolate

Alimentos fermentados ou em conserva

Glutamato monossódico (p. ex., na comida chinesa, sal condimentado e alimentos instantâneos)

Alimentos contendo nitratos (p. ex., carnes processadas)

Sacarina/aspartame (p. ex., alimentos ou refrigerantes dietéticos)

Alimentos contendo tiramina

Deflagradores ambientais

Ofuscamento ou luzes piscantes

Altitude elevada

Ruídos altos

Odores fortes e vapores

Fumaça de tabaco

Mudanças climáticas

Deflagradores comportamentais-fisiológicos

Sono excessivo ou insuficiente

Fadiga

Menstruação, menopausa

Atividade sexual

Refeições omitidas

Atividade física extenuante (p. ex., esforço excessivo e prolongado)

Estresse ou pós-estresse

Terapia farmacológica da enxaqueca aguda

- Devem-se administrar terapias agudas para a enxaqueca (Quadro 54-2) no início de sua manifestação. (Ver algoritmo na Figura 54-1.)
- O pré-tratamento com um antiemético (p. ex., **metoclopramida, clorpromazina** ou **proclorperazina**), 15 a 30 minutos antes do tratamento da enxaqueca por via oral ou não oral (supositórios retais, *spray* nasal ou injeções), pode ser aconselhável quando as náuseas e os vômitos são intensos. Além de seus efeitos antieméticos, a metoclopramida ajuda a reverter a gastroparesia e aumenta a absorção dos medicamentos orais.
- O uso frequente ou excessivo de medicamentos agudos para a enxaqueca pode resultar em aumento da frequência da cefaleia e do consumo de fármacos, uma condição conhecida como cefaleia por uso excessivo de medicamentos. Essa situação costuma ocorrer com o uso excessivo de analgésicos simples ou em associação, **opiáceos**, **tartarato de ergotamina** e **triptanas**. O uso de terapia aguda para a enxaqueca deve limitar-se a dois ou três dias por semana.

ANALGÉSICOS E ANTI-INFLAMATÓRIOS NÃO ESTEROIDES

- Os **analgésicos simples** e os **anti-inflamatórios não esteroides (AINE)** constituem os tratamentos de primeira linha para as crises de enxaqueca leves a moderadas; as crises mais intensas também respondem a esses fármacos. O **ácido acetilsalicílico**, o **diclofenaco**, o **ibuprofeno**, o **cetorolaco**, o **naproxeno sódico**, o **ácido tolfenâmico** e a associação de **paracetamol** mais **ácido acetilsalicílico** e **cafeína** mostram-se efetivos.
- Os AINE parecem evitar a inflamação neurogenicamente mediada no sistema trigeminovascular ao inibir a síntese de prostaglandinas.
- Em geral, os AINE com meia-vida longa são preferidos, visto que há necessidade de doses menos frequentes. Os supositórios retais e o **cetorolaco** por via intramuscular (IM) constituem opções para pacientes que apresentam náuseas e vômitos intensos.
- A combinação de **paracetamol**, **ácido acetilsalicílico** e **cafeína** está aprovada nos Estados Unidos para alívio da dor da enxaqueca.
- O ácido acetilsalicílico e o paracetamol também estão disponíveis por prescrição em associação a um barbitúrico de ação curta (**butalbital**). Nenhum estudo clínico randomizado e controlado por placebo sustenta a eficácia de formulações contendo butalbital para a enxaqueca.
- Uma combinação de **paracetamol**, **mucato de isometepteno** (uma amina simpaticomimética) e **dicloralfenazona** (um derivado do hidrato de cloral), pode constituir uma alternativa para pacientes com crises de enxaqueca leves a moderadas.

ALCALOIDES DO ESPORÃO DO CENTEIO (ERGOT) E DERIVADOS

- Os **alcaloides do esporão do centeio (*Ergot*)** mostram-se úteis para as crises de enxaqueca moderadas a intensas. Trata-se de agonistas não seletivos dos receptores de $5HT_1$ que causam constrição dos vasos sanguíneos intracranianos e inibem o desenvolvimento da inflamação neurogênica no sistema trigeminovascular. Ocorre constrição venosa e arterial. Esses fármacos também possuem atividade nos receptores dopaminérgicos.
- O **tartarato de ergotamina** está disponível para administração oral, sublingual e retal. As preparações oral e retal contêm cafeína para aumentar a absorção e potencializar a analgesia. Deve-se ajustar a dose para alcançar uma dose efetiva que não seja nauseante.
- A **di-hidroergotamina (DHE)** está disponível para administração intranasal e parenteral (IM, intravenosa [IV] ou subcutânea [SC]). Os pacientes podem autoadministrar a DHE por via IM ou SC.
- As náuseas e os vômitos são comuns com os derivados da ergotamina, de modo que convém considerar um pré-tratamento com antieméticos. Outros efeitos colaterais comuns incluem dor abdominal, fraqueza, fadiga, parestesias, dor muscular, diarreia e constrição torácica. Os sintomas de isquemia periférica grave (ergotismo) incluem membros frios, dormentes e dolorosos; parestesias contínuas; diminuição dos pulsos periféricos; e claudicação. Raramente, foi relatada a ocorrência de membros gangrenosos, infarto do miocárdio, necrose hepática e isquemia intestinal e cerebral com o uso da ergotamina. Os **derivados da ergotamina** e as **triptanas** não devem ser usados dentro de um intervalo de 24 horas entre ambos.
- As contraindicações para o uso dos derivados do esporão do centeio incluem insuficiência renal e hepática; doença vascular coronariana, cerebral ou periférica; hipertensão não controlada; sepse; e mulheres grávidas ou em fase de aleitamento.
- A DHE não parece causar cefaleia de rebote; todavia, as restrições de dosagem para o tartarato de ergotamina devem ser estritamente observadas para evitar essa complicação.

QUADRO 54-2	Dosagem da terapia aguda para enxaqueca[a]	
Fármaco	**Dose**	**Faixa habitual/comentários**
Analgésicos		
Paracetamol	1.000 mg no início; repetir a cada 4 a 6 horas, quando necessário	A dose diária máxima é de 4 g
Paracetamol 250 mg/ácido acetilsalicílico 250 mg/cafeína 65 mg	Dois comprimidos no início e a cada 6 horas	Disponível como medicamento sem prescrição
Agentes anti-inflamatórios não esteroides		
Ácido acetilsalicílico	500 a 1.000 mg a cada 4 a 6 horas	A dose diária máxima é de 4 g
Ibuprofeno	200 a 800 mg a cada 6 horas	Evitar doses > 2,4 g/dia
Naproxeno sódico	550 a 825 no início; podem ser repetidos 220 mg em 3 a 4 horas	Evitar doses > 1,375 g/dia
Diclofenaco	50 a 100 mg no início; podem ser repetidos 50 mg em 8 horas	Evitar doses > 150 mg/dia
Tartarato de ergotamina		
Comprimido oral (1 mg) com cafeína 100 mg / Comprimido sublingual (2 mg)	2 mg no início; em seguida, 1 a 2 mg, a cada 30 minutos, quando necessário	A dose máxima é de 6 mg/dia ou 10 mg/semana; considerar o pré-tratamento com um antiemético
Supositório retal (2 mg) com cafeína 100 mg	Inserir 0,5 a 1 supositório no início; repetir depois de 1 hora, quando necessário	A dose máxima é de 4 mg/dia ou 10 mg/semana; considerar o pré-tratamento com um antiemético

Di-hidroergotamina

Injeção de 1 mg/mL	0,25 a 1 mg no início por via IM, IV ou subcutânea; repetir a cada hora, quando necessário	A dose máxima é de 3 mg/dia ou 6 mg/semana
Spray nasal de 4 mg/mL	Um spray (0,5 mg) em cada narina no início; repetir a sequência dentro de 15 minutos (a dose total é de 2 mg ou quatro sprays)	A dose máxima é de 3 mg/dia; pressionar o spray quatro vezes antes do uso; não inclinar a cabeça para trás nem inalar pelo nariz enquanto administrar o spray; descartar as ampolas abertas depois de 8 horas

Agonistas da serotonina (triptanas)

Sumatriptana

Injeção	6 mg por via subcutânea no início; pode ser repetida depois de 1 hora, quando necessário	A dose máxima é de 12 mg
Comprimidos orais	25, 50, 85 ou 100 mg no início; podem ser repetidos depois de 2 horas, quando necessário	A dose ideal é de 50 a 100 mg; a dose diária máxima é de 200 mg; produto de combinação com naproxeno, 85/500 mg
Spray nasal	5, 10 ou 20 mg no início; pode ser repetido depois de 2 horas, quando necessário	A dose ideal é de 20 mg; a dose diária máxima é de 40 mg; dispositivo de liberação de dose única de 5 ou 20 mg; administrar um spray em cada narina

Zolmitriptana

Comprimidos orais	2,5 ou 5 mg no início, na forma de comprimido comum ou de desintegração oral; pode ser repetido depois de 2 horas, quando necessário	A dose ideal é de 2,5 mg; a dose máxima é de 10 mg/dia
		Não dividir a dose do CDO
Spray nasal	5 mg (um spray) no início; pode ser repetido depois de 2 horas, quando necessário	A dose diária máxima é de 10 mg/dia

Naratriptana

	1 ou 2,5 mg no início; pode ser repetida depois de 4 horas, quando necessário	A dose diária máxima é de 2,5 mg; a dose diária máxima é de 5 mg

(continua)

QUADRO 54-2	Dosagem da terapia aguda para enxaqueca[a] *(continuação)*	
Fármaco	**Dose**	**Faixa habitual/comentários**
Rizatriptana	5 ou 10 mg no início como comprimido comum ou comprimido de desintegração oral; pode ser repetido depois de 2 horas, quando necessário	A dose ideal é de 10 mg; a dose diária máxima é de 30 mg; o início do efeito é semelhante entre os comprimidos comuns e os de desintegração oral; usar a dose de 5 mg (máximo de 15 mg/dia) nos pacientes que recebem propranolol
Almotriptana	6,25 ou 12,5 mg no início; pode ser repetida dentro de 2 horas, quando necessário	A dose ideal é de 12,5 mg; a dose diária máxima é de 25 mg
Frovatriptana	2,5 ou 5 mg no início, pode ser repetida dentro de 2 horas, quando necessário	A dose ideal é de 2,5 a 5 mg; a dose diária máxima é de 7,5 mg (três comprimidos)
Eletriptana	20 ou 40 mg no início, pode ser repetida dentro de 2 horas, quando necessário	A dose inicial máxima é de 40 mg; a dose diária máxima é de 80 mg
Diversos		
Metoclopramida	10 mg IV no início	Útil para alívio agudo no ambiente do consultório ou do serviço de emergência
Proclorperazina	10 mg IV ou IM no início	Útil para alívio agudo no ambiente do consultório ou do serviço de emergência

CDO, comprimido de desintegração oral; IM, intramuscular; IV, intravenoso.
[a]Limitar o uso dos medicamentos sintomáticos a menos de 10 dias/mês, quando possível, para evitar a cefaleia por uso incorreto dos medicamentos.

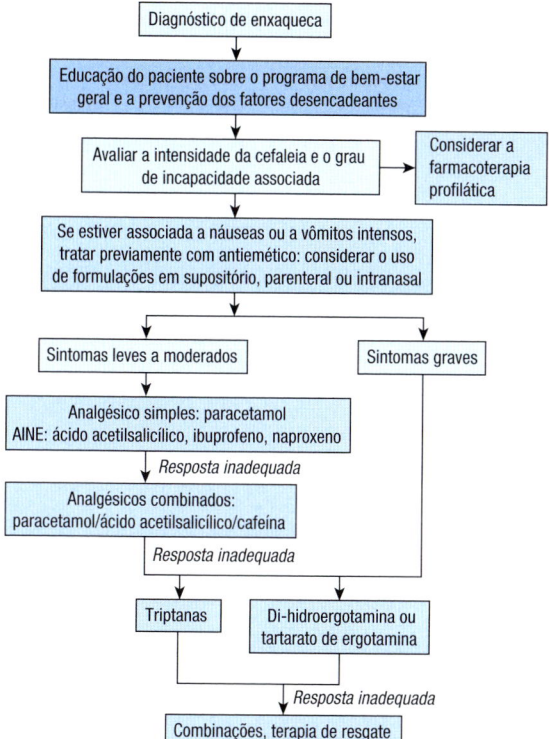

FIGURA 54-1 Algoritmo para o tratamento das cefaleias da enxaqueca. AINE, anti-inflamatório não esteroide.

AGONISTAS DOS RECEPTORES DE SEROTONINA (TRIPTANAS)

• As **triptanas** (Quadro 54-3) constituem uma terapia de primeira linha apropriada para pacientes com enxaqueca leve a moderada ou uma terapia de resgate, quando os medicamentos inespecíficos são ineficazes.

• Trata-se de agonistas seletivos dos receptores $5HT_{1B}$ e $5HT_{1D}$. O alivio da enxaqueca resulta (1) da normalização das artérias intracranianas dilatadas, (2) da inibição da liberação de peptídios vasoativos e (3) da inibição da transmissão pelos neurônios de segunda ordem que ascendem ao tálamo.

• A injeção SC de **sumatriptana** é apresentada na forma de dispositivo autoinjetor para autoadministração pelos pacientes. Em comparação com a formulação oral, a administração SC proporciona maior eficácia e início de ação mais rápido. A sumatriptana intranasal também apresenta um início mais rápido dos efeitos do que a formulação oral e produz taxas de resposta semelhantes.

• As triptanas de segunda geração (todas, com exceção da sumatriptana) apresentam maior biodisponibilidade oral e meias-vidas mais longas do que a sumatriptana oral, o que pode, teoricamente, reduzir a recidiva da cefaleia. Todavia, são necessários ensaios clínicos comparativos para determinar a sua eficácia relativa.

• As características farmacocinéticas das triptanas são apresentadas no **Quadro 54-3**.

• A ausência de resposta à determinada triptana não afasta a possibilidade de terapia efetiva com outra triptana.

• Os efeitos colaterais das triptanas consistem em parestesias, fadiga, tontura, rubor, sensações de calor e sonolência. Foram relatadas reações menores no local de injeção com a via SC, e podem ocorrer perversão do paladar e desconforto nasal com a administração intranasal. Até 25% dos

QUADRO 54-3	Características farmacocinéticas da triptanas			
Fármaco	Meia-vida (horas)	Tempo para alcançar a concentração máxima (t_{max})	Biodisponibilidade (%)	Eliminação
Almotriptana	3 a 4	1,4 a 3,8 horas	80	MAO-A, CYP3A4, CYP2D6
Eletriptana	4 a 5	1 a 2 horas	50	CYP3A4
Frovatriptana	25	2 a 4 horas	24 a 30	Em sua maior parte inalterada, CYP1A2
Naratriptana	5 a 6	2 a 3 horas	63 a 74	Em sua maior parte inalterada, CYP450 (várias isoenzimas)
Rizatriptana	2 a 3		45	MAO-A
Comprimidos orais		1 a 1,2 hora		
Comprimidos de desintegração		1,6 a 2,5 horas		
Sumatriptana	2			MAO-A
Injeção SC		12 a 15 minutos	97	
Comprimidos orais		2,5 horas	14	
Spray nasal		1 a 2,5 horas	17	
Zolmitriptana	3		40 a 48	CYP1A2, MAO-A
Oral		2 horas		
Comprimidos de desintegração		3,3 horas		
Nasal		4 horas		

CYP, citocromo P450; MAO-A, monoaminoxidase tipo A; SC, subcutânea.

pacientes relatam sensação de constrição torácica; pressão, peso; ou dor no tórax, pescoço ou garganta. O mecanismo desses sintomas não é conhecido, mas uma origem cardíaca é improvável na maioria dos pacientes. Foram relatados casos isolados de infarto do miocárdio e de vasospasmo coronariano com isquemia.

• As contraindicações incluem cardiopatia isquêmica, hipertensão descontrolada, doença vascular encefálica, enxaqueca hemiplégica e basilar e gravidez. As triptanas não devem ser administradas dentro de 24 horas após o uso de derivados da ergotamina ou dentro de duas semanas após tratamento com inibidores da monoaminoxidase. O uso concomitante de triptanas com inibidores seletivos da recaptação de serotonina ou com inibidores da recaptação de serotonina-norepinefrina pode causar uma síndrome serotoninérgica, uma condição potencialmente fatal.

• As triptanas devem ser usadas com cautela em pacientes com risco de doença arterial coronariana não reconhecida. Deve-se efetuar uma avaliação cardiovascular antes da administração de triptanas em mulheres na pós-menopausa, homens com mais de 40 anos de idade e pacientes com fatores de risco não controlados, e a primeira dose deve ser administrada com supervisão médica.

OPIOIDES

• Os opioides e derivados (p. ex., **meperidina**, **butorfanol**, **oxicodona** e **hidromorfona**) devem ser reservados para pacientes que apresentam cefaleias não frequentes, moderadas e intensas, para os quais as terapias convencionais estão contraindicadas, ou como medicamentos de resgate após a ausência de resposta aos tratamentos convencionais. É necessário supervisionar rigorosamente a terapia com opioides.

Profilaxia farmacológica na enxaqueca

• As terapias profiláticas (Quadro 54-4) são administradas diariamente para reduzir a frequência, a intensidade e a duração das crises, bem como para aumentar a responsividade às terapias agudas. (Ver algoritmo na Figura 54-2.)

QUADRO 54-4 Doses nas terapias profiláticas da enxaqueca

Fármaco	Dose inicial	Faixa habitual	Comentários
Antagonistas β-adrenérgicos			
Atenolol[a]	50 mg/dia	50 a 200 mg/dia	
Metoprolol[b]	100 mg/dia em doses fracionadas	100 a 200 mg/dia em doses fracionadas	Dose de ação curta quatro vezes ao dia e dose de ação prolongada duas vezes ao dia; disponível na forma de liberação prolongada
Nadolol[a]	40 a 80 mg/dia	80 a 240 mg/dia	
Propranolol[b]	40 mg/dia em doses fracionadas	40 a 160 mg/dia em doses fracionadas	Dose de ação curta 2 a 3 vezes e dose de ação prolongada uma ou duas vezes ao dia; disponível na forma de liberação prolongada
Timolol[b]	20 mg/dia em doses fracionadas	20 a 60 mg/dia em doses fracionadas	
Antidepressivos			
Amitriptilina[a]	10 mg ao deitar	20 a 50 mg ao deitar	
Venlafaxina[a]	37,5 mg/dia	75 a 150 mg/dia	Disponível na forma de liberação prolongada; aumentar a dose depois de uma semana
Anticonvulsivantes			
Topiramato[b]	25 mg/dia	50 a 200 mg/dia em doses fracionadas	Tão efetivo quanto a amitriptilina, propranolol ou valproato; aumentar em 25 mg/semana
Ácido valproico/divalproex sódico	250 a 500 mg/dia em doses fracionadas ou diariamente para liberação prolongada	500 a 1.500 mg/dia em doses fracionadas ou diariamente para liberação prolongada	Monitorar os níveis se a adesão ao tratamento for um problema
Agentes anti-inflamatórios não esteroides			
Ibuprofeno[a]	400 a 1.200 mg/dia em doses fracionadas	Igual à dose inicial	Usar de modo intermitente, como para prevenção da enxaqueca menstrual; o uso diário ou prolongado pode levar à cefaleia por uso excessivo de medicamento e é limitado em virtude de sua toxicidade potencial

(continua)

QUADRO 54-4	Doses nas terapias profiláticas da enxaqueca *(continuação)*		
Fármaco	**Dose inicial**	**Faixa habitual**	**Comentários**
Cetoprofeno[a]	150 mg/dia em doses fracionadas	Igual à dose inicial	
Naproxeno sódico[a]	550 a 1.100 mg/dia em doses fracionadas	Igual à dose inicial	
Agonistas da serotonina (triptanas)			
Frovatriptana[b]	2,5 a 5 mg/dia em doses fracionadas	Igual à dose inicial	Administrada no período perimenstrual para prevenir a enxaqueca menstrual
Naratriptana[a]	2 mg/dia em doses fracionadas	Igual à dose inicial	
Zolmitriptana[a]	5 a 7,5 mg/dia em doses fracionadas	Igual à dose inicial	
Diversos			
Histamina[a]	1 a 10 ng duas vezes por semana	Igual à dose inicial	Pode causar prurido e queimação transitórios no local de injeção
Magnésio[a]	400 mg/dia	800 mg/dia em doses fracionadas	Pode ser mais útil na enxaqueca com aura e na enxaqueca menstrual
Feverfew *(Tanacetrum parthenium)*	10 a 100 mg/dia em doses fracionadas	Igual à dose inicial	A interrupção pode estar associada a um aumento das cefaleias
Petasites[b]	100 a 150 mg/dia em doses fracionadas	150 mg/dia em doses fracionadas	Usar apenas as preparações comerciais; a planta é carcinogênica
Riboflavina[a]	400 mg/dia em doses fracionadas	400 mg/dia em doses fracionadas	Benefício somente depois de três meses

[a]Nível B — provavelmente efetivo (um estudo de classe I ou dois estudos de classe II).
[b]Nível A — eficácia estabelecida (≥ 2 estudos de classe I).

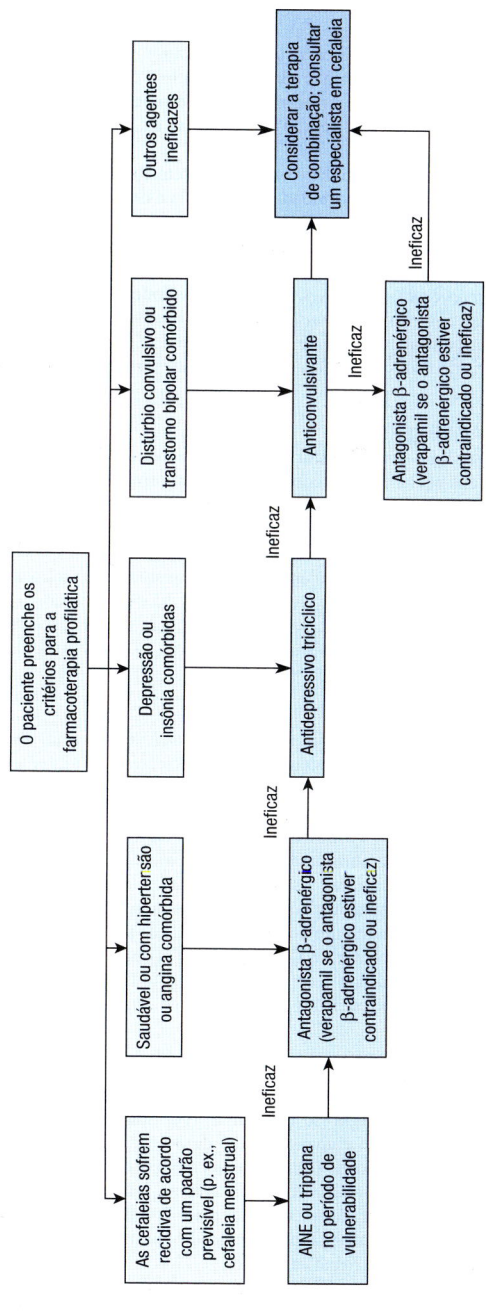

FIGURA 54-2 Algoritmo para o manejo profilático das cefaleias da enxaqueca. AINE, anti-inflamatórios não esteroides.

- A profilaxia deve ser considerada no contexto das enxaquecas recorrentes que provocam incapacidade significativa; crises frequentes que exigem medicamentos sintomáticos mais de duas vezes por semana; terapias sintomáticas que são ineficazes, contraindicadas ou que provocam efeitos colaterais graves; variantes de enxaqueca incomuns que causam profunda ruptura ou risco de lesão neurológica; e preferência do paciente para limitar o número de crises.
- A terapia preventiva também pode ser administrada de modo intermitente quando as cefaleias sofrem recidiva de acordo com um padrão previsível (p. ex., enxaqueca menstrual ou induzida por exercício).
- Como a eficácia de vários agentes profiláticos parece ser semelhante, a escolha do fármaco baseia-se nos perfis de efeitos colaterais e comorbidades. A resposta a determinado agente é imprevisível e é necessária uma prova terapêutica de 2 a 3 meses para avaliar a eficácia.
- Apenas o **propranolol**, o **timolol**, o **ácido valproico** e o **topiramato** foram aprovados pela Food and Drug Administration para prevenção da enxaqueca.
- A profilaxia deve ser iniciada com doses baixas, progredindo lentamente até alcançar um efeito terapêutico ou até que os efeitos colaterais se tornem intoleráveis.
- A profilaxia deve ser continuada durante pelo menos 6 a 12 meses após obter uma redução na frequência e na intensidade das cefaleias; em seguida, pode ser razoável reduzi-la de modo gradual ou interrompê-la.

ANTAGONISTAS ß-ADRENÉRGICOS

- O **propranolol**, o **timolol** e o **metoprolol** reduzem a frequência das crises de enxaqueca em 50% em mais de metade dos pacientes. O atenolol e o **nadolol** provavelmente também são efetivos. Os β-bloqueadores com atividade simpaticomimética intrínseca não são efetivos.
- Os efeitos broncoconstritores e hiperglicemiantes podem ser minimizados com β-bloqueadores β_1-seletivos.
- Os efeitos colaterais consistem em sonolência, fadiga, transtornos do sono, sonhos vívidos, transtorno da memória, depressão, disfunção sexual, bradicardia e hipotensão.
- Os antagonistas β-adrenérgicos devem ser usados com cautela em pacientes com insuficiência cardíaca, doença vascular periférica, distúrbios da condução atrioventricular, asma, depressão e diabetes melito.

ANTIDEPRESSIVOS

- Os antidepressivos tricíclicos (ATC), como a **amitriptilina** e **venlafaxina**, provavelmente são efetivos para a profilaxia da enxaqueca. Existem dados insuficientes para sustentar ou refutar a eficácia de outros antidepressivos.
- Seus efeitos benéficos na profilaxia da enxaqueca são independentes da atividade antidepressiva e podem estar relacionados com a infrarregulação dos receptores $5HT_2$ e adrenérgicos centrais.
- Os ATC costumam ser bem tolerados nas doses usadas para a profilaxia da enxaqueca; todavia, os efeitos anticolinérgicos podem limitar o seu uso, em particular em pacientes idosos ou naqueles com hiperplasia prostática benigna ou glaucoma. As doses administradas à noite são preferidas devido à sedação. Podem ocorrer aumento do apetite e ganho de peso. Em certas ocasiões, foi relatada a ocorrência de hipotensão ortostática e alentecimento da condução atrioventricular.
- A **fenelzina** tem sido utilizada para a cefaleia refratária; todavia, seu uso é limitado pelo perfil complexo de efeitos colaterais e restrições dietéticas e medicamentosas.

ANTICONVULSIVANTES

- O **ácido valproico**, o **divalproex sódico** (uma combinação molar 1:1 de valproato sódico e ácido valproico) e o **topiramato** podem reduzir a frequência, a intensidade e a duração das cefaleias.
- Os efeitos colaterais do ácido valproico e do divalproex sódico consistem em náuseas (menos comuns com o divalproex sódico e ajuste gradual da dose), tremor, sonolência, ganho de peso, queda dos cabelos e hepatotoxicidade (o risco de hepatotoxicidade parece ser baixo em pacientes com mais de 10 anos de idade que recebem monoterapia). A formulação de liberação prolongada do divalproex sódico é administrada uma vez ao dia e é mais tolerada do que a formulação de revestimento entérico. O valproato está contraindicado durante a gravidez e para pacientes com história de pancreatite ou doença hepática crônica.
- Cerca de 50% dos pacientes respondem ao **topiramato**. É comum a ocorrência de parestesias (cerca de metade dos pacientes) e perda de peso (9 a 12% dos pacientes). Outros efeitos colaterais

incluem fadiga, anorexia, diarreia, dificuldade com a memória, problemas de linguagem, perversões do paladar e náuseas. Raramente, foram relatados cálculos renais, miopia aguda, glaucoma agudo de ângulo fechado e oligo-hidrose.

ANTI-INFLAMATÓRIOS NÃO ESTEROIDES

- Os **anti-inflamatórios não esteroides** (**AINE**) são modestamente efetivos na redução da frequência, intensidade e duração das crises de enxaqueca, porém a potencial toxicidade GI e renal limitam o seu uso diário ou prolongado.
- Esses fármacos podem ser administrados de maneira intermitente para evitar as cefaleias que sofrem recidiva de acordo com um padrão previsível (p. ex., enxaqueca menstrual). O tratamento deve ser iniciado um ou dois dias antes do período de vulnerabilidade à cefaleia e continuado até que a vulnerabilidade tenha passado.
- Para prevenção da enxaqueca, as evidências de eficácia são mais fortes para o naproxeno e mais fracas para o ácido acetilsalicílico.

OUTROS FÁRMACOS

- O **verapamil** tem sido amplamente usado, mas as evidências de sua eficácia são inadequadas.
- A **frovatriptana** mostra-se efetiva para a profilaxia da enxaqueca menstrual, e tanto a **naratriptana** quanto a **zolmitriptana** são provavelmente efetivas.
- Outros medicamentos que podem ser efetivos incluem *Petasites*, **riboflavina (vitamina B₂)**, **extrato de *Tanacetum parthenium* (Feverfew)**, **histamina** por via subcutânea, **lisinopril**, **candesartana**, **clonidina**, **guanfacina** e **coenzima Q10**; todavia, são necessárias pesquisas adicionais para confirmar a eficácia desses agentes.

CEFALEIA DO TIPO TENSIONAL

- A cefaleia do tipo tensional, que constitui o tipo mais comum de cefaleia primária, é mais frequente nas mulheres do que nos homens. A dor costuma ser leve a moderada e não pulsátil. As cefaleias episódicas podem tornar-se crônicas em alguns pacientes.

FISIOPATOLOGIA

- Acredita-se que a dor se origine de fatores miofasciais e da sensibilização periférica dos nociceptores. Os mecanismos centrais também estão envolvidos. O estresse mental, o estresse motor não fisiológico, a liberação miofascial local de irritantes ou uma combinação desses fatores podem constituir o estímulo desencadeante.

MANIFESTAÇÕES CLÍNICAS

- Não há sintomas premonitórios nem aura; a dor em geral é leve a moderada, bilateral, não pulsátil e localizada nas regiões frontal e temporal, embora as áreas occipital e parietal também possam ser afetadas.
- Podem ocorrer fotofobia ou fonofobia leves. Os músculos pericranianos ou cervicais podem apresentar pontos hipersensíveis ou nódulos localizados em alguns pacientes.

TRATAMENTO

- As terapias não farmacológicas consistem em tranquilização e aconselhamento, controle do estresse, treinamento em relaxamento e *biofeedback*. As opções fisioterápicas (p. ex., bolsas de água quente ou gelo, ultrassom, estimulação nervosa elétrica, massagem, acupuntura, injeções nos pontos de gatilho e bloqueios nervosos occipitais) têm eficácia inconsistente.
- Os **analgésicos simples** (isoladamente ou em associação com cafeína) e os **AINE** constituem a base da terapia aguda. O **paracetamol**, o **ácido acetilsalicílico**, o **diclofenaco**, o **ibuprofeno**, o **naproxeno**, o **cetoprofeno** e o **cetorolaco** são efetivos.
- Os AINE em altas doses e a combinação de ácido acetilsalicílico ou paracetamol com **butalbital**, ou, raramente, **codeína** constituem opções efetivas. O uso de combinações de butalbital e codeína deve ser evitado, quando possível.

- A medicação aguda para a cefaleia episódica deve ser administrada por um período que não ultrapasse três dias (contendo butalbital), nove dias (analgésicos combinados) ou 15 dias (AINE) por mês para evitar o desenvolvimento da cefaleia de tipo tensional crônica.
- Não há evidencias para sustentar a eficácia dos relaxantes musculares.
- O tratamento preventivo deve ser considerado quando a frequência da cefaleia é de mais de duas vezes por semana, a sua duração é de mais de 3 a 4 horas ou a intensidade resulta em uso excessivo de medicamentos ou incapacidade substancial.
- Os **ATC** são usados com mais frequência para a profilaxia da cefaleia de tipo tensional, porém a **venlafaxina**, a **mirtazapina**, a **gabapentina** e o **topiramato** também podem ser efetivos.

AVALIAÇÃO DOS DESFECHOS TERAPÊUTICOS

- É preciso monitorar a frequência, a intensidade e a duração das cefaleias, bem como qualquer alteração no padrão da cefaleia. Os pacientes devem ser incentivados a manter um diário de cefaleia para documentar a frequência, a duração e a intensidade das cefaleias, a sua resposta e os fatores deflagradores potenciais da enxaqueca.
- Os pacientes que recebem terapia abortiva da crise devem ser monitorados quanto à frequência do uso de medicamentos prescritos e sem prescrição e efeitos colaterais.
- Os padrões de uso de medicamentos abortivos da crise devem ser documentados para estabelecer a necessidade de terapia profilática. As terapias profiláticas devem ser rigorosamente monitoradas quanto a reações adversas, necessidade de terapia abortiva da crise, dosagem adequada e adesão do paciente ao tratamento.

Capítulo elaborado a partir de conteúdo original de Deborah S. Minor e Marion R. Wofford.

- A dor é uma experiência subjetiva, desagradável, sensorial e emocional, que está associada a algum dano tecidual concreto ou potencial, ou descrita em termos desse tipo de dano. Pode ser classificada em dor aguda, dor crônica ou dor do câncer.

FISIOPATOLOGIA

DOR NOCICEPTIVA

- A dor nociceptiva é somática (que se origina da pele, dos ossos, das articulações, dos músculos ou do tecido conectivo) ou visceral (que surge a partir de órgãos internos, como intestino grosso).
- A estimulação das terminações nervosas livres (*nociceptores*) leva à sensação de dor. Esses receptores, encontrados em estruturas tanto somáticas quanto viscerais, são ativados por impulsos mecânicos, térmicos e químicos. A liberação de bradicininas, prostaglandinas, histamina, interleucinas, fator de necrose tumoral-α (TNF-α), serotonina e substância P pode sensibilizar e/ou ativar os nociceptores. A ativação dos receptores desencadeia potenciais de ação que se propagam a partir do local do estímulo nocivo até o corno dorsal da medula espinal, ascendendo, em seguida, até os centros superiores. O tálamo pode atuar como estação de retransmissão e transmitir os impulsos para estruturas centrais, em que o processamento da dor continua.
- O sistema de opioides endógenos consiste em neurotransmissores (p. ex. encefalinas, dinorfinas e β-endorfinas) e receptores (p. ex., μ, δ, κ), que são encontrados por todo o sistema nervoso central e sistema nervoso periférico (SNC e SNP). Os opioides endógenos ligam-se aos receptores de opioides e modulam a transmissão de impulsos dolorosos.
- O SNC possui um sistema descendente que também controla a transmissão da dor. Esse sistema origina-se no cérebro e pode inibir a transmissão sináptica da dor no corno dorsal. Nesse local, os neurotransmissores importantes consistem em opioides endógenos, serotonina, norepinefrina e ácido γ-aminobutírico.

DOR FISIOPATOLÓGICA

- A dor fisiopatológica (p. ex., neuralgia pós-herpética, neuropatia diabética, fibromialgia, síndrome do intestino irritável, cefaleias crônicas e algumas dores torácicas não cardíacas) é frequentemente descrita em termos de dor crônica. Resulta da lesão ou do funcionamento anormal de nervos no SNC ou SNP. Algumas vezes, os circuitos de dor se religam anatômica e bioquimicamente.

MANIFESTAÇÕES CLÍNICAS

GERAL

- Os pacientes podem sentir uma angústia visível ou podem não exibir nenhum sofrimento perceptível.

SINTOMAS

- A dor aguda pode ser pontual ou surda, em queimação, em choque, formigamento, fulgurante, irradiante, de intensidade flutuante e de localização variável, ocorrendo em uma relação temporal com um estímulo nocivo evidente. A dor crônica pode se manifestar de modo semelhante e, com frequência, ocorre sem nenhuma relação temporal com um estímulo nocivo. Com o passar do tempo, a manifestação da dor crônica pode modificar-se (p. ex., dor aguda se tornando surda, definida se tornando vaga).

SINAIS

- A dor aguda pode causar hipertensão, taquicardia, sudorese, midríase e palidez. Esses sinais raramente são observados na dor crônica.
- Na dor aguda, os resultados do tratamento em geral são previsíveis. Na dor crônica, com frequência existem condições comórbidas, e os resultados do tratamento costumam ser imprevisíveis.

• A **dor** neuropática é frequentemente crônica, não é bem descrita e não é facilmente tratada com analgésicos convencionais. Podem ocorrer respostas dolorosas exageradas a estímulos normalmente nocivos (hiperalgesia) ou respostas dolorosas a estímulos normalmente não nocivos (alodinia).

DIAGNÓSTICO

• A dor é sempre subjetiva; por conseguinte, a dor é mais bem diagnosticada com base na descrição pelo paciente, anamnese e exame físico. Pode-se obter uma descrição basal da dor avaliando-se as características PQRGT (fatores *p*aliativos e *p*rovocativos, *q*ualidade, *r*adiação, *g*ravidade e fatores *t*emporais). Os fatores mentais podem reduzir o limiar da dor (p. ex., ansiedade, depressão, fadiga, raiva e medo). Os fatores comportamentais, cognitivos, sociais e culturais também podem afetar a sensação de dor.

TRATAMENTO

• Objetivos do tratamento: diminuir ao máximo a dor, melhorar ao máximo o funcionamento dos órgãos afetados, e proporcionar conforto e qualidade de vida razoáveis com a menor dose analgésica efetiva. Na dor crônica, as metas podem consistir em reabilitação e resolução dos problemas psicossociais.

• Os indivíduos idosos e os jovens correm maior risco de tratamento insuficiente da dor, devido às limitações de comunicação. As Figuras 55-1 e 55-2 apresentam algoritmos para o tratamento da dor aguda e da dor em pacientes oncológicos, respectivamente.

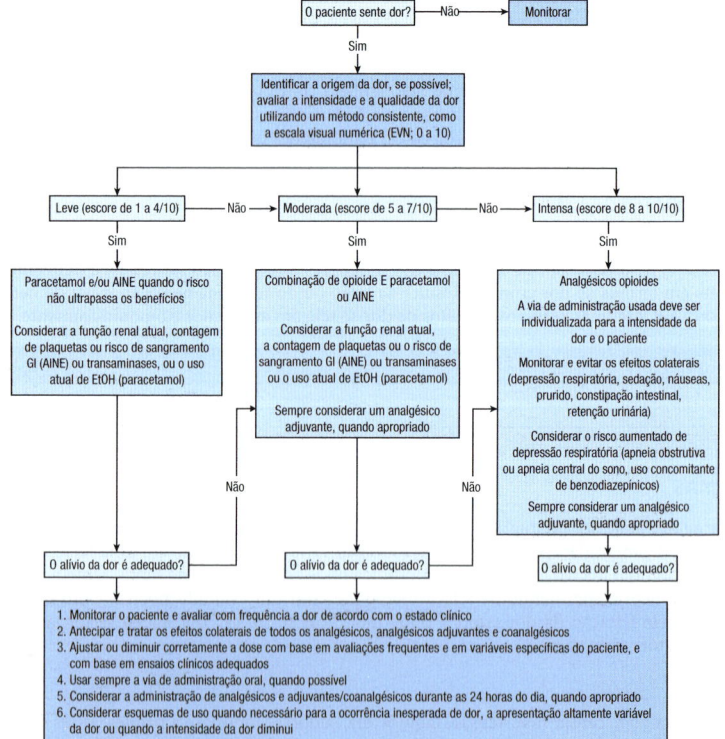

FIGURA 55-1 Algoritmo para o tratamento da dor aguda. AINE, anti-inflamatório não esteroide; EtOH, etanol; GI, gastrintestinal.

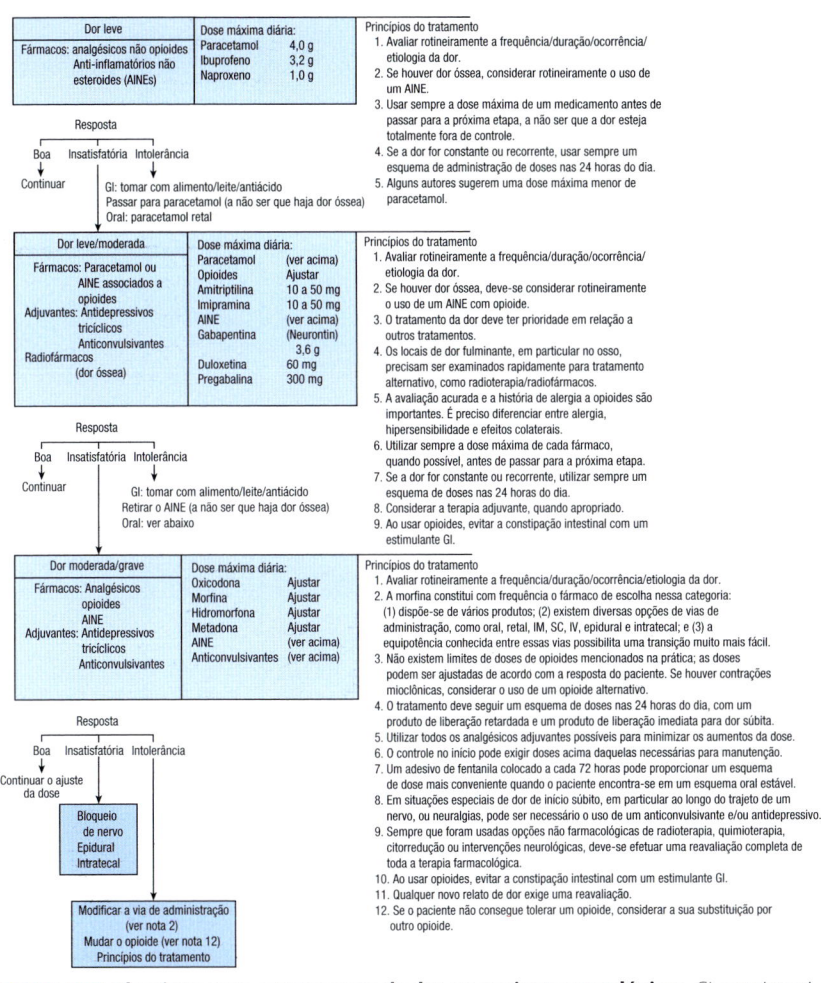

FIGURA 55-2 Algoritmo para o tratamento da dor em pacientes oncológicos. Gi, gastrintestinal; IM, intramuscular; IV, intravenosa; SC, subcutânea.

AGENTES NÃO OPIOIDES

- Deve-se iniciar o tratamento com o analgésico mais efetivo que produza o mínimo de efeitos colaterais. O Quadro 55-1 fornece as doses para adultos dos analgésicos não opioides aprovados pela Food and Drug Administration (FDA).
- Os não opioides são frequentemente preferidos aos opioides para o controle da dor leve a moderada. Os salicilatos e os anti-inflamatórios não esteroides (AINEs) reduzem as prostaglandinas, diminuindo, assim, o número de impulsos dolorosos recebidos pelo SNC.
- Os **AINEs** podem ser particularmente úteis para a dor óssea relacionada com o câncer e a dor lombar crônica.

QUADRO 55-1	Posologia dos analgésicos não opioides aprovados pela FDA para uso em adultos		
Classe e nome genérico	**Dose inicial (mg)**	**Faixa posológica habitual em mg e (dose máxima em mg/dia)**	**População especial**	**Outros comentários**
Salicilatos				
Ácido acetilsalicílico[a]	325 a 1.000	325 a 1.000 a cada 4 a 6 horas (4.000)		
Trissalicilato de colina e magnésio	500 a 1.500	500 a 1.500 a cada 8 a 12 horas (4.500)	750 a cada 8 horas (indivíduo idoso)	
Diflunisal	500 a 1.000	250 a 500 a cada 8 a 12 horas (1.500)		
Paracetamol	Oral: 325 a 1.000 Parenteral: 1.000	325 a 1.000 a cada 4 a 6 horas (4.000)[b] 1.000 a cada 6 horas (4.000)[b]	Se < 50 kg, 15 mg/kg a cada 6 horas, dose máxima única de 750 mg	
Ácidos antranílicos				
Meclofenamato	50 a 100	50 a 100 a cada 4 a 6 horas (400)		
Ácido mefenâmico	500	250 a cada 6 horas (1.000)[c]		Máximo sete dias
Ácido indolacético				
Etodolaco (liberação imediata)	200 a 400	200 a 400 a cada 6 a 8 horas (1.000)		
Ácidos fenilacéticos				
Diclofenaco potássico	25 a 50; em alguns pacientes, inicial 100	25 cápsulas quatro vezes ao dia; comprimido 50 três vezes ao dia (150)[d]		
Diclofenaco epolamina (adesivo)	Um adesivo	Adesivo aplicado duas vezes ao dia na área dolorosa		Somente na pele intacta

Diclofenaco sódico (gel, solução)

Gel e solução para dose articular específica para a osteoartrite e para queratose actínica

Ácidos propiônicos

Ibuprofeno[a]	200 a 400	200 a 400 a cada 4 a 6 horas (1.200)[e] (2.400)[f]	
	400 a 800	(3.200)[f] Injetável, 400 a 800 a cada 6 horas (3.200)[f]	Infusão durante 30 minutos
Fenoprofeno	200	200 a cada 4 a 6 horas (3.200)	
Cetoprofeno	25	25 a 50 a cada 6 a 8 horas (300)	
Naproxeno	250 a 500	250 a 500 a cada 12 horas (1.000)	Para a osteoartrite
Naproxeno sódico[a]	275 a 550	550 a cada 12 horas ou 275 a cada 6 a 8 horas (1.100)[g]	Para a dor aguda

Ácidos pirrolacéticos

Cetorolaco – parenteral	30[h] a 60 (dose IM única apenas) 15[h] a 30 (dose IV única apenas)	15[h] a 30 IV a cada 6 horas (60[h] a 120)	Máximo de cinco dias
Cetorolaco – oral	10[h] a 20	10 a cada 4 a 6 horas (40)	Máximo de cinco dias, incluindo doses por via parenteral Indicado para continuação com via parenteral apenas

(continua)

QUADRO 55-1 Posologia dos analgésicos não opioides aprovados pela FDA para uso em adultos *(continuação)*

Classe e nome genérico	Dose inicial (mg)	Faixa posológica habitual em mg e (dose máxima em mg/dia)	População especial	Outros comentários
Cetorolaco – *spray* nasal	Um *spray* em uma[h] ou ambas as narinas	Um *spray*, isto é, 15,75 mg em cada narina a cada 6 a 8 horas (63[h] a 126)	Indivíduo idoso e peso < 50 kg, um *spray* (15,75 mg) em uma narina a cada 6 a 8 horas	Máximo de cinco dias
COX-2 seletivo				
Celecoxibe	Dose inicial de 400, seguida 12 horas depois de outra dose de 200 no primeiro dia	200 duas vezes ao dia (400)		Nota: alguns recomendam doses de manutenção de 200 mg/dia, devido a preocupações cardíacas

COX-2, ciclo-oxigenase-2; FDA, Food and Drug Administration; IM, intramuscular; IV, intravenoso.
[a] Ambos disponíveis com preparação de venda livre e fármaco adquirido com prescrição média.
[b] Alguns especialistas acreditam que a dose de 4.000 mg possa ser demasiado alta. Dose máxima da preparação de venda livre de 3.000 mg ao dia.
[c] Até 1.250 mg no primeiro dia.
[d] Até 200 mg no primeiro dia.
[e] Dose da preparação de venda livre.
[f] Alguns indivíduos podem responder de modo mais satisfatório a uma dose de 3.200 mg, em comparação com 2.400 mg, embora ensaios clínicos bem controlados não demonstrem nenhuma resposta superior; considerar os riscos *versus* benefícios quando usar uma dose de 3.200 mg/dia, dose máxima diária parenteral de 3.200 mg.
[g] A dose diária inicial pode alcançar 1.375 mg.
[h] Dose para indivíduos idosos e aqueles com peso abaixo de 50 kg.

- **Os sais de salicilatos** provocam menos efeitos colaterais gastrintestinais (GI) do que o ácido acetilsalicílico e não inibem a agregação plaquetária.
- Não se deve administrar compostos semelhantes ao ácido acetilsalicílico a crianças ou a adolescentes com doenças virais (p. ex., *influenza* ou varicela), visto que pode ocorrer síndrome de Reye.
- O **paracetamol** possui atividade analgésica e antipirética, porém pouca ação anti-inflamatória. É altamente hepatotóxico quando usado em superdosagem.

AGENTES OPIOIDES

- O início de ação dos **opioides** orais é de cerca de 45 minutos, e o efeito máximo costuma ser observado em cerca de 1 a 2 horas.
- A adicção caracteriza-se por perda de controle sobre o uso de substâncias, pelo seu uso compulsivo, uso continuado apesar dos prejuízos e fissura. Ver o Capítulo 71 para as definições de dependência física, abuso de substâncias, dependência de substâncias, tolerância e abstinência.
- Os **Quadros 55-2** e **55-3** fornecem as doses equianalgésicas, as características de liberação de histamina e as diretrizes posológicas. As doses equianalgésicas fornecem apenas uma orientação, e as doses precisam ser individualizadas. O monitoramento dos agentes analgésicos está resumido no **Quadro 55-4**.
- Os agonistas e antagonistas parciais (p. ex., **pentazocina**) competem com os agonistas pelos sítios receptores de opioides e exibem atividade agonista-antagonista mista. Podem exibir uma seletividade para os locais receptores de analgésicos e causar menos efeitos colaterais do que os opioides.
- No início, os analgésicos para tratamento da dor aguda são administrados nas 24 horas do dia. Com a melhora do estado doloroso, podem ser utilizados esquemas de administração quando necessário. A administração contínua nas 24 horas do dia também é útil para o manejo da dor crônica.
- Pacientes com dor intensa podem receber altas doses de opioides sem efeitos colaterais adversos; todavia, com a redução da dor, os pacientes podem não tolerar até mesmo doses baixas.
- A maior parte do prurido ou dos exantemas relacionados com os opioides deve-se à liberação de histamina e à desgranulação dos mastócitos e não representa uma verdadeira resposta alérgica.
- Quando ocorre alergia a opioides, pode-se tentar com cautela um opioide de uma classe estrutural diferente. Para esse propósito, a classe de agonistas-antagonistas mistos comporta-se de modo semelhante aos agonistas tipo morfina.
- Na analgesia controlada pelo paciente, ocorre autoadministração de doses predeterminadas de opioides intravenosos (IV) por meio de uma bomba ligada eletronicamente a um temporizador; dessa maneira, os pacientes conseguem equilibrar o controle da dor com a sedação.
- A administração de opioides diretamente no SNC (**Quadro 55-5**; vias epidural e intratecal/subaracnoidea) é comum para dor aguda, dor crônica não relacionada com o câncer e dor do câncer. Esses métodos exigem monitoramento cuidadoso, devido a relatos de sedação profunda, depressão respiratória, prurido, náuseas, vômitos, retenção urinária e hipotensão. A **naloxona** é usada para reverter a depressão respiratória, porém pode ser necessário o uso de infusão contínua. Deve-se monitorar a função respiratória durante 24 horas após uma dose única de morfina intratecal ou epidural.
- Os opioides intratecais e epidurais são frequentemente administrados por infusão contínua ou por analgesia controlada pelo paciente. São seguros e efetivos quando administrados simultaneamente com anestésicos locais intratecais ou epidurais, como a **bupivacaína**. Todos os agentes administrados diretamente no SNC devem ser isentos de conservantes.

Morfina e congêneres (fenantrenos)

- Muitos médicos consideram a **morfina** como o agente de primeira linha para a dor moderada a intensa. A morfina é frequentemente considerada o opioide de escolha no tratamento da dor associada ao infarto do miocárdio, visto que ela diminui a demanda de oxigênio do miocárdio.
- A depressão respiratória costuma manifestar-se na forma de diminuição da frequência respiratória. O reflexo da tosse também está deprimido. Os pacientes com disfunção pulmonar subjacente correm risco de maior comprometimento respiratório. A depressão respiratória pode ser revertida pela **naloxona**.
- A associação de analgésicos opioides com álcool ou outros depressores do SNC amplifica a depressão do SNC e é potencialmente letal.
- A **morfina** pode causar hipotensão ortostática, e os pacientes hipovolêmicos, em particular, correm risco.

QUADRO 55-2	Analgésicos opioides, analgésicos de ação central, antagonistas opioides				
Classe e nome genérico	Fonte química	Liberação relativa de histamina	Via	Dose equianalgésica em adultos (mg)	Início aproximado (minutos)/meia-vida (horas)
Fenantrenos (agonistas semelhantes à morfina)					
Morfina	De ocorrência natural	+++	IM / VO	10 / 30	10 a 20[a]/2 a 4
Hidromorfona	Semissintética	+	IM / VO	1,5 / 7,5	10 a 20[a]/2 a 3
Oximorfona	Semissintética	+	IM / VO	1 / 10	10 a 20[a]/2
Levorfanol	Semissintético	+	VO	Variável	30 a 60/12 a 15
Codeína	De ocorrência natural	+++	IM / VO	15 a 30[b] / 15 a 30[b]	10 a 30/3
Hidrocodona	Semissintética	N/A	VO	30	30 a 60/4
Oxicodona	Semissintética	+	VO	20	30 a 60[a]/2 a 3
Fenilpiperidinas (agonistas semelhante à meperidina)					
Meperidina	Semissintética	+++	IM / VO	100 / 300[c]	10 a 20/2 a 6

Fentanila	Sintética	+	IM	0,1	7 a 15[a]/3 a 4
			Transdérmica	Variável[d]	
			Bucal, transmucosa, sublingual, nasal inalatória	Variável[e]	
Difenil-heptanos					
Metadona	Sintética	+	IM/IV	Variável[f] (aguda)	30 a 60/8 a 59
			VO	Variável[f] (aguda)	
			IM	Variável[f] (crônica)	
			VO	Variável[f] (crônica)	
Agonistas-antagonistas ou agonistas parciais					
Pentazocina	Sintética	N/A	IM	Não recomendada	15 a 30/2 a 3
			VO	50[b]	
Butorfanol	Sintético	N/A	IM	2[b]	10 a 20/3 a 4
			Intranasal	1[b] (um *spray*)	
Nalbufina	Sintética	N/A	IM	10[b]	< 15/5
Buprenorfina	Sintética	N/A	IM	0,3	10 a 20/2 a 6
			Transdérmica	Variável	
			Sublingual	0,4	

(continua)

QUADRO 55-2 Analgésicos opioides, analgésicos de ação central, antagonistas opioides (*continuação*)

Classe e nome genérico	Fonte química	Liberação relativa de histamina	Via	Dose equianalgésica em adultos (mg)	Início aproximado (minutos)/ meia-vida (horas)
Antagonista					
Naloxona	Sintética	N/A	IV	0,4 a 2[g]	1 a 2 (IV)/2 a 5 (IM); início ligeiramente mais longo do que a via IV, e, se não houver resposta dentro de 5 minutos, repetir a dose/0,05 a 1,5
Analgésicos centrais					
Tramadol	Sintético	N/A	VO	120	< 60[a]/5 a 7
Tapentadol	Sintético	N/A	VO	N/A	Dentro de 60[a]/4

IM, intramuscular; IV, intravenoso; N/A, informação não disponível; VO, via oral.
[a] O início de ação pode ser diferente com as formulações de ação prolongada.
[b] Dose inicial apenas (a equianalgesia não é mostrada).
[c] Não recomendada.
[d] Dose de morfina VO equivalente = variável.
[e] Somente para a dor inesperada. Deve-se evitar a conversão da dose equianalgésica para os produtos de fentanila de liberação imediata transmucosa (FLIT).
[f] A dose equianalgésica de metadona, quando comparada com outros opioides, irá diminuir progressivamente a dose mais alta do opioide prévio. É preciso ter cautela quando iniciar um opioide em pacientes não tratados anteriormente.
[g] Doses iniciais a serem usadas em casos de superdosagem de opioides.

QUADRO 55-3 Diretrizes para dosagens

Fármaco(s)	Dose inicial e faixa posológica habitual (usar a menor dose efetiva, aumentar ou diminuir a dose de acordo com a resposta do paciente; pacientes com tolerância aos opioides podem necessitar de modificação da dose)	Comentários
AINE/paracetamol/ácido acetilsalicílico	Deve-se utilizar a MENOR dose efetiva durante o período de tempo MAIS CURTO, com avaliação criteriosa dos fatores de risco (ver Quadro 55-1).	• Usados na dor leve a moderada • Podem ser usados em associação a agentes opioides para reduzir as doses de ambos • O consumo regular de álcool com paracetamol pode resultar em hepatotoxicidade • Deve-se ter cuidado para evitar a superdosagem quando se utilizam produtos em associações contendo esses agentes • Com o uso de AINE, o comprometimento renal subjacente, a hipovolemia e a ICC podem predispor à nefrotoxicidade
Morfina	5 a 30 mg VO a cada 4 horas[a] 5 a 10 mg IM a cada 4 horas[a] 2 a 5 mg IV a cada 3 a 4 horas[a] 15 a 30 mg SR a cada 12 horas (pode ser necessária a sua administração a cada 8 horas em alguns pacientes) 10 a 20 mg retal a cada 4 horas[a]	• Fármaco de escolha na dor intensa • Pode-se utilizar o produto de liberação imediata com o produto de liberação controlada para a administração da dor inesperada em pacientes com dor do câncer • A dose IV típica para analgesia controlada pelo paciente é de 1 mg, com intervalo de interrupção de 10 minutos • Dispõe-se de produtos a cada 24 horas (alguns fabricantes alertam para não ultrapassar doses de 1.600 mg/dia) • A morfina lipossomal, 10, 15 mg/mL, está disponível para administração epidural

(continua)

QUADRO 55-3	Diretrizes para dosagens *(continuação)*
Fármaco(s)	**Dose inicial e faixa posológica habitual (usar a menor dose efetiva, aumentar ou diminuir a dose de acordo com a resposta do paciente; pacientes com tolerância aos opioides podem necessitar de modificação da dose)**	**Comentários**
Hidromorfona	2 a 4 mg VO a cada 4 a 6 horas[a]	• Usar na dor intensa
	0,8 a 1 mg IM a cada 4 a 6 horas[a]	• Mais potente do que a morfina; nos demais aspectos, não apresenta nenhuma vantagem
	0,2 a 0,6 mg IV a cada 2 a 3 horas[a]	• A dose IV típica para analgesia controlada pelo paciente é de 0,2 mg, com intervalo de interrupção de 10 minutos
	3 mg por via retal, a cada 6 a 8 horas[a]	• São disponíveis nos Estados Unidos com liberação em 24 horas (Exalgo), porém devem ser usados somente por meio de um programa de AREM
Oximorfona	1 a 1,5 mg IM/SC, a cada 4 a 6 horas[a]	• Usar na dor intensa
	0,5 mg IV como dose inicial	• Pode utilizar o produto de liberação imediata com o produto de liberação controlada para controlar a dor inesperada em pacientes com dor do câncer
	5 a 10 mg de liberação imediata VO, a cada 4 a 6 horas[a]	
	5 a 10 mg de liberação prolongada VO, a cada 12 horas	• Liberação prolongada reformulada para impedir o seu uso impróprio
Levorfanol	2 mg VO, a cada 6 a 8 horas	• Usar na dor intensa
		• Meia-vida estendida útil para pacientes com câncer
		• Na dor crônica, aguardar três dias antes de ajustar as doses
Codeína	15 a 30 mg VO, a cada 4 a 6 horas[a]	• Usar na dor leve a moderada
	Dose máxima de 360 mg ao dia	• Analgésico fraco; utilizar com AINE, ácido acetilsalicílico ou paracetamol, pró-fármaco analgésico
	15 a 30 IM a cada 4 horas[a]	• Não deve ser administrada a crianças

Hidrocodona	5 a 10 mg VO, a cada 4 a 6 horas[a]	• Usar na dor moderada/intensa • Mais efetiva quando associada com AINE, ácido acetilsalicílico ou paracetamol
Oxicodona	5 a 15 mg VO a cada 4 a 6 horas[a] Dose de 10 mg de liberação controlada, a cada 12 horas	• Usar na dor moderada/intensa • Mais efetiva quando usada em associação com AINE, ácido acetilsalicílico ou paracetamol • Pode-se utilizar o produto de liberação imediata com um produto de liberação controlada para o controle da dor inesperada em pacientes com dor do câncer • CR reformulada para impedir o seu uso impróprio
Meperidina	50 a 100 mg IM, a cada 3 a 4 horas[a] 5 a 10 mg IV, a cada 5 minutos, quando necessário[a]	• Usar na dor intensa • Não é recomendada por via oral • Não deve ser usada na presença de insuficiência renal • Pode desencadear tremores, mioclonia e convulsões • O seu uso com inibidores da monoaminoxidase pode induzir hiperpirexia e/ou convulsões ou sintomas de superdosagem de opioides
Fentanila	25 a 50 mcg/h IV 50 a 100 mcg IM, a cada 1 a 2 horas[a] 25 mcg/h transdérmica, a cada 72 horas 200 mcg por via transmucosa (pirulito). Devem-se aguardar 4 horas antes de repetir a dose. Entretanto, a qualquer momento durante a terapia, pode-se repetir a dose prévia uma vez, 30 minutos após o início da dose prévia para o episódio de dor inesperada 200 mcg por via transmucosa (filme bucal). Devem-se aguardar 2 horas antes de repetir a dose.	• Usar na dor intensa • Não se deve usar a forma transdérmica na dor aguda • Com o uso da via transmucosa, intranasal e sublingual, deve-se iniciar sempre com a menor dose, apesar da administração diária de opioides. Existem recomendações para o ajuste e a dose máxima de cada produto • Via transmucosa, intranasal e sublingual para a dor inesperada do câncer em pacientes em uso de opioides ou com tolerância a esses fármacos • As formas transmucosa, intranasal e sublingual de fentanila devem ser usadas somente por meio de um programa de AREM *(continua)*

QUADRO 55-3	Diretrizes para dosagens *(continuação)*

Fármaco(s)	Dose inicial e faixa posológica habitual (usar a menor dose efetiva, aumentar ou diminuir a dose de acordo com a resposta do paciente; pacientes com tolerância aos opioides podem necessitar de modificação da dose)	Comentários
	100 mcg transmucosa (pastilha bucal). Aguardar 4 horas antes de repetir a dose. Entretanto, a qualquer momento durante a terapia, pode-se repetir a dose prévia uma vez, 30 minutos após o episódio de dor inesperada.	
	100 mcg intranasal (um *spray*) em uma narina. Aguardar 2 horas antes de repetir a dose.	
	100 mcg sublingual (um *spray*). Aguardar 4 horas antes de repetir a dose. Entretanto, a qualquer momento durante a terapia, pode-se repetir a dose prévia uma vez, 30 minutos após a dose para o episódio de dor inesperada.	
	100 mcg sublingual (pastilha). Aguardar 2 horas antes de repetir a dose. Entretanto, a qualquer momento durante a terapia, pode-se repetir a dose prévia uma vez, 30 minutos após a dose para o episódio de dor inesperada.	
Metadona	2,5 a 10 mg VO, a cada 8 a 12 horas 2,5 a 10 mg IM, a cada 8 a 12 horas	• Efetiva na dor crônica intensa • A sedação pode constituir um problema importante • Em alguns pacientes com dor crônica, pode-se utilizar uma dose a cada 12 horas • A dose equianalgésica de metadona, em comparação com outros opioides, irá diminuir progressivamente quanto maior for a dose prévia de opioide. • Evitar ajuste de dose a intervalos mais frequentes do que a cada duas semanas
Pentazocina	30 mg IM, IV, a cada 3 a 4 horas[b] (dose máxima de 360 mg ao dia) 50 a 100 mg VO, a cada 3 a 4 horas[b] (dose máxima diária de 600 mg para o comprimido de 50 mg contendo 0,5 mg de naloxona) 25 mg VO, a cada 4 horas[b] (dose máxima diária de 150 mg, para o comprimido de 25 mg contendo 650 mg de paracetamol)	• Agente de terceira linha para a dor moderada a intensa • Pode desencadear abstinência em pacientes dependentes de opioides • Não se recomenda o uso de doses por via parenteral

Fármaco	Dose	Comentários
Butorfanol	1 a 4 mg IM, a cada 3 a 4 horas[b] 0,5 a 2 mg IV, a cada 3 a 4 horas[b] 1 mg intranasal (um *spray*), a cada 3 a 4 horas[b] Se não houver alívio adequado depois do *spray* inicial, pode-se repetir a aplicação na outra narina uma vez dentro de 60 a 90 minutos. Máximo de dois *sprays* (um para cada narina), a cada 3 a 4 horas[b]	• Agente de segunda linha para a dor moderada a intensa • Pode desencadear abstinência em pacientes dependentes de opioides
Nalbufina	10 mg IM, IV, a cada 3 a 6 horas[b] (máximo 20 mg/dose, 160 mg ao dia)	• Agente de segunda linha para a dor moderada a intensa • Pode desencadear abstinência em pacientes dependentes de opioides
Buprenorfina	0,3 mg IM, a cada 6 horas[b] Pode-se repetir a dose uma vez, 30 a 60 minutos depois da dose inicial Pode-se administrar 0,6 mg IM em dose única 0,3 mg IV lenta a cada 6 horas[b] Pode-se repetir a dose uma vez, 30 a 60 minutos depois da dose inicial Sistemas de administração transdérmica (5, 10, 20 mcg/h) disponíveis para administração a cada sete dias	• Agente de segunda linha para dor moderada a intensa • Pode desencadear abstinência em pacientes dependentes de opioides • Existem recomendações detalhadas do fabricante para conversão da dose
Naloxona	Dose de 0,4 a 2 mg IV, que pode ser repetida uma vez, 30 a 60 minutos depois da dose inicial	• A naloxona pode não ser efetiva na reversão da depressão respiratória • Infundir uma dose IV durante pelo menos 2 minutos • Para reverter os efeitos colaterais dos opioides em pacientes que necessitam de analgesia, diluir e ajustar (0,1 a 0,2 mg, a cada 2 a 3 minutos), de modo a não reverter a analgesia • A duração de ação de alguns opioides pode ultrapassar a da naloxona; nesses casos, pode ser necessário repetir as doses
Tramadol	50 a 100 mg VO, a cada 4 a 6 horas[a] Se não houver necessidade de início rápido, iniciar com uma dose de 25 mg/dia e ajustar no decorrer de vários dias 100 mg VO de liberação prolongada, a cada 24 horas	• Dose máxima para liberação não prolongada, 400 mg/24 h para pacientes com mais de 75 anos de idade; 300 mg/24 h se o *clearance* de creatinina for inferior a 30 mL/min, 200 mg/24 h; dose máxima para liberação prolongada, 300 mg/24 h • Diminuir a dose em pacientes com comprometimento renal e no indivíduo idoso

(continua)

QUADRO 55-3	Diretrizes para dosagens *(continuação)*
Fármaco(s)	**Dose inicial e faixa posológica habitual (usar a menor dose efetiva, aumentar ou diminuir a dose de acordo com a resposta do paciente; pacientes com tolerância aos opioides podem necessitar de modificação da dose)**	**Comentários**
Tapentadol	50 a 100 mg VO, a cada 4 a 6 horas[a] 50 mg VO de liberação prolongada, a cada 12 horas	• No primeiro dia de terapia, pode-se administrar uma segunda dose depois da primeira, dentro de 1 hora • Dose máxima no primeiro dia 700 mg; subsequentemente, dose máxima 600 mg (dose máxima para CR, 500 mg) • Necessidade de AREM

AINE, anti-inflamatório não esteroide; AREM, avaliação dos riscos e estratégias de mitigação; ICC, insuficiência cardíaca congestiva; IM, intramuscular; IV, intravenoso; CR, liberação controlada; SR, liberação retardada; SC, subcutânea; VO, via oral.
[a] Pode-se iniciar com um esquema de administração durante as 24 horas e passar para o esquema de quando necessário se/quando o sinal doloroso regride ou é episódico.
[b] Efeito analgésico ilimitado.

QUADRO 55-4 Monitoramento dos analgésicos

Fármaco (classe)	Reação adversa	Parâmetro de monitoramento	Comentários
Opioides	Depressão respiratória	Frequência respiratória OU capnografia término-respiratória	A capnografia é considerada mais sensível; entretanto, o equipamento pode ser de alto custo para uso. Maior risco: apneia obstrutiva do sono, doença pulmonar obstrutiva crônica
	Constipação intestinal	Frequência e consistência das evacuações	A constipação intestinal pode ser avaliada utilizando a Escala Bristol
	Sedação	Escala de sedação	Diminuição com o passar do tempo
	Náuseas, vômitos	Náuseas, vômitos	Diminuição com o passar do tempo
	Tolerância	Monitoramento regular da eficácia	Com uso crônico, pode levar à necessidade de doses maiores
	Dependência	Monitoramento regular da eficácia	Desenvolvimento com uso crônico
	Adicção/abuso	Monitoramento regular da eficácia	Raramente um problema com dor aguda. Na dor crônica, usar provas terapêuticas de tempo específicado com opioides, parâmetros finais funcionais, instrumentos de rastreamento e monitoramento frequente
	Liberação de histamina	Monitoramento quanto à ocorrência de urticária, prurido, broncospasmos	A incidência varia entre os agentes
	Aumento no tônus dos esfíncteres	Monitoramento quanto à ocorrência de espasmo biliar, retenção urinária	A incidência varia entre os agentes
	Hipogonadismo	Monitoramento quanto à ocorrência de fadiga, depressão, disfunção sexual, amenorreia (mulheres)	Problema com o uso crônico
AINE	Sangramento GI superior	Hemograma completo, teste do guáiaco para sangue oculto nas fezes (se houver sintomas, como fezes pretas)	Uma das principais causas de hospitalização, devido aos efeitos adversos relacionados com o fármaco nos Estados Unidos
	Insuficiência renal aguda	Creatinina sérica	
Paracetamol	Hepatotoxicidade	Transaminases séricas (ALT/AST) Testes para síntese hepática (TP/INR, albumina)	Podem ocorrer níveis elevados de transaminases, mesmo com doses inferiores a 4.000 mg ao dia
		Concentração sérica de paracetamol	

AINE, anti-inflamatórios não esteroides; ALT/AST, alanina aminotransferase/aspartato aminotransferase; GI, gastrintestinal; TP/INR, tempo de protrombina/relação internacional normalizada.

QUADRO 55-5	Opioides intraespinais			
Agente	**Dose única (mg)**	**Início do alívio da dor (minutos)**	**Duração do alívio da dor – dose única (horas)**	**Dose para infusão contínua (mg/h)**
Via epidural				
Morfina	1 a 6	30	6 a 24	0,1 a 1
Hidromorfona	0,8 a 2	5 a 15	4 a 16	0,1 a 0,3
Fentanila	0,025 a 0,1	5	2 a 8	0,025 a 0,1
Sufentanila	0,01 a 0,06	5	2 a 4	0,01 a 0,05
Via subaracnoidea (intratecal)				
Morfina	0,1 a 0,3	15	8 a 34	N/A
Fentanila	0,005 a 0,025	5	3 a 6	N/A

N/A; não disponível.
Nota: as doses apresentadas não devem ser interpretadas como doses equianalgésicas para conversão do opioide específico ou via de administração.

- Os efeitos colaterais e o monitoramento dos opioides estão resumidos no Quadro 55-4. Em pacientes com traumatismo cranioencefálico que não estão sob ventilação, a depressão respiratória induzida pela morfina pode aumentar a pressão intracraniana e obscurecer os resultados do exame neurológico.

Meperidina e congêneres (fenilpiperidinas)

- A **meperidina** é menos potente e apresenta uma duração de ação mais curta do que a morfina.
- Quando administrada em altas doses ou a pacientes com insuficiência renal, ocorre acúmulo do metabólito normeperidina, causando tremor, espasmos musculares e, possivelmente, convulsões. Na maioria dos ambientes, a meperidina não oferece nenhuma vantagem em relação à morfina. Não deve ser usada em longo prazo, e sua administração deve ser evitada no indivíduo idoso e em pacientes com disfunção renal.
- A meperidina não deve ser associada a inibidores da monoaminoxidase, devido à possível ocorrência de grave depressão respiratória ou excitação, *delirium*, hiperpirexia e convulsões.
- A **fentanila** costuma ser usada como adjuvante da anestesia geral. Sua ação é mais potente e mais rápida que a da meperidina. A fentanila transdérmica pode ser usada para tratamento da dor crônica que requer analgésicos opioides. Após a aplicação de um adesivo, o efeito analgésico ótimo ocorre dentro de 12 a 24 horas, e a analgesia pode durar 72 horas. Após um aumento da dose, podem ser necessários seis dias para alcançar um novo nível em estado de equilíbrio dinâmico. Por conseguinte, não se deve usar o adesivo de fentanila para a dor aguda. Dispõe-se de várias formas farmacêuticas para a dor inesperada do câncer (ver Quadro 55-3).

Metadona e congêneres (difenil-heptanos)

- A metadona tem uma duração de ação prolongada e possui a capacidade de suprimir os sintomas de abstinência em adictos de heroína. Como a duração da ação é prolongada, pode ocorrer sedação excessiva com o uso de doses repetidas. Embora seja efetiva no tratamento da dor aguda, a metadona é utilizada para a dor crônica do câncer e cada vez mais para a dor crônica não associada ao câncer.
- Foi relatado um número crescente de mortes relacionadas com o uso da metadona, e podem ocorrer arritmias cardíacas, em particular com o uso de doses mais altas. A dose equianalgésica da metadona pode diminuir com doses mais altas do opioide prévio.

Derivados de agonistas-antagonistas de opioides

- Essa classe de analgésicos pode causar menos depressão respiratória do que os opioides e pode exibir menor potencial de abuso de que a morfina. Entretanto, as respostas psicoticomiméticas (p. ex., alucinações e disforia com a **pentazocina**), o efeito analgésico limitado, e a tendência a induzir abstinência em pacientes dependentes de opioides limitaram o seu uso.

Antagonistas de opioides

- A naloxona, um antagonista de opioide puro, que se liga competitivamente aos receptores opioides, não produz resposta analgésica, nem efeitos colaterais dos opioides. É utilizada para reverter os efeitos tóxicos dos agonistas e agonistas-antagonistas opioides.

Analgésicos centrais

- O **tramadol** e o **tapentadol** são analgésicos de ação central. O tramadol, indicado para a dor moderada a moderadamente intensa, liga-se aos receptores opioides μ e inibe a recaptação de norepinefrina e serotonina. O tapentadol, que é usado na dor aguda moderada a intensa e na neuropatia periférica diabética, liga-se ao mesmo receptor e inibe a norepinefrina.
- Esses fármacos apresentam um perfil de efeitos colaterais semelhante ao de outros analgésicos opioides. Além disso, podem aumentar o risco de convulsões. O tramadol pode ser útil no tratamento da dor crônica, em particular da dor neuropática. O tapentadol, uma substância controlada de classe II, pode ser útil para a dor aguda.

ANALGÉSICOS ADJUVANTES

- A dor crônica com componente neuropático frequentemente exige terapia com analgésicos adjuvantes (Quadro 55-6), como antidepressivos, anticonvulsivantes ou anestésicos locais de aplicação tópica. Para a dor óssea do câncer, o **estrôncio 89**, o **samário**, os **corticosteroides** e os bisfosfonatos são adjuvantes úteis.

QUADRO 55-6	Terapia farmacológica da dor crônica não associada ao câncer			
Tipo de dor	**Não opioides**	**Opioides**	**Outros medicamentos**	**Comentários**
Dor lombar crônica	Paracetamol AINE (evidência fraca para uso em longo prazo)	Uso em curto prazo para exacerbações leves a moderadas Não constituem uma terapia de primeira linha	Tramadol, ATC, AAE	Paracetamol, AINE inicialmente; tramadol ou opioides em pacientes selecionados; os AAE ou ATC podem ser considerados na presença de sintomas neuropáticos (evidência fraca)
Fibromialgia	Paracetamol	Não recomendados	Tramadol, AAE (pregabalina), ISRNS (duloxetina, milnaciprana)	O paracetamol é considerado em primeiro lugar (evidência fraca); tramadol (evidência fraca), AAE, ISRNS (evidência mais forte)
Dor neuropática	Paracetamol Os AINEs são raramente efetivos	Considerados como terapia de segunda linha, tentados após o uso de AAE, ISRNS e/ou ATC	ATC, AAE, ISRNS, analgésicos centrais, tópicos (p. ex., adesivo de lidocaína a 5%, capsaicina)	Os ATC, os ISRNS, os AAE, o adesivo de lidocaína a 5% são considerados fármacos de primeira linha; os analgésicos centrais e opioides são considerados agentes de segunda linha; e a capsaicina, um agente de terceira linha

AAE, agente antiepiléptico; AINE, anti-inflamatório não esteroide; ATC, antidepressivo tricíclico; ISRNS, inibidor da recaptação de serotonina-norepinefrina.

QUADRO 55-7	Anestésicos locais injetáveis[a]	
Agente	**Início (minutos)**	**Duração (horas)**
Ésteres		
Procaína	2 a 5	0,25 a 1
Cloroprocaína	6 a 12	0,5
Tetracaína	≤ 15	2 a 3
Amidas		
Articaína[b]	1 a 6	1
Mepivacaína	3 a 5	0,75 a 1,5
Bupivacaína	5	2 a 4
Bupivacaína lipossomal (apenas para infiltração local)	Variável	24 local
		96 sistêmica
Lidocaína	< 2	0,5 a 1
Prilocaína	< 2	≥ 1
Ropivacaína[c]	10 a 30	0,5 a 6

[a] A não ser que indicado de outro modo, os valores são para anestesia infiltrativa.
[b] O produto contém epinefrina.
[c] Administração epidural.

ANALGESIA REGIONAL

- A analgesia regional com **anestésicos locais** (Quadro 55-7) mostra-se útil para aliviar a dor tanto aguda quanto crônica. Os anestésicos podem ser aplicados por injeção (i.e., nas articulações, no espaço epidural ou intratecal, em plexo nervoso ou ao longo de raízes nervosas) ou topicamente.
- As concentrações plasmáticas elevadas de anestésicos locais podem causar tontura, zumbido, sonolência, desorientação, espasmos musculares, convulsões e parada respiratória. Os efeitos cardiovasculares incluem depressão miocárdica, bloqueio cardíaco e hipotensão. A aplicação com técnica adequada, a administração frequente e o acompanhamento especializado são necessários.

CONSIDERAÇÕES ESPECIAIS PARA A DOR ASSOCIADA AO CÂNCER

- As terapias farmacológicas (resumidas na **Figura 55-2**) devem ser associadas à terapia psicológica, tratamento cirúrgico e terapias de suporte, utilizando uma abordagem interdisciplinar. São necessárias individualização da terapia e avaliação contínua da resposta da dor, efeitos colaterais e comportamento.

CONSIDERAÇÕES ESPECIAIS NA DOR CRÔNICA NÃO ASSOCIADA AO CÂNCER

- À medida que a dor se torna mais crônica, a hipertensão, a taquicardia e a sudorese ficam menos evidentes, e a depressão, os transtornos do sono, a ansiedade, a irritabilidade, os problemas de emprego e a instabilidade familiar tendem a predominar.
- Prefere-se uma abordagem sistemática, interdisciplinar e integrada (p. ex., clínica de dor). O benefício máximo pode levar vários meses a anos.
- Embora sejam comumente usados, dados limitados sustentam a administração de opioides para a dor crônica não relacionada com o câncer (ver **Quadro 55-6**).

AVALIAÇÃO DOS DESFECHOS TERAPÊUTICOS

- A intensidade e o alívio da dor e os efeitos colaterais dos medicamentos precisam ser avaliados regularmente. O momento e a frequência das avaliações dependem do tipo de dor, do analgésico usado, da via de administração e dos medicamentos concomitantes. A dor pós-operatória e as exacerbações agudas da dor oncológica podem exigir uma avaliação a cada hora, enquanto a dor crônica não maligna pode necessitar apenas de monitoramento diário (ou menos frequente). A qualidade de vida deve ser avaliada regularmente em todos os pacientes.
- Os quatro As (*a*nalgesia, *a*tividade, comportamento farmacológico *a*berrante e efeitos *a*dversos) constituem as medidas essenciais de avaliação para pacientes com dor crônica.
- A prevenção constitui a melhor abordagem para a constipação intestinal induzida por opioides. Os pacientes devem ser aconselhados a consumir uma quantidade adequada de líquidos e fibras, e deve-se acrescentar um laxante estimulante com o uso crônico de opioides.

Capítulo elaborado a partir de conteúdo original de Terry J. Baumann, Chris M. Herndon e Jennifer M. Strickland.

Doença de Parkinson

- A *doença de Parkinson* (DP) está associada a achados neuropatológicos e manifestações clínicas altamente característicos, incluindo déficits motores e, em alguns casos, deterioração mental.

FISIOPATOLOGIA

- A perda de neurônios e a presença de corpúsculos de Lewy constituem duas características essenciais na parte compacta da substância negra. O grau de perda de dopamina nigroestriatal correlaciona-se de modo positivo com a gravidade dos sintomas motores.
- A ativação reduzida dos receptores d_1 e d_2 de dopamina$_2$ resulta em maior inibição do tálamo e redução da atividade do córtex motor. A obtenção de uma melhora clínica pode estar ligada a uma restauração maior da atividade no receptor d_2 de dopamina do que no receptor d_1.

MANIFESTAÇÕES CLÍNICAS

- A DP desenvolve-se de modo insidioso e evolui lentamente. É relativamente assintomática até a ocorrência de uma depleção profunda (70-80%) dos neurônios da parte compacta da substância negra.
- Os sintomas iniciais podem ser sensoriais; entretanto, com a progressão da doença, aparecem uma ou mais das principais características clássicas (p. ex., tremor de repouso, rigidez, bradicinesia e instabilidade postural, que pode levar a quedas).
- O tremor de repouso com frequência constitui a única queixa inicial. Entretanto, apenas dois terços dos pacientes com DP apresentam tremor por ocasião do diagnóstico, e alguns nunca desenvolvem esse sinal. O tremor é observado mais comumente nas mãos e costuma ser unilateral no início; algumas vezes, exibe um padrão característico de "rolar pílulas". Em geral, o tremor de repouso é interrompido pelo movimento voluntário e está ausente durante o sono.
- A rigidez muscular envolve aumento da resistência muscular à amplitude de movimento passiva e pode ser de natureza em roda dentada. Em geral afeta os membros tanto superiores quanto inferiores, e os músculos faciais podem ser acometidos.
- A deterioração intelectual não é inevitável, porém alguns pacientes sofrem deterioração de modo indistinguível de portadores de doença de Alzheimer.

DIAGNÓSTICO

- O diagnóstico de DP pode ser estabelecido com alto nível de confiança na presença de bradicinesia (juntamente com tremor de repouso e/ou rigidez), assimetria proeminente e resposta positiva aos medicamentos dopaminérgicos.
- Outros sintomas podem incluir diminuição da destreza, dificuldade em levantar da posição sentada, instabilidade postural, marcha festinante, disartria, dificuldade na deglutição, redução da expressão facial, congelamento no início dos movimentos, hipofonia, micrografia, distúrbios vesicais, constipação intestinal, alterações da pressão arterial, demência, ansiedade, depressão, sonolência, insônia e apneia obstrutiva do sono.
- Várias outras condições precisam ser excluídas, como parkinsonismo induzido por medicamentos (p. ex., induzido por antipsicóticos, antieméticos fenotiazínicos ou metoclopramida), tremor essencial, degeneração ganglionar corticobasal, atrofia de múltiplos sistemas e paralisia supranuclear progressiva.

TRATAMENTO

- Objetivos do tratamento: reduzir ao mínimo os sintomas, a incapacidade e os efeitos colaterais, mantendo, ao mesmo tempo, a qualidade de vida do paciente. A educação dos pacientes e cuidadores, a realização de exercícios e a nutrição adequada são essenciais.

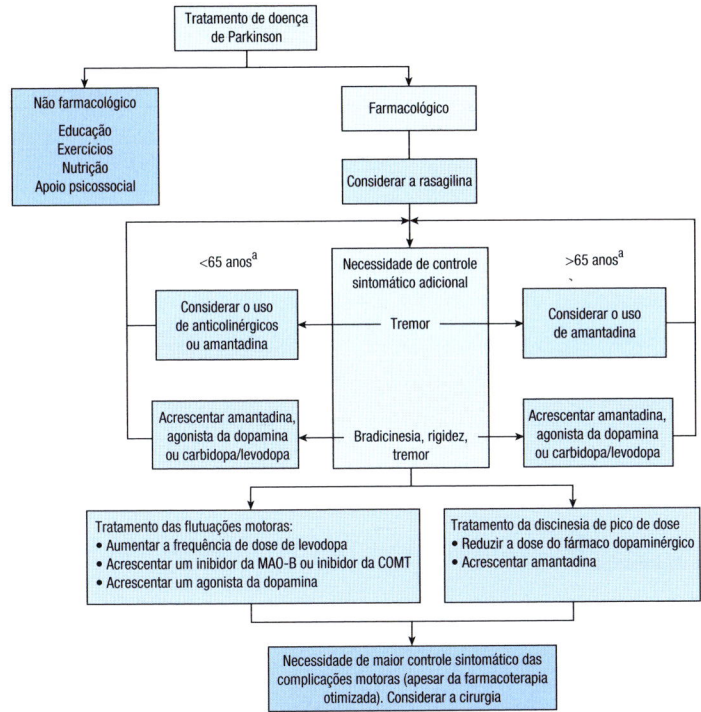

ªA idade não constitui o único determinante na escolha dos fármacos. Outros fatores devem ser considerados, como função cognitiva e segurança global e tolerabilidade dos fármacos (em particular no idoso).

FIGURA 56-1 Abordagem geral para o tratamento da doença de Parkinson desde o estágio inicial até o avançado. COMT, catecol-*O*-metiltransferase; MAO-B, monoaminoxidase-B.

TERAPIA FARMACOLÓGICA

Abordagem geral

- A Figura 56-1 mostra um algoritmo para o tratamento da DP desde o estágio inicial até o avançado. O Quadro 56-1 fornece um resumo dos medicamentos antiparkinsonianos disponíveis e suas doses, enquanto o Quadro 56-2 mostra o monitoramento dos efeitos colaterais.
- A monoterapia em geral começa com um **inibidor da monoaminoxidase-B (MAO-B)**.
- Se houver desenvolvimento de flutuações motoras, deve-se acrescentar um **inibidor da catecol-*O*-metiltransferase (COMT)** para estender a duração de atividade da **L-dopa**. De modo alternativo, deve-se considerar a adição de um inibidor da MAO-B ou **agonista da dopamina**.
- Para o tratamento das discinesias de pico de dose induzidas pela L-dopa, deve-se acrescentar a **amantadina**.

Medicamentos anticolinérgicos

- Os agentes anticolinérgicos podem melhorar o tremor e, algumas vezes, os sinais distônicos em alguns pacientes; todavia, eles raramente produzem uma melhora substancial da bradicinesia ou de outras incapacidades. Podem ser usados como monoterapia ou em associação a outros fármacos antiparkinsonianos.
- Os efeitos colaterais dos anticolinérgicos consistem em boca seca, visão turva, constipação intestinal e retenção urinária. As reações mais graves incluem esquecimento, confusão mental, sedação, depressão e ansiedade. Os pacientes com déficits cognitivos preexistentes e os indivíduos idosos correm maior risco de efeitos colaterais anticolinérgicos centrais.

QUADRO 56-1	Doses dos fármacos usados na doença de Parkinson[a]		
Nome genérico	**Dose inicial[b] (mg/dia)**	**Dose de manutenção[b] (mg/dia)**	**Apresentação (mg)**
Agentes anticolinérgicos			
Benztropina	0,5-1	1-6	0,5; 1; 2
Triexifenidil	1-2	6-15	2; 5; 2/5 mL
Produtos de carbidopa/levodopa			
Carbidopa/L-dopa	100-300[c]	300-1.000[c]	10/100, 25/100, 25/250
Carbidopa/L-dopa CDO	100-300[c]	300-1.000[c]	10/100, 25/100, 25/250
Carbidopa/L-dopa CR	200-400[c]	400-1.000[c]	25/100, 50/200
Carbidopa/L-dopa/ entacapona	200-600[d]	600-1.600[d]	12,5/50/200, 18,75/75/200, 25/100/200, 31,25/125/200, 37,5/150/200, 50/200/200
Carbidopa	25	25-75	25
Agonistas da dopamina			
Apomorfina	1-3	3-12	30/3 mL
Bromocriptina	2,5-5	15-40	2,5; 5
Pramipexol	0,125	1,5-4,5	0,125; 0,25; 0,5; 1; 1,5
Pramipexol ER	0,375	1,5-4,5	0,375; 0,75; 1,5; 3; 4,5
Ropinirol	0,75	9-24	0,25; 0,5; 1; 2; 3; 4; 5
Ropinirol XL	2	8-24	2; 4; 6; 8; 12
Rotigotina	2	2-8	1; 2; 3; 4; 6; 8
Inibidores da COMT			
Entacapona	200-600	200-1.600	200
Tolcapona	300	300-600	100, 200
Inibidores da MAO-B			
Rasagilina	0,5-1	0,5-1	0,5, 1
Selegilina	5-10	5-10	5
Selegilina CDO	1,25	1,25-2,5	1,25; 2,5
Diversos			
Amantadina	100	200-300	100; 50/5 mL

CDO, comprimido de desintegração oral; COMT, catecol-O-metiltransferase; CR, liberação controlada; ER, liberação prolongada; MAO-B, monoaminoxidase-B; XL, liberação prolongada.
[a] Comercializados nos Estados Unidos para doença de Parkinson.
[b] As doses podem variar além da faixa apresentada.
[c] Doses expressas como componente de L-dopa.
[e] Doses expressas como componente de entacapona.

QUADRO 56-2 Monitoramento das reações adversas potenciais à terapia farmacológica para a doença de Parkinson

Nome genérico	Reação adversa	Parâmetro de monitoramento	Comentários
Amantadina	Confusão	Estado mental; função renal	Reduzir a dose; ajustar a dose na presença de comprometimento renal
	Livedo reticular	Exame dos membros inferiores; edema maleolar	Reversíveis com a interrupção do fármaco
Benztropina	Efeitos anticolinérgicos, confusão, sedação	Boca seca, estado mental, constipação intestinal, retenção urinária	Reduzir a dose; evitar o seu uso no idoso; história de constipação intestinal, comprometimento da memória, retenção urinária
Triexifenidil	Ver benztropina	Ver benztropina	Ver benztropina
Carbidopa/ʟ-dopa	Sonolência	Sonolência diurna	Reduzir a dose
	Discinesias	Movimentos involuntários anormais	Reduzir a dose; acrescentar amantadina
	Náuseas	Náusea	Tomar com alimentos
Inibidores da COMT			
Entacapona	Aumento dos efeitos colaterais da ʟ-dopa; além disso, diarreia	Ver carbidopa/ʟ-dopa; além disso, evacuações intestinais	Reduzir a dose de ʟ-dopa; agentes antidiarreicos
Tolcapona	Ver entacapona; também hepatotoxicidade	Ver carbidopa/ʟ-dopa; além disso, ALT/AST	Ver carbidopa/ʟ-dopa; além disso, no início do tratamento e a cada aumento da dose, determinar os níveis de ALT e AST em condições basais e a cada 2 a 4 semanas nos primeiros seis meses de terapia; posteriormente, monitorar com base no julgamento clínico
Agonistas da dopamina			
Apomorfina	Sonolência	Estado mental	Reduzir a dose
	Náuseas	Náuseas	Pré-medicação com trimetobenzamida
	Hipotensão ortostática	Pressão arterial, tontura ao assumir a posição ereta	Reduzir a dose

(Continua)

QUADRO 56-2	Monitoramento das reações adversas potenciais à terapia farmacológica para a doença de Parkinson (continuação)		
Nome genérico	Reação adversa	Parâmetro de monitoramento	Comentários
Bromocriptina	Confusão	Estado mental	Reduzir a dose
	Sonolência	Estado mental	Reduzir a dose
	Alucinações/delírios	Estado mental	Reduzir a dose
	Náuseas	Náuseas	Aumentar lentamente a dose; tomar com alimentos
	Hipotensão ortostática	Pressão arterial, tontura ao assumir a posição ereta	Reduzir a dose
	Fibrose pulmonar	Radiografia de tórax	Radiografia de tórax em condições basais e uma vez por ano
Pramipexol	Confusão	Estado mental	Reduzir a dose
	Sonolência	Estado mental	Reduzir a dose
	Alucinações/delírios	Estado mental	Reduzir a dose
	Impulsividade	Comportamento	Reduzir a dose
	Náuseas	Náuseas	Aumentar lentamente a dose; tomar com alimentos
	Hipotensão ortostática	Pressão arterial, tontura ao assumir a posição ereta	Reduzir a dose
Ropinirol	Ver pramipexol	Ver pramipexol	Ver pramipexol
Rotigotina	Ver pramipexol; além disso, irritação cutânea no local de aplicação do adesivo	Ver pramipexol; além disso, exame da pele	Ver pramipexol; revezar os locais de aplicação de adesivo
Inibidores da MAO-B			
Rasagilina	Náuseas	Náuseas	Tomar com alimento
Selegilina	Confusão	Estado mental	Reduzir a dose
	Insônia	Estado mental	Administrar a dose mais cedo no dia
	Alucinações	Estado mental	Reduzir a dose
	Hipotensão ortostática	Pressão arterial, tontura ao assumir a posição ereta	Reduzir a dose

ALT/TGP, alanina aminotransferase; AST/TGO, aspartato aminotransferase; COMT, catecol-O-metiltransferase; MAO-B, monoaminoxidase-B.

Amantadina

- A amantadina frequentemente produz benefício modesto para o tremor, rigidez e bradicinesia. Esse fármaco também pode diminuir a discinesia.
- Os efeitos adversos consistem em sedação, boca seca, alucinações, tontura e confusão. O livedo reticular (mosqueamento difuso da pele nos membros superiores ou inferiores) constitui um efeito colateral comum, porém reversível.
- As doses devem ser reduzidas em pacientes com disfunção renal (100 mg/dia com um *clearance* de creatinina de 30 a 50 mL/min [0,50 a 0,84 mL/s], 100 mg em dias alternados, com um *clearance* de creatinina de 15 a 29 mL/min [0,25 a 0,49 mL/s], e 200 mg a cada sete dias para um *clearance* da creatinina inferior a 15 mL/min [0,25 mL/s]) e naqueles submetidos à hemodiálise.

Levodopa e carbidopa/levodopa

- A L-**dopa**, o fármaco mais efetivo disponível, é um precursor da dopamina. Diferentemente da **dopamina**, da **carbidopa** e da **benserazida**, a L-dopa atravessa a barreira hematencefálica. Em última análise, todos os pacientes com DP necessitarão de L-dopa.
- Há controvérsia quanto ao momento em que se deve iniciar a L-dopa (p. ex., logo após o estabelecimento do diagnóstico, ou quando os sintomas comprometem o bem-estar social, ocupacional ou psicológico).
- No sistema nervoso central (SNC) e perifericamente, a L-dopa é convertida em dopamina pela L-aminoácido descarboxilase (*L-AAD*). Na periferia, a carbidopa ou a benserazida podem bloquear a *L-AAD*, aumentando, assim, a penetração da L-dopa administrada no SNC e diminuindo os efeitos adversos da dopamina (p. ex., náuseas, arritmias cardíacas, hipotensão postural e sonhos vívidos). A benserazida não está disponível nos Estados Unidos.
- Inicialmente, a L-dopa, 300 mg/dia (em doses fracionadas), em combinação com carbidopa, com frequência produz alívio adequado. A dose máxima habitual de L-dopa é de 800 a 1.000 mg/dia.
- São necessários cerca de 75 mg de carbidopa para bloquear efetivamente a *L-AAD* periférica; no entanto, alguns pacientes necessitam de uma dose maior. A carbidopa/L-dopa é mais usada em comprimido de 25/100 mg; todavia, dispõe-se também de concentrações de 25/250 mg e 10/100 mg. As preparações de liberação controlada (CR) de carbidopa/L-dopa estão disponíveis em concentrações de 50/200 mg e 25/100 mg. Para pacientes com dificuldade na deglutição, dispõe-se de um comprimido de desintegração oral.
- Após a administração oral de L-dopa, o tempo para alcançar concentrações plasmáticas máximas varia tanto em um mesmo paciente quanto entre pacientes. As refeições atrasam o esvaziamento gástrico, porém os antiácidos promovem seu esvaziamento. A L-dopa é absorvida principalmente na parte proximal do duodeno por um sistema de transporte saturável de grandes aminoácidos neutros, de modo que as refeições ricas em proteínas podem interferir na sua biodisponibilidade.
- A L-dopa não se liga às proteínas plasmáticas, e a meia-vida de eliminação é de aproximadamente 1 hora. A adição de carbidopa ou de benserazida pode prolongar a meia-vida para 1,5 hora, e a adição de um inibidor da COMT (p. ex., **entacapona**) pode estendê-la para cerca de 2 a 2,5 horas.
- Em longo prazo, as complicações motoras associadas à L-dopa podem ser incapacitantes. As mais comuns dessas complicações são a "deterioração de fim de dose" e a "discinesia de pico de dose". O risco de desenvolver flutuações motoras ou discinesias é de aproximadamente 10% por ano de tratamento com L-dopa. Todavia, podem ocorrer complicações motoras dentro de 5 a 6 meses após o início da L-dopa, em particular quando doses excessivas são usadas inicialmente. O Quadro 56-3 mostra essas complicações motoras e sugere estratégias de tratamento.
- A "deterioração de fim de dose" está relacionada com a perda crescente da capacidade de armazenamento de dopamina neuronal e meia-vida curta da L-dopa. A administração de um agonista da dopamina ao deitar ou de um produto de formulação de liberação retardada (p. ex., carbidopa/L-dopa CR, **ropinirol XL**, **adesivo transdérmico de rotigotina** ou **pramipexol ER**) podem ajudar a reduzir os episódios "*off*" noturnos e melhorar o funcionamento matinal.
- O "*delayed-on*" (atraso no início da ação) ou "*no-on*" (falha da dose) podem resultar do esvaziamento gástrico tardio ou da absorção diminuída no duodeno. Pode ser útil esmagar os comprimidos de carbidopa/L-dopa e tomá-los com um copo de água ou usar o comprimido de desintegração oral com estômago vazio. A apomorfina por via subcutânea pode ser usada como terapia de recuperação.

QUADRO 56-3	Complicações motoras comuns e possíveis tratamentos iniciais
Efeito	**Possíveis tratamentos**
"Deterioração" de fim de dose (flutuação motora)	Aumentar a frequência das doses de carbidopa/L-dopa, acrescentar um inibidor da COMT ou um inibidor da MAO-B ou agonista da dopamina
Resposta "*delayed on*" ou "*no on*"	Administrar carbidopa/L-dopa com estômago vazio; usar o CDO de carbidopa/L-dopa; evitar o uso de carbidopa/L-dopa CR; administrar apomorfina por via subcutânea
Hesitação ao iniciar ("congelamento")	Aumentar a dose de carbidopa/L-dopa, acrescentar um agonista da dopamina ou inibidor da MAO-B; utilizar fisioterapia juntamente com dispositivos auxiliares de deambulação ou indícios sensoriais (p. ex., comandos rítmicos, andar sobre objetos)
Discinesia de pico de dose	Fornecer doses menores de carbidopa/L-dopa; acrescentar amantadina

CDO, comprimido de desintegração oral; COMT, catecol-*O*-metiltransferase; CR, liberação controlada; MAO-B, monoaminoxidase-B.

- O "congelamento", isto é, a inibição episódica da função motora dos membros inferiores, pode ser agravado pela ansiedade e pode aumentar as quedas.
- As discinesias, que consistem em movimentos coreiformes involuntários que costumam envolver o pescoço, o tronco e os membros, estão geralmente associadas a níveis máximos de dopamina estriatal. Com menos frequência, pode haver desenvolvimento de discinesias durante o aumento e o declínio dos efeitos da L-dopa (o padrão de resposta discinesia-melhora-discinesia ou bifásico).
- A "distonia de período *off*", caracterizada por contrações musculares observadas mais comumente na parte distal dos membros inferiores (p. ex., pés ou dedos dos pés), ocorre com frequência pela manhã. Devem-se considerar a administração de produtos de liberação retardada ao deitar, o uso de baclofeno, ou a desnervação seletiva com toxina botulínica.

Inibidores da monoaminoxidase-B

- Em doses terapêuticas, a **selegilina** e a **rasagilina**, que são inibidores irreversíveis da MAO-B, têm pouca probabilidade de induzir uma "reação do queijo" (hipertensão, cefaleia), a não ser que sejam consumidas quantidades excessivas de tiramina na dieta. A combinação de inibidores da MAO-B com meperidina e outros analgésicos opioides está contraindicada, devido a um pequeno risco de síndrome serotoninérgica.
- A selegilina bloqueia a degradação da dopamina e pode prolongar a duração de ação da L-dopa em até 1 hora. Com frequência, permite uma redução da dose de L-dopa em até 50%.
- A selegilina também aumenta os efeitos de pico da L-dopa e pode agravar as discinesias preexistentes ou os sintomas psiquiátricos, como delírios. Os metabólitos da selegilina são a L-metanfetamina e a L-anfetamina. O comprimido de desintegração oral pode produzir melhor resposta e menos efeitos colaterais do que a formulação convencional.
- A rasagilina também aumenta os efeitos da L-dopa e mostra-se modestamente benéfica como monoterapia. O início precoce de sua administração pode estar associado a melhores resultados de longo prazo.
- A rasagilina pode proporcionar 1 hora de tempo "*on*" adicional durante o dia. É considerada como agente de primeira linha (como a entacapona) no manejo das flutuações motoras da L-dopa.
- Não há nenhuma forte evidência de que a selegilina ou a rasigilina possam diminuir a progressão da neurodegeneração.

Inibidores da catecol-*O*-metiltransferase

- A **tolcapona** e a **entacapona** são usadas em associação com a carbidopa/L-dopa para prevenir a conversão periférica da L-dopa em dopamina (aumentando a área sob a curva da L-dopa em cerca de 35%). Por conseguinte, ocorre aumento do período "*on*" em aproximadamente 1 a 2 horas, e ocorre uma redução das necessidades de doses de L-dopa. Deve-se evitar o uso concomitante de inibidores não seletivos da MAO para impedir a inibição das vias normais de metabolismo das catecolaminas.

- A inibição da COMT é mais efetiva do que a da carbidopa/L-dopa de liberação controlada, visto que proporciona um prolongamento consistente do efeito.
- O uso da tolcapona é limitado pelo potencial de hepatotoxicidade fatal. É necessário monitoramento rigoroso da função hepática. A tolcapona deve ser reservada para pacientes com flutuações que não respondem a outras terapias.
- Como a meia-vida da entacapona é mais curta, administra-se uma dose de 200 mg a cada dose de carbidopa/L-dopa, até oito vezes ao dia. Podem ocorrer efeitos adversos dopaminérgicos, que são controlados pela redução da dose de carbidopa/L-dopa. Pode ocorrer uma coloração laranja--acastanhada da urina (conforme observado com a tolcapona), porém não foi relatada a ocorrência de hepatotoxicidade com a entacapona.

Agonistas da dopamina

- A **bromocriptina**, um derivado do esporão do centeio (*ergot*) e o **pramipexol**, a **rotigotina** e o **ropinirol**, que não são derivados do esporão do centeio, constituem adjuvantes benéficos em pacientes que apresentam flutuação em resposta à L-dopa. Esses fármacos diminuem a frequência dos períodos "*off*" e proporcionam um efeito de preservação da L-dopa.
- A dose dos agonistas da dopamina deve ser ajustada lentamente, a fim de aumentar a tolerância e encontrar a menor dose capaz de produzir benefícios ótimos (ver **Quadro 56-1**).
- Os fármacos não derivados do esporão do centeio são mais seguros e efetivos como monoterapia para a DP leve a moderada, bem como adjuvantes da L-dopa em pacientes com flutuações motoras.
- A monoterapia com agonistas da dopamina está associada a menor risco de desenvolvimento de complicações motoras, em comparação com a L-dopa. Como os pacientes mais jovens têm mais tendência a desenvolver flutuações motoras, os agonistas da dopamina são preferidos nessa população de pacientes. Os pacientes idosos têm mais tendência a apresentar psicose e hipotensão ortostática com agonistas da dopamina. Por conseguinte, a carbidopa/L-dopa pode constituir a melhor medicação inicial para pacientes idosos, em particular na presença de problemas cognitivos e demência.
- Os efeitos colaterais comuns dos agonistas da dopamina estão listados no **Quadro 56-2**. Outros efeitos colaterais incluem sonhos vívidos, ataques de sono e comportamento impulsivo. As alucinações e os delírios podem ser controlados utilizando uma abordagem sequencial (**Quadro 56-4**). Quando acrescentados à L-dopa, os agonistas da dopamina podem agravar as discinesias.

QUADRO 56-4	Abordagem sequencial no tratamento da alucinose e psicose induzidas por fármacos na doença de Parkinson

1. Medidas gerais, como avaliação do distúrbio eletrolítico (particularmente hipercalcemia ou hiponatremia), hipoxemia ou infecção (particularmente encefalite, sepse ou infecção do trato urinário)

2. Simplificar o esquema antiparkinsoniano o máximo possível, interrompendo ou reduzindo as doses dos medicamentos com a maior relação de risco e benefício em primeiro lugar[a]

   (a) Interromper os anticolinérgicos, incluindo outros medicamentos não parkinsonianos com atividade anticolinérgica, como anti-histamínicos ou antidepressivos tricíclicos

   (b) Reduzir gradualmente e interromper a amantadina

   (c) Interromper o inibidor da monoaminoxidase-B

   (d) Reduzir de modo gradual e interromper o agonista da dopamina

   (e) Considerar a redução da L-dopa (particularmente as doses do final da tarde) e a interrupção dos inibidores da catecol-O-metiltransferase

3. Considerar o uso de medicamentos antipsicóticos atípicos se a alucinose ou a psicose persistirem

   (a) Quetiapina, em uma dose de 12,5-25 mg ao deitar; aumentar gradualmente em 25 mg a cada semana, se necessário, até obter o controle da alucinose ou psicose, ou

   (b) Clozapina, em uma dose de 12,5-50 mg ao deitar; aumentar gradualmente em 25 mg a cada semana, se necessário, até o controle da alucinose ou psicose (exige monitoramento frequente quanto à ocorrência de leucopenia)

[a] Se a redução da dose ou a interrupção do medicamento não forem possíveis ou desejáveis, passar para a etapa 3.

- A **bromocriptina** não é comumente usada devido ao risco de fibrose pulmonar e à sua menor eficácia em comparação com os outros agonistas.
- O **pramipexol** é excretado principalmente pelos rins, e a dose inicial precisa ser ajustada na presença de insuficiência renal. Dispõe-se de uma formulação de liberação prolongada, administrada uma vez ao dia.
- O **ropinirol** é metabolizado pelo citocromo P4501A2; as fluoroquinolonas e o tabagismo podem alterar o seu *clearance*. Dispõe-se de uma formulação para administração uma vez ao dia.
- O adesivo de **rotigotina** proporciona uma liberação contínua durante 24 horas, e a sua distribuição não é afetada pela presença de comprometimento hepático ou renal.
- A **apomorfina** é um agonista da dopamina não derivado do esporão do centeio, administrado como injeção subcutânea de "recuperação". Para pacientes com DP avançada, que apresentam episódios "*off*" intermitentes, apesar do tratamento otimizado, a apomorfina por via subcutânea desencadeia uma resposta "*on*" dentro de 20 minutos, com duração do efeito de até 100 minutos. A maioria dos pacientes necessita de 0,06 mg/kg. Antes da injeção, os pacientes devem receber pré-medicação com o antiemético trimetobenzamida. Seu uso está contraindicado com os bloqueadores dos receptores de serotonina-3 (p. ex., ondansetrona).

AVALIAÇÃO DOS DESFECHOS TERAPÊUTICOS

- Os pacientes e cuidadores devem ser instruídos sobre a necessidade de registrar as doses e os horários de administração dos medicamentos, bem como a duração dos períodos "*on*" e "*off*".
- Os sintomas, os efeitos colaterais e as atividades da vida diária devem ser monitorados, e o tratamento deve ser individualizado. Os medicamentos concomitantes passíveis de agravar os sintomas motores, a memória, as quedas ou os sintomas comportamentais devem ser interrompidos, se possível.

Capítulo elaborado a partir de conteúdo original de Jack J. Chen e David M. Swope.

- Denomina-se *estado de mal epilético* (EME) a qualquer crise convulsiva com duração superior a 30 minutos, independentemente de perda de consciência, ou a crises convulsivas recorrentes em período de consciência interveniente. O EME é uma emergência médica e recomenda-se enfaticamente o tratamento agressivo de qualquer crise convulsiva que dure 5 minutos ou mais. O Quadro 57-1 mostra a classificação do EME. Este capítulo irá se concentrar no estado epilético convulsivo generalizado (EECG), a forma mais comum e mais grave.

FISIOPATOLOGIA

- A instalação da crise convulsiva provavelmente é consequência de um desequilíbrio entre os neurotransmissores excitatórios (p. ex., glutamato de cálcio, sódio, substância P e neuroquinina B) e inibitórios (ácido γ-aminobutírico [GABA], adenosina, potássio, neuropeptídeo Y, peptídios opioides e galanina).
- A manutenção da convulsão é, em grande parte, causada pela ação do glutamato nos receptores pós-sinápticos de *N*-metil-D-aspartato (NMDA) e α-amino-3-hidroxi-5-metilisoxazole-4-propionato (AMPA)/cainato. A despolarização mantida pode resultar em morte neuronal.
- Os receptores $GABA_A$ podem se tornar menos responsivos aos GABA endógenos e aos seus antagonistas.
- Durante a fase I do EECG, cada crise convulsiva produz aumento acentuado nas concentrações plasmáticas de epinefrina, norepinefrina e esteroides, o que pode causar hipertensão arterial, taquicardia e arritmias cardíacas. Contrações musculares e hipoxia podem causar acidose, hipotensão, choque, rabdomiólise e hiperpotassemia secundária, podendo chegar à necrose tubular aguda.
- Na fase II, que se inicia 30 minutos desde o início das convulsões, o paciente começa a descompensar e a se tornar hipotenso, com comprometimento do fluxo cerebral. A glicose sérica pode estar normal ou reduzida, e hipertermia, deterioração respiratória, hipoxia e insuficiência ventilatória podem ocorrer.
- Nas crises convulsivas prolongadas, a atividade motora pode cessar, e as convulsões elétricas persistirem.

MORBIDADE E MORTALIDADE

- Crianças menores, idosos e aqueles com epilepsia preexistente têm maior propensão às sequelas.
- Estimativas recentes sugerem taxa de mortalidade de até 16% em crianças, 20% em adultos e 38% nos idosos. Os neonatos têm mortalidade mais alta e mais sequelas neurológicas.
- As variáveis que afetam os resultados são: (1) o tempo entre o início dos EECG, e o início do tratamento e (2) a duração da convulsão. A taxa de mortalidade é de 2,6%, 19% e 32% para convulsões durando, respectivamente, 10 a 29 minutos, mais de 30 minutos, e mais de 60 minutos.

MANIFESTAÇÕES CLÍNICAS

- Sintomas: alteração no nível de consciência (variando de letargia ao coma); desorientação (uma vez que o EECG tenha sido controlado); e dor associada a lesões.
- Sinais precoces: crises convulsivas generalizadas; lesões agudas ou do sistema nervoso central (SNC) causando postura em extensão ou em flexão; hipotermia ou febre sugestivas de doença intercorrente (p. ex., sepse ou meningite); incontinência; pressão arterial normal ou hipotensão; e comprometimento respiratório.
- Sinais tardios: crises convulsivas podem ou não ser evidentes; edema pulmonar com insuficiência respiratória; insuficiência cardíaca (disritmias, parada cardíaca ou choque cardiogênico); hipotensão ou hipertensão; coagulação intravascular disseminada ou falência de múltiplos órgãos; rabdomiólise; e hiperpirexia.

QUADRO 57-1	Classificação internacional do estado epiléptico		
Convulsivo		**Não convulsivo**	
Internacional	**Terminologia tradicional**	**Internacional**	**Terminologia tradicional**
EE generalizado • Tônico-clônico[a,b] • Tônico[c] • Clônico[c] • Mioclônico[b] • Errático[d]	Grande mal, epilético convulsivo	Ausência[c]	Pequeno mal, estupor espícula-onda, espícula e onda lenta ou espícula-onda 3/s, fuga epilética, epilepsia menor contínua, crepúsculo epilético, EE menor
EE generalizado secundário[a,b] • Tônico • Crises parciais com generalização secundária		EE parcial[a,b] Parcial simples Somatomotora Disfásica Outros tipos Parcial complexa	Focal motora, focal sensitiva, epilepsia parcial contínua, EE adversivo Elementar Lobo temporal, psicomotora, estado de fuga epilética, estupor epilético prolongado, estado confusional epilético prolongado, estado crepuscular epilético contínuo

EE, estado epilético.
[a] Mais comum em crianças maiores.
[b] Mais comum em adolescentes e adultos.
[c] Mais comum em lactentes e crianças menores.
[d] Mais comum em neonatos.

DIAGNÓSTICO

- Avaliar: discurso; habilidades cognitivas; anormalidades motoras, sensitivas e nos reflexos; reação pupilar; lesões; assimetrias; e postura.
- Testes laboratoriais iniciais: hemograma completo com contagem diferencial; perfil bioquímico sérico (eletrólitos, cálcio, magnésio, glicemia, creatinina, alanina aminotransferase [ALT/TGP], aspartato aminotransferase [AST/TGO]); rastreamento de drogas/álcool na urina; albumina, função hepática; função renal; hemoculturas; gasometria; e concentrações séricas de medicamentos, caso haja suspeita ou confirmação de uso prévio de anticonvulsivantes.
- Outros possíveis exames diagnósticos: punção lombar se houver suspeita de infecção no SNC; eletroncefalograma (EEG) imediatamente e novamente assim que as crises convulsivas tenham sido controladas; ressonância magnética; e radiografia quando indicada para diagnóstico de fraturas.

TRATAMENTO

- Objetivos do tratamento: (1) identificar o subtipo de EECG e fatores desencadeantes; (2) interromper a atividade convulsiva clínica e elétrica assim que possível para preservar a função cardiorrespiratória; (3) minimizar os efeitos colaterais; (4) prevenir crises recorrentes; e (5) evitar epilepsia resistente aos medicamentos e/ou sequelas neurológicas.
- Para qualquer crise tônico-clônica que não cessar automaticamente, ou quando houver dúvida quanto ao diagnóstico, o tratamento do EECG deve ser iniciado durante a investigação diagnóstica. A Figura 57-1 é um algoritmo para tratamento do EECG. O Quadro 57-2 mostra a posologia dos medicamentos usados no tratamento do EECG e o Quadro 57-3 mostra as reações adversas e o monitoramento do uso desses medicamentos.

CUIDADOS PRÉ-HOSPITALARES
- Monitorar os sinais vitais (FC, FR, PA)
- Considerar a administração de diazepam VR (0,2-0,5 mg/kg/dose até 10-20 mg) ou midazolam IM (0,1 a 0,2 mg/kg/dose até 10 mg)
- Transportar ao hospital caso a crise persista

CUIDADOS HOSPITALARES INICIAIS
- Tempo desde o início das crises
- Avaliação e controle as vias aéreas e da função cardíaca; oximetria de pulso
- Oxigênio a 100%
- Instalar acesso IV
- Cateter intraósseo caso seja impossível o acesso IV e em pacientes com menos de 6 anos
- Iniciar reposição de volume IV
- Tiamina 100 mg (adultos)
- Piridoxina 50-100 mg (lactentes)
- Glicose (adultos: 50 mL a 50%; crianças: 1mL/kg a 25%) se a glicemia estiver < 60 mg/dL (3,3 mmol/L)
- Naloxona 0,1 mg/kg em caso de suspeita de overdose de narcótico
- Antibioticoterapia se houver suspeita de infecção
- Tratar hipertermia, suporte para pressão arterial, se necessário

EXAMES LABORATORIAIS
- HC com diferencial
- Perfil bioquímico sérico (eletrólitos, glicemia, função hepática/renal, cálcio, magnésio)
- Gasometria
- Hemoculturas
- Concentração sérica dos anticonvulsivantes
- Rastreamento para drogas/álcool na urina

ESTADO EPILÉTICO INICIAL
0-10 minutos
- Lorazepam IV (6 mg; 0,03 a 0,1 mg/kg na velocidade de 2 mg/min), podendo repetir se não houver resposta em 5 minutos
- Talvez não haja necessidade de tratamento adicional se as crises cessarem e a causa for identificada 10-30 minutos
- Fenitoína ou fosfenitoína PE IV[a] em adultos: 20-25 mg/kg na velocidade de 50 mg/min ou 150mg/min PE, respectivamente; lactentes e crianças: 20-25 mg/kg na velocidade de 1-3 mg/kg/min para fosfenitoína

ESTADO EPILÉTICO ESTABELECIDO (30-60 minutos)
Crise convulsiva persiste
- Adicionar dose de 5 mg/kg IV de fenitoína ou fosfenitoína PE[a] nos pacientes que não tenham respondido[b]
- Fenobarbital IV, a 20 mg/kg na velocidade de 100 mg/min em adultos e de 30 mg/min em lactentes/crianças[b]

ESTADO EPILÉTICO REFRATÁRIO (> 60 minutos)
Convulsões clínicas ou elétricas persistem:
- Anestesia geral com
  Midazolam IV, 0,2 mg/kg em bolo, seguido por 50-500 mcg/kg/h
  Pentobarbital IV, 15-20 mg/kg em bolo, ao longo de 1 hora e, então, 1-3 mg/kg/h até padrão de surto-supressão no EEG. Se houver hipotensão, reduzir a velocidade de infusão ou iniciar dopamina ou
  Propofol IV, 1-2 mg/kg em bolo, seguido por ≤ 4 mg/kg/h
- Opção
  Adicionar fenobarbital IV, 10 mg/kg; pode-se administrar 10 mg/kg a cada hora até que as crises cessem ou
  Valproato IV, 15-25 mg/kg, seguidos por 1-4 mg/kg/h[b] ou
  Levetiracetam IV, 40-50 mg/kg, seguidos por 20 mg/kg a cada 8 h.
  Cessadas as crises convulsivas, reduzir progressivamente midazolam, pentobarbital, propofol ao longo de 12 horas.
  Se a crise convulsiva recomeçar, reiniciar a infusão e ajustar até dose efetiva por 12 horas.

FIGURA 57-1 Algoritmo para tratamento do estado epilético convulsivo generalizado (EECG). EECG, estado epilético convulsivo generalizado; EEG, eletroncefalograma; FC, frequência cardíaca; FR, frequência respiratória; HC, hemograma completo; IM, intramuscular; IV, intravenoso; PA, pressão arterial; PE, dose equivalente de fenitoína (de *phenytoin equivalent dose*); VR, via retal. [a] Existe variabilidade na dosagem, portanto deve-se monitorar a concentração sérica. [b] Se a convulsão estiver controlada, iniciar manutenção das doses e otimizar pelo monitoramento da concentração sérica.

QUADRO 57-2	Posologia dos medicamentos usados no tratamento inicial do EECG		
Medicamento (via)	**Dose inicial (máxima)**	**Dose de manutenção**	**Comentários**
Diazepam (IV)			
Adulto	0,25 mg/kg[a,b,c] (20 mg)	Não usada	IV a uma velocidade que não exceda 5 mg/min
Pediátrico	0,25-0,5 mg/ kg[a,c] (20 mg)	Não usada	
Fosfenitoína (IV)			
Adulto	20-25 mg PE/kg	4-5 mg PE/kg/dia	IV a uma velocidade que não exceda 150 mg PE/min nos adultos e 3 mg PE/kg/min nos pacientes pediátricos
Pediátrico	20-25 mg PE/kg	5-10 mg PE/kg/dia	
Lorazepam (IV)			
Adulto	4 mg[b,c] (6 mg)	Não usada	IV a uma velocidade que não exceda 2 mg/min em adultos e crianças
Pediátrico	0,1 mg/kg [a,c] (6 mg)	Não usada	
Midazolam (IV, IM)			
Adulto	200 mcg [a,d]	50-500 mcg/kg/h [e]	IV a uma velocidade de 0,5-1 mg/min em adultos e 2-3 minutos em pacientes pediátricos
Pediátrico	150 mcg [a,d]	60-120 mcg/kg [e]	
Fenobarbital			
Adulto	10-20 mg/Kg [e]	1-4 mg/kg/dia [e]	IV a uma velocidade que não exceda 100 mg/min em adultos e 30 mg/min em pacientes pediátricos
Pediátrico	15-20 mg/Kg [e]	3-5 mg/kg/dia [e]	
Fenitoína IV			
Adulto	20-25 mg/kg [f]	4-5 mg/kg/dia [e]	IV a uma velocidade que não exceda 50 mg/min[g] nos adultos e 3 mg/kg/min (máx. 50 mg/min) nos pacientes pediátricos
Pediátrico	20-25 mg/kg [f]	5-10 mg/kg/dia [e]	

EECG, estado epilético convulsivo generalizado; IM, intramuscular; IV, intravenosa; PE, equivalente de fenitoína.
[a] As doses podem ser repetidas a cada 10 a 15 minutos até que se atinja a dose máxima.
[b] As doses iniciais em idosos devem ser 2 a 5 mg.
[c] Talvez haja necessidade de doses maiores se os pacientes fizerem uso crônico de benzodiazepínicos (p. ex., clonazepam).
[d] Pode ser administrado pelas vias intramuscular, retal ou bucal.
[e] Se necessário, ajustar a dose.
[f] Administrar dose adicional à de ataque com base na concentração sérica.
[g] A velocidade não deve exceder 25 mg/min em pacientes idosos e naqueles sabidamente com doença aterosclerótica cardiovascular.

QUADRO 57-3	Reações adversas e monitoramento dos pacientes tratados com medicamentos para EECG		
Medicamento	Reação adversa	Parâmetros de monitoramento	Comentários
Diazepam	Hipotensão e arritmia cardíaca	Sinais vitais e ECG durante a administração	Propilenoglicol causa hipotensão e arritmia cardíaca quando administrado muito rapidamente; hipotensão pode ocorrer com doses altas
Fosfenitoína	Hipotensão e arritmia cardíaca; parestesia, prurido	Sinais vitais e ECG durante a administração	A hipotensão é menor do que a observada com a fenitoína, uma vez que o produto não contém propilenoglicol; o prurido geralmente envolve face e região inguinal, está relacionado com a dose e com a velocidade de administração e desaparece 5-10 minutos após a infusão
Lidocaína	Fasciculações, distúrbios visuais, zumbido e crise convulsiva		Ocorrem com concentrações séricas entre 6 e 8 mg/L (25,6 a 34,1 μmol/L); convulsão > 8 mg/L (34,1 μmol/L)
Lorazepam	Apneia, hipotensão, bradicardia, parada cardíaca, depressão respiratória, acidose metabólica e toxicidade renal	Sinais vitais e ECG durante a administração; HCO_3 e creatinina séricos; dose cumulativa de propilenoglicol	O acúmulo de propilenoglicol com infusão prolongada pode causar acidose
Pentobarbital	Hipotensão	Sinais vitais e ECG durante a administração	A velocidade de infusão deve ser reduzida ou deve-se adicionar dopamina se ocorrer hipotensão
Fenitoína	Hipotensão e arritmias cardíacas; nistagmo	Sinais vitais e ECG durante a administração	O propilenoglicol causa hipotensão e arritmias cardíacas quando administrado muito rapidamente. Em geral não se administra dose de ataque em idosos com cardiopatia preexistente ou nos pacientes em estado crítico com pressão arterial limítrofe. A velocidade de infusão deve ser reduzida se o intervalo QT se prolongar ou se houver hipotensão ou arritmia; a presença de nistagmo horizontal sugere concentração sérica acima dos valores de referência e toxicidade; se a dosagem sérica de fenitoína confirmar isso, a dose deve ser reduzida

(continua)

QUADRO 57-3	Reações adversas e monitoramento dos pacientes tratados com medicamentos para EECG *(continuação)*		
Medicamento	**Reação adversa**	**Parâmetros de monitoramento**	**Comentários**
Fenobarbital	Hipotensão, depressão respiratória e do SNC	Sinais vitais e nível de consciência; EEG se for utilizado em doses anestésicas	Contém propilenoglicol; se houver hipotensão, reduzir a velocidade de administração ou iniciar dopamina; apneia e hipopneia podem ser mais profundas nos pacientes tratados inicialmente com benzodiazepínicos
Propofol	Acidose metabólica progressiva, instabilidade hemodinâmica e bradiarritmias	Sinais vitais, ECG, intervalo osmolar; EEG quando usado em doses anestésicas	Descrita como uma síndrome relacionada com a infusão de propofol, que pode ser fatal
Topiramato	Acidose metabólica	Estado acidobásico (bicarbonato sérico)	Extremamente rara

ECG, eletrocardiograma; EECG, estado epilético convulsivo generalizado; EEG, eletroencefalograma; SNC, sistema nervoso central.

- Manter a pressão normal a alta. Tratar hipertermia agressivamente (p. ex., paracetamol via retal; cobertas para resfriamento).
- Administrar **tiamina** (100 mg IV) antes da glicose IV (ver a **Figura 57-1**).
- Avaliar se há acidose metabólica e/ou respiratória com gasometrias frequentes para determinação do pH, pressão parcial de oxigênio (Pao_2), pressão parcial de dióxido de carbono ($Paco_2$) e HCO_3. Se o pH estiver abaixo de 7,2 secundariamente à acidose metabólica, administrar bicarbonato de sódio. Utilizar ventilação assistida para corrigir acidose respiratória.

BENZODIAZEPÍNICOS

- Se o paciente estiver tendo convulsões, administrar um **benzodiazepínico** assim que for possível. Em geral uma ou duas doses IV são suficientes para fazer cessar a convulsão em 2 a 3 minutos. Diazepam, lorazepam e midazolam são igualmente efetivos. Se as convulsões cessarem, administrar um anticonvulsivante de ação prolongada.
- O **diazepam** por via IV é extremamente lipofílico e rapidamente distribuído no cérebro, mas é possível que haja redistribuição rápida à gordura corporal, o que significa efeito de duração muito curta (< 0,5 h). Portanto, administrar um anticonvulsivante de ação prolongada (p. ex., **fenitoína** ou **fenobarbital**) imediatamente após o diazepam. A dose inicial de diazepam pode ser repetida se o paciente não tiver respondido em 10 a 15 minutos.
- O **lorazepam** IV atualmente é considerado a melhor opção entre os benzodiazepínicos. Ele leva mais tempo para atingir os níveis máximos no cérebro, mas sua ação é mais duradoura (12-24 h) do que a do diazepam. O propilenoglicol, usado como o veículo tanto do diazepam quanto do lorazepam, pode causar arritmias cardíacas e hipotensão se a administração for muito rápida. Os medicamentos também são irritantes para as veias e devem ser diluídos em igual volume de solução compatível antes da administração.
- O **midazolam** IV é hidrossolúvel e sofre difusão rápida até o SNC, mas com meia-vida muito curta. As doses de manutenção devem ser administradas em infusão contínua. Tem havido interesse crescente na sua administração pelas vias oral, intramuscular e intranasal quando houver dificuldade na obtenção de acesso venoso. Nas crianças, o midazolam por via bucal pode ser mais efetivo do que por via retal.
- Com a administração do benzodiazepínico, é possível haver um breve período de depressão cardiorrespiratória (< 1 min), com necessidade de assistência ventilatória ou de intubação, em especial se o benzodiazepínico for usado com um barbitúrico. Com doses mais altas de benzodiazepínicos é possível haver hipotensão arterial.

FENITOÍNA

- A **fenitoína** tem meia-vida entre 20 e 36 horas, mas não pode ser administrada na velocidade necessária para ser considerada agente de primeira linha. Leva mais tempo para controlar as crises convulsivas em comparação aos benzodiazepínicos porque sua entrada no cérebro é mais lenta. Causa menos depressão respiratória e menos sedação do que os **benzodiazepínicos** ou o **fenobarbital**, mas seu veículo (propilenoglicol) está associado à hipotensão e arritmias cardíacas relacionadas com sua administração, o que é mais comum em caso de grandes doses de ataque e em pacientes em estado crítico com pressão arterial limítrofe.
- A fenitoína deve ser diluída a 1-10 mg/mL em soro fisiológico. Ver os **Quadros 57-2** e **57-3** para posologia, velocidade de administração, cuidados e monitoramento. As doses de manutenção devem ser iniciadas entre 12 e 24 horas após a dose de ataque.
- Para determinar a dose de ataque, confirmar se o paciente vinha tomando fenitoína antes da admissão hospitalar e, se disponível, verificar sua concentração sérica. Nos pacientes obesos há necessidade de aumentar a dose de ataque.
- A fenitoína está associada à dor e queimação no local da infusão. Em caso de infusão crônica, é possível haver flebite e, em caso de infiltração, é provável haver necrose tecidual. Não se recomenda administração intramuscular.

FOSFENITOÍNA

- A **fosfenitoína**, o éster de fosfato hidrossolúvel da fenitoína, é um pró-fármaco da fenitoína. Consultar o **Quadro 57-3** para efeitos adversos e monitoramento.
- A dose de fosfenitoína sódica é expressa na forma de equivalentes de fenitoína sódica (PE). Não administrar a dose de ataque por via intramuscular (IM), a não ser que não haja acesso venoso.

- As concentrações séricas de fenitoína não devem ser dosadas antes de 2 horas desde a administração IV, e 4 horas desde a IM.

FENOBARBITAL

- O Working Group on Status Epilepticus recomenda a administração de **fenobarbital** quando a sequência de benzodiazepínico mais fenitoína tiver fracassado.
- Para o cálculo da dose em pacientes obesos deve-se usar a estimativa da massa corporal magra.
- As concentrações cerebrais máximas ocorrem 12 a 60 minutos após a administração IV. Geralmente, as crises convulsivas são controladas minutos após a dose de ataque.
- Para efeitos adversos, cuidados e monitoramento consultar os **Quadros 57-2 e 57-3**. Se com a dose de ataque não for possível interromper as crises convulsivas em 20 a 30 minutos, podem ser administrados mais 10 a 20 mg/kg. Se as crises persistirem, uma terceira dose de 10 mg/kg poderá ser administrada. Quando necessário, doses de ataque maiores (p. ex., 30 mg/kg) já foram usadas em neonatos. Não há uma dose máxima a partir da qual aumentos adicionais provavelmente sejam ineficazes. Uma vez controladas as crises convulsivas, iniciar a dose de manutenção no prazo entre 12 e 24 horas.

ESTADO EPILÉTICO CONVULSIVO GENERALIZADO REFRATÁRIO

- Nos casos em que doses adequadas de benzodiazepínicos, hidantoína ou fenobarbital tenham fracassado, o quadro recebe o adjetivo refratário. Cerca de 10 a 15% dos pacientes evoluem com EECG refratário. O Quadro 57-4 apresenta as doses usadas dos agentes para tratar o EECG refratário.
- A maioria dos médicos recomenda o uso de doses anestésicas de midazolam, pentobarbital ou propofol, mas há outras opções, como infusão contínua de benzodiazepínico, valproato, lacosamida, levetiracetam, topiramato ou lidocaína.
- Em uma metanálise demonstrou-se que entre os pacientes com EECG refratário as taxas de resposta foram: pentobarbital (92%), midazolam (80%) e propofol (73%). A recidiva de convulsão foi menos frequente com pentobarbital (12%) em comparação com o propofol (15%) e com o midazolam (51%). O pentobarbital causou mais hipotensão.

Benzodiazepínicos

- Alguns médicos recomendam doses anestésicas de **midazolam** como primeira linha de tratamento de EECG refratário (ver o **Quadro 57-4**). A maioria dos pacientes responde no prazo de 1 hora. A suspensão deve ser feita mantendo-se a concentração sérica de **fenitoína** acima de 20 mg/L (79 µmol/L), e a de **fenobarbital** acima de 40 mg/L (172 µmol/L). Podem ocorrer hipotensão e poiquilotermia com necessidade de terapia de suporte.
- Também tem sido utilizada infusão contínua de grande dose de **lorazepam**, mas é possível ocorrer reações adversas ao propilenoglicol.

Pentobarbital

- Se a resposta às altas doses de **midazolam** for insuficiente, recomenda-se anestesia. Intubação e suporte respiratório são obrigatórios durante o coma **barbitúrico** e é essencial manter acompanhamento contínuo com EEG e monitoramento dos sinais vitais. Dá-se preferência a um barbitúrico de ação breve (p. ex., **pentobarbital** ou **tiopental**) (ver a **Figura 57-1**).
- Administrar uma dose de ataque de **pentobarbital** para manter concentração sérica (40 mg/L; 177 µmol/L) suficiente para induzir EEG isoelétrico. A dose de ataque deve ser seguida imediatamente por infusão (ver o **Quadro 57-4**), com aumento gradual até que haja padrão de surto--supressão no EEG ou até que ocorram efeitos adversos. Em geral o coma induzido é mantido por 2 a 3 dias. Para evitar complicações, suspender o pentobarbital assim que possível. Outros anticonvulsivantes devem estar em níveis terapêuticos antes que o pentobarbital seja suspenso. Como o pentobarbital é um indutor das enzimas hepáticas, as doses de manutenção da maioria dos anticonvulsivantes devem ser maiores que o usual.

Valproato

- Para a posologia, consultar o **Quadro 57-4**. A apresentação para administração IV não está aprovada pela Food and Drug Administration (FDA) para tratamento de EECG.

QUADRO 57-4	Dose de medicamentos usados para tratar EECG refratário		
Medicamento	**Dose inicial (máxima)**	**Dose de manutenção**	**Comentários**
Lacosamida			
Adulto	200-400 mg	200 mg duas vezes ao dia	Administração IV ao longo de 15 minutos
Pediátrico	2,5 a 3 mg/kg	6-8 mg/kg/dia, fracionados duas vezes ao dia	
Levetiracetam			
Adulto	2-3 g	1g três vezes ao dia	Administração IV ao longo de 5 a 15 minutos
Pediátrico	40-60 mg/kg	40-60 mg/kg	
Lidocaína			
Adulto	50-100 mg	1,5-3,5 mg/kg/h	Administração IV em ≤ 2 minutos
Pediátrico	1 mg/kg (máx. 3-5 mg/kg na primeira hora)	1,2-3 mg/kg/h	
Midazolam			
Adulto	200 mcg/kg[a]	50-500 mcg/kg/h[b]	A dose inicial pode ser administrada por via IM; administração IV ao longo de 0,5 a 1 mg/min; a velocidade de infusão contínua deve ser aumentada a cada 15 minutos nos pacientes que não respondam com orientação dada pela resposta no EEG; a evolução com taquifilaxia pode requerer aumentos frequentes na dose; ajustar a dose na ordem de 1 mcg/kg/min a cada duas horas, uma vez que se tenha controlado o EECG
Pediátrico	150 mcg/kg[a]	60-120 mcg/kg/h[b]	
Pentobarbital			
Adulto	10-20 mg/kg	1-5 mg/kg/h[b]	Em 1 a 2 horas, se ocorrer hipotensão, a velocidade de perfusão deve ser reduzida ou deve ser adicionada dopamina; ajustar gradualmente a dose para cima até que haja evidência de padrão de surto-supressão no EEG (ou seja, EEG isoelétrico) ou até que ocorram efeitos adversos proibitivos. Em 12 horas após obter o padrão de surto-supressão, a velocidade de infusão deve ser ajustada para baixo a cada 2 a 4 horas
Pediátrico	15-20 mg/kg	1-5 mg/kg/h[b]	

(continua)

QUADRO 57-5	Dose de medicamentos usados para tratar EEG refratário *(continuação)*		
Medicamento	**Dose inicial (máxima)**	**Dose de manutenção**	**Comentários**
Propofol			
Adultos	2 mg/kg	5-10 mg/kg/h[b]	Em 10 segundos nos adultos e em 20-30 segundos nos pacientes
Pediátricos	3 mg/kg	2-18 mg/kg/h[b]	pediátricos
Topiramato			
Adultos	300-500 mg	400-1.600 mg/dia	Administrar por via oral, doses divididas a cada 12 horas. Dose até 25 mg/kg/
Pediátricos	5-10 mg/kg	5-10 mg/kg/dia	dia por 2-5 dias são administradas em pacientes pediátricos.
Valproato			
Adultos	15-30 mg/kg	1-4 mg/kg/h[b]	Administrar a 3 mg/kg/min; seguir com infusão contínua ou intermitente;
Pediátricos	20-25 mg/kg	1-4 mg/kg/h[b]	é possível haver necessidade de doses maiores nos pacientes em uso de indutores de enzimas hepáticas

EEG, eletrencefalograma; EECG, estado epiléptico convulsivo generalizado; IM, intramuscular; IV, intravenoso.
[a] As doses podem ser repetidas duas vezes, com intervalos de 10 a 15 minutos até atingir a dose máxima.
[b] Se necessário, ajustar a dose.
[c] Em geral recomenda-se não exceder a dose de 4 mg/kg/h nem a duração de 48 horas.

- Em um estudo sugeriu-se que a velocidade de infusão para manutenção deva ser ajustada da seguinte forma: (1) se não houver indutores enzimáticos presentes, a infusão deve correr a 1 mg/kg/h; (2) se um ou mais indutores estiverem presentes (p. ex., fenobarbital ou fenitoína), a infusão deve correr a 2 mg/kg/h; e (3) em caso de indutores e coma barbitúrico presentes, a infusão deve correr a 4 mg/kg/h.
- Não há relatos de depressão respiratória; é raro haver instabilidade hemodinâmica, mas os sinais vitais devem ser monitorados de perto durante a administração da dose de ataque.

Propofol

- O **propofol** é muito lipossolúvel e possui grande volume de distribuição e rápido início de ação. Sua eficácia é comparável à do midazolam no tratamento de EECG refratário. Os efeitos adversos e o monitoramento são apresentados no **Quadro 57-3**.
- Uma dose de adultos (ver o **Quadro 57-4**) fornece mais de 1.000 cal/dia na forma de lipídios.

Outros agentes

- Os comprimidos de **topiramato** podem ser esmagados, dissolvidos em um pequeno volume de água e administrados por via oral. A resposta tende a ser atrasada em horas ou dias.
- O leventiracetam administrado por via IV não é metabolizado no fígado e circula minimamente ligado a proteínas. Com doses acima de 3 g/dia não se obtém eficácia complementar.
- Não se recomenda o uso de **lidocaína** IV, a não ser que os outros agentes tenham fracassado. O **Quadro 57-4** mostra a posologia recomendada, e o **Quadro 57-3**, os efeitos adversos e o monitoramento.

AVALIAÇÃO DOS DESFECHOS TERAPÊUTICOS

- O EEG permite aos médicos determinar quando cessou a atividade elétrica anormal e pode auxiliar a determinar que anticonvulsivante foi efetivo. Monitorar os sinais vitais durante a infusão. Avaliar o local de infusão buscando por evidências de infiltração antes de administrar a fenitoína.

Capítulo elaborado a partir de conteúdo original de Stephanie J. Phelps e James W. Wheless.

CAPÍTULO 58 — Obesidade

- Ocorre *obesidade* quando há desequilíbrio entre o aporte e o consumo de energia com o passar do tempo, resultando em aumento do armazenamento de energia.

FISIOPATOLOGIA

- A etiologia da obesidade costuma ser desconhecida; todavia, é provável que seja multifatorial e esteja relacionada a contribuições variáveis de fatores genéticos, ambientais e fisiológicos.
- Os fatores genéticos parecem constituir os principais determinantes da obesidade em alguns indivíduos, ao passo que os fatores ambientais são mais importantes em outros. A identificação do número total de genes que contribuem para a obesidade constitui uma área de intensa pesquisa.
- Os fatores ambientais incluem atividade física ou trabalho reduzidos, suprimento abundante de alimentos, estilo de vida relativamente sedentário, disponibilidade aumentada de alimentos ricos em gordura, fatores culturais e crenças religiosas.
- Determinadas condições clínicas, incluindo a doença de Cushing e a deficiência de hormônio do crescimento, ou síndromes genéticas, como a síndrome de Prader-Willi, podem estar associadas a um ganho de peso.
- Os medicamentos associados ao ganho de peso incluem insulina, corticosteroides, alguns antidepressivos, antipsicóticos e vários anticonvulsivantes.
- Muitos neurotransmissores e neuropeptídeos estimulam ou deprimem a rede cerebral do apetite, tendo impacto no aporte calórico total.
- O grau de obesidade é determinado pelo equilíbrio efetivo da energia ingerida em relação ao consumo de energia no decorrer do tempo. O maior determinante isolado do gasto energético é a taxa metabólica, que é expressa como *o gasto de energia em repouso* ou *taxa metabólica basal*. A atividade física é outro fator importante que afeta o gasto energético total.
- Os principais tipos de tecido adiposo são: (1) o tecido adiposo branco, que produz, armazena e libera lipídios; e (2) o tecido adiposo marrom, que dissipa a energia por meio da respiração mitocondrial não acoplada. A estimulação adrenérgica ativa a lipólise nas células adiposas e aumenta o gasto de energia no tecido adiposo e musculoesquelético.

MANIFESTAÇÕES CLÍNICAS

- A obesidade está associada a graves riscos para a saúde e a um aumento da mortalidade. A obesidade central reflete altos níveis de gordura intra-abdominal ou visceral e está associada ao desenvolvimento de hipertensão, dislipidemia, diabetes melito tipo 2 e doença cardiovascular. Outras comorbidades da obesidade incluem osteoartrite e alterações no sistema reprodutor feminino.
- O índice de massa corporal (IMC) e a circunferência da cintura (CC) constituem marcadores reconhecidos e aceitáveis de excesso de gordura corporal, que independentemente fornecem uma previsão de risco de doença (Quadro 58-1).
- O IMC é calculado como o peso (kg) dividido pelo quadrado da altura (m^2).
- A CC, que constitui o método mais prático para caracterizar a adiposidade central, é a circunferência menor entre a última costela e o ápice da crista ilíaca.

TRATAMENTO

- <u>Objetivos do tratamento</u>: os objetivos do manejo do peso podem incluir perda de uma quantidade predeterminada de peso, diminuição da velocidade de ganho de peso ou manutenção de um estado neutro de peso, dependendo da situação clínica.

QUADRO 58-1	Classificação do sobrepeso e da obesidade pelo índice de massa corporal (IMC), circunferência da cintura (CC) e risco de doença associada			
			Risco de doençaᵃ (relativo ao peso e circunferência da cintura normais)	
	IMC (kg/m²)	Classe de obesidade	Homens ≤ 102 cm Mulheres ≤ 89 cm	> 102 cm > 89 cm
Abaixo do peso	< 18,5		—	—
Peso normalᵇ	18,5 a 24,9		—	Alto
Sobrepeso	25 a 29,9		Aumentado	Alto
Obesidade	30 a 34,9	I	Alto	Muito alto
	35 a 39,9	II	Muito alto	Muito alto
Obesidade extrema	≥ 40	III	Extremamente alto	Extremamente alto

ᵃ Risco de doença para diabetes melito tipo 2, hipertensão e doença cardiovascular.
ᵇ A circunferência da cintura aumentada também pode ser um marcador de risco aumentado, até mesmo em pessoas com peso normal.

Adaptado de Preventin and Managing the Global Epidemic of Obesity: Report of the World Health Organization Consultation on Obesity. Geneva: World Health Organization; 1997. Reimpresso, com autorização, do National Institute of Health, National Heart, Lung and Blood Institute. 1997, http://www.nhlbi.nih.gov/guidelines/obesity/ob_home.htm.

ABORDAGEM GERAL

• Os planos de tratamento de obesidade bem-sucedidos incorporam aporte calórico, exercício, modificação comportamental, com ou sem terapia farmacológica, e/ou cirurgia (Figura 58-1). Uma perda de peso de 5 a 10% do peso inicial constitui uma meta razoável para a maioria dos pacientes obesos. As medidas de sucesso não apenas incluem a perda em quilogramas, mas também uma melhora das condições comórbidas, incluindo pressão arterial, nível de glicemia e lipídios.

• Existem muitas dietas para ajudar a perder peso. Independentemente do programa usado, o consumo de energia precisa ser menor do que o gasto energético. Uma meta razoável consiste em uma perda de 0,5 a 1 kg por semana, com uma dieta balanceada no aporte de lipídios, carboidratos e proteínas.

• O aumento da atividade física combinada com redução do aporte calórico e modificação do comportamento pode aumentar a perda de peso e melhorar as comorbidades relacionadas com a obesidade e os fatores de risco cardiovasculares.

• A principal meta da modificação do comportamento consiste em ajudar os pacientes a escolher estilos de vida que promovam uma perda de peso segura e sustentada. A terapia comportamental baseia-se no princípio de aprendizagem humana, que utiliza o controle dos estímulos e o reforço para substituir hábitos aprendidos e indesejáveis por comportamentos desejáveis.

• A cirurgia bariátrica, que reduz o volume do estômago ou a superfície de absorção do trato alimentar, continua sendo a intervenção mais efetiva para a obesidade. A cirurgia deve ser reservada para pacientes com IMC acima de 35 ou 40 kg/m² e com comorbidades significativas, devido à morbidade e mortalidade associadas aos procedimentos cirúrgicos.

TERAPIA FARMACOLÓGICA

• O debate quanto ao papel da farmacoterapia continua acalorado, impulsionado pela necessidade de tratar uma epidemia crescente e pelo efeito da retirada de vários agentes do mercado, em virtude das reações adversas.

• A farmacoterapia de longo prazo pode desempenhar um papel em pacientes que não apresentam nenhuma contraindicação para a terapia farmacológica aprovada (Quadro 58-2). As diretrizes do National Institutes of Health recomendam a consideração da farmacoterapia em adultos com IMC ≥ 30 kg/m² e/ou CC de ≥ 102 cm para os homens ou 89 cm para as mulheres, ou com IMC de 27 a 30 kg/m² em associação a pelo menos dois fatores de risco concomitantes quando um programa de dieta, exercício físico e modificação do comportamento de seis meses não produzir perda de peso.

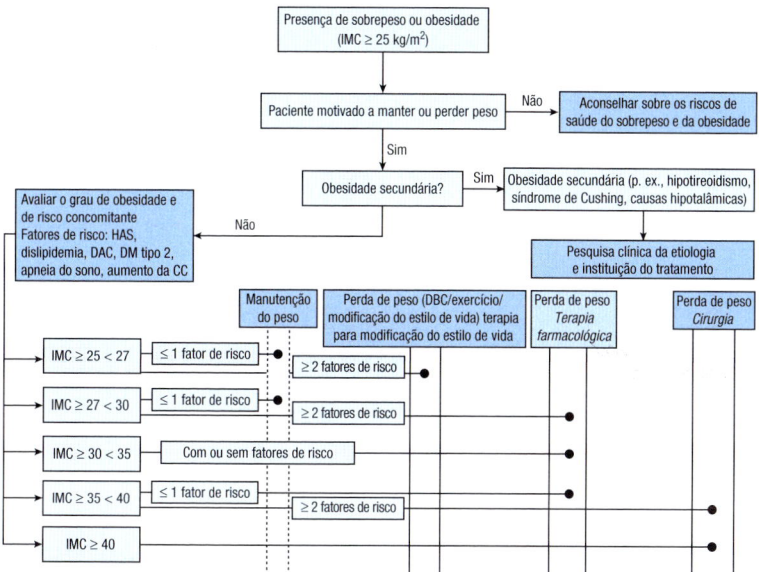

FIGURA 58-1 Algoritmo para tratamento. Os indivíduos candidatos à farmacoterapia são selecionados com base nos critérios de índice de massa corporal (IMC) e circunferência da cintura (CC), juntamente com uma consideração dos fatores de risco concomitantes. A terapia farmacológica é sempre usada como adjuvante de um programa abrangente de perda de peso que inclui dieta, exercício físico e modificação do comportamento. CC, ≥ 102 cm para os homens e ≥ 89 cm para as mulheres; DAC, doença arterial coronariana; DBC, dieta de baixa caloria; DM, diabetes melito; HAS, hipertensão arterial sistêmica.

- **Orlistate** (180 ou 360 mg em três doses fracionadas/dia) é um inibidor da lipase que induz perda de peso ao diminuir a absorção de lipídios da dieta; além disso, melhora o perfil lipídico, o controle da glicose e outros marcadores metabólicos. Ocorrem fezes moles, dor ou cólica abdominal, flatulência, urgência fecal e/ou incontinência em 80% dos indivíduos que utilizam a concentração de prescrição; esses efeitos são de intensidade leve a moderada e melhoram depois de 1 a 2 meses de terapia. O orlistate está aprovado para uso de longo prazo. Ele interfere na absorção das vitaminas lipossolúveis, da **ciclosporina**, da **levotiroxina** e dos **contraceptivos orais**. Nos Estados Unidos, dispõe-se, também, de uma formulação de venda livre.*
- A **lorcaserina** é um agonista seletivo dos receptores de serotonina (5-HT_{2c}) aprovado para o controle crônico do peso. A ativação dos receptores 5-HT_{2c} centrais resulta em supressão do apetite, levando a uma perda de peso modesta em comparação com o placebo. Deve-se interromper o uso da lorcaserina se não for obtida uma perda de peso de 5% dentro de 12 semanas. Os efeitos adversos comuns consistem em cefaleia, tontura, constipação intestinal, fadiga e boca seca.
- A **fentermina** em associação com o **topiramato de liberação prolongada** está indicada para o controle crônico do peso. As doses são gradualmente ajustadas de 3,75 para 15 mg de fentermina e de 23 para 92 mg de topiramato no decorrer de quatro meses; todavia, o fármaco deve ser interrompido depois de 12 semanas se não for obtida uma perda de peso de 5%. Os efeitos adversos comuns consistem em constipação intestinal, boca seca, parestesia, disgeusia e insônia.
- A **fentermina** e a **dietilpropiona** são, cada uma delas, mais efetivas do que o placebo para a obtenção de uma perda de peso em curto prazo. Nenhuma deve ser usada em pacientes com hipertensão grave ou doença cardiovascular significativa. A terapia de curto prazo não é compatível com as atuais diretrizes nacionais para o tratamento crônico da obesidade.

---

* N. de R.T. No Brasil, é "faixa vermelha". A venda é somente sob prescrição médica.

QUADRO 58-2 Agentes farmacoterapêuticos para a perda de peso

Fármaco	Nome comercial (EUA)	Dose inicial	Faixa habitual	Dose em populações especiais	Comentários
Inibidor da lipase gastrintestinal					
Orlistate	Xenical	120 mg, três vezes ao dia, a cada refeição principal contendo gordura	120 mg, três vezes ao dia, a cada refeição principal contendo gordura		Aprovado para uso em longo prazo Tomar durante ou até 1 hora após a refeição Omitir a dose quando a refeição for omitida ou não contiver gordura
Orlistate	Alli	60 mg, três vezes ao dia, em cada refeição principal contendo gordura	60 mg, três vezes ao dia, em cada refeição principal contendo gordura		Igual ao anterior
Agonista do receptor de serotonina 2C					
Lorcaserina	Belviq	10 mg duas vezes ao dia	10 mg duas vezes ao dia	Usar com cautela na presença de comprometimento renal moderado e comprometimento hepático grave; seu uso não é recomendado em pacientes com doença renal terminal	Aprovado para uso em longo prazo Substância controlada
Associação de fentermina-topiramato					
Fentermina e topiramato de liberação prolongada	Qsymia	3,75 mg de fentermina e 23 mg de topiramato, uma vez ao dia, durante 14 dias; em seguida, aumentar para 7,5 mg de fentermina e 46 mg de topiramato, uma vez ao dia	7,5 mg de fentermina e 46 mg de topiramato, uma vez ao dia, até uma dose máxima de 15 mg de fentermina e 92 mg de topiramato	A dose máxima para pacientes com comprometimento renal moderado ou grave ou para pacientes com comprometimento hepático moderado é de 7,5 mg de fentermina e 46 mg de topiramato	Aprovada para uso em longo prazo Tomar a dose pela manhã para evitar a ocorrência de insônia Substância controlada

Agente noradrenérgicos

Fendimetrazina	Bontril PDM; Bontril SR	Comprimido convencional: iniciar com 17,5 mg, duas ou três vezes ao dia; tomar 1 hora antes das refeições Cápsula de liberação prolongada: 105 mg uma vez ao dia, 30 a 60 minutos antes da refeição matinal	70 a 105 mg/dia	Usar com cautela em pacientes com comprometimento renal	Aprovada para monoterapia em curto prazo Substância controlada As prescrições devem ser feitas para a menor quantidade possível, a fim de reduzir ao máximo a possibilidade de superdosagem
Fentermina	Adipex-P Suprenza	Comprimido de desintegração oral: 15 ou 30 mg uma vez ao dia, pela manhã Cloridrato de fentermina: dose de 15 a 37,5 mg/dia administrada em uma ou duas doses fracionadas; administrar antes do desjejum ou 1 ou 2 horas depois	Comprimido de desintegração oral: 15 ou 30 mg uma vez ao dia, pela manhã Cloridrato de fentermina: dose de 15 a 37,5 mg/dia em uma ou duas doses fracionadas; administrar antes do desjejum ou 1 ou 2 horas depois	Usar com cautela em pacientes com comprometimento renal	Aprovada para monoterapia em curto prazo Substância controlada As prescrições devem ser feitas para a menor quantidade possível, a fim de reduzir ao máximo a possibilidade de superdosagem Individualizar para obter uma resposta adequada com a menor dose efetiva
Dietilpropiona	Tenuate, Tenuate Dospan	Liberação imediata: 25 mg três vezes ao dia, 1 hora antes das refeições Liberação controlada: dose de 75 mg uma vez ao dia, administrada no meio da manhã	75 mg/dia	Usar com cautela em pacientes com comprometimento renal	Aprovada para monoterapia em curto prazo A dose não deve ser administrada à noite nem ao deitar Substância controlada

- As **anfetaminas** geralmente devem ser evitadas, em virtude de seus poderosos efeitos estimulantes e potencial de adicção.
- Muitos produtos complementares e de terapia alternativa são promovidos para a perda de peso. A regulamentação dos suplementos dietéticos é menos rigorosa que a dos fármacos vendidos com prescrição e de venda livre; os fabricantes não precisam provar a sua segurança e eficácia antes de sua comercialização.

AVALIAÇÃO DOS DESFECHOS TERAPÊUTICOS

- Deve-se avaliar o progresso 1 a 2 vezes por mês nos primeiros 1 a 2 meses e, em seguida, mensalmente. Em cada consulta, devem-se documentar o peso, a CC, o IMC, a pressão arterial, a história clínica e a avaliação da tolerabilidade do paciente à terapia farmacológica.
- A terapia farmacológica deve ser interrompida depois de 3 a 4 meses caso o paciente não demonstre perda de peso ou manutenção do peso anterior.
- Os pacientes diabéticos necessitam de monitoramento clínico mais intenso e automonitoramento do nível de glicemia. Podem ser necessárias consultas semanais com profissionais de saúde durante 1 a 2 meses até que os efeitos da dieta, do exercício e dos medicamentos para a perda de peso se tornem mais previsíveis.
- Os pacientes com hiperlipidemia ou hipertensão devem ser monitorados para avaliar os efeitos da perda de peso sobre os parâmetros finais apropriados.

Capítulo elaborado a partir de conteúdo original de Amy Heck Sheehan, Judy T. Chen, Jack A. Yanovski e Karim Anton Calis.

- A desnutrição é consequência de um desequilíbrio nutricional resultante de ingestão, absorção ou utilização inadequadas de proteína e energia. A subnutrição pode resultar de alterações nas funções nos níveis subcelular, celular ou orgânico que aumentam os riscos individuais de morbidade e mortalidade.
- Para informações acerca de sobrenutrição ou obesidade consultar o Capítulo 58.
- O rastreamento nutricional é o meio sistemático de identificar indivíduos em qualquer nível de atenção à saúde que necessitem de avaliação nutricional detalhada.
- A avaliação nutricional é a primeira etapa na elaboração de um plano de cuidado nutricional. Seus objetivos são identificar a presença de fatores associados a aumento do risco de subnutrição e suas complicações, estimar as necessidades nutricionais e definir parâmetros basais para avaliação dos resultados da terapia.
- Essa avaliação deve incluir uma história focalizada em nutrição, exame físico incluindo parâmetros antropométricos e dosagens laboratoriais.

AVALIAÇÃO CLÍNICA

- A história clínica e dietética deve incluir alterações no peso nos últimos seis meses, alterações na dieta, sintomas gastrintestinais (GI), capacidade funcional e estado de saúde geral.
- O exame físico deve se concentrar na avaliação da massa corporal magra (LBM, de *lean body mass*) e em sinais de deficiências de vitaminas, oligoelementos e ácidos graxos essenciais.

ANTROPOMETRIA

- Dá-se o nome de antropometria às medições de tamanho, peso e proporções do corpo humano usadas para comparar os indivíduos com os padrões normativos populacionais. As medidas mais comuns são peso, estatura, perímetro cefálico (para crianças até 3 anos de idade), circunferência abdominal e tamanho dos membros (p. ex., espessura da prega cutânea e circunferência do braço e do punho), além de análise da impedância bioelétrica (BIA, de *bioelectrical impedance analysis*).
- A interpretação do peso corporal real (PCR) deve considerar o peso corporal ideal (PCI) para a altura, peso corporal usual (PCU), estado de hidratação e idade. A alteração ao longo do tempo pode ser calculada como percentual do PCU. A perda não intencional de mais de 10% do peso corporal em seis meses é um fator de risco para uma evolução clínica ruim em adultos.
- O melhor indicador de nutrição adequada em crianças é o crescimento apropriado. Peso, estatura e perímetro cefálico devem ser plotados na curva de crescimento adequada e comparados com as velocidades comuns de crescimento. O ganho ponderal médio é de 24 a 35 g/dia em recém-nascidos a termo e 10 a 25 g/dia nos prematuros.
- O índice de massa corporal (IMC) é outro indicador da relação entre peso e estatura que é altamente correlacionado com a gordura corporal. A interpretação do IMC deve levar em consideração sexo, estrutura corporal e faixa etária. Os valores do IMC acima de 25 kg/m^2 indicam sobrepeso, e valores abaixo de 18,5 kg/m^2 indicam subnutrição. O IMC é calculado com a seguinte fórmula:

$$\text{Peso corporal (kg) / [altura (m)]}^2$$

- A medição da espessura da prega cutânea estima a gordura subcutânea, a circunferência do braço estima a massa muscular esquelética, e a circunferência abdominal estima a gordura abdominal.
- BIA é um meio simples, não invasivo e de custo relativamente baixo de medir a LBM. Tem como base as diferenças entre a resistência à condutividade de tecidos magros e gordos. A distribuição de volume deve ser considerada ao se interpretarem os resultados da BIA.

QUADRO 59-1	Proteínas viscerais usadas para avaliar a massa corporal magra			
Proteína sérica	**Meia-vida (dias)**	**Função**	**Fatores que causam aumento dos valores**	**Fatores que causam redução dos valores**
Albumina	18-20	Mantém a pressão oncótica do plasma; transporta moléculas pequenas	Desidratação, esteroides anabolizantes, insulina, infecção	Hiperidratação; edema; disfunção renal; síndrome nefrótica; consumo insuficiente na dieta; queimadura; insuficiência cardíaca congestiva; cirrose; hormônios tireoidianos, suprarrenais ou hipofisários; traumatismo; sepse
Transferrina	8-9	Liga-se ao Fe no plasma; transporta Fe aos ossos	Deficiência de Fe; gravidez, hipoxia, perda crônica de sangue, estrogênios	Infecção crônica, cirrose, queimadura, enteropatias, síndrome nefrótica, cortisona, testosterona
Pré-albumina	2-3	Liga-se ao T_3 e, em menor extensão, ao T_4; carreador da proteína ligante de retinol	Disfunção renal	Cirrose, hepatite, estresse, cirurgia, inflamação, hipertireoidismo, fibrose cística, queimadura, disfunção renal, deficiência de zinco

Fe, ferro; T_3, tri-iodotironina; T_4, tiroxina

ESTUDOS BIOQUÍMICOS E DA FUNÇÃO IMUNOLÓGICA

- O LBM pode ser avaliado medindo-se as proteínas viscerais séricas (Quadro 59-1). Essas proteínas são melhores indicadores para semi-inanição não complicada e para avaliação da recuperação, e menos úteis para avaliação da situação durante estresse agudo. Os níveis das proteínas viscerais devem ser interpretados considerando o estado clínico geral porque elas são influenciadas por outros fatores além da nutrição.
- A nutrição afeta o estado imunológico tanto direta quanto indiretamente. A contagem total de linfócitos e as reações cutâneas de hipersensibilidade retardada são testes da função imunológica úteis na avaliação nutricional, mas a falta de especificidade restringe sua utilização como marcadores do estado nutricional.
- A hipersensibilidade retardada na pele costuma ser avaliada usando-se antígenos aos quais o pacientes já tenha sido sensibilizado. Os antígenos mais usados são de caxumba e de *Candida albicans*. A anergia está associada à desnutrição grave, e a resposta imune é restaurada com a reposição nutricional.

DEFICIÊNCIA DE NUTRIENTES ESPECÍFICOS

- A avaliação bioquímica de oligoelementos, vitaminas e ácidos graxos essenciais deveria ser baseada na função do nutriente, mas há poucos métodos práticos disponíveis. Assim, a maioria dos ensaios dosa a concentração sérica de cada nutriente.
- Há síndromes clínicas associadas à deficiência dos seguintes oligoelementos: zinco, cobre, manganês, selênio, cromo, iodo, flúor, molibdênio e ferro.
- As deficiências de vitaminas são raras; a deficiência de múltiplas vitaminas ocorre com mais frequência em caso de subnutrição. Para informações sobre deficiência de ferro e outros tipos de anemia, consultar o Capítulo 33.

- A deficiência de ácidos graxos essenciais é rara, mas pode ocorrer com nutrição parenteral sem lipídios por longo período, fórmulas ou dietas de nutrição enteral com teor muito baixo de gorduras, disabsorção grave de gorduras ou desnutrição grave. O organismo é capaz de sintetizar todos os ácidos graxos, exceto os ácidos linoleico e linolênico.
- A carnitina pode ser sintetizada a partir da lisina e da metionina, mas sua síntese é reduzida em neonatos prematuros. Baixos níveis de carnitina podem ocorrer em neonatos prematuros que estejam recebendo nutrição parenteral ou dieta sem carnitina.

AVALIAÇÃO DAS NECESSIDADES DE NUTRIENTES

- A avaliação das necessidades de nutrientes deve ser feita considerando os fatores específicos de cada paciente (idade, sexo, dimensões, estado de saúde, quadro clínico, estado nutricional e atividade física).
- Para reposição das necessidades diárias, o Food and Nutrition Board criou as referências para ingestão com uma dieta de sete grupos de nutrientes.

NECESSIDADES ENERGÉTICAS

- Os adultos consomem 45 a 65% do total de calorias a partir de carboidratos, 20 a 35% a partir das gorduras, e 10 a 35% a partir de proteínas. As recomendações são semelhantes para crianças, exceto os lactentes, que consomem 40 a 50% do total de calorias a partir das gorduras.
- As necessidades energéticas dos indivíduos podem ser estimadas utilizando equações publicadas e validadas, ou podem ser medidas diretamente, dependendo de fatores como gravidade da doença e recursos disponíveis. O método mais simples é o uso de estimativas de base populacional do número de calorias necessárias por kg de peso corporal.
- Adultos saudáveis com estado nutricional normal e gravidade mínima de enfermidade requerem estimadas 20 a 25 kcal PCI/kg/dia (84-105 kJ PCI/kg/dia). As necessidades diárias de energia para crianças são de aproximadamente 150% da taxa de metabolismo basal, com calorias adicionais para a atividade e o crescimento. Consultar as referências para localizar as equações usadas para estimar o gasto de energia em adultos e crianças.
- As estimativas de necessidade de energia em todas as faixas etárias devem considerar febre, sepse, cirurgia de grande porte, traumatismo, queimaduras, distúrbio do crescimento em longo prazo e quadros crônicos (p. ex., displasia broncopulmonar, cardiopatia congênita e fibrose cística).

NECESSIDADES DE PROTEÍNA, LÍQUIDOS E MICRONUTRIENTES

Proteínas
- As necessidades de proteínas são baseadas em faixa etária, estado nutricional, estado da doença e quadro clínico. As necessidades diárias de proteína recomendadas são 0,8 g/kg nos adultos, 1 a 1,5 g/kg para adultos com mais de 60 anos de idade, 1,5 a 2 g/kg para pacientes com estresse metabólico (p. ex., infecção, traumatismo, cirurgia), e 2,5 a 3 g/kg para pacientes queimados.

Líquidos
- As necessidades diárias de líquidos para adultos são de aproximadamente 30 a 35 mL/kg, 1 mL/kcal (ou a cada 4,19 kJ) ingerida, ou 1.500 mL/m^2.
- As necessidades diárias de líquidos para crianças e neonatos prematuros pesando menos de 10 kg são de no mínimo 100 mL/kg. Devem ser fornecidos mais 50 mL/kg para cada quilograma de peso corporal entre 11 e 20 kg, e 20 mL/kg para cada quilograma acima de 20 kg.
- Entre os fatores que aumentam as necessidades de líquidos estão perdas GI, febre, transpiração e aumento do metabolismo, enquanto insuficiência renal ou cardíaca e hipoalbuminemia com inanição são exemplos de fatores que resultam em redução das necessidades diárias de líquidos.
- Avaliar o estado de hidratação monitorando o débito urinário e a densidade da urina, os eletrólitos séricos e as alterações no peso. Há necessidade de débito urinário mínimo de 1 mL/kg/h em crianças e de 40 a 50 mL/h nos adultos para assegurar perfusão tecidual.

Micronutrientes
- As necessidades de micronutrientes (eletrólitos, oligoelementos e vitaminas) variam com idade, sexo, via de administração e quadro clínico subjacente.

- As necessidades de sódio, potássio, magnésio e fósforo são caracteristicamente menores em pacientes com insuficiência renal, enquanto a necessidade de cálcio é maior (ver os Capítulos 74 e 75).

INTERAÇÕES MEDICAMENTOS-NUTRIENTES

- A terapia com medicamentos pode alterar as concentrações séricas de vitaminas (Quadro 59-2), minerais e eletrólitos.
- Alguns sistemas de administração de medicamentos contêm nutrientes. Por exemplo, o veículo do propofol é uma emulsão com 10% de lipídios, e a maioria dos tratamentos intravenosos (IV) inclui dextrose ou sódio.

QUADRO 59-2 Interações de medicamentos e vitaminas	
Medicamento	**Efeito**
Antiácidos	Deficiência de tiamina
Antibióticos	Deficiência de vitamina K
Ácido acetilsalicílico	Deficiência de ácido fólico; aumento na excreção de vitamina C
Catárticos	Aumento da necessidade das vitaminas D, C e B_6
Colestiramina	Má absorção das vitaminas A, D, E e K e de betacaroteno
Colestipol	Má absorção das vitaminas A, D, E e K e de betacaroteno
Corticosteroides	Redução das vitaminas A, D e C
Diuréticos (alça)	Deficiência de tiamina
Efavirenz	Deficiência de vitamina D causada por aumento do metabolismo da 25(OH)-vitamina D e de 1,25(OH)$_2$-vitamina D
Antagonistas de histamina$_2$	Má absorção de vitamina B_{12} (a redução do pH prejudica a retirada da vitamina B_{12} dos alimentos)
Isoniazida	Deficiência de vitamina B_6 e de niacina
Isotretinoína	Aumento da toxicidade da vitamina A
Mercaptopurina	Deficiência de niacina
Metotrexato	Inibe os efeitos do ácido fólico
Orlistat	Má absorção das vitaminas A, D, E, e K causada por má absorção das gorduras
Pentamidina	Deficiência de ácido fólico
Fenobarbital	Aumento do metabolismo da vitamina D
Fenitoína	Aumento do metabolismo da vitamina D; redução na concentração de ácido fólico
Primidona	Deficiência de ácido fólico
Inibidores de protease	Deficiência de vitamina D (prejuízo da hidroxilação renal)
Inibidores da bomba de prótons	Má absorção da vitamina B_{12} (a redução do pH prejudica a retirada da vitamina B_{12} dos alimentos)
Sulfassalazina	Má absorção do ácido fólico
Trimetoprima	Depleção do ácido fólico
Varfarina	Vitamina K inibe o efeito; as vitaminas A, C e E podem afetar o tempo de protrombina
Zidovudina	Aumento da mielossupressão por deficiência de ácido fólico e vitamina B_{12}

SUPORTE NUTRICIONAL

- O principal objetivo da terapia de suporte nutricional é produzir resultados clínicos positivos de uma doença e melhorar a qualidade de vida do paciente.

NUTRIÇÃO ENTERAL

- Com a nutrição enteral (NE) administram-se nutrientes por tubo ou pela boca no trato GI; aqui abordaremos a administração por tubo de alimentação.
- A NE é indicada para o paciente que não possa ou não vá se alimentar suficientemente para suprir suas necessidades nutricionais e que tenha trato gastrintestinal funcional e um método disponível de acesso enteral. Entre as possíveis indicações estão doença neoplásica, falência de órgão, estados hipermetabólicos, doença GI e disfunção neurológica.
- Obstrução mecânica do intestino distal e enterocolite necrosante são as únicas contraindicações absolutas à NE. Entre os quadros que dificultam o sucesso da NE estão diarreia, vômitos incoercíveis, fístulas entéricas, hemorragia GI grave e dismotilidade intestinal.
- A NE substituiu a nutrição parenteral (NP) como método preferencial de alimentação para pacientes em estado crítico requerendo suporte nutricional especializado. As vantagens da NE sobre a NP incluem preservação da estrutura e função do trato GI, menos complicações metabólicas, infecciosas e técnicas e custos mais baixos.
- O momento ideal para iniciar a NE é controverso. Nos pacientes em estado crítico, recomenda-se início precoce entre 24 e 72 horas desde a admissão hospitalar, uma vez que essa abordagem parece reduzir as complicações infecciosas e a taxa de mortalidade. Se os pacientes estiverem leve a moderadamente comprometidos e bem nutridos, o início da NE pode ser atrasado por 7 a 14 dias até que a ingestão oral esteja insuficiente.

ACESSO

- A NE pode ser administrada por quatro vias, com diferentes indicações, opções para instalação do tubo, vantagens e desvantagens (Quadro 59-3). A opção depende da duração esperada e do local de alimentação (ou seja, estômago ou intestino delgado).
- O estômago é geralmente o local de acesso menos demandante e de menor custo; contudo, os pacientes que apresentam dificuldades de esvaziamento gástrico correm risco de aspiração e pneumonia.
- Deve-se considerar a possibilidade de acesso em longo prazo quando se antecipa que a NE seja necessária por mais de 4 a 6 semanas.

MÉTODOS DE ADMINISTRAÇÃO

- A NE pode ser administrada por métodos contínuos, cíclicos, em bolo e de forma intermitente. A escolha depende da localização do tubo de alimentação, da manifestação clínica do paciente, da função intestinal, do ambiente residencial e da tolerância ao tubo.
- A NE contínua é a preferida para iniciar o processo e tem a vantagem de ser bem tolerada. As desvantagens incluem custo e inconveniência associada ao uso da bomba e da aparelhagem de administração.
- A NE cíclica tem a vantagem de permitir intervalos com desligamento do sistema de infusão, o que aumenta a mobilidade, em especial se a NE for administrada durante a noite.
- A NE em bolo é mais usada em indivíduos que vivem em asilos e que tenham sido submetidos à gastrostomia. Entre as vantagens estão administração em período curto (p. ex., 5-10 min) e equipamento mínimo (p. ex., uma seringa). A NE em bolo está associada a desvantagens, como possibilidade de causar cólica, náusea, vômitos, aspiração e diarreia.
- A NE intermitente é semelhante à NE em bolo, exceto por ser administrada ao longo de 20 a 60 minutos, o que aumenta a tolerância, mas requer mais equipamento (p. ex., bolsa reservatório e bomba de infusão). Assim como a NE em bolo, a NE intermitente reproduz os padrões normais de alimentação.
- Os protocolos que descrevem critérios para iniciar e manter o processo são uma estratégia válida para melhorar o alcance das metas nutricionais com base na tolerância GI. Os sinais clínicos de intolerância incluem distensão ou cólicas abdominais, grandes volumes residuais gástricos, aspiração e diarreia.

QUADRO 59-3 Opções e considerações na escolha do acesso enteral

Acesso	Duração da NE/características do paciente	Opções para localização do tubo	Vantagens	Desvantagens
Nasogástrico ou orogástrico	Prazo curto; Reflexo do vômito preservado; Esvaziamento gástrico normal	Manualmente à beira do leito	Facilidade de instalação; Permite todos os métodos de administração; Baixo custo; Múltiplos tubos e tamanhos disponíveis	Possibilidade de deslocamento do tubo; Maior risco de aspiração
Nasoduodenal ou nasojejunal	Curto prazo; Motilidade ou esvaziamento gástrico prejudicado; Alto risco de RGE e de aspiração	Manualmente à beira do leito; Fluoroscopia; Endoscopia	Risco potencialmente reduzido de aspiração; Permite alimentação precoce pós-lesão ou pós-operatória; Múltiplos tubos e tamanhos disponíveis	Passagem manual pelo piloro requer mais habilidade; Possibilidade de deslocamento ou de obstrução do tubo; Alimentação em bolo ou intermitente não é tolerada
Gastrostomia	Longo prazo; Esvaziamento gástrico normal	Cirurgia; Endoscopia; Radiologia; Laparoscopia	Permite todos os métodos de administração; Botões discretos disponíveis; Tubos de grande calibre com menor probabilidade de obstrução; Múltiplos tubos e tamanhos disponíveis	Riscos associados ao acompanhante com cada tipo de procedimento; Risco potencialmente mais alto de aspiração; Risco de complicações no estoma
Jejunostomia	Longo prazo; Motilidade ou esvaziamento gástrico prejudicado; Alto risco de RGE e de aspiração	Cirurgia; Endoscopia; Radiologia; Laparoscopia	Permite alimentação precoce pós-lesão ou pós-operatória; Risco potencialmente reduzido de aspiração; Múltiplos tubos e tamanhos disponíveis; Botões discretos disponíveis	Riscos associados ao acompanhante com cada tipo de procedimento; Alimentação em bolo ou intermitente não é tolerada; Risco de complicações no estoma

NE, nutrição enteral; RGE, refluxo gastresofágico.

- A alimentação por NE contínua em geral é iniciada em adultos com 20 a 50 mL/h e aumentada em 10 a 25 mL/h a cada 4 ou 8 horas até que a meta seja atingida. A NE intermitente é iniciada com 120 mL a cada 4 horas e aumentada em 30 a 60 mL a cada 8 a 12 horas.
- Nas crianças a NE é iniciada com 1 a 2 mL/kg/h para alimentação contínua, ou 2 a 4 mL/kg por bolo, com aumento em volume semelhante a cada 4 a 24 horas. Nos neonatos prematuros a nutrição é iniciada com menores velocidade e volume, geralmente 10 a 20 mL/kg/dia.

FÓRMULAS

- Historicamente, as fórmulas de NE foram criadas para prover nutrientes essenciais, incluindo macronutrientes (p. ex., carboidratos, gorduras e proteínas) e micronutrientes (p. ex., eletrólitos, oligoelementos, vitaminas e água).
- Com o tempo, as fórmulas foram sendo aprimoradas para melhorar a tolerância e satisfazer necessidades específicas dos pacientes. Por exemplo, nutracêuticos e farmaconutrientes são adicionados para modificar o processo de doença ou melhorar o resultado clínico; entretanto, essas alegações clínicas não estão regulamentadas pela Food and Drug Administration (FDA).
- A forma molecular da fonte de proteína determina o grau de digestão requerido para a absorção no intestino delgado. O componente de carboidratos geralmente representa a maior fonte de calorias; dá-se preferência a estruturas poliméricas em detrimento dos açúcares elementares. Os óleos vegetais são a fonte mais comum de gorduras nas fórmulas de NE.
- Fibras solúveis e insolúveis foram acrescentadas em várias fórmulas de NE. Entre os benefícios potenciais das fibras solúveis estão efeitos tróficos sobre a mucosa do cólon, promoção de absorção de sódio e água, e regulação da função intestinal.
- A osmolalidade é uma função do tamanho e da quantidade de partículas iônicas e moleculares primariamente relacionadas com proteínas, carboidratos, eletrólitos e conteúdo mineral. A osmolalidade das fórmulas de NE para adultos varia de 300 a 900 mOsm/kg (300-900 mmol/kg) e para crianças recomenda-se osmolalidade inferior a 450 mOsm/kg (450 mmol/kg). Em geral supõe-se que a osmolalidade afete a tolerabilidade do trato GI, mas não há evidências de suporte suficientes.

CLASSIFICAÇÃO DAS FÓRMULAS DE ALIMENTAÇÃO ENTERAL

- As fórmulas de NE são classificadas em função de sua composição e da população de pacientes a que se destinam (Quadro 59-4). Os conjuntos de fórmulas devem se concentrar nas características clinicamente significativas dos produtos disponíveis, evitar fórmulas duplicadas e incluir apenas fórmulas específicas com indicações com base em evidências.

COMPLICAÇÕES E MONITORAMENTO

- Monitorar o paciente para complicações metabólicas, GI e mecânicas da NE (Quadro 59-5).
- As complicações metabólicas associadas à NE são análogas àquelas da NP, mas a ocorrência é menor.
- Entre as complicações GI estão náusea, vômitos, distensão abdominal, cólicas, aspiração, diarreia e constipação. Supõe-se que o volume gástrico residual aumente o risco de vômitos e de aspiração.
- Entre as complicações mecânicas estão obstrução ou mau posicionamento do tubo e intubação nasopulmonar. Entre as técnicas para desobstruir o tubo estão uso de enzimas pancreáticas em bicarbonato de sódio e uso de dispositivos especializados. Entre as técnicas para manutenção da patência estão lavagem com no mínimo 30 mL de água antes e após a administração de medicamentos e após alimentação intermitente e no mínimo a cada 8 horas em caso de alimentação contínua.

ADMINISTRAÇÃO DE MEDICAMENTOS VIA TUBO DE ALIMENTAÇÃO

- A administração de medicamentos via tubo de alimentação é uma prática comum. Se o medicamento for sólido e puder ser esmagado (p. ex., apresentações que *não sejam* sublinguais, de liberação retardada ou com cobertura entérica) ou apresentado em cápsulas, misturar com 15 a 30 mL de água ou outro solvente apropriado e administrar. Caso contrário, deve ser usada preparação líquida. Administrar diversos medicamentos separadamente e, após cada um, lavar o tubo com 5 a 15 mL de água.

QUADRO 59-4	Sistema de classificação das fórmulas para alimentação enteral de adultos	
Categoria	**Características**	**Indicações**
Polimérica-padrão	Isotônica	Projetada para satisfazer as necessidades da maioria dos pacientes
	1-1,2 kcal/mL (4,2-5 kJ/mL)	Pacientes com trato GI funcional
	NPC:N 125:1 a 150:1	Inadequada para uso oral
	Pode conter fibras	
Alto teor proteico	NPC:N < 125:1	Pacientes com necessidades proteicas > 1,5 g/kg/dia, como pacientes traumatizados e aqueles vítimas de queimaduras, úlceras de pressão ou feridas
	Pode conter fibras	Pacientes fazendo uso de propofol
Alta densidade calórica	1,5-2 kcal/mL (6,3-8,4 kJ/mL)	Pacientes com necessidade de restrição de volume e/ou eletrólitos, como aqueles com insuficiência renal
	Menor conteúdo de eletrólitos por caloria	
	Hipertônico	
Elementar	Alta proporção de aminoácidos livres	Pacientes que requerem baixo teor de gordura
	Baixo teor de gordura	Em geral essas formulações foram substituídas por outras com base em peptídios
Com base em peptídios	Contém dipeptídios e tripeptídios	Indicações/benefícios não estão bem definidos
	Contém TCMs	Indicação de tentativa nos pacientes que não tolerem proteínas intactas em razão de má absorção
Específica para doença renal	Densidade calórica	Alternativa às fórmulas com alta densidade calórica, mas geralmente com maior custo
	Variação no conteúdo proteico	
	Baixo conteúdo de eletrólitos	

Fígado	Aumento dos aminoácidos de cadeia ramificada e redução dos aromáticos	Pacientes com encefalopatia hepática
Pulmão	Alto teor de gordura, baixo teor de carboidratos	Pacientes com SDRA e LPA grave
	Perfil lipídico anti-inflamatório e antioxidante	
Diabetes melito	Alto teor de gordura, baixo teor de carboidratos	Alternativa às fórmulas-padrão contendo fibras em pacientes com hiperglicemia não controlada
Imunomodulação	Suplementada com glutamina, arginina, nucleotídeos, e/ou ácidos graxos ômega-3	Pacientes submetidos à cirurgia eletiva de grande porte GI, traumatizados, queimados, com câncer de cabeça e pescoço e em estado crítico em ventilação mecânica
		Usar com cautela em pacientes em sepse
		Alguns nutrientes podem ser benéficos ou prejudiciais em subgrupos de pacientes em estado crítico
Suplemento oral	Adocicados ao paladar	Pacientes que necessitem de suplementação da dieta via oral
	Hipertônicos	

LPA, lesão pulmonar aguda; NPCN, relação caloria não proteica por grama de nitrogênio; SDRA, síndrome do desconforto respiratório agudo; TCM, triglicerídios de cadeia média.

QUADRO 59-5	Monitoramento sugerido para pacientes em nutrição enteral	
Parâmetro	**No início na terapia NE**	**Na terapia NE estabilizada**
Sinais vitais	A cada 4-6 horas	De acordo com a necessidade em função de alteração suspeita (p. ex., febre)
Avaliação clínica		
Peso	Diariamente	Semanalmente
Comprimento/estatura (crianças)	Semanal/mensalmente	Mensalmente
Perímetro cefálico (< 3 anos de idade)	Semanal/mensalmente	Mensalmente
Ingestão/débito totais	Diariamente	De acordo com a necessidade em função de alteração suspeita na ingestão/débito
Ingestão por tubo de alimentação	Diariamente	Diariamente
Avaliação do local do tubo de enterostomia	Diariamente	Diariamente
Tolerância GI		
Frequência/volume de fezes	Diariamente	Diariamente
Avaliação do abdome	Diariamente	Diariamente
Náusea e vômitos	Diariamente	Diariamente
Volume residual gástrico	A cada 4-8 horas (variação)	De acordo com a necessidade em função de suspeita de retardo no esvaziamento gástrico
Localização do tubo	Antes de iniciar e, depois, permanentemente	Permanentemente
Laboratório		
Eletrólitos, ureia/creatinina séricas, glicose	Diariamente	A cada 1-3 meses
Cálcio, magnésio, fósforo	3-7 vezes/semana	A cada 1-3 meses
Teste de função hepática	Semanalmente	A cada 1-3 meses
Oligoelementos, vitaminas	Se houver suspeita de deficiência/toxicidade	Se houver suspeita de deficiência/toxicidade

GI, gastrintestinal; NE, nutrição enteral.

- A mistura de medicamentos líquidos nas fórmulas de NE pode causar incompatibilidades físicas capazes de inibir a absorção do medicamento e de obstruir tubos de alimentação de menor calibre. A incompatibilidade é mais comum com fórmulas contendo proteínas intactas (não hidrolisadas) e medicamentos formulados com xaropes ácidos. Sempre que possível, deve-se evitar misturar medicamentos líquidos com fórmulas de NE.
- As interações medicamentos-nutrientes mais significativas são aquelas que resultam em redução da biodisponibilidade e em efeito farmacológico abaixo do esperado (Quadro 59-6). No método de alimentação contínua é necessário a interrupção para a administração do medicamento e deve-se manter um intervalo em caso de alimentação em bolos.

NUTRIÇÃO PARENTERAL

- A NP prové macro e micronutrientes por meio de acesso venoso central ou periférico a fim de satisfazer as necessidades nutricionais específicas do paciente.

QUADRO 59-6 | **Medicamentos com considerações específicas para administração por tubo de alimentação enteral**

Medicamento	Interação	Comentários
Fenitoína	Redução da biodisponibilidade na presença de alimentos no tubo Possível ligação da fenitoína a caseinatos de cálcio ou hidrolisados de proteína na alimentação enteral	Para minimizar a interação, sugeriu-se suspender a alimentação 1 a 2 horas antes e após a administração da fenitoína; o benefício não está comprovado Ajustar a velocidade de alimentação por tubo em função da suspensão necessária à administração da fenitoína Monitorar de perto a concentração sérica de fenitoína e a resposta clínica Considerar a mudança para fenitoína IV caso não esteja conseguindo obter concentração sérica terapêutica
Fluoroquinolonas Tetraciclinas	Possibilidade de redução da biocisponibilidade em razão de complexação do medicamento com cátions divalentes e trivalentes encontrados na alimentação enteral	Considerar suspender a alimentação por tubo 1 a 2 horas antes e após a administração Evitar a administração jejunal do ciprofloxacino Monitorar a resposta clínica
Varfarina	Redução da absorção de varfarina com a alimentação enteral; efeito terapêutico antagonizado pela vitamina K contida em fórmulas enterais	Ajustar a dose de varfarina em função da INR Antecipar a necessidade de aumentar a dose de varfarina quando utilizada em conjunto com alimentação enteral e reduzir a dose quando a alimentação enteral for suspensa Considerar suspender a alimentação por tubo 1 a 2 horas antes e após a administração
Omeprazol Lansoprazol	A administração via tubo de alimentação é complicada em medicamentos ácido-lábeis contidos em grânulos de liberação retardada alcalino-lábeis	Os grânulos ganham viscosidade quando molhados e podem causar obstrução dos tubos de menor calibre Os grânulos devem ser misturados em solução ácida quando administrados via tubo de alimentação gástrica É possível preparar suspensão oral extemporânea para administração via tubo de alimentação

INR, relação internacional normalizada; IV, intravenosa.

- A NP deve ser considerada nos pacientes em que não seja possível fornecer as necessidades nutricionais por meio do trato GI. Considerar prescrever NP após um dia de aporte nutricional insuficiente em neonatos prematuros, 2 a 3 dias em neonatos a termo, 3 a 5 dias em crianças em estado crítico, 5 a 7 dias em outras crianças e 7 a 14 dias em crianças maiores e adultos.

COMPOSIÇÃO DA NUTRIÇÃO PARENTERAL

- Macronutrientes (i.e., água, proteínas, dextrose e emulsão de gordura para administração intravenosa [EGIV]) são usados para prover energia (dextrose, gordura) e substratos estruturais (proteínas e gorduras).
- As proteínas são fornecidas na forma de aminoácidos cristalinos (AACs). Quando oxidado, 1 g de proteína produz 4 calorias (~17 J). A inclusão da contribuição calórica das proteínas no cálculo das calorias é controverso; assim, as calorias da NP podem ser calculadas no valor total ou apenas pelas calorias não proteicas.
- Os produtos padronizados de AAC contêm um perfil balanceado de L-aminoácidos essenciais, semiessenciais e não essenciais e são prescritos aos pacientes com função orgânica "normal" e necessidade de complementação nutricional. Os produtos com AAC diferem no conteúdo de aminoácidos, nitrogênio total e eletrólitos, mas produzem efeitos semelhantes nos marcadores proteicos.
- A principal fonte de energia nas soluções de NP são os carboidratos, em geral na forma de dextrose mono-hidratada, disponível em concentrações que variam de 5 a 70%. Quando oxidado, 1 g de dextrose hidratada produz 2,4 kcal (14,2 kJ).
- As EGIV comercialmente disponíveis fornecem calorias e aminoácidos essenciais. Esses produtos diferem no que se refere à fonte de triglicerídios, conteúdo de ácidos graxos e concentração de ácidos graxos essenciais.
- Quando oxidado, 1 g de gordura fornece 9 kcal (38 kJ). Em razão da contribuição calórica do fosfolipídio do ovo e do glicerol, o conteúdo calórico da EGIV é 1,1 kcal/mL (4,6 kJ/mL) para as emulsões a 10%, 2 kcal/mL (8,4 kJ/mL) para as a 20%, e 3 kcal/mL (12,6 kJ/mL) para as emulsões a 30%.
- A deficiência de ácidos graxos essenciais pode ser evitada administrando-se EGIV a 30%, 0,5 a 1 g/kg/dia para neonatos e lactentes e 100g/semana para adultos.
- Os produtos de EGIV a 10% e 20% podem ser administrados por acesso venoso central ou periférico, adicionados diretamente à solução de NP, formando uma mistura total de nutrientes (TNA, de *total nutriente admixture*) ou em sistema três em um (lipídios, proteína, glicose e aditivos), ou, ainda, suplementada com AAC e solução de dextrose, comumente denominada solução dois em um. A EGIV a 30% está aprovada apenas para preparação com TNA.
- Os micronutrientes (i.e., vitaminas, oligoelementos e eletrólitos) são importantes para as atividades metabólicas necessárias à homeostasia celular, como reações enzimáticas, distribuição de volume e regulação dos processos eletrofisiológicos.
- Há produtos multivitamínicos formulados de acordo com as diretrizes para adultos, crianças e lactentes. Esses produtos contêm 13 vitaminas essenciais, incluindo a K.
- As necessidades de oligoelementos variam de acordo com a faixa etária e a manifestação clínica dos pacientes. Como exemplos temos a maior necessidade de zinco em pacientes submetidos a osteotomias de alto débito ou com diarreia; restrição ou suspensão de manganês e cobre nos pacientes com doença hepática colestática; e restrição ou suspensão de cromo, molibdênio e selênio nos pacientes com insuficiência renal.
- Cromo, cobre, manganês, selênio e zinco são considerados essenciais e estão disponíveis isoladamente ou em conjunto para adição à solução de NP.
- Sódio, potássio, cálcio, magnésio, fósforo, cloro e acetato são componentes necessários da NP para manutenção de diversas funções celulares.
- As necessidades de eletrólitos dependem de faixa etária, estado de doença, função orgânica, terapia farmacológica, estado nutricional e perdas extrarrenais dos pacientes.

CONSIDERAÇÕES ESPECÍFICAS PARA NUTRIÇÃO PARENTERAL

- A manifestação clínica do paciente determina se a NP deve ser administrada por acesso venoso central ou periférico.
- Os candidatos à nutrição parenteral periférica (NPP) são aqueles que não têm grandes necessidades nutricionais, nenhuma restrição de volume e para os quais se espera retomada da função GI nos próximos 10 a 14 dias. As soluções para NPP apresentam concentrações menores de

aminoácidos (3-5%), dextrose (5-10%), e micronutrientes em comparação com a nutrição parenteral central (NPC).

- Entre as vantagens da NPP estão menor risco de infecção e de complicações metabólicas e técnicas.
- A NPC é útil nos pacientes que necessitem de NP por mais de 7 a 14 dias e que tenham maiores necessidades nutricionais, acesso venoso periférico mais difícil ou necessidades flutuantes de reposição volumétrica.
- As soluções de NPC são hipertônicas e concentradas e devem ser administradas em veia central de grande calibre. A escolha do acesso venoso depende de fatores como idade e anatomia do paciente. Os cateteres centrais de inserção periférica (PICCs, de *peripherally inserted central catheters*) com frequência são usados para acesso venoso central de curto e longo prazos em situações agudas ou em ambiente de atendimento domiciliar.
- Entre as desvantagens estão os riscos associados à inserção do cateter, bem como a seu uso e aos cuidados necessários. O acesso venoso central está associado a aumento do risco de infecção.
- Os esquemas de NP para adultos podem ser baseados em fórmulas calculadas em programas de computador ou em prescrições impressas padronizadas. As formas impressas são populares por ajudarem no processo de aprendizagem do profissional de saúde e por estimularem suporte nutricional custo-efetivo minimizando erros na prescrição, no preparo e na administração.
- Os regimes de NP em pediatria em geral requerem abordagem individualizada, uma vez que as diretrizes práticas frequentemente recomendam administração de nutrientes com base no peso. As etiquetas devem apresentar as "quantidades por dia" e as "quantidades por quilograma por dia".

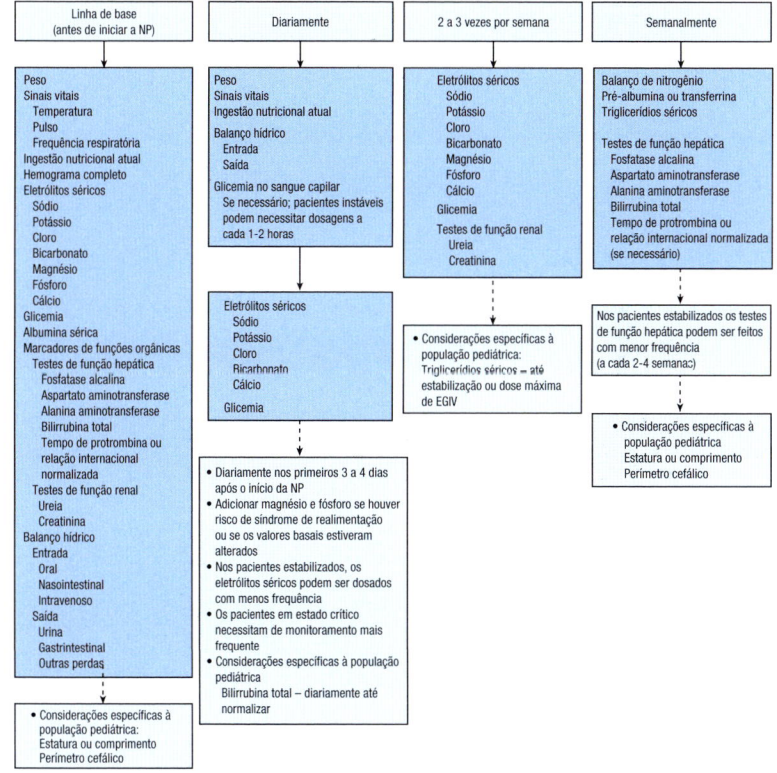

FIGURA 59-1 Estratégia para monitoramento de pacientes que recebem nutrição parenteral (NP). EGIV, emulsão de gordura para administração intravenosa.

AVALIAÇÃO DOS DESFECHOS TERAPÊUTICOS

- Para a avaliação dos resultados da NE devem ser monitoradas as medições objetivas da composição orgânica, o balanço de proteínas e de energia, e os resultados subjetivos para a função fisiológica muscular e a cicatrização de feridas.

- As medidas para avaliação da morbidade relacionada com a doença incluem tempo de permanência hospitalar, complicações infecciosas e sensação de bem-estar do paciente. Finalmente, o sucesso na utilização de NE evita a necessidade de NP.

- Os resultados da NP são determinados pela avaliação rotineira da manifestação clínica do paciente, com foco nos efeitos nutricionais e metabólicos do esquema de NP.

- Os parâmetros bioquímicos e clínicos devem ser monitorados rotineiramente nos pacientes tratados com NP (Figura 59-1).

Capítulo elaborado a partir de conteúdo original de Katherine Hammond Chessman, Vanessa J. Kumpf, Todd W. Mattox e Catherine M. Crill.

CAPÍTULO

60 Câncer de mama

- O *câncer de mama* é uma neoplasia maligna que se origina do tecido mamário. A doença limitada a uma lesão localizada na mama é designada como *precoce, primária, localizada* ou *curável*. A doença detectada clínica ou radiologicamente em locais distantes da mama é descrita como *câncer de mama avançado* ou *metastático* (CMM), que costuma ser incurável.

EPIDEMIOLOGIA

- O sexo e a idade avançada constituem duas variáveis mais fortemente associadas à ocorrência do câncer de mama. Outros fatores de risco incluem aspectos endócrinos (p. ex., menarca precoce, nuliparidade, idade tardia no primeiro parto e terapia de substituição hormonal), fatores genéticos (p. ex., história pessoal e familiar, mutações dos genes supressores tumorais [*BRCA1* e *BRCA2*]) e fatores ambientais e de estilo de vida (p. ex., exposição à radiação).
- A disseminação das células do câncer de mama com frequência não é detectada e ocorre por contiguidade, pelos vasos linfáticos e pela corrente sanguínea no início da evolução da doença, resultando em doença metastática após terapia local. Os locais mais comuns de metástases são os linfonodos, a pele, os ossos, o fígado, os pulmões e o cérebro.

MANIFESTAÇÕES CLÍNICAS

- O sinal inicial de câncer de mama na maioria das mulheres consiste em aparecimento de um nódulo indolor. Em geral, a massa maligna é solitária, unilateral, sólida, dura, irregular e imóvel. As alterações do mamilo são menos observadas. Os casos mais avançados apresentam-se com edema cutâneo proeminente, rubor, calor e endurecimento.
- Os sintomas de CMM dependem dos locais de metástases, mas podem consistir em dor óssea, dificuldade respiratória, dor ou aumento abdominal, icterícia e alterações do estado mental.
- Muitas mulheres são as que detectam primeiro alguma anormalidade na mama; todavia, é cada vez mais comum que o câncer de mama seja detectado durante uma mamografia de rastreamento de rotina em mulheres assintomáticas.

DIAGNÓSTICO

- A pesquisa inicial deve incluir anamnese cuidadosa, exame físico da mama, mamografia tridimensional e, possivelmente, outras técnicas de imagem da mama, como ultrassonografia e ressonância magnética (RM).
- A biópsia da mama está indicada para a presença de anormalidade na mamografia sugestivas de neoplasia maligna ou na presença de massa palpável ao exame físico.

ESTADIAMENTO

- O estágio (i.e., a extensão anatômica da doença) baseia-se na extensão e tamanho do tumor primário (T_{1-4}), na presença e extensão de comprometimento de linfonodos (N_{1-3}) e na presença ou ausência de metástases a distância (M_{0-1}). O sistema de estadiamento determina o prognóstico e ajuda nas decisões quanto ao tratamento. De maneira simplificada, esses estágios podem ser representados da seguinte maneira:
  ✓ *Câncer de mama inicial*
    - Estágio 0: carcinoma *in situ* ou doença que não invadiu a membrana basal;
    - Estágio I: tumor invasivo primário pequeno, sem comprometimento dos linfonodos;
    - Estágio II: comprometimento de linfonodos regionais.

✓ *Câncer de mama localmente avançado*
- Estágio III: em geral, tumor grande com extenso comprometimento dos linfonodos, em que o linfonodo ou o tumor estão fixos à parede torácica; inclui também câncer de mama inflamatório, que é rapidamente progressivo.

✓ *Câncer de mama avançado ou metastático*
- Estágio IV: metástases a órgãos a distância do tumor primário.

AVALIAÇÃO PATOLÓGICA

- O desenvolvimento de neoplasia é um processo em múltiplas etapas que envolve as fases pré-invasiva (ou não invasiva) e invasiva. O objetivo do tratamento para os carcinomas não invasivos consiste em impedir o desenvolvimento de doença invasiva.
- A avaliação patológica das lesões mamárias estabelece o diagnóstico histológico e confirma a presença ou ausência de fatores prognósticos.
- Os carcinomas de mama são, em sua maioria, adenocarcinomas, que são classificados em ductais ou lobulares.

FATORES PROGNÓSTICOS

- A capacidade de prever o prognóstico é usada para elaborar as recomendações do tratamento com o objetivo de aumentar ao máximo o tempo e a qualidade de vida.
- A idade no momento do diagnóstico e a etnicidade da paciente constituem características passíveis de afetar o prognóstico.
- O tamanho do tumor, e a presença e o número de linfonodos axilares acometidos constituem os principais fatores na avaliação do risco de recidiva do câncer de mama e doença metastática subsequente. Outras características da doença que fornecem informações prognósticas incluem o subtipo histológico, o grau nuclear ou histológico, a invasão linfática e vascular e os índices de proliferação.
- Os receptores de hormônios (de estrogênio [ER] e de progesterona [PR]) não são marcadores de prognóstico fortes, mas podem ser usados clinicamente para prever a resposta à terapia endócrina.
- A hiperexpressão de HER2/*neu* (HER2) está associada à transmissão de sinais de crescimento que controlam determinados aspectos do crescimento e da divisão normais das células. A hiperexpressão de HER2 está associada a um aumento da agressividade do tumor, das taxas de recidiva e da mortalidade.
- Os instrumentos de perfil genético fornecem informações prognósticas adicionais que auxiliam nas decisões de tratamento em subgrupos de pacientes com características prognósticas favoráveis nos demais aspectos.

TRATAMENTO

- Objetivos do tratamento: a terapia adjuvante para o câncer de mama precoce e localmente avançado é administrada com intenção curativa. O tratamento do CMM visa melhorar os sintomas e a qualidade de vida e prolongar a sobrevida da paciente.
- O tratamento do câncer de mama está evoluindo rapidamente. Informações específicas sobre as intervenções mais promissoras podem ser encontradas apenas na literatura primária.
- O tratamento pode provocar toxicidade substancial, que difere dependendo do fármaco individual, do método de administração e do esquema de combinação. Uma revisão abrangente dos efeitos tóxicos está além do escopo deste capítulo, de modo que devem ser consultadas referências apropriadas.

CÂNCER DE MAMA INICIAL
Terapia local-regional
- A cirurgia isoladamente pode curar a maioria das pacientes com cânceres *in situ* e cerca de metade daquelas com cânceres no estágio II.
- A terapia de conservação da mama (TCM) com frequência constitui o principal tratamento para a doença nos estágios I e II; é preferível à mastectomia radical modificada, uma vez que produz taxas de sobrevida equivalentes, com resultados esteticamente superiores. A TCM consiste em remoção de parte da mama, avaliação cirúrgica dos linfonodos axilares, e radioterapia (RT) para evitar a ocorrência de recidiva local.
- A RT é administrada em toda a mama durante 4 a 6 semanas a fim de erradicar a doença residual após a TCM. As complicações menores associadas à RT consistem em rubor e eritema do tecido mamário, com retração subsequente da massa mamária total.
- A mastectomia simples ou total envolve a remoção de toda a mama, sem dissecção do músculo subjacente ou dos linfonodos axilares. Esse procedimento é utilizado para o carcinoma *in situ*, em

- que a incidência de comprometimento dos linfonodos axilares é de apenas 1% ou para a recidiva local após TCM.
- Devem-se obter amostras dos linfonodos axilares para estadiamento e informações prognósticas. O mapeamento linfático com biópsia do linfonodo sentinela constitui uma alternativa menos invasiva para a dissecção axilar; todavia, o procedimento é controverso em determinadas populações de pacientes.

Terapia sistêmica adjuvante

- A terapia sistêmica adjuvante consiste na administração de terapia sistêmica após terapia local definitiva (cirurgia, radiação ou ambas), quando não há nenhuma evidência de doença metastática, porém alta probabilidade de recidiva da doença. O objetivo dessa terapia é a cura.
- A administração de quimioterapia, terapia endócrina ou ambas resulta em melhora da sobrevida sem doença (SSD) e/ou sobrevida global (SG) em todas as pacientes tratadas.
- As diretrizes práticas da National Comprehensive Cancer Network (NCCN) são atualizadas pelo menos anualmente e devem ser consultadas para as recomendações de tratamento.
- Os testes genéticos estão sendo validados de modo prospectivo como instrumentos de apoio das decisões para quimioterapia adjuvante no câncer de mama positivo para ER e negativo para linfonodos, a fim de identificar características do tumor primário que possam antecipar a probabilidade de recidiva a distância e/ou morte.

QUIMIOTERAPIA ADJUVANTE

- A administração precoce de quimioterapia de combinação efetiva em um estágio de baixa carga tumoral deve aumentar a probabilidade de cura e minimizar a emergência de clones de células tumorais resistentes aos fármacos. Historicamente, os esquemas de combinação têm sido mais efetivos do que a quimioterapia com um único agente (Quadro 60-1).
- Os esquemas contendo antraciclina (p. ex., **doxorrubicina [adriamicina]** e **epirrubicina**) reduzem as taxas de recidiva e de morte em comparação com esquemas que contêm **ciclofosfamida, metotrexato e fluoruracila**.
- A adição dos taxanos, **docetaxel** e **paclitaxel** aos esquemas adjuvantes contendo os fármacos listados anteriormente resultou em diminuição do risco de recidiva a distância, qualquer recidiva e taxa de mortalidade global, em comparação com um esquema sem taxanos em pacientes com câncer de mama com linfonodos positivos. O uso de esquemas contendo taxanos em pacientes com linfonodos negativos permanece controverso.
- A quimioterapia é iniciada dentro de 12 semanas após a remoção cirúrgica do tumor primário. A duração ideal do tratamento adjuvante não é conhecida, mas parece ser de 12 a 24 semanas, dependendo do esquema utilizado.
- A *intensidade da dose* refere-se à quantidade de fármaco administrado por unidade de tempo, que pode ser alcançada com aumento da dose, diminuição do intervalo entre as doses ou ambos. A *densidade da dose* é uma maneira de obter uma intensidade da dose diminuindo o intervalo entre os ciclos de tratamento.
- Os esquemas adjuvantes de doses densas para o câncer de mama positivo para linfonodos resultaram em prolongamento da SSD e SG. Não foi constatado nenhum benefício da quimioterapia sequencial *versus* concomitante para a SSD e a SG, porém a terapia sequencial parece ser menos tóxica.
- A administração concomitante ou sequencial de um taxano com esquema à base de antraciclina constitui o padrão de cuidado no câncer de mama positivo para linfonodos.
- Os aumentos das doses nos esquemas padrões não parecem ser benéficos e podem ser prejudiciais.
- Deve-se evitar a redução das doses nos esquemas padrões, a não ser que seja exigido pela toxicidade grave.
- As toxicidades em curto prazo da quimioterapia adjuvante em geral são bem toleradas, particularmente com a disponibilidade de antieméticos antagonistas da serotonina e antagonistas da substância P/neurocinina-1 e fatores de crescimento mieloides.
- O benefício da quimioterapia adjuvante para o câncer de mama nos estágios I e II em termos de sobrevida é modesto. A redução absoluta na taxa de mortalidade em 10 anos é de 5% na doença negativa para linfonodos e de 10% na doença positiva para linfonodos.

TERAPIA BIOLÓGICA ADJUVANTE

- O **trastuzumabe** em combinação com a quimioterapia adjuvante está indicado para pacientes com câncer de mama HER2-positivo no estágio inicial. O risco de recidiva foi reduzido em até 50% nos ensaios clínicos realizados.
- As questões ainda sem resposta com o uso do trastuzumabe adjuvante incluem a quimioterapia concomitante ótima, a dose ideal, os horários e a duração da terapia e o uso de outras modalidades terapêuticas concomitantes.

| QUADRO 60-1 | Esquemas de quimioterapia adjuvante selecionados para o câncer de mama |

AC

Doxorrubicina (adriamicina), 60 mg/m² IV, dia 1

Ciclofosfamida, 600 mg/m² IV, dia 1

Repetir os ciclos a cada 21 dias para quatro ciclos

FAC

Fluoruracila, 500 mg/m² IV, nos dias 1 e 4

Doxorrubicina, infusão contínua IV de 50 mg/m² durante 72 horas

Ciclofosfamida, 500 mg/m² IV, dia 1

Repetir os ciclos a cada 21 a 28 dias para seis ciclos

AC → Paclitaxel

Doxorrubicina, 60 mg/m² IV, dia 1

Ciclofosfamida, 600 mg/m² IV, dia 1

Repetir os ciclos a cada 21 dias para quatro ciclos

Seguidos de:

Paclitaxel, 80 mg/m² IV semanalmente

Repetir os ciclos a cada sete dias para 12 ciclos

FEC

Fluoruracila, 500 mg/m² IV, dia 1

Epirrubicina, bolos IV de 100 mg/m², dia 1

Ciclofosfamida, 500 mg/m² IV, dia 1

Repetir o ciclo a cada 21 dias para seis ciclos

TC

Docetaxel, 75 mg/m² IV, dia 1

Ciclofosfamida, 600 mg/m² IV, dia 1

Repetir os ciclos a cada 21 dias para quatro ciclos

TAC

Docetaxel, 75 mg/m² IV, dia 1

Doxorrubicina, bolo IV de 50 mg/m², dia 1

Ciclofosfamida, 500 mg/m² IV, dia 1 (a doxorrubicina deve ser administrada em primeiro lugar)

Repetir os ciclos a cada 21 dias para seis ciclos (é necessária a administração de suporte com fatores de crescimento)

Paclitaxel → FAC

Paclitaxel, 80 mg/m² por semana IV, durante 1 hora, a cada semana para 12 semanas

Seguido de:

Fluoruracila, 500 mg/m² IV, nos dias 1 e 4

Doxorrubicina, infusão contínua IV de 50 mg/m² durante 72 horas

Ciclofosfamida, 500 mg/m² IV, dia 1

Repetir os ciclos a cada 21 a 28 dias para quatro ciclos

CEF

Ciclofosfamida, 75 mg/m² ao dia por via oral nos dias 1 a 14

Epirrubicina, 60 mg/m² IV, nos dias 1 e 8

Fluoruracila, 600 mg/m² IV, nos dias 1 e 8

Repetir os ciclos a cada 21 dias para seis ciclos (são necessários antibióticos profiláticos ou suporte com fatores de crescimento)

CMF

Ciclofosfamida, 100 mg/m² ao dia VO, nos dias 1 a 14

Metotrexato, 40 mg/m² IV, nos dias 1 e 8

Fluouracila, 600 mg/m² IV, nos dias 1 e 8

Repetir os ciclos a cada 28 dias para seis ciclos

Ou

Ciclofosfamida, 600 mg/m² IV, dia 1

Metotrexato, 40 mg/m², dia 1

Fluoruracila, 600 mg/m² IV, dias 1 e 8

Repetir os ciclos a cada 21 dias para seis ciclos

Dose-Dense AC → Paclitaxel

Doxorrubicina, bolo IV de 60 mg/m², dia 1

Ciclofosfamida, 600 mg/m² IV, dia 1

Repetir os ciclos a cada 14 dias para quatro ciclos (é necessária a administração de suporte com fatores de crescimento)

Seguidos de:

Paclitaxel, 175 mg/m² IV durante 3 horas

Repetir os ciclos a cada 14 dias para quatro ciclos (é necessária a administração de suporte com fatores de crescimento)

AC, adriamicina (doxorrubicina), ciclofosfamida; CEF, ciclofosfamida, epirrubina, 5-fluoruracila; CMF, ciclofosfamida, metotrexato, 5-fluoruracila; FAC, 5-fluoruracila, Adriamicina (doxorrubicina), ciclofosfamida; FEC, 5-fluoruracila, epirrubicina, ciclofosfamida; IV, intravenoso; TAC, Taxotere (docetaxel), Adriamicina, (doxorrubicina), ciclofosfamida; TC, Taxotere (docetaxel), ciclofosfamida; VO, via oral.

TERAPIA ENDÓCRINA ADJUVANTE

- O **tamoxifeno**, o **toremifeno**, a ooforectomia, a irradiação dos ovários, os agonistas do hormônio liberador do hormônio luteinizante (LHRH) e os inibidores da aromatase (IA) são terapias hormonais usadas no tratamento do câncer de mama primário ou de estágio inicial. O tamoxifeno foi o padrão máximo de terapia hormonal adjuvante durante três décadas e, em geral, é considerado a terapia hormonal adjuvante de escolha para mulheres na pré-menopausa. Possui propriedades tanto estrogênicas quanto antiestrogênicas, dependendo do tecido e do gene em questão.
- O tamoxifeno, na dose de 20 mg ao dia, começando logo após o término da quimioterapia e continuando por cinco anos, diminui o risco de recidiva e de mortalidade. Em geral, o tamoxifeno é bem tolerado; entretanto, podem ocorrer sintomas pela retirada de estrogênio (ondas de calor e sangramento vaginal), cuja frequência e intensidade diminuem com o passar do tempo. O tamoxifeno reduz o risco de fraturas de quadril, rádio e coluna vertebral. Ele aumenta os riscos de acidente vascular cerebral, embolia pulmonar, trombose venosa profunda e câncer de endométrio, particularmente em mulheres a partir dos 50 anos de idade.
- As mulheres na pré-menopausa beneficiam-se da ablação dos ovários com agonistas do LHRH (p. ex., **gosserrelina**) no contexto adjuvante, com ou sem administração concomitante de tamoxifeno. Existem ensaios clínicos em andamento para definir mais detalhadamente o papel dos agonistas do LHRH.
- As diretrizes recomendam a incorporação de IA na terapia hormonal adjuvante para o câncer de mama sensível a hormônio em mulheres na pós-menopausa. Os especialistas acreditam que o **anastrozol**, o **letrozol** e o **exemestano** possuem eficácia antitumoral e perfis de toxicidades semelhantes. Os efeitos adversos dos IA consistem em perda óssea/osteoporose, ondas de calor, mialgia/artralgia, ressecamento/atrofia da vagina, cefaleia leve e diarreia.
- O fármaco ideal, a dose, a sequência e a duração de administração dos IA no contexto adjuvante não são conhecidos.

CÂNCER DE MAMA LOCALMENTE AVANÇADO (ESTÁGIO III)

- A quimioterapia primária ou neoadjuvante constitui o tratamento inicial de escolha. Os benefícios incluem tornar os tumores inoperáveis passíveis de ressecção e aumentar a taxa de TCM.
- Recomenda-se a quimioterapia primária com um esquema contendo antraciclina e taxano. O uso do trastuzumabe com quimioterapia é apropriado para pacientes com tumores HER2-positivo.
- A cirurgia seguida de quimioterapia e RT adjuvante deve ser realizada para reduzir ao mínimo a recidiva local.
- A cura constitui o principal objetivo da terapia na maioria das pacientes com doença no estágio III.

CÂNCER DE MAMA METASTÁTICO (ESTÁGIO IV)

- A escolha da terapia para o CMM baseia-se no local de comprometimento da doença e na presença ou ausência de determinadas características, conforme descrito adiante.

Terapia endócrina

- A terapia endócrina constitui o tratamento de escolha para pacientes que apresentam metástases com receptores hormonais positivos nos tecidos moles, no osso, na pleura ou, quando assintomáticas, nas vísceras. Em comparação com a quimioterapia, a terapia endócrina apresenta uma probabilidade igual de resposta e um melhor perfil de segurança.
- As pacientes são tratadas sequencialmente com terapia endócrina até que o tumor cesse de responder, quando a quimioterapia pode ser então administrada.
- Não existe nenhuma terapia endócrina que explicitamente seja superior quanto ao benefício de sobrevida. A escolha do agente baseia-se principalmente em seu mecanismo de ação, na toxicidade e na preferência do paciente (**Quadro 60-2**).
- Os IA constituem, em geral, a terapia de primeira linha para mulheres na pós-menopausa. Os IA reduzem os estrogênios circulantes e dos órgãos-alvo ao bloquear a conversão periférica a partir de um precursor androgênico, a fonte primária de estrogênios em mulheres na pós-menopausa. Os inibidores da aromatase de terceira geração, o anastrozol, o letrozol e o exemestano, são mais seletivos e potentes que o protótipo, **aminoglutetimida**. Em comparação com o tamoxifeno, as pacientes tratadas com IA apresentaram taxas de resposta semelhantes, bem como menor incidência de eventos tromboembólicos e sangramento vaginal.

QUADRO 60-2 Terapias endócrinas usadas para o câncer de mama metastático

Fármaco	Dose inicial	Faixa habitual	Dose para populações especiais	Comentários
Inibidores da aromatase: não esteroides				
Anastrozol	1 mg por via oral ao dia			
Letrozol	2,5 mg por via oral ao dia		É preciso ter cuidado na insuficiência hepática grave [a]	
Inibidor da aromatase: esteroide				
Exemestano	25 mg por via oral ao dia			Tomar depois das refeições
Antiestrogênios: MSRE				
Tamoxifeno	20 mg por via oral ao dia		Ver o texto sobre CYP2D6	Ver o texto sobre CYP2D6
Toremifeno	60 mg por via oral ao dia			
Antiestrogênios: ISRE				
Fulvestranto	500 mg IM a cada 28 dias (após uma dose de ataque nos dias 1, 15, 29)	250 a 500 mg (ver o texto para mais detalhes)	Comprometimento hepático moderado;[a] administrar 250 mg IM, a cada 28 dias (após uma dose de ataque nos dias 1, 15, 29)	
Agonistas do LHRH				
Gosserrelina	3,6 mg SC a cada 28 dias		Apenas mulheres na pré-menopausa	
Leuprorrelina (leuprolida)	3,75 mg IM (SC) a cada 28 dias	Outras formulações e doses não são usadas para o câncer de mama	Apenas mulheres na pré-menopausa	Não aprovada pela FDA para o câncer de mama; outras formulações são administradas de modo diferente
Triptorrelina	3,75 mg IM a cada 28 dias		Apenas mulheres na pré-menopausa	Não aprovada pela FDA para o câncer de mama

(continua)

QUADRO 60-2	Terapias endócrinas usadas para o câncer de mama metastático			
Fármaco	**Dose inicial**	**Faixa habitual**	**Dose para populações especiais**	**Comentários**
Progestinas				
Acetato de megestrol	40 mg por via oral, 4 vezes ao dia	A dose de 80 mg duas vezes ao dia também é apropriada		A absorção pode aumentar quando o fármaco for tomado com alimento
Medroxiprogesterona	400 mg IM, a cada semana	400 a 1.000 mg IM a cada semana	Pode ser necessário diminuir a dose na presença de comprometimento hepático grave[a]	
Androgênios				
Fluoximesterona	10 mg por via oral, duas vezes ao dia	10 a 20 mg/dia em doses fracionadas	Evitar na presença de comprometimento renal ou hepático grave[a]	
Estrogênios				
Etinil estradiol	1 mg por via oral três vezes ao dia	As doses mais baixas não são efetivas	Evitar na icterícia ou na doença hepática "acentuada"	Tomar com alimento
Estrogênios conjugados	2,5 mg por via oral três vezes ao dia	As doses mais baixas não são efetivas	Evitar na icterícia ou na doença hepática "acentuada"	Tomar com alimento

FDA, Food and Drug Administration; IM, intramuscular; ISRE, infrarregulador seletivo dos receptores de estrogênio; LHRH, hormônio liberador do hormônio luteinizante; MSRE, modulador seletivo dos receptores de estrogênio; SC, subcutânea.
[a] Comprometimento hepático grave: classe C de Child-Pugh; comprometimento hepático moderado; classe B de Child-Pugh.

- O tamoxifeno, um modulador seletivo dos receptores de estrogênio (MSRE), constitui o agente inicial preferido quando há metástases em mulheres na pré-menopausa, exceto quando as metástases ocorrem dentro de um ano após o tratamento adjuvante com tamoxifeno. Além dos efeitos colaterais descritos com a terapia adjuvante, ocorrem exacerbação do tumor ou hipercalcemia em aproximadamente 5% das pacientes com CMM.

- O **toremifeno**, que também é um MSRE, apresenta eficácia e tolerabilidade semelhantes àquelas do tamoxifeno e constitui uma alternativa a este último em pacientes na pós-menopausa. O **fulvestranto** é um agente de segunda linha administrado por via intramuscular, com eficácia e segurança semelhantes quando comparado com o anastrozol e o exemestano em pacientes que evoluíram com o uso de tamoxifeno.

- A ablação cirúrgica ou química dos ovários é considerada por algumas autoridades como a terapia endócrina de escolha em mulheres na pré-menopausa, produzindo uma taxa de resposta global semelhante àquela do tamoxifeno. A castração médica com um análogo do LHRH (**gosserrelina**, **leuprorrelina** ou **triptorrelina**) constitui uma alternativa reversível para a cirurgia. Se for usada como terapia de primeira linha para o CMM, recomenda-se a terapia de combinação com tamoxifeno.

- As progestinas costumam ser reservadas para terapia de terceira linha. Provocam ganho de peso, retenção de líquido e eventos tromboembólicos.

Quimioterapia

- A quimioterapia é usada como tratamento inicial para as mulheres com tumores negativos para receptores hormonais, na presença de comprometimento pulmonar, hepático ou da medula óssea rapidamente progressivo ou sintomático, e após fracasso da terapia endócrina.

- A escolha do tratamento depende das características da paciente, dos efeitos tóxicos esperados e de exposição prévia à quimioterapia. Os agentes administrados isoladamente estão associados a uma menor taxa de resposta do que a terapia de combinação, porém o tempo para a progressão e a SG são semelhantes. Os agentes administrados isoladamente são mais bem tolerados, constituindo uma importante consideração no contexto metastático paliativo (Quadro 60-3).

- O tratamento com agentes isolados sequenciais é recomendado em comparação com os esquemas de combinação, a não ser que a paciente tenha doença rapidamente progressiva, doença visceral potencialmente fatal ou necessidade de rápido controle dos sintomas.

- Os esquemas combinados produzem respostas objetivas em cerca 60% das pacientes previamente não expostas à quimioterapia; todavia, ocorrem respostas completas em menos de 10% das pacientes. A duração média da resposta é de 5 a 12 meses; a sobrevida média é de 14 a 33 meses. Um esquema quimioterápico específico é mantido até que haja evidências inequívocas de doença progressiva ou efeitos colaterais intoleráveis.

- As **antraciclinas** e os **taxanos** produzem taxas de resposta de 50 a 60% quando usados como terapia de primeira linha para o CMM. Os agentes administrados isoladamente, **capecitabina**, **vinorelbina** e **gencitabina**, apresentam taxas de resposta de 20 a 25% quando usados após uma antraciclina e um taxano.

- A **ixabepilona**, um agente estabilizador dos microtúbulos, está indicada como monoterapia ou em combinação com capecitabina. A **eribulina** é um segundo agente antimicrotúbulo aprovado como monoterapia para pacientes que já receberam pelo menos dois esquemas quimioterápicos prévios para CMM.

Terapia biológica ou direcionada

- Dispõe-se de três agentes anti-HER2: o trastuzumabe, o **lapatinibe** e o **pertuzumabe**. A maior parte dos dados que sustentam um papel para esses agentes no CMM concentra-se no trastuzumabe. O trastuzumabe produz taxas de resposta de 15 a 20% quando usado como agente único e aumenta a taxa de resposta, o tempo de progressão e a SG quando combinado com quimioterapia. O trastuzumabe foi estudado em combinações dupla (**taxano-trastuzumabe** e **vinorelbina-trastuzumabe**) e tríplice (**trastuzumabe-taxano-platina**), porém o esquema ideal não é conhecido.

- O trastuzumabe é bem tolerado, mas o risco de cardiotoxicidade é de 5% com a monoterapia, e é inaceitavelmente alto quando usado em combinação com uma antraciclina.

- O lapatinibe é um inibidor da tirosina-quinase oral, direcionado para o HER2 e o receptor do fator de crescimento epidérmico. Demonstrou melhorar as taxas de resposta e o tempo de progressão quando administrado em combinação com capecitabina, em comparação com a capecitabina isolada, em pacientes previamente tratadas com antraciclina, taxano e trastuzumabe. Os eventos adversos mais comuns consistiram em exantema e diarreia.

QUADRO 60-3	Esquemas quimioterápicos selecionados para o câncer de mama metastático

Quimioterapia com um único agente

Paclitaxel

Paclitaxel, 175 mg/m^2 IV, durante 3 horas

Repetir os ciclos a cada 21 dias

ou

Paclitaxel, 80 mg/m^2/semana IV, durante 1 hora

Repetir a dose a cada sete dias

Docetaxel

Docetaxel, 60 a 100 mg/m^2 IV durante 1 hora

Repetir os ciclos a cada 21 dias

ou

Docetaxel, 30 a 35 mg/m^2/semana IV, durante 30 minutos

Repetir a dose a cada sete dias

Paclitaxel ligado à proteína

Paclitaxel ligado à proteína, 260 mg/m^2 IV, durante 30 minutos

Repetir os ciclos a cada 21 dias

ou

Paclitaxel ligado à proteína, 100 a 150 mg/m^2 IV, durante 30 minutos, nos dias 1, 8 e 15

Repetir o ciclo a cada 28 dias

Capecitabina

Capecitabina, 2.000 a 2.500 mg/m^2 ao dia por via oral, dividida em duas doses por dia, durante 14 dias

Repetir o ciclo a cada 21 dias

Vinorelbina

Vinorelbina, 30 mg/m^2 IV, nos dias 1 e 8

Repetir o ciclo a cada 21 dias

ou

Vinorelbina, 25 a 30 mg/m^2/semana IV

Repetir o ciclo a cada sete dias (ajustar a dose com base na contagem absoluta de neutrófilos; ver informações do produto)

Gencitabina

Gencitabina, 600 a 1.000 mg/m^2/semana IV, nos dias 1, 8 e 15

Repetir o ciclo a cada 28 dias (pode ser necessário suspender a dose do dia 15, com base nas contagens hematológicas)[a]

Ixabepilona

Ixabepilona, 40 mg/m^2 IV, durante 3 horas

Repetir o ciclo a cada 21 dias

Eribulina

Eribulina, 1,4 mg/m^2/dose IV, durante 2 a 5 minutos, nos dias 1 e 8

Repetir a dose a cada 21 dias

Doxorrubicina (adriamicina) lipossomal

Doxorrubicina lipossomal, 30 a 50 mg/m^2 IV, com duração variável

Repetir o ciclo a cada 28 dias

Esquemas de quimioterapia de combinação

Docetaxel + Capecitabina

Docetaxel, 75 mg/m^2 IV, durante 1 hora dia 1

Capecitabina, 2.000 a 2.500 mg/m^2 ao dia por via oral, divididos em duas vezes por dia, durante 14 dias

Repetir o ciclo a cada 21 dias

Ixabepilona + Capecitabina

Ixabepilona, 40 mg/m^2 IV, durante 3 horas, dia 1

Capecitabina, 1.750 a 2.000 mg/m^2/dia por via oral, divididos em duas tomadas, durante 14 dias

Repetir o ciclo a cada 21 dias

Paclitaxel + Gencitabina

Paclitaxel, 175 mg/m^2 IV, durante 3 horas, dia 1

Gencitabina, 1.250 mg/m^2 IV, nos dias 1 e 8

Repetir o ciclo a cada 21 dias

Paclitaxel + Bevacizumabe

Paclitaxel, 90 mg/m^2 IV, durante 1 hora, nos dias 1, 8 e 15

Bevacizumabe, 10 mg/kg IV, durante 30 a 90 minutos, nos dias 1 e 15

Repetir o ciclo a cada 28 dias

IV, intravenoso.

- O pertuzumabe é um anticorpo monoclonal que se liga a um domínio diferente do HER2 em comparação com o trastuzumabe. As diretrizes da NCCN incluem o pertuzumabe em combinação com trastuzumabe mais um taxano.

Radioterapia

- Costuma ser utilizada para o tratamento de metástases ósseas dolorosas ou outras áreas localizadas de doença, incluindo lesões cerebrais e da medula espinal. Observa-se alívio da dor em cerca de 90% das pacientes submetidas à RT.

PREVENÇÃO DO CÂNCER DE MAMA

- Os MSRE e os IA estão sendo estudados para redução farmacológica do risco de câncer de mama.
- Dispõe-se de mais informações clínicas sobre os MSRE, o tamoxifeno e o **raloxifeno**, que reduzem as taxas de câncer de mama invasivo em mulheres com alto risco de desenvolver a doença. As taxas de câncer de endométrio e de trombose venosa profunda são mais altas em pacientes em uso de tamoxifeno, porém a qualidade de vida global é semelhante com os dois agentes.
- O exemestano, quando tomado durante cinco anos, reduziu significativamente as taxas de câncer de mama invasivo, com efeitos adversos toleráveis. Existem ensaios clínicos em andamento com outros IA.

AVALIAÇÃO DOS DESFECHOS TERAPÊUTICOS

CÂNCER DE MAMA INICIAL

- O objetivo da terapia adjuvante na doença de estágio inicial é a cura. Como não há evidência clínica de doença quando se administra a terapia adjuvante, a avaliação desse objetivo não pode ser totalmente realizada durante anos após o diagnóstico e tratamento iniciais.
- A quimioterapia adjuvante pode causar toxicidade significativa. É necessário melhorar as medidas de cuidados de suporte, como antieméticos e fatores de crescimento, para manter a intensidade da dose.

CÂNCER DE MAMA LOCALMENTE AVANÇADO

- O objetivo da quimioterapia neoadjuvante para o câncer de mama localmente avançado é a cura. O parâmetro final desejado é a obtenção de uma resposta patológica completa, determinada por ocasião da cirurgia.

CÂNCER DE MAMA METASTÁTICO

- A melhora da qualidade de vida constitui o objetivo terapêutico final no tratamento de pacientes com CMM. Dispõe-se de instrumentos válidos e confiáveis para a avaliação objetiva da qualidade de vida em pacientes com câncer de mama.
- As terapias menos tóxicas são utilizadas inicialmente, com a administração de terapias cada vez mais agressivas de modo sequencial, as quais não comprometam significativamente a qualidade de vida das pacientes.
- A resposta do tumor é medida por meio de alterações nos exames laboratoriais, exames complementares de imagem ou exame físico.

Capítulo elaborado a partir de conteúdo original de Chad M. Barnett, Laura Boehnke Michaud e Francisco J. Esteva.

- O *câncer colorretal* (CCR) é uma neoplasia maligna que acomete o cólon, o reto e o canal anal.

FISIOPATOLOGIA

- O desenvolvimento de uma neoplasia colorretal é um processo em múltiplas etapas que consiste em alterações genéticas e fenotípicas na estrutura e função do epitélio intestinal normal, levando a um crescimento desregulado das células, proliferação e desenvolvimento de tumor.
- As características da tumorigênese colorretal consistem em instabilidade genômica, ativação de vias oncogênicas, inativação mutacional ou silenciamento de genes supressores tumorais e ativação das vias dos fatores de crescimento.
- Os adenocarcinomas respondem por mais de 90% dos tumores do intestino grosso.

PREVENÇÃO E RASTREAMENTO

- A prevenção primária tem por objetivo impedir o desenvolvimento do CCR em uma população de risco. Os ensaios clínicos realizados com celecoxibe em indivíduos com polipose adenomatosa familiar (PAF) mostraram uma redução no tamanho e no número de pólipos depois de 6 a 9 meses de tratamento, porém não foi observado nenhum benefício em longo prazo.
- A prevenção secundária tem por objetivo impedir o desenvolvimento de neoplasia maligna em uma população que já manifestou um processo patológico inicial. A prevenção secundária inclui procedimentos que variam desde a remoção colonoscópica de pólipos pré-cancerosos, detectados durante uma colonoscopia de rastreamento, até colectomia total nos indivíduos de alto risco (p. ex., PAF).
- As diretrizes norte-americanas atuais para indivíduos de risco médio incluem a pesquisa de sangue oculto nas fezes anualmente a partir dos 50 anos de idade e o exame do cólon a cada 5 ou 10 anos, dependendo do procedimento.

MANIFESTAÇÕES CLÍNICAS

- Os sinais e sintomas do CCR podem ser extremamente variados, sutis e inespecíficos. O CCR no estágio inicial costuma ser assintomático e detectado por procedimentos de rastreamento.
- A presença de sangue nas fezes constitui o sinal mais comum; entretanto, qualquer modificação dos hábitos intestinais, presença de desconforto abdominal vago ou distensão abdominal podem constituir sinais de alarme. Os sinais e sintomas menos comuns consistem em náuseas, vômitos e, se a anemia for grave, fadiga.
- Cerca de 20% dos pacientes apresentam doença metastática, mais comumente no fígado, nos pulmões e nos ossos.

DIAGNÓSTICO

- Deve-se efetuar um exame físico e obter uma cuidadosa história pessoal e familiar. O intestino grosso é avaliado em sua totalidade por colonoscopia.
- São realizados os seguintes exames laboratoriais basais: hemograma completo, relação internacional normalizada (INR), tempo de tromboplastina parcial ativada, provas de função hepática e renal e nível sérico de antígeno carcinoembrionário (CEA). O CEA sérico serve como marcador para monitorar a resposta do CCR ao tratamento, porém é demasiado insensível e inespecífico para ser usado como teste de rastreamento nos estágios iniciais do CCR.
- Os exames radiográficos podem incluir radiografias de tórax, cintilografia óssea, tomografia computadorizada de tórax e abdome, tomografia por emissão de pósitrons, ultrassonografia e ressonância magnética.

• É preciso estabelecer o estágio do CCR no diagnóstico para prever o prognóstico e desenvolver opções de tratamento. O estágio baseia-se no tamanho do tumor primário (T_{1-4}), na presença e extensão do comprometimento dos linfonodos (N_{0-2}) e na presença e ausência de metástases a distância (M).

✓ A doença de estágio I envolve a invasão da submucosa (T_1) ou muscular própria (T_2) pelo tumor e linfonodos negativos.

✓ A doença de estágio II envolve invasão do tumor através da muscular própria para dentro dos tecidos pericolorretais (T_3), penetração até a superfície do peritônio visceral (T_{4a}), invasão direta ou adesão a outros órgãos ou estruturas (T_{4b}) e linfonodos negativos.

✓ A doença de estágio III inclui T_{1-4} e linfonodos regionais positivos.

✓ A doença de estágio IV inclui qualquer T, qualquer N e metástases a distância.

PROGNÓSTICO

• O estágio do tumor por ocasião do diagnóstico constitui o fator prognóstico independente mais importante para sobrevida e recidiva da doença. A sobrevida relativa de cinco anos é de aproximadamente 91% em pacientes com tumor localizado, em comparação com 12% para os que apresentam doença metastática.

• Os fatores clínicos de prognóstico ruim no diagnóstico incluem obstrução ou perfuração intestinal, nível elevado de CEA no pré-operatório, metástases à distância e localização do tumor primário no reto ou na área retossigmóidea.

• Os marcadores tumorais, em particular MSI, a mutação 18q/*DCC* ou as mutações LOH, *BRAF* V600E e *KRAS* também estão associados ao prognóstico do CCR.

TRATAMENTO

• Objetivos do tratamento: consistem em curar a doença nos estágios I, II e III, e erradicar a doença micrometastática. Na maioria dos casos, a doença do estágio IV é incurável; administra-se tratamento paliativo para controlar o crescimento do câncer, reduzir os sintomas, melhorar a qualidade de vida e prolongar a sobrevida. Cerca de 20 a 30% dos pacientes com doença metastática podem ser curados se as metástases forem passíveis de ressecção.

• As modalidades de tratamento consistem em cirurgia, radioterapia (RT), quimioterapia e biomoduladores.

DOENÇA OPERÁVEL

Cirurgia

• A ressecção cirúrgica completa do tumor primário com linfadenectomia regional constitui uma abordagem curativa para pacientes com CCR operável.

• O procedimento cirúrgico preferido para o câncer de reto é a excisão total do mesorreto, que inclui tecido contendo gordura perirretal e linfonodos de drenagem.

• As complicações comuns da cirurgia colorretal consistem em infecção, vazamento da anastomose, obstrução, adesões, disfunção sexual e síndrome de má absorção.

Terapia adjuvante para o câncer de cólon

• A terapia adjuvante é administrada após ressecção completa do tumor para eliminar a doença micrometastática residual. A terapia adjuvante não está indicada para o CCR de estágio I, visto que mais de 90% dos pacientes são curados pela ressecção cirúrgica isoladamente.

• Os resultados dos estudos de quimioterapia adjuvante em pacientes com doença no estágio II são contraditórios. Apesar da ausência de consenso entre médicos, a abordagem ao tratamento para a doença dos estágios II e III de alto risco é semelhante.

• A quimioterapia adjuvante constitui o padrão de tratamento para o câncer de cólon no estágio III.

Radioterapia adjuvante

• A RT adjuvante desempenha um papel limitado no câncer de cólon, visto que as recidivas são, em sua maioria, extrapélvicas e ocorrem no abdome.

Quimioterapia adjuvante

- Os esquemas adjuvantes padrão incluem uma fluoropirimidina (**fluoruracila** [com **leucovorina**] ou **capecitabina**) como único agente ou em associação com **oxaliplatina**. A leucovorina aumenta a atividade citotóxica da fluoruracila.
- O método de administração afeta a atividade clínica e os efeitos tóxicos. Nos esquemas de combinação mais comum, a fluoruracila é administrada por injeção de bolo intravenoso (IV) e por infusão IV contínua. Nenhum esquema de tratamento é superior em termos de sobrevida global dos pacientes.
- A infusão IV contínua de fluoruracila é geralmente bem tolerada, porém está associada à eritrodisestesia palmar-plantar (síndrome da mão-pé) e estomatite. A administração em bolo IV está associada à leucopenia, que limita a dose administrada e pode ser potencialmente fatal. Ambos os métodos de administração estão associados a uma incidência semelhante de mucosite, diarreia, náusea, vômitos e alopecia.
- Em casos raros, pacientes com deficiência de di-hidropirimidina desidrogenase, que é responsável pelo catabolismo da fluoruracila, desenvolvem toxicidade grave, incluindo morte, após a administração de fluoruracila.
- Nos Estados Unidos, as diretrizes nacionais recomendam esquemas à base de oxaliplatina como opção de primeira linha para pacientes com câncer de cólon no estágio III que são capazes de tolerar terapia de combinação. A oxaliplatina costuma ser administrada com fluoruracila/leucovorina. A oxaliplatina está associada a neuropatias tanto agudas quanto persistentes, incluindo raramente disestesia faringolaríngea aguda, neutropenia e toxicidade gastrintestinal (GI).
- A seleção de um esquema adjuvante (Quadro 61-1) baseia-se em fatores específicos do paciente, incluindo estado de desempenho, condições comórbidas e preferência do paciente com base em fatores no estilo de vida. A idade também deve ser considerada, uma vez que uma análise de subgrupos de ensaios clínicos de grande porte mostrou que os pacientes com mais de 70 anos de idade podem não se beneficiar da oxaliplatina adjuvante.
- Na atualidade, os esquemas de fluoruracila/leucovorina possuem uso limitado, mas constituem opções aceitáveis em pacientes que não podem receber oxaliplatina ou que são incapazes de tolerar a capecitabina oral.

Terapia adjuvante para câncer de reto

- A ressecção do câncer de reto com amplas margens é mais difícil, de modo que as recidivas locais são mais frequentes do que no câncer de cólon. A RT adjuvante com quimioterapia é considerada o tratamento-padrão para o câncer de reto nos estágios II e III.
- A RT diminui o risco de recidiva de tumor local em pacientes submetidos à cirurgia para câncer de reto. A RT é administrada antes da cirurgia para diminuir o tamanho do tumor, tornando-o mais ressecável.
- A quimiorradiação pré-operatória (neoadjuvante) diminui o tamanho dos tumores de reto antes da ressecção cirúrgica, melhorando a preservação do esfíncter. São recomendados esquemas pré-operatórios à base de fluoruracila por infusão ou capecitabina oral mais RT. Os pacientes devem receber quimioterapia adjuvante após a cirurgia até um total de seis meses de quimioterapia.

DOENÇA METASTÁTICA

Terapia inicial

- Os pacientes com câncer colorretal metastático (CCRM) são considerados como portadores de doença metastática ressecável, potencialmente ressecável ou não ressecável. A terapia com múltiplas modalidades está indicada para as metástases ressecáveis ou potencialmente ressecáveis. A quimioterapia é usada para doença disseminada e constitui a principal modalidade de tratamento para o CCRM não ressecável.
- A presença de mutações é determinada pela genotipagem *KRAS* do tumor por ocasião do diagnóstico. Os inibidores do receptor de fator de crescimento da epiderme (EGFR) só devem ser considerados para pacientes portadores de tumores com *KRAS* de tipo selvagem.

CCRM RESSECÁVEL OU POTENCIALMENTE RESSECÁVEL

- O principal objetivo consiste em ressecção cirúrgica das metástases com intenção curativa. As taxas de sobrevida global (SG) de cinco anos melhoraram para 20 a 50% com a ressecção. Os melhores candidatos incluem pacientes sem fatores de risco clínicos significativos, com menos de quatro lesões hepáticas, nível de CEA inferior a 200 ng/mL, tumor de tamanho pequeno, ausência de tumor extra-hepático e margens cirúrgicas adequadas. Recomenda-se a quimioterapia sistêmica adjuvante.

QUADRO 61-1	Esquemas quimioterápicos para o tratamento adjuvante do câncer colorretal	
Esquema	**Agentes**	**Comentários**
FOLFOX4	Oxaliplatina, 85 mg/m² IV no dia 1 Leucovorina, 200 mg/m² IV ao dia durante 2 horas, nos dias 1 e 2 Fluoruracila, 400 mg/m² em bolo IV, após leucovorina; em seguida, 600 mg/m² por IIC durante 22 horas, nos dias 1 e 2 Repetir a cada 14 dias	Melhora da SG e da SSD em comparação com esquemas à base de fluoruracila em infusão-leucovorina.
mFOLFOX6	Oxaliplatina, 85 mg/m² IV no dia 1 Leucovorina, 400 mg/m² IV no dia 1 Fluoruracila, 400 mg/m² em bolo IV, após leucovorina, no dia 1; em seguida, 1.200 mg/m²/dia por dois dias por IIC (total de 2.400 mg/m² durante 46-48 horas) Repetir a cada 14 dias	Neuropatia sensorial, neutropenia; administração mais fácil em comparação com o FOLFOX4
FLOX	Oxaliplatina, 85 mg/m² IV, administrada nas semanas 1, 3 e 5 Fluoruracila, 500 mg/m² em bolo IV semanalmente por seis semanas Ácido folínico, 500 mg/m² IV semanalmente por seis semanas Cada ciclo tem duração de oito semanas e é repetido por três ciclos	Melhora da SSD em comparação com os esquemas à base de fluoruracila em bolo-leucovorina. Toxicidade aumentada em comparação com o FOLFOX4
Capecitabina	Capecitabina, 1.250 mg/m² VO, duas vezes ao dia, nos dias 1 a 14 Cada ciclo tem duração de 14 dias e é repetido a cada 21 dias	SSD equivalente em comparação com o esquema da Mayo Clinic, com melhor tolerabilidade
CapOx	Oxaliplatina, 130 mg/m² IV, no dia 1 Capecitabina, 850-1.000 mg/m² duas vezes ao dia, por via oral, durante 14 dias Cada ciclo tem duração de 14 dias e é repetido a cada 21 dias	Melhora da SSD em pacientes com câncer de cólon no estágio III em comparação com a capecitabina isoladamente

Esquemas à base de fluoruracila

Esquema de Roswel Park	Fluoruracila, 600 mg/m² IV, no dia 1 Leucovorina, 500 mg/m² IV no dia 1, durante 2 horas Repetir semanalmente durante 6 a 8 semanas	
Esquema da Mayo Clinic	Fluoruracila, 425 mg/m² IV ao dia, nos dias 1-5 Leucovorina, 20 mg/m² IV ao dia, nos dias 1-5 Repetir a cada 4 a 5 semanas	
Esquema de Gramont	Fluoruracila, 400 mg/m² em bolo IV ao dia, seguido de 600 mg/m² por IIC durante 22 horas, nos dias 1 e 2 por dois dias consecutivos Leucovorina, 200 mg/m² IV ao dia durante 2 horas, nos dias 1 e 2 Repetir a cada duas semanas	Melhor segurança em comparação com o esquema da Mayo Clinic

IIC, infusão intravenosa contínua; IV, intravenoso; SSD, sobrevida sem doença; SG, sobrevida global; VO, via oral.

- A quimioterapia neoadjuvante ou de conversão é administrada para aumentar as taxas de ressecção completa na presença de lesões hepáticas ou pulmonares ressecáveis e potencialmente ressecáveis (Quadro 61-2). A quimioterapia com ou sem agentes biológicos é administrada durante 2 a 3 meses do pré-operatório. Administra-se sempre quimioterapia adjuvante.
- Deve-se considerar o tratamento hepático além da ressecção cirúrgica ou como alternativa da ressecção cirúrgica em pacientes com CCRM apenas hepático ou predominantemente hepático. A infusão na artéria hepática (IAH) possibilita a administração de quimioterapia (p. ex., **floxuridina** e **fluoruracila**) diretamente no fígado. A ablação do tumor utiliza ablação por radiofrequência ou energia de micro-ondas para gerar calor, a fim de destruir as células tumorais. Utiliza-se, também, a crioablação. Essas estratégias têm menos sucesso do que as intervenções cirúrgicas.

CCRM NÃO RESSECÁVEL

- A quimioterapia sistêmica tem ação paliativa nos sintomas e melhora a sobrevida em pacientes com doença não ressecável. A RT pode controlar os sintomas localizados. Na maioria dos casos, CCRM é incurável; entretanto, ensaios clínicos randomizados confirmaram que a quimioterapia prolonga a vida e melhora a qualidade de vida dos pacientes.
- Devem-se considerar os objetivos do tratamento, a história pregressa de quimioterapia, a presença de mutações *KRAS* do tumor e o risco de efeitos tóxicos relacionados com os fármacos para determinar uma estratégia de manejo. Os esquemas são iguais para o câncer metastático de cólon e de reto.
- Os esquemas iniciais de quimioterapia aceitos consistem em esquemas que contêm oxaliplatina (FOLFOX, CapOx), esquemas que contêm **irinotecano** (FOLFIRI), oxaliplatina mais irinotecano mais fluoruracila mais leucovorina (FOLFOXIRI), fluoruracila por infusão mais leucovorina isoladamente e capecitabina isoladamente (**Quadro 61-2**).
- O irinotecano é um inibidor da topoisomerase I. As taxas de resposta do tumor, o tempo para a progressão e a SG melhoram quando se administra irinotecano com fluoruracila mais leucovorina como terapia inicial. Os efeitos tóxicos do irinotecano que limitam a dose consistem em diarreia de início precoce e início tardio e neutropenia.
- A oxaliplatina em combinação com fluoruracila em infusão mais leucovorina resulta em taxas mais elevadas de resposta e melhor sobrevida sem progressão (SSP), com efeitos variáveis sobre a SG. A oxaliplatina foi aprovada como terapia de primeira linha e terapia de recuperação.
- A monoterapia com **capecitabina** mostra-se apropriada como terapia de primeira linha em pacientes que provavelmente não irão tolerar a quimioterapia IV. A capecitabina, disponível por via oral, é convertida em fluoruracila e constitui uma substituição apropriada da fluoruracila por infusão em combinação com oxaliplatina (CapOx).
- As diretrizes recomendam a adição do **bevacizumabe** aos esquemas FOLFOX e FOLFIRI, quando apropriado. O bevacizumabe é um anticorpo monoclonal humanizado dirigido contra o fator de crescimento endotelial vascular (VEGF). A adição do bevacizumabe a esquemas à base de fluoruracila aumenta a SSP e a SG em comparação com apenas a quimioterapia.
- O bevacizumabe está associado à hipertensão, que é facilmente controlada com agentes anti-hipertensivos orais. Outras preocupações quanto à segurança incluem sangramento, trombocitopenia e proteinúria. A perfuração GI constitui uma complicação rara, porém potencialmente fatal, que exige avaliação imediata da dor abdominal associada a vômitos ou constipação intestinal.
- O **cetuximabe** é um inibidor do EGFR indicado para uso em pacientes com tumores *KRAS* de tipo selvagem, em combinação com FOLFIRI. Um ensaio clínico de fase III de grande porte não conseguiu confirmar o benefício da adição de cetuximabe ao esquema FOLFOX, de modo que esse fármaco não está incluído nas diretrizes práticas. Os efeitos adversos comuns consistem em exantema cutâneo semelhante à acne, astenia, letargia, mal-estar e fadiga.
- O **panitumumabe**, um inibidor do EGFR, pode ser combinado com FOLFOX ou FOLFIRI em pacientes com tumores *KRAS* de tipo selvagem.
- Os pacientes podem receber esquemas consecutivos; a sequência dos fármacos parece ser menos importante do que a exposição a todos os agentes ativos no ciclo dos tratamentos quimioterápicos.

Terapia de segunda linha

- A escolha da quimioterapia de segunda linha baseia-se principalmente no tipo de tratamento anteriormente recebido, bem como na resposta a tratamentos prévios, na localização e extensão da doença e nos fatores ligados ao paciente e preferências quanto ao tratamento. A sequência ideal dos esquemas não foi estabelecida (Quadro 61-3).

QUADRO 61-2	Esquemas quimioterápicos para o câncer colorretal metastático		
Esquema	**Agentes**	**Principais toxicidades limitadoras da dose**	**Comentários**
Esquemas contendo oxaliplatina			
Oxaliplatina mais fluoruracila por infusão/leucovorina bimensal; FOLFOX4	Ver Quadro 61-1	Neuropatia sensorial, neutropenia	
Esquema modificado com oxaliplatina mais infusão bimensal de fluoracila/leucovorina; mFOLFOX6	Ver Quadro 61-1	Neuropatia sensorial, neutropenia; administração mais fácil em comparação com o FOLFOX4	
FOXFOX mais bevacizumabe	Bevacizumabe, 5 mg/kg IV no dia 1, antes do mFOLFOX6 Repetir o ciclo a cada duas semanas	Hipertensão, trombose, proteinúria devido ao bevacizumabe adicionadas às toxicidades do FOLFOX	
FOLFOX mais panitumumabe	Panitumumabe, 6 mg/kg IV no dia 1, antes do mFOLFOX6 Repetir o ciclo a cada duas semanas	Exantema, diarreia, hipomagnesemia adicionadas às toxicidades do FOLFOX	Apenas para tumor *KRAS* de tipo selvagem
Oxaliplatina mais capecitabina; CapOx	Oxaliplatina, 130 mg/m² IV no dia 1 Capecitabina, 850 mg/m² por via oral, duas vezes ao dia, nos dias 1-14 Repetir o ciclo a cada três semanas	Diarreia, síndrome mão-pé, neuropatias	
CapOx mais bevacizumabe	Bevacizumabe, 7,5 mg/kg IV no dia 1 Capecitabina, 850 mg/m² por via oral, duas vezes ao dia, nos dias 1-14 Repetir o ciclo a cada três semanas	Hipertensão, trombose, proteinúria devido ao bevacizumabe adicionadas às toxicidades de CapOx	A dose reduzida de capecitabina é mais bem tolerada

Esquemas contendo irinotecano

Irinotecano mais infusão fluoracila/leucovorina; FOLFIRI	Irinotecano, 180 mg/m² IV no dia 1 Leucovorina, 400 mg/m² IV no dia 1 Fluoruracila, 400 mg/m² IV em bolo, após leucovorina no dia 1 e, em seguida, 1.200 mg/m²/dia por dois dias IIC (total de 2.400 mg/m² durante 46-48 horas) Repetir o ciclo a cada 14 dias	Diarreia, mucosite, neutropenia	
FOLFIRI mais bevacizumabe	Bevacizumabe, 5 mg/kg IV no dia anterior ao FOLFIRI Repetir o ciclo a cada duas semanas	Hipertensão, trombose, proteinúria em consequência do bevacizumabe acrescentada aos efeitos tóxicos do FOLFIRI	
FOLFIRI mais ziv-aflibercepte	Ziv-aflibercepte, 4 mg/kg IV, antes do FOLFIRI Repetir o ciclo a cada duas semanas	Hipertensão, hemorragia, trombose, proteinúria em consequência do ziv-aflibercepte acrescentada aos efeitos tóxicos do FOLFIRI, com incidência aumentada de diarreia, astenia e neutropenia	
FOLFIRI mais cetuximabe	Cetuximabe (semanal ou quinzenalmente) IV antes do FOLFIRI Repetir o ciclo a cada duas semanas	Toxicidades do cetuximabe acrescentadas aos efeitos tóxicos do FOLFIRI	Apenas tumor *KRAS* de tipo selvagem
FOLFIRI mais panitumumabe	Panitumumabe, 6 mg/kg IV no dia 1 antes do FOLFIRI Repetir o ciclo a cada duas semanas	Toxicidades do panitumumabe acrescentadas aos efeitos tóxicos do FOLFIRI	Apenas tumor *KRAS* de tipo selvagem
FOLFOXIRI	Irinotecano, 165 mg/m² IV, no dia 1, antes da oxaliplatina Oxaliplatina, 85 mg/m² IV, antes da leucovorina, no dia 1 Leucovorina, 400 mg/m² IV no dia 1, antes da fluoruracila Fluoruracila, 1.600 mg/m²/dia por dois dias IIC (total de 3.200 mg/m² durante 48 horas) Repetir o ciclo a cada duas semanas	Neutropenia, diarreia, estomatite, neurotoxicidade periférica, trombocitopenia	Maior grau de neutropenia e neurotoxicidade periférica em comparação com FOLFIRI

(continua)

QUADRO 61-2	Esquemas quimioterápicos para o câncer colorretal metastático *(continuação)*		
Esquema	**Agentes**	**Principais toxicidades limitadoras da dose**	**Comentários**
IROX	Oxaliplatina, 85 mg/m² IV no dia 1, antes do irinotecano Irinotecano, 200 mg/m² IV no dia 1 Repetir o ciclo a cada três semanas	Neutropenia, diarreia, distúrbios sensoriais	
Esquema de Irinotecano			
Irinotecano semanalmente	Irinotecano, 125 mg/m² IV, a cada semana, durante 4-6 semanas	Neutropenia, diarreia	
Irinotecano quinzenalmente	Irinotecano, 180 mg/m² IV, a cada duas semanas	Neutropenia, diarreia	
Irinotecano a cada três semanas	Irinotecano, 350 mg/m² IV, a cada três semanas	Neutropenia, diarreia (irinotecano menos do que uma vez por semana)	
Cetuximabe mais irinotecano	Cetuximabe (semanal ou quinzenalmente) antes do irinotecano continuado conforme previamente administrado ou conforme dose acima	Astenia, diarreia, náusea, exantema papulopustuloso e folicular	Apenas tumor *KRAS* de tipo selvagem. Cetuximabe acrescentado ao irinotecano após progressão da doença com esquema de irinotecano
Panitumumabe mais irinotecano	Panitumumabe, 6 mg/kg/ IV no dia 1, antes do irinotecano Irinotecano, 180 mg/m² IV no dia 1 Repetir o ciclo a cada duas semanas	Astenia, diarreia, náusea, exantema papulopustuloso e folicular	Apenas tumor *KRAS* de tipo selvagem. Panitumumabe acrescentado ao irinotecano após progressão da doença com esquema de irinotecano
Esquema de fluoropirimidina			
Fluoruracila em bolo simplificado mais infusão/leucovorina; (sLV5FU2)	Fluoruracila, 400 mg/m² IV em bolo, após a leucovorina no dia 1 e, em seguida, 1.200 mg/m²/dia por dois dias IIC (total de 2.400 mg/m² durante 46-48 horas) Repetir o ciclo a cada 14 dias	Neutropenia, mucosite	Administração mais fácil em comparação com o esquema de Gramont

Agente/Esquema	Dose	Toxicidades	Comentários
Fluoruracila em bolo mais leucovorina; esquema de Roswell Park	Ver Quadro 61-1	Neutropenia, diarreia	
Bevacizumabe mais fluoruracila/leucovorina	Bevacizumabe, 5 mg/kg IV no dia 1, antes da fluoruracila e leucovorina, repetir a cada duas semanas	Hipertensão, sangramento, proteinúria, diarreia, neutropenia	O esquema de fluoruracila/leucovorina em infusão é preferido ao esquema de fluoruracila em bolo
Capecitabina	Capecitabina, 850-1.250 mg/m² duas vezes ao dia por via oral, nos dias 1-14, repetir a cada três semanas	Síndrome mão-pé, diarreia, hiperbilirrubinemia	
Capecitabina mais bevacizumabe	Bevacizumabe, 7,5 mg/kg IV no dia 1 Capecitabina, 850-1.250 mg/m² duas vezes ao dia por via oral, nos dias 1-14 Repetir o ciclo a cada três semanas	Hipertensão, trombose, proteinúria, síndrome mão-pé, diarreia, astenia	
Inibidores do EGFR			
Cetuximabe	Cetuximabe, dose de ataque de 400 mg/m² IV; em seguida, cetuximabe, 250 mg/m² IV semanalmente	Exantema papulopustuloso e folicular, astenia, constipação intestinal, diarreia, reações alérgicas, hipomagnesemia	Apenas tumor KRAS de tipo selvagem
Cetuximabe quinzenalmente	Cetuximabe, 500 mg/m² IV, a cada duas semanas		
Panitumumabe	6 mg/kg IV durante 60 minutos, a cada duas semanas	Exantema, hipomagnesemia, reações alérgicas raras	Apenas tumor KRAS de tipo selvagem
Regorafenibe	Regorafenibe, 160 mg uma vez ao dia por via oral, nos dias 1-21 Repetir o ciclo a cada quatro semanas	Síndrome mão-pé, fadiga, diarreia, hipertensão, exantema	Pode ser administrado sem considerar o genótipo KRAS do tumor

IV, intravenoso; IIC, infusão intravenosa contínua; EGFR, receptor do fator de crescimento da epiderme.

- São administrados inibidores do EGFR em combinação com irinotecano ou como agentes isolados, *com exceção* do bevacizumabe e do **ziv-aflibercepte**, que são usados apenas em combinação.
- O cetuximabe, seja isolado ou em associação com irinotecano, pode ser usado em pacientes que apresentam progressão da doença com o irinotecano. As taxas de resposta são mais altas com a terapia de combinação.
- O panitumumabe em monoterapia ou em combinação com esquemas quimioterápicos é recomendado nas diretrizes atuais. O uso de panitumumabe deve ser limitado a pacientes com tumores *KRAS* de tipo selvagem.
- Nem o panitumumabe nem o cetuximabe devem ser usados como terapia de segunda linha se forem administrados no esquema inicial.
- O bevacizumabe é usado no tratamento de segunda linha se não for administrado como tratamento inicial e está aprovado após progressão da doença com o tratamento de primeira linha.
- O ziv-aflibercepte é uma proteína de fusão recombinante solúvel, desenvolvida para bloquear o processo de angiogênese no tratamento de segunda linha com FOLFIRI. O **regorafenibe** é um inibidor da angiogênese oral aprovado para tratamento de terceira ou de quarta linha do CCRM.
- Não foi demonstrada nenhuma vantagem conclusiva em termos de sobrevida com a IAH paliativa.

Farmacoterapia personalizada

- Os fatores farmacogenéticos do tumor e do paciente, assim como os marcadores moleculares, ajudam na individualização da farmacoterapia e podem prever o prognóstico e/ou a resposta ao tratamento.

QUADRO 61-3 Esquemas de quimioterapia de segunda linha e de recuperação para o CCRM[a]	
Progressão da doença com o esquema anterior	**Comentários**
Esquema à base de oxaliplatina	
Opções	
1. Agente isolado: cetuximabe ou panitumumabe	Apenas se for *KRAS* de tipo selvagem; o cetuximabe melhora a SG em comparação com o melhor cuidado de suporte
2. Panitumumabe + FOLFIRI	Apenas se for *KRAS* de tipo selvagem; aumento da SSP em comparação com FOLFIRI isoladamente
3. Ziv-aflibercepte + irinotecano	
Esquema à base de irinotecano	
Opções	
1. FOLFOX ou CapOx ± bevacizumabe	Bevacizumabe aprovado pela FDA para continuação com opções de segunda linha
2. FOLFOX ou CapOx ± cetuximabe ou panitumumabe	Apenas se for *KRAS* de tipo selvagem
3. Cetuximabe ± irinotecano	Apenas se for *KRAS* de tipo selvagem; as taxas de resposta com combinação são maiores que as da monoterapia com cetuximabe
4. Agente isolado: panitumumabe	Apenas se for *KRAS* de tipo selvagem;
Tratamento após segunda progressão ou terceira progressão	
1. Regorafenibe	

CapOx, capecitabina mais oxaliplatina; FDA, Food and Drug Administration; FOLFIRI, fluoruracila mais leucovorina mais irinotecano; FOLFOX, fluoruracila mais leucovorina mais oxaliplatina; SG, sobrevida global.
[a]A terapia ou ensaios clínicos à base de fluoropirimidinas como agentes isolados também são opções aceitáveis, dependendo dos fatores específicos do paciente.

- Os tumores devem ser testados para mutações do *KRAS* no diagnóstico da doença em estágio IV; os pacientes com mutações nos códons 12 e 13 do cromossomo 12 não são candidatos ao uso de inibidores do EGFR.
- A instabilidade de microssatélites de alta frequência (MSI-H) confere um bom prognóstico para o CCR de estágio II, e esses pacientes não se beneficiam do uso de fluoruracila adjuvante.

Avaliação dos desfechos terapêuticos

- Os objetivos do monitoramento consistem em avaliar o benefício do tratamento e detectar a ocorrência de recidiva.
- Os pacientes submetidos à ressecção cirúrgica curativa, com ou sem terapia adjuvante, exigem acompanhamento de rotina. Consultar as diretrizes de prática para detalhes específicos.
- Os pacientes devem ser avaliados quanto aos efeitos colaterais esperados, como fezes de consistência mole ou diarreia, náuseas ou vômitos, lesões na boca, fadiga e febre.
- Os pacientes devem ser rigorosamente monitorados quanto aos efeitos colaterais que exigem intervenção imediata, como diarreia induzida pelo irinotecano, perfuração GI, hipertensão e proteinúria induzidas pelo bevacizumabe, neuropatia induzida pela oxaliplatina, e exantema cutâneo provocado pelo cetuximabe e panitumumabe.
- Menos da metade dos pacientes desenvolve sintomas de recidiva, como síndromes dolorosas, alterações nos hábitos intestinais, sangramento retal ou vaginal, massas pélvicas, anorexia e perda de peso. As recidivas em pacientes assintomáticos podem ser detectadas devido aos níveis séricos elevados de CEA.
- Os índices de qualidade de vida devem ser monitorados, particularmente em pacientes com doença metastática.

Capítulo elaborado a partir de conteúdo original de autoria de Lisa E. Davis, Weijing Sun e Patrick J. Medina.

- O *câncer de pulmão* é um tumor sólido que se origina das células epiteliais brônquicas. Este capítulo distingue o câncer pulmonar não de pequenas células (CPNPC) e o câncer pulmonar de pequenas células (CPPC), visto que eles apresentam diferentes histórias naturais e respostas ao tratamento.

FISIOPATOLOGIA

- Os carcinomas de pulmão originam-se de células epiteliais normais dos brônquios, que adquiriram múltiplas lesões genéticas e são capazes de expressar uma variedade de fenótipos.
- A ativação de proto-oncogenes, a inibição ou a mutação dos genes supressores tumorais e a produção de fatores de crescimento autócrinos contribuem para a proliferação celular e a transformação maligna. As alterações moleculares, como a hiperexpressão de c-KIT no CPPC e do receptor do fator de crescimento epidérmico (EGFR, de *epidermal growth factor receptor*) no CPNPC, também afetam o prognóstico da doença e sua resposta ao tratamento.
- O tabagismo é responsável por aproximadamente 80% dos casos de câncer de pulmão. Outros fatores de risco incluem a exposição à carcinógenos respiratórios ambientais (p. ex., asbesto, benzeno e arsênio), fatores de risco genéticos e história de outras doenças pulmonares (p. ex., doença pulmonar obstrutiva crônica [DPOC] e asma).
- Os principais tipos celulares são o CPPC (cerca de 15% de todos os cânceres de pulmão), o adenocarcinoma (cerca de 50%), o carcinoma espinocelular (< 30%) e o carcinoma de grandes células. Os últimos três tipos são agrupados e designados como CPNPC.

MANIFESTAÇÕES CLÍNICAS

- Os sinais e sintomas iniciais mais comuns consistem em tosse, dispneia, dor torácica, ou desconforto, com ou sem hemoptise. Muitos pacientes também exibem sintomas sistêmicos, como anorexia, perda de peso e fadiga.
- A doença disseminada pode causar déficits neurológicos em consequência de metástases para o sistema nervoso central (SNC), dor óssea ou fraturas patológicas em consequência de metástases ósseas, ou disfunção hepática devido ao comprometimento do fígado.
- As síndromes paraneoplásicas podem constituir o primeiro sinal de neoplasia maligna subjacente; entre os exemplos, destacam-se caquexia, hipercalcemia, síndrome de secreção inapropriada de hormônio antidiurético e síndrome de Cushing.

DIAGNÓSTICOS

- Os exames complementares mais valiosos consistem em radiografia de pulmão, ultrassonografia endobrônquica, tomografia computadorizada (TC) e tomografia por emissão de pósitrons (PET). A tecnologia PET-TC integrada parece aumentar a acurácia diagnóstica para o estadiamento do CPNPC em relação à TC ou PET isoladamente.
- A confirmação patológica é estabelecida pelo exame de citologia do escarro e/ou biópsia do tumor por broncoscopia, mediastinoscopia, biópsia por agulha percutânea ou biópsia pulmonar aberta.
- Em todos os pacientes, uma anamnese completa e um exame físico precisam ser realizados com o objetivo de detectar sinais e sintomas de tumor primário, disseminação regional do tumor, metástases a distância, síndromes paraneoplásicas e capacidade de suportar uma cirurgia ou quimioterapia agressivas.

ESTADIAMENTO

- A Organização Mundial da Saúde estabeleceu a classificação TNM para estadiamento do câncer de pulmão, com base no tamanho e na extensão do tumor primário (T), no comprometimento dos linfonodos regionais (N) e na presença ou ausência de metástases a distância (M).

- Um sistema mais simples costuma ser utilizado para comparar tratamentos. O estágio I inclui tumores que se encontram confinados ao pulmão, sem disseminação linfática; o estágio II inclui tumores volumosos com comprometimento ipsolateral dos linfonodos peribrônquicos ou hilares; o estágio III compreende os casos com comprometimento regional e de outros linfonodos; e o estágio IV inclui qualquer tumor com metástases a distância.
- Utiliza-se amplamente uma classificação em dois estágios para o CPPC. A doença limitada fica restrita a um hemitórax e pode ser abordada por uma única porta de radiação. Todos os outros casos são classificados como doença extensa.

TRATAMENTO

CÂNCER PULMONAR NÃO DE PEQUENAS CÉLULAS

- Objetivos do tratamento: a cura definitiva constitui o resultado desejado na doença de estágio inicial. O prolongamento da sobrevida é a meta desejada em pacientes com doença de estágio avançado.
- O estágio do CPNPC, as comorbidades e o estado de desempenho do paciente (i.e., a sua capacidade de realizar atividades da vida diária) determinam as modalidades de tratamento a serem usadas. A intenção do tratamento – curativa ou paliativa – influi a agressividade da terapia.

Recomendações para quimioterapia, radioterapia e cirurgia

- A doença local (nos estágios IA e IB) está associada a um prognóstico favorável. A cirurgia constitui a base do tratamento e pode ser usada isoladamente ou com radioterapia (RT) e/ou quimioterapia. O esquema de tratamento adjuvante de escolha não está bem evidenciado.
- A doença nos estágios IIA e IIB é tratada principalmente com cirurgia, seguida de quimioterapia adjuvante (Quadro 62-1). Recomenda-se a quimiorradioterapia para pacientes clinicamente inoperáveis com doença no estágio II. A combinação de **cisplatina** e **etoposídeo** é preferida e deve ser administrada concomitantemente com a RT, e não de modo sequencial.
- Os melhores resultados na doença de estágio IIIA passível de ressecção são obtidos com quimioterapia mais radioterapia ou cirurgia, dependendo das características do paciente e do tumor.
- A maioria dos pacientes apresenta CPNPC no estágio IIIB e IV não ressecável. Administra-se quimioterapia a pacientes selecionados com intenção de aliviar os sintomas, melhorar a qualidade de vida e aumentar a sobrevida.
- São recomendados 4 a 6 ciclos de quimioterapia dupla com **cisplatina** ou **carboplatina** mais **docetaxel**, **gencitabina**, **paclitaxel**, **pemetrexede** ou **vinorelbina** (Quadro 62-1) como quimioterapia paliativa de primeira linha para pacientes com doença de estágio III ou IV não ressecável. Os pares de fármacos à base de cisplatina melhoram a sobrevida e a qualidade de vida nesses pacientes, em comparação com os melhores cuidados de suporte ou a quimioterapia com um único agente. Nenhuma combinação demonstrou ser superior; a tolerância dos efeitos tóxicos esperados pode contribuir para a decisão.
- São recomendados esquemas de combinação sem platina (p. ex., **gencitabina-paclitaxel** e **gencitabina-docetaxel**) como terapia de primeira linha do CPNPC avançado em pacientes com contraindicação para o uso de um agente à base de platina (cisplatina ou carboplatina).
- O **docetaxel**, o **pemetrexede** e um inibidor do EGFR oral, o **erlotinibe**, constituem opções para a terapia de segunda linha em pacientes com bom estado de desempenho que evoluem durante ou após a terapia de primeira linha. Os pacientes com histologia escamosa não devem receber pemetrexede nem erlotinibe.
- A terapia de manutenção com pemetrexede prolonga a sobrevida global em pacientes com histologia não escamosa. Os melhores resultados foram observados em pacientes com adenocarcinoma.
- O cuidado-padrão para o câncer de pulmão de células escamosas de estágio avançado consiste em um par de fármacos à base de platina, conforme descrito anteriormente. O acréscimo do **cetuximabe**, um anticorpo monoclonal que se liga à porção extracelular do receptor EGFR, à cisplatina ou vinorelbina prolongou a sobrevida média global dos pacientes.
- Recomenda-se a realização de um teste genético para pacientes com doença não escamosa avançada para definir o plano de tratamento. Os pacientes que apresentam mutação no receptor EGFR devem receber erlotinibe como terapia de primeira linha, enquanto aqueles com rearranjo de ALK devem ser tratados com **crisotinibe**, um inibidor da ALK tirosina-quinase.

QUADRO 62-1	Esquemas de quimioterapia comuns utilizados no tratamento do câncer de pulmão

Carcinoma pulmonar não de pequenas células[a]

Carboplatina/paclitaxel/bevacizumabe	Carboplatina ASC 6 mg/mL/min IV no dia 1 Paclitaxel 200 mg/m² IV no dia 1 Bevacizumabe 15 mg/kg IV no dia 1 Repetir o ciclo a cada três semanas, continuar o bevacizumabe até a progressão
Carboplatina/pemetrexede	Carboplatina ASC 5 mg/mL/min IV no dia 1 Penetrexede 500 mg/m² IV no dia 1 Repetir o ciclo a cada três semanas
Cetuximabe/cisplatina/vinorelbina	Cetuximabe primeira dose de 400 mg/m² IV no dia 1; em seguida, 250 mg/m² por semana Cisplatina 80 mg/m² IV no dia 1 Vinorelbina 25 mg/m² IV nos dias 1 e 8 Repetir o ciclo a cada três semanas
Cisplatina/paclitaxel (CP)	Cisplatina 75 mg/m² IV no dia 1 Paclitaxel 175 mg/m² durante 24 h IV no dia 1 Repetir o ciclo a cada 21 dias *ou* Cisplatina 80 mg/m² IV no dia 1 Paclitaxel 175 mg/m² IV durante 3 h no dia 1 Repetir o ciclo a cada 21 dias
Gencitabina/cisplatina (GC)	Gencitabina 1.000 mg/m² IV nos dias 1, 8 e 15 Cisplatina 100 mg/m² IV no dia 1 Repetir o ciclo a cada 28 dias
Gencitabina/cisplatina (GCq21)	Gencitabina 1.200 mg/m² IV nos dias 1 e 8 Cisplatina 80 mg/m² IV no dia 1 Repetir o ciclo a cada 21 dias *ou* Gencitabina 1.250 mg/m² IV nos dias 1 e 8 Cisplatina 80 mg/m² IV no dia 1 Repetir o ciclo a cada 21 dias
Docetaxel/cisplatina (DC)	Docetaxel 75 mg/m² IV no dia 1 Cisplatina 75 mg/m² IV no dia 1 Repetir o ciclo a cada 21 dias
Paclitaxel/carboplatina (PCb)	Paclitaxel 225 mg/m² durante 3 h IV no dia 1 Carboplatina ASC 6 mg/mL/min IV no dia 1 Repetir o ciclo a cada 21 dias *ou* Paclitaxel 175 mg/m² durante 3 h IV no dia 1 Carboplatina ASC 6 mg/mL/min IV no dia 1 Repetir o ciclo a cada 21 dias para seis ciclos
Vinorelbina/cisplatina (VC)	Vinorelbina 25 mg/m² IV por semana Cisplatina 100 mg/m² IV no dia 1 Repetir o ciclo a cada 28 dias *ou* Vinorelbina 30 mg/m² IV nos dias 1 e 8 Cisplatina 80 mg/m² IV no dia 1 Repetir o ciclo a cada 21 dias

QUADRO 62-1	Esquemas de quimioterapia comuns utilizados no tratamento do câncer de pulmão (*continuação*)
Etoposídeo/cisplatina (EP)	Etoposídeo 100 mg/m^2 IV nos dias 1 a 3 Cisplatina 100 mg/m^2 IV no dia 1 Repetir o ciclo a cada 28 dias
Vinorelbina/gencitabina (VG)	Vinorelbina 25 mg/m^2 IV nos dias 1 e 8 Gencitabina 1.000 mg/m^2 IV nos dias 1 e 8 Repetir o ciclo a cada 21 dias
Paclitaxel/gencitabina (PG)	Paclitaxel 175 mg/m^2 IV durante 3 h no dia 1 Gencitabina 1.250 mg/m^2 nos dias 1 e 8 Repetir o ciclo a cada 21 dias
Gencitabina/docetaxel (GD)	Gencitabina 1.000 mg/m^2 IV nos dias 1 e 8 Docetaxel 100 mg/m^2 IV no dia 8 Repetir o ciclo a cada 21 dias
Paclitaxel/vinorelbina (PV)	Paclitaxel 135 mg/m^2 IV no dia 1 Vinorelbina 25 mg/m^2 IV no dia 1 Repetir o ciclo a cada 14 dias para nove ciclos
Câncer pulmonar de pequenas células[b]	
Etoposídeo/cisplatina (EP)	Cisplatina 80 mg/m^2 IV no dia 1 Etoposídeo 100 mg/m^2 IV nos dias 1 a 3 Repetir o ciclo a cada três semanas *ou* Cisplatina 60 mg/m^2 IV no dia 1 Etoposídeo 120 mg/m^2 IV no dia 1 a 3 Repetir o ciclo a cada três semanas
Cisplatina/irinotecano (IP)	Cisplatina 60 mg/m^2 IV no dia 1 Irinotecano 60 mg/m^2 IV nos dias 1, 8 e 15 Repetir o ciclo a cada quatro semanas *ou* Cisplatina 30 mg/m^2 IV no dia 1 Irinotecano 65 mg/m^2 IV nos dias 1 e 8 Repetir o ciclo a cada três semanas

ASC, área sob a curva; IV, intravenosa.
[a] NCCN Clinical Practice Guidelines in Oncology: Non Small Cell Lung Cancer. In: National Comprehensive Cancer Network Inc; V1 2013.
[b] NCCN Clinical Practice Guidelines in Oncology: Small Cell Lung Cancer. V.q. 2013.

- O **bevacizumabe**, um anticorpo monoclonal humanizado recombinante, neutraliza o fator de crescimento endotelial vascular. As diretrizes da NCCN recomendam acrescentar o bevacizumabe ao esquema carboplatina-paclitaxel no CPNPC de histologia de células não escamosas para pacientes sem história de hemoptise e sem metástases para o SNC que não estão recebendo anticoagulação terapêutica. Deve-se iniciar a terapia de manutenção em pacientes que apresentam doença estável ou que respondem a 4 a 6 ciclos de terapia com dois fármacos associados, com ou sem bevacizumabe.

CÂNCER PULMONAR DE PEQUENAS CÉLULAS

- <u>Objetivos do tratamento:</u> os objetivos consistem em cura ou prolongamento da sobrevida, o que exige quimioterapia combinada agressiva.

Cirurgia e radioterapia

- A cirurgia no CPPC limita-se a nódulos solitários sem qualquer evidência de metástases para linfonodos.
- O CPPC é muito radiossensível. A radiação é sempre combinada com quimioterapia (o esquema preferido é EP) no tratamento do CPPC com doença limitada. A radioterapia concomitante não é usada rotineiramente na doença extensa.

- A radioterapia é utilizada para prevenir e tratar as metástases cerebrais, uma ocorrência frequente no CPPC. A irradiação craniana profilática (ICP) é usada em pacientes com doença limitada ou extensa para reduzir o risco de metástases cerebrais.
- A quimioterapia com radioterapia concomitante é recomendada para o CPPC de estágio limitado.
- O esquema utilizado com maior frequência para o CPPC de estágio limitado ou extenso é a **cisplatina** ou **carboplatina** associada ao **etoposídeo** (EP). O **irinotecano** em combinação com cisplatina também demonstrou ser ativo (**Quadro 62-1**).
- O CPPC recorrente costuma ser menos sensível à quimioterapia. A topotecana (intravenosa e por via oral) é a única terapia de segunda linha aprovada pela Food and Drug Administration (FDA) para o CPPC. Se ocorrer recidiva dentro de mais de três meses, as diretrizes nacionais, nos Estados Unidos, recomendam a topotecana, **gencitabina**, irinotecano, paclitaxel, docetaxel, CAV (**ciclofosfamida, doxorrubicina [adriamicina] e vincristina**) e **vinorelbina**.
- Pacientes com CPPC que sofrem recidiva dentro de três meses após a quimioterapia de primeira linha são considerados refratários à quimioterapia e têm pouca probabilidade de responder a um esquema de segunda linha.

AVALIAÇÃO DOS DESFECHOS TERAPÊUTICOS

- Deve-se avaliar a resposta do tumor à quimioterapia no caso do CPNPC no final do segundo ou terceiro ciclo e, posteriormente, no final de cada segundo ciclo. Os pacientes com doença estável, resposta objetiva ou diminuição mensurável do tamanho do tumor devem continuar o tratamento até completar 4 a 6 ciclos. Deve-se considerar a terapia de manutenção com pemetrexede para pacientes que respondem e que apresentam histologia não escamosa.
- A eficácia da terapia de primeira linha para o CPPC é avaliada depois de dois ou três ciclos de quimioterapia. Se não houver nenhuma resposta, ou se houver doença progressiva, o tratamento pode ser interrompido ou mudado para um esquema sem resistência cruzada. Se o paciente responder à quimioterapia, deve-se administrar o esquema de indução para 4 a 6 ciclos. Os pacientes que respondem beneficiam-se da adição de ICP após a terapia inicial.
- É necessário monitoramento terapêutico intensivo para todos os pacientes com câncer de pulmão a fim de evitar efeitos tóxicos relacionados com os fármacos e com a radioterapia. Com frequência, esses pacientes apresentam numerosos problemas clínicos concomitantes, exigindo atenção rigorosa.
- As referências devem ser consultadas para o manejo dos efeitos tóxicos comuns associados aos esquemas de quimioterapia agressiva usados no tratamento do câncer de pulmão.

Capítulo elaborado a partir de conteúdo original de autoria de Val R. Adams e Susanne M. Arnold.

63 — Linfomas

- Os *linfomas* consistem em um grupo heterogêneo de neoplasias malignas que se originam de células imunes localizadas predominantemente nos tecidos linfoides. As diferenças observadas na histologia levaram à classificação dessas neoplasias malignas em linfoma de Hodgkin e linfomas não Hodgkin (LH e LNH, respectivamente), que são discutidos separadamente neste capítulo.

LINFOMA DE HODGKIN

FISIOPATOLOGIA

- Durante a transformação maligna, há uma ruptura nos processos de transcrição das células B, impedindo a expressão dos marcadores de superfície das células B e a produção de RNA mensageiro para as imunoglobulinas. As alterações nas vias normais de apoptose favorecem a sobrevida e proliferação dessas células.
- As células malignas de Reed-Sternberg hiperexpressam o fator nuclear κ B, que está associado à proliferação celular e a sinais antiapoptóticos. As infecções por vírus e bactérias patogênicas suprarregulam o fator nuclear κ B. O vírus Epstein-Barr é encontrado em muitos tumores de LH, mas não em todos.

MANIFESTAÇÕES CLÍNICAS

- A maioria dos pacientes com LH apresenta um linfonodo aumentado, de consistência elástica e indolor na área supradiafragmática, e é comum a ocorrência de comprometimento dos linfonodos mediastinais. Além disso, pode-se observar a presença de adenopatia assintomática nas regiões inguinal e axilar.
- Os sintomas constitucionais ou "B" (p. ex., febre, sudorese noturna profusa e perda de peso) estão presentes no diagnóstico em cerca de 25% dos pacientes com LH.

DIAGNÓSTICO E ESTADIAMENTO

- O diagnóstico requer a presença de células de Reed-Sternberg na biópsia de linfonodos.
- O estadiamento é realizado para fornecer informações sobre o prognóstico e orientar o tratamento. Baseia-se em procedimentos não invasivos, como anamnese, exame físico, exames laboratoriais e radiografia, incluindo tomografia por emissão de pósitrons (PET). O estadiamento patológico baseia-se nos achados de biópsia de locais estratégicos (p. ex., músculo, osso, pele, baço e linfonodos abdominais) por meio de um procedimento invasivo (p. ex., laparoscopia).
- Por ocasião do diagnóstico, aproximadamente 50% dos pacientes apresentam doença localizada (estágios I, II e IIE), enquanto os outros 50% têm doença avançada, dos quais 10 a 15% encontram-se no estágio IV.
- O prognóstico depende predominantemente da idade e do estágio do tumor; os pacientes com mais de 65 a 70 anos de idade apresentam menor taxa de cura do que pacientes mais jovens. Pacientes com doença de estágio limitado (estágios I e II) apresentam uma taxa de cura de 90 a 95%, enquanto aqueles com doença avançada (estágios III e IV) têm uma taxa de cura de 60 a 80%.

TRATAMENTO

- <u>Objetivos do tratamento:</u> o objetivo consiste em maximizar a possibilidade de cura e, ao mesmo tempo, minimizar as complicações de curto e longo prazo relacionadas com o tratamento.
- As opções de tratamento incluem radioterapia (RT), quimioterapia, ou ambas (terapia de modalidade combinada). O papel terapêutico da cirurgia é limitado, independentemente do estágio da doença.
- A RT constitui parte do tratamento e pode ser utilizada isoladamente em determinados pacientes com doença de estágio inicial, embora a maioria receba quimioterapia e radioterapia. A *radiação com campo restrito* tem como alvo um único campo de LH. A *radiação com campo estendido* ou *nodal subtotal* tem como alvo o campo envolvido e uma área não acometida. A radiação nodal total é direcionada para todas as áreas.

- As complicações em longo prazo da RT, quimioterapia e quimiorradioterapia incluem disfunção gonadal, neoplasias malignas secundárias (p. ex., de pulmão, mama e trato gastrintestinal [GI], bem como leucemia) e doença cardíaca.

Quimioterapia inicial

- Devem ser administrados 2 a 8 ciclos de quimioterapia, dependendo do estágio da doença e da presença de fatores de risco (Quadros 63-1 e 63-2).

Quimioterapia de recuperação

- A resposta à terapia de recuperação depende da extensão e do local da recidiva, do tratamento prévio e da duração da primeira remissão. A escolha da terapia de recuperação deve ser orientada pela resposta à terapia inicial e pela capacidade do paciente de tolerar o tratamento.
- Os pacientes que sofreram recidiva após uma resposta inicial completa podem ser tratados de maneira igual, com um esquema sem resistência cruzada, com RT ou com quimioterapia em altas doses e transplante autólogo de células-tronco hematopoiéticas (TCTH).
- A ausência de remissão completa após a terapia inicial ou a ocorrência de recidiva dentro de um ano após completar o tratamento inicial estão associadas a um mau prognóstico. Os pacientes com esses fatores prognósticos são candidatos à quimioterapia em altas doses e ao TCTH.

LINFOMA NÃO HODGKIN

FISIOPATOLOGIA

- Os LNH são derivados da proliferação monoclonal de linfócitos B ou T malignos e seus precursores. Os esquemas atuais de classificação caracterizam os LNH de acordo com a célula de origem, as manifestações clínicas e as características morfológicas.

QUADRO 63-1	Recomendações gerais para o tratamento do linfoma de Hodgkin
Doença de estágio inicial	
Doença favorável (estágio IA ou IIA sem fatores de risco)	Dois ciclos de Stanford V ou quatro ciclos de ABVD, seguidos de radiação em campo restrito
Doença não favorável (estágio IA ou IIA com fatores de risco [p. ex., sintomas B, doença extranodal, doença volumosa, três ou mais locais de comprometimento nodal e VHS > 50 mm/h; ≥ 13,9 mcm/s])	2-4 ciclos de ABVD mais radiação em campo restrito; se a radiação for omitida, são recomendados seis ciclos de ABVD
Doença de estágio avançado	
Doença favorável (estágio III ou IV)	6-8 ciclos de ABVD mais radioterapia para os locais de doença residual
Prognóstico desfavorável (doença de estágio III ou IV, com quatro ou mais fatores de prognóstico ruim [p. ex., baixos níveis de albumina sérica e de hemoglobina, sexo masculino, idade ≥ 45 anos, contagem elevada de leucócitos, linfocitopenia])	6-8 ciclos de BEACOPP em dose escalonada, mais radioterapia para os locais de doença residual
Recidiva da doença	
Recidiva após radiação	6-8 ciclos de quimioterapia, com ou sem radiação (tratar como se fosse uma doença primária avançada)
Recidiva após quimioterapia primária[a]	Quimioterapia de recuperação em doses convencionais ou quimioterapia em altas doses e transplante autólogo de células-tronco hematopoiéticas

ABVD, doxorrubicina (adriamicina), bleomicina, vimblastina e dacarbazina; BEACOPP, bleomicina, etoposídeo, doxorrubicina (adriamicina), ciclofosfamida, vincristina, procarbazina e prednisona; VHS, velocidade de hemossedimentação.
[a] Não existe abordagem ou esquema padrão. Ver o **Quadro 63-2** para detalhes dos esquemas de quimioterapia.

QUADRO 63-2	Esquemas de quimioterapia combinada para o linfoma de Hodgkin		
Fármaco	**Dose (mg/m²)**	**Via**	**Dias**
MOPP			
Mecloretamina	6	IV	1, 8
Vincristina	1,4	IV	1, 8
Procarbazina	100	Oral	1-14
Prednisona	40	Oral	1-14
Repetir a cada 21 dias			
ABVD			
Doxorrubicina (adriamicina)	25	IV	1, 15
Bleomicina	10	IV	1, 15
Vimblastina	6	IV	1, 15
Dacarbazina	375	IV	1, 15
Repetir a cada 28 dias			
MOPP/ABVD			
Alternar meses de MOPP e ABVD			
MOPP/ABV híbrido			
Mecloretamina	6	IV	1
Vincristina	1,4	IV	1
Procarbazina	100	Oral	1-7
Prednisona	40	Oral	1-14
Doxorrubicina (adriamicina)	35	IV	8
Bleomicina	10	IV	8
Vimblastina	6	IV	8
Repetir a cada 28 dias			
Stanford V			
Doxorrubicina (adriamicina)	25	IV	Semanas 1, 3, 5, 7, 9, 11
Vimblastina	6	IV	Semanas 1, 3, 5, 7, 9, 11
Mecloretamina	6	IV	Semanas 1, 5, 9
Etoposídeo	60	IV	Semanas 3, 7, 11
Vincristina	1,4ª	IV	Semanas 2, 4, 6, 8, 10, 12
Bleomicina	5	IV	Semanas 2, 4, 6, 8
Prednisona	40	Oral	Em dias alternados durante 12 semanas; começar a reduzir gradualmente na semana 10
Um ciclo (12 semanas)			
BEACOPP (dose-padrão)			
Bleomicina	10	IV	8
Etoposídeo	100	IV	1-3
Doxorrubicina (adriamicina)	25	IV	1
Ciclofosfamida	650	IV	1

(continua)

QUADRO 63-2	Esquemas de quimioterapia combinada para o linfoma de Hodgkin (*continuação*)		
Fármaco	**Dose (mg/m²)**	**Via**	**Dias**
Vincristina	1,4ᵃ	IV	8
Procarbazina	100	Oral	1-7
Prednisona	40	Oral	1-14
Repetir a cada 21 dias			
BEACOPP (escalonado)			
Bleomicina	10	IV	8
Etoposídeo	200	IV	1-3
Doxorrubicina (adriamicina)	35	IV	1
Ciclofosfamida	1.250	IV	1
Vincristina	1,4ᵃ	IV	8
Procarbazina	100	Oral	1-7
Prednisona	40	Oral	1-14
Fator de estimulação de colônias de granulócitos Repetir a cada 21 dias		Por via subcutânea	8+

IV, intravenosa.
ᵃ A dose de vincristina é limitada a 2 mg.

- A classificação da Organização Mundial da Saúde (OMS) utiliza o termo *grau* para referir-se a parâmetros histológicos, como tamanho celular e nuclear, densidade da cromatina e fração de proliferação, e *agressividade* para referir-se ao comportamento clínico do tumor.

MANIFESTAÇÕES CLÍNICAS

- Os pacientes apresentam uma variedade de sintomas, os quais dependem do local de comprometimento e de a doença ser nodal ou extranodal.
- A adenopatia pode ser localizada ou generalizada. Os linfonodos acometidos são indolores, de consistência elástica e discretos, e localizam-se geralmente nas regiões cervical e supraclavicular. O comprometimento mesentérico ou GI pode provocar náuseas, vômitos, obstrução, dor abdominal, massa abdominal palpável ou sangramento GI. O comprometimento da medula óssea pode causar sintomas relacionados com anemia, neutropenia ou trombocitopenia.
- Em 40% dos pacientes com LNH ocorrem sintomas B – febre, sudorese noturna profusa e perda de peso.

DIAGNÓSTICO E ESTADIAMENTO

- O diagnóstico é estabelecido com base na biópsia de um linfonodo acometido. A investigação diagnóstica do LNH assemelha-se geralmente àquela do LH.
- Os sistemas de classificação dos LNH continuam evoluindo. Os linfomas de crescimento lento ou indolores são favoráveis (a sobrevida sem tratamento é medida em anos), enquanto os linfomas de crescimento rápido ou agressivos são desfavoráveis (sem tratamento, a sobrevida é medida em semanas a meses).
- O prognóstico depende do subtipo histológico e dos fatores de risco clínicos (p. ex., idade > 60 anos, estado de desempenho de 2 ou mais, lactato desidrogenase anormal, comprometimento extranodal e doença nos estágios III ou IV). Esses fatores de risco são utilizados para calcular o Índice Prognóstico Internacional (IPI), que é de grande utilidade em pacientes com linfomas agressivos.
- Um índice prognóstico mais recente para pacientes com linfomas indolores (foliculares) utiliza fatores de risco semelhantes, exceto que o estado de desempenho precário é substituído por baixos níveis de hemoglobina (< 12 g/dL [< 120 g/L; 7,45 mmol/L). As pesquisas atuais têm como foco a importância prognóstica das características fenotípicas e moleculares dos LNH.

TRATAMENTO

- Objetivos do tratamento: consistem em aliviar os sintomas e, sempre que possível, curar o paciente e, ao mesmo tempo, minimizar o risco de toxicidade grave.

Princípios gerais

- A terapia adequada para o LNH depende de numerosos fatores, incluindo idade, tipo histológico, estágio e localização da doença, presença de fatores prognósticos adversos e preferência do paciente.
- O tratamento é dividido em duas categorias: doença limitada (p. ex., doença localizada; estágios I e II de Ann Arbor) e doença avançada (estágio III ou IV de Ann Arbor e pacientes de estágio II com características de prognóstico ruim).
- As opções de tratamento incluem RT, quimioterapia e agentes biológicos. A RT é utilizada para a indução de remissão no estágio inicial, doença localizada e, mais comumente, como medida paliativa na doença avançada.
- A quimioterapia efetiva inclui desde monoterapia para os linfomas indolores até esquemas de combinação complexos e agressivos para a doença agressiva.

Linfomas indolores

- Os linfomas foliculares ocorrem em indivíduos idosos, cuja maior parte apresenta doença avançada que inclui a translocação cromossômica t(14;18). Em geral, a evolução clínica é indolor, com sobrevida média de 8 a 10 anos. A história natural do linfoma folicular é imprevisível, e observa-se regressão espontânea da doença objetiva em 20 a 30% dos pacientes.

LINFOMA FOLICULAR LOCALIZADO

- As opções terapêuticas para o linfoma folicular nos estágios I e II incluem RT local e regional e imunoterapia (i.e., **rituximabe**), com ou sem quimioterapia ou RT.
- A RT constitui o tratamento-padrão e costuma ser curativa. Não se recomenda a quimioterapia, a não ser que o paciente tenha doença de estágio II de alto risco.

LINFOMA FOLICULAR AVANÇADO

- O manejo do linfoma indolor nos estágios III e IV é controverso, visto que as abordagens-padrão não são curativas. A duração média até a ocorrência de recidiva é de apenas 18 a 36 meses. Após a recidiva, pode-se induzir novamente uma resposta; todavia, as taxas de resposta e a sua duração diminuem a cada novo tratamento.
- As opções terapêuticas são diversas e incluem espera expectante, RT, monoterapia, quimioterapia de combinação, terapia biológica, radioimunoterapia e terapia de modalidade combinada. A terapia agressiva imediata não melhora a sobrevida em comparação com a terapia conservadora (i.e., espera expectante, seguida de quimioterapia com um único agente, **rituximabe** ou RT, quando o tratamento é necessário).
- Os agentes alquilantes por via oral, **clorambucila** ou **ciclofosfamida**, usados isoladamente ou em combinação com **prednisona**, constituem a base do tratamento. Esses agentes usados isoladamente são tão efetivos quanto os esquemas de combinação e produzem toxicidade mínima; ainda assim, a ocorrência de leucemia aguda secundária constitui uma preocupação. A **bendamustina** é um agente alquilante intravenoso aprovado para a recidiva ou o LNH indolor refratário.
- Dois análogos da adenosina, a **fludarabina** e a **cladribina**, produzem altas taxas de resposta em pacientes com linfoma folicular avançado não tratado previamente e que sofreu recidiva. Seu uso está associado à mielossupressão prolongada e imunossupressão profunda, aumentando o risco de infecções oportunistas.
- O rituximabe, um anticorpo monoclonal quimérico direcionado contra a molécula CD20 nas células B, é um dos agentes mais utilizados no tratamento do linfoma folicular. Foi aprovado como terapia de primeira linha, isoladamente ou em combinação com quimioterapia, e como terapia de manutenção para pacientes com doença estável ou com resposta parcial ou completa após quimioterapia de indução.

- O esquema de quimioterapia mais comum utilizado com o rituximabe é o esquema de quimioterapia combinada para o linfoma não Hodgkin (CHOP) (Quadro 63-3). As diretrizes de prática indicam a manutenção com rituximabe por até dois anos como opção no tratamento tanto de primeira quanto de segunda linha.
- Os efeitos adversos do rituximabe geralmente estão relacionados com a infusão, em particular após a primeira infusão, e consistem em febre, calafrios, sintomas respiratórios, fadiga, cefaleia, prurido e angioedema. Recomenda-se o tratamento prévio com **paracetamol** oral, 650 mg, e **difenidramina**, 50 mg, 30 minutos antes de iniciar a infusão.
- Os radioimunoconjugados anti-CD20 são anticorpos murinos ligados a radioisótopos (p. ex., I^{131}**-tositumomabe** e Y^{90}**-ibritumomabe tiuxetana**). Esses anticorpos têm a vantagem de liberar a radiação a células tumorais que expressam o antígeno CD20, bem como às células tumorais adjacentes que não o expressam. Por outro lado, têm a desvantagem de lesionar o tecido normal adjacente (p. ex., medula óssea).
- A radioimunoterapia foi inicialmente usada como terapia de recuperação e está atualmente sendo avaliada como terapia de primeira linha em combinação com o esquema CHOP.
- Em geral, a radioimunoterapia é bem tolerada. Os efeitos tóxicos incluem reações relacionadas com a infusão, mielossupressão e, possivelmente, síndrome mielodisplásica ou leucemia mieloide aguda. O I^{131}-tositumomabe pode causar disfunção da tireoide.
- A quimioterapia em altas doses seguida de TCTH constitui uma opção para a recidiva do linfoma folicular. A taxa de recorrência é menor após TCTH alogênico do que após transplante autólogo, mas o benefício é anulado devido à mortalidade elevada relacionada ao tratamento.

Linfomas agressivos

- Os linfomas difusos de grandes células B (LDGCB) constituem o linfoma mais comum em pacientes de todas as idades, porém são mais observados aos 70 anos. Verifica-se a presença de doença extranodal no diagnóstico em 30 a 40% dos pacientes. O escore do IPI correlaciona-se com o prognóstico. Os linfomas difusos agressivos mostram-se sensíveis à quimioterapia, obtendo-se a cura em alguns pacientes.

TRATAMENTO DA DOENÇA LOCALIZADA

- A doença no estágio I e a doença não volumosa no estágio II devem ser tratadas com três ou quatro ciclos de rituximabe e CHOP (R-CHOP) (**Quadro 63-3**), seguidos de RT locorregional.
- Os pacientes com pelo menos um fator de risco adverso devem receber seis ciclos de R-CHOP, seguidos de RT locorregional.

TRATAMENTO DA DOENÇA AVANÇADA

- Os linfomas volumosos no estágio II e nos estágios III e IV devem ser tratados com R-CHOP ou rituximabe e quimioterapia semelhante ao CHOP até obter uma resposta completa (geralmente quatro ciclos). Dois ou mais ciclos adicionais devem ser administrados após alcançar uma resposta completa, para um total de 6 a 8 ciclos. A terapia de manutenção após a obtenção de uma resposta completa não prolonga a sobrevida.
- Deve-se considerar a quimioterapia em altas doses com TCTH autólogo em pacientes de alto risco que respondem à quimioterapia padrão e que preenchem os critérios para TCTH.

QUADRO 63-3	Quimioterapia combinada para o linfoma não Hodgkin (CHOP)[a,b]		
Fármaco	**Dose (mg/m²)**	**Via de administração**	**Dias**
Ciclofosfamida	750	IV	1
Doxorrubicina (adriamicina)	50	IV	1
Vincristina	1,4[c]	IV	1
Prednisona	100	Oral	1-5

IV, intravenosa.
[a] O ciclo deve ser repetido a cada 21 dias.
[b] O rituximabe, 375 mg no dia 1, é comumente acrescentado (R-CHOP).
[c] A dose de vincristina é limitada a 2 mg.

- Embora historicamente os pacientes idosos apresentem menores taxas de resposta completa e sobrevida em comparação com pacientes mais jovens, recomenda-se o R-CHOP em doses integrais como tratamento inicial para o linfoma agressivo no indivíduo idoso.

TRATAMENTO DA DOENÇA REFRATÁRIA OU RECIDIVA

- Aproximadamente um terço dos pacientes com linfoma agressivo necessitará de terapia de recuperação em algum momento. A terapia de recuperação tem mais probabilidade de induzir uma resposta se a resposta à quimioterapia inicial for completa (quimiossensibilidade) do que quando o paciente apresenta resistência primária ou parcial à quimioterapia.
- A quimioterapia em altas doses com TCTH autólogo constitui o tratamento de escolha para pacientes mais jovens com recidiva quimiossensível.
- Os esquemas de recuperação incorporam fármacos que não foram utilizados na terapia inicial. Os esquemas comumente usados incluem DHAP (**dexametasona**, **citarabina** [*high dose aracytin*] e **cisplatina** [*platinum*]), ESHAP (**etoposídea**, **metilprednisona** [solumedrol], **citarabina** [*high dose aracytin*] e cisplatina [*platinum*] e MINE (**mesna**, **ifosfamida**, **mitoxantrone** [novatrone] e **etoposídeo**). Nenhum desses esquemas é notadamente superior aos outros.
- O esquema ICE (ifosfamida, **carboplatina** e etoposídeo) parece ser mais bem tolerado do que os esquemas que contêm cisplatina, em particular nos indivíduos idosos.
- O rituximabe está sendo avaliado em associação com muitos esquemas de recuperação.

LINFOMA NÃO HODGKIN NA SÍNDROME DE IMUNODEFICIÊNCIA ADQUIRIDA

- Os pacientes com Aids apresentam um aumento de mais de 100 vezes no risco de desenvolver LNH, que costuma ser agressivo (p. ex., linfoma de Burkit ou LDGCB).
- O tratamento do linfoma relacionado com a Aids é difícil, visto que a imunodeficiência subjacente aumenta o risco de mielossupressão associada ao tratamento.
- Os esquemas de combinação padrão (p. ex., CHOP) produzem resultados decepcionantes. As abordagens mais recentes, incluindo EPOCH (etoposídeo, prednisona, vincristina [Oncovin], ciclofosfamida e doxorrubicina [hidroxidaunorrubicina] com ajuste da dose, parecem ser promissores. O papel do rituximabe no tratamento do LDGCB relacionado com a Aids não está bem esclarecido.
- Os antibióticos profiláticos devem ser mantidos durante a quimioterapia, porém o momento ideal para a administração da terapia antirretroviral altamente ativa não está bem definido em pacientes com linfoma relacionado com a Aids.

AVALIAÇÃO DOS DESFECHOS TERAPÊUTICOS

- O principal resultado a ser identificado é a resposta do tumor, que se baseia no exame físico, nas evidências radiológicas, na PET/tomografia computadorizada e em outros achados basais.
- Os pacientes deverão ser avaliados quanto à resposta no final de quatro ciclos ou, se o tratamento for mais curto, no final do tratamento.

Capítulo elaborado a partir de conteúdo original de autoria de Alexandre Chan e Gary C. Yee.

- O *câncer de próstata* é uma neoplasia maligna que surge na próstata e tem uma evolução indolor. O câncer de próstata localizado é passível de cura por cirurgia ou radioterapia, porém o câncer avançado não é mais curável.

FISIOPATOLOGIA

- A próstata normal é composta por células acinares secretoras que ficam alteradas quando invadidas pelo câncer. O principal tipo celular patológico é o adenocarcinoma (> 95% dos casos).
- O câncer de próstata pode ser graduado. Os tumores bem diferenciados crescem lentamente, enquanto os tumores pouco diferenciados crescem rapidamente e apresentam prognóstico ruim.
- Pode ocorrer disseminação metastática por extensão local, drenagem linfática ou disseminação hematogênica. As metástases ósseas que ocorrem por via hematogênica constituem os tipos mais comuns de disseminação a distância. Os pulmões, o fígado, o cérebro e as glândulas suprarrenais constituem os locais mais comuns de comprometimento visceral, porém esses órgãos em geral não são acometidos no início da doença.
- A justificativa para a terapia hormonal baseia-se nos efeitos dos androgênios sobre o crescimento e a diferenciação da próstata normal (**Figura 64-1**).
- Os testículos e as glândulas suprarrenais constituem as principais fontes de androgênios, especificamente de di-hidrotestosterona (DHT).
- O hormônio liberador do hormônio luteinizante (LHRH, de *luteinizing hormone-releasing hormone*) do hipotálamo estimula a liberação de hormônio luteinizante (LH) e do hormônio foliculoestimulante (FSH) pela adeno-hipófise.
- O LH liga-se a receptores na membrana das células de Leydig testiculares e estimula a produção de testosterona e de pequenas quantidades de estrogênio.
- O FSH atua sobre as células de Sertoli dos testículos para promover maturação dos receptores de LH e produzir uma proteína de ligação de androgênios.
- A testosterona e o estradiol circulantes influenciam a síntese de LHRH, LH e FSH por *feedback* negativo no hipotálamo e na hipófise.

QUIMIOPREVENÇÃO

- O risco de câncer de próstata foi reduzido em cerca de 25% em pacientes em uso de **finasterida** para o tratamento da hipertrofia prostática benigna (HPB), porém o câncer de próstata diagnosticado em pacientes em uso de finasterida é mais agressivo.
- As diretrizes atuais não recomendam o uso da finasterida ou **dutasterida** para a quimioprevenção do câncer de próstata. Embora a finasterida reduza a prevalência do câncer de próstata, não foi demonstrado qualquer impacto sobre a morbidade ou a mortalidade do câncer de próstata.

RASTREAMENTO

- O rastreamento para o câncer de próstata é controverso. A abordagem atual consiste em dosar o antígeno prostático específico (PSA) em condições basais e realizar o exame de toque retal (TR) aos 40 anos de idade, com avaliações anuais a partir dos 50 anos em homens com risco normal. Recomenda-se a realização de um exame mais precoce para homens com maior risco de câncer de próstata.
- As vantagens do TR consistem em sua especificidade, baixo custo, segurança e facilidade de realização; as desvantagens incluem falta de sensibilidade relativa e variabilidade entre observadores.
- O PSA é uma glicoproteína produzida e secretada pelas células epiteliais da próstata. A retenção urinária, a prostatite aguda e a HPB influenciam o PSA, limitando, assim, a utilidade da determinação isolada do PSA para detecção precoce; todavia, trata-se de um marcador útil para monitoramento da resposta à terapia.

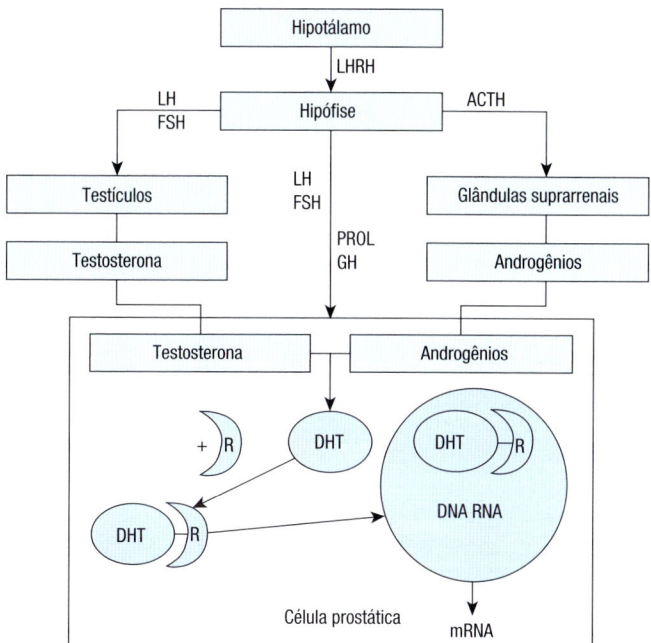

FIGURA 64-1 Regulação hormonal da próstata. ACTH, hormônio adrenocorticotrófico; DHT, di-hidrotestosterona; FSH, hormônio foliculoestimulante; GH, hormônio do crescimento; LH, hormônio luteinizante; LHRH, hormônio liberador do hormônio luteinizante; mRNA, RNA-mensageiro; PROL, prolactina; R, receptor.

MANIFESTAÇÕES CLÍNICAS

- O câncer de próstata localizado costuma ser assintomático.
- O câncer de próstata localmente invasivo está associado à disfunção ou invasão ureteral, como alterações na micção (p. ex., polaciúria, hesitação e gotejamento).
- A doença avançada manifesta-se comumente na forma de dor lombar e rigidez em consequência das metástases ósseas. As lesões não tratadas da medula espinal podem levar à compressão da medula. Pode ocorrer edema dos membros inferiores em consequência da obstrução linfática. A anemia e a perda de peso constituem sinais inespecíficos de doença avançada.

TRATAMENTO

- Objetivos do tratamento: no câncer de próstata de estágio inicial, consiste em minimizar a morbidade e a mortalidade. A cirurgia e a radioterapia são curativas, porém também estão associadas à morbidade e mortalidade significativas. No câncer de próstata avançado, o tratamento tem por objetivo fornecer alívio sintomático e manter a qualidade de vida.

ABORDAGEM GERAL

- O tratamento inicial depende do estágio da doença, do escore de Gleason, da presença de sintomas e da expectativa de vida do paciente. A terapia mais apropriada para os estágios iniciais do câncer de próstata não está bem determinada. Ver o Quadro 64-1 para o manejo recomendado, com base no risco de recidiva.

QUADRO 64-1 Manejo inicial do câncer de próstata com base na expectativa de sobrevida e risco de recidiva

Risco de recidiva	Expectativa de sobrevida (anos)	Terapia inicial
Muito baixo		
T_{1c}	Menos de 20	Observação
T_{1c}	20 ou mais	Observação ou Prostatectomia radical, com ou sem dissecção dos linfonodos pélvicos ou Radioterapia
Baixo		
T_1–T_{2a} e T_{2c} a 6 na escala de Gleason e nível de PSA inferior a 10 ng/mL (10 mcg/L) e menos de 5% de tumor na amostra	10 ou mais	Observação ou Prostatectomia radical, com ou sem dissecção dos linfonodos pélvicos ou radioterapia
	Menos de 10	Observação
Intermediário		
T_{2b}–T_{2c} ou 7 na escala de Gleason ou nível de PSA de 10 a 20 ng/mL (10 a 20 mcg/L)	10 ou menos	Observação ou Prostatectomia radical, com dissecção dos linfonodos pélvicos ou Radioterapia, com ou sem terapia de privação de androgênio neoadjuvante de 4 a 6 meses de duração, com ou sem braquiterapia
T_{2b}–T_{2c} ou 7 na escala de Gleason ou nível de PSA de 10 a 20 ng/mL (10 a 20 mcg/L)	10 ou mais	Prostatectomia radical, com dissecção dos linfonodos pélvicos ou Radioterapia, com ou sem terapia de privação de androgênio neoadjuvante de 4 a 6 meses de duração, com ou sem braquiterapia

Alto

T_{3a}, escala de Gleason de 8 a 10, nível de PSA superior a 20 ng/mL (20 mcg/L)

Radioterapia e TPA[a] (2 a 3 anos), com ou sem braquiterapia
ou
Prostatectomia radical e dissecção dos linfonodos pélvicos

Muito alto

T_{3b}-T_4

Radioterapia e TPA (2 a 3 anos), com ou sem braquiterapia
ou
Prostatectomia radical e dissecção dos linfonodos pélvicos
ou
TPA

Muito alto

Qualquer T, N_1

TPA (2 a 3 anos)
ou
Radioterapia e TPA (2 a 3 anos)

Qualquer T, Qualquer N, M_1

TPA com orquiectomia
ou
Agonista do LHRH[b] + sete dias de terapia antiandrogênica
ou
Agonista do LHRH + antiandrogênio
ou
Agonista de LHRH

LHRH, hormônio liberador do hormônio luteinizante; PSA, antígeno prostático específico; TPA, terapia de privação de androgênio.
[a] Terapia de privação de androgênio para obter níveis séricos de testosterona inferiores a 50 ng/dL (1,7 nmol/L).
[b] O uso de agonista do LHRH, a castração clínica ou cirúrgica são equivalentes.

- A modalidade de tratamento inicial para o câncer de próstata avançado é a ablação androgênica (p. ex., orquiectomia ou agonistas do LHRH, com ou sem antiandrogênios). Após a evolução da doença, são utilizadas manipulações hormonais secundárias, quimioterapia citotóxica e cuidados de suporte.

TERAPIA NÃO FARMACOLÓGICA

Observação

- A observação ou espera expectante envolve o monitoramento da evolução da doença e a instituição do tratamento se houver progressão do câncer. Os níveis de PSA são determinados e o TR é realizado a cada seis meses.
- As vantagens consistem em evitar os efeitos adversos de terapias definitivas e minimizar o risco de terapias desnecessárias. A principal desvantagem é o risco de progressão do câncer, exigindo terapia mais intensa.

Cirurgia e radioterapia

- A orquiectomia bilateral reduz rapidamente os níveis de androgênios circulantes para valores de castração. Muitos pacientes não são candidatos à cirurgia, devido à idade avançada, enquanto outros pacientes consideram esse procedimento psicologicamente inaceitável. A orquiectomia constitui o tratamento inicial preferido para pacientes com compressão iminente da medula espinal ou obstrução ureteral.
- A prostatectomia radical e a radioterapia são terapias potencialmente curativas, porém associadas a complicações que precisam ser consideradas em relação aos benefícios esperados. Consequentemente, muitos pacientes adiam o início da terapia até o aparecimento de sintomas.
- As complicações da prostatectomia radical incluem perda de sangue, formação de estenose, incontinência, linfocele, formação de fístula, risco anestésico e impotência. As técnicas com preservação de nervo facilitam o retorno da potência sexual após a prostatectomia.
- As complicações agudas da radioterapia incluem cistite, proctite, hematúria, retenção urinária, edema peniano e escrotal e impotência.
- As complicações crônicas da radioterapia consistem em proctite, diarreia, cistite, enterite, impotência, estenose uretral e incontinência.

TERAPIA FARMACOLÓGICA

Tratamentos farmacológicos de primeira escolha

AGONISTAS DO HORMÔNIO LIBERADOR DO HORMÔNIO LUTEINIZANTE

- Os agonistas do LHRH proporcionam um método reversível de ablação androgênica e são tão efetivos quanto a orquiectomia.
- Não existem ensaios clínicos comparativos dos agonistas do LHRH, de modo que a escolha geralmente baseia-se no custo e nas preferências do médico e do cliente para determinado esquema posológico (Quadro 64-2). Na atualidade, dispõe-se do **acetato de leuprorrelina (leuprolida)**, **leuprorrelina** *depot*, **implante de leuprorrelina**, **triptorrelina** *depot*, **implante de triptorrelina** e **implante de acetato de gosserrelina**. Os intervalos entre as doses variam de uma vez por mês a cada 16 semanas. O implante de leuprorrelina consiste em uma minibomba osmótica que libera doses diárias durante um ano.
- Os efeitos adversos mais comuns dos agonistas do LHRH consistem em exacerbação da doença durante a primeira semana de tratamento (p. ex., aumento da dor óssea ou dos sintomas urinários), ondas de calor, impotência erétil, diminuição da libido e reações no local de injeção. O uso de um antiandrogênio (p. ex., **flutamida, bicalutamida** ou **nilutamida**) antes do início da terapia com LHRH e por 2 a 4 semanas depois constitui uma estratégia para minimizar a exacerbação inicial do tumor.
- A diminuição da densidade mineral óssea complica a terapia de privação de androgênio (TPA), resultando em risco aumentado de osteoporose, osteopenia e fraturas ósseas. Recomenda-se o uso de suplementos de cálcio e vitamina D, bem como a determinação da densidade mineral óssea em condições basais.

ANTAGONISTAS DO HORMÔNIO DE LIBERAÇÃO DAS GONADOTROPINAS

- O **degarrelix**, um antagonista do hormônio de liberação das gonadotropinas (GnRH, de *gonadotropin-releasing hormone*), liga-se reversivelmente aos receptores de GnRH na hipófise, reduzindo

a produção de testosterona para níveis de castração em sete dias ou menos. Uma importante vantagem do degarrelix em relação aos agonistas do LHRH é a ausência de exacerbação do tumor.
- O degarrelix é administrado como injeção subcutânea a cada 28 dias. As reações no local de injeção constituem os efeitos adversos relatados com mais frequência e são dor, eritema, edema, endurecimento e formação de nódulos.

ANTIANDROGÊNIOS

- A monoterapia com **flutamida**, **bicalutamida** ou **nilutamida** não é mais recomendada, devido à sua eficácia diminuída em comparação com pacientes tratados com terapia com agonistas do LHRH. Os antiandrogênios estão indicados para o câncer de próstata avançado apenas quando associados a um agonista do LHRH (flutamida e bicalutamida) ou orquiectomia (nilutamida). Os antiandrogênios, quando associados, podem reduzir a exacerbação induzida pelos agonistas do LHRH.
- A **enzalutamida** está aprovada como agente isolado para pacientes com câncer de próstata metastático resistente a hormônios que previamente receberam **docetaxel**.
- Os efeitos adversos dos antiandrogênios estão resumidos no Quadro 64-2.

BLOQUEIO ANDROGÊNICO COMBINADO

- O papel do bloqueio androgênico combinado (BAC), também designado como *privação androgênica máxima* ou *bloqueio androgênico total*, continua sendo avaliado. A combinação de agonistas do LHRH ou da orquiectomia com antiandrogênios constitui a abordagem de BAC mais estudada.
- Alguns pesquisadores consideram BAC como terapia hormonal inicial de escolha para pacientes com diagnóstico recente devido ao acentuado benefício observado em pacientes com doença mínima. Alguns argumentam que o tratamento não deve ser adiado, visto que os ensaios clínicos de privação androgênica combinada demonstraram vantagem na sobrevida de pacientes jovens com bom estado de desempenho e doença mínima, os quais foram inicialmente tratados com terapia hormonal.
- Até que sejam publicados ensaios clínicos definitivos, é apropriado usar a monoterapia com agonistas do LHRH ou o BAC como terapia inicial para o câncer de próstata metastático.

TRATAMENTOS FARMACOLÓGICOS ALTERNATIVOS

- A seleção da terapia de recuperação depende do que foi utilizado no tratamento inicial. A radioterapia pode ser utilizada após a prostatectomia radical. A ablação androgênica pode ser usada após radioterapia ou prostatectomia radical.
- Se os níveis de testosterona não estiverem suprimidos (i.e., > 20 ng/dL [0,7 nmol/L]) após terapia inicial com agonistas do LHRH, pode-se indicar um antiandrogênio ou a realização de orquiectomia. Se os níveis de testosterona estiverem suprimidos, a doença é considerada independente de androgênio e deve ser tratada com medidas paliativas.
- Se o tratamento inicial consistir em um agonista do LHRH e antiandrogênio, deve-se tentar a retirada do antiandrogênio. As mutações no receptor de androgênio podem fazer os antiandrogênios tornarem-se agonistas. A retirada produz respostas de 3 a 14 meses de duração em até 35% dos pacientes.
- Os inibidores da síntese de androgênios proporcionam alívio sintomático, porém de breve duração, em aproximadamente 50% dos pacientes. A **aminoglutetimida** produz efeitos adversos em 50% dos pacientes, como letargia, ataxia, tontura e exantema autolimitado. Os efeitos adversos do **cetoconazol** consistem em intolerância gastrintestinal (GI), elevações transitórias das provas de função hepática e renal e hipoadrenalismo. A **abiraterona** tem como alvo a CYP17A1, resultando em níveis circulantes diminuídos de testosterona (Quadro 64-2). É necessário rever os perfis dos medicamentos, visto que a abiraterona é um inibidor da CYP2D6.

QUIMIOTERAPIA

- O **docetaxel,** 75 mg/m^2, a cada três semanas, associado a **prednisona,** 5 mg duas vezes ao dia, melhora a sobrevida no câncer de próstata refratário à castração. Os efeitos adversos mais comuns consistem em náuseas, alopecia e mielossupressão.
- O **cabazitaxel,** 25 mg/m^2, a cada três semanas, com prednisona, 10 mg ao dia, melhora significativamente a sobrevida sem progressão e global. Os efeitos tóxicos mais significativos consistem em neutropenia, neutropenia febril, neuropatia e diarreia.

QUADRO 64-2	Terapias hormonais para o câncer de próstata				
Fármaco	**Dose habitual**	**Efeitos tóxicos**	**Ajustes hepático/renal**	**Parâmetros de monitoramento**	**Interações medicamentosas**	**Administração**
Antiandrogênios					
Flutamida	750 mg/dia	Ginecomastia Ondas de calor Distúrbios gastrintestinais (diarreia) Perda da libido Anormalidades nas PFH Hipersensibilidade das mamas Metemoglobinemia	Contraindicada para pacientes com comprometimento hepático Não há necessidade de ajuste da dose na presença de comprometimento renal crônico	Os níveis séricos de transaminases devem ser monitorados antes de iniciar a terapia e mensalmente nos primeiros quatro meses; em seguida, periodicamente Monitorar quanto à redução do tumor, níveis séricos de testosterona/estrogênio e fosfatase	Substrato da CYP1A2 e CYP3A4	Administrada por via oral em três doses fracionadas. A cápsula pode ser aberta e o conteúdo misturado com purê de maçã, pudim ou outro alimento de consistência mole
Bicalutamida	50 mg/dia (até 150 mg/dia – uso não indicado na bula)	Ginecomastia Ondas de calor Distúrbios gastrintestinais (diarreia) Diminuição da libido Anormalidades nas PFH Hipersensibilidade das mamas	Interromper se o nível de ALT > duas vezes o limite superior da normalidade, ou se o paciente desenvolver icterícia	Os níveis séricos de transaminases devem ser monitorados antes de iniciar a terapia e mensalmente nos primeiros quatro meses; em seguida, periodicamente Monitoramento periódico do hemograma completo, ECG, ecocardiograma e níveis séricos de testosterona, hormônio luteinizante e PSA	Inibe a CYP3A4 Pode aumentar a concentração de antagonistas da vitamina K	Pode ser tomada com ou sem alimento

Nilutamida	300 mg/dia no primeiro mês; em seguida, 150 mg/dia	Ginecomastia Ondas de calor Distúrbios gastrintestinais (constipação intestinal) Anormalidades nas PFH Hipersensibilidade das mamas Distúrbios visuais (dificuldade de adaptação à escuridão) Intolerância ao álcool Pneumonite intersticial	Contraindicada para pacientes com comprometimento hepático Interromper se o nível de ALT > duas vezes o limite superior da normalidade, ou se o paciente desenvolver icterícia	Os níveis séricos de transaminases devem ser monitorados antes de iniciar a terapia e mensalmente nos primeiros quatro meses; em seguida, periodicamente Radiografia de tórax em condições basais e considerar a realização de provas de função pulmonar (em condições basais)	Substrato da CYP2C19 e inibidor fraco da CYP2C19	Pode ser tomada com ou sem alimento
Enzalutamida	160 mg/dia	Distúrbios gastrintestinais (diarreia) Distúrbios musculoesqueléticos (dor lombar, artralgias, dor muscular, fraqueza) Astenia Edema periférico SNC (cefaleia, tontura) Convulsões Anormalidades nas PFH	Não há necessidade de ajuste da dose na presença de comprometimento renal ou hepático	Hemograma completo em condições basais e periodicamente PFH em condições basais e periodicamente	Indutor forte da CYP3A4 e indutor moderado da CYP2C9 e CYP2C19. Evitar substratos sensíveis à CYP3A4, CYP2C9 e CYP2C19. Substrato da CYP2C8, evitar o uso de indutores fortes e inibidores da CYP2C8 Se houver necessidade de antagonistas da vitamina K, realizar um monitoramento adicional da INR	Pode ser tomada com ou sem alimento

(continua)

QUADRO 64-2	Terapias hormonais para o câncer de próstata *(continuação)*				
Fármaco	**Dose habitual**	**Efeitos tóxicos**	**Ajustes hepático/renal**	**Parâmetros de monitoramento**	**Interações medicamentosas**	**Administração**

Inibidor da síntese de androgênios

| Acetato de abiraterona | 1.000 mg/dia + prednisona 5 mg, duas vezes ao dia | Distúrbios gastrintestinais (diarreia) Edema Hipopotassemia Hipofosfatemia Anormalidades nas PFH Hipertrigliceridemia | 250 mg ao dia para Classe B de Child Pugh. Evitar o uso na Classe C de Child Pugh Interromper o tratamento se os valores das PFH forem > 5 vezes o LSN, ou os níveis de bilirrubina > 3 LSN. | As transaminases séricas devem ser monitoradas antes de iniciar a terapia, a cada duas semanas durante três meses e, em seguida, mensalmente Monitorar quanto ao aparecimento de sinais e sintomas de insuficiência adrenocortical; mensalmente para a hipertensão, hipopotassemia e retenção hídrica | Substrato da CYP3A4. Usar com cautela com inibidores e indutores da CYP3A4 Inibe CYP1A2, CYP2C19, CYP2C8, CYP2C9, CYP2D6, CYP3A4 e P-glicoproteína Usar substratos sensíveis com cautela | Administrar com estômago vazio, pelo menos 1 hora antes e 2 horas depois da ingestão de alimentos |

Agonistas do hormônio luteinizante

| Leuprorrelina | 7,5 mg IM a cada mês 22,5 mg IM a cada três meses 30 mg IM, a cada quatro meses 45 mg IM, a cada seis meses | Ondas de calor Diminuição da libido Ginecomastia Osteoporose Fadiga Ganho de peso | Não há necessidade de nenhum ajuste da dose pela presença de comprometimento renal ou hepático | Testosterona sérica cerca de quatro semanas após o início, níveis de PSA, glicemia e HbA1c antes de iniciar a terapia e, em seguida, periodicamente | Pode diminuir os efeitos dos agentes antidiabéticos | Variar o local de injeção |

Gosserrelina	Implante de 3,6 mg SC Implante de 10,8 mg SC a cada três meses	Ondas de calor Diminuição da libido Ginecomastia Osteoporose Fadiga Ganho de peso	Não há necessidade de ajuste da dose na presença de comprometimento renal ou hepático	Monitorar a densidade mineral óssea, os níveis séricos de cálcio e colesterol/lipídios	Pode diminuir os efeitos dos agentes antidiabéticos	Variar o local de injeção
Triptorrelina	3,75 mg IM a cada mês 11,25 mg IM a cada três meses 22,5 mg IM a cada seis meses	Ondas de calor Diminuição da libido Ginecomastia Osteoporose Fadiga Ganho de peso	Não há necessidade de ajuste da dose na presença de comprometimento renal ou hepático	Monitorar os níveis séricos de testosterona e antígeno prostático específico	Pode diminuir os efeitos dos agentes antidiabéticos	Variar o local de injeção
Antagonistas do hormônio de liberação das gonadotropinas						
Degarrelix	Dose de ataque de 240 mg SC 80 mg SC a cada 28 dias (seguindo 28 dias após uma dose de ataque)	Ondas de calor Diminuição da libido Ginecomastia Osteoporose Fadiga Ganho de peso	Usar com cautela na presença de $CL_{cr} <$ 50 mL/min Não usar em pacientes com comprometimento hepático grave	Determinação periódica do antígeno prostático específico, níveis séricos de testosterona mensalmente até obter castração e, em seguida, em meses alternados, PFH em condições basais, além dos eletrólitos séricos e densidade mineral óssea	Usar com cautela com agentes que podem aumentar o intervalo QTC	Variar o local de injeção

ALT/TGP, alanina aminotransferase; CL_{cr}, clearance da creatinina; CYP, citocromo P450; ECG, eletrocardiograma; HbA1c, hemoglobina A1c; IM, injeção intramuscular; INR, relação internacional normalizada; LSN, limite superior da normalidade; PFH, provas de função hepática; PSA, antígeno prostático específico; SC, injeção subcutânea; SNC, sistema nervoso central.

IMUNOTERAPIA

- O **sipuleucel-T** é uma nova imunoterapia celular autóloga indicada para o câncer de próstata com sintomas mínimos. Seu uso é controverso, visto que não foram conduzidos ensaios clínicos para compará-lo com intervenções hormonais padronizadas de segunda linha.

AVALIAÇÃO DOS DESFECHOS TERAPÊUTICOS

- Monitorar o tamanho do tumor primário, os linfonodos acometidos e a resposta dos marcadores tumorais, como o PSA, com terapia curativa definitiva. O nível de PSA é verificado a cada seis meses nos primeiros cinco anos e, em seguida, anualmente.
- Na presença de doença metastática, pode-se documentar um benefício clínico ao avaliar o estado de desempenho, o peso corporal, a qualidade de vida, as necessidades de analgésicos, os níveis de PSA ou o toque retal a intervalos de três meses.

Capítulo elaborado a partir de conteúdo original de autoria de Leann B. Norris e Jill M. Kolesar.

CAPÍTULO

65 | Glaucoma

- Os *glaucomas* são distúrbios oculares que levam a uma neuropatia óptica caracterizada por alterações no disco óptico associadas à perda de acuidade e de campo visual.

FISIOPATOLOGIA

- Há dois tipos principais de glaucoma: o glaucoma primário de ângulo aberto (GPAA) ou hipertensão ocular, que representa a maioria dos casos e, portanto, será o foco deste capítulo, e o glaucoma de ângulo fechado (GAF). Ambos os tipos podem ser distúrbios primários, hereditários ou congênitos, ou secundários a doenças, traumatismos ou medicamentos.
- No GPAA, a causa específica na neuropatia óptica é desconhecida. Historicamente, considerava-se que o aumento da pressão intraocular (PIO) seria a única causa. Outros fatores contribuintes são maior suscetibilidade do nervo óptico à isquemia, excitotoxicidade, reações autoimunes e outros processos fisiológicos alterados.
- Embora a PIO seja um preditor ruim de quais pacientes evoluirão com alteração de campo visual, o risco aumenta em função do aumento da PIO. A PIO não é constante; ela se altera com a frequência cardíaca, pressão arterial, expiração forçada ou tosse, compressão cervical e postura. Observou-se variação diurna na PIO sendo mínima em torno das 18 horas e máxima ao despertar.
- O equilíbrio entre influxo e efluxo do humor aquoso determina a PIO. O influxo é aumentado por agentes β-adrenérgicos e reduzido por bloqueadores α_2 e β-adrenérgicos, bloqueadores da dopamina, inibidores da anidrase carbônica (IACs) e estimuladores da adenilciclase. O efluxo é aumentado por agentes colinérgicos, os quais contraem a musculatura ciliar e abrem o sistema de malhas trabeculares, e por substâncias análogas da prostaglandina e agonistas β e α_2 adrenérgicos, que afetam a drenagem uveoescleral.
- O GAA secundário pode ter muitas causas, incluindo síndrome exfoliativa, glaucoma pigmentar, doenças sistêmicas, traumatismos, cirurgia, doenças inflamatórias oculares e medicamentos. O glaucoma secundário pode ser classificado como pré-trabecular (a malha normal fica coberta impedindo a drenagem do humor aquoso), trabecular (a malha encontra-se alterada ou há acúmulo de material nos espaços intertrabeculares), ou pós-trabecular (aumento da pressão venosa episcleral).
- Muitos medicamentos podem aumentar a PIO (**Quadro 65-1**). O potencial de induzir ou agravar o glaucoma depende do tipo de glaucoma e de estar ou não bem controlado.
- O GAF ocorre quando há bloqueio físico da malha trabecular, resultando em aumento da PIO.

MANIFESTAÇÕES CLÍNICAS

- O GPAA tem evolução lenta e em geral é assintomático até a instalação de perda substancial do campo visual. A acuidade central é preservada, mesmo nos estágios tardios.
- Os pacientes com GPAA caracteristicamente apresentam sintomas prodrômicos intermitentes (p. ex., borramento ou nebulosidade da visão com halos ao redor das luzes e, às vezes, cefaleia). Os episódios agudos produzem sintomas como embaçamento e edema da córnea; dor ocular; náusea, vômitos e dor abdominal; e diaforese.

QUADRO 65-1	Medicamentos capazes de induzir ou potencializar aumento da pressão intraocular

Glaucoma de ângulo aberto

   Corticosteroides oftálmicos (alto risco)

   Corticosteroides sistêmicos

   Corticosteroides nasais/inalatórios

   Fenoldopam

   Anticolinérgicos oftálmicos

   Succinilcolina

   Vasodilatadores (baixo risco)

   Cimetidina (baixo risco)

Glaucoma de ângulo fechado

   Anticolinérgicos tópicos

   Simpaticomiméticos tópicos

   Anticolinérgicos sistêmicos

   Antidepressivos heterocíclicos

   Fenotiazinas de baixa potência

   Anti-histamínicos

   Ipratrópio

   Benzodiazepínicos (baixo risco)

   Teofilina (baixo risco)

   Vasodilatadores (baixo risco)

   Simpaticomiméticos sistêmicos (baixo risco)

   Estimuladores do sistema nervoso central (baixo risco)

   Inibidores seletivos da recaptação da serotonina

   Imipramina

   Venlafaxina

   Topiramato

   Tetraciclinas (baixo risco)

   Inibidores da anidrase carbônica (baixo risco)

   Inibidores da monoaminoxidase (baixo risco)

   Colinérgicos tópicos (baixo risco)

DIAGNÓSTICO

- O GPAA é confirmado pela presença das alterações características no disco óptico e alteração no campo visual, com ou sem aumento da PIO. A denominação *glaucoma normotenso* refere-se a alterações no disco óptico, perda de campo visual, e PIO inferior a 21 mmHg (2,8 kPa). A *hipertensão ocular* refere-se à PIO acima de 21 mmHg (2,8 kPa) sem alterações no disco óptico ou perda de campo visual.
- O GAF costuma ser identificado por gonioscopia. Quando há sintomas presentes, a PIO em geral encontra-se acentuadamente alta (p. ex., 40-90 mmHg [5,3 a 12 kPa]). Outros sinais são hiperemia conjuntival, embaçamento da córnea, câmara anterior rasa e, por vezes, disco óptico edemaciado e hiperemiado.

TRATAMENTO DA HIPERTENSÃO OCULAR E DO GLAUCOMA DE ÂNGULO ABERTO

- Objetivo do tratamento: preservar a função visual reduzindo a PIO a um nível em que não ocorra dano adicional ao nervo óptico.
- Há indicação para tratar a hipertensão ocular quando o paciente apresentar fator de risco significativo, como PIO acima de 25 mmHg (3,3 kPa), relação escavação/disco acima de 0,5, ou espessura central da córnea inferior a 555 mcm. Outros fatores de risco a serem considerados são história familiar de glaucoma, raça negra, miopia grave e paciente com único olho. O objetivo do tratamento é reduzir a PIO em 20 a 30% da linha de base a fim de reduzir o risco de lesão do nervo óptico.
- Tratar todos os pacientes com PIO elevada e alterações características no disco óptico ou com perdas no campo visual. Preconiza-se redução inicial de 30% na PIO nos pacientes com GPAA.
- Iniciar o tratamento farmacológico em etapas (**Figura 65-1**), com concentrações menores de um único agente tópico bem tolerado (**Quadro 65-2**). Historicamente, os β-bloqueadores (p. ex., timolol) eram o tratamento preferencial, desde que não houvesse contraindicação.
- Há novos agentes adequados para a primeira linha de tratamento. Os análogos da prostaglandina (p. ex., **latanoprosta**, **bimatoprosta** e **travoprosta**) oferecem a possibilidade de uma dose única diária, maior redução da PIO, boa tolerância e, recentemente, disponibilidade de genéricos com custo menor. A **brimonidina** e os IACs também são adequados para terapia de primeira linha.
- **Pilocarpina** e **dipivefrina** (pró-fármaco da **epinefrina**), são usados como medicamentos de terceira linha, considerando seus eventos adversos ou menor eficácia em comparação com os agentes mais recentes.
- O **carbacol**, os inibidores da colinesterase de uso tópico, e os IACs por via oral (p. ex., **acetazolamida**) são usados como último recurso após insucesso das opções menos tóxicas.
- A melhor oportunidade para a indicação de trabeculoplastia a *laser* ou trabeculectomia cirúrgica é motivo de controvérsia, variando desde o início do tratamento até somente após insucesso das terapias de terceira e quarta linhas. Agentes antiproliferativos como **fluorouracila** e **mitomicina C** são usados para modificar o processo de cicatrização e manter a patência.

TRATAMENTO DO GLAUCOMA DE ÂNGULO FECHADO

- O GAF agudo com PIO elevada requer redução rápida de PIO. A iridectomia é o tratamento definitivo no qual se produz um orifício na íris pelo qual o humor aquoso pode fluir, passando da câmara posterior para a anterior.
- O tratamento medicamentoso da crise aguda normalmente é feito com um agente osmótico e um inibidor da secreção (p. ex., β-bloqueador, α₂-agonista, **latanoprosta** ou IAC), acompanhados ou não de pilocarpina.
- Os agentes osmóticos são usados para reduzir rapidamente a PIO. São exemplos, **glicerina**, 1 a 2 g/kg por via oral, e **manitol**, 1 a 2 g/kg intravenoso.
- Embora tradicionalmente fosse considerado o medicamento preferencial, hoje a pilocarpina é controversa para o tratamento inicial. Uma vez que a PIO tenha sido controlada, a pilocarpina deve ser administrada a cada 6 horas até que iridectomia seja realizada.
- Os corticosteroides tópicos podem ser usados para reduzir a inflamação ocular e a sinéquia.

AVALIAÇÃO DOS DESFECHOS TERAPÊUTICOS

- Para obter sucesso é necessário identificar um regime efetivo e bem tolerado; monitoramento próximo da terapia; e adesão do paciente. Sempre que possível, o tratamento do glaucoma de ângulo aberto deve ser iniciado com um único agente em um dos olhos para facilitar a avaliação da eficácia do medicamento e da tolerância do paciente. Talvez haja necessidade de experimentar muitos medicamentos ou combinações até identificar o regime ideal.
- O monitoramento do tratamento do GPAA deve ser individualizado. Avaliar a PIO inicialmente a cada 4 a 6 semanas, e, após seu controle, cada 3 a 4 meses, aumentando a frequência caso a terapia seja instável. O campo visual e as alterações no disco óptico devem ser monitoradas anualmente, a não ser que o glaucoma seja instável ou tenha se agravado.
- Monitorar os pacientes para perda do controle da PIO (taquifilaxia), especialmente com β-bloqueadores ou com **apraclonidina**. O tratamento pode ser temporariamente suspenso para monitorar o benefício.

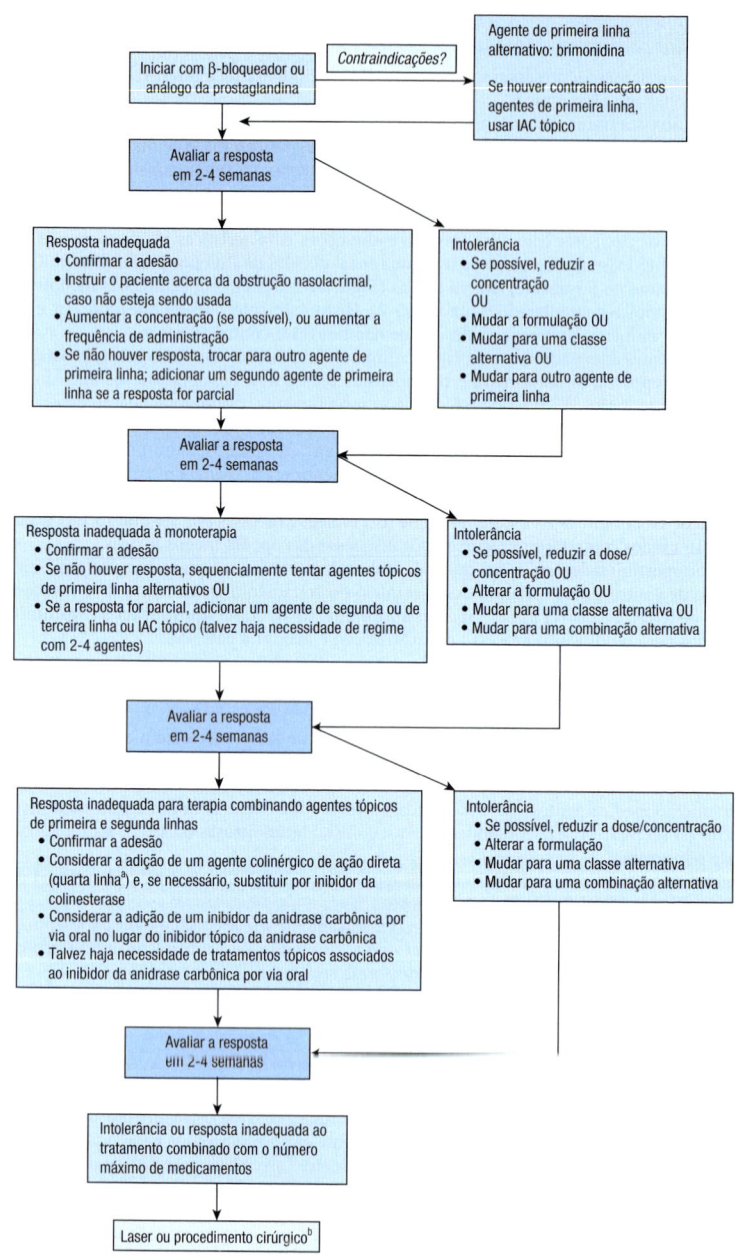

FIGURA 65-1 Algoritmo para farmacoterapia do glaucoma de ângulo aberto.

[a] Agentes de quarta linha não são mais usados com frequência.
[b] Muitos médicos acreditam que o procedimento a laser deve ser realizado o mais cedo possível (p. ex., após, no máximo, três medicamentos ou em casos de pacientes com baixa adesão).

QUADRO 65-2 Medicamentos tópicos usados no tratamento do glaucoma de ângulo aberto

Medicamento	Propriedades farmacológicas	Apresentação	Concentração (%)	Dose usual[a]	Mecanismo de ação
Agentes bloqueadores β-adrenérgicos					
Betaxolol	β1-seletivo	Solução Suspensão	0,5 0,25	Uma gota duas vezes ao dia Uma gota duas vezes ao dia	Reduz a produção de humor aquoso nos corpos ciliares
Carteolol	Não seletivo, atividade simpaticomimética intrínseca.	Solução	1	Uma gota duas vezes ao dia	
Levobunolol	Não seletivo	Solução	0,25-0,5	Uma gota duas vezes ao dia	
Metipranolol	Não seletivo	Solução	0,3	Uma gota duas vezes ao dia	
Timolol	Não seletivo	Solução	0,25-0,5	Uma gota 1 a 2 vezes ao dia	
		Solução em gel	0,25-0,5	Uma gota/dia[a]	
Agonistas adrenérgicos inespecíficos					
Dipivefrina	Pró-fármaco da epinefrina	Solução	0,1	Uma gota duas vezes ao dia	Aumento da drenagem do humor aquoso
Agonistas α₂-adrenérgicos					
Apraclonidina	Agonista α₂-específico	Solução	0,5-1	Uma gota 2 a 3 vezes ao dia	Ambos reduzem a produção do humor aquoso; a brimonidina é conhecida por também aumentar a drenagem uveoescleral; apenas a brimonidina tem indicação primária
Brimonidina		Solução	0,15-0,1	Uma gota 2 a 3 vezes ao dia	

(continua)

QUADRO 65-2 Medicamentos tópicos usados no tratamento do glaucoma de ângulo aberto *(continuação)*

Medicamento	Propriedades farmacológicas	Apresentação	Concentração (%)	Dose usual[a]	Mecanismo de ação
Agonistas colinérgicos de ação direta					
Carbacol		Solução	1,5-3	Uma gota 2 a 3 vezes ao dia	Todos aumentam a drenagem do humor aquoso pela malha trabecular
Pilocarpina		Solução	0,25; 0,5; 1; 2; 4, 6; 8; 10	Uma gota 2 a 3 vezes ao dia	
		Gel	4	Uma gota quatro vezes ao dia e a cada 24 horas, ao deitar	
Inibidores da colinesterase					
Ecotiofato		Solução	0,125	1 a 2 vezes ao dia	
Inibidores da anidrase carbônica					
Tópicos					
Brinzolamida	Inibição da anidrase carbônica tipo II	Suspensão	1	2 a 3 vezes ao dia	Todos reduzem a produção do humor aquoso pelo corpo ciliar
Dorzolamida		Solução	2	2 a 3 vezes ao dia	

Sistêmicos

Acetazolamida		Comprimidos	125 mg, 250 mg	125-250 mg 2 a 4 vezes ao dia
		Injetável, frasco com 500 mg	250-500 mg	
		Cápsulas	500 mg	500 mg duas vezes ao dia
Metazolamida		Comprimidos	25 mg, 50 mg	25-50 mg 2 a 3 vezes ao dia

Análogos da prostaglandina

Latanoprosta	Agonista prostanoide	Solução	0,005	Uma gota todas as noites	Aumenta a drenagem uveoescleral e, em menor extensão, a drenagem trabecular
Bimatoprosta	Agonista prostanoide	Solução	0,01-0,03	Uma gota todas as noites	
Travoprosta	Agonista prostanoide	Solução	0,004	Uma gota todas as noites	
Tafluprosta	Agonista prostanoide	Solução sem conservante	0,0015%	Uma gota todas as noites	

Associações

Timolol-dorzolamida	Solução	Timolol 0,5% dorzolamida 2%	Uma gota duas vezes ao dia
Timolol-brimonidina	Solução	Timolol 0,5% brimonidina 0,2%	Uma gota duas vezes ao dia
Brinzolamida-brimonidina		Brinzolamida 1% brimonidina 0,2%	Uma gota três vezes ao dia

[a] O uso de obstrução nasolacrimal aumenta o número de pacientes tratados com sucesso com intervalos maiores entre as doses.

- Não há uma PIO alvo específica porque a correlação entre PIO e lesão do nervo óptico é fraca. Em geral preconiza-se redução de 25 a 30%.
- O alvo para a PIO também depende da gravidade da doença e geralmente preconiza-se que seja mantida abaixo de 21 mmHg (2,8 kPa) em caso de perda precoce de campo visual ou alteração no disco óptico, com limiares progressivamente menores para danos maiores. Nos casos de doença muito avançada, dano crescente com PIO mais alta, glaucoma normotenso e pressão pré-tratamento no meio da adolescência, preconiza-se manter a pressão abaixo de 10 mmHg (1,3 kPa).
- Monitorar a adesão ao tratamento, uma vez que ela costuma ser inadequada e uma causa de fracasso terapêutico.

Capítulo elaborado a partir de conteúdo original de autoria de Richard G. Fiscella, Timothy S. Lesar e Deepak P. Edward.

CAPÍTULO 66

Transtornos de ansiedade

- Nos transtornos de ansiedade, as características mais proeminentes consistem em ansiedade e evitação, que são irracionais ou prejudicam o desempenho do indivíduo.

FISIOPATOLOGIA

- *Modelo noradrenérgico.* De acordo com esse modelo, o sistema nervoso autônomo dos pacientes ansiosos é hipersensível e reage de modo exagerado a vários estímulos. O *locus ceruleus* pode desempenhar um papel na regulação da ansiedade, visto que ele ativa a liberação de norepinefrina e estimula os sistemas nervosos simpático e parassimpático. A atividade noradrenérgica excessiva crônica causa infrarregulação dos receptores α_2-adrenérgicos em pacientes com transtorno de ansiedade generalizado (TAG) e transtorno de estresse pós-traumático (TEPT). Os pacientes com transtorno de ansiedade social (TAS) parecem ter uma resposta adrenocortical exagerada ao estresse psicológico.
- O *modelo do receptor de ácido γ-aminobutírico (GABA).* O GABA é o principal neurotransmissor inibitório no sistema nervoso central (SNC). Muitos fármacos ansiolíticos têm como alvo o receptor $GABA_A$. Os **benzodiazepínicos** intensificam os efeitos inibitórios do GABA, que regula ou inibe a atividade da serotonina (5-hidroxiproptamina; 5-HT), da norepinefrina e da dopamina. Os sintomas de ansiedade podem estar ligados a uma atividade deficiente dos sistemas do GABA ou infrarregulação dos receptores de benzodiazepínicos centrais. Em pacientes com TAG, a ligação dos benzodiazepínicos encontra-se reduzida no lobo temporal esquerdo. No transtorno de pânico, ocorrem sensibilidade anormal ao antagonismo do local de ligação dos benzodiazepínicos e diminuição da ligação. No TAS generalizada, pode-se observar uma função anormal do receptor de $GABA_B$ central. Anormalidades na inibição do GABA podem levar a um aumento da resposta ao estresse no TEPT.
- *Modelo da 5-HT.* Os sintomas do TAG podem causar uma transmissão excessiva da 5-HT ou hiperatividade das vias estimuladoras de 5-HT. Os pacientes com TAS exibem maior resposta da prolactina ao desafio da **buspirona**, indicando uma resposta serotoninérgica central aumentada. O papel da 5-HT no transtorno de pânico não está bem evidenciado, mas ela pode estar envolvida no desenvolvimento da ansiedade antecipatória. Os sistemas da 5-HT e da dopamina também podem estar envolvidos na fisiopatologia do TAS generalizada.
- Os pacientes com TEPT apresentam hipersecreção do fator de liberação da corticotrofina, porém exibem níveis subnormais de cortisol por ocasião do trauma e de maneira crônica. A desregulação do eixo hipotálamo-hipófise-suprarrenal pode constituir um fator de risco para o desenvolvimento final do TEPT.
- Os exames de neuroimagem sustentam o papel da amígdala, do cíngulo anterior e da ínsula na fisiopatologia da ansiedade. No TAG, ocorrem aumento anormal nos circuitos do medo do cérebro e atividade aumentada no córtex pré-frontal. Os pacientes com transtorno de pânico apresentam anormalidades nas estruturas do mesencéfalo. Os pacientes com TAS exibem maior atividade na amígdala e ínsula. No TEPT, a amígdala desempenha uma função na persistência da memória traumática.

MANIFESTAÇÕES CLÍNICAS

TRANSTORNO DE ANSIEDADE GENERALIZADA

- O diagnóstico de TAG requer ansiedade e preocupação excessivas na maioria dos dias, por diversos eventos, durante pelo menos seis meses. Deve haver pelo menos três dos seguintes sintomas: inquietação, fatigabilidade fácil, dificuldade em concentrar-se, irritabilidade, tensão muscular e perturbação do sono (**Quadro 66-1**).

QUADRO 66-1	Apresentação clínica do transtorno de ansiedade generalizada
Sintomas psicológicos e cognitivos	**Sintomas físicos**
• Ansiedade excessiva	• Inquietação
• Preocupações difíceis de controlar	• Fadiga
• Sensação de estar "ligado" ou extremamente tenso	• Tensão muscular
• Dificuldade de concentração ou "brancos"	• Perturbação do sono
	• Irritabilidade

- Ocorrem sofrimento significativo ou prejuízo no funcionamento, e o transtorno não é causado por substância ou outra condição clínica.
- As mulheres têm duas vezes mais probabilidade do que os homens de apresentar TAG. A doença é de início gradual e aparece aos 21 anos de idade, em média. A evolução é crônica, com múltiplas exacerbações e remissões.

TRANSTORNO DE PÂNICO

- Ataques de pânico recorrentes e inesperados. Ao menos um dos ataques foi seguido de pelo menos um mês de: 1) preocupação persistente acerca de ataques de pânicos adicionais ou 2) mudança no comportamento relacionada aos ataques.
- Os sintomas do ataque de pânico estão relacionados no Quadro 66-2. Durante um ataque, devem ocorrer pelo menos quatro sintomas físicos, além de medo intenso ou desconforto. Os sintomas alcançam um pico dentro de 10 minutos e em geral não duram mais de 20 ou 30 minutos.
- Até 70% dos pacientes acabam desenvolvendo agorafobia, que consiste em evitar situações específicas (p. ex., lugares aglomerados ou atravessar pontes) nas quais têm medo de sofrer um ataque de pânico. Os pacientes podem não sair mais de casa.

TRANSTORNO DE ANSIEDADE SOCIAL

- O TAS é um transtorno crônico, com intenso medo ou ansiedade acerca de uma ou mais situações sociais, em que o indivíduo é exposto a outras pessoas, podendo resultar em avaliação negativa e rejeição. A exposição à situação temida quase sempre provoca medo ou ansiedade, e as situações são evitadas ou suportadas com intensa ansiedade. Os sintomas do TAS estão relacionados no Quadro 66-3. O medo ou a esquiva duram pelo menos seis meses e causam prejuízo significativo no funcionamento.

QUADRO 66-2	Apresentação clínica de um ataque de pânico
Sintomas psicológicos	• Sensação de sufocamento
• Despersonalização	• Ondas de calor
• Desrealização	• Palpitações
• Medo de perder o controle, de enlouquecer ou de morrer	• Náuseas
	• Parestesia
Sintomas físicos	• Falta de ar
• Desconforto abdominal	• Sudorese
• Dor ou desconforto torácico	• Taquicardia
• Calafrios	• Tremores ou abalos
• Tontura ou vertigem	

QUADRO 66-3	Apresentação clínica do transtorno de ansiedade social

Medo de

- Ser exposto à avaliação por outras pessoas
- Ser constrangido
- Ser humilhado

Algumas situações temidas

- Comer ou escrever na frente de outras pessoas
- Interagir com figuras de autoridades
- Falar em público
- Falar com estranhos
- Usar banheiros públicos

Sintomas físicos

- Rubor
- "Frio na barriga"
- Diarreia
- Sudorese
- Taquicardia
- Tremores

Tipos

- Generalizado: o medo e a esquiva estendem-se para uma ampla variedade de situações sociais
- Não generalizado: o medo limita-se a uma ou duas situações

TRANSTORNO DE ESTRESSE PÓS-TRAUMÁTICO

- Em adultos e crianças acima de 6 anos de idade, há exposição a uma situação de morte efetiva ou ameaça de morte, lesão grave ou violência sexual, seja diretamente ou por testemunhar pessoalmente o evento ocorrido com outras pessoas, saber que o evento ocorreu com um amigo próximo ou ser exposto de forma repetida e extrema a detalhes do evento.
- A duração dos sintomas intrusivos, de evitação, cognitivos e excitação/reatividade (Quadro 66-4) deve se estender por mais de um mês e causar sofrimento significativo ou prejuízo. O TEPT ocorre concomitantemente com transtornos de humor, ansiedade e uso de substâncias.

QUADRO 66-4	Apresentação clínica do transtorno de estresse pós-traumático

Sintomas de revivência

- Lembranças intrusivas angustiantes e recorrentes do evento traumático
- Sonhos angustiantes recorrentes do evento traumático
- Sensação de que o evento traumático está ocorrendo novamente (p. ex., *flashbacks* dissociativos)
- Reação fisiológica a lembranças do evento traumático

Sintomas de evitação

- Evitar conversas sobre o evento traumático
- Evitar pensamentos ou sentimentos sobre o evento traumático
- Evitar atividades que lembrem o evento traumático
- Evitar pessoas ou lugares que despertem lembranças do evento traumático
- Incapacidade de lembrar um aspecto importante do evento traumático
- Anedonia

- Alienação em relação aos outros
- Restrição do afeto
- Sensação de um futuro limitado (p. ex., não espera ter uma carreira, se casar)

Sintomas de hiperexcitabilidade

- Diminuição da concentração
- Reação de sobressalto com facilidade
- Hipervigilância
- Insônia
- Irritabilidade ou acessos de raiva

Subtipos

- Agudo: duração aguda dos sintomas é de menos de três meses
- Crônico: os sintomas crônicos têm duração de mais de três meses
- Com início tardio: os sintomas surgem pelo menos seis meses após o evento traumático

QUADRO 66-5	Doenças clínicas comuns associadas a sintomas de ansiedade

Cardiovasculares
Angina, arritmias, miocardiopatia, insuficiência cardíaca congestiva, hipertensão, doença cardíaca isquêmica, infarto do miocárdio

Endócrinas e metabólicas
Doença de Cushing, diabetes melito, hiperparatireoidismo, hipertireoidismo, hipotireoidismo, hipoglicemia, hiponatremia, hiperpotassemia, feocromocitoma, deficiências de vitamina B_{12} ou de folato

Neurológicas
Enxaqueca, convulsões, acidente vascular cerebral, neoplasias, controle inadequado da dor

Sistema respiratório
Asma, doença pulmonar obstrutiva crônica, embolia pulmonar, pneumonia

Outras
Anemias, câncer, lúpus eritematoso sistêmico, disfunção vestibular

DIAGNÓSTICO

- A avaliação do paciente ansioso requer exame físico e do estado mental, exame diagnóstico psiquiátrico completo, exames laboratoriais apropriados e história clínica, psiquiátrica e medicamentosa.
- Os sintomas de ansiedade podem estar associados a doenças clínicas (Quadro 66-5) ou a tratamento farmacológico (Quadro 66-6) e podem se manifestar na forma de vários transtornos psiquiátricos importantes (p. ex., transtornos do humor, esquizofrenia, síndromes mentais orgânicas e abstinência de substâncias).

QUADRO 66-6	Fármacos associados a sintomas de ansiedade

Anticonvulsivantes: carbamazepina, fenitoína

Antidepressivos: inibidores seletivos da recaptação de serotonina, bupropiona, inibidores da recaptação de serotonina-norepinefrina

Anti-hipertensivos: clonidina, felodipino

Antibióticos: quinolonas, isoniazida

Broncodilatadores: salbutamol, teofilina

Corticosteroides: prednisona

Agonistas da dopamina: amantadina, levodopa

Fitoterápicos: *ma huang, ginseng,* efedra

Substâncias ilícitas: *ecstasy,* maconha

Anti-inflamatórios não esteroides: ibuprofeno, indometacina

Estimulantes: anfetamina, metilfenidato, nicotina, cafeína, cocaína

Simpaticomiméticos: pseudoefedrina, fenilefrina

Hormônios tireoidianos: levotiroxina

Toxicidade: anticolinérgicos, anti-histamínicos, digoxina

TRATAMENTO

TRANSTORNO DE ANSIEDADE GENERALIZADA

- Objetivos do tratamento: consistem em reduzir a gravidade, a duração e a frequência dos sintomas e melhorar a função global. O objetivo em longo prazo consiste em sintomas mínimos de ansiedade ou nenhum sintoma, ausência de prejuízo funcional, prevenção de recidiva e melhora da qualidade de vida.
- As modalidades não farmacológicas consistem em psicoterapia, aconselhamento em curto prazo, manejo do estresse, terapia cognitiva, meditação, terapia de suporte e exercícios. Idealmente, os pacientes com TAG devem fazer psicoterapia, isoladamente ou em associação com tratamento farmacológico. A terapia cognitivo-comportamental (TCC), embora não esteja amplamente disponível, constitui a psicoterapia mais efetiva. Os pacientes devem evitar o uso de cafeína, estimulantes, consumo excessivo de álcool e comprimidos para emagrecer.
- Os fármacos de escolha para o TAG, o transtorno de pânico e o TAS estão listados no Quadro 66-7, enquanto os agentes ansiolíticos não benzodiazepínicos para o TAG e sua posologia estão relacionados no Quadro 66-8.
- A **hidroxizina**, frequentemente usada no tratamento primário, é considerada um agente de segunda linha.
- A **pregabalina** produziu efeitos ansiolíticos semelhantes aos do **lorazepam**, do **alprazolam** e da **venlafaxina** em ensaios clínicos de administração aguda. Os efeitos adversos mais comuns consistiram em sedação e tontura, e a dose foi reduzida de modo gradual no decorrer de uma semana até a sua interrupção. A quetiapina de liberação prolongada, 150 mg/dia, foi superior ao placebo e tão efetiva quanto a paroxetina, 20 mg/dia, e o escitalopram, 10 mg/dia, porém com início de ação mais precoce.
- A Food and Drug Administration (FDA) estabeleceu a existência de uma ligação entre o uso de antidepressivos e a ideação suicida (pensamentos e comportamentos suicidas) em crianças, adolescentes e adultos jovens até 24 anos de idade. Todos os antidepressivos trazem um alerta sobre a necessidade de cautela em seu uso nessa população de pacientes, e a FDA também recomenda parâmetros de monitoramento específicos (consultar a rotulação aprovada pela FDA em seu *website*).

QUADRO 66-7	Fármacos de escolha para transtornos de ansiedade		
Transtornos de ansiedade	**Fármacos de primeira linha**	**Fármacos de segunda linha**	**Alternativas**
Transtorno de ansiedade generalizada	Duloxetina	Benzodiazepínicos	Hidroxizina
	Escitalopram	Buspirona	Quetiapina
	Paroxetina	Imipramina	
	Sertralina	Pregabalina	
	Venlafaxina XR		
Transtorno de pânico	ISRS	Alprazolam	Fenelzina
	Venlafaxina XR	Citalopram	
		Clomipramina	
		Clonazepam	
		Imipramina	
Transtorno de ansiedade social	Escitalopram	Clonazepam	Gabapentina
	Fluvoxamina CR	Citalopram	Fenelzina
	Paroxetina		Pregabalina
	Sertralina		
	Venlafaxina XR		

CR, liberação controlada; ISRS, inibidor seletivo da recaptação de serotonina; XR, liberação prolongada.

QUADRO 66-8	Fármacos não benzodiazepínicos para tratamento do transtorno de ansiedade generalizada		
Fármaco	**Dose inicial**	**Faixa habitual (mg/dia)[a]**	**Comentários**
Antidepressivos			
Duloxetina	30 ou 60 mg/dia	60-120	Aprovada pela FDA
Escitalopram	10 mg/dia	10-20	Aprovado pela FDA
Imipramina	50 mg/dia	75-200	
Paroxetina	20 mg/dia	20-50	Aprovada pela FDA; evitar durante a gravidez
Sertralina	50 mg/dia	50-200	
Venlafaxina XR	37,5 ou 75 mg/dia	75-225[b]	Aprovada pela FDA
Azapirona			
Buspirona	7,5 mg duas vezes ao dia	15-60[b]	Aprovada pela FDA
Difenilmetano			
Hidroxizina	25 ou 50 mg quatro vezes ao dia	200-400	Aprovada pela FDA; aprovada para uso em crianças para tratamento da ansiedade e tensão em doses diárias fracionadas de 50-100 mg
Anticonvulsivante			
Pregabalina	50 mg três vezes ao dia	150-600	Necessidade de ajuste da dose na presença de comprometimento renal
Antipsicótico atípico			
Quetiapina XR	50 mg ao deitar	150-300	

FDA, Food and Drug Administration; XR, liberação prolongada.
[a] Os pacientes idosos em geral são tratados com aproximadamente metade da dose fornecida.
[b] Não há necessidade de ajuste da dose em pacientes idosos.

Antidepressivos

- Os antidepressivos mostram-se eficazes para o manejo agudo e de longo prazo do TAG (ver Quadro 66-7). Constituem o tratamento de escolha para o manejo de longo prazo da ansiedade crônica, em particular na presença de sintomas depressivos. A resposta à ação ansiolítica requer 2 a 4 semanas. Ver o Capítulo 68 para informações adicionais sobre os antidepressivos.
- Os **inibidores seletivos da recaptação de serotonina (ISRS)**, a **venlafaxina de liberação prolongada** e a **duloxetina** são efetivos no tratamento agudo (taxas de resposta de 60 a 68%).
- Os efeitos colaterais comuns e os parâmetros de monitoramento para os medicamentos usados nos transtornos de ansiedade são apresentados no Quadro 66-9. Os **antidepressivos tricíclicos (ATC)** costumam causar sedação, hipotensão ortostática, efeitos anticolinérgicos e ganho de peso e são muito tóxicos em superdosagem.

Tratamento com benzodiazepínicos

- Os benzodiazepínicos constituem os fármacos mais efetivos e frequentemente prescritos para o tratamento da ansiedade aguda (Quadro 66-10). Cerca de 65 a 75% dos pacientes com TAG apresentam resposta acentuada a moderada, e a maior parte da melhora observada ocorre nas primeiras duas semanas de tratamento. Esses fármacos são mais efetivos para os sintomas somáticos e autônomos do TAG, enquanto os antidepressivos são mais efetivos para os sintomas psíquicos (p. ex., apreensão e preocupação).

QUADRO 66-9 Monitoramento dos efeitos adversos associados a medicamentos usados no tratamento dos transtornos de ansiedade

Classe de medicamento/fármaco	Reação adversa	Parâmetro de monitoramento	Comentários
Inibidores seletivos da recaptação de serotonina (ISRS)			
	Síndrome de nervosismo	Entrevista do paciente	
	Ideação suicida	Entrevista do paciente	Monitorar semanalmente nas primeiras semanas em pacientes com depressão comórbida e pacientes com menos de 25 anos de idade
	Náuseas, diarreia	Entrevista do paciente	Geralmente transitórias
	Cefaleia	Entrevista do paciente	Geralmente transitória
	Ganho de peso	Peso corporal, IMC, circunferência da cintura	A paroxetina pode ter mais tendência a causar ganho de peso
	Disfunção sexual	Entrevista do paciente	Motivo significativo de não adesão ao tratamento
	Hiponatremia	Painel metabólico básico	Monitorar em condições basais e, em seguida, periodicamente. Necessidade de monitoramento mais frequente nos grupos de alto risco, em particular indivíduos idosos (> 65 anos)
	Trombocitopenia	Hemograma completo	Ocorrência relatada com o uso de citalopram
	Teratogenicidade	Teste de gravidez em condições basais	Evitar a paroxetina durante a gravidez, Categoria D para gravidez
	Prolongamento de QT	ECG	Antes de iniciar o citalopram, considerar o ECG e a medida do intervalo QT em pacientes com doença cardíaca
	Síndrome de retirada	Entrevista do paciente	Evitar a interrupção abrupta com todos os ISRS, exceto a fluoxetina

(continua)

QUADRO 66-9 Monitoramento dos efeitos adversos associados a medicamentos usados no tratamento dos transtornos de ansiedade *(continuação)*

Classe de medicamento/fármaco	Reação adversa	Parâmetro de monitoramento	Comentários
Inibidores da recaptação de serotonina e norepinefrina			
	Síndrome de nervosismo	Entrevista do paciente	
	Ideação suicida	Entrevista do paciente	Monitorar semanalmente nas primeiras semanas em pacientes com depressão comórbida e pacientes com menos de 25 anos de idade
	Náuseas, diarreia	Entrevista do paciente	Geralmente transitórias
	Cefaleia	Entrevista do paciente	Geralmente transitória
	Elevação da pressão arterial	Pressão arterial	Monitorar a pressão arterial no início e regularmente durante o tratamento
	Disfunção sexual	Entrevista do paciente	Motivo significativo para a não adesão ao tratamento
	Síndrome de retirada	Entrevista do paciente	Evitar a interrupção abrupta
Antidepressivos tricíclicos			
	Síndrome de nervosismo	Entrevista do paciente	
	Ideação suicida	Entrevista do paciente	Monitorar semanalmente nas primeiras semanas em pacientes com depressão comórbida e pacientes com menos de 25 anos de idade
	Efeitos anticolinérgicos	Entrevista do paciente	Contraindicados na presença de glaucoma de ângulo fechado, hipertrofia prostática e retenção urinária
	Ganho de peso	Peso corporal, IMC, circunferência da cintura	
	Disfunção sexual	Entrevista do paciente	Motivo significativo para a não adesão ao tratamento
	Sedação	Entrevista do paciente	Administrar a dose ao deitar, quando possível
	Arritmia	ECG	Em condições basais e periodicamente em crianças e pacientes com > 40 anos de idade
	Hipotensão ortostática	Pressão arterial com mudança de posição	
	Rebote colinérgico	Entrevista do paciente	Evitar a interrupção abrupta; redução gradual das doses

Benzodiazepínicos

Sonolência, fadiga	Entrevista do paciente	Evitar operar máquinas grandes; ocorre desenvolvimento de tolerância à sedação após doses repetidas
Amnésia anterógrada e prejuízo da memória	Entrevista do paciente	O risco de amnésia anterógrada é agravado com o consumo concomitante de álcool
Dependência	Entrevista do paciente; programa de monitoramento da prescrição	Monitorar quanto à renovação precoce da prescrição ou escalonamento da dose
Sintomas de abstinência	Exame físico; entrevista do paciente	Reduzir gradualmente as doses para interrupção
Depressão respiratória	Frequência respiratória	Evitar administração com outros depressores do SNC (i.e., opioides, álcool)
Comprometimento psicomotor	Exame físico	Risco aumentado de quedas
Desinibição paradoxal	Exame físico; relato da família	Pode-se observar um aumento na ansiedade, irritabilidade ou agitação nos indivíduos idosos ou em crianças

Outros fármacos

Buspirona		
Náuseas, dor abdominal	Entrevista do paciente	Geralmente transitórias
Sonolência, tontura	Entrevista do paciente	Geralmente transitórias
Fenelzina		
Síndrome de nervosismo	Entrevista do paciente	
Ideação suicida	Entrevista do paciente	Monitorar semanalmente nas primeiras semanas em pacientes com depressão comórbida e pacientes com menos de 25 anos de idade
Crise hipertensiva	Pressão arterial	Dieta desprovida de tiramina; evitar interações medicamentosas
Hipotensão ortostática	Pressão arterial com mudança de posição	

(continua)

QUADRO 66-9	Monitoramento dos efeitos adversos associados a medicamentos usados no tratamento dos transtornos de ansiedade *(continuação)*		
Classe de medicamento/ fármaco	**Reação adversa**	**Parâmetro de monitoramento**	**Comentários**
Pregabalina	Tontura, sonolência	Entrevista do paciente	
	Edema periférico	Exame físico	
	Trombocitopenia	Hemograma completo	
	Ganho de peso	Peso corporal	
Quetiapina	Sedação	Entrevista do paciente	
	Síndrome metabólica	Peso corporal, IMC, circunferência da cintura, lipídios e glicose em jejum	Exames laboratoriais em jejum em condições basais e, em seguida, periodicamente
	Acatisia	Entrevista do paciente	
	Discinesia tardia	Escala de movimentos involuntários anormal	
	Hipotensão ortostática	Pressão arterial com mudança de posição	

ECG, eletrocardiograma; IMC, índice de massa corporal; SNC, sistema nervoso central.

QUADRO 66-10	Fármacos benzodiazepínicos para tratamento da ansiedade			
Fármaco	**Faixa posológica aprovada (mg/dia)**	**Dose máxima para pacientes geriátricos (mg/dia)**	**Dose equivalente aproximada (mg)**	**Comentários**
Alprazolam	0,75-4	2	0,5	Associado à ansiedade de rebote entre as doses
Alprazolam XR	1-10[a]			
Clordiazepóxido	25-100	40	10	
Clonazepam	1-4[a]	3	0,25-0,5	
Clorazepato	7,5-60	30	7,5	
Diazepam	2-40	20	5	
Lorazepam	0,5-10	3	1	Preferido no indivíduo idoso
Oxazepam	30-120	60	30	Preferido no indivíduo idoso

XR, liberação prolongada.
[a] Dose para o transtorno de pânico.

- Teoricamente, os benzodiazepínicos melhoram a ansiedade ao potencializar a atividade do GABA, porém outros neurotransmissores também estão envolvidos.
- A dose precisa ser individualizada. Os idosos são mais sensíveis aos benzodiazepínicos e podem sofrer quedas enquanto utilizam esses fármacos.

FARMACOCINÉTICA

- As propriedades farmacocinéticas dos benzodiazepínicos são apresentadas no Quadro 66-11. O **diazepam** e o **clorazepato** apresentam alto índice lipofílico e são rapidamente absorvidos e distribuídos no SNC. Possuem efeitos rápidos no alívio da ansiedade, porém menor duração do efeito após uma dose única do que o previsto pela sua meia-vida, visto que sofrem rápida distribuição na periferia.
- O **lorazepam** e o **oxazepam** são menos lipofílicos, apresentam início mais lento dos efeitos, porém maior duração de ação. Não são recomendados para o alívio imediato da ansiedade.
- O **diazepam** e o **clordiazepóxido por via intramuscular (IM)** devem ser evitados, devido à variabilidade na velocidade e grau de absorção. O **lorazepam IM** sofre absorção rápida e completa.
- O **clorazepato**, um pró-fármaco, é convertido em **desmetildiazepam** no estômago por um processo dependente de pH, que pode ser comprometido pelo uso concomitante de antiácidos. Vários outros benzodiazepínicos também são convertidos em desmetildiazepam, que apresenta meia-vida longa e pode se acumular, particularmente nos indivíduos idosos e em outros pacientes com comprometimento da oxidação.
- Os benzodiazepínicos de ação intermediária ou curta são preferidos para uso crônico em indivíduos idosos e pacientes com distúrbios hepáticos, devido ao seu acúmulo mínimo e à obtenção de um estado de equilíbrio dinâmico dentro de 1 a 3 dias.

QUADRO 66-11	Farmacocinética dos benzodiazepínicos usados no tratamento da ansiedade			
Fármaco	Tempo necessário para alcançar o nível plasmático máximo (horas)	Meia-vida de eliminação, fármaco original (horas)	Via metabólica	Metabólitos clinicamente significativos	Ligação às proteínas (%)
Alprazolam	1-2	12-15	Oxidação	—	80
Clordiazepóxido	1-4	5-30	N-desalquilação	Desmetilclordiazepóxido	96
			Oxidação	Demoxepam	
				DMDZ[a]	
Clonazepam	1-4	30-40	Nitrorredução	—	85
Clorazepato	1-2	Pró-fármaco	Oxidação	DMDZ	97
Diazepam	0,5-2	20-80	Oxidação	DMDZ	98
				Oxazepam	
Lorazepam	2-4	10-20	Conjugação	—	85
Oxazepam	2-4	5-20	Conjugação	—	97

[a]A meia-vida do desmetildiazepam (DMDZ) é de 50-100 horas.

EFEITOS ADVERSOS

- O efeito colateral mais comum dos benzodiazepínicos consiste na depressão do SNC. Em geral, ocorre tolerância a esse efeito. Outros efeitos colaterais incluem desorientação, comprometimento psicomotor, confusão, agressividade, excitação e amnésia anterógrada (ver **Quadro 66-9**).

ABUSO, DEPENDÊNCIA, ABSTINÊNCIA E TOLERÂNCIA

- Os indivíduos com história de abuso de substâncias não devem receber benzodiazepínicos. Os pacientes com TAG e transtorno de pânico correm alto risco de dependência, devido à cronicidade da doença.
- A dependência de benzodiazepínicos é definida pelo aparecimento de síndrome de abstinência (i.e., ansiedade, insônia, agitação, tensão muscular, irritabilidade, náuseas, sudorese, pesadelos, depressão, hiper-reflexia, zumbido, delírios, alucinações e convulsões) com a interrupção abrupta do fármaco.

INTERRUPÇÃO DOS BENZODIAZEPÍNICOS

- Podem ocorrer três eventos após a interrupção abrupta dos benzodiazepínicos: 1) os sintomas de rebote, que consistem em um retorno imediato, porém transitório, dos sintomas originais, com maior intensidade em comparação com as condições basais; 2) a recorrência ou recidiva, que é o retorno dos sintomas originais com a mesma intensidade daquela observada antes do tratamento; ou 3) a abstinência, que é o aparecimento de novos sintomas e agravamento dos sintomas preexistentes.
- Os sintomas de abstinência surgem dentro de 24 a 48 horas após a interrupção dos benzodiazepínicos com meia-vida de eliminação curta e dentro de 3 a 8 dias após a interrupção dos fármacos com meia-vida de eliminação longa.
- As estratégias de interrupção incluem:
  - ✓ Redução da dose de 25% por semana até alcançar 50% da dose; em seguida, a dose é reduzida em um oitavo a cada 4 a 7 dias. Se a duração do tratamento ultrapassar oito semanas, recomenda-se uma redução gradual durante 2 a 3 semanas; entretanto, se a duração do tratamento for de seis meses, deve-se efetuar uma redução gradual durante 4 a 8 semanas. Os tratamentos de maior duração podem exigir uma redução gradual no decorrer de 2 a 4 meses.
  - ✓ O uso adjuvante de **carbamazepina** ou **pregabalina** pode ajudar a reduzir os sintomas de abstinência durante a redução gradual do benzodiazepínico.

INTERAÇÕES MEDICAMENTOSAS

- A combinação de **benzodiazepínicos** com **álcool** ou outros **depressores do SNC** pode ser fatal.
- A adição de nefazodona, ritonavir ou cetoconazol pode aumentar os níveis sanguíneos de **alprazolam** e **diazepam**.

DOSE E ADMINISTRAÇÃO

- Os benzodiazepínicos são iniciados em doses baixas, com ajuste semanal (ver **Quadro 66-10**).
- Em geral, o tratamento da ansiedade aguda não deve ultrapassar quatro semanas. Os sintomas persistentes devem ser controlados com antidepressivos.
- Os benzodiazepínicos com meia-vida longa podem ser tomados uma vez ao dia ao deitar, produzindo efeitos hipnóticos durante a noite e efeitos ansiolíticos no dia seguinte.
- Nos indivíduos idosos, devem-se usar doses baixas dos fármacos com meia-vida de eliminação curta.

Tratamento com buspirona

- A **buspirona** é um agonista parcial do 5-HT$_{1A}$, a qual carece de efeitos anticonvulsivante, relaxante muscular, sedativo-hipnótico, comprometimento motor e produção de dependência.
- Trata-se de um agente de segunda linha para o TAG, devido a relatos inconsistentes de eficácia em longo prazo, início tardio de ação e falta de eficácia nos transtornos depressivos e de ansiedade potencialmente comórbidos. Trata-se de uma opção para pacientes que não respondem a outras terapias ansiolíticas ou para aqueles com história de abuso de álcool ou de substâncias. Não produz efeitos ansiolíticos rápidos ou "quando necessário".
- Apresenta t$_{1/2}$ média de 2,5 horas e é administrada em doses 2 a 3 vezes ao dia (ver **Quadro 66-8**).

INTERAÇÕES MEDICAMENTOSAS

- A **buspirona** pode causar elevação da pressão arterial em pacientes em uso de inibidor da monoaminoxidase (MAO).

• O **verapamil**, o **itraconazol** e a **fluvoxamina** podem aumentar os níveis de buspirona, enquanto a **rifampicina** reduz os níveis sanguíneos de buspirona em 10 vezes.

DOSE E ADMINISTRAÇÃO

• A buspirona pode ser ajustada em incrementos de 5 mg/dia, a cada dois ou três dias, se necessário.
• O início dos efeitos ansiolíticos leva duas semanas ou mais; o benefício máximo pode exigir 4 a 6 semanas.
• A buspirona pode ser menos efetiva em pacientes que fizeram uso prévio de benzodiazepínicos.

Avaliação dos desfechos terapêuticos

• No início, os pacientes com ansiedade devem ser monitorados a cada duas semanas quanto à redução dos sintomas de ansiedade, melhora do desempenho e presença de efeitos colaterais. A escala de classificação de Hamilton para a ansiedade ou a escala de incapacidade de Sheehan podem ajudar a medir a resposta ao fármaco.

TRANSTORNO DE PÂNICO

• <u>Objetivos do tratamento:</u> consistem em resolução completa dos ataques de pânico, redução acentuada da ansiedade antecipatória, eliminação da esquiva fóbica e retomada das atividades normais.

Abordagem geral

• Os ISRS constituem os agentes de primeira linha para o transtorno de pânico (Quadro 66-12). A Figura 66-1 fornece um algoritmo para a terapia farmacológica do transtorno de pânico.
• A maioria dos pacientes sem agorafobia melhora com farmacoterapia isoladamente; entretanto, na presença de agorafobia, em geral deve-se iniciar a TCC ao mesmo tempo. Os pacientes tratados com TCC têm menos tendência a sofrer recidiva do que aqueles tratados apenas com **imipramina**. Para pacientes que não conseguem ou que não irão tomar medicamentos, indica-se a TCC exclusivamente.
• Deve-se orientar o paciente a evitar o consumo de **cafeína**, nicotina, álcool, drogas de abuso e estimulantes.
• Se a farmacoterapia for usada, os antidepressivos, em particular os ISRS, são preferidos para pacientes idosos e indivíduos jovens. Os benzodiazepínicos constituem os fármacos de segunda linha nesses pacientes, devido aos problemas potenciais de desinibição.
• Em geral, os pacientes são tratados por 12 a 24 meses antes de a interrupção ser tentada no decorrer de 4 a 6 meses. Muitos pacientes necessitam de tratamento de longo prazo. Doses de fluoxetina uma vez por semana têm sido utilizadas para manutenção.

Antidepressivos

• Podem ocorrer efeitos colaterais estimuladores (p. ex., ansiedade, insônia, nervosismo) em pacientes tratados com **ATC** e com **ISRS**. Esses efeitos colaterais podem dificultar a adesão ao tratamento e o escalonamento da dose. O uso de doses iniciais baixas e o aumento gradual da dose podem eliminar esses efeitos (ver **Quadro 66-9**).
• A **imipramina** bloqueia os ataques de pânico dentro de quatro semanas em 75% dos pacientes, porém a redução da ansiedade antecipatória e da esquiva fóbica requer 8 a 12 semanas.
• Cerca de 25% dos pacientes com transtorno de pânico interrompem os **ATC** devido aos efeitos colaterais.
• Os **ISRS** eliminam os ataques de pânico em 60 a 80% dos pacientes dentro de cerca de quatro semanas, mas alguns pacientes necessitam de um período de 8 a 12 semanas.
• Aproximadamente 54 a 60% dos pacientes ficam livres de ataques de pânico com o uso de venlafaxina de liberação prolongada, 75 mg ou 150 mg.

Benzodiazepínicos

• Os **benzodiazepínicos** constituem os fármacos de segunda linha para o transtorno de pânico, exceto quando é essencial obter uma resposta rápida. Deve-se evitar a monoterapia com benzodiazepínicos em pacientes com transtorno de pânico que apresentam depressão ou história de depressão. Os benzodiazepínicos devem ser evitados em pacientes com história de abuso de **álcool** ou de substâncias. Com frequência, são utilizados concomitantemente com antidepressivos nas primeiras 4 a 6 semanas, a fim de obter uma resposta mais rápida aos ataques de pânico.
• As taxas de recidiva de 50% ou mais são comuns, apesar da redução gradual e lenta do fármaco.

QUADRO 66-12	Fármacos utilizados no tratamento do transtorno de pânico		
Classe/fármaco	Dose inicial	Faixa posológica para o ataque de pânico	Comentários
Inibidores seletivos da recaptação de serotonina			
Citalopram	10 mg/dia	20-40	Dose usada em ensaios clínicos; a dose máxima é limitada pelo prolongamento de QT
Escitalopram	5 mg/dia	10-20	Dose usada em ensaios clínicos
Fluoxetina	5 mg/dia	10-30	
Fluvoxamina	25 mg/dia	100-300	
Paroxetina	10 mg/dia	20-60	Aprovada pela FDA
Paroxetina CR	12,5 mg/dia	25-75	
Sertralina	25 mg/dia	50-200	Aprovada pela FDA
Inibidor da recaptação de serotonina e norepinefrina			
Venlafaxina XR	37,5 mg/dia	75-225	Aprovada pela FDA
Benzodiazepínicos			
Alprazolam	0,25 mg três vezes ao dia	4-10	Aprovado pela FDA
Alprazolam XR	0,5-1 mg/dia	1-10	
Clonazepam	0,25 mg uma ou duas vezes ao dia	1-4	Aprovado pela FDA
Diazepam	2-5 mg três vezes ao dia	5-20	Dose usada em ensaios clínicos
Lorazepam	0,5-1 mg três vezes ao dia	2 8	Dose usada em ensaios clínicos
Antidepressivo tricíclico			
Imipramina	10 mg/dia	75-250	Dose usada em ensaios clínicos
Inibidor da monoaminoxidase			
Fenelzina	15 mg/dia	45-90	Dose usada em ensaios clínicos

FDA, Food and Drug Administration;
CR, liberação controlada; XR, liberação prolongada.

- O **alprazolam** e o **clonazepam** são os benzodiazepínicos usados com mais frequência. Em geral, obtém-se uma resposta terapêutica em 1 a 2 semanas. Com o alprazolam, podem ocorrer sintomas de escape entre as doses. O uso de alprazolam de liberação prolongada ou clonazepam evita esse problema.

DOSE E ADMINISTRAÇÃO
- A dose inicial de **clonazepam** é de 0,25 mg duas vezes ao dia, com aumento da dose para 1 mg no terceiro dia. Se necessário, podem ser efetuados aumentos de 0,25 a 0,5 mg a cada três dias até alcançar uma dose de 4 mg/dia.
- A dose inicial de **alprazolam** é de 0,25 a 0,5 mg três vezes ao dia (ou 0,5 mg uma vez ao dia de alprazolam de liberação prolongada), com aumento lento da dose no decorrer de várias semanas, se necessário. A maioria dos pacientes necessita de 3 a 6 mg/dia.

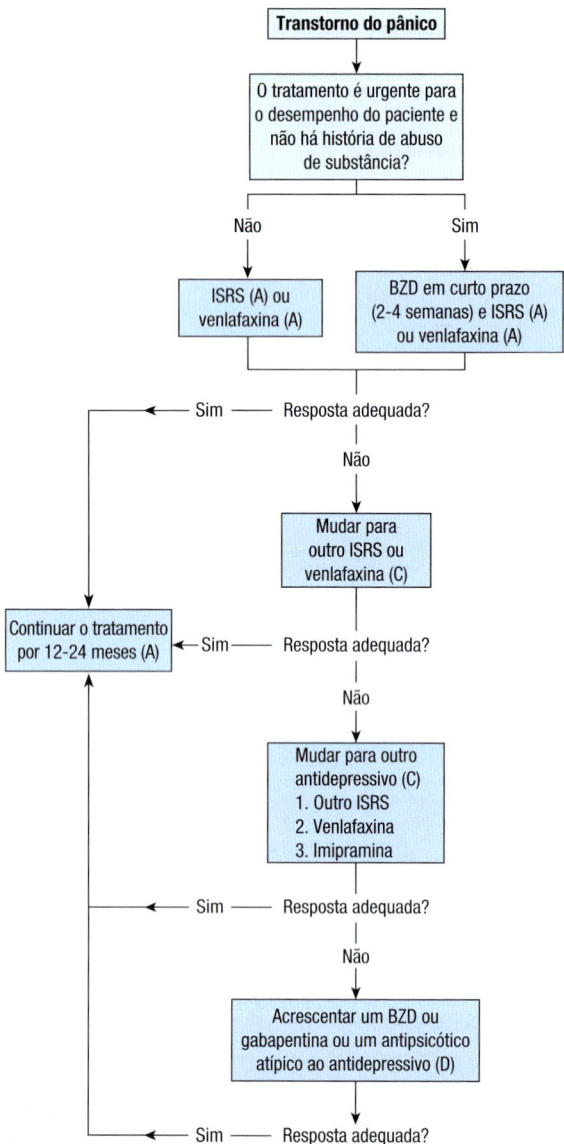

FIGURA 66-1 Algoritmo para a farmacoterapia do transtorno de pânico. Força das recomendações: A, diretamente baseada em evidências de categoria I (i.e., metanálise de ensaios clínicos controlados e randomizados [ECCR] ou pelo menos um ECCR); B, diretamente baseada em evidência de categoria II (i.e., pelo menos um estudo controlado sem randomização ou outro tipo de estudo quase experimental); C, diretamente baseada em evidência de categoria III (i.e., estudos descritivos não experimentais); D, diretamente baseada em evidência de categoria IV (i.e., relatos de comitês de especialistas ou opiniões e/ou experiência clínica de autoridades respeitadas). BZD, benzodiazepínico; ISRS, inibidor seletivo da recaptação de serotonina.

AVALIAÇÃO DOS DESFECHOS TERAPÊUTICOS

- Os pacientes com transtorno de pânico devem ser avaliados a cada 1 a 2 semanas nas primeiras semanas para ajustar as doses e monitorar os efeitos colaterais. Uma vez estabilizados, podem ser acompanhados a cada dois meses. A escala de gravidade do transtorno de pânico (com meta de remissão de três ou menos, sem esquiva agorafóbica ou com agorafobia leve, ansiedade, incapacidade ou sintomas depressivos) e a escala de incapacidade de Sheehan (com meta igual ou menor do que um em cada item) podem ser usadas para medir a incapacidade. Durante a interrupção do fármaco, a frequência das consultas deve ser aumentada.

TRANSTORNO DE ANSIEDADE SOCIAL

- Objetivos do tratamento: consistem em reduzir os sintomas fisiológicos e a esquiva fóbica, aumentar a participação nas atividades sociais desejadas e melhorar a qualidade de vida do paciente.
- Os pacientes com TAS com frequência respondem mais lentamente e de modo menos completo do que aqueles com outros transtornos de ansiedade.
- Após a obtenção de melhora, recomenda-se um tratamento de manutenção durante pelo menos um ano. Pode haver necessidade de tratamento em longo prazo para pacientes com sintomas persistentes, comorbidades, doença de início precoce ou história prévia de recidiva.
- A TCC (terapia de exposição, reestruturação cognitiva, treinamento em relaxamento e treinamento das habilidades sociais) e a farmacoterapia são consideradas igualmente efetivas no TAS, porém a TCC pode levar a uma maior probabilidade de manutenção da resposta após o término do tratamento. Mesmo após obter resposta, a maioria dos pacientes continua apresentando sintomas residuais leves.
- A TCC e o treinamento das habilidades sociais mostram-se efetivos em crianças com TAS. Os ISRS e os inibidores da recaptação de serotonina e norepinefrina são efetivos em crianças de 6 a 17 anos de idade. Os indivíduos com até 24 anos de idade devem ser rigorosamente monitorados quanto ao risco aumentado de suicídio.
- A Figura 66-2 fornece um algoritmo para o tratamento da TAS.
- A **paroxetina**, a **setralina**, a **fluvoxamina de liberação prolongada** e a **venlafaxina de liberação prolongada** constituem os fármacos de primeira linha (Quadro 66-13).

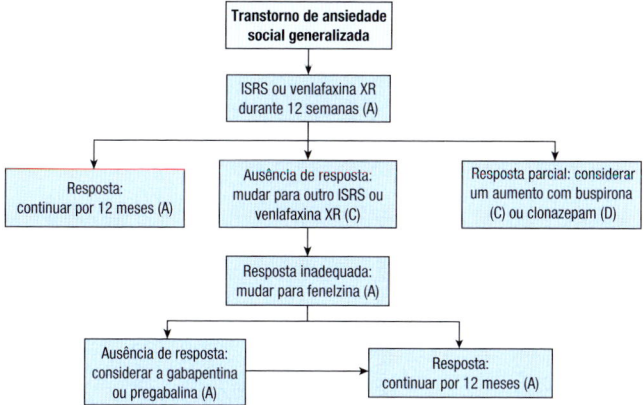

FIGURA 66-2 Algoritmo para a farmacoterapia do transtorno de ansiedade social generalizada. Força das recomendações: A, diretamente baseada em evidências de categoria I (i.e., metanálise de ensaios clínicos controlados e randomizados [ECCR] ou pelo menos um ECCR); B, diretamente baseada em evidência de categoria II (i.e., pelo menos um estudo controlado sem randomização ou outro tipo de estudo quase experimental); C, diretamente baseada em evidência de categoria III (i.e., estudos descritivos não experimentais); D, diretamente baseada em evidência de categoria IV (i.e., relatos de comitês de especialistas ou opiniões e/ou experiência clínica de autoridades respeitadas). ISRS, inibidor seletivo da recaptação de serotonina; XR, liberação prolongada.

QUADRO 66-13	Fármacos usados no transtorno de ansiedade social generalizada		
Fármaco	**Dose inicial**	**Faixa posológica habitual (mg/dia)**	**Comentários**
Inibidores seletivos da recaptação de serotonina			
Citalopram	20 mg/dia	20-40	Dose usada em ensaios clínicos; dose máxima de 40 mg limitada pelo prolongamento de QT
Escitalopram	5 mg/dia	10-20	Dose usada em ensaios clínicos
Fluvoxamina CR	100 mg	100-300	Aprovada pela FDA
Paroxetina	10 mg/dia	10-60	Aprovada pela FDA
Paroxetina CR	12,5 mg/dia	12,5-37,5	Aprovada pela FDA
Sertralina	25-50 mg/dia	50-200	Aprovada pela FDA
Inibidor da recaptação de serotonina e norepinefrina			
Venlafaxina XR	75 mg/dia	75-225	Aprovada pela FDA
Benzodiazepínico			
Clonazepam	0,25 mg/dia	1-4	Dose usada em ensaios clínicos; usado como agente potencializador
Inibidor da monoaminoxidase			
Fenelzina	15 mg ao deitar	60-90	Dose usada em ensaios clínicos
Agentes alternativos			
Buspirona	10 mg duas vezes ao dia	45-60	Dose usada em ensaios clínicos; usada como agente potencializador
Gabapentina	100 mg três vezes ao dia	900-3.600	Dose usada em ensaios clínicos; necessidade de ajuste da dose na presença de comprometimento renal
Pregabalina	100 mg três vezes ao dia	600	Dose usada em ensaios clínicos
Quetiapina	25 mg ao deitar	25-400	Dose usada em ensaios clínicos

CR, liberação controlada; FDA, Food and Drug Administration; XR, liberação estendida.

- Com o uso de **ISRS** como tratamento, o início dos efeitos é atrasado em 4 a 8 semanas, e, com frequência, o benefício máximo só é observado depois de 12 semanas ou mais.
- Os ATC não são efetivos no TAS. Foram relatados resultados mistos com a **fluoxetina**.
- Os **ISRS** são iniciados em doses semelhantes àquelas usadas para a depressão. Se houver transtorno de pânico com comorbidade, a dose inicial de **ISRS** deve ser de um quarto a metade da dose inicial habitual de antidepressivos. A dose deve ser reduzida de modo gradual e lento (mensalmente) durante o processo de retirada, a fim de diminuir o risco de recidiva.
- A eficácia da **venlafaxina de liberação prolongada está bem estabelecida**.
- Os **benzodiazepínicos** devem ser reservados para pacientes com baixo risco de abuso de substâncias, para aqueles que necessitam de alívio rápido ou para os que não responderam a outras terapias. O **clonazepam** é o benzodiazepínico mais estudado para o tratamento do TAS generalizada. O clonazepam deve ser reduzido de modo gradual, sem ultrapassar 0,25 mg a cada duas semanas.
- A **gabapentina** demonstrou ser efetiva no TAS, com início dos efeitos em 2 a 4 semanas. A **pregabalina** foi superior ao placebo em uma dose de 600 mg/dia.
- Os β-**bloqueadores** atenuam sintomas autônomos periféricos de excitação (p. ex., aumento da frequência cardíaca, sudorese, rubor e tremor) e com frequência são usados para diminuir a ansiedade em situações relacionadas com desempenho. No transtorno de ansiedade social específica, podem ser administrados 10 a 80 mg de **propranolol** ou 25 a 100 mg de **atenolol** 1 hora antes do evento. Deve-se tomar uma dose de teste em casa, antes do evento, para assegurar que não haverá problemas relacionados com os efeitos adversos.
- A **fenelzina**, um **inibidor da MAO**, é efetiva, porém reservada para o tratamento de pacientes resistentes, devido a restrições dietéticas, interações medicamentosas potenciais e efeitos adversos.
- Os pacientes com TAS devem ser monitorados quanto à resposta dos sintomas, efeitos adversos, funcionalidade global e qualidade de vida. Os pacientes devem ser examinados semanalmente durante o ajuste da dose e mensalmente após a estabilização. Deve-se pedir ao paciente para manter um diário e registrar os sintomas e sua gravidade e efeitos colaterais. A escala de ansiedade social de Liebowitz realizada pelo médico e o inventário de fobia social para o paciente podem ser usados para monitorar a gravidade e as alterações dos sintomas.

TRANSTORNO DE ESTRESSE PÓS-TRAUMÁTICO

- Objetivos do tratamento: consistem em diminuir os sintomas centrais, a incapacidade e a comorbidade e em melhorar a qualidade de vida.
- Imediatamente após o evento traumático, o paciente deve receber um tratamento individualizado de acordo com os sinais de apresentação (p. ex., **hipnótico não benzodiazepínico** ou sessões breves de TCC). As sessões breves de TCC em estreita proximidade com o evento traumático podem ajudar a prevenir o TEPT.
- Se os sintomas persistirem por 3 a 4 semanas e houver prejuízo social ou ocupacional, o paciente deve receber farmacoterapia ou psicoterapia, ou ambas.
- A psicoterapia para o TEPT inclui manejo do estresse, dessensibilização com movimentos oculares e reprocessamento (EMDR, de *eye movement desensitization and reprocessing*) e psicoeducação. A TCC focada no evento traumático (TCCFT) e a EMDR são mais efetivas do que o manejo do estresse ou a terapia em grupo para reduzir os sintomas de TEPT.
- A Figura 66-3 apresenta um algoritmo para a farmacoterapia do TEPT.
- Os **ISRS** e a **venlafaxina** constituem a farmacoterapia de primeira linha para o TEPT (Quadro 66-14).
- A **sertralina** e a **paroxetina** foram aprovadas para o tratamento agudo do TEPT, enquanto a sertralina está aprovada para tratamento em longo prazo.
- Os antiadrenérgicos e os antipsicóticos atípicos podem ser usados como agentes potencializadores.
- Acredita-se que os **ISRS** sejam mais efetivos para os sintomas de retraimento do que outros fármacos. Cerca de 60% dos pacientes tratados com sertralina apresentaram uma melhora nos sintomas de excitabilidade e evitação/retraimento.
- A **mirtazapina** demonstrou ser efetiva em doses de até 45 mg/dia e constitui um agente de segunda linha. A **amitriptilina** e a **imipramina** também são fármacos de segunda linha. A **fenelzina** é um fármaco de terceira linha.
- Se não houver nenhuma melhora na resposta do estresse agudo dentro de 3 a 4 semanas após o evento traumático, devem-se iniciar os ISRS em doses baixas, com aumento lento até alcançar doses antidepressivas. Uma duração adequada do tratamento para determinar uma resposta é de 8 a 12 semanas

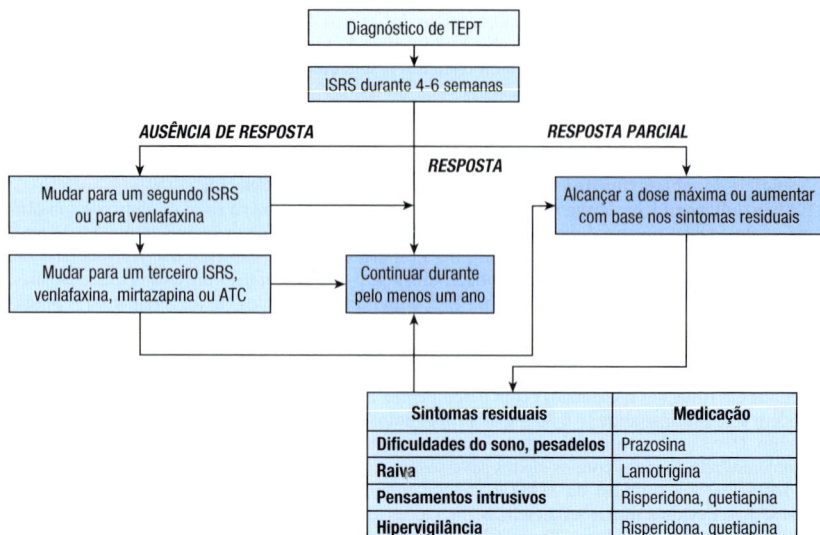

FIGURA 66-3 Algoritmo para a farmacoterapia do transtorno de estresse pós-traumático.
ATC, antidepressivos tricíclicos; ISRS, inibidores seletivos da recaptação de serotonina; TEPT, transtorno de estresse pós-traumático.

QUADRO 66-14	Dose de antidepressivos usados no tratamento do transtorno de estresse pós-traumático		
Fármaco	**Dose inicial**	**Faixa habitual (mg/dia)**	**Comentários**
Inibidores seletivos da recaptação de serotonina			
Fluoxetina	10 mg/dia	10-40[a]	
Paroxetina	10-20 mg/dia	20-40[a]	A dose máxima é de 50 mg/dia[b]
Sertralina	25 mg/dia	50-100	A dose máxima é de 200 mg/dia[b]
Outros agentes			
Amitriptilina	25 ou 50 mg/dia	75-200[a]	
Imipramina	25 ou 50 mg/dia	75-200[a]	
Mirtazapina	15 mg/noite	30-60[a]	
Fenelzina	15 ou 30 mg a cada noite	45-90[a]	
Venlafaxina de liberação prolongada	37,5 mg/dia	75-225[a]	

[a] Dose usada em ensaios clínicos, porém não aprovada pela Food and Drug Administration (FDA).
[b] Dose aprovada pela FDA.

- Os pacientes que respondem à terapia farmacológica devem continuar o tratamento durante pelo menos 12 meses. Para sua interrupção, o tratamento farmacológico deve ser reduzido de modo gradual no decorrer de um mês ou mais para diminuir a probabilidade de recidiva.
- A **prazosina**, em doses diárias de 1 a 4 mg, pode ser útil em alguns pacientes com TEPT.
- A **risperidona**, a **quetiapina**, os antagonistas α_1-adrenérgicos, os antidepressivos, os estabilizadores do humor e os anticonvulsivantes podem ser usados como agentes potencializadores em pacientes com respostas parciais.
- Os pacientes deverão ser examinados frequentemente nos primeiros três meses; em seguida, mensalmente, por três meses. Entre 6 e 12 meses, os pacientes podem ser avaliados a cada dois meses. Deve-se efetuar um monitoramento quanto à resposta dos sintomas, ideação suicida, incapacidade, efeitos colaterais e adesão do paciente ao tratamento.

Capítulo elaborado a partir de conteúdo original de autoria de Sarah T. Melton, Cynthia K. Kirkwood e Barbara G. Wells.

- *Transtorno bipolar I:* pelo menos um episódio maníaco, que pode ser precedido e seguido de episódios hipomaníaco ou depressivo maior.
- *Transtorno bipolar II:* pelo menos um episódio hipomaníaco e um episódio depressivo maior, atual ou precedente.

FISIOPATOLOGIA

- O Quadro 67-1 apresenta as doenças clínicas, os medicamentos e os tratamentos passíveis de induzir mania.
- O transtorno bipolar é influenciado por fatores de desenvolvimento, genéticos, neurobiológicos e psicológicos. É provável que múltiplos *loci* gênicos estejam envolvidos na hereditariedade.
- O transtorno bipolar está associado a estressores ambientais ou psicossociais e a fatores imunológicos.

MANIFESTAÇÕES CLÍNICAS

- Podem ocorrer diferentes tipos de episódios de modo sequencial, com ou sem período de humor normal (eutimia) entre eles. Pode haver flutuações de humor, que se estendem por vários meses ou depois de um episódio, e podem passar anos sem recidiva de qualquer tipo de episódio de humor (Quadro 67-2).

EPISÓDIO DEPRESSIVO MAIOR

- Os delírios, as alucinações e as tentativas de suicídio são mais comuns na depressão bipolar do que na depressão unipolar.

EPISÓDIO MANÍACO

- Em geral, a mania aguda começa de modo abrupto, e os sintomas aumentam no decorrer de vários dias. Podem ocorrer comportamento bizarro, alucinações e delírios paranoides ou de grandeza. Pode haver comprometimento acentuado do funcionamento.
- Os episódios maníacos podem ser precipitados por estressores, privação de sono, antidepressivos, estimulantes do sistema nervoso central (SNC) ou luzes brilhantes.

EPISÓDIO HIPOMANÍACO

- Não há comprometimento acentuado do funcionamento social ou ocupacional, nem delírios ou alucinações. Alguns pacientes podem se tornar mais produtivos do que o habitual; entretanto, 5 a 15% deles podem passar rapidamente para um episódio maníaco.

DIAGNÓSTICO

- O *Manual Diagnóstico e Estatístico de Transtornos Mentais,* 4ª edição*, texto revisado, classifica os transtornos bipolares em (1) bipolar I, (2) bipolar II, (3) transtorno ciclotímico, e (4) transtorno bipolar sem outra especificação. Ver o Quadro 67-2 para os critérios diagnósticos.
- História clínica, psiquiátrica e de medicamentos, exame físico e laboratoriais são necessários para excluir causas orgânicas de mania ou depressão.

EVOLUÇÃO DA DOENÇA

- O início na infância está associado a mais episódios de humor, rápida ciclagem e transtornos psiquiátricos comórbidos.
- Os cicladores rápidos, que representam 20% dos pacientes bipolares, sofrem quatro ou mais episódios por ano (depressivo maior, maníaco ou hipomaníaco). A ciclagem rápida está associada a episódios frequentes e graves de depressão e a um por prognóstico em longo prazo.

---

*N. de R.T. O DSM-5 foi publicado no Brasil em 2014.

| QUADRO 67-1 | Causas secundárias de mania |

Condições clínicas que causam mania

- Distúrbios do SNC (tumor cerebral, acidente vascular cerebral, lesões cranianas, hematoma subdural, esclerose múltipla, lúpus eritematoso sistêmico, convulsões do lobo temporal, doença de Huntington)
- Infecções (encefalite, neurossífilis, sepse, vírus da imunodeficiência humana)
- Anormalidades eletrolíticas ou metabólicas (flutuações do cálcio ou do sódio, hiperglicemia ou hipoglicemia)
- Alterações endócrinas ou hormonais (doença de Addison, doença de Cushing, hipertireoidismo ou hipotireoidismo, transtornos de humor relacionados à menstruação, à gravidez ou à perimenopausa)

Medicamentos ou substâncias capazes de induzir mania

- Intoxicação por álcool
- Estados de abstinência da substâncias (álcool, agonistas α_2-adrenérgicos, antidepressivos, barbitúricos, benzodiazepínicos, opiáceos)
- Antidepressivos (inibidores de MAO, ATC, inibidores da recaptação de 5-HT e/ou NE e/ou DA, antagonistas da 5-HT)
- Agentes potencializadores da DA (estimulantes do SNC: anfetaminas, cocaína, simpaticomiméticos; agonistas, liberadores e inibidores da recaptação de DA)
- Alucinógenos (LSD, PCP)
- A intoxicação por maconha desencadeia psicose, pensamentos paranoides, ansiedade e inquietude
- Agentes potencializadores da NE (antagonistas α_2-adrenérgicos, β-agonistas, inibidores da recaptação de NE)
- Esteroides (anabólicos, hormônio adrenocorticotrófico, corticosteroides)
- Preparações de tireoide
- Xantinas (cafeína, teofilina)
- Fármacos para emagrecer e descongestionantes de venda livre (efedra, pseudoefedrina)
- Fitoterápicos (erva-de-são-joão)

Tratamentos somáticos que induzem mania

- Terapia com luzes brilhantes
- Estimulação cerebral profunda
- Privação de sono

ATC, antidepressivos tricíclicos; DA, dopamina; 5-HT, serotonina; inibidores da MAO, inibidores da monoaminoxidase; LSD, dietilamida do ácido lisérgico; NE, norepinefrina; PCP, fenciclidina; SNC, sistema nervoso central.

- As mulheres têm mais tendência a apresentar maiores sintomas depressivos, idade de início mais avançada, melhor adesão e anormalidades da tireoide. Os homens podem apresentar mais episódios maníacos e uso de substâncias.
- Ocorrem tentativas de suicídio em até 50% dos pacientes com transtorno bipolar, e cerca de 10 a 19% dos indivíduos com transtorno bipolar I cometem suicídio.
- Os episódios podem ter duração mais longa e ser mais frequentes com o avanço da idade.

TRATAMENTO

- Objetivos do tratamento: Quadro 67-3.

ABORDAGEM GERAL

- O Quadro 67-4 mostra a abordagem ao tratamento dos episódios agudos em adultos.
- A adesão ao tratamento constitui o fator mais importante na obtenção dos objetivos.

QUADRO 67-2	Avaliação e diagnóstico dos episódios de humor	
Diagnóstico do episódio	**Comprometimento do funcionamento ou necessidade de hospitalização**[a]	**Critérios do _DSM-IV-TR_**[b]
Depressivo maior	Sim	Humor deprimido ou perda de interesse ou prazer nas atividades normais por um período de > 2 semanas, associados a pelo menos cinco dos seguintes sintomas:
		• Humor deprimido e triste (adultos); podendo haver humor irritável em crianças
		• Diminuição de interesse ou prazer nas atividades normais
		• Diminuição do apetite, perda de peso
		• Insônia ou hipersonia
		• Deficiência ou agitação psicomotora
		• Diminuição da energia ou fadiga
		• Sentimentos de culpa e inutilidade
		• Dificuldade em se concentrar e tomar decisões
		• Pensamentos ou tentativas de suicídio
Maníaco	Sim	Humor anormal e persistentemente elevado (expansivo ou irritável) durante um período de > 1 semana, associado a pelo menos três dos seguintes sintomas (quatro se o humor for apenas irritável):
		• Autoestima inflada (grandiosidade)
		• Diminuição da necessidade de sono
		• Aumento da fala (pressão por falar)
		• Fuga de ideias (pensamentos que correm)
		• Distratibilidade (atenção deficiente)
		• Aumento da atividade (socialmente, no trabalho ou sexualmente) ou atividade motora aumentada ou agitação
		• Envolvimento excessivo em atividades prazerosas, porém com alto risco de consequências graves (compras excessivas, assédio sexual, mau julgamento em negócios)
Hipomaníaco	Não	Humor anormal ou persistentemente elevado (expansivo ou irritável) durante pelo menos quatro dias, associado a pelo menos três seguintes sintomas (quatro se o humor for apenas irritável):
		• Autoestima inflada (grandiosidade)
		• Diminuição da necessidade de sono
		• Aumento da fala (pressão por falar)
		• Fuga de ideias (pensamentos que correm)
		• Aumento da atividade (socialmente, no trabalho ou sexualmente) ou atividade motora aumentada ou agitação
		• Envolvimento excessivo em atividades prazerosas, porém com alto risco de consequências graves (compras excessivas, assédio sexual, mau julgamento em negócios)

(continua)

QUADRO 67-2	Avaliação e diagnóstico dos episódios de humor *(continuação)*	
Diagnóstico do episódio	Comprometimento do funcionamento ou necessidade de hospitalização[a]	Critérios do *DSM-IV-TR*[b]
Misto	Sim	Ocorrem critérios tanto para o episódio depressivo quanto para o episódio maníaco (exceto pela duração) quase todos os dias, durante um período mínimo de uma semana
Ciclagem rápida	Sim	Mais de quatro episódios depressivos maiores ou episódios maníacos (maníaco, misto ou hipomaníaco) em 12 meses

[a] Prejuízo no funcionamento social ou ocupacional; necessidade de hospitalização devido ao potencial dano ao indivíduo e a terceiros ou sintomas psicóticos.
[b] O transtorno não é causado por uma condição clínica (p. ex., hipotireoidismo) ou por transtorno induzido por substâncias (p. ex., tratamento com antidepressivos, medicamentos, eletroconvulsoterapia).

- Os pacientes bipolares devem usar um estabilizador de humor (p. ex., lítio, valproato, carbamazepina) durante toda vida. Durante os episódios agudos, podem ser acrescentados medicamentos que, em seguida, são reduzidos gradativamente após a estabilização.

TERAPIA NÃO FARMACOLÓGICA

- As abordagens não farmacológicas incluem: 1) psicoterapia (p. ex., individual, em grupo e familiar), terapia interpessoal e/ou terapia cognitivo-comportamental; 2) técnicas de redução de estresse, terapia de relaxamento, massagem e ioga; 3) sono (horário regular para deitar e acordar, evitar o consumo de álcool ou de cafeína antes de dormir); 4) nutrição (consumo regular de alimentos ou bebidas ricos em proteínas e ácidos graxos essenciais, suplementos de vitaminas e minerais); e 5) exercício (treinamento aeróbico e de levantamento de peso regular, pelo menos três vezes por semana).

QUADRO 67-3	Princípios gerais para o tratamento do transtorno bipolar

Objetivos do tratamento
- Eliminar o episódio de humor com remissão completa dos sintomas (i.e., tratamento agudo)
- Prevenir as recidivas ou recaídas dos episódios de humor (i.e., continuação do tratamento)
- Retornar ao funcionamento psicossocial completo
- Aumentar ao máximo a adesão do paciente ao tratamento
- Reduzir ao mínimo os efeitos adversos
- Usar medicamentos com melhor tolerabilidade e menos interações medicamentosas
- Tratar a comorbidade de uso e abuso de substâncias
- Eliminar o uso de álcool, maconha, cocaína, anfetaminas e alucinógenos
- Reduzir ao mínimo o uso de nicotina e interromper o consumo de cafeína pelo menos 8 horas antes de deitar
- Evitar estressores ou substâncias capazes de desencadear um episódio agudo

Monitoramento
- Episódios de humor: documentar diariamente os sintomas em um quadro de humor (documentar os estressores da vida, o tipo de episódio, a sua duração e o resultado do tratamento); os quadros de vida mensais e anuais são valiosos para a documentação dos padrões de ciclos de humor
- Adesão aos medicamentos (a omissão de doses constitui o principal motivo pela falta de resposta e recidiva dos episódios)
- Efeitos adversos, em particular sedação e ganho de peso (tratar rapidamente e com vigor para evitar a não adesão)
- Ideação ou tentativa de suicídio (as taxas de suicídio no transtorno bipolar I são de 10 a 15%; as tentativas de suicídio estão principalmente associadas a episódios depressivos, episódios mistos com depressão grave ou presença de psicose)

QUADRO 67-4 Algoritmo e diretrizes para o tratamento agudo dos episódios de humor em pacientes com transtorno bipolar I

Episódio maníaco agudo ou misto	Episódio depressivo agudo
Diretrizes gerais Avaliar as causas secundárias de mania ou dos estados mistos (p. ex., uso de álcool ou de substâncias) Interromper os antidepressivos Suprimir os estimulantes e a cafeína, se possível Tratar o abuso de substâncias Incentivar a boa nutrição (com consumo regular de proteínas e ácidos graxos essenciais), o exercício, o sono adequado, a redução do estresse e a terapia psicossocial	**Diretrizes gerais** Avaliar as causas secundárias de depressão (p. ex., uso de álcool ou substâncias) Interromper os antipsicóticos, benzodiazepínicos ou agentes sedativo-hipnóticos, se possível Tratar o abuso de substâncias Incentivar uma boa nutrição (com consumo regular de proteínas e ácidos graxos essenciais), o exercício, o sono adequado, a redução do estresse e terapia psicossocial
Hipomania Em **primeiro lugar**, otimizar o estabilizador do humor em uso ou iniciar os medicamentos estabilizadores do humor: lítio,[a] valproato,[a] carbamazepina,[a] ou ASG Considerar a adição de um benzodiazepínico (lorazepam ou clonazepam) para o tratamento adjuvante em curto prazo da agitação ou insônia, se necessário Opções de tratamento medicamentoso alternativo: oxcarbazepina	**Episódio depressivo leve a moderado** Em **primeiro lugar**, iniciar e/ou otimizar o medicamento estabilizador de humor: lítio[a] ou quetiapina Anticonvulsivantes alternativos: lamotrigina,[b] valproato;[a] antipsicóticos: associação de fluoxetina/olanzapina
Mania Em **primeiro lugar**, associação de dois ou três fármacos (lítio,[a] valproato[a] ou ASG) **mais** um benzodiazepínico (lorazepam ou clonazepam) e/ou antipsicótico para o tratamento adjuvante em curto prazo da agitação ou insônia; recomenda-se o lorazepam para a catatonia Não associar antipsicóticos Opções de tratamento medicamentoso alternativo: carbamazepina,[a] se o paciente não responder ou não tolerar esse fármaco, considerar a oxcarbazepina	**Episódio depressivo grave** Em **primeiro lugar**, otimizar o estabilizador do humor em uso ou iniciar um medicamento estabilizador do humor: lítio[a] ou quetiapina Associação alternativa de fluoxetina/olanzapina Na presença de psicose, iniciar um antipsicótico em combinação com o esquema acima Não associar antipsicóticos Anticonvulsivantes alternativos: lamotrigina,[b] valproato[a]

Em **segundo lugar**, se a resposta for inadequada, considerar uma combinação de dois fármacos:

Lítio[a] **mais** um anticonvulsivante ou ASG

Anticonvulsivante **mais** um anticonvulsivante ou ASG

Em **segundo lugar**, se a resposta for inadequada, considerar uma combinação de três fármacos:

Lítio[a] **mais** um anticonvulsivante **mais** um antipsicótico

Um anticonvulsivante **mais** anticonvulsivante **mais** um antipsicótico

Em **terceiro lugar**, se a resposta for inadequada, considerar a ECT para a mania com psicose ou catatonia,[d] ou acrescentar clozapina para doença refratária ao tratamento

Em **segundo lugar**, se a resposta for inadequada, considerar a carbamazepina[a] ou acrescentar um antidepressivo

Em **terceiro lugar**, se a resposta for inadequada, considerar uma combinação de três fármacos:

Lítio **mais** lamotrigina[b] **mais** um antidepressivo

Lítio **mais** quetiapina **mais** antidepressivo[c]

Em **quarto lugar**, se a resposta for inadequada, considerar a ECT para a doença refratária ao tratamento e depressão com psicose ou catatonia[d]

ASG, antipsicótico de segunda geração; ECT, eletroconvulsoterapia.

[a] Usar as faixas-padrão de concentração sérica terapêutica, quando clinicamente indicado; se houver resposta parcial ou episódio inesperado, ajustar a dose para alcançar concentrações séricas mais altas sem causar efeitos adversos intoleráveis; deve-se preferir o valproato ao lítio para episódios mistos e ciclagem rápida; o lítio e/ou a lamotrigina são preferidos ao valproato para a depressão bipolar.

[b] A lamotrigina não está aprovada para o tratamento agudo da depressão, e a dose inicial deve ser baixa e ajustada lentamente para diminuir os efeitos adversos, se for usada como terapia de manutenção para o transtorno bipolar I. A lamotrigina pode ser iniciada durante o tratamento agudo, com planos de transição para esse medicamento para manutenção de longo prazo. Podem ocorrer interação medicamentosa e erupção dermatológica grave quando a lamotrigina for associada com valproato (i.e., a dose de lamotrigina precisa ser reduzida à metade da dose-padrão).

[c] Existem controvérsias sobre o uso de antidepressivos, e, com frequência, são considerados de terceira linha no tratamento da depressão bipolar aguda, exceto em pacientes sem história recente de mania aguda grave ou potencialmente em pacientes com transtorno bipolar II.

[d] A ECT para a mania grave ou depressão durante a gravidez e para os episódios mistos; antes do tratamento, deve-se interromper a administração de anticonvulsivantes, lítio e benzodiazepínicos para maximizar o efeito terapêutico e reduzir ao mínimo os efeitos adversos.

TERAPIA FARMACOLÓGICA

- Ver o Quadro 67-5 para informações sobre medicamentos e doses no transtorno bipolar.
- Ver o Quadro 67-6 para diretrizes de monitoramento laboratorial de pacientes em uso de estabilizadores do humor.
- O lítio, o divalproex de sódio (valproato de sódio), a carbamazepina de liberação prolongada, o aripiprazol, a asenapina, a olanzapina, a quetiapina, a respiridona e a ziprasidona estão atualmente aprovados pela Food and Drug Administration (FDA) para o tratamento da mania aguda. O lítio, o divalproex de sódio (vaproato de sódio), a aripiprazol, a olanzapina e a lamotrigina estão aprovados para tratamento de manutenção.
- O lítio constitui o fármaco de escolha para o transtorno bipolar com mania eufórica, enquanto o valproato tem maior eficácia para os estados mistos, a mania irritável/disfórica e a ciclagem rápida.
- As terapias de combinação (p. ex., lítio mais valproato ou carbamazepina; lítio ou valproato mais um antipsicótico de segunda geração) podem proporcionar uma melhor resposta aguda e prevenção de recidiva ou recaída do que a monoterapia em alguns pacientes bipolares, particularmente aqueles com estados mistos ou ciclagem rápida.
- Algumas diretrizes úteis incluem as seguintes: *Canadian Network for Mood and Anxiety Treatments* (CANMAT); *International Society for Bipolar Disorders Guidelines*; *Practice Guideline for the Treatment of Patients with Bipolar Disorder* (revisão), publicada pela American Psychiatric Association; *Texas Medication Algorithm Project*, desenvolvido pelo Texas Department of Mental Health and Mental Retardation; e *Practice Parameters for the Assessment and Treatment of Children and Adolescents with Bipolar Disorder*, desenvolvido pela American Academy of Child and Adolescent Psychiatry.

Lítio

- O lítio constitui o agente de primeira linha para a mania aguda, a depressão bipolar aguda e o tratamento de manutenção dos transtornos bipolares I e II.
- O lítio é rapidamente absorvido, não se liga a proteínas e não é metabolizado; é excretado de modo inalterado na urina e em outros líquidos orgânicos.
- Podem ser necessárias 6 a 8 semanas para demonstrar a sua eficácia antidepressiva. É mais efetivo para a mania eufórica e menos efetivo para mania com características psicóticas, episódios mistos, ciclagem rápida e abuso de álcool e substâncias. A terapia de manutenção é mais efetiva em pacientes com menos episódios, que apresentam bom funcionamento entre os episódios e história familiar de resposta satisfatória ao lítio. Produz uma resposta profilática em até dois terços dos pacientes e reduz o risco de suicídio em 8 a 10 vezes.
- A potencialização do lítio pela carbamazepina, lamotrigina e valproato pode melhorar a resposta em pacientes com transtorno bipolar I, porém pode aumentar o risco de sedação, ganho de peso, queixas gastrintestinais (GI) e tremor.
- Foi relatado que a associação do lítio com **antipsicóticos de primeira geração (APG)** em pacientes idosos provoca neurotoxicidade (p. ex., *delirium*, tremores graves, disfunção cerebelar e sintomas extrapiramidais). Deve-se suspender e interromper o lítio pelo menos dois dias antes da eletroconvulsoterapia (ECT) e retomá-lo 2 a 3 dias após a última sessão de ECT.
- Foi relatado que a associação do lítio com verapamil ou diltiazem provoca neurotoxicidade e bradicardia grave.
- Os efeitos colaterais iniciais estão frequentemente relacionados com a dose e pioram durante os picos das concentrações séricas (1 a 2 horas após a dose). Pode ser útil reduzir a dose, tomar doses menores com alimentos, usar produtos de liberação prolongada e tomar uma dose ao dia ao deitar.
- Pode-se reduzir ao mínimo o desconforto GI por meio de abordagens padronizados ou pela adição de antiácidos ou antidiarreicos. Algumas vezes, pode-se obter uma melhora da diarreia passando para uma formulação líquida.

QUADRO 67-5 Produtos, dosagem e administração e uso clínico dos fármacos utilizados no tratamento do transtorno bipolar

Fármaco	Dose inicial	Dose habitual: dose para populações especiais	Comentários
Sais de lítio: aprovados pela FDA para uso no transtorno bipolar			
Carbonato de lítio[a,b]	300 mg, duas vezes ao dia	900 a 2.400 mg/dia, em 2 a 4 doses fracionadas, de preferência nas refeições	Usado isoladamente ou em associação com outros fármacos (p. ex., valproato, carbamazepina, antipsicóticos) para o tratamento agudo da mania e para tratamento de manutenção
Citrato de lítio[a,b]		Comprometimento renal: é necessário reduzir as doses, com monitoramento frequente dos níveis séricos	
		Há uma ampla variação nas doses necessárias para obter resposta terapêutica e concentração sérica mínima de lítio (i.e, 0,6 a 1,2 mEq/L [mmol/L] para terapia de manutenção e 1 a 1,2 mEq/L [mmol/L] para episódios de humor agudos, 8 a 12 horas depois da última dose)	
Anticonvulsivantes: aprovados pela FDA para uso no transtorno bipolar			
Divalproex de sódio[a]	250 a 500 mg, duas vezes ao dia	Podem-se administrar 750 a 3.000 mg/dia (20 a 60 mg/kg/dia), uma vez ao dia ou em doses fracionadas	Usado isoladamente ou em associação com outros fármacos (p. ex., lítio, carbamazepina, antipsicóticos) para o tratamento agudo da mania e para tratamento de manutenção
Ácido valproico[a]	Pode-se administrar uma dose de ataque de divalproex (20 a 30 mg/kg/dia)	Ajustar até obter resposta clínica	Usar com cautela quando associado à lamotrigina, devido ao potencial de interação medicamentosa
		Necessidade de ajuste da dose na presença de comprometimento hepático	

(continua)

QUADRO 67-5 Produtos, dosagem e administração e uso clínico dos fármacos utilizados no tratamento do transtorno bipolar *(continuação)*

Fármaco	Dose inicial	Dose habitual; dose para populações especiais	Comentários
Lamotrigina[b]	25 mg ao dia	50 a 400 mg/dia em doses fracionadas. Deve-se aumentar lentamente a dose (p. ex., 25 mg/dia durante duas semanas; em seguida, 50 mg/dia nas semanas 3 e 4 e, em seguida, incrementos de 50 mg/dia a intervalos semanais, até alcançar 200 mg/dia) Necessidade de ajuste da dose na presença de comprometimento hepático	Usar isoladamente ou em associação com outros fármacos (p. ex., lítio, carbamazepina) para o tratamento de manutenção de longo prazo do transtorno bipolar I
Carbamazepina[a] de liberação prolongada	200 mg, duas vezes ao dia	200 a 1.800 mg/dia, em duas ou quatro doses fracionadas Ajustar até obter uma resposta clínica Necessidade de ajuste da dose na presença de comprometimento hepático	Usada isoladamente ou em associação com outros fármacos (p. ex., lítio, valproato, antipsicóticos) para o tratamento agudo e o tratamento de manutenção em longo prazo da mania ou dos episódios mistos no transtorno bipolar I. As diretrizes da APA recomendam reservá-la a pacientes incapazes de tolerar lítio ou valproato, ou que apresentam uma resposta inadequada a esses fármacos Os comprimidos de liberação prolongada devem ser deglutidos inteiros, e não quebrados nem mastigados
Anticonvulsivantes: não aprovados pela FDA para uso no transtorno bipolar			
Carbamazepina[a] de liberação imediata	200 mg, duas vezes ao dia	200 a 1.800 mg/dia, em 2 a 4 doses fracionadas Ajustar até obter uma resposta clínica	As cápsulas de carbatrol podem ser abertas e o conteúdo salpicado sobre o alimento

	Dose inicial	Faixa de dose	Comentários
Ácido valproico de liberação imediata	250 a 500 mg, duas vezes ao dia	750 a 3.000 mg/dia (20 a 60 mg/kg/dia), administrados uma vez ao dia ou em doses fracionadas Ajustar até obter uma resposta clínica Necessidade de ajuste das doses na presença de comprometimento hepático	Usar com cautela quando associado com lamotrigina, devido ao potencial de interação medicamentosa
Valproato de sódio de liberação imediata	Pode-se administrar uma dose de ataque (20 a 30 mg/kg/dia)		
Oxcarbazepina	300 mg, duas vezes ao dia	300 a 1.200, em duas doses fracionadas Ajustar com base na resposta clínica Necessidade de ajuste das doses na presença de comprometimento renal grave	Utilizar quando os pacientes não respondem ao tratamento com carbamazepina ou apresentam efeitos colaterais intoleráveis Pode apresentar menos efeitos adversos e ser mais bem tolerada do que a carbamazepina
Antipsicóticos atípicos: aprovados pela FDA para uso no transtorno bipolar			
Aripiprazol[a,b]	10 a 15 mg ao dia	10 a 30 mg/dia, uma vez ao dia	Podem ser usados em associação com lítio, valproato ou carbamazepina para o tratamento agudo da mania ou dos estados mistos (principalmente com características psicóticas) para o transtorno bipolar I
Asenapina[a]	5 a 10 mg, duas vezes ao dia, por via sublingual	5 a 10 mg, duas vezes ao dia, por via sublingual	
Olanzapina[a,b]	2,5 a 5 mg, duas vezes ao dia	5 a 20 mg/dia, uma vez ao dia ou em doses fracionadas	
Olanzapina e fluoxetina[c]	6 mg de olanzapina e 25 mg de fluoxetina ao dia	6 a 12 mg de olanzapina e 25 a 50 mg de fluoxetina ao dia	

(continua)

QUADRO 67-5	Produtos, dosagem e administração e uso clínico dos fármacos utilizados no tratamento do transtorno bipolar *(continuação)*		
Fármaco	**Dose inicial**	**Dose habitual; dose para populações especiais**	**Comentários**
Quetiapina[a,b]	50 mg, duas vezes ao dia	50 a 800 mg/dia, em doses fracionadas ou uma vez ao dia quando o paciente estiver estabilizado	
Risperidona[a]	0,5 a 1 mg, duas vezes ao dia	0,5 a 6 mg/dia, uma vez ao dia ou em doses fracionadas	
Ziprasidona[a]	40 a 60 mg, duas vezes ao dia	40 a 160 mg/dia, em doses fracionadas. Administrar com alimento	
Benzodiazepínicos	A dose deve ser lentamente aumentada e reduzida, de acordo com a resposta e os efeitos adversos		Utilizar em associação com outros fármacos (p. ex., antipsicóticos, lítio, valproato) para o tratamento agudo da mania ou dos episódios mistos. Utilizar como agente sedativo-hipnótico adjuvante a curto prazo

APA, American Psychological Association; FDA, Food and Drug Administration.

Os fármacos aprovados pela FDA podem ser usados como monoterapia em várias fases da doença, conforme observado nos rodapés[a,b,c].

[a] Fármaco aprovado pela FDA para mania aguda.
[b] Fármaco aprovado pela FDA para manutenção.
[c] Fármaco aprovado pela FDA para depressão bipolar aguda.

QUADRO 67-6 Diretrizes para exames laboratoriais basais e de rotina e monitoramento dos fármacos usados no tratamento do transtorno bipolar

	Basal: exame físico e bioquímica geral[a]	Exames hematológicos[b]		Exames metabólicos[c]		Provas de função hepática[d]		Provas de função renal[e]		Provas de função da tireoide[f]		Eletrólitos séricos[g]		Dermatológico[h]	
	Basal	Basal	6 a 12 meses	Basal	6 a 12 meses	Basal	6 a 12 meses	Basal	6 a 12 meses	Basal	6 a 12 meses	Basal	6 a 12 meses	Basal	6 a 12 meses
ASG[i]	X			X	X										
Carbamazepina[j]	X	X	X			X	X	X				X	X	X	X
Lamotrigina[k]	X													X	X
Lítio[l]	X	X	X	X	X			X	X	X	X	X	X	X	X
Oxacarbazepina[m]	X											X	X		
Valproato[n]	X	X	X	X	X	X	X							X	X

[a] Rastreamento para abuso de substâncias e gravidez.
[b] Hemograma completo com contagem diferencial e plaquetas.
[c] Glicose em jejum, lipídios séricos e peso.
[d] Lactato desidrogenase, aspartato aminotransferase, alanina aminotransferase, bilirrubina total e fofatase alcalina.
[e] Creatinina sérica, ureia sanguínea, exame de urina, osmolalidade e densidade específica da urina.
[f] Tri-iodotironina, tiroxina total, captação de tiroxina e hormônio tireoestimulante.
[g] Sódio sérico.
[h] Erupções, adelgaçamento dos cabelos e alopecia.
[i] Antipsicóticos de segunda geração: monitorar à procura de aumento do apetite com ganho de peso (principalmente em pacientes com índice de massa corporal baixa ou normal no início); monitorar rigorosamente se houver um ganho de peso rápido ou significativo no início do tratamento; há relatos de casos de hiperlipidemia e diabetes melito.

(continua)

QUADRO 67-6 Diretrizes para exames laboratoriais basais e de rotina e monitoramento dos fármacos usados no tratamento do transtorno bipolar (continuação)

[i] Carbamazepina: o fabricante recomenda a obtenção de um hemograma completo com contagem das plaquetas (e, possivelmente, contagem dos reticulócitos e determinação do ferro sérico) em condições basais e o monitoramento subsequente individualizado pelo médico (p. ex., hemograma completo, contagem de plaquetas e provas de função hepática a cada duas semanas, durante os primeiros dois meses de tratamento, e, em seguida, a cada três meses se os resultados forem normais). Monitorar mais rigorosamente se o paciente apresentar anormalidades hematológicas ou hepáticas, ou se estiver recebendo algum fármaco mielotóxico; interromper se as contagens de plaquetas forem < 100.000/mm³ (< 100 x 10⁹/L), se a contagem de leucócitos for < 3.000/mm³ (< 3 x 10⁹/L), ou se houver evidências de mielossupressão ou de disfunção hepática. Os níveis séricos de eletrólitos devem ser monitorados nos pacientes idosos ou naqueles com risco de hiponatremia. A carbamazepina interfere em alguns testes de gravidez.

[k] Lamotrigina: Se houver comprometimento renal ou hepático, monitorar rigorosamente e ajustar a dose de acordo com as instruções do fabricante. Reações dermatológicas graves foram relatadas dentro de 2 a 8 semanas após o início do tratamento e têm mais probabilidade de ocorrer em pacientes em uso concomitante de valproato, com rápidos aumentos da dose ou com o uso de doses superiores àquelas do esquema de ajuste recomendado.

[l] Lítio: obter um eletrocardiograma basal em pacientes com mais de 40 anos de idade ou nos casos de doença cardíaca preexistente (pode ocorrer depressão reversível e benigna da onda T). Devem ser obtidas provas de função renal a cada 2 a 3 meses durante os primeiros seis meses e, em seguida, a cada 6 a 12 meses; na presença de comprometimento da função renal, monitorar o volume de urina de 24 horas e a creatinina a cada três meses; se o volume de urina for > 3 L/dia, monitorar o exame de urina, a osmolalidade e a densidade específica a cada três meses. Provas de função da tireoide devem ser obtidas uma ou duas vezes durante os primeiros seis meses e, em seguida, a cada 6 a 12 meses; monitorar quanto a sinais e sintomas de hipotireoidismo; se houver necessidade de suplementação com hormônio tireoidiano, realizar provas de função da tireoide e ajustar a dose de hormônio tireoidiano a cada 1 a 2 meses, até que os índices de função tireoidiana estejam dentro da faixa normal; em seguida, monitorar a cada 3 a 6 meses.

[m] Oxcarbazepina: há relatos de hiponatremia (concentrações séricas de sódio < 125 mEq/L [mmol/L]), que ocorre mais frequentemente durante os primeiros três meses de tratamento; as concentrações séricas de sódio devem ser monitoradas em pacientes em uso de fármacos que reduzem as concentrações séricas de sódio (p. ex., diuréticos ou fármacos que provocam secreção inapropriada de hormônio antidiurético) ou em pacientes que apresentam sintomas de hiponatremia (p. ex., confusão, cefaleia, letargia e mal-estar). Foram descritas reações de hipersensibilidade em aproximadamente 25 a 30% dos pacientes com história de hipersensibilidade à carbamazepina, exigindo a interrupção imediata do fármaco.

[n] Valproato: há relato de ganho de peso em pacientes com índice de massa corporal baixo ou normal. Monitorar as contagens de plaquetas e a função hepática durante os primeiros 3 a 6 meses se houver evidências de equimoses ou sangramento aumentado. Monitorar rigorosamente os pacientes que apresentam anormalidades hematológicas ou hepáticas ou aqueles em uso de fármacos que afetam a coagulação, como ácido acetilsalicílico e varfarina; interromper se as contagens de plaquetas forem < 100.000/mm³⁺/L (< 100 x 10⁹/L), ou se houver prolongamento do tempo de sangramento. Há relatos de pancreatite, encefalopatia hiperamonêmica, síndrome do ovário policístico, aumento da testosterona e irregularidades menstruais; não se recomenda o uso do valproato no primeiro trimestre de gravidez devido a risco de defeitos do tubo neural.

- A fraqueza muscular e a letargia, que ocorrem em cerca de 30% dos pacientes, costumam ser transitórias. Ocorre polidipsia com poliúria e nictúria em até 70% dos pacientes, e o tratamento consiste em efetuar uma mudança para uma dose única ao dia ao deitar.
- Observa-se a ocorrência de tremor fino das mãos em até 50% dos pacientes. O tratamento pode consistir em mudar o medicamento para uma preparação de ação prolongada, reduzir a dose ou acrescentar **propranolol** na dose de 20 a 120 mg/dia.
- O lítio reduz a capacidade dos rins de concentrar a urina e pode causar diabetes insípido nefrogênico, com baixa densidade específica da urina e poliúria de baixa osmolalidade (volume urinário > 3 L/dia). Essa complicação pode ser tratada com **diuréticos de alça**, **diuréticos tiazídicos** ou **triantereno**. Se for utilizado um diurético tiazídico, as doses de lítio devem ser reduzidas em 50%, e os níveis de lítio e de potássio devem ser monitorados. A amilorida exerce efeitos natriuréticos mais fracos e parece ter pouco efeito sobre o *clearance* do lítio.
- O tratamento em longo prazo com lítio está associado a um risco de 10 a 20% de alterações morfológicas dos rins.
- A nefrotoxicidade induzida por lítio é rara se os pacientes forem mantidos com a menor dose efetiva, se for usada uma dose única ao dia, se for mantida uma boa hidratação e se a toxicidade for evitada.
- Até 30% dos pacientes que recebem tratamento de manutenção com lítio apresentam elevação transitória das concentrações séricas de hormônio tireoestimulante. Cerca de 5 a 35% dos pacientes desenvolvem bócio e/ou hipotireoidismo, que têm uma probabilidade 10 vezes maior de ocorrer em mulheres. O tratamento consiste em acrescentar **levotiroxina**.
- O lítio pode causar efeitos cardíacos, incluindo achatamento ou inversão da onda T (até 30% dos pacientes), bloqueio atrioventricular e bradicardia.
- Outros efeitos colaterais do lítio de aparecimento tardio incluem leucocitose reversível e benigna, acne, alopecia, exacerbação da psoríase, dermatite pruriginosa, exantema maculopapular, foliculite e ganho de peso.
- Pode ocorrer toxicidade do lítio com níveis séricos superiores a 1,5 mEq/L (mmol/L), porém os pacientes idosos podem exibir sintomas tóxicos com níveis terapêuticos. Podem ocorrer sintomas tóxicos graves com concentrações séricas acima de 2 mEq/L (mmol/L), incluindo vômitos, diarreia, incontinência, perda da coordenação, comprometimento cognitivo, arritmias e convulsões, e podem ocorrer comprometimento neurológico e lesão renal permanente.
- Os fatores que predispõem à toxicidade pelo lítio incluem restrição de sódio, desidratação, vômitos, diarreia, idade acima de 50 anos, insuficiência cardíaca, cirrose, interações medicamentosas que diminuem o *clearance* do lítio, exercícios vigorosos, sauna, clima quente e febre. Os pacientes são instruídos a manter um aporte adequado de sódio e de líquidos e a evitar o consumo de álcool e o consumo excessivo de café, chá, refrigerantes tipo cola e outras bebidas contendo cafeína.
- Se houver suspeita de toxicidade por lítio, o paciente deve interromper o uso do fármaco e procurar imediatamente o serviço de emergência. Em geral, há necessidade de hemodiálise intermitente quando os níveis séricos de lítio são superiores a 3,5-4 mEq/L (mmol/L) em pacientes com tratamento em longo prazo; a hemodiálise deve ser continuada até obter uma concentração abaixo de 1 mEq/L (mmol/L).
- Os diuréticos tiazídicos, os anti-inflamatórios não esteroides, os inibidores da enzima conversora de angiotensina e as dietas com restrição de sal podem elevar os níveis de lítio. Pode ocorrer neurotoxicidade quando o lítio for associado com carbamazepina, diltiazem, losartana, metildopa, metronidazol, fenitoína e verapamil.
- O lítio costuma ser iniciado em uma dose de 600 mg/dia para profilaxia e 900 a 1.200 mg/dia para a mania aguda. Devem-se administrar preparações de liberação imediata duas ou três vezes ao dia e produtos de liberação prolongada uma ou duas vezes ao dia. Após a estabilização dos pacientes, muitos deles podem passar para uma dose única ao dia.
- Inicialmente, as concentrações séricas de lítio devem ser verificas uma ou duas vezes por semana. Após alcançar uma concentração sérica desejada, os níveis são verificados em duas semanas e, quando estáveis, são determinados a cada 3 a 6 meses.
- O *clearance* do lítio aumenta em 50 a 100% durante a gravidez. Os níveis séricos devem ser monitorados uma vez por mês durante a gravidez e uma vez por semana no mês que antecede o parto. Por ocasião do parto, a dose deve ser reduzida para os níveis de antes da gravidez, e deve-se manter a hidratação.

- Uma prova terapêutica razoável em pacientes ambulatoriais consiste em pelo menos 4 a 6 semanas com concentrações séricas de lítio de 0,6 a 1,2 mEq/L (mmol/L). Os pacientes com concentrações séricas entre 0,8 mEq/L e 1 mEq/L (mmol/L) podem sofrer menos recidivas do que aqueles com concentrações séricas mais baixas. Os pacientes com mania aguda podem necessitar de concentrações séricas de 1 a 1,2 mEq/L (mmol/L), e alguns necessitam de até 1,5 mEq/L (mmol/L). Obter os níveis de lítio 12 horas após a administração da dose. Para profilaxia do transtorno bipolar em pacientes idosos, são recomendadas concentrações séricas de 0,4 a 0,6 mEq/L (mmol/L).

Anticonvulsivantes

- Para uma informação mais detalhada dos efeitos colaterais, da farmacocinética e das interações medicamentosas dos anticonvulsivantes, ver o Capítulo 53.

Valproato de sódio e ácido valproico

- O **divalproex de sódio** (**valproato de sódio**), aprovado para uso nos episódios de mania aguda ou mistos, constitui o estabilizador do humor mais prescrito nos Estados Unidos. É tão efetivo quanto o **lítio** e a **olanzapina** para a mania pura e pode ser mais efetivo do que o lítio nos casos de ciclagem rápida, estados mistos e transtorno bipolar com abuso de substâncias. O valproato de sódio diminui a frequência dos episódios maníacos, depressivos e mistos recorrentes (ou evita sua ocorrência).
- O **lítio**, a **carbamazepina**, os **antipsicóticos** ou os **benzodiazepínicos** podem potencializar os efeitos antimaníacos do valproato. Pode-se acrescentar valproato ao lítio para obter efeitos sinérgicos, e essa combinação demonstrou ter eficácia no tratamento de manutenção do transtorno bipolar I. As combinações de valproato e carbamazepina podem ter efeitos sinérgicos, porém o potencial de interações medicamentosas exige o monitoramento dos níveis sanguíneos de ambos os fármacos. Os **antipsicóticos de segunda geração** (**ASG**) podem ser acrescentados ao valproato para a mania inesperada; todavia, podem aumentar o risco de sedação e ganho de peso. A associação do valproato com lamotrigina aumenta o risco de exantema, ataxia, tremor, sedação e fadiga.
- Os efeitos colaterais mais frequentes do valproato relacionados à dose consistem em queixas GI, tremor fino e sedação. A redução da dose ou a adição de um β-bloqueador podem aliviar os tremores. Outros efeitos colaterais incluem ataxia, letargia, alopecia, prurido, prolongamento do tempo de sangramento, elevações transitórias das enzimas hepáticas, ganho de peso e hiperamonemia. A hepatite necrosante fatal é rara e idiossincrásica, ocorrendo em crianças que recebem múltiplos anticonvulsivantes. Foi relatada a ocorrência de pancreatite potencialmente fatal.
- A dose inicial é de 250 a 500 mg, duas vezes ao dia; pode-se administrar uma dose de ataque de 20 a 30 mg/kg/dia de valproato de sódio por 12 horas. A dose diária é ajustada em 250 a 500 mg, a cada 1 a 3 dias, com base na resposta e na tolerabilidade do paciente. A dose máxima é de 60 mg/kg/dia (ver **Quadro 67-5**).
- Uma vez estabelecida a dose ideal, ela pode ser administrada duas vezes ao dia ou ao deitar, quando tolerado.
- O divalproex de liberação prolongada pode ser administrado uma vez ao dia, porém a sua biodisponibilidade pode ser 15% menor que a dos produtos de liberação imediata.
- A maioria dos médicos procura obter uma concentração sérica na faixa de 50 a 125 mcg/mL (347 a 866 μmol/L), determinada 12 horas após a última dose. Os pacientes com ciclotimia ou transtorno bipolar II respondem na presença de níveis sanguíneos mais baixos, enquanto pacientes com formas mais graves podem necessitar de até 150 mcg/mL (1.040 μmol/L). Os níveis séricos são mais úteis para avaliar a adesão do paciente ou a ocorrência de toxicidade.

Carbamazepina

- A **carbamazepina** é comumente utilizada para terapia aguda e de manutenção. Nos Estados Unidos, apenas a formulação de liberação prolongada foi aprovada pela FDA para o transtorno bipolar.
- A carbamazepina em geral é reservada para pacientes refratários ao lítio, cíclicos rápidos ou pacientes com estados mistos. Possui efeitos antimaníacos agudos, porém sua eficácia em longo prazo não está bem estabelecida. Pode ser menos efetiva do que o lítio para o tratamento de manutenção e para a depressão bipolar.
- A associação da carbamazepina com **lítio**, **valproato** e antipsicóticos com frequência é usada para os episódios maníacos em pacientes resistentes ao tratamento. A carbamazepina com nimodipino pode ser benéfica para pacientes refratários.

- A carbamazepina induz o metabolismo hepático dos antidepressivos, anticonvulsivantes, antipsicóticos e muitos outros fármacos; por conseguinte, pode haver necessidade de ajuste das doses. As mulheres em uso de carbamazepina necessitam de doses mais altas de **contraceptivos orais** ou devem usar métodos contraceptivos alternativos.
- Determinados medicamentos que inibem a CYP3A4 (p. ex., **cimetidina**, **diltiazem**, **eritromicina**, **fluoxetina**, **fluvoxamina**, **itraconazol**, **cetoconazol**, **nefazodona** e **verapamil**), quando acrescentados à terapia com carbamazepina, podem causar toxicidade da carbamazepina. Quando a carbamazepina é associada ao valproato, deve-se reduzir a dose de carbamazepina, visto que pode haver aumento dos níveis livres do fármaco. A clozapina não deve ser combinada com carbamazepina, devido à possível ocorrência de mielossupressão aditiva.
- Para pacientes internados com episódio maníaco agudo, a carbamazepina pode ser iniciada com doses de 400 a 600 mg/dia, em doses fracionadas nas refeições, e aumentada em 200 mg/dia, a cada 2 a 4 dias, até 10 a 15 mg/kg/dia. Para pacientes ambulatoriais, a dose de carbamazepina deve ser aumentada mais lentamente para evitar a ocorrência de efeitos colaterais. Muitos pacientes toleram uma dose única ao dia após estabilização.
- Durante o primeiro mês de tratamento, as concentrações séricas podem estar diminuídas, devido à autoindução das enzimas do metabolismo, exigindo um aumento da dose.
- Os níveis séricos de carbamazepina geralmente são determinados a cada 1 ou 2 semanas durante os primeiros dois meses e, em seguida, a cada 3 a 6 meses, durante o tratamento de manutenção. São obtidas amostras de soro 10 a 12 horas após a última dose e pelo menos 4 a 7 dias após o início ou a mudança da dose. A maioria dos médicos procura níveis entre 6 e 10 mcg/mL (25 a 42 μmol/L); entretanto, alguns pacientes podem necessitar de 12 a 14 mcg/mL (51 a 59 μmol/L).
- O uso da carbamazepina em pacientes de ascendência asiática exige a realização de teste genético para o alelo do antígeno leucocitário humano (HLA), HLA-B 1502, para ajudar a detectar um maior risco de síndrome de Stevens-Johnson e necrólise epidérmica tóxica.

Oxcarbazepina

- A **oxcarbazepina** não está aprovada pela FDA para o tratamento do transtorno bipolar nos Estados Unidos. Apresenta efeitos estabilizadores do humor semelhantes aos da carbamazepina, porém com efeitos colaterais mais leves, ausência de autoindução das enzimas do metabolismo e interações medicamentosas potencialmente menos numerosas.
- Os efeitos colaterais relacionados com a dose consistem em tontura, sedação, cefaleia, ataxia, fadiga, vertigem, visão anormal, diplopia, vômitos e dor abdominal. A oxcarbazepina provoca mais hiponatremia do que a carbamazepina.
- Trata-se de um inibidor da CYP 2C19 e indutor da 3A3/4. A oxcarbazepina induz o metabolismo dos **contraceptivos orais**, exigindo medidas alternativas de contracepção.
- A dose inicial costuma ser de 150 a 300 mg, duas vezes ao dia, e as doses diárias podem ser aumentadas em 300 a 600 mg, a cada 3 a 6 dias, até 1.200 mg/dia em doses fracionadas (com ou sem alimento).

Lamotrigina

- A **lamotrigina**, que é efetiva para o tratamento de manutenção do transtorno bipolar I e II em adultos, possui efeitos tanto antidepressivos quanto estabilizadores do humor. Pode ter propriedades potencializadoras quando associada com lítio ou valproato. Apresenta baixa taxa de mudança para mania nos pacientes. Embora seja menos efetiva para mania aguda, em comparação com o lítio e o valproato, a lamotrigina pode ser benéfica para a terapia de manutenção dos transtornos bipolares I e II resistentes ao tratamento, ciclagem rápida e episódios mistos. Parece ser mais efetiva para a prevenção da depressão bipolar.
- Os efeitos adversos comuns consistem em cefaleia, náusea, tontura, ataxia, diplopia, sonolência, tremor, exantema maculopapular (em 10% dos pacientes) e prurido. Embora a maioria dos casos de exantema sofra resolução com a terapia continuada, alguns evoluem para a síndrome de Stevens-Johnson, que comporta risco de vida. A incidência de exantema é maior com a administração concomitante de **valproato**, escalonamento rápido da dose de lamotrigina e doses iniciais de lamotrigina mais altas do que as recomendadas. Em pacientes em uso de valproato, a dose de lamotrigina é cerca da metade das doses-padrão, e deve-se aumentar a dose mais lentamente do que o habitual.
- Para o tratamento de manutenção do transtorno bipolar, a faixa posológica habitual de lamotrigina é de 50 a 300 mg/dia. A dose-alvo é geralmente de 100 mg/dia quando combinada com **valproato** e de 400 mg/dia quando combinada com **carbamazepina**. Para pacientes que não usam

medicamentos capazes de afetar o *clearance* da lamotrigina, a dose é de 25 mg/dia nas primeiras duas semanas; em seguida, 50 mg/dia nas semanas 3 e 4; 100 mg/dia na semana seguinte; e, então, 200 mg/dia. Os pacientes que interrompem o fármaco por mais de alguns dias devem reiniciar o esquema de escalonamento das doses.

Antipsicóticos

- Os antipsicóticos de primeira e segunda geração, como **aripiprazol, asenapina, haloperidol, olanzapina, quetiapina, risperidona** e **ziprasidona**, mostram-se efetivos como monoterapia ou terapia aditiva ao lítio ou valproato para mania aguda. Pode ser necessário o uso de antipsicóticos em longo prazo para alguns pacientes; entretanto, devem-se avaliar os riscos *versus* benefícios, tendo em vista os efeitos colaterais em longo prazo (p. ex., obesidade, diabetes melito tipo 2, hiperlipidemia, hiperprolactinemia, doença cardíaca e discinesia tardia).
- Os antipsicóticos tanto de primeira quanto de segunda geração são efetivos em cerca de 70% dos pacientes com mania aguda associada à agitação, agressão e psicose.
- O **decanoato de haloperidol**, o **decanoato de flufenazina** e a **injeção de risperidona, aripiprazol** e **olanzapina de ação prolongada** constituem opções de monoterapia para o tratamento de manutenção do transtorno bipolar com não adesão do paciente ou resistência ao tratamento.
- Estudos controlados na mania aguda sugerem que o **lítio** ou o **valproato** mais um antipsicótico são mais efetivos do que qualquer um desses fármacos isoladamente.
- A **quetiapina** e a associação de **fluoxetina/olanzapina** são efetivas para a depressão bipolar aguda.
- A monoterapia com **clozapina** possui efeitos estabilizadores do humor agudos e em longo prazo no transtorno bipolar refratário, incluindo mania mista e ciclagem rápida, porém exige monitoramento regular dos leucócitos quanto à agranulocitose.
- São necessárias doses iniciais mais altas de antipsicóticos (p. ex., 20 mg/dia de **olanzapina**) para a mania aguda. Uma vez controlada a mania (geralmente 7 a 28 dias), o antipsicótico pode ser reduzido de forma gradativa e suspenso.
- Para informações mais detalhadas sobre os efeitos colaterais, a farmacocinética e as interações medicamentosas dos antipsicóticos específicos, deve-se consultar o Capítulo 69, sobre esquizofrenia.

Tratamento farmacológico alternativo

- Os benzodiazepínicos de alta potência (p. ex., **clonazepam** e **lorazepam**) constituem alternativas (ou adjuvantes) comumente usadas para os antipsicóticos na mania aguda, agitação, ansiedade, pânico e insônia, ou nos pacientes que não podem tomar estabilizadores do humor. O **lorazepam por via intramuscular (IM)** pode ser administrado para a agitação aguda. Uma contraindicação relativa para o uso em longo prazo de benzodiazepínicos consiste em história de abuso ou dependência de substâncias ou de álcool.
- Dados sugerem que os antidepressivos como adjuvantes podem não ser superiores ao placebo para a depressão bipolar aguda quando combinados com estabilizadores do humor. Muitos médicos os consideram como fármacos de terceira linha para a depressão bipolar aguda, exceto em pacientes sem história de mania grave e/ou recente ou potencialmente em pacientes com transtorno bipolar II. A taxa de mudança de humor da depressão para a mania com o uso de **antidepressivos tricíclicos** e **venlafaxina** é mais alta do que a taxa associada ao uso de inibidores seletivos da recaptação de serotonina. Antes de iniciar um antidepressivo, é preciso certificar-se de que o paciente tenha uma dose ou nível sanguíneo terapêuticos de um estabilizador do humor primário. É preciso ter cautela quando se utilizam antidepressivos em pacientes com história de mania depois de um episódio depressivo, e aqueles com ciclagem frequente precisam ser tratados de modo cauteloso com antidepressivos. Em geral, o antidepressivo deve ser interrompido dentro de 2 a 6 meses após a remissão.

Populações especiais

- Recomenda-se a profilaxia com estabilizadores do humor (p. ex., **lítio** ou **valproato**) imediatamente após o parto a fim de diminuir o risco de recidiva de episódios depressivos em mulheres bipolares.
- A ocorrência da anomalia de Epstein em lactentes expostos ao lítio durante o primeiro trimestre de gestação é estimada em 1:1.000 a 1:2.000.
- Quando o **lítio** é usado durante a gravidez, deve-se utilizar a menor dose efetiva para prevenir recidiva, reduzindo, assim, o risco de síndrome do lactente "flácido", hipotireoidismo e bócio atóxico no lactente.

- O aleitamento costuma ser desencorajado para mulheres em uso de lítio.
- Quando o **valproato** é usado durante o primeiro trimestre de gravidez, o risco de defeitos do tubo neural é de cerca de 5%. Para a **carbamazepina**, estima-se que o risco seja de 0,5 a 1%. A administração de ácido fólico pode reduzir o risco de defeitos do tubo neural.
- As mulheres em uso de valproato podem amamentar, porém a mãe e o lactente devem ter um monitoramento laboratorial idêntico.
- Os *Practice Parameters for the Assessment and Treatment of Children and Adolescents with Bipolar Disorder* fornecem orientações para o tratamento de crianças e adolescentes com transtorno bipolar.
- A meia-vida de eliminação do lítio e do valproato aumenta com a idade. Pacientes com demência podem apresentar maior sensibilidade aos efeitos colaterais dos estabilizadores do humor e dos antipsicóticos.

AVALIAÇÃO DOS DESFECHOS TERAPÊUTICOS

- Os parâmetros de monitoramento são apresentados no **Quadro 67-3**.
- Os pacientes que apresentam resposta parcial ou ausência de resposta ao tratamento devem ser reavaliados quanto ao diagnóstico acurado, condições clínicas ou transtornos psiquiátricos concomitantes e medicamentos ou substâncias passíveis de exacerbar os sintomas de humor.
- Os pacientes e seus familiares devem estar envolvidos no tratamento para monitorar os sintomas, a resposta e os efeitos colaterais, aumentar a adesão ao tratamento e reduzir os estressores. As escalas de classificação padronizadas podem ser úteis para o monitoramento da resposta.

Capítulo elaborado a partir de conteúdo original de autoria de Shannon J. Drayton e Christine M. Pelic.

- A característica essencial do *transtorno depressivo maior* consiste em uma evolução clínica que se caracteriza por um ou mais episódios depressivos maiores, sem história de episódios maníacos ou hipomaníacos.

FISIOPATOLOGIA

- *Hipótese monoaminérgica*: a depressão pode ser causada por níveis cerebrais diminuídos dos neurotransmissores norepinefrina, serotonina (5-HT) e dopamina.
- *Alterações pós-sinápticas na sensibilidade dos receptores*: os estudos realizados demonstraram que a dessensibilização ou infrarregulação dos receptores de norepinefrina ou de 5-HT$_{1A}$ podem estar relacionadas com o início dos efeitos antidepressivos.
- *Hipótese da desregulação*: essa teoria ressalta uma falha na regulação homeostática dos sistemas neurotransmissores, em lugar de aumentos ou diminuições absolutos nas suas atividades. Os antidepressivos efetivos podem restaurar a regulação eficiente.
- *Hipótese da ligação 5-HT/norepinefrina*: essa teoria sugere que as atividades da 5-HT e da norepinefrina estão ligadas, de modo que ambos os sistemas, serotoninérgico e noradrenérgico, estão envolvidos na resposta aos antidepressivos.
- *Papel da dopamina*: vários estudos sugerem que o aumento da atividade da dopamina na via mesolímbica contribui para a atividade antidepressiva.
- Uma alteração do cérebro derivada da expressão do fator neurotrófico no hipocampo pode estar associada à depressão.

MANIFESTAÇÕES CLÍNICAS

- *Sintomas emocionais:* diminuição da capacidade de sentir prazer, perda de interesse pelas atividades habituais, tristeza, pessimismo, crises de choro, desamparo, ansiedade (presente em cerca de 90% dos pacientes ambulatoriais deprimidos), sentimento de culpa e manifestações psicóticas (p. ex., alucinações auditivas e delírios).
- *Sintomas físicos:* fadiga, dor (particularmente cefaleia), transtorno do sono, diminuição ou aumento do apetite, perda do interesse sexual e queixas gastrintestinais (GI) e cardiovasculares (principalmente palpitações).
- *Sintomas intelectuais ou cognitivos:* diminuição da capacidade de concentração ou pensamento lento, memória deficiente para eventos recentes, confusão e indecisão.
- *Distúrbios psicomotores:* retardo psicomotor (movimentos físicos, processos do pensamento e fala alentecidos) ou agitação psicomotora.

DIAGNÓSTICO

- O transtorno depressivo maior caracteriza-se por um ou mais episódios depressivos maiores, de acordo com a definição do *Manual Diagnóstico e Estatístico de Transtornos Mentais*, 5ª edição. Cinco ou mais dos seguintes sintomas deverão estar presentes quase todos os dias, durante o mesmo período de duas semanas, e causam sofrimento ou prejuízo significativos (o humor deprimido ou a perda de interesse ou prazer devem estar presentes em adultos; ou humor irritável em crianças e adolescentes): humor deprimido; diminuição do interesse ou prazer em quase todas as atividades; perda ou ganho de peso; insônia ou hipersonia; agitação ou retardo psicomotor; fadiga ou perda de energia; sentimentos de inutilidade ou culpa excessiva; capacidade diminuída de concentração ou indecisão; pensamentos recorrentes de morte, ideação suicida sem um plano específico, tentativa de suicídio ou plano para cometer suicídio. O episódio depressivo não deve ser atribuível aos efeitos fisiológicos de uma substância ou a outra condição médica. Por fim, não deve haver história de episódio maníaco ou episódio hipomaníaco, a não ser que tenham sido induzidos por uma substância ou condição clínica.

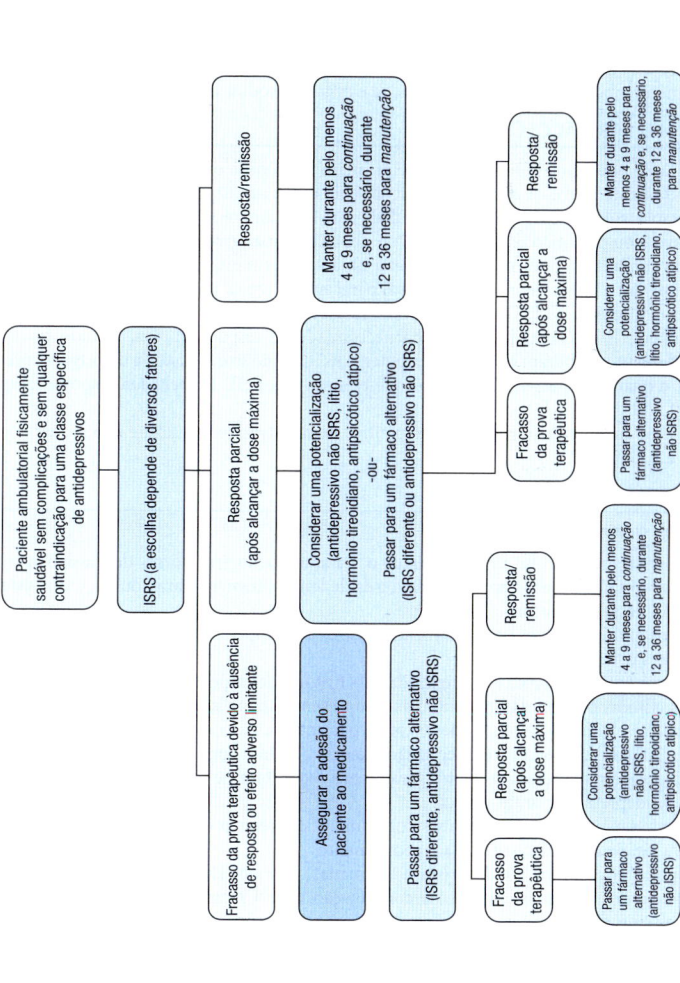

FIGURA 68-1 Algoritmo para o tratamento do transtorno depressivo maior não complicado. ISRS, inibidor seletivo da recaptação de serotonina.

- O estabelecimento do diagnóstico exige revisão dos medicamentos, exame físico, exame do estado mental, hemograma completo com contagem diferencial, provas de função da tireoide e determinação dos eletrólitos.
- Muitas doenças crônicas e transtornos de abuso e dependência de substâncias estão associados à depressão. Os medicamentos associados à depressão incluem muitos anti-hipertensivos, contraceptivos orais, isotretinoína, interferon-β_{1a} e muitos outros fármacos.

TRATAMENTO

- Objetivos do tratamento: consistem em reduzir os sintomas de depressão, reduzir ao mínimo os efeitos adversos, garantir a adesão do paciente ao esquema prescrito, facilitar o retorno ao nível de funcionamento observado antes da morbidade e evitar episódios depressivos adicionais.

TERAPIA NÃO FARMACOLÓGICA

- A psicoterapia pode constituir a terapia de primeira linha para o episódio depressivo maior leve a moderadamente grave. A eficácia da psicoterapia e dos antidepressivos é considerada aditiva. A psicoterapia isoladamente não é recomendada para o tratamento agudo do transtorno depressivo maior grave e/ou psicótico. Para o transtorno depressivo maior não crônico e não complicado, o tratamento combinado pode não proporcionar uma vantagem ímpar. A terapia cognitiva, a terapia comportamental e a psicoterapia interpessoal parecem ser iguais na sua eficácia.
- A eletroconvulsoterapia (ECT) constitui um tratamento seguro e efetivo para o transtorno depressivo maior. É considerada quando há necessidade de resposta rápida, quando os riscos de outros tratamentos superam os benefícios potenciais, quando existe história de resposta precária a fármacos, e quando o paciente demonstra preferência pela ECT. Foi relatada resposta terapêutica rápida (10 a 14 dias).
- A estimulação magnética transcraniana repetitiva demonstrou ter eficácia e não requer anestesia, como no caso da ECT.

TERAPIA FARMACOLÓGICA

Abordagem geral

- A Figura 68-1 fornece um algoritmo para o tratamento do transtorno depressivo maior não complicado. O Quadro 68-1 apresenta as doses de antidepressivos para adultos e um sistema de classificação desses fármacos.
- Em geral, os antidepressivos são igualmente eficazes em grupos de pacientes quando administrados em doses comparáveis.
- A escolha dos antidepressivos é influenciada pela história de resposta do paciente e dos familiares, condições clínicas concomitantes, sintomas de apresentação, potencial de interações medicamentosas, perfil de efeitos colaterais, preferência do paciente e custo do medicamento.
- Entre 65 e 70% dos pacientes com depressão maior melhoram com a terapia farmacológica.
- Os indivíduos com depressão psicótica geralmente necessitam de ECT ou de terapia de combinação com antidepressivo e antipsicótico.
- Uma prova terapêutica de seis semanas com um antidepressivo em dose máxima é considerada uma prova terapêutica adequada desse medicamento.
- A fase aguda do tratamento dura 6 a 12 semanas, e o objetivo consiste em obter remissão (i.e., ausência dos sintomas). A fase de continuação (4 a 9 meses depois da remissão) procura eliminar os sintomas residuais ou prevenir a ocorrência de recidiva. A fase de manutenção (12 a 36 meses ou mais) tem por objetivo prevenir a recidiva de um novo episódio de depressão.
- Os pacientes idosos devem receber metade da dose inicial administrada a adultos mais jovens, e a dose deve ser aumentada mais lentamente. O indivíduo idoso pode necessitar de 6 a 12 semanas de tratamento para obter a resposta antidepressiva desejada.
- Alguns médicos recomendam tratamento permanente para indivíduos com menos de 40 anos de idade que sofreram dois ou mais episódios anteriores, bem como para todos os indivíduos com três ou mais episódios anteriores.
- Os pacientes e seus sistemas de apoio precisam ser instruídos sobre a demora da resposta antidepressiva (geralmente 2 a 4 semanas) e sobre a importância da adesão antes de iniciar o tratamento e durante toda a sua duração.

QUADRO 68-1	Orientação sobre as dosagens para adultos dos medicamentos antidepressivos		
Fármaco	**Dose inicial (mg/dia)**	**Faixa habitual de dosagem (mg/dia)**	**Comentários (p. ex., dose diária máxima, concentração plasmática terapêutica sugerida)[a]**
Inibidores seletivos da recaptação de serotonina (ISRS)			
Citalopram	20	20 a 40	Não são recomendadas doses superiores a 40 mg/dia, devido ao risco de prolongamento de QT; dose máxima de 20 mg/dia para metabolizadores fracos da CYP2C19 ou coadministração com inibidores da CYP2C19
Escitalopram	10	10 a 20	Dose máxima de 20 mg/dia; a dose pode ser aumentada para a dose diária máxima depois de pelo menos uma semana, se necessário; comprimido de 5 mg disponível para circunstâncias especiais
Fluoxetina	20	20 a 60	Dose máxima de 80 mg/dia; a dose pode ser aumentada em incrementos de 20 mg; foram usadas doses de 5 ou 10 mg/dia como terapia inicial; podem ser administradas doses > 20 mg/dia em uma dose única ao dia ou, em doses fracionadas, duas vezes ao dia
Fluvoxamina	50	50 a 300	Dose máxima de 300 mg/dia; doses diárias > 100 mg da dose total devem ser fracionadas em duas doses ao dia, sendo a dose maior administrada à noite
Paroxetina	20	20 a 60	Dose máxima de 50 mg/dia (IR); ajustar em incrementos de 10 mg/dia semanalmente. Dose máxima de 62,5 mg/dia (CR); ajustar em incrementos de 12,5 mg/dia semanalmente
Sertralina	50	50 a 200	Dose máxima de 200 mg/dia; ajustar em incrementos de 25 mg/dia semanalmente
Inibidores da recaptação de serotonina e norepinefrina (ISRSN)			
ISRSN de nova geração			
Desvenlafaxina	50	50	Foram estudadas doses de até 400 mg/dia; entretanto, há aumento dos EA e não foi demonstrado nenhum benefício adicional com doses superiores a 50 mg/dia
Duloxetina	30	30 a 90	Dose máxima de 120 mg/dia (administrada uma ou duas vezes ao dia); doses acima de 60 mg/dia não demonstraram maior eficácia para o tratamento do TDM
Venlafaxina	37,5 a 75	75 a 225	Dose máxima de 375 mg/dia (IR); dose máxima de 225 mg/dia (ER); pode-se aumentar a dose em incrementos de até 75 mg/dia, a intervalo mínimo de quatro dias. Pode ser necessária uma redução da dose se ocorrer hipertensão sustentada

(continua)

QUADRO 68-1	Orientação sobre as dosagens para adultos dos medicamentos antidepressivos *(continuação)*		
Fármaco	**Dose inicial (mg/dia)**	**Faixa habitual de dosagem (mg/dia)**	**Comentários (p. ex., dose diária máxima, concentração plasmática terapêutica sugerida)[a]**
Antidepressivos tricíclicos (ATC)			
Amitriptilina	25	100 a 300	Dose máxima de 300 mg/dia para TDM; pode ser administrada em dose diária única ao deitar ou em doses fracionadas durante o dia.
			Nível sérico terapêutico de 100 a 250 ng/mL (370 a 925 nmol/L); fármaco original mais metabólito (i.e., nortriptilina)
Desipramina	25	100 a 300	Dose máxima de 300 mg/dia.
			Faixa de concentração terapêutica sugerida para a combinação de imipramina + desipramina: 150 a 300 ng/mL (550 a 1.100 nmol/L)
Doxepina	25	100 a 300	Dose máxima de 300 mg/dia; pode ser administrada em dose única diária ao deitar (quando tolerada) ou em doses fracionadas durante o dia; a dose única não deve ultrapassar 150 mg
Imipramina	25	100 a 300	Dose máxima de 300 mg/dia; pode ser administrada em dose diária ao deitar (quando tolerada) ou em doses fracionadas durante o dia.
			Faixa de concentração terapêutica sugerida para a combinação de imipramina + desipramina: 150 a 300 ng/mL (550 a 1.100 nmol/L)
Nortriptilina	25	50 a 150	Dose máxima de 150 mg/dia; a dose diária total pode ser administrada em dose diária única (quando tolerada) ou em doses de 25 mg, 3 a 4 vezes ao dia.
			Nível sérico terapêutico de 50 a 150 ng/mL (190 a 570 nmol/L)
Inibidor da recaptação de norepinefrina e dopamina (IRND)			
Bupropiona	150	150 a 300	Ver o texto para a dose adequada, o que pode ajudar a diminuir o risco de convulsões.
			Dose máxima de 450 mg/dia (IR, ER), 400 mg/dia (SR); dose de ER uma vez ao dia; dose de SR uma ou duas vezes ao dia; a dose de IR pode ser administrada até três vezes ao dia

Efeitos serotoninérgicos mistos (5-HT mista)

Nefazolona	100	300 a 600	Dose máxima de 600 mg/dia; as doses diárias devem ser administradas duas vezes ao dia
Trazodona	50	150 a 300	Dose máxima de 600 mg/dia; a dose diária de IR deve ser fracionada e administrada três vezes ao dia; a dose pode ser aumentada em incrementos de 50 mg/dia, a cada 3 a 7 dias; o ajuste da dose de ER é iniciada com 150 mg ao deitar e pode ser aumentada em 75 mg/dia a cada três dias
Vilazodona	10	40	Dose-alvo: 40 mg/dia, a não ser se coadministrada com inibidor da CYP3A4 (a dose não deve ultrapassar 20 mg/dia); doses superiores a 40 mg/dia não foram avaliadas Ajustar a dose: 10 mg/dia durante sete dias, 20 mg/dia durante sete dias e, em seguida, 40 mg/dia

Antagonista da serotonina e α₂-adrenérgico

Mirtazapina	15	15 a 45	Dose máxima de 45 mg/dia; a dose pode ser aumentada sem ultrapassar um intervalo de 1 a 2 semanas; pode haver necessidade de ajuste da dose na presença de comprometimento renal

Inibidores da monoaminoxidase (IMAO)

Fenelzina	15	30 a 90	Dose recomendada na fase inicial: 15 mg três vezes ao dia; a dose pode ser aumentada para 90 mg/dia, com base na tolerância e resposta do paciente Fase de manutenção: a dose deve ser reduzida no decorrer de várias semanas para uma dose diária baixa de 15 mg/dia ou 15 mg em dias alternados
Selegilina (transdérmica)	6	6 a 12	A dose não deve ultrapassar 12 mg/24 horas; a dose pode ser aumentada em incrementos de 3 mg/dia a cada duas semanas; o sistema de administração transdérmica tem por objetivo liberar uma dose contínua durante um período de 24 horas
Tranilcipromina	10	20 a 60	Dose máxima de 60 mg/dia; fracionamento da dose; se não houver resposta depois de duas semanas, aumentar em incrementos de 10 mg, a intervalos de 1 a 3 semanas Redução cruzada de medicamento: deixar pelo menos uma semana sem medicamento; em seguida, iniciar a tranilcipromina em 50% da dose inicial habitual, durante pelo menos uma semana

EA, efeitos adversos; CR, liberação contínua; IR, liberação imediata; ER, liberação prolongada; SR, liberação retardada; TDM, transtorno depressivo maior.

*A conversão SI para os casos em que as faixas de referência são que uma mistura de fármaco original e metabólito ativo é calculado com base em uma razão de 1:1.

Classificação dos fármacos

- O Quadro 68-2 apresenta a potência e seletividade relativa dos antidepressivos para inibição da recaptação de norepinefrina e 5-HT, bem como os perfis de efeitos colaterais.
- Os **inibidores seletivos da recaptação de serotonina** (**ISRS**) inibem a recaptação de 5-HT no neurônio pré-sináptico. Em geral, são escolhidos como antidepressivos de primeira linha em virtude de sua segurança relativa em superdosagem e melhor tolerabilidade em comparação com fármacos mais antigos.
- O uso dos **antidepressivos tricíclicos** (**ATC**) diminuiu devido à disponibilidade de terapias igualmente efetivas que são mais seguras em superdosagem e mais bem toleradas. Além de inibir a recaptação de norepinefrina e de 5-HT, possuem afinidade pelos receptores adrenérgicos, colinérgicos e histaminérgicos.
- Os inibidores da monoaminoxidase (inibidores da MAO), a **fenelzina** e a **tranilcipromina**, aumentam as concentrações de norepinefrina, 5-HT e dopamina dentro da sinapse neuronal por meio de inibição da monoaminoxidase (MAO). Ambos os fármacos são inibidores não seletivos da MAO-A e da MAO-B. O Quadro 68-3 apresenta as restrições nutricionais e medicamentosas para pacientes em uso de fenelzina e tranilcipromina. A **selegilina**, disponível na forma de adesivo transdérmico para o tratamento da depressão maior, inibe a MAO-A e a MAO-B no cérebro, porém exerce efeitos reduzidos sobre a MAO-A no intestino.
- As triazolopiridinas, **trazodona** e **nefazodona**, antagonizam o receptor de 5-HT$_2$ e inibem a recaptação de 5-HT. Esses fármacos também potencializam a neurotransmissão no receptor 5-HT$_{1A}$ e possuem afinidade insignificante pelos receptores colinérgicos e histaminérgicos. As bulas dos produtos com nefazodona trazem advertências para insuficiência hepática.
- A aminocetona **bupropiona**, bloqueia a recaptação de dopamina e, em menor grau, de norepinefrina.
- Os inibidores da recaptação de serotonina-norepinefrina incluem a **venlafaxina**, a **desvenlafaxina** e a **duloxetina**.
- A **vilazodona** inibe a recaptação de 5-HT e atua como agonista parcial da 5-HT$_{1A}$.
- A **mirtazapina** intensifica a atividade noradrenérgica e serotoninérgica central por meio de antagonismo dos autorreceptores e heterorreceptores α_2-adenérgicos pré-sinápticos centrais. Além disso, antagoniza os receptores de 5-HT$_2$ e 5-HT$_3$ e bloqueia os receptores de histamina.
- A **erva-de-são-joão**, um fitoterápico que contém hipericina, pode ser efetiva para a depressão leve a moderada. Esse fitoterápico está associado a várias interações medicamentosas. Todos os esquemas de antidepressivos devem ser controlados por um profissional de saúde treinado.

Efeitos adversos

- Ver o Quadro 68-2 para os perfis de efeitos adversos dos antidepressivos, bem como o Quadro 68-4 para os efeitos adversos e os parâmetros de monitoramento dos antidepressivos de nova geração.
- No início do tratamento, todos os antidepressivos podem aumentar a ideação e comportamento suicidas em crianças, adolescentes e adultos jovens de 18 a 24 anos de idade.
- Qualquer antidepressivo com a propriedade de potencializar a atividade serotoninérgica pode estar associado à síndrome serotoninérgica, caracterizada por alterações do estado mental, instabilidade autônoma e anormalidades neuromusculares.

Antidepressivos tricíclicos e outros heterocíclicos

- Os efeitos colaterais anticolinérgicos (p. ex., boca seca, visão turva, constipação intestinal, retenção urinária, taquicardia, comprometimento da memória e *delirium*) e a sedação têm mais tendência a ocorrer com os **ATC** de aminas terciárias do que com os ATC de aminas secundárias.
- A **desipramina** está associada a um risco aumentado de morte em pacientes com história familiar de morte cardíaca súbita, arritmias cardíacas ou distúrbios de condução cardíaca.
- A hipotensão ortostática e consequente síncope, que constitui um efeito adverso comum dos **ATC**, resultam do antagonismo a α_1-adrenérgico. Outros efeitos colaterais incluem distúrbio da condução cardíaca e bloqueio cardíaco, principalmente em pacientes com doença de condução preexistente. Outros efeitos colaterais que podem levar a uma não adesão do paciente ao tratamento são o ganho de peso e a disfunção sexual.
- A interrupção abrupta dos **ATC** (particularmente em altas doses) pode resultar em rebote colinérgico (p. ex., tontura, náuseas, diarreia, insônia e inquietação).

QUADRO 68-2 Potências relativas do bloqueio da recaptação de norepinefrina e serotonina e perfil de efeitos colaterais selecionados dos antidepressivos

	Antagonismo da recaptação		Efeitos anticolinérgicos	Sedação	Hipotensão ortostática	Convulsões[a]	Anormalidades da condução[a]
	Norepinefrina	Serotonina					
Inibidores seletivos da recaptação de serotonina (ISRS)							
Citalopram	0	++++	0	+	0	++	++
Escitalopram	0	++++	0	0	0	0	0
Fluoxetina	0	+++	0	0	0	++	0
Fluvoxamina	0	++++	0	+	0	++	0
Paroxetina	0	++++	+	+	0	++	0
Sertralina	0	++++	0	0	0	++	0
Inibidores da recaptação de serotonina e norepinefrina (ISRSN)							
Duloxetina[a]	++++	++++	+	0	+	0	0
Venlafaxina[c] e desvenlafaxina	++++	++++	+	+	0	++	+
Antidepressivos tricíclicos (ATC)							
Amitriptilina	++	++++	++++	++++	+++	+++	+++
Desipramina	++++	+	++	++	++	++	++
Doxepina	++	++	+++	++++	++	+++	++
Imipramina	+++	+++	+++	+++	++++	+++	+++
Nortriptilina	+++	++	++	++	+	++	++

(continua)

QUADRO 68-2 Potências relativas do bloqueio da recaptação de norepinefrina e serotonina e perfil de efeitos colaterais selecionados dos antidepressivos *(continuação)*

	Antagonismo da recaptação		Efeitos anticolinérgicos	Sedação	Hipotensão ortostática	Convulsões[a]	Anormalidades da condução[a]
	Norepinefrina	Serotonina					
Serotoninérgicos mistos (5-HT mistos)							
Nefazodona	0	++	0	+++	+++	++	+
Trazodona	0	++	0	++++	+++	++	+
Vilazodona	0	++++	0	+	0	++	0
Inibidor da recaptação de norepinefrina e dopamina (IRND)							
Bupropiona[d]	+	0	+	0	0	++++	+
Antagonista da serotonina e receptor α₂							
Mirtazapina	0	0	+	++	++	0	+

++++, alta; +++, moderada; ++, baixa, +, muito baixa; 0, ausente.

[a]Trata-se de efeitos colaterais incomuns dos antidepressivos, em particular quando usados em doses terapêuticas normais; podem ser dependentes da dose, resultando em restrições correspondentes da dose (p. ex., dose máxima de citalopram de 40 mg/dia, devido a uma preocupação com o prolongamento de QTc).

[b]Duloxetina: inibição equilibrada da recaptação de 5-HT e norepinefrina.

[c]Venlafaxina: principalmente 5-HT em doses mais baixas, NE em doses mais altas e dopamina em doses muito altas.

[d]Bupropiona: bloqueia também a recaptação de dopamina.

QUADRO 68-3	Restrições nutricionais e medicamentosas para pacientes em uso de inibidores da monoaminoxidase (MAO)[a]

Alimentos

Queijos envelhecidos[b]	Fígado (de galinha ou boi, com mais de dois dias)
Creme de leite azedo[c]	Passas
Iogurte[c]	Vagens de feijão (favas)
Queijo *cottage*[c]	Extrato de levedura e outros produtos à base de levedura
Queijo americano[c]	
Queijo suíço leve[c]	Molho de soja
Vinho[d] (Chianti e Xerez)	Chocolate[e]
Cerveja	Café[e]
Sardinhas	Abacate maduro
Carnes enlatadas, defumadas ou processadas	Chucrute
Glutamato monossódico	Alcaçuz

Medicamentos

Anfetaminas	Levodopa
Supressores do apetite	Anestésicos locais contendo vasoconstritores simpaticomiméticos
Inaladores para asma	
Buspirona	Meperidina
Carbamazepina	Metildopa
Cocaína	Metilfenidato
Ciclobenzaprina	Outros antidepressivos[f]
Descongestionantes (tópicos e sistêmicos)	Outros inibidores da MAO
Dextrometorfano	Reserpina
Dopamina	Rizatriptana
Efedrina	Estimulantes
Epinefrina	Sumatriptana
Guanetidina	Simpaticomiméticos
	Triptofano

[a] De acordo com as informações de prescrição aprovadas pela Food and Drug Administration (FDA) para o adesivos transdérmico de selegilina, os pacientes que recebem uma dose de 6 mg/24 horas não precisam modificar a sua dieta. Todavia, os pacientes que recebem a dose de 9 ou 12 mg/24 horas ainda precisam seguir as restrições nutricionais semelhantes àquelas de outros inibidores da MAO.
[b] Justifica claramente uma proibição absoluta (p. ex., English Stilton, queijo azul, Camembert, *cheddar*).
[c] São aceitáveis até 55 g por dia.
[d] São aceitáveis 90 mL de vinho branco ou um único coquetel.
[e] São aceitáveis até 55 g por dia; quantidades maiores de café descafeinado são aceitáveis.
[f] Os antidepressivos tricíclicos devem ser usados com cautela, por médicos com experiência em populações de pacientes resistentes ao tratamento.

- A **amoxapina** bloqueia os receptores pós-sinápticos de dopamina e pode causar efeitos colaterais extrapiramidais.
- A **maprotilina**, um fármaco tetracíclico, provoca convulsões com uma incidência mais alta que a dos ATC convencionais e está contraindicada para pacientes com história de distúrbio convulsivo. A dose máxima é de 225 mg/dia.

QUADRO 68-4 Reações adversas e parâmetros de monitoramento associados a antidepressivos selecionados de nova geração

Fármaco	Reações adversas	Monitoramento	Comentários
Antidepressivos de cada classe farmacológica			
Comuns a todos os antidepressivos			
	Ideação suicida	Alterações comportamentais / Estado mental	Tarja preta nos Estados Unidos para todos os antidepressivos; os cuidadores devem ser alertados para monitorar a ocorrência de alterações agudas do comportamento
Inibidores seletivos da recaptação de serotonina (ISRS)			
Comuns a todos os ISRS			
	Ansiedade ou nervosismo	Avaliar a gravidade e o impacto sobre o funcionamento e a qualidade de vida do paciente	Mais proeminentes no tratamento inicial; em geral, desaparecem com o passar do tempo, visto que o antidepressivo provoca adaptações neuroquímicas
	Insônia	Padrões de sono	Entre a classe de ISRS: a fluoxetina pode ser mais ativadora; a fluvoxamina e a paroxetina podem ser mais sedativas
	Náusea	Frequência e intensidade	
	Síndrome serotoninérgica	Função autonoma (p. ex., pulso, temperatura); função neuromuscular	Os critérios incluem alteração do estado mental, clonus, hipertermia, sudorese e taquicardia
	Disfunção sexual	Avaliar a gravidade e o impacto sobre o funcionamento e a qualidade de vida do paciente	A incidência de relato espontâneo pelo próprio paciente pode ser baixa; o médico deve investigar os sintomas; reversível com a interrupção do fármaco
ISRS específicos			
Citalopram	Prolongamento do intervalo QT	Eletrocardiograma; eletrólitos (p. ex., potássio, magnésio)	Ter cautela em pacientes "com risco" (p. ex., distúrbio eletrolítico); interromper se QTc estiver persistentemente > 500 milissegundos
Fluoxetina	Anorexia	Peso (com o decorrer do tempo)	Os ISRS são geralmente considerados neutros quanto ao peso

Fluvoxamina	Sonolência	Estado mental	Pode ser menos tolerável do que outros ISRS
Paroxetina	Efeitos anticolinérgicos	Sintomas: boca seca, constipação intestinal, retenção urinária, estado mental	A paroxetina possui efeitos relativamente mais anticolinérgicos do que outros ISRS

Inibidores da recaptação de serotonina e norepinefrina (ISRSN)

Comuns a todos os ISRSN

	Insônia	Padrões de sono	Possivelmente menos provável com a duloxetina
	Náuseas	Frequência e intensidade	
	Síndrome serotoninérgica	Função autônoma (p. ex., pulso, temperatura); função neuromuscular	Os critérios incluem alterações do estado mental, clonus, hipertermia, sudorese e taquicardia
	Disfunção sexual	Avaliar a gravidade e o impacto sobre o funcionamento e a qualidade de vida	A incidência de relato espontâneo pelo próprio paciente pode ser baixa; o médico deve investigar os sintomas; reversível com a interrupção do fármaco

ISRSN específicos

Desvenlafaxina	Hiperlipidemia	Perfil lipídico	Elevações nos níveis de colesterol total, lipoproteínas de baixa densidade e triglicerídios
Duloxetina	Hipotensão ortostática	Pressão arterial, pulso	Tratamento inicial ou com aumento da dose
Venlafaxina	Hipertensão relacionada à dose	Pressão arterial, pulso	Pode ser necessário reduzir a dose ou interromper o fármaco

(continua)

QUADRO 68-4	Reações adversas e parâmetros de monitoramento associados a antidepressivos selecionados de nova geração (*continuação*)		
Fármaco	Reações adversas	Monitoramento	Comentários
Efeitos serotoninérgicos mistos (5-HT mistos)			
Nefazodona	Hepatotoxicidade	Provas de função hepática	O uso da nefazodona é extremamente limitado, nos Estados Unidos, devido a preocupações sobre a possibilidade de hepatotoxicidade
Trazodona	Hipotensão ortostática	Pressão arterial, pulso	Pode ser mais grave em comparação com outros antidepressivos; efeito colateral
	Priapismo	Relato de efeitos colaterais sexuais pelo paciente, principalmente ereção dolorosa	O paciente deve procurar assistência médica em caso de ereção prolongada (i.e., > 4 horas).
Vilazodona	Síndrome serotoninérgica	Função autônoma (p. ex. pulso, temperatura); função neuromuscular	Os critérios incluem alterações do estado mental, clonus, hipertermia, sudorese e taquicardia
Antagonista serotoninérgico e α$_2$-adrenérgico			
Mirtazapina	Ganho de peso	Peso corporal	Ganho de peso frequente e significativo (> 7%) entre adultos.
Inibidor da recaptação de norepinefrina e dopamina (IRND)			
Bupropiona	Atividade convulsiva	Eletroencefalograma	Ver o texto para posologia apropriada, que pode ajudar a diminuir o risco de convulsão; deve-se ter cautela em pacientes com transtornos alimentares ou abuso de álcool

Inibidores da recaptação de serotonina e norepinefrina

- A **venlafaxina** pode provocar aumento da pressão arterial diastólica relacionado com a dose. Pode ser necessário reduzir a dose ou interromper o fármaco se ocorrer hipertensão prolongada. Outros efeitos colaterais assemelham-se àqueles associados aos ISRS.
- Os efeitos colaterais mais comuns da **duloxetina** consistem em náuseas, boca seca, constipação intestinal, diminuição do apetite, insônia e sudorese aumentada.

Inibidores seletivos da recaptação de serotonina

- Os ISRS produzem menos efeitos adversos sedativos, anticolinérgicos e cardiovasculares, em comparação com os ATC, e têm menos tendência a provocar ganho de peso. Os principais efeitos adversos consistem em náuseas, vômitos, diarreia, cefaleia, insônia, fadiga e disfunção sexual. Alguns pacientes apresentam sintomas de ansiedade no início do tratamento. O citalopram foi associado a um aumento do intervalo QT em doses acima de 40 mg/dia (ver Quadro 68-1).

Triazolopiridinas

- A **trazodona** e a **nefazodona** provocam efeitos anticolinérgicos mínimos. Os efeitos colaterais mais frequentes que limitam a dose incluem sedação, tontura e hipotensão ortostática.
- Raramente ocorre priapismo com o uso da trazodona (1 em 6.000 pacientes). Pode haver necessidade de intervenção cirúrgica, e essa complicação pode resultar em impotência.
- Nos Estados Unidos, uma advertência em tarja preta para insuficiência hepática com risco de morte foi acrescentada às informações de prescrição da nefazodona. A nefazodona não deve ser iniciada em indivíduos com doença hepática ativa ou com níveis séricos elevados de transaminases.

Aminocetona

- A ocorrência de convulsões com a **bupropiona** está relacionada com a dose e pode ser aumentada por fatores predisponentes (p. ex., história de traumatismo cranioencefálico ou tumor do sistema nervoso central [SNC]). Na dose máxima (450 mg/dia), a incidência de convulsões é de 0,4%. Outros efeitos colaterais incluem náuseas, vômitos, tremor, insônia, boca seca e reações cutâneas. A bupropiona está contraindicada para pacientes com bulimia ou anorexia nervosa. Provoca menos disfunção sexual do que os ISRS.

Mirtazapina

- Os efeitos adversos mais comuns da **mirtazapina** consistem em sonolência, ganho de peso, ressecamento da boca e constipação intestinal.

Inibidores da monoaminoxidase

- O efeito adverso mais comum dos inibidores da MAO consiste em hipotensão postural (mais provável com **fenelzina** do que com **tranilcipromina**), que pode ser reduzido ao mínimo pelo fracionamento da dose diária. Os efeitos colaterais anticolinérgicos são comuns, porém menos intensos do que com os ACT. A fenelzina exerce efeito sedativo leve a moderado, mas a tranilcipromina costuma ser estimulante, e a última dose do dia é administrada no início da tarde. É comum a ocorrência de disfunção sexual em ambos os sexos. A fenelzina foi associada à ocorrência de lesão hepatocelular e ganho de peso.
- A crise hipertensiva é uma reação potencialmente fatal que pode ocorrer quando os inibidores da MAO são administrados concomitantemente com determinados alimentos, em particular aqueles ricos em tiramina, e com certos fármacos (ver Quadro 68-3). Os sintomas da crise hipertensiva consistem em cefaleia occipital, rigidez de nuca, náuseas, vômitos, sudorese e elevação acentuada da pressão arterial. A crise hipertensiva pode ser tratada com agentes como o captopril. A orientação dos pacientes tratados com inibidores da MAO sobre as restrições nutricionais e medicamentosas é de grande importância. Os pacientes que usam adesivos transdérmicos de selegilina em doses acima de 6 mg/24 horas precisam seguir as restrições nutricionais.

Farmacocinética

- A farmacocinética dos antidepressivos está resumida no Quadro 68-5.
- O metabolismo dos **ATC** ocorre por meio de desmetilação, hidroxilação e conjugação com glicuronídeo e parece ser linear dentro da faixa posológica habitual. A cinética relacionada à dose não pode ser excluída nos pacientes idosos. Os fatores relatados que influenciam as concentrações plasmáticas dos ATC incluem disfunção renal ou hepática, genética, idade, tabagismo e administração concomitante de fármacos.

QUADRO 68-4	Propriedades farmacocinéticas dos antidepressivos				
Fármaco	Meia-vida de eliminação[a]	Tempo para alcançar a concentração plasmática máxima (horas)	Ligação às proteínas plasmáticas (%)	Percentual biodisponível	Metabólitos clinicamente importantes
Inibidores seletivos da recaptação de serotonina (ISRS)					
Citalopram	33 horas	2 a 4	80	≥ 80	Nenhum
Escitalopram	27 a 32 horas	5	56	80	Nenhum
Fluoxetina	4 a 6 dias[b]	4 a 8	94	95	Norfluoxetina
Fluvoxamina	15 a 26 horas	2 a 8	77	53	Nenhum
Paroxetina	24 a 31 horas	5 a 7	95		Nenhum
Sertralina	27 horas	6 a 8	99	36[c]	Nenhum
Inibidores da recaptação de serotonina e norepinefrina (ISRSN)					
Desvenlafaxina	11 horas	7,5	30	80	Nenhum
Duloxetina	12 horas	6	90	50	Nenhum
Venlafaxina	5 horas	2	27 a 30	45	O-Desmetilvenlafaxina
Antidepressivos tricíclicos (ATC)					
Amitriptilina	9 a 46 horas	1 a 5	90 a 97	30 a 60	Nortriptilina
Desipramina	11 a 46 horas	3 a 6	73 a 92	33 a 51	2-hidroxidesipramina
Doxepina	8 a 36 horas	1 a 4	68 a 82	13 a 45	Desmetildoxepina
Imipramina	6 a 34 horas	1,5 a 3	63 a 96	22 a 77	Desipramina
Notriptilina	16 a 88 horas	3 a 12	87 a 95	46 a 70	10-hidroxinortriptilina

Serotoninérgicos mistos (5-HT mistos)

Nefazodona	2 a 4 horas	99	20	*meta*-clorofenilpiperazina
Trazodona	6 a 11 horas	92	d	*meta*-clorofenilpiperazina
Vilazodona	25 horas	>95	72[e]	

Inibidor da recaptação de norepinefrina e dopamina (IRND)

Bupropiona	10 a 21 horas	82 a 88	d	Hidroxibupropiona Treo-hidrobupropiona Eritro-hidrobupropiona

Agonistas serotoninérgicos e α_2-adrenérgicos

Mirtazapina	20 a 40 horas	85	50	Nenhum

[a] Meia-vida biológica na fase de eliminação mais lenta.
[b] 4 a 6 dias com dosagem crônica; norfluoxetina, 4 a 16 dias.
[c] Aumentos de 30 a 40% quando o fármaco é administrado com alimento.
[d] Nenhum dado disponível.
[e] Tomar com alimento para aumentar as concentrações da área sob a curva.

- Os ISRS, com as possíveis exceções do **citalopram** e da **sertralina**, podem exibir um padrão não linear de acúmulo do fármaco com a dosagem crônica. A farmacocinética dos ISRS pode ser influenciada pela presença de comprometimento hepático e comprometimento renal, bem como pela idade.
- A **mirtazapina** é eliminada principalmente na urina.
- Nos pacientes agudamente deprimidos, existe uma correlação entre o efeito antidepressivo e as concentrações plasmáticas de alguns **ATC**. O Quadro 68-1 mostra as faixas sugeridas de concentração plasmática terapêutica. A faixa terapêutica mais bem estabelecida é para a **nortriptilina**, e os dados sugerem uma janela terapêutica.
- Algumas indicações para o monitoramento dos níveis plasmáticos de ATC incluem resposta inadequada, recidiva, efeitos adversos graves ou persistentes, uso de doses mais altas que as habituais, suspeita de não adesão ao tratamento, interações farmacocinéticas ou toxicidade, pacientes idosos, crianças e adolescentes, pacientes grávidas, pacientes de ascendência africana ou asiática (em virtude do metabolismo mais lento), doença cardíaca e mudança de marca comercial. As concentrações plasmáticas devem ser obtidas em estado de equilíbrio dinâmico, habitualmente depois de um período mínimo de uma semana com dosagem constante, durante a fase de eliminação e, em geral, pela manhã, 12 horas depois da última dose. As amostras coletadas dessa maneira são comparáveis para pacientes com esquemas uma vez ao dia, duas vezes ao dia ou três vezes ao dia.

Interações medicamentosas

- Os **ATC** podem interagir com outros fármacos que modificam a atividade das enzimas do citocromo P450 (CYP450) ou o fluxo sanguíneo hepático. Os ATC também estão envolvidos em interações por meio do deslocamento dos locais de ligação das proteínas.
- Podem ocorrer aumento das concentrações plasmáticas de ATC e sintomas de toxicidade quando **fluoxetina** e **paroxetina** são acrescentadas.
- Em virtude da eliminação muito lenta da **fluoxetina** e **norfluoxetina**, é de importância crítica assegurar um período de eliminação de cinco semanas após a interrupção da fluoxetina antes de iniciar a administração de um **inibidor da MAO**. Podem ocorrer reações potencialmente fatais quando qualquer **ISRS** ou **ATC** for coadministrado com um inibidor da MAO. Os ATC e os inibidores da MAO podem ser combinados em pacientes refratários, por médicos experientes, com rigoroso monitoramento.
- A associação de um ISRS com outro agente potencializador de 5-HT pode levar à síndrome serotoninérgica.
- A capacidade de qualquer antidepressivo de inibir ou de induzir as enzimas do CYP450 pode constituir um fator significativo na determinação de sua capacidade de provocar uma interação medicamentosa farmacocinética. Se um ISRS for acrescentado a um esquema incluindo fármacos que comprovadamente interagem com ISRS, a dose inicial de ISRS deve ser baixa e ajustada lentamente.
- O Quadro 68-6 compara os antidepressivos de segunda e de terceira gerações quanto a seus efeitos sobre as enzimas do CYP450. CYP2D6 e a 3A4 são responsáveis pelo metabolismo de mais de 80% dos fármacos atualmente comercializados. A mirtazapina, a venlafaxina, a duloxetina e a bupropiona exercem relativamente pouca inibição sobre as enzimas do CYP450; por conseguinte, suas interações medicamentosas são, em grande parte, farmacodinâmicas, e não farmacocinéticas.
- A literatura sobre interações medicamentosas deve ser consultada para informações detalhadas sobre qualquer interação medicamentosa real ou potencial que envolva qualquer agente psicoterápico.

POPULAÇÕES ESPECIAIS

Pacientes idosos

- No indivíduo idoso, o humor deprimido pode ser menos proeminente do que outros sintomas, como perda do apetite, prejuízo cognitivo, insônia, fadiga, queixas físicas e perda do interesse e prazer nas atividades habituais.
- Os **ISRS** com frequência são considerados os antidepressivos de primeira escolha nos pacientes idosos.
- A **bupropiona**, a **venlafaxina** e a **mirtazapina** também são efetivas e bem toleradas.

Pacientes pediátricos

- Os sintomas de depressão na infância incluem tédio, ansiedade, incapacidade de ajustamento e transtorno do sono.

QUADRO 68-4	Antidepressivos de segunda e de terceira gerações e potencial inibitório das enzimas do citocromo (CYP)P450			
	Enzima CYP			
Fármaco	**1A2**	**2C**	**2D6**	**3A4**
Bupropiona	0	0	+	0
Citalopram	0	0	+	ND
Duloxetina	0	0	+++	0
Escitalopran	0	0	+	0
Fluoxetina	0	++	++++	++
Fluvoxamina	++++	++	0	+++
Mirtazapina	0	0	0	0
Nefazodona	0	0	0	++++
Paroxetina	0	0	++++	0
Sertralina	0	++	+	+
(Des)Venlafaxina	0	0	0/+	0

++++, alto; +++, moderado; ++, baixo; +, muito baixo; 0, ausente. ND, não disponível.

- Os dados que sustentam a eficácia dos antidepressivos em crianças e adolescentes são escassos. A **fluoxetina** é o único antidepressivo aprovado pela Food and Drug Administration (FDA) para o tratamento da depressão em pacientes com menos de 18 anos de idade.
- A FDA estabeleceu uma ligação entre o uso de antidepressivos e a ideação e os comportamentos suicidas em crianças, adolescentes e adultos jovens de 18 a 24 anos de idade. Nos Estados Unidos, todos os antidepressivos têm uma tarja preta de advertência sobre a necessidade de cautela para uso nessa população, e a FDA recomenda parâmetros específicos de monitoramento. O médico deve consultar o rótulo aprovado pela FDA ou o endereço eletrônico da FDA para obter informações adicionais. Todavia, várias revisões longitudinais retrospectivas do uso de antidepressivos em crianças não encontraram nenhum aumento significativo no risco de tentativa de suicídio ou morte por suicídio.
- Foram relatados vários casos de morte súbita em crianças e adolescentes em uso de **desipramina**. Recomenda-se a realização de um eletrocardiograma (ECG) basal antes de iniciar um ATC em crianças e adolescentes, e aconselha-se um ECG adicional quando são alcançadas concentrações plasmáticas em estado de equilíbrio dinâmico. O monitoramento da concentração plasmática de ATC é de grande importância para garantir a sua segurança.

Gravidez

- Como regra geral, quando efetivas, as abordagens não farmacológicas são preferidas para o tratamento de pacientes grávidas deprimidas. Para aquelas com história de recidiva após a interrupção de um antidepressivo, o antidepressivo pode ser continuado durante toda a gestação.
- Um estudo mostrou que mulheres grávidas que suspendem os antidepressivos têm uma probabilidade cinco vezes maior de sofrer recidiva durante a gravidez do que mulheres que continuam o tratamento.
- Existe uma possível associação dos **ISRS** com o baixo peso do feto ao nascer e a angústia respiratória. Outro estudo relatou uma probabilidade seis vezes maior de hipertensão pulmonar persistente em recém-nascidos expostos a um ISRS depois de 20 semanas de gestação.
- Devem-se considerar os riscos da depressão não tratada durante a gravidez, incluindo baixo peso ao nascer, ideação suicida materna, potencial de hospitalização ou desacordo conjugal, pré-natal precário e dificuldade em cuidar de outros filhos.

Resistência relativa e depressão resistente ao tratamento

- Os pacientes deprimidos "resistentes ao tratamento" receberam, em sua maioria, um tratamento inadequado. Nos pacientes que não responderam ao tratamento, as seguintes questões devem ser consideradas: (1) O diagnóstico está correto? (2) O paciente apresenta depressão psicótica? (3) O paciente recebeu a dose e a duração de tratamento adequadas? (4) Os efeitos adversos impedem uma dosagem adequada? (5) O paciente aderiu ao esquema prescrito? (6) O resultado do tratamento foi medido de maneira adequada? (7) Existe algum distúrbio clínico ou transtorno psiquiátrico coexistente ou preexistente? (8) Foi usada uma abordagem sequencial para o tratamento? (9) Existem outros fatores que interferem no tratamento?

- O estudo STAR*D mostrou que um em três pacientes deprimidos que não obteve remissão com um antidepressivo tornou-se assintomático quando foi acrescentado outro medicamento (p. ex., **bupropiona de liberação sustentada**), e um em quatro obteve remissão após uma mudança para um antidepressivo diferente (p. ex., **venlafaxina de liberação prolongada**).
- O antidepressivo atual pode ser interrompido, e pode-se iniciar uma prova terapêutica com um agente diferente (p. ex., **mirtazapina** ou **nortriptilina**).
- De maneira alternativa, o antidepressivo atual pode ser potencializado pela adição de outro agente (p. ex., **lítio** ou **tri-idotironina [T₃]**), ou pode-se acrescentar outro antidepressivo. Pode-se utilizar um antipsicótico atípico para aumentar a resposta ao antidepressivo.
- As diretrizes práticas da American Psychiatric Association recomendam que, depois de 6 a 8 semanas de tratamento com antidepressivo, os pacientes que apresentam resposta parcial devem considerar mudança da dose, potencialização do antidepressivo ou realização de psicoterapia ou ECT. Para os que não respondem, as opções incluem mudar para outro antidepressivo ou acrescentar psicoterapia ou ECT. A Figura 68-1 fornece um algoritmo para o tratamento da depressão, incluindo os pacientes refratários.

AVALIAÇÃO DOS DESFECHOS TERAPÊUTICOS

- Vários parâmetros de monitoramento, além das concentrações plasmáticas, são úteis. Deve-se efetuar um monitoramento regular dos efeitos adversos (ver Quadro 68-4), remissão dos sintomas-alvo e alterações no funcionamento social ou ocupacional. O monitoramento regular deve ser assegurado por vários meses após a interrupção dos antidepressivos.
- Deve-se monitorar regularmente a pressão arterial de pacientes em uso de venlafaxina.
- Deve-se solicitar um ECG antes de iniciar o tratamento com ATC em pacientes com mais de 40 anos de idade, e deve-se efetuar periodicamente ECG de acompanhamento.
- O paciente deve ser monitorado quanto ao aparecimento de ideação suicida após o início de qualquer antidepressivo, em particular nas primeiras semanas de tratamento.
- Além da entrevista clínica, são utilizados instrumentos psicométricos para efetuar uma medição rápida e confiável da natureza e gravidade dos sintomas depressivos e associados.

Capítulo elaborado a partir de conteúdo original de autoria de Christian J. Teter, Judith C. Kando e Barbara G. Wells.

69 Esquizofrenia

- A *esquizofrenia* é caracterizada por ilusões, alucinações, desorganização do pensamento e do discurso, comportamento motor anormal e sintomas negativos.

FISIOPATOLOGIA

- Há relatos de aumento do tamanho ventricular e redução da substância cinzenta.
- Entre as causas teóricas da esquizofrenia estão predisposição genética, complicações obstétricas, aumento do desbaste neuronal, anormalidades do sistema imunológico, distúrbios do desenvolvimento nervoso, teorias neurodegenerativas, defeito no receptor de dopamina e anormalidades regionais no cérebro incluindo hiper ou hipoatividade de processos dopaminérgicos em regiões específicas do encéfalo.
- Os sintomas positivos talvez estejam mais relacionados com a hiperatividade dos receptores de dopamina no núcleo caudado, enquanto os sintomas negativos e cognitivos parecem estar mais relacionados com hipofunção dos receptores de dopamina no córtex pré-frontal.
- *Disfunção glutamatérgica.* A deficiência na atividade glutamatérgica produz sintomas semelhantes àqueles da hiperatividade dopaminérgica e, possivelmente, sintomas esquizofrênicos.
- *Anormalidades relacionadas com a serotonina* (5-hidroxitriptamina [*5-HT*]). Pacientes esquizofrênicos com exames cerebrais anormais apresentam concentração sanguínea mais alta de 5-HT, o que mantém correlação direta com o tamanho do ventrículo cerebral.

MANIFESTAÇÕES CLÍNICAS

- Entre os sintomas dos episódios agudos estão: perda de contato com a realidade; alucinações (especialmente ouvindo vozes); ilusões (fixação em ideias falsas); imaginação sobre estar sob influência de alguém (suas ações controladas por influências externas); pensamento desconexo (associação livre); ambivalência (pensamentos contraditórios); afeto vazio, impróprio ou lábil; autismo (pensamento voltado para si); paciente não cooperativo, hostil e verbal ou fisicamente agressivo; falta de higiene; e transtornos do sono e do apetite.
- Após a resolução do episódio psicótico agudo, geralmente há características residuais (p. ex., ansiedade, desconfiança, desmotivação, pobreza de ideias, perda de capacidade de avaliação, isolamento social, dificuldade de aprender com a experiência e descuido consigo próprio). É comum ocorrer abuso de substâncias e falta de adesão ao tratamento farmacológico.
- Sintomas positivos — delírio, desorganização do discurso (transtorno de associação), alucinações, distúrbios do comportamento (desorganização ou catatonia) e ilusões.
- Sintomas negativos — alogia (pobreza do discurso), avolição, indiferença afetiva, anedonia e isolamento social.

DIAGNÓSTICO

- No *Manual Diagnóstico e Estatístico de Transtornos Mentais*, 5ª ed. (DSM-5) estão especificados os seguintes critérios diagnósticos:
  - ✓ Sintomas contínuos persistindo no mínimo por seis meses com pelo menos um mês de sintomas de fase ativa (critério A), podendo incluir sintomas prodrômicos e residuais.
    - ❖ Critério A: por no mínimo um mês é preciso haver pelo menos dois dos seguintes sintomas com duração significativa: ilusões, alucinações, desorganização do discurso, comportamento grosseiramente desorganizado ou catatônico e sintomas negativos. Ao menos um dos dois sintomas deve ser ilusão, alucinação ou desorganização do discurso.
    - ❖ Critério B: incapacidade funcional significativa.

TRATAMENTO

- Objetivos do tratamento: obter alívio dos sintomas-alvo, evitar efeitos colaterais, melhorar o funcionamento psicossocial e aumentar a produtividade; obter adesão ao esquema prescrito; e envolver o paciente do plano de tratamento.

- Antes de iniciar o tratamento, proceder à avaliação do estado mental, exame físico e neurológico, anamnese familiar e social, entrevista para diagnóstico psiquiátrico e rotina de exames laboratoriais (hemograma completo, eletrólitos, função hepática, função renal, eletrocardiograma [ECG], glicemia de jejum, lipidograma, função tireoidiana e rastreamento de drogas na urina).

ABORDAGEM GERAL

- Os antipsicóticos e suas doses estão apresentados no Quadro 69-1. Os antipsicóticos de segunda geração (ASGs) (também conhecidos como *antipsicóticos atípicos*), exceto a clozapina, são os agentes de primeira linha para o tratamento da esquizofrenia. Os ASGs (**clozapina, olanzapina, risperidona, quetiapina, ziprasidona** e **aripiprazol**) talvez tenham maior eficácia para os sintomas negativos e da cognição, mas isso é controverso.

QUADRO 69-1	Antipsicóticos disponíveis e limites de doses		
Nome genérico	Dose inicial (mg/dia)	Limites usuais (mg/dia)	Comentários
Antipsicóticos de primeira geração			
Clorpromazina	50-150	300-1.000	Maior ganho ponderal entre os APGs
Flufenazina	5	5-20	
Haloperidol	2-5	2-20	Maior taxa de abandono no primeiro episódio
Loxapina	20	50-150	
Loxapina inalatório	10	10	Máximo 10 mg em 24 h Aprovado apenas no programa REMS
Perfenazina	4-24	16-64	
Tioridazina	50-150	100-800	Prolongamento significativo de QTc
Tiotixeno	4-10	4-50	
Trifluoperazina	2-5	5-40	
Antipsicóticos de segunda geração			
Aripiprazol	5-15	15-30	
Asenapina	5	10-20	Apenas sublingual
Clozapina	25	100-800	Verificar níveis plasmáticos antes de ultrapassar 600 mg
Iloperidona	1-2	6-24	Cuidado com a dose em metabolizadores lentos para CYP2D6
Lurasidona	20-40	40-120	
Olanzapina	5-10	10-20	Evitar no primeiro episódio em razão do ganho ponderal
Paliperidona	3-6	3-12	Aumento da biodisponibilidade quando administrado durante a refeição
Quetiapina	50	300-800	
Risperidona	1-2	2-8	
Ziprasidona	40	80-160	Tomar com alimento

Observação: no primeiro episódio a dose inicial e a dose-alvo geralmente representam 50% do limite usual.
APG, antipsicóticos de primeira geração; REMS, Approved Risk Evaluation and Mitigation Strategies.

- Diz-se que os ASGs causam poucos ou nenhum efeitos colaterais extrapiramidais agudos, discinesia tardia (DT) mínima ou ausente e menos efeitos sobre a prolactina sérica em comparação com os de primeira geração (APGs) (antipsicóticos típicos). A **clozapina** é o único ASG que preenche todos esses critérios.
- Os ASGs estão relacionados com risco aumentado de efeitos colaterais metabólicos, incluindo ganho ponderal, hiperlipidemia e diabetes melito.
- No ensaio *Clinical Antipsychotic Trials of Intervention Effectiveness* (CATIE) demonstrou-se que, comparada com quetiapina, risperidona, ziprasidona e perfenazina, a olanzapina apresentou superioridade discreta quanto à persistência na terapia de manutenção, mas aumentou os dos efeitos colaterais metabólicos.
- A escolha do antipsicóticos deve ser baseada em (1) necessidade de evitar determinados efeitos colaterais, (2) transtornos psiquiátricos ou clínicos concomitantes, e (3) história familiar ou do próprio paciente sobre a resposta ao tratamento. A **Figura 69-1** apresenta um algoritmo para a abordagem do primeiro episódio psicótico. A clozapina é mais eficaz em caso de comportamento suicida.
- Entre os preditores de resposta positiva aos antipsicóticos estão boa resposta anterior ao medicamento escolhido, ausência de história de uso abusivo de álcool ou drogas, doença de instalação aguda e curta duração, estressores agudos ou fatores desencadeantes, início tardio na vida, sintomas afetivos, história familiar de doença afetiva, adesão ao tratamento farmacológico e indivíduo bem ajustado antes da psicose. Os sintomas negativos costumam ser menos responsivos ao tratamento com antipsicóticos.
- Uma resposta inicial disfórica, ou seja, reação negativa ao medicamento ou sensação de piora, combinada com ansiedade ou acatisia, prenuncia resposta inadequada ao medicamento, efeitos adversos e não adesão ao tratamento.

FARMACOCINÉTICA

- Os parâmetros farmacocinéticos e as principais vias metabólicas dos antipsicóticos estão resumidos no **Quadro 69-2**.
- Os antipsicóticos que são altamente lipofílicos e com grande capacidade de ligação às proteínas de membrana e plasmáticas, apresentam grande volume de distribuição e são em grande parte metabolizados pelas vias do citocromo P450 (exceto a ziprasidona).
- A **risperidona** e seu metabólito ativo 9-OH-risperidona são metabolizadas pela via CYP2D6. Deve-se considerar a possibilidade de metabolismo polimórfico naqueles pacientes com efeitos colaterais em doses baixas. O polimorfismo em CYP1A2 pode causar redução do metabolismo da **clozapina**. Comer ou beber nos 10 minutos anteriores ou posteriores à administração sublingual da **asenapina** reduz sua biodisponibilidade.
- Em sua maioria, os antipsicóticos têm meia-vida de eliminação que varia entre 20 e 40 horas. Após a estabilização da dose, a maioria (exceto **quetiapina** e **ziprasidona**) pode ser administrada uma vez ao dia. Pode ser possível administrar ASGs com menor frequência do que o sugerida por sua cinética plasmática.
- A eficácia da **clozapina** foi associada a uma concentração sérica mínima de 350 ng/mL (1,07 μmol/L) 12 horas após a administração. Monitorar a concentração sérica de clozapina antes de ultrapassar 600 mg por dia em pacientes com efeitos adversos graves ou incomuns, naqueles com faixa etária ou alterações fisiopatológicas que indiquem cinética alterada, e naqueles sob suspeita de não aderência ao tratamento.

TRATAMENTO INICIAL

- Os objetivos nos primeiros sete dias são reduzir agitação, hostilidade, ansiedade e agressividade além de normalizar o sono e a alimentação. As doses médias ficam no meio dos limites apresentados no **Quadro 69-1**. Em caso do primeiro surto psicótico, os limites de dose são cerca de 50% daqueles dos pacientes com a doença já crônica.
- Ajustar a dose nos primeiros dias para a dose média efetiva. O ajuste das doses de iloperidona e de clozapina deve ser mais lento em razão do risco de hipotensão. Após uma semana com posologia estabilizada, pode-se considerar um pequeno aumento na dose. Se não houver melhora em 3 a 4 semanas de uso de dose terapêutica, deve-se considerar outro antipsicótico (ou seja, mudar para a próxima etapa na **Figura 69-1**).

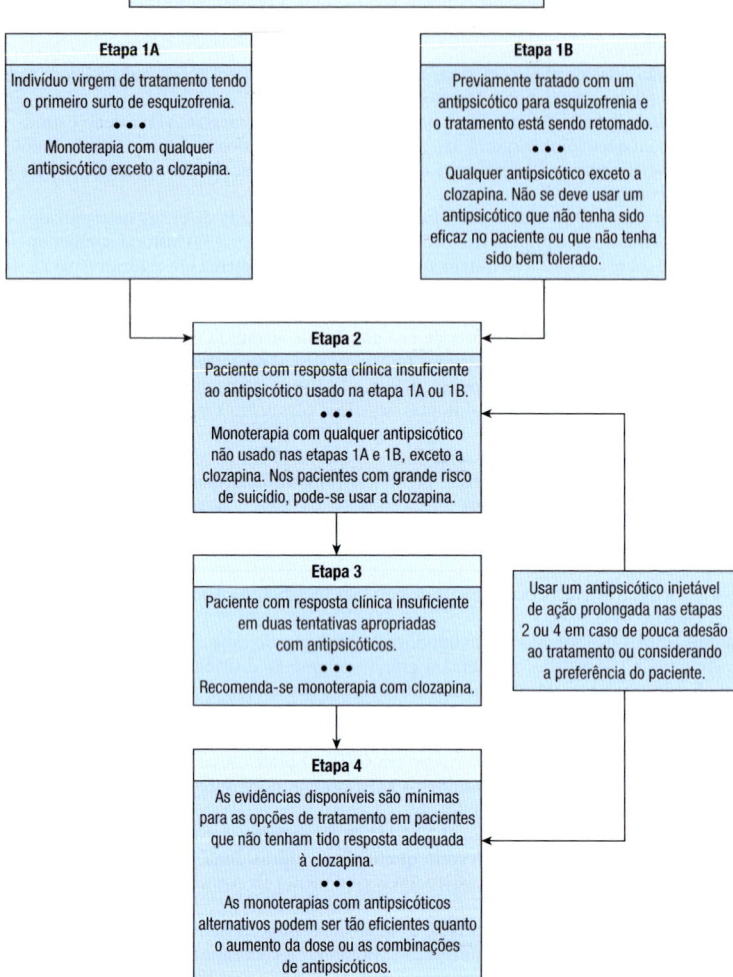

Algoritmo sugerido para farmacoterapia da esquizofrenia

Etapa 1A

Indivíduo virgem de tratamento tendo o primeiro surto de esquizofrenia.

•••

Monoterapia com qualquer antipsicótico exceto a clozapina.

Etapa 1B

Previamente tratado com um antipsicótico para esquizofrenia e o tratamento está sendo retomado.

•••

Qualquer antipsicótico exceto a clozapina. Não se deve usar um antipsicótico que não tenha sido eficaz no paciente ou que não tenha sido bem tolerado.

Etapa 2

Paciente com resposta clínica insuficiente ao antipsicótico usado na etapa 1A ou 1B.

•••

Monoterapia com qualquer antipsicótico não usado nas etapas 1A e 1B, exceto a clozapina. Nos pacientes com grande risco de suicídio, pode-se usar a clozapina.

Etapa 3

Paciente com resposta clínica insuficiente em duas tentativas apropriadas com antipsicóticos.

•••

Recomenda-se monoterapia com clozapina.

Usar um antipsicótico injetável de ação prolongada nas etapas 2 ou 4 em caso de pouca adesão ao tratamento ou considerando a preferência do paciente.

Etapa 4

As evidências disponíveis são mínimas para as opções de tratamento em pacientes que não tenham tido resposta adequada à clozapina.

•••

As monoterapias com antipsicóticos alternativos podem ser tão eficientes quanto o aumento da dose ou as combinações de antipsicóticos.

FIGURA 69-1 Algoritmo sugerido para farmacoterapia no tratamento da esquizofrenia. A esquizofrenia deve ser tratada no contexto de um modelo multiprofissional que aborde as necessidades psicossociais do paciente, a farmacoterapia psiquiátrica indicada, as comorbidades psiquiátricas, a adesão ao tratamento e quaisquer problemas clínicos que o paciente possa apresentar.

- Nos pacientes que respondam parcialmente e que tenham mostrado boa tolerância ao antipsicótico, parece justificável ajustar a dose usual para cima com monitoramento de perto.
- Não se recomenda ajuste rápido da dose de antipsicótico.
- A administração intramuscular de antipsicótico (p. ex., aripiprazol 5,25-9,75 mg, ziprasidona 10-20 mg, olanzapina 2,5-10 mg ou haloperidol 2-5 mg) pode ser tentada para acalmar pacientes agitados. Contudo, com essa abordagem não se observou melhora de parâmetros como extensão da resposta, tempo de remissão ou período de hospitalização.

QUADRO 69-2 Parâmetros farmacocinéticos de alguns antipsicóticos

Medicamento	Biodisponibilidade (%)	Meia-vida	Principais vias metabólicas	Metabólitos ativos
Antipsicóticos da primeira geração selecionados				
Clorpromazina	10-30	8-35 horas	FMO3, CYP3A4	7-hidróxi, outros
Flufenazina	20-50	14-24 horas	CYP2D6	?
Decanoato de flufenazina		$14,2 \pm 2,2^a$ dias	CYP2D6	
Haloperidol	40-70	12-36 horas	CYP1A2, CYP2D6, CYP3A4	Haloperidol reduzido
Decanoato de haloperidol		21 dias	CYP1A2, CYP2D6, CYP3A4	Haloperidol reduzido
Perfenazina	20-25	8,1-12,3 horas	CYP2D6	7-OH-perfenazina
Antipsicóticos de segunda geração				
Aripiprazol	87	48-68 horas	CYP2D6, CYP3A4	Desidroaripiprazol
Asenapina	< 2 via oral 35 SL Não linear	13-39 horas	UGT1A4, CYP1A2	Nenhum conhecido
Clozapina	12-81	11-105 horas	CYP1A2, CYP3A4, CYP2C19	Desmetilclozapina
Iloperidona	96	18-33 horas	CYP2D6, CYP3A4	P88
Lurasidona	10-20	18 horas	CYP3A4	ID-14233 e ID-14326
Olanzapina	80	20-70 horas	CYP1A2, CYP3A4, FMO3	N-glicuronídeo; 2-OH-metil; 4-N-óxido

(continua)

QUADRO 69-2	Parâmetros farmacocinéticos de alguns antipsicóticos (*continuação*)			
Medicamento	**Biodisponibilidade (%)**	**Meia-vida**	**Principais vias metabólicas**	**Metabólitos ativos**
Paliperidona ER	28	23 horas	Eliminação renal sem alteração (59%) CYP3A4 e múltiplas vias	Nenhum conhecido
Palmitato de paliperidona		25-49 dias	Sem alteração renal (59%) CYP3A4 e múltiplas vias	Nenhum conhecido
Quetiapina	9 ± 4	6,88 horas	CYP3A4	7-OH-quetiapina
Risperidona	68	3-24 horas	CYP2D6	9-OH-risperidona
Risperidona Consta		3-6 dias	CYP2D6	9-OH-risperidona
Ziprasidona	59	4-10 horas	Aldeido-oxidase, CYP3A4	Nenhum

aCom base em dados de múltiplas doses. Os dados de dose única indicam β-meia-vida de 6 a 10 dias.
FMO3, flavina mono-oxigenase 3; UGT1A4, UDP-glicuronisiltransferase; UDP, uridina difosfato; SL, sublingual; ER, liberação prolongada; Rispendona Consta, suspensão injetável de liberação prolongada.

- A utilização de **lorazepam**, 2 mg via intramuscular (IM), quando necessário, associado ao antipsicótico de manutenção, pode ser mais efetiva para controlar a agitação do que doses adicionais do antipsicótico. Não se recomenda a combinação de lorazepam IM com **olanzapina** ou com **clozapina** em razão do risco de hipotensão, depressão do sistema nervoso central (SNC) e depressão respiratória.

TRATAMENTO DE ESTABILIZAÇÃO

- Nas semanas 2 e 3 as metas são melhorar a socialização, o autocuidado e o humor. A melhora no distúrbio do pensamento formal pode levar mais 6 a 8 semanas.
- O ajuste da dose deve continuar a cada 1 a 2 semanas, desde que o paciente não apresente efeitos colaterais.
- Se a melhora dos sintomas for insatisfatória após 8 a 12 semanas com posologia adequada, considerar a próxima etapa no algoritmo (ver a **Figura 69-1**).

TRATAMENTO DE MANUTENÇÃO

- Manter a medicação no mínimo por 12 meses após a remissão do primeiro surto psicótico. A maioria dos pacientes esquizofrênicos necessita de medicação por toda a vida.
- Os antipsicóticos (especialmente os APGs e a **clozapina**) devem ter suas doses reduzidas lentamente antes da suspensão para evitar sintomas colinérgicos de rebote.
- Em geral, ao mudar de um antipsicótico para outro, o primeiro deve ser reduzido e suspenso ao longo de 1 a 2 semanas enquanto se inicia o segundo com doses crescentes.

Antipsicóticos de depósito

- Nos casos com adesão parcial ou insuficiente, deve-se considerar o uso de antipsicótico injetável de ação prolongada (p. ex., microesferas de risperidona, palmitato de paliperidona, olanzapina de liberação prolongada, decanoato de haloperidol ou decanoato de flufenazina).
- Conversão de antipsicótico oral para apresentações de depósito:
  ✓ Estabilizar em uma forma de dosagem oral do mesmo agente (ou pelo menos um ensaio curto de 3 a 7 dias) para assegurar que haja tolerância.
- A **risperidona** em suspensão injetável de liberação prolongada é iniciada com dose de 25 mg. A posologia varia de 25 a 50 mg por via IM profunda a cada duas semanas. A medicação oral deve ser administrada no mínimo por três semanas após terem sido iniciadas as injeções. Fazer o ajuste da dose com intervalo não inferior a quatro semanas.
- O **palmitato de paliperidona** é iniciado com dose de 234 mg, seguida, uma semana depois, por 156 mg, administrados no glúteo ou no deltoide. Não há necessidade de sobreposição de administração oral. As doses IM mensais são então ajustadas entre 39 e 234 mg.
- O pamoato de olanzapina monoidratado é administrado a cada 2 a 4 semanas com injeção profunda no glúteo. A dose inicial varia de 210 a 405 mg. Cerca de 2% dos pacientes podem apresentar sedação/síndrome delirante após a injeção (alerta na embalagem) e o medicamento deve ser aplicado em instituição registrada de atenção à saúde com observação do paciente por profissional no mínimo por 3 horas após a administração.
- Para o **decanoato de flufenazina**, o método de conversão mais simples é o de Stimmel — 1,2 vez a dose oral diária para pacientes estabilizados, arredondando para o mais próximo de 12,5 mg, com administração semanal IM nas primeiras 4 a 6 semanas (1,6 vez a dose oral diária nos pacientes mais graves). Depois, o decanoato de flufenazina poderá ser administrado uma vez a cada 2 a 3 semanas. A flufenazina oral pode ser mantida por uma semana.
- Para o **decanoato de haloperidol** em geral recomenda-se que a dose aplicada seja 10 a 15 vezes maior que a dose oral, arredondando para cerca de 50 mg, com administração mensal por via IM e sobreposição de haloperidol oral por um mês.
- Os decanoatos de haloperidol e de flufenazina devem ser aplicados com método de injeção em "Z". A risperidona de ação prolongada deve ser administrada por via IM no glúteo máximo; nesse caso, não há necessidade da técnica em "Z".

ABORDAGEM PARA TRATAMENTO DE ESQUIZOFRENIA RESISTENTE

- Apenas a **clozapina** mostrou-se superior aos demais antipsicóticos em ensaios randomizados sobre o tratamento da esquizofrenia resistente. Nos pacientes resistentes, a melhora com clozapina costuma ocorrer lentamente; até 60% dos pacientes melhoram com a clozapina quando usada por seis meses.

- Em razão do risco de hipotensão ortostática, a clozapina em geral é ajustada mais lentamente do que outros antipsicóticos. Se uma dose teste de 12,5 mg não produzir hipotensão, recomenda-se o uso de 25 mg na hora de dormir, aumentados para 25 mg duas vezes ao dia após três dias, seguidos por aumentos a cada três dias de 25 a 50 mg/dia até que se alcance a dose mínima de 300 mg/dia.
- A terapia de potencialização envolve a adição de medicamento não antipsicótico ao antipsicótico nos pacientes que não estejam respondendo satisfatoriamente, enquanto o tratamento combinado envolve o uso simultâneo de dois antipsicóticos.
- Aqueles que respondem à potencialização geralmente melhoram com rapidez. Se não houver melhora, suspenda os agentes de potencialização.
- Os estabilizadores do humor (**lítio, ácido valproico** e **carbamazepina**) utilizados como agentes potencializadores podem produzir melhora na labilidade emocional e na agitação. Em um ensaio controlado por placebo confirmou-se melhora mais rápida dos sintomas quando o **divalproex** foi combinado com **olanzapina** ou com **risperidona**. As recomendações do *Schizophrenia Patient Outcomes Research Team* (PORT) de 2009 não endossam o uso de estabilizador do humor para potencialização em pacientes resistentes.
- Os **inibidores seletivos da recaptação de serotonina (ISRSs)** têm sido usados para tratar sintomas obsessivos compulsivos que aparecem ou pioram durante o tratamento com **clozapina**.
- Sugeriu-se a combinação de APG com ASG e a combinação de ASGs diferentes, mas não há dados que possam corroborar ou refutar essas estratégias, e as recomendações do PORT 2009 não apoiam seu uso. Se uma sequência de monoterapias fracassar, pode-se fazer uma tentativa de combinação limitada no tempo. Se não houver melhora em 6 a 12 semanas, suspender um dos medicamentos.

EFEITOS ADVERSOS

- O Quadro 69-3 mostra a incidência relativa das categorias dos efeitos colaterais mais comuns dos antipsicóticos.

Efeitos anticolinérgicos

- Entre os efeitos colaterais anticolinérgicos com maior probabilidade de ocorrerem com APG de baixa potência, clozapina e olanzapina, estão falhas de memória, boca seca, constipação, taquicardia, borramento da visão, inibição da ejaculação e retenção urinária. Os pacientes idosos são especialmente sensíveis a esses efeitos colaterais.
- A boca seca pode ser contornada com aumento da ingestão de líquidos, uso de lubrificantes orais, pedras de gelo, goma de mascar ou balas sem açúcar. A constipação pode ser tratada com aumentos da atividade física, da ingestão de líquidos e de fibras na dieta.

Sistema nervoso central

SISTEMA EXTRAPIRAMIDAL

Distonia

- As distonias são contrações musculares tônicas prolongadas que ocorrem geralmente entre 24 e 96 horas após o início da administração ou de aumento da dose; podem representar uma ameaça à vida (p. ex., distonia faringolaríngea). Outros tipos de distonia são trismo, espasmo da língua, protrusão da língua, blefarospasmo, crise oculogírica, torcicolo e retrocolo. Ocorrem principalmente com APGs. Entre os fatores de risco estão pacientes jovens (especialmente do sexo masculino) e uso de agentes de alta potência e em altas doses.
- O tratamento inclui anticolinérgicos IM ou intravenoso (IV) (Quadro 69-4) ou benzodiazepínicos. Podem ser administrados o **mesilato de benztropina**, 2 mg, ou a **difenidramina**, 50 mg, por via IM ou IV, ou o **diazepam**, 5 a 10 mg, em infusão IV lenta, ou **lorazepam**, 1 a 2 mg IM. A melhora deve ocorrer em 15 a 20 minutos da injeção IM ou em 5 minutos da administração IV.
- Justifica-se o uso profilático de medicamentos anticolinérgicos (exceto amantadina) quando se estiver utilizando APGs de alta potência (p. ex., **haloperidol** e **flufenazina**) em jovens do sexo masculino e nos pacientes com episódio prévio de distonia.

QUADRO 69-3	Incidência relativa de efeitos colaterais dos antipsicóticos mais usados[a,b]					
	Sedação	**EP**	**Anticolinérgicos**	**Ortostáticos**	**Ganho de peso**	**Prolactina**
Aripiprazol	+	+	+	+	+	+
Asenapina	+	++	±	++	+	+
Clorpromazina	++++	+++	+++	++++	++	+++
Clozapina	++++	+	++++	++++	++++	+
Flufenazina	+	++++	+	+	+	++++
Haloperidol	+	++++	+	+	+	++++
Iloperidona	+	±	++	+++	++	+
Lurasidona	+	+	+	+	±	±
Olanzapina	++	++	++	++	++++	+
Paliperidona	+	++	+	++	++	++++
Perfenazina	++	++++	++	+	+	++++
Quetiapina	++	+	+	++	++	+
Risperidona	+	++	+	++	++	++++
Tioridazina	++++	+++	++++	++++	+	+++
Tiotixeno	+	++++	+	+	+	++++
Ziprasidona	++	++	+	+	+	+

EP, efeitos colaterais extrapiramidais; risco relativo de efeitos colaterais: ±, desprezível; +, baixo; ++, moderado; +++, moderadamente alto; ++++, alto.
[a]Os efeitos colaterais mostrados tiveram seu risco relativo avaliado para o uso de doses terapêuticas dentro dos limites recomendados.
[b]O risco individual do paciente varia dependendo de seus fatores de risco específicos.

QUADRO 69-4	Agentes usados para tratar os efeitos colaterais extrapiramidais	
Fármaco	**Dose equivalente (mg)**	**Limites de dose diária (mg)**
Antimuscarínicos		
Benztropina[a]	1	1-8[b]
Biperideno[a]	2	2-8
Triexafenidil	2	2-15
Anti-histamínico		
Difenidramina[a]	50	50-400
Agonista da dopamina		
Amantadina	NA	100-400
Benzodiazepínicos		
Lorazepam[a]	NA	1-8
Diazepam	NA	2-20
Clonazepam	NA	2-8
β-bloqueador		
Propranolol	NA	20-160

NA, não aplicável.
[a]A apresentação injetável pode ser aplicada por via intramuscular para alívio de distonia aguda.
[b]No tratamento de casos refratários, a dose pode ser ajustada até 12 mg/dia com monitoramento cuidadoso; houve relatos de farmacocinética não linear.

• As distonias podem ser minimizadas usando doses iniciais menores de APGs e usando ASGs em vez de APGs.

Acatisia

• Nos sintomas estão incluídas queixas subjetivas (sensação de inquietação interna) e/ou sintomas objetivos (balançar alternadamente os pés, caminhar no mesmo lugar, arrastar os pés ou sapatear).
• O tratamento com anticolinérgicos tem resultados decepcionantes. Provavelmente a melhor intervenção é a redução na dose do antipsicótico. Como alternativa, mudar a prescrição para um ASG, embora a acatisia às vezes também ocorra com esses medicamentos. A **quetiapina** e a **clozapina** parecem ser os de menor risco. Pode-se usar um **benzodiazepínico**, exceto em pacientes com história de uso abusivo de substâncias. Há relatos de que **propranolol** (até 160 mg/dia), **nadolol** (até 80 mg/dia) e metoprolol (até 100 mg/dia) se mostraram efetivos.

Pseudoparkinsonismo

• Os pacientes com pseudoparkinsonismo apresentam um entre quatro sintomas cardinais:
  ✓ Acinesia, bradicinesia ou redução da atividade motora, incluindo expressão facial em máscara, micrografia, fala arrastada e redução no balanço dos braços.
  ✓ Tremor — predominantemente de repouso; reduzido com o movimento.
  ✓ Rigidez; rigidez em roda dentada percebida quando os membros do paciente cedem em trancos, como nos engates de uma catraca, ao serem movidos passivamente pelo examinador.
  ✓ Alterações posturais — postura recurvada e instável; marcha lenta com passos arrastados ou passos curtos e apressados.
• Fatores de risco — APGs (em especial com dose alta), idade avançada e, possivelmente, sexo feminino.
• Sintomas acessórios — seborreia, sialorreia, hiperidrose, fadiga, fraqueza, disfagia e disartria.
• Os sintomas em geral surgem 1 a 2 semanas após o início da terapia com antipsicótico ou após aumento da dose. O risco de pseudoparkinsonismo com os ASGs é baixo, exceto com a **risperidona** em dose acima de 6 mg/dia.
• A **benztropina** tem uma meia-vida que permite administração uma ou duas vezes ao dia. A posologia típica é 1 a 2 mg duas vezes ao dia até o máximo de 8 mg por dia. **Triexafenidil, difenidramina** e **biperideno** geralmente necessitam de administração três vezes ao dia (**Quadro 69-4**). A difenidramina produz mais sedação. Todos os anticolinérgicos podem ser usados de forma abusiva em função da euforia que provocam.
• A **amantadina** é eficaz como anticolinérgico com menos efeitos sobre a memória.
• Tentar a redução da dose progressivamente e suspender esses agentes entre seis semanas e três meses após a resolução dos sintomas.

Discinesia tardia

• A *discinesia tardia* (DT) é caracterizada por movimentos involuntários anormais ocorrendo com terapia crônica com antipsicóticos.
• A apresentação clássica é a de um paciente com movimentos mastigatórios bucolinguais (MBL) ou orofaciais. Os sintomas podem se tornar suficientemente graves para interferir na mastigação, no uso de dentadura, na fala, na respiração ou na deglutição. Os movimentos faciais incluem piscadelas frequentes, arqueamento da sobrancelha, caretas, desvio dos olhos para cima e estalo dos lábios. Nos estágios tardios, ocorrem movimentos coreiformes e atetóticos dos membros. Os movimentos involuntários podem ser agravados por estresse, são reduzidos por sedação e desaparecem com o sono.
• Os pacientes devem ser rastreados na linha de base e, no mínimo, trimestralmente utilizando a escala *Abnormal Involuntary Movement Scale* (AIMS) ou o sistema *Dyskinesia Identification System: Condensed User Scale* (DISCUS) para detecção de DT.
• Com a redução da dose ou a suspensão do medicamento é possível reduzir os sintomas e alguns pacientes evoluem com remissão total se a intervenção ocorrer precocemente no curso da DT.
• Prevenção da DT — (1) usar ASGs como agentes de primeira linha; (2) utilizar a DISCUS, ou outra escala, no mínimo a cada três meses para identificar sinais precoces de DT; e (3) se possível, suspender o antipsicótico ou trocar para um ASG ao primeiro sinal de DT.
• Fatores de risco para DT — duração da terapia com antipsicótico, doses mais altas, possivelmente dose cumulativa, idade crescente, ocorrência de sintomas extrapiramidais agudos, resposta

insuficiente ao antipsicótico, diagnóstico de transtorno mental orgânico, diabetes melito, transtornos do humor e, em geral, sexo feminino.

- A mudança para clozapina é a estratégia de primeira linha nos pacientes com discinesia moderada a grave.

SEDAÇÃO E COGNIÇÃO

- A administração da maior parte ou da totalidade da dose na hora de dormir é uma medida capaz de reduzir a sedação durante o dia e talvez torne desnecessário o uso de hipnótico.
- Comparados aos APGs, os ASGs se mostraram benéficos para a cognição. Contudo, no ensaio CATIE não foi observada diferença no desempenho cognitivo comparando-se ASGs e o APG perfenazina.

CRISES CONVULSIVAS

- Todos os pacientes tratados com antipsicótico têm aumento no risco de convulsão. O risco de convulsão induzida por antipsicótico é máximo com o uso de **clorpromazina** ou de **clozapina**. A crise convulsiva é mais provável no início do tratamento, com doses mais altas e com aumento rápido da dose.
- Quando ocorre uma crise convulsiva isolada, recomenda-se redução na dose. Em geral não se recomenda terapia com anticonvulsivante.
- Se houver necessidade de alterar a terapia com antipsicótico, os medicamentos a serem considerados são **risperidona**, **tioridazina**, **haloperidol**, **pimozida**, **trifluoperazina** e **flufenazina**

TERMORREGULAÇÃO

- Nos extremos de temperatura, os pacientes que fazem uso de antipsicóticos podem ter a percepção de sua temperatura corporal se ajustando à temperatura ambiente (poiquilotermia). A hiperpirexia pode levar à internação. A hipotermia também é um risco, principalmente em idosos. Esses problemas são mais comuns com o uso de APGs de baixa potência e também podem ocorrer com os ASGs mais anticolinérgicos.

SÍNDROME NEUROLÉPTICA MALIGNA

- A síndrome neuroléptica maligna ocorre em 0,5 a 1% dos pacientes tomando APGs. Há relatos com o uso de ASGs, inclusive com **clozapina**, mas com menor frequência em comparação com os APGs.
- Os sintomas evoluem rapidamente ao longo de 24 a 72 horas e incluem temperatura > 38° C, alteração no nível de consciência, disfunção autonômica (taquicardia, labilidade da pressão arterial, diaforese, taquipneia, e incontinência urinária e fecal) e rigidez.
- Os exames laboratoriais frequentemente mostram leucocitose, aumentos de creatina quinase (CK), aspartato aminotransferase (AST/TGO), alanina aminotransferase (ALT/TGP), lactato desidrogenase (LDH) além de mioglobinúria.
- O tratamento é feito com suspensão dos antipsicóticos e medidas de suporte. A **bromocriptina** reduz a rigidez, a febre e os níveis de CK em 94% dos pacientes. A **amantadina** também tem sido usada com sucesso em até 63% dos casos. O **dantroleno** foi usado com efeitos favoráveis sobre temperatura, frequência cardíaca, frequência respiratória e níveis de CK em até 81% dos pacientes.
- Pode-se considerar retomar o uso de ASG ou de APG de baixa potência na menor dose efetiva, mas apenas nos pacientes que necessitem de terapia antipsicótica após observação por no mínimo duas semanas sem antipsicóticos. Monitorar de perto e ajustar a dose lentamente.

Sistema endócrino

- Elevações dos níveis de prolactina induzidos por antipsicóticos, associados com galactorreia, diminuição da libido e irregularidades menstruais são comuns. Esses efeitos podem ser dose-relacionados e são mais comuns (até 87%) com o uso dos APGs risperidona e paliperidona.
- Entre as possíveis estratégias para o tratamento da galactorreia estão a troca para um ASG (p. ex., **asenapina**, **iloperidona** ou **lurasidona**).
- O ganho ponderal é frequente na terapia com antipsicóticos envolvendo ASGs, mas **ziprasidona**, **aripiprazol**, **asenapina** e **lurasidona** causam ganho ponderal mínimo.

- Os esquizofrênicos têm maior prevalência de diabetes tipo 2 em comparação com os não esquizofrênicos. Os antipsicóticos podem afetar adversamente a glicemia nos pacientes diabéticos. Há relatos de instalação de diabetes melito com o uso de ASGs. A olanzapina e a clozapina foram relacionadas com o risco mais alto de instalação de diabetes melito, seguidas por risperidona e quetiapina. O risco associado ao uso de aripiprazol e de ziprasidona é provavelmente menor em comparação com o de outros ASGs. O PORT 2009 não recomenda a olanzapina como agente de primeira linha.

Sistema cardiovascular

- A incidência de hipotensão ortostática (definida como queda > 20 mmHg na pressão sistólica ao levantar) é maior com APGs, **clozapina**, **iloperidona**, **quetiapina**, **risperidona** e com associação de antipsicóticos. Os diabéticos com doença cardiovascular e os idosos são predispostos. A redução da dose ou a troca por um antipsicótico com menos efeito bloqueador adrenérgico são medidas capazes de ajudar; é possível que o paciente desenvolva tolerância em 2 a 3 meses de uso.
- As fenotiazinas de baixa potência (p. ex., **tioridazina**), a **clozapina**, a **iloperidona** e a **ziprasidona** são os fármacos que têm maior probabilidade de causar alterações no ECG. As alterações no ECG são aumento da frequência cardíaca, achatamento de ondas T, depressão do segmento ST e prolongamento dos intervalos QT e PR. Há relato de *torsades de pointes* com o uso de **tioridazina** (alerta na embalagem).
- A ziprasidona prolongou o intervalo QTc em cerca de metade da frequência da tioridazina. O efeito da ziprasidona sobre o ECG provavelmente não induz sequelas clínicas, exceto nos pacientes com fatores de risco na linha de base. A iloperidona prolonga o QTc de forma dose-relacionada. Doses altas de haloperidol por via IV também podem causar prolongamento do QTc.
- Recomenda-se suspender a medicação associada ao prolongamento do QTc quando o intervalo exceder 500 milissegundos.
- Os pacientes tomando APG ou ASG apresentam risco dobrado de morte súbita por causas cardíacas em comparação aos não usuários.
- Em pacientes com mais de 50 anos de idade, recomenda-se ECG e dosagem sérica de potássio e magnésio antes de iniciar o tratamento.

Efeitos sobre os lipídios

- Alguns ASGs e as fenotiazinas causam aumento sérico de triglicerídeos e do colesterol. O risco deste efeito é menor com **risperidona**, **ziprasidona**, **aripiprazol**, **asenapina**, **iloperidona** e **lurasidona**.
- Os sintomas metabólicos são elevação dos triglicerídeos (≥ 150 mg/dL [170 mmol/L]), redução do colesterol HDL (lipoproteína de alta densidade) (≤ 40 mg/dL [1,03 mmol/L] para o sexo masculino, ≤ 50 mg/dL [1,29 mmol/L] para o sexo feminino), aumento da glicemia de jejum (≥ 100 mg/dL [5,6 mmol/L]), aumento da pressão arterial (≥ 130/85 mmHg) e ganho de peso (circunferência abdominal > 102 cm no sexo masculino, > 88 cm no feminino).

Efeitos colaterais psiquiátricos

- Acatisia, acinesia e disforia podem resultar em apatia, isolamento e pseudodepressão (toxicidade comportamental).
- Confusão crônica e desorientação podem ocorrer em idosos.
- *Delirium* e psicose podem ocorrer com doses altas de APGs ou com sua combinação com anticolinérgicos.

Efeitos oftalmológicos

- Pode ocorrer exacerbação do glaucoma de ângulo fechado com o uso de antipsicóticos e/ou de anticolinérgicos.
- Com o tratamento crônico com fenotiazina, especialmente **clorpromazina**, é possível ocorrer depósitos opacos na córnea e no cristalino. Embora a acuidade visual em geral não seja afetada, recomendam-se exames periódicos com lâmpada de fenda nos pacientes em uso crônico de fenotiazina. Também se recomenda exame com lâmpada de fenda na linha de base e periodicamente àqueles tratados com **quetiapina**, considerando o desenvolvimento de catarata em experimentos com animais.
- Doses de **tioridazina** acima de 800 mg por dia (a dose máxima recomendada) podem causar retinite pigmentosa com perda de acuidade visual ou cegueira permanente.

Sistema geniturinário

- Hesitação e retenção urinárias são comuns, em especial com os APGs de baixa potência e com a **clozapina**, e nos homens com hiperplasia prostática benigna.
- A incontinência urinária pode resultar de bloqueio α e, considerando os ASGs, é mais problemática com a **clozapina**.
- A risperidona produz disfunção sexual no mínimo igual à causada pelos APGs, mas outros ASGs (com menos efeito sobre a prolactina) têm menor probabilidade de produzirem esse efeito.

Sistema hematológico

- Os antipsicóticos podem causar leucopenia transitória, mas que não costuma evoluir com quadro clinicamente significativo.
- Se a contagem global de leucócitos estiver abaixo de 3.000/mm^3 (3×10^9/L), ou se a contagem absoluta de neutrófilos for inferior a 1.000/mm^3 (1×10^9/L), o antipsicótico deve ser suspenso e a contagem global de leucócitos monitorada de perto até que volte ao normal, além de acompanhamento para infecções secundárias.
- Ocorre agranulocitose em 0,01% dos pacientes sendo tratados com APGs, possivelmente mais frequente com o uso de **clorpromazina** e **tioridazina**. O início costuma ocorrer nas primeiras oito semanas de tratamento. A manifestação inicial pode ser uma infecção local (p. ex., dor de garganta, leucoplasia e eritema com úlceras na faringe), o que deve determinar a realização imediata de hemograma.
- O risco de evoluir com agranulocitose usando **clozapina** é de aproximadamente 0,8%. Idade crescente e sexo feminino aumentam o risco. O risco é máximo entre os meses 1 e 6 de tratamento. Há indicação de monitoramento semanal da contagem de leucócitos nos primeiros seis meses de tratamento, a cada duas semanas entre os meses 7 e 12 e, a partir de então, mensalmente quando todas as contagens tiverem sido normais. Se a contagem cair abaixo de 2.000/mm^3 (2×10^9/L), ou se a contagem de neutrófilos estiver abaixo de 1.000/mm^3 (1×10^9/L), a clozapina deve ser suspensa. Nos casos leves a moderados de neutropenia (granulócitos entre 2.000 e 3.000/mm^3 [2×10^9/L e 3×10^9/L]) ou neutrófilos entre 1.000 e 1.500/mm^3 (1×10^9/L e $1,5 \times 10^9$/L), o que ocorre em até 2% dos pacientes, a clozapina deve ser suspensa, com monitoramento diário do hemograma até que os valores tenham retornado ao normal.

Sistema dermatológico

- Reações alérgicas são raras e geralmente ocorrem em até oito semanas desde o início do medicamento. Manifestam-se na forma de erupção maculopapular, eritematosa e pruriginosa. Recomenda-se suspensão do medicamento e aplicação de corticosteroides tópicos.
- É possível haver dermatite de contato, inclusive na mucosa da boca. A deglutição rápida do concentrado oral pode reduzir o problema.
- Ambos APGs e ASGs podem causar fotossensibilidade com queimaduras graves por sol. Orientar o paciente a usar filtros solares com bloqueio máximo, chapéu, roupas protetoras e óculos escuros quando se expuser ao sol.
- Com o uso em longo prazo de altas doses de fenotiazinas de baixa potência (especialmente **clorpromazina**), é possível haver manchas azul-acinzentadas ou púrpuras na pele exposta ao sol. Isso pode ocorrer com a pigmentação da córnea ou do cristalino.

USO NA GRAVIDEZ E NA LACTAÇÃO

- O risco de malformação é um pouco aumentado com o uso de APGs de baixa potência.
- Não há relação entre uso de **haloperidol** e teratogenicidade.
- As mulheres esquizofrênicas que fazem uso de APG têm risco duas vezes maior de nascimento prematuro em comparação com gestantes não afetadas e que não nem fazem uso de antipsicótico.
- Em um estudo retrospectivo, o risco de diabetes gestacional foi duas vezes maior nas mulheres tratadas com antipsicóticos durante o terceiro trimestre.
- A FDA requer que a seção sobre a gravidez da bula de antipsicóticos destaque o risco potencial de sintomas extrapiramidais e os sintomas de suspensão do medicamento em recém-nascidos cujas mães receberam antipsicóticos durante o terceiro trimestre.
- Os antipsicóticos aparecem no leite materno com relação leite/plasma de 0,5:1; entretanto, uma semana após o parto, as concentrações de clozapina no leite foram 279% maiores que as do soro materno. Não se recomenda a administração de clozapina às mulheres que estejam amamentando.

INTERAÇÕES MEDICAMENTOSAS

- Das interações medicamentosas com antipsicóticos destacam-se efeitos hipotensores, anticolinérgicos e sedativos.
- A asenapina, um inibidor da CPY2D6, é o único antipsicótico que afeta significativamente a farmacocinética de outros medicamentos. A fluvoxamina aumenta a concentração sérica de clozapina em 2, 3 vezes ou mais. A fluoxetina e a eritromicina aumentam a concentração sérica de clozapina, mas em menor extensão. A dose de iloperidona deve ser reduzida em 50% quando for usada junto com algum inibidor da CYP2D6, como a fluoxetina ou a paroxetina.
- A farmacocinética dos antipsicóticos pode ser afetada pela administração concomitante de indutores ou de inibidores enzimáticos. O tabagismo é um indutor potente das enzimas hepáticas e pode aumentar o *clearance* dos antipsicóticos em até 50%. Consultar a literatura publicada sobre interações medicamentosas com antipsicóticos.

AVALIAÇÃO DOS DESFECHOS TERAPÊUTICOS

- A *Positive Symptom Rating Scale* e a *Brief Negative Symptom Assessment* são suficientemente breves para serem usadas em ambiente ambulatorial. Os questionários de autoavaliação também podem ser úteis, na medida em que engajam o paciente com seu tratamento e podem abrir a porta para informar o paciente e explicar conceitos equivocados.
- Monitorar sistematicamente o surgimento de efeitos colaterais (Quadro 69-5). Monitorar o peso mensalmente durante três meses e, a partir de então, trimestralmente. Monitorar o índice de massa corporal, a circunferência abdominal, a pressão arterial, a glicemia de jejum e o perfil lipídico em jejum ao final de três meses e, então, anualmente.

QUADRO 69-5	Efeitos adversos e parâmetros de monitoramento dos antipsicóticos		
Reação adversa	**Parâmetro de monitoramento**	**Frequência**	**Comentários**
Parâmetros de monitoramento de efeitos adversos de todos os antipsicóticos			
Acatisia	Perguntar sobre inquietação ou ansiedade. Observar se o paciente se mostra inquieto. Também pode ser usada a escala de Barnes para acatisia	Todas as consultas	
Efeitos anticolinérgicos	Perguntar sobre constipação, borramento da visão, retenção urinária ou secura excessiva da boca	Todas as consultas	
Intolerância à glicose	Glicemia ou HbA1c	Na linha de base, após três meses e, se normais, anualmente	
Hiperlipidemia	Perfil lipídico	Na linha de base, após três meses e, se normais, anualmente	

(continua)

QUADRO 69-5	Efeitos adversos e parâmetros de monitoramento dos antipsicóticos (*continuação*)		
Reação adversa	**Parâmetro de monitoramento**	**Frequência**	**Comentários**
Hipotensão ortostática	Perguntar sobre tontura ao levantar. Se presente, verificar a PA e a FC com o paciente sentado e em pé	Todas as consultas	O grau de variação ortostática na PA varia. Em geral, alterações de 20 mmHg ou mais são significativas
Hiperprolactinemia	Para as mulheres, perguntar sobre expressão de leite e irregularidades menstruais. Para os homens, perguntar sobre aumento das mamas e expressão de leite dos mamilos. Se houver sintomas, verificar o nível sérico de prolactina	Todas as consultas	Se não houver sintomas, não há necessidade de dosar a prolactina
Sedação	Perguntar ao paciente sobre sedação ou sonolência incomum	Todas as consultas	
Disfunção sexual	Perguntar ao paciente sobre redução do desejo sexual, dificuldade para excitação ou problemas com o orgasmo	Todas as consultas	Os pacientes com esquizofrenia têm mais problemas de disfunção sexual do que a população geral. Comparar os sintomas com o estado anterior à medicação
Discinesia tardia	Escala padronizada como a AIMS ou a DISCUS	Na linha de base e cada três meses para os APGs e a cada seis meses para os ASGs	
Ganho de peso	Peso corporal, IMC e circunferência abdominal	Na linha de base, mensalmente nos primeiros três meses e, a seguir, trimestralmente	A circunferência abdominal é o melhor preditor isolado de morbidade cardíaca
Parâmetros para monitoramento de efeitos adversos para antipsicóticos específicos			
Agranulocitose	Contagem de leucócitos e de neutrófilos	Na linha de base, semanalmente durante seis meses, a cada duas semanas por seis meses e, a seguir, mensalmente	Apenas com clozapina
Sialorreia ou salivação excessiva	Perguntar ao paciente sobre problemas com excesso de salivação, se acorda com a fronha molhada. Observar o paciente para detectar salivação em excesso	Todas as consultas	Apenas com clozapina

(continua)

QUADRO 69-5	Efeitos adversos e parâmetros de monitoramento dos antipsicóticos (*continuação*)		
Reação adversa	**Parâmetro de monitoramento**	**Frequência**	**Comentários**
Broncospasmo, desconforto respiratório, depressão e parada respiratória	Antes da administração, os pacientes devem ser rastreados para história de asma, doença pulmonar obstrutiva crônica ou outra doença associada a broncospasmo. Monitorar o paciente a cada 15 minutos no mínimo por 1 hora após a administração buscando por sinais e sintomas de broncospasmo (ou seja, sinais vitais e ausculta pulmonar). Apenas uma dose de 10 mg pode ser dada a cada 24 horas	A cada administração de dose	Apenas loxapina inalada. Nos Estados Unidos, a administração só é permitida em instituição de saúde aprovada registrada no programa REMS
Sedação/síndrome delirante pós-injeção	Observar o paciente no mínimo por 3 horas após a administração do medicamento. Monitorar possível sedação, alteração do nível de consciência, coma, *delirium*, confusão, desorientação, agitação, ansiedade ou outra alteração cognitiva	A cada administração de dose	Apenas pamoato de olanzapina monoidratado de ação prolongada. Nos Estados Unidos, a administração só é permitida em instituição de saúde aprovada registrada no programa REMS

FC, frequência cardíaca; IMC, índice de massa corporal; PA, pressão arterial; REMS, Approved Risk Evaluation and Mitigation Strategies.

Capítulo elaborado a partir de conteúdo original de autoria de Crismon, Tami R. Argo e Peter F. Buckley.

CAPÍTULO 70

Transtornos de sono-vigília

- Na categoria dos transtornos de sono-vigília da 5ª edição do *Manual diagnóstico e estatístico de trantornos mentais*, estão incluídos insônia, hipersonolência, narcolepsia, transtornos relacionados com a ventilação, transtornos do ritmo circadiano sono-vigília, transtornos do despertar do sono não movimento rápido dos olhos (NREM), transtornos de pesadelos, transtornos comportamentais no sono REM, síndrome das pernas inquietas e transtornos do sono induzido por substâncias/medicamentos.

FISIOLOGIA DO SONO

- Os humanos caracteristicamente têm 4 a 6 ciclos de sono NREM e REM a cada noite, cada ciclo durando 70 a 120 minutos. Geralmente há progressão pelos quatro estágios do sono NREM antes do primeiro período REM.
- O estágio 1 NREM é aquele entre a vigília e o sono. Os estágios 3 e 4 são denominados *sono delta* (i.e., sono de ondas lentas).
- No sono REM observam-se eletroencefalograma de baixa amplitude e frequência mista, aumento da atividade elétrica e metabólica, aumento do fluxo sanguíneo cerebral, atonia muscular, poiquilotermia, sonhos vívidos e flutuações nas frequências respiratória e cardíaca.
- Os mais idosos têm sono mais leve e mais fragmentado, com mais despertares e redução gradual no sono de ondas lentas.
- O sono REM é desencadeado por células colinérgicas. A dopamina tem efeito de alerta. Os neuroquímicos envolvidos com a vigília são norepinefrina e acetilcolina no córtex e histamina e neuropeptídios (p. ex., substância P e fator liberador de corticotrofina) no hipotálamo.
- A polissonografia (PSG) mede múltiplos parâmetros eletrofisiológicos simultaneamente durante o sono (p. ex., eletroencefalograma, eletro-oculograma e eletromiograma) para caracterizar o sono e diagnosticar transtornos do sono.

INSÔNIA

MANIFESTAÇÕES CLÍNICAS E DIAGNÓSTICO

- Os pacientes com insônia queixam-se de dificuldade para adormecer ou para manter o sono ou que seu sono não é reparador.
- A insônia transitória (duas ou três noites) ou de curto prazo (< 3 semanas) é comum e costuma estar relacionada com algum fator desencadeante. A insônia crônica (> 1 mês) pode estar relacionada com transtornos clínicos ou psiquiátricos, com medicamentos ou pode ter natureza psicofisiológica.
- Entre as causas de insônia estão estresse; dissincronose (*jet lag*) ou turnos de trabalho; dor ou outros problemas médicos; transtornos de humor ou de ansiedade; abstinência de drogas e medicamentos; estimulantes, esteroides ou outros medicamentos.
- Nos pacientes com transtornos crônicos, a investigação diagnóstica deve incluir exames do estado físico e mental, testes laboratoriais de rotina e história de uso abusivo de drogas ou de medicamentos.

TRATAMENTO

- Objetivos do tratamento: corrigir a queixa do sono, melhorar a função diurna e evitar efeitos adversos dos medicamentos.

Abordagem geral

- As intervenções comportamentais e educacionais que podem ajudar no tratamento são terapia comportamental de curto prazo, terapia de relaxamento, terapia de controle de estímulos, terapia cognitiva, restrição do sono, intenção paradoxal e educação do sono (Quadro 70-1).

QUADRO 70-1	**Recomendações não farmacológicas para tratamento de insônia**

Procedimentos para controle dos estímulos

1. Defina horários regulares para despertar e para dormir (incluindo finais de semana)
2. Durma apenas o necessário para se sentir descansado
3. Vá para a cama apenas quando estiver com sono. Evitar períodos longos de vigília no leito. Use a cama apenas para dormir ou para relacionamento íntimo; não leia nem assista televisão no leito
4. Evite tentativas de forçar o sono; se não conseguir dormir em 20-30 minutos, saia da cama, realize uma atividade de relaxamento (p. ex., leia, ouça música ou veja TV) até se sentir sonolento. Repita esse passo quantas vezes forem necessárias
5. Evite cochilos durante o dia
6. Preocupe-se durante o dia. Não leve seus problemas para a cama

Recomendações para a higiene do sono

1. Pratique exercícios regularmente (3 a 4 vezes por semana), mas nunca perto da hora de dormir, já que isso aumenta a vigilância
2. Crie um ambiente confortável para o sono, evitando temperaturas extremas, ruídos muito altos e relógios iluminados no quarto
3. Suspenda ou reduza o consumo de álcool, cafeína e nicotina
4. Evite tomar grande quantidade de líquidos à noite para prevenir idas noturnas ao banheiro
5. Faça algo prazeroso e relaxante antes de ir dormir.

- Para o manejo é necessário identificar a causa da insônia, informar o paciente sobre a higiene do sono, controlar o estresse, monitorar os sintomas do humor e eliminar farmacoterapia desnecessária.
- A insônia transitória e de curto prazo deve ser tratada com medidas de higiene do sono e uso cauteloso de hipnóticos-sedativos, se necessário. A insônia crônica implica investigação meticulosa de uma possível causa orgânica, aplicação de medidas não farmacológicas e uso cauteloso de hipnóticos-sedativos, se necessário.
- Os **anti-histamínicos** (p. ex., **difenidramina, doxilamina** e **pirilamina**) são menos efetivos que os **benzodiazepínicos**, mas seus efeitos colaterais em geral são mínimos. Seus efeitos colaterais anticolinérgicos podem ser problemáticos, especialmente nos idosos.
- Os antidepressivos são boas alternativas para pacientes que não devam receber benzodiazepínicos, em especial aqueles com depressão ou historia de uso abusivo de substâncias.
- **Amitriptilina, doxepina** e **nortriptilina** são efetivas, mas entre seus efeitos colaterais estão bloqueio adrenérgico, prolongamento da condução cardíaca e efeitos anticolinérgicos.
- A **trazodona**, 25 a 100 mg, é usada com frequência para a insônia induzida pelos inibidores seletivos da recaptação de serotonina ou pela bupropiona e nos pacientes com tendência ao uso abusivo de substâncias. Os efeitos colaterais incluem síndrome serotoninérgica (quando usada com outros medicamentos serotoninérgicos), sedação excessiva, bloqueio α-adrenérgico, tontura e, raramente, priapismo.
- A **ramelteona** é um agonista seletivo dos receptores MT_1 e MT_2 de melatonina. A dose é 8 mg na hora de dormir. O medicamento é bem tolerado, mas entre os efeitos colaterais estão cefaleia, tontura e sonolência. Não é uma substância controlada. É efetiva para pacientes com doença pulmonar obstrutiva crônica e apneia do sono.
- A **valeriana**, um fitoterápico, está disponível sem necessidade de prescrição médica. A dose recomendada varia entre 300 e 600 mg. Há questionamentos sobre sua pureza e potência. Pode causar sedação diurna.
- Os agonistas do receptor benzodiazepínico formam a classe de medicamentos mais usada para o tratamento de insônia. Há preocupação com anafilaxia, angioedema facial e comportamentos complexos relacionados ao sono (p. ex., dirigir, realizar chamadas telefônicas e alimentar-se durante o sono). Entre esses está o recente agonista não benzodiazepínico do ácido γ-aminobutírico A ($GABA_A$) e os benzodiazepínicos tradicionais, que também se ligam ao $GABA_A$ (**Quadro 70-2**).

QUADRO 70-2	Farmacocinética dos agonistas do receptor de benzodiazepina			
Nome genérico	**t_{max}[a] (horas)**	**Meia-vida[b] (horas)**	**Limites da dose diária (mg)**	**Via metabólica**	**Metabólitos clinicamente relevantes**
Estazolam	2	12-15	1-2	Oxidação	–
Eszoplicona	1-1,5	6	2-3	Oxidação Desmetilação	–
Flurazepam	1	8	15-30	Oxidação N-desalquilação	Hidroxietil-flurazepam, flurazepam aldeído N-desalquilflurazepam[c]
Quazepam	2	39	7,5-15	Oxidação, N-desalquilação	2-oxo-quazepam, N-desalquilflurazepam[c]
Temazepam	1,5	10-15	15-30	Conjugação	–
Triazolam	1	2	0,125-0,25	Oxidação	–
Zaleplona	1	1	5-10	Oxidação	–
Zolpidem	1,6	2-2,6	1,75-10[d]	Oxidação	–

[a] Tempo até atingir a concentração plasmática máxima.
[b] Meia-vida da substância original.
[c] N-desalquilflurazepam, meia-vida de 47-100 horas.
[d] Dose oral e sublingual 5-10 mg, comprimidos para uso sublingual no meio da noite com 1,75-3,5 mg (1,75 para as mulheres e 3,5 mg para os homens).

Agonistas não benzodiazepínicos do GABA$_A$

- De forma geral, os hipnóticos não benzodiazepínicos não têm metabólitos ativos relevantes e estão associados a menos abstinência, menor tolerância e menos insônia de rebote em comparação com os benzodiazepínicos.
- O **zolpidem** tem efeito ansiolítico mínimo e nenhum efeito relaxante ou anticonvulsivante. Sua efetividade é comparável à dos benzodiazepínicos hipnóticos, com pouco efeito sobre os estágios do sono. Sua duração é de aproximadamente 6 a 8 horas. Os efeitos colaterais comuns são sonolência, amnésia, tontura, cefaleia e queixas gastrintestinais (GI). O efeito de rebote com a suspensão e a tolerância com o uso prolongado são mínimos, mas há preocupação com a possibilidade de uso abusivo. Parece ter efeito mínimo sobre o desempenho psicomotor do dia seguinte. A dose usual é 5 mg nas mulheres, nos idosos e naqueles com disfunção hepática, e 5 a 10 mg nos homens. Há relatos de alimentação durante o sono. Recomenda-se administração com estômago vazio.
- A **zaleplona** tem início de ação rápido, meia-vida em cerca de 1 hora e nenhum metabólito ativo. Também se liga ao receptor do GABA$_A$. Não reduz o despertar noturno nem aumenta a duração total do sono. Não parece causar insônia de rebote ou disfunção psicomotora no dia seguinte. Os efeitos colaterais mais comuns são tontura, cefaleia e sonolência. A dose recomendada é 10 mg (5 mg nos idosos).
- A **eszoplicona** tem início de ação rápido e duração de até 6 horas. Os efeitos colaterais mais comuns são sonolência, gosto ruim na boca, cefaleia e boca seca. Pode ser tomado à noite por até seis meses.

Hipnóticos benzodiazepínicos

- A farmacocinética e as doses dos agonistas do receptor de benzodiazepina estão resumidas no **Quadro 70-2.**
- Os benzodiazepínicos têm propriedades sedativas, ansiolíticas, relaxantes musculares e anticonvulsivantes. Eles aumentam o estágio 2 do sono e reduzem o sono REM e o sono delta.
- Casos fatais de *overdose* são raros, a não ser que sejam tomados junto com outros depressores do sistema nervoso central (SNC).
- O **triazolam** é distribuído rapidamente em razão de ser altamente lipofílico e, portanto, ter efeito de curta duração. **Eritromicina**, **nefazodona**, **fluvoxamina** e **cetoconazol** reduzem o *clearance* do triazolam e aumentam sua concentração plasmática.
- Os efeitos do **flurazepam** e do **quazepam** são duradouros em razão de seus metabólitos ativos.

EFEITOS ADVERSOS DOS BENZODIAZEPÍNICOS

- Entre os efeitos colaterais estão sonolência, dificuldade de coordenação motora, redução da concentração, déficit cognitivo e amnésia anterógrada que são minimizados utilizando-se a menor dose possível.
- É possível que alguns indivíduos desenvolvam tolerância aos efeitos diurnos no SNC (p. ex., sonolência, dificuldade de concentração).
- A tolerância aos efeitos hipnóticos surge após duas semanas de uso contínuo de **triazolam**. A eficácia de **flurazepam**, **quazepam** e **temazepam** perdura no mínimo por um mês de uso todas as noites. Há relatos de que o **estazolam** mantém sua eficácia com dose máxima por até 12 semanas.
- Ocorre insônia de rebote frequentemente com doses elevadas de **triazolam**, mesmo quando usado de forma intermitente.
- A insônia de rebote é minimizada pelo uso da dose efetiva mais baixa e pela diminuição da dose mediante descontinuação.
- O uso de benzodiazepínicos com meia-vida de eliminação longa foi associado a quedas e fraturas de quadril; assim, **flurazepam** e **quazepam** devem ser evitados em idosos.

APNEIA DO SONO

- Definida como episódios repetidos de suspensão da respiração durante o sono.

APNEIA OBSTRUTIVA DO SONO

- A apneia obstrutiva do sono (AOS) é uma ameaça potencial à vida caracterizada por episódios repetitivos de cessação noturna da respiração. É causada por obstrução das vias aéreas superiores e é possível haver dessaturação de oxigênio (O_2). Os episódios podem ser causados por obesidade ou lesões fixas nas vias aéreas superiores, hipertrofia de tonsilas, amiloidose e hipotireoidismo. Entre as complicações estão arritmias, hipertensão arterial, *cor pulmonale* e morte súbita.

- Roncos intensos, distúrbios graves nas trocas gasosas, insuficiência respiratória e sufocação ocorrem nos episódios graves. Os pacientes com AOS geralmente se queixam de sonolência diurna excessiva. Outros sintomas são cefaleia matinal, memória fraca e irritabilidade.
- A apneia episódica termina por ação reflexa em resposta à queda da saturação sanguínea de O_2 com despertar do paciente para retomar a respiração.

Tratamento

- Objetivos do tratamento: aliviar o transtorno respiratório durante o sono (Figura 70-1).
- As abordagens não farmacológicas são o tratamento de escolha (p. ex., perda de peso [para todos os pacientes com sobrepeso], tonsilectomia, reparo de septo nasal e dispositivo de pressão positiva nas vias aéreas [PAP, de *positive airway pressure*], que pode ser contínua ou em dois níveis [*bilevel*]). Nos casos graves, talvez haja necessidade de outras intervenções cirúrgicas, como uvulopalatofaringoplastia e traqueostomia.
- Os parâmetros de acompanhamento foram publicados pela American Academy of Sleep Medicine. Evitar todos os medicamentos depressores do SNC e aqueles que induzam ganho ponderal. Os **inibidores da enzima conversora de angiotensina (ECA)** também podem agravar os transtornos respiratórios do sono.
- **Modafinila** e **armodafinila*** estão aprovadas pela Food and Drug Administration (FDA) para melhorar a vigília naqueles com sonolência residual diurna. Devem ser usadas apenas nos pacientes sem doença cardiovascular que estejam fazendo uso de terapia com PAP com parâmetros ideais.

APNEIA CENTRAL DO SONO

- A apneia central do sono (ACS), menos frequente do que a AOS, é caracterizada por episódios repetidos de apneia causados por perda temporária do esforço respiratório durante o sono. Pode ser causada por lesões no sistema nervoso autônomo, doenças neurológicas, altitude elevada, uso de opioide e insuficiência cardíaca congestiva.

Tratamento

- A PAP com ou sem O_2 suplementar melhora a ACS.
- A **acetazolamida** causa acidose metabólica que estimula o impulso respiratório e pode ser benéfica nos casos de permanência em local de altitude elevada, insuficiência cardíaca e ACS idiopática.

NARCOLEPSIA

- As características essenciais são crises de sono, cataplexia, alucinações hipnagógicas e hipnopômpicas e paralisia do sono. Os pacientes se queixam de sonolência diurna excessiva, crises de sono que duram até 30 minutos, fadiga, mau desempenho e distúrbio do sono noturno.
- A cataplexia, que ocorre em 70 a 80% dos casos de narcolepsia, é a perda súbita bilateral do tônus muscular com colapso. Costuma ser desencadeada por situações acompanhadas de grande emoção.
- O sistema de neurotransmissão de hipocretina/orexina parece ter papel central na narcolepsia. Um processo autoimune talvez cause destruição das células produtoras de hipocretina.

TRATAMENTO

- Objetivos do tratamento: maximizar o estado de alerta durante as horas de vigília e melhorar a qualidade de vida (**Figura 70-1**).
- Estimular medidas de higiene do sono e dois ou mais períodos de cochilo diário (não mais do que 15 min).
- A farmacoterapia (Quadro 70-3) concentra-se na sonolência excessiva durante o dia e nas anormalidades no sono REM.

---

* N. do T. Forma R-enantiomérica da modafinila.

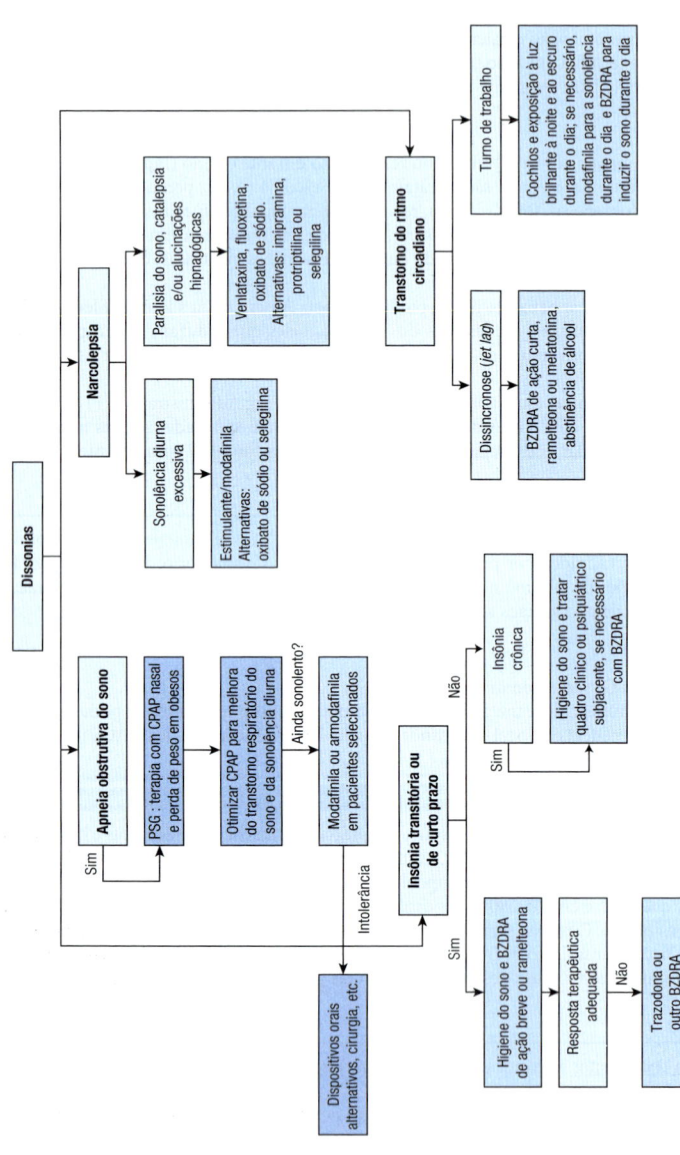

FIGURA 70-1 Algoritmo para o tratamento das dissonias. BZDRA, agonista do receptor benzodiazepínico; CPAP, pressão positiva contínua nas vias aéreas; PSG, polissonografia. (Adaptada, com autorização, de Jermaine DM. *Sleep Disorders.* In: Carter BL, Angaran DM, Lake KD, Raebel MA, eds. *Pharmacotherapy Self-Assessment Program,* 2nd ed. Neurology and Psychiatry. Kansas City: American College of Clinical Pharmacy, 1995;139–154.)

QUADRO 70-3	Medicamentos usados no tratamento da narcolepsia		
Nome genérico	**Dose inicial (mg)**	**Dose usual (mg)**	**Comentários**
Sonolência excessiva durante o dia			
Dextroanfetamina	5-10	5-60	O uso concomitante de anfetamina e alimentos ácidos pode reduzir a absorção da anfetamina
Dextroanfetamina/sais de anfetamina[a]	5-20	5-60	Ver acima
Metanfetamina[b]	5-15	5-15	Ver acima
Lisdexanfetamina	20-30	20-70	Pró-fármaco da dextroanfetamina
Metilfenidato	10-40	30-80	Aumento do risco de sangramento quando usado junto com varfarina
Modafinila	100-200)	200-400	Pode reduzir a efetividade dos contraceptivos hormonais
Armodafinila	150	150-250	Pode reduzir a efetividade dos contraceptivos hormonais
Oxibato de sódio[c]	4,5 g/noite	4,5-9 g/noite	Não usar com outros depressores do SNC
Agentes para cataplexia			
Fluoxetina	10-20	20-80	Os benefícios quanto a cataplexia ocorrem mais cedo do que os efeitos antidepressivos
Imipramina	50-100	50-250	Efeitos colaterais anticolinérgicos
Nortriptilina	50-100	50-200	Efeitos colaterais anticolinérgicos
Protriptilina	5-10	5-30	
Venlafaxina	37,5	37,5-225	Pode aumentar a pressão arterial
Selegilina	5-10	20-40	Doses inferiores a 10 mg/dia não requerem restrição dietética de tiramina

[a]Sulfato de dextroanfetamina, sacarato de dextroanfetamina, aspartato de dextroanfetamina e sulfato de dextroanfetamina.
[b]Não disponível nos Estados Unidos.
[c]Efetivo também no tratamento de cataplexia.
SNC, sistema nervoso central.

- A **modafinila**, tratamento-padrão para sonolência diurna excessiva, e a **armodafinila** (o enantiômero R ativo) estão aprovadas pela FDA. Elas não tratam a cataplexia. As evidências sugerem que não há risco de tolerância, abstinência ou uso abusivo. Os efeitos colaterais da modafinila são cefaleia, náusea, nervosismo e insônia.

- As **anfetaminas** e o **metilfenidato** têm início de ação rápida e duração de 3 a 4 horas e 6 a 10 horas, respectivamente, para sonolência diurna excessiva. As anfetaminas têm maior risco de uso abusivo e de induzir tolerância. Os efeitos colaterais incluem insônia, hipertensão arterial, palpitações e irritabilidade.

- Os medicamentos mais efetivos para tratamento de cataplexia são os **antidepressivos tricíclicos**, a **fluoxetina** ou a **venlafaxina**. **Imipramina, protriptilina, clomipramina, fluoxetina** e **nortriptilina** são efetivas em cerca de 80% dos pacientes. A **selegilina** melhora a hipersonolência e a cataplexia.

- O **oxibato de sódio** (γ-**hidroxibutirato**; um hipnótico sedativo potente) melhora a sonolência diurna excessiva e reduz episódios de paralisia do sono, cataplexia e alucinações hipnagógicas. Administrar a dose diária dividida em duas tomadas, uma na hora de dormir e a outra 2,5 a 4 horas depois. Os efeitos colaterais incluem náusea, sonolência, confusão, tontura e incontinência.

AVALIAÇÃO DOS DESFECHOS TERAPÊUTICOS

- Avaliar os pacientes com insônia de curto prazo ou com insônia crônica após uma semana de tratamento para verificar efetividade, eventos adversos e adesão às recomendações não farmacológicas. Os pacientes devem manter registro diário dos despertares, medicamentos tomados, cochilos e um indicador da qualidade do sono.

- Avaliar os pacientes com AOS após 1 a 3 meses de tratamento para melhora no estado de alerta, sintomas diurnos e redução do peso. O cônjuge pode relatar sobre roncos e engasgos.

- Os parâmetros para avaliação da farmacoterapia incluem redução de sonolência diurna, cataplexia, alucinações hipnagógicas e hipnopômpicas e paralisia do sono. Avaliar os pacientes regularmente durante o ajuste da dose dos medicamentos e, então, a cada 6 a 12 meses para efeitos colaterais (p. ex., hipertensão arterial, transtornos do sono e anormalidades cardiovasculares).

Capítulo elaborado a partir de conteúdo original de autoria de John M. Dopp e Bradley G. Phillips.

CAPÍTULO 71

Transtornos relacionados ao uso de substâncias

- O *Manual diagnóstico e estatístico de transtornos mentais,* 5ª edição (DSM-5), classifica os transtornos relacionados ao uso de substâncias (incluindo 10 classes distintas de substâncias) em (1) transtornos com o uso de substâncias e (2) transtornos induzidos por substância (p. ex., intoxicação, abstinência e transtornos mentais induzidos por substâncias).
- O diagnóstico de transtornos por uso de substância é feito com base no padrão de comportamento patológico relacionado ao uso da substância. Os critérios diagnósticos são classificados em (1) dificuldade de controle; (2) disfunção social; (3) uso arriscado; e (4) critérios farmacológicos, incluindo tolerância e abstinência.
- O DSM-5 não separa os diagnósticos de abuso e dependência de substâncias. Há critérios para definir transtorno com o uso de substância, além de critérios para intoxicação, abstinência, transtorno induzido pelo uso de substância e transtornos inespecíficos relacionados com substância em alguns casos.
- *Drogadição:* trata-se de doença neurobiológica primária crônica, com fatores genéticos, psicossociais e ambientais influenciando seu desenvolvimento e manifestações; caracteriza-se por um ou mais dos seguintes cinco Cs: cronicidade, dificuldade de controle sobre o uso da substância, uso compulsivo, uso continuado a despeito do dano produzido e desejo (do inglês, *craving*).
- *Intoxicação:* desenvolvimento de síndrome específica para a substância após seu consumo recente com presença dela no organismo; é associada a comportamento desajustado durante o estágio de vigília causado pelos efeitos da substância no sistema nervoso central (SNC).
- *Dependência física:* estado de adaptação manifestado por síndrome de abstinência específica para a classe de substância, a qual pode ser produzida por cessação abrupta, redução rápida da dose, redução do nível sanguíneo da substância e/ou administração de um antagonista.
- *Abuso da substância:* padrão de uso desajustado da substância caracterizado por sucessivas consequências adversas relacionadas ao uso repetido da substância.
- *Dependência da substância:* o traço característico é um padrão desajustado de uso da substância a despeito de consequências adversas sucessivas relacionadas ao uso repetido.
- *Tolerância:* estado de adaptação no qual a exposição à droga induz alterações que resultam em redução de um ou mais efeitos da droga ao longo do tempo.
- *Abstinência:* desenvolvimento de uma síndrome específica da substância após cessação ou redução da ingestão da substância que vinha sendo usada regularmente.

DEPRESSORES DO SISTEMA NERVOSO CENTRAL

ÁLCOOL

- O **Quadro 71-1** relata os efeitos do **álcool** em função de sua concentração sanguínea (BAC, de *blood alcohol concentration*).
- Entre os sinais e sintomas de intoxicação alcoólica estão fala arrastada, ataxia, descoordenação, sedação, nistagmo, redução da capacidade de julgamento, inconsciência, náusea, vômitos, depressão respiratória e coma. Os sinais e sintomas de abstinência ao álcool são taquicardia, diaforese, hipertermia, alucinações, *delirium* e crise convulsiva.
- Para o diagnóstico de abstinência ao álcool é necessário (1) história de cessação ou redução de uso intenso e prolongado de álcool e (2) presença de dois ou mais sintomas de abstinência ao álcool.
- Há 14 g de álcool em 354 mL de cerveja, em 118 mL de vinho ou em 45 mL (uma dose) de uísque a 40%. Essa quantidade aumenta a BAC em cerca de 20 a 25 mg/dL (4,3-5,4 mmol/L) em um homem saudável de 70 kg. Mortes geralmente ocorrem quando a BAC está acima de 400 a 500 mg/dL (87-109 mmol/L).
- A absorção de álcool se inicia no estômago 5 a 15 minutos após a ingestão. A concentração atinge o valor máximo 30 a 90 minutos após consumir a última dose.
- O álcool é metabolizado pela álcool-desidrogenase a acetaldeído, que é metabolizado a acetato pela aldeído-desidrogenase. A catalase e o sistema de álcool-oxidase microssomal também estão envolvidos.

QUADRO 71-1	Efeitos específicos do álcool relacionados com a BAC
BAC (%)ª (mmol/L)	**Efeitos**
0,02-0,03 (4-8)	Nenhuma perda da coordenação, leve euforia e perda da inibição.
0,04-0,06 (9-14)	Sensação de bem-estar, relaxamento, redução da inibição, sensação de calor. Euforia. Alguma perda de raciocínio e de memória, redução da atenção.
0,07-0,09 (15-21)	Leve redução de equilíbrio, fala, visão, tempo de reação e audição. Euforia. Redução da capacidade de julgamento e do autocontrole, além de prejuízo de atenção, raciocínio e memória. Em alguns locais é proibido conduzir veículos automotores nesse nível.
0,10-0,125 (22-27)	Redução significativa da coordenação motora e perda de capacidade de julgamento. A fala pode estar arrastada; prejuízo de equilíbrio, visão, tempo de reação e audição. Euforia. É ilegal operar veículo automotor com esse nível de intoxicação.
0,13-0,15 (28-34)	Disfunção motora grosseira e perda de controle físico. Borramento da visão e perda de equilíbrio. A euforia é reduzida e começa a surgir disforia.
0,16-0,20 (35-43)	Predomínio de disforia (ansiedade, inquietação); é possível haver náusea. O consumidor já tem o aspecto de um "bêbado desleixado".
0,25 (54)	Necessidade de assistência para caminhar; confusão mental total. Disforia com náusea e vômitos.
0,30 (65)	Perda da consciência.
≥ 0,40 (> 87)	Início de coma, possibilidade de morte causada por parada respiratória.

BAC, concentração sanguínea de álcool.
ªGramas de álcool etílico por 100 mL de sangue total.

- Na maioria dos laboratórios a BAC é apresentada em miligramas por decilitro. Para fins legais, o resultado deve ser apresentado em percentual (gramas de álcool por 100 mL de sangue total). Assim, a BAC de 150 mg/dL = 0,15% = 34 mmol/L.

BENZODIAZEPÍNICOS E OUTROS HIPNÓTICOS-SEDATIVOS

- As intoxicações por benzodiazepínicos mais encontradas nos atendimentos de emergência são **alprazolam** e **clonazepam**, mas **lorazepam** e **diazepam** também costumam ser utilizados de forma abusiva.
- A intoxicação por benzodiazepínicos manifesta-se por fala arrastada, descoordenação, desequilíbrio, tontura, hipotensão, nistagmo e confusão.
- A probabilidade e a gravidade dos sintomas de abstinência variam em função da dose e da duração da exposição. A redução gradual da dose é necessária para reduzir a abstinência e a ansiedade de rebote.
- Os sinais e sintomas da abstinência de benzodiazepínico são semelhantes aos da abstinência de álcool, incluindo dor muscular, ansiedade, inquietação, confusão, irritabilidade, alucinações, *delirium*, crise convulsiva e colapso cardiovascular. A abstinência de benzodiazepínicos de ação curta (p. ex., **oxazepam**, **lorazepam** e **alprazolam**) tem início em 12 a 24 horas a partir da última dose. **Diazepam**, **clordiazepóxido** e **clorazepato** têm meia-vida de eliminação (ou metabólitos ativos com meia-vida de eliminação) entre 24 e mais de 100 horas. Assim, a abstinência pode ser atrasada em alguns dias após a suspensão.
- O **flunitrazepam** geralmente é ingerido por via oral, com frequência em conjunção com álcool e outras substâncias. Utilizado em geral no golpe denominado "*boa noite, Cinderela*" o medicamento é administrado em mulheres (sem seu conhecimento) para reduzir sua inibição.

γ-HIDROXIBUTIRATO

- O **γ-hidroxibutirato**, outra substância utilizada no *"boa noite, Cinderela"*, é vendido em apresentação líquida ou em pó e seus efeitos incluem amnésia, hipotonia, sequência anormal de sono REM (movimento rápido dos olhos) e não REM (NREM) e anestesia.
- Os efeitos tóxicos incluem redução do débito cardíaco, coma, crises convulsivas, vômitos e depressão respiratória. O tratamento é de suporte inespecífico.
- Os sintomas de abstinência incluem alterações no estado mental, tremores, aumento da pressão arterial, taquicardia e agitação grave. Os benzodiazepínicos podem ajudar a controlar a agitação.

CARISOPRODOL

- O carisoprodol é usado para controle de espasmo muscular e de dor nas costas. O meprobamato é um dos seus metabólitos.
- Pode causar sonolência, tontura, vertigem, ataxia, tremor, irritabilidade, cefaleia, síncope, insônia, taquicardia, hipotensão postural, náusea, agitação, depressão, fraqueza e confusão.
- A *overdose* pode causar estupor, coma, depressão respiratória e morte.

OPIOIDES

- Sinais e sintomas de intoxicação por opioides incluem euforia, disforia, apatia, sedação e déficit de atenção. Os sinais e sintomas de abstinência incluem lacrimejamento, rinorreia, midríase, piloereção, diaforese, diarreia, bocejos, febre, insônia e dor muscular. O início dos sintomas de abstinência varia de algumas horas após a interrupção da heroína até 3 a 5 dias após a suspensão da metadona. A duração dos sintomas de abstinência varia de 3 a 14 dias. A ocorrência de *delirium* sugere abstinência de outra substância (p. ex., **álcool**).
- A **heroína** pode ser aspirada, fumada ou administrada por via intravenosa (IV). As complicações do uso de heroína incluem *overdose*, reações anafiláticas às impurezas, síndrome nefrótica, septicemia, endocardite e imunodeficiência adquirida.
- A **hidrocodona** é a substância farmacêutica controlada mais usada de forma abusiva nos Estados Unidos.
- Uma apresentação farmacêutica de liberação controlada da **oxicodona** algumas vezes é esmagada por usuários abusivos e inalada ou injetada para se obter o efeito total de 12 horas quase imediatamente, algumas vezes causando *overdose* e morte.
- Os **opioides** costumam ser combinados com estimulantes (p. ex., cocaína [*speedball*]) ou com álcool.
- A metadona vem causando aumento no maior número de mortes nos últimos anos. A conversão à metadona a partir de outros agonistas opioides pode ser traiçoeira e letal quando realizada de maneira imprópria. Os efeitos depressores respiratórios máximos ocorrem mais tarde e duram mais do que os efeitos analgésicos máximos.
- O **dextrometorfano**, um medicamento vendido sem receita médica, causa depressão e efeitos alucinógenos leves em doses altas e alucinações importantes e depressão do SNC em doses excessivas. A *overdose* aguda é tratada com naloxona.

ESTIMULANTES DO SISTEMA NERVOSO CENTRAL

COCAÍNA

- A **cocaína** talvez seja a substância que causa maior reforço comportamental entre todas. Cerca de 10% dos indivíduos que começam a usar drogas "recreativas" evoluem para uso de drogas pesadas.
- Bloqueia a recaptação dos neurotransmissores e causa depleção da dopamina cerebral.
- O cloridrato de cocaína é inalado ou injetado. O efeito da inalação dura 15 a 30 minutos. A inalação da base livre de cocaína (*crack* ou *rock*) é absorvida quase instantaneamente e causa euforia intensa. O efeito dura 5 a 10 minutos. A tolerância ao "efeito" desenvolve-se rapidamente. A meia-vida de eliminação da cocaína é de 1 hora.
- Na presença de álcool, a cocaína é metabolizada a cocaetileno, um composto de ação mais prolongada do que a cocaína e com maior risco de causar morte.

- Os eventos adversos incluem úlcera da mucosa nasal e colapso do septo nasal, taquicardia, insuficiência cardíaca, hipertermia, choque, crise convulsiva, psicose (semelhante à esquizofrenia paranoide) e morte súbita.
- Os sinais e sintomas de intoxicação por cocaína incluem agitação, entusiasmo, euforia, grandiosidade, loquacidade, hipervigilância, sudorese ou calafrios, náusea, vômitos, taquicardia, arritmias, depressão respiratória, midríase, alteração da pressão arterial e crises convulsivas.
- Os sintomas de abstinência iniciam-se horas após a suspensão e duram por vários dias. Os sinais e sintomas de abstinência incluem fadiga, distúrbios do sono, pesadelos, depressão, alterações no apetite, bradiarritmias, infarto do miocárdio (IM) e tremores.

METANFETAMINA

- A **metanfetamina** (conhecida como *speed*, *meth* e *crank*) pode ser ingerida por via oral, retal, intranasal, por injeção IV ou pode ser tragada. O cloridrato é conhecido como *ice*, cristal e *glass*.
- Os efeitos sistêmicos da metanfetamina são semelhantes aos da cocaína. A inalação ou a injeção IV resultam em uma "onda" intensa que dura poucos minutos. O efeito da metanfetamina é mais duradouro do que o da cocaína. Os efeitos farmacológicos podem incluir aumento da vigília, aumento da atividade física, redução do apetite, cáries dentais, aumento da frequência respiratória, hipertermia, euforia, irritabilidade, insônia, confusão, tremores, ansiedade, paranoia, agressividade, convulsões, aumento da frequência cardíaca e da pressão arterial, acidente vascular cerebral (AVC) e morte.
- Os indivíduos em abstinência podem apresentar depressão, déficit cognitivo, ânsia pela droga, dissonia e fadiga, mas geralmente não estão em estado de angústia aguda. A duração da abstinência varia de dois dias a vários meses. A ocorrência de *delirium* sugere abstinência de outra substância (p. ex., **álcool**).
- A **efedrina** e a **pseudoefedrina** podem ser extraídas de comprimidos para gripe e alergia e convertidas em metanfetamina em laboratórios clandestinos. Nos EUA, atualmente há uma lei federal exigindo que os produtos que contêm pseudoefedrina sejam controlados e o comprador seja identificado no ato da compra.

OUTRAS SUBSTÂNCIAS DE USO ABUSIVO

NICOTINA

- O tabagismo é a principal causa evitável de morbidade e mortalidade nos EUA. Ele aumenta o risco de doenças cardiovasculares, câncer de pulmão e outros cânceres, e outras doenças respiratórias não malignas.
- A **nicotina** é um agonista colinérgico com efeitos farmacológicos dose-dependentes. Seus efeitos são estimulação e depressão nos sistemas nervoso central e periférico; estimulação respiratória; relaxamento da musculatura esquelética; liberação de catecolaminas pela suprarrenal; vasoconstrição periférica; e aumento de pressão arterial, frequência cardíaca, débito cardíaco e consumo de oxigênio. Doses baixas produzem aumento do estado de alerta e melhora da função cognitiva. Doses mais altas estimulam o centro da "recompensa" no cérebro.
- A cessação abrupta resulta em sintomas de abstinência com início geralmente nas primeiras 24 horas, incluindo ansiedade, ânsia pela substância, dificuldade de concentração, frustração, irritabilidade, hostilidade, insônia e inquietação.

ANÁLOGOS DA METANFETAMINA

- Os análogos atualmente preocupantes são a 3,4-metilenodioxianfetamina (**MDA**) e a 3,4-metilenodioximetanfetamina (**MDMA;** *ecstasy*).
- A MDMA costuma ser tomada por via oral na forma de comprimido, ou em pó, mas também pode ser tragada, aspirada ou injetada; se for tomada por via oral, seus efeitos duram 4 a 6 horas.
- A MDMA estimula o SNC, causa euforia e relaxamento e produz um leve efeito alucinógeno. Pode causar tensão muscular, náusea, desmaio, calafrios, sudorese, pânico, ansiedade, depressão,

alucinações, convulsão e ideias paranoicas. Aumenta a frequência cardíaca e a pressão arterial e destrói neurônios produtores de serotonina (5-HT) em animais. É considerada neurotóxica em humanos.

CATINONAS SINTÉTICAS (SAIS DE BANHO)

- Os **sais de banho** (termo impróprio) são drogas simpaticomiméticas sintéticas (*designer drugs*) capazes de causar intoxicação, dependência e morte. Catina e catinona são estimulantes do SNC causadoras de infarto do miocárdio (IM), esofagite, gastrite, lesões orais queratinizadas e insuficiência hepática. A farmacologia das diversas catinonas sintéticas não está bem estudada.
- Os efeitos adversos dos sais de banho são taquicardia, hipertensão arterial, cetoacidose, ilusões, psicose paranoide, hipertermia, agitação, cefaleia, hiponatremia e suicídio. São classificados como substâncias controladas de nível I.

MACONHA

- A **maconha** (conhecida como marijuana, erva, jererê, *beck*, entre outros) é a droga de uso ilícito mais utilizada. O principal componente psicoativo é o Δ^9-**tetraidrocannabinol (THC)**. O *hashish*, a resina seca do tricoma, das flores e das inflorescências da planta, é mais potente do que a própria planta. Os efeitos farmacológicos iniciam-se imediatamente e duram entre 1 e 3 horas. Em cada 10 usuários de maconha, 1 se torna viciado.
- Os efeitos iniciais da maconha incluem aumento da frequência cardíaca, dilatação brônquica e conjuntivas injetadas. Os efeitos subsequentes são euforia, boca seca, fome, tremor, sonolência, ansiedade, medo, desconfiança, pânico, descoordenação, fraqueza de memória, falta de motivação e psicose tóxica. Outros efeitos fisiológicos são sedação, dificuldade em realizar tarefas complexas e desinibição. Entre os efeitos endócrinos estão amenorreia, redução na produção de testosterona e inibição da espermatogênese. Achados recentes sugerem efeito neurotóxico sobre o cérebro dos adolescentes.
- Os usuários contumazes podem apresentar síndrome de abstinência após suspensão abrupta.
- O THC é detectável em exame de rastreamento toxicológico por até 4 a 5 semanas nos usuários crônicos.

CANABINOIDES SINTÉTICOS

- Há mais de 100 compostos agonistas do receptor canabinoide denominados **maconha sintética** (*Spice, K2, dream*, entre outros). O produto é feito com material vegetal inerte vaporizado com esses compostos. Os sintomas tóxicos são similares aos da maconha, acrescidos de efeitos simpaticomiméticos, incluindo agitação, ansiedade, taquicardia, hipertensão arterial, náusea e vômitos, espasmo muscular, tremores, diaforese, alucinações, e pensamento e comportamento suicidas.

DIETILAMIDA DO ÁCIDO LISÉRGICO (LSD)

- Os sinais e sintomas da intoxicação por **LSD** incluem midríase, taquicardia, diaforese, palpitações, borramento da visão, tremor, descoordenação, tontura, fraqueza e sonolência; entre os sinais e sintomas psiquiátricos estão intensificação de percepção, despersonalização, desrealização, ilusões, psicose, sinestesia e *flashbacks*. Produz tolerância, mas não vicia. Não há síndrome de abstinência.
- Pode ter efeito agonista ou antagonista sobre a atividade da 5-HT.
- É vendido em comprimidos, tabletes, solução e em tiras quadradas de papel decorado, sendo cada uma equivalente a uma dose.

INALANTES

- Os solventes orgânicos inalados por consumidores abusivos são **gasolina**, **cola**, **aerossóis**, **nitrito de amila**, **nitrito de butila**, **líquido corretivo**, **fluido de isqueiro**, **soluções de limpeza**, **produtos de pintura**, **removedor de esmalte de unha**, **ceras** e **verniz**. As substâncias químicas contidas nesses produtos são **óxido nitroso**, **tolueno**, **benzeno**, **metanol**, **cloreto de metileno**, **acetona**, **metiletilcetona**, **metilbutilcetona**, **tricloroetileno** e **tricloroetano**.

- Os efeitos fisiológicos são depressão do SNC semelhante aos efeitos do álcool, cefaleia, náusea, ansiedade, alucinações e ilusões. Com o uso crônico, as substâncias são tóxicas a quase todos os sistemas orgânicos. A morte pode ocorrer por arritmias ou por sufocação causada pelos sacos plásticos.

TRATAMENTO

- Objetivos do tratamento: cessação do uso da droga, interrupção do comportamento de busca por drogas e retorno ao funcionamento normal. Em caso de abstinência, os objetivos são prevenção de evolução com risco de morte, permitindo e estimulando a participação em programas de tratamento.

INTOXICAÇÃO

- No tratamento das intoxicações agudas, quando possível, deve-se evitar farmacoterapia, que pode ser indicada em pacientes com agitação, agressividade ou em surto psicótico (Quadro 71-2).
- Nos casos em que houver indicação de rastreamento toxicológico, deve-se proceder à coleta imediata de sangue e de urina quando da chegada para tratamento.
- *Overdose de benzodiazepínico*: o **flumazenil** não está indicado em todos os casos e é contraindicado nos casos em que houver suspeita ou certeza de uso de antidepressivo cíclico, em razão do risco de crise convulsiva. Usar com cautela quando houver dependência física de benzodiazepínicos, já que o medicamento pode desencadear abstinência.
- *Intoxicação por opioide*: a **naloxona** é capaz de reanimar pacientes inconscientes com depressão respiratória, mas pode desencadear síndrome de abstinência em pacientes dependentes.
- *Intoxicação por cocaína*: tratar farmacologicamente apenas se o paciente estiver agitado ou em surto psicótico. Pode-se usar **lorazepam** injetável para agitação. Em caso de psicose, pode-se usar antipsicótico em dose baixa e por curto prazo. O tratamento das crises convulsivas é de suporte, mas pode-se usar lorazepam ou **diazepam** por via IV em caso de estado de mal epiléptico.
- Muitos pacientes com intoxicação por **alucinógeno**, **maconha** ou **inalante** respondem bem à tranquilização, mas pode-se indicar tratamento ansiolítico e/ou antipsicótico de curto prazo.

ABSTINÊNCIA

- O tratamento para abstinência de algumas das drogas mais comuns está resumido no Quadro 71-3.

Álcool

- A maioria dos médicos concorda que o uso de **benzodiazepínicos** no surgimento de sintomas é a base do tratamento para desintoxicação de **álcool**.
- O lorazepam é o medicamento preferido por muitos médicos porque pode ser administrado por via IV, intramuscular ou oral com resultados previsíveis (Quadro 71-4). Eventuais deficiências de volume, eletrólitos e vitaminas devem ser abordadas, conforme pode ser visto no **Quadro 71-4**.
- No tratamento administrado em função dos sintomas, o medicamento só é administrado se eles surgirem, o que resulta em duração menor do tratamento e a prevenção de sedação excessiva em comparação com o esquema de posologia rígida. Um esquema tradicional seria lorazepam 2 mg administrado de hora em hora, de acordo com a necessidade, quando a avaliação a partir de uma escala estruturada (p. ex., a escala revisada Clinical Institute Withdrawal Assessment-Alcohol) indicar que os sintomas têm grau moderado a grave.
- As crises convulsivas da abstinência alcoólica não requerem o uso de anticonvulsivantes, a não ser que evoluam para estado de mal epiléptico. Os pacientes com crise convulsiva devem receber tratamento de suporte. O aumento na dose, ou a redução na retirada progressiva do **benzodiazepínico** usado para desintoxicação, ou a injeção de uma dose única de benzodiazepínico, podem ser necessários para prevenção de atividade convulsiva futura.

Benzodiazepínicos

- Para abstinência de benzodiazepínicos, usar os mesmos medicamentos e doses preconizados para abstinência de álcool (ver **Quadro 71-4**).
- A instalação dos sintomas de abstinência de benzodiazepínicos de ação prolongada pode ocorrer até sete dias após a suspensão. Iniciar o tratamento com as doses usuais e manter essa dose por cinco dias. A dose é, então, reduzida progressivamente ao longo de cinco dias. A abstinência do alprazolam pode requerer suspensão mais gradual do benzodiazepínico usado para a desintoxicação.

QUADRO 71-2	Tratamento farmacológico de intoxicação por substâncias		
Classe	Terapia não farmacológica	Terapia farmacológica	Nível de evidência[a,b]
Benzodiazepínicos	Suporte de funções vitais	Inicialmente, flumazenil 0,2 mg/min IV; repetir até o máximo de 3 mg	A1
Álcool, barbitúricos e hipnóticos sedativos (não benzodiazepínicos)	Suporte de funções vitais	Nenhum	B3
Opioides	Suporte de funções vitais	Naloxona, 0,4-2 mg IV a cada 3 minutos	A1
Cocaína e outros estimulantes do SNC	Monitorar a função cardíaca	Lorazepam 2-4 mg IM a cada 30 minutos até 6 horas, conforme o necessário para agitação	B2
		Haloperidol 2-5 mg (ou outro antipsicótico) a cada 30 minutos até 6 horas, conforme o necessário para o comportamento psicótico	B3
Alucinógenos, maconha e inalantes	Tranquilização; "terapia para acalmar"; suporte de funções vitais	Lorazepam e/ou haloperidol como acima	B3
Fenciclidina	Reduzir a estimulação sensitiva	Lorazepam e/ou haloperidol como acima	B3

IM, intramuscular; IV, intravenoso; SNC, sistema nervoso central.

[a]Força da recomendação, evidência a corroborar a recomendação: A, forte; B, moderada; C: fraca.

[b]Qualidade das evidências: 1, evidência a partir de mais de um ensaio adequadamente randomizado e controlado; 2, evidências com origem em mais de um ensaio clínico bem desenhado, randomizado, de estudos analíticos de coorte ou caso-controle ou de múltiplas séries, ou de resultados impressionantes obtidos em experimentos não controlados; 3, evidências com origem na opinião de autoridades respeitadas no campo, baseadas na experiência clínica, em estudos descritivos ou em relatos de comunidades de especialistas.

QUADRO 71-3	Tratamento de abstinência de algumas das drogas de abuso	
Droga ou classe	**Terapia farmacológica**	**Nível de evidência[a,b]**
Benzodiazepínicos		
Ação curta e intermediária	Lorazepam 2 mg 3 a 4 vezes ao dia; reduzir ao longo de 5-7 dias	A1
Ação prolongada	Lorazepam 2 mg 3 a 4 vezes ao dia; reduzir ao longo de 5-7 dias adicionais	A1
Barbitúricos	Teste de tolerância ao pentobarbital; desintoxicação inicial no limite superior no teste de tolerância; reduzir a dose em 100 mg a cada 2-3 dias	B3
Opioides	Metadona 20-80 mg VO por dia; reduzir em 5-10 mg/dia ou buprenorfina 4-32 mg VO/dia, ou clonidina 2 mcg/kg 3 vezes ao dia por sete dias; reduzir por mais três dias	A1 (metadona e buprenorfina) B1 (clonedina)
Abstinência de mais de uma substância		
Drogas com tolerância cruzada	Desintoxicação de acordo com o tratamento para a substância de ação mais prolongada	B3
Drogas sem tolerância cruzada	Desintoxicação para uma delas mantendo a segunda (drogas com tolerância cruzada) para, então, desintoxicar a segunda	B3
Estimulantes do SNC	Apenas tratamento de suporte; frequentemente não se indica farmacoterapia; bromocriptina 2,5 mg 3 vezes ao dia ou dose superior pode ser usada em caso de abstinência grave associada com a retirada da cocaína	B2

SNC, sistema nervoso central; VO, via oral.
[a]Força da recomendação, evidência a corroborar a recomendação: A, forte; B, moderada; C: fraca.
[b]Qualidade das evidências: 1, evidência a partir de mais de um ensaio adequadamente randomizado e controlado; 2, evidências com origem em mais de um ensaio clínico bem desenhado, randomizado, de estudos analíticos de coorte ou caso-controle ou de múltiplas séries, ou de resultados impressionantes obtidos em experimentos não controlados; 3, evidências com origem na opinião de autoridades respeitadas no campo, baseadas na experiência clínica, em estudos descritivos ou em relatos de comunidades de especialistas.

Opioides

- Quando possível, deve ser evitada desintoxicação com uso desnecessário de medicamentos (p. ex., quando os sintomas são toleráveis). A abstinência de **heroína** alcança o máximo em 36 a 72 horas e pode durar por 7 a 10 dias, e a abstinência de **metadona** atinge o máximo em 72 horas, mas pode durar duas semanas ou mais.
- A terapia farmacológica convencional para abstinência de opioide tem sido feita com **metadona**, um opioide sintético. As doses iniciais usuais são de 20 a 40 mg/dia. A dose pode ser reduzida em 5 a 10 mg/dia até a suspensão total. Alguns médicos utilizam esquemas de suspensão ao longo de 30 dias ou até em 180 dias.
- Outros esquemas de desintoxicação (p. ex., agonistas adrenérgicos) também são efetivos. Independentemente da estratégia de desintoxicação, a maioria dos usuários de heroína sofrem recidiva no uso.
- A **buprenorfina** está disponível em duas apresentações (ambas designadas para o esquema III) para tratamento ambulatorial de dependência a opioide por médicos qualificados. Uma dose diária é ajustada para dose-alvo de 16 mg/dia (variando de 4 a 24 mg/dia).

QUADRO 71-4 Dose e monitoramento dos agentes farmacológicos usados no tratamento da abstinência de álcool

Medicamento	Dose por dia (exceto se afirmado em contrário)	Indicação	Monitoramento	Duração	Nível de evidência para eficácia[a]
Multivitamínicos	1 comprimido	Desnutrição	Dieta	Ao menos até consumir dieta com teor calórico adequado	B3
Tiamina	50-100 mg	Deficiência	Hemograma, nistagmo	Empírica por cinco dias; mais se houver evidência de deficiência	B2
Solução cristaloide (normalmente D5-0,45 SF com 20 mEq de KCl/litro)	50-100 mL/h	Desidratação	Peso, eletrólitos, débito urinário, nistagmo se usar dextrose	Até que o balanço hídrico esteja normal e a ingestão oral seja suficiente	A3
Clonidina oral	0,05-0,3 mg Considerar redução da dose em idosos	Rebote no tônus autonômico e hiperatividade	Tremores, sudorese, pressão arterial	Três dias ou menos	B2
Clonidina transdérmica	TTS-1 a TTS-3 Considerar reduzir a dose em idosos	Rebote no tônus autonômico e hiperatividade	Tremores, sudorese, pressão arterial	Uma semana ou menos. Apenas um adesivo	B3
Labetalol	20 mg IV a cada 2 h, se necessário; sugere-se redução da dose (p. ex., na ordem de 50% por via oral) nos pacientes com disfunção hepática	Urgências hipertensivas e acima	Pressão arterial alvo	Dose individualizada de acordo com a necessidade	B3
Antipsicóticos, haloperidol	2,5 a 5 mg a cada 4 h	Agitação que não responda ao uso de benzodiazepínicos, alucinações (táteis, visuais, auditivas, ou outras) ou ilusões	Resposta subjetiva mais escala de pontuação (CIWA-AR ou equivalente)	Dose individualizada de acordo com a necessidade	B1

(continua)

QUADRO 71-4	Dose e monitoramento dos agentes farmacológicos usados no tratamento da abstinência de álcool (continuação)			
Medicamento	**Dose por dia (exceto se afirmado em contrário)**	**Indicação**	**Monitoramento**	**Duração**	**Nível de evidência para eficácia[a]**
Antipsicóticos atípicos Quetiapina	25-200 mg; necessário ajustar a dose em caso de disfunção hepática	Agitação que não responda ao uso de benzodiaze- pínicos, alucinações ou ilusões em pacientes intolerantes aos antipsi- cóticos convencionais	Resposta subjetiva mais escala de pontuação (CIWA-AR ou equivalente)	Dose individualizada de acordo com a necessidade. Subdose é mais comum do que overdose	C3
Aripiprazol	5-15 mg				
Benzodiazepínicos Lorazepam	0,5-2mg	Tremor, ansiedade, diaforese, taquipneia, disforia, convulsão	Resposta subjetiva mais escala de pontuação (CIWA-AR ou equivalente)	Dose individualizada de acordo com a necessidade. Subdose é mais comum do que overdose	A2
Clordiazepóxido	5-25 mg				
Clonazepam Diazepam	0,5-2 mg 2,5-10 mg				
Álcool oral		Prevenção de abstinência	Sinais subjetivos de abstinência	Ampla variação	C3
Álcool IV		Prevenção de abstinência	Sinais subjetivos de abstinência	Ampla variação	C3

CIWA-AR, Clinical Institute Withdrawal Assessment for Alcohol, Revised; D5, dextrose 5%; KCl, cloreto de potássio; IV, intravenoso; SF, soro fisiológico.

[a]Força da recomendação, evidência a corroborar a recomendação: A, forte; B, moderada; C: fraca.

[b]Qualidade das evidências: 1, evidência a partir de mais de um ensaio adequadamente randomizado e controlado; 2, evidências com origem em mais de um ensaio clínico bem desenhado, randomizado, de estudos analíticos de coorte ou caso-controle ou de múltiplas séries, ou de resultados impressionantes obtidos em experimentos não controlados; 3, evidências com origem na opinião de autoridades respeitadas no campo, baseadas na experiência clínica, em estudos descritivos ou em relatos de comunidades de especialistas.

- A **buprenorfina** é normalmente usada no início do tratamento de dependência a opioide. A associação de **buprenorfina** e **naloxona** costuma ser usada no tratamento de manutenção da dependência a opioide.
- O tratamento de manutenção com buprenorfina para dependência de opioide consiste em uma fase de indução (sob observação), uma fase de estabilização e uma fase de manutenção (que pode ser por prazo indeterminado). Para minimizar o risco de abstinência, os pacientes que estejam passando de opioides de ação prolongada (p. ex., metadona, morfina de liberação lenta, oxicodona de liberação lenta) para buprenorfina devem ser tratados na fase de indução apenas com buprenorfina e ter a medicação modificada para buprenorfina/naloxona logo depois (consultar os protocolos de tratamento da Substance Abuse and Mental Health Services Administration).
- A **clonidina** pode atenuar a hiperatividade noradrenérgica que acompanha a abstinência a opioide sem interferir significativamente na atividade nos receptores opioides. Verificar a pressão arterial com paciente deitado e em pé no mínimo uma vez ao dia.

TRANSTORNO DO USO DE SUBSTÂNCIAS

- O tratamento da dependência ou do vício em drogas é principalmente comportamental. A meta é a abstinência total e o tratamento é um processo para toda a vida. A maioria dos programas de dependência a drogas baseia o tratamento na abordagem criada pelos Alcoólicos Anônimos (AA), ou seja, o modelo dos 12 passos.

Dependência de álcool

- O **dissulfiram** desestimula o paciente a beber produzindo uma reação de aversão após qualquer tentativa. O medicamento inibe a aldeído desidrogenase na via do metabolismo do álcool, permitindo que haja acúmulo de acetaldeído, resultando em rubor, vômitos, cefaleia, palpitações, taquicardia, febre e hipotensão. Entre as reações mais graves estão depressão respiratória, arritmias, IM, crise convulsiva e morte. A inibição da enzima prossegue por até duas semanas após a suspensão do dissulfiram. Foram descritas reações ao dissulfiram com o uso de colutórios e loções após barba contendo álcool. O **Quadro 71-5** apresenta a posologia e o monitoramento necessário para a terapia farmacológica da dependência ao álcool.
- Antes de iniciar o dissulfiram, é necessário avaliar a função hepática e repetir os testes em duas semanas, três e seis meses e, a partir de então, duas vezes por ano. Aguardar no mínimo 24 horas desde a última dose de bebida alcoólica para iniciar o dissulfiram, geralmente na dose de 250 mg/dia.
- A **naltrexona** reduz o desejo e o número de doses de bebida por dia. Não deve ser administrada a pacientes dependentes de opioide, uma vez que pode desencadear crise de abstinência grave. Uma apresentação de depósito permite administração mensal na dose de 380 mg por via intramuscular.
- A naltrexona é hepatotóxica e contraindicada nos pacientes com hepatite ou insuficiência hepática. A função hepática deve ser monitorada mensalmente nos primeiros três meses e, a seguir, a cada três meses. Os efeitos colaterais incluem náusea, cefaleia, tontura, nervosismo, insônia e sonolência.
- Os pacientes tratados com **acamprosato** (999-1.998 mg/dia ou mais) apresentaram menos necessidade de beber e obtiveram mais sucesso na manutenção da abstinência em comparação com os tratados com placebo. O efeito colateral mais comum do acamprosato é diarreia.

Nicotina

- A Agency for Healthcare Research and Quality publicou em 2008 uma diretriz clínica para cessação do tabagismo. Todos os tabagistas devem receber tratamento em todas as consultas médicas.
- A primeira linha de tratamento farmacológico para ajudar a deixar o tabagismo é formada por **bupropiona de liberação lenta**, **goma de mascar de nicotina**, **nicotina inalada**, **nicotina em tablete**, **nicotina em *spray* nasal**, **adesivo de nicotina** e **vareniclina**. Deve-se considerar a possibilidade de combinar esses agentes em caso de fracasso de um deles. A segunda linha é formada por **clonidina** e **nortriptilina**, que devem ser consideradas caso não se obtenha sucesso com a primeira linha.

QUADRO 71-5 Posologia e monitoramento dos agentes farmacológicos usados no tratamento da dependência ao álcool

Medicamento	Limites de dose por dia	Indicação	Monitoramento	Duração do tratamento	Nível de evidência para eficácia[a]
Dissulfiram	250-500 mg; usar com extrema cautela em pacientes com cirrose ou insuficiência hepática	Dissuasão	Rubor facial, enzimas hepáticas	Indeterminada	B2
Acamprosato	999-1.998 mg e acima (comprimidos com 333 mg) Necessidade de ajuste da dose em caso de disfunção renal	Desejo	Relato de desejo pelo paciente, função renal	Indeterminada	A1
Naltrexona	50-100 mg; necessidade de ajuste da dose em caso de disfunção renal ou hepática	Desejo	Relato de desejo pelo paciente	Indeterminada	A1
Estabilizadores do humor (p. ex., lamotrigina, topiramato, carbamazepina, ácido valproico)	Doses para controle de convulsão	Desejo	Relato de desejo pelo paciente, níveis plasmáticos do medicamento	Indeterminada	B2
Antidepressivos (p. ex., clomipramina, bupropiona, doxepina, fluoxetina	Doses para controle de depressão	Desejo, depressão, ansiedade	Relato de desejo pelo paciente	Indeterminada	B2

[a]Força da recomendação, evidência a corroborar a recomendação: A, forte; B, moderada; C, fraca.

[b]Qualidade das evidências: 1, evidência a partir de mais de um ensaio adequadamente randomizado e controlado; 2, evidências com origem em mais de um ensaio clínico bem desenhado, randomizado, de estudos analíticos de coorte ou caso-controle ou de resultados impressionantes obtidos em experimentos não controlados; 3, evidências com origem na opinião de autoridades respeitadas no campo, baseadas na experiência clínica, em estudos descritivos ou em relatos de comunidades de especialistas.

- As intervenções são mais efetivas quando duram mais de 10 minutos, envolvem contato com diversos tipos de médicos, incluem no mínimo quatro sessões e são acompanhadas por **terapia de reposição da nicotina (TRN)**. A orientação individual e em grupo é efetiva e as intervenções são mais bem-sucedidas quando incluem apoio social e treinamento para solução de problemas, controle de estresse e prevenção de recidiva.

TERAPIA DE REPOSIÇÃO DE NICOTINA

- A posologia e o monitoramento da farmacoterapia para cessação de tabagismo são apresentados no Quadro 71-6. O uso de TRN dobrou a chance de sucesso em comparação com o placebo.
- A TRN deve ser usada com cautela nas duas primeiras semanas após IM, naqueles com arritmia grave e naqueles com piora no quadro de angina.
- Recomenda-se a **goma de mascar com 2 mg** para aqueles fumantes de menos de 25 cigarros/dia, e a goma de mascar de 4 mg para aqueles fumantes de 25 cigarros ou mais por dia. Em geral, recomenda-se o uso da goma de mascar por até 12 semanas, não mais do que 24 pedaços por dia. A goma deve ser mascada lentamente até que o paciente sinta um gosto picante ou de menta para, então, ser deixada entre a bochecha e a gengiva por cerca de 30 minutos até que o gosto se dissipe. Os pacientes devem receber instruções específicas sobre o uso, e não apenas recomendação de uso quando necessário.
- O **adesivo** está disponível para venda sob prescrição e como medicamento de venda livre. O tratamento por oito semanas é tão efetivo quanto os tratamentos de maior duração. Os adesivos de 16 e 24 horas de ação têm eficácia comparável. Um novo adesivo deve ser colocado em área relativamente livre de pelos todas as manhãs.
- O *spray* nasal de nicotina requer prescrição médica. Recomenda-se que o tratamento dure 3 a 6 meses, com posologia não superior a 40 mg/dia. Uma dose representa 0,5 mg em cada narina (total de 1 mg). As doses devem ser progressivamente aumentadas de acordo com a necessidade para alívio dos sintomas.
- Os produtos para TRN têm poucos efeitos colaterais. Náusea e delírio indicam *overdose* de nicotina. Variar o local de aplicação do adesivo para reduzir a irritação da pele. O uso sem prescrição de **hidrocortisona** ou **triancinolona** em creme melhora a irritação cutânea. Há relato de distúrbio do sono em 23% dos pacientes que utilizam adesivo. Deve-se evitar comer ou beber qualquer coisa nos 15 minutos anteriores e durante o uso do tablete ou da goma de mascar. Alguns pacientes irão necessitar de TRN em longo prazo.

OUTROS

- A **bupropiona de liberação prolongada (SR)** é contraindicada nos pacientes com transtorno convulsivo atual ou passado, diagnóstico atual ou passado de bulimia ou de anorexia nervosa, e que tenham usado **Inibidor da monoaminoxidase nos últimos 14 dias**. O uso concomitante de medicamentos que baixem o limiar convulsivo é preocupante. Pode ser usada junto com a TRN.
- Insônia e secura na boca são os efeitos colaterais mais frequentes. Outros efeitos seriam tremor, exantema e reação de tipo anafilática. Assim como outros antidepressivos, a bupropiona tem um aviso na embalagem sobre a possibilidade de causar agitação e ideação suicida em pacientes com idade igual ou inferior a 24 anos.
- A bupropiona SR deve ser administrada na posologia de 150 mg por dia durante três dias, depois duas vezes ao dia por 7 a 12 semanas ou mais, com ou sem TRN. Os pacientes devem abandonar o tabagismo durante a segunda semana de tratamento.
- A **vareniclina** é um agonista parcial que se liga seletivamente aos receptores nicotínicos da acetilcolina com maior afinidade que a nicotina, produzindo uma resposta menos intensa que ela. O medicamento deve ser prescrito por 12 semanas, sendo possível estender o tratamento por mais 12 semanas se o paciente não tiver abandonado o tabagismo. A taxa de cessação talvez seja maior do que com a bupropiona.
- Os efeitos colaterais da vareniclina incluem pensamentos suicidas e comportamento errático e agressivo. Os pacientes devem ser rastreados para transtornos psiquiátricos ou alterações comportamentais após o início do tratamento com vareniclina. A Food and Drug Administration (FDA) exigiu um aviso na embalagem e orientações atualizadas sobre a medicação. O medicamento talvez esteja associado a um pequeno aumento no risco de eventos cardiovasculares.

QUADRO 71-6	Posologia e monitoramento dos agentes usados para cessação do tabagismo				
Medicamento	**Posição na terapia**	**Limites de dose**	**Duração**	**Comentários/parâmetros de monitoramento**	**LOEE[a]**
Bupropiona SR[b,c]	Primeira linha	Ajustar para cima até 150 mg VO duas vezes ao dia. Talvez haja necessidade de reduzir a dose inicial em idosos	3-6 meses	Os pacientes tratados com bupropiona e adesivo de nicotina devem ser monitorados para hipertensão	A1
Clonidina[c,d]	Segunda linha	Ajustar até ter resposta; 0,2-0,75 mg/dia. Considerar reduzir a dose em idosos	6-12 meses	Na linha de base, monitorar perfis de eletrólitos e de lipídios, função renal, ácido úrico, hemograma completo e pressão arterial	B2
Nicotina (goma)[b]	Primeira linha	Dose inicial depende da história de tabagismo: 2-4 mg a cada 1-8 horas	12 semanas (redução gradual no tempo)	Durante a terapia de reposição de nicotina, monitorar periodicamente a frequência cardíaca e a pressão arterial	A1
Nicotina inalada[b]	Primeira linha	24-64 mg/dia (dose total diária)	3-6 meses (redução gradual no tempo)	Durante a terapia de reposição de nicotina, monitorar periodicamente a frequência cardíaca e a pressão arterial	A1
Nicotina *spray* nasal[b]	Primeira linha	8-40 mg/dia (dose total diária)	14 semanas (redução gradual no tempo)	Durante a terapia de reposição de nicotina, monitorar periodicamente a frequência cardíaca e a pressão arterial	A1
Nicotina adesivo[b]	Primeira linha	Dose inicial depende da história de tabagismo: 7-21 mg tópicos uma vez ao dia	6 semanas (redução gradual no tempo)	Durante a terapia de reposição de nicotina, monitorar periodicamente a frequência cardíaca e a pressão arterial	A1
Nortriptilina[c,d]	Segunda linha	Ajustar para cima até 75-100 mg VO por dia.	6-12 meses	Boca seca, visão borrada e constipação são efeitos adversos dose-dependentes	B2
Vareniclina[c]	Primeira linha	Ajustar para cima até 1 mg VO duas vezes ao dia. Se o CrCl for < 30 mL/min, 0,5 mg uma vez ao dia	3-6 meses	Monitorar a função renal, especialmente em idosos. Náusea, cefaleia e insônia são efeitos adversos dose-dependentes	A1

CrCl, *clearance* de creatinina; LOEE, nível de evidência para eficácia; VO, via oral; SR, liberação retardada.

[a] Força da recomendação, evidência a corroborar a recomendação: A, forte; B, moderada; C, fraca.
Qualidade das evidências: 1, evidência a partir de mais de um ensaio adequadamente randomizado e controlado; 2, evidências com origem em mais de um ensaio clínico bem desenhado, randomizado, de estudos analíticos de coorte ou caso-controle ou de múltiplas séries, ou de resultados impressionantes obtidos em experimentos não controlados; 3, evidências com origem na opinião de autoridades respeitadas no campo, baseadas na experiência clínica, em estudos descritivos ou em relatos de comunidades de especialistas.

[b] As terapias de reposição podem ser combinadas umas com outras e/ou com bupropiona para aumentar a taxa de abstinência em longo prazo.
Não suspenda abruptamente. No início, aumente e, ao final do tratamento, reduza progressivamente.

[d] A clonidina e a nortriptilina não têm aprovação da Food and Drug Administration (FDA) para uso no tratamento para cessação do tabagismo.

MEDICAMENTOS DE SEGUNDA LINHA

- A **clonidina** é efetiva no tratamento para auxiliar a abandonar o tabagismo. É administrada por 3 a 10 semanas e não deve ser suspensa abruptamente. A suspensão aguda pode causar nervosismo, agitação, cefaleia, tremor e aumento rápido da pressão arterial. A posologia varia de 0,15 a 0,75 mg/dia por via oral e de 0,1 a 0,2 mg/dia por via transdérmica.
- Os efeitos colaterais mais comuns da clonidina são boca seca, sonolência, sedação e constipação. Monitorar a pressão arterial.
- A **nortriptilina** deve ser iniciada 10 a 28 dias antes da data prevista para abandonar o tabagismo. A posologia inicial é 25 mg/dia, com aumento gradual até 75 a 100 mg/dia. A duração do tratamento geralmente é de 12 semanas nos ensaios, e os efeitos colaterais mais comuns são sedação, boca seca, borramento da visão, retenção urinária e delírio.

Capítulo elaborado a partir de conteúdo original de autoria de Paul L. Doering e Robin Moorman Li.

72 Distúrbios acidobásicos

- Os distúrbios acidobásicos são causados por alterações na homeostasia dos íons hidrogênio (H^+), que é normalmente mantida pelo tamponamento extracelular, pela regulação renal de íons hidrogênio e bicarbonato e pela regulação ventilatória da eliminação de dióxido de carbono (CO_2).

PRINCÍPIOS GERAIS

- O tamponamento refere-se à capacidade de uma solução de resistir à mudança do pH após a adição de um ácido ou de uma base fortes. O principal sistema tampão extracelular do organismo é o sistema de ácido carbônico/bicarbonato (H_2CO_3/HCO_3^-).
- A maior parte da produção de ácido pelo corpo encontra-se na forma de CO_2 e origina-se do catabolismo dos carboidratos, das proteínas e dos lipídios.
- Existem quatro tipos principais de distúrbios do equilíbrio acidobásico que podem ocorrer independentemente ou em conjunto como resposta compensatória.
- Os distúrbios acidobásicos metabólicos são causados por alterações na concentração plasmática de bicarbonato (HCO_3^-). A acidose metabólica caracteriza-se pela diminuição do HCO_3^-, enquanto a alcalose metabólica caracteriza-se por um aumento do HCO_3^-.
- Os distúrbios acidobásicos respiratórios são causados por alteração da ventilação alveolar, produzindo modificações na pressão arterial de dióxido de carbono ($Paco_2$). A acidose respiratória caracteriza-se por um aumento da $Paco_2$, enquanto a alcalose respiratória caracteriza-se por uma diminuição da $Paco_2$.

DIAGNÓSTICO

- A gasometria (Quadro 72-1), os eletrólitos séricos, a história e a condição clínicas constituem as principais ferramentas para determinar a causa dos distúrbios do equilíbrio acidobásico e planejar o tratamento.
- A gasometria arterial (GA) é medida para determinar a oxigenação e o estado acidobásico (Figura 72-1). A presença de baixos valores de pH (< 7,35) indica acidemia, enquanto valores elevados (> 7,45) indicam alcalemia. O valor da $Paco_2$ ajuda a determinar se existe alguma anormalidade respiratória primária, enquanto a concentração de HCO_3^- ajuda a estabelecer se existe uma anormalidade metabólica primária. As etapas na interpretação do desequilíbrio acidobásico são descritas no Quadro 72-2.

ACIDOSE METABÓLICA

FISIOPATOLOGIA

- A acidose metabólica caracteriza-se por diminuição do pH e das concentrações séricas de HCO_3^-, que pode resultar da adição de ácido orgânico ao líquido extracelular (p. ex., ácido láctico e cetoácidos), da perda das reservas de HCO_3^- (p. ex., diarreia) ou do acúmulo de ácidos endógenos devido ao comprometimento da função renal (p. ex., fosfatos e sulfatos).
- O intervalo aniônico sérico (IAS), ou hiato aniônico sérico, pode ser usado para elucidar a etiologia da acidose metabólica (Quadro 72-3). O IAS é calculado da seguinte maneira:

$$IAS = [Na^+] - [Cl^-] - [HCO_3^-]$$

QUADRO 72-1	Valores normais dos gases sanguíneos	
	Sangue arterial	Sangue venoso misto
pH	7,40 (7,35-7,45)	7,38 (7,33-7,43)
Po_2	80-100 mmHg (10,6-13,3 kPa)	35-40 mmHg (4,7-5,3 kPa)
Sao_2	95% (0,95)	70-75% (0,70-0,75)
Pco_2	35-45 mmHg (4,7-6,0 kPa)	45-51 mmHg (6,0-6,8 kPa)
HCO_3^-	22-26 mEq/L (22-26 mmol/L)	24-28 mEq/L (24-28 mmol/L)

HCO_3^-, bicarbonato; Pco_2, pressão parcial de dióxido de carbono; Po_2, pressão parcial de oxigênio; Sao_2, saturação de oxigênio arterial.

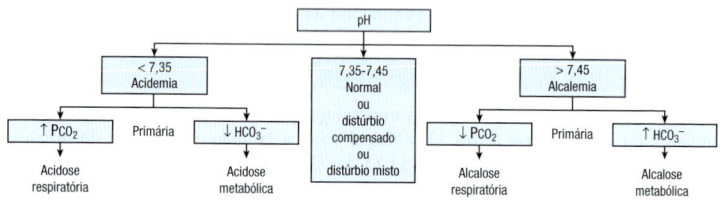

FIGURA 72-1 Análise da gasometria arterial. HCO_3^-, bicarbonato; Pco_2, pressão parcial de dióxido de carbono.

O intervalo aniônico normal é de aproximadamente 9 mEq/L (9 mmol/L), com faixa de 3 a 11 mEq/L (3-11 mmol/L). O IAS é uma indicação relativa, e não absoluta, da causa da acidose metabólica.
- O principal mecanismo compensatório consiste em diminuir a $Paco_2$ pelo aumento da frequência respiratória.

MANIFESTAÇÕES CLÍNICAS

- A acidose metabólica é relativamente assintomática; as principais manifestações consistem em desmineralização óssea com desenvolvimento de raquitismo em crianças, e osteomalacia e osteopenia nos adultos.
- A acidemia metabólica aguda grave (pH < 7,2) envolve os sistemas cardiovascular, respiratório e nervoso central. Com frequência, a hiperventilação constitui o primeiro sinal de acidose metabólica. Pode ocorrer compensação respiratória na forma de respiração de Kussmaul (i.e., respirações rápidas e profundas características da cetoacidose diabética).

QUADRO 72-2	Etapas no diagnóstico dos distúrbios do equilíbrio acidobásico

1. Obter a GA e os eletrólitos simultaneamente.

2. Comparar a HCO_3^- na GA e eletrólitos para verificar a acurácia.

3. Calcular o IAS

4. Há acidemia (pH < 7,35) ou alcalemia (pH > 7,45)?

5. A anormalidade primária é respiratória (alteração da $Paco_2$) ou metabólica (alteração do HCO_3^-)?

6. Estimar a resposta compensatória (ver Quadro 37-7 em *Pharmacotherapy: A Pathophysiologic Approach*, 9ª edição).

7. Comparar a alteração da [Cl⁻] com a da [Na⁺].

[Cl⁻], íon cloreto; GA, gasometria arterial; [HCO_3^-], bicarbonato; IAS, intervalo aniônico sérico; [Na⁺], íon sódio; $Paco_2$, pressão parcial de dióxido de carbono do sangue arterial.

QUADRO 72-3	Causas comuns de acidose metabólica

Aumento do intervalo aniônico sérico

Acidose láctica

Cetoacidose diabética

Insuficiência renal (aguda ou crônica)

Ingestão de metanol

Ingestão de etilenoglicol

Superdosagem de salicilato

Inanição

Intervalo aniônico sérico normal/estados hiperclorêmicos

Perda gastrintestinal de bicarbonato

Diarreia

Drenagem pancreática externa ou do intestino delgado (fístula)

Ureterossigmoidostomia, ileostomia

Fármacos

Colestiramina (diarreia por ácido biliar)

Sulfato de magnésio (diarreia)

Cloreto de cálcio (agente acidificante)

Acidose tubular normal

Hipopotassemia

　Acidose tubular renal proximal (tipo II)

　Acidose tubular renal distal (tipo I)

　Inibidores da anidrase carbônica (p. ex., acetazolamida)

Hiperpotassemia

　Disfunção generalizada dos néfrons distais (tipo IV)

　　Deficiência ou resistência aos mineralocorticoides

　　Doença tubulointersticial

Hiperpotassemia induzida por fármacos

　Diuréticos poupadores de potássio (amilorida, espironolactona, trianter eno)

　Trimetoprima

　Pentamidina

　Heparina

　Inibidores da enzima conversora de angiotensina e bloqueadores dos receptores

　Anti-inflamatórios não esteroides

　Ciclosporina A

Outros

　Ingestão de ácido (cloreto de amônio, ácido clorídrico, hiperalimentação)

　Acidose por expansão (administração rápida de soro fisiológico)

TRATAMENTO

- O tratamento primário consiste em corrigir o distúrbio subjacente. O tratamento adicional depende da gravidade e do início da acidose.
- Os pacientes assintomáticos com acidemia leve a moderada (HCO_3^- 12-20 mEq/L [12-20 mmol/L]; pH 7,2-7,4) são tratados com correção gradual da acidemia ao longo de vários dias a semanas com **bicarbonato de sódio** oral ou outra preparação de álcali (Quadro 72-4). A dose de bicarbonato pode ser calculada da seguinte maneira:

$$\text{Dose de ataque (mEq ou mmol/L)} = (\text{Vd } HCO_3^- \times \text{peso corporal})$$
$$\times ([HCO_3^-] \text{ desejada} - [HCO_3^-] \text{ atual}),$$

sendo que Vd HCO_3^- é o volume de distribuição do HCO_3^- (0,5 L/kg).

QUADRO 72-4	Alternativas terapêuticas para a reposição de álcalis por via oral		
Nome genérico	Miliequivalentes de álcali	Forma(s) farmacêutica(s)	Comentário
Solução de Shohl, citrato de sódio/ ácido cítrico	1 mEq de Na/mL; equivalente a 1 mEq de bicarbonato	Solução (500 mg de citrato de Na, 334 mg de ácido cítrico/5 mL)	As preparações de citrato aumentam a absorção de alumínio
Bicarbonato de sódio	3,9 mEq de bicarbonato/ comprimido (352 g)	Comprimido de 325 mg	As preparações de bicarbonato podem causar distensão, devido à produção de dióxido de carbono
	7,8 mEq de bicarbonato/ comprimido (650 g)	Comprimido de 650 mg	
	60 mEq de bicarbonato/ colher de chá (5 g/colher de chá)	Pó	
Citrato de potássio	5 mEq de citrato/ comprimido	Comprimido de 5 mEq	Ver acima
Bicarbonato de potássio/ citrato de potássio	25 mEq de bicarbonato/ comprimido	Comprimido de 25 mEq (efervescente)	Ver acima
	50 mEq de bicarbonato/ comprimido (concentração dupla)	Comprimido de 50 mEq (efervescente)	
Citrato de potássio/ ácido cítrico	2 mEq K/mL; equivalente a 2 mEq de bicarbonato	Solução (1.100 mg de citrato de K, 334 mg de ácido cítrico/5 mL)	Ver acima
	30 mEq de bicarbonato/ envelope de dose simples	Cristais para reconstituição (3.300 mg de citrato de K, 1.002 de ácido cítrico/ envelope de dose única)	
Citrato de sódio/ citrato de potássio/ ácido cítrico	1 mEq de K, 1 mEq de Na/mL; equivalente a 2 mEq de bicarbonato	Xarope ou solução (ambos têm 550 mg de citrato de K, 500 mg de citrato de Na, 334 mg de ácido cítrico/5 mL)	Ver acima

- A terapia com álcalis pode ser utilizada para tratar pacientes com acidose metabólica aguda grave, devido à acidose hiperclorêmica, porém o seu papel é controverso em pacientes com acidose láctica. As opções terapêuticas incluem **bicarbonato de sódio** e **trometamina**.
  - ✓ O bicarbonato de sódio é recomendado para elevar o pH arterial até 7,2. Entretanto, nenhum estudo clínico controlado demonstrou diminuição da morbidade e da mortalidade em comparação com cuidados gerais de suporte. Se for administrado bicarbonato de sódio por via intravenosa (IV), a meta é elevar, e não normalizar, o pH para 7,2 e o HCO_3^- para 8 a 10 mEq/L (8-10 mmol/L).
  - ✓ A trometamina, uma solução altamente alcalina, é uma amina orgânica que não contém sódio e que atua como aceptor de prótons para prevenir ou corrigir a acidose. Todavia, não existem evidências de que a trometamina seja benéfica ou mais eficaz do que o bicarbonato de sódio. A dose empírica habitual de trometamina é de 1 a 5 mmol/kg administrada por via IV durante 1 hora, e pode-se calcular uma dose individualizada da seguinte maneira:

$$\text{Dose de trometamina (em mL)} = 1,1 \times \text{peso corporal (em kg)}$$
$$\times ([HCO_3^-] \text{ normal}) - [HCO_3^-] \text{ atual}$$

ALCALOSE METABÓLICA

FISIOPATOLOGIA

- A alcalose metabólica é *iniciada* pelo aumento do pH e do HCO_3^-, que pode resultar da perda de H^+ pelo trato gastrintestinal (GI) (p. ex., sucção por sonda nasogástrica, vômitos) ou pelos rins (p. ex., diuréticos, síndrome de Cushing), ou do ganho de bicarbonato (p. ex., administração de bicarbonato, acetato, lactato ou citrato).
- A alcalose metabólica é *mantida* pela presença de função renal anormal, que impede os rins de excretar o excesso de bicarbonato.
- A resposta respiratória consiste em aumentar a $Paco_2$ por meio de hipoventilação.

MANIFESTAÇÕES CLÍNICAS

- Não existem sinais ou sintomas singulares associados à alcalose metabólica moderada. Alguns pacientes queixam-se de sintomas relacionados ao distúrbio subjacente (p. ex., fraqueza muscular com hipopotassemia ou tontura postural, juntamente com depleção de volume) ou apresentam história de vômitos, drenagem gástrica ou uso de diuréticos.
- A alcalemia grave (pH > 7,60) pode estar associada a arritmias cardíacas e irritabilidade neuromuscular.

TRATAMENTO

- O tratamento tem por objetivo corrigir o fator ou os fatores responsáveis pela manutenção da alcalose e depende da resposta ou da resistência do distúrbio ao cloreto de sódio (**Figura 72-2**).

ALCALOSE RESPIRATÓRIA

FISIOPATOLOGIA

- A alcalose respiratória caracteriza-se por uma diminuição da $Paco_2$, levando a um aumento do pH.
- A $Paco_2$ diminui quando a excreção ventilatória de CO_2 ultrapassa a sua produção metabólica, em geral devido à hiperventilação.
- As causas incluem aumento na estimulação neuroquímica por meio de mecanismos centrais ou periféricos, ou aumento físico da ventilação por meios voluntários ou artificiais (p. ex., ventilação mecânica).
- A resposta compensatória mais precoce consiste no tamponamento químico do excesso de bicarbonato pela liberação de íons hidrogênio a partir de proteínas intracelulares, fosfatos e hemoglobina. Se for prolongada (> 6 horas), os rins procuram compensar aumentando a eliminação de bicarbonato.

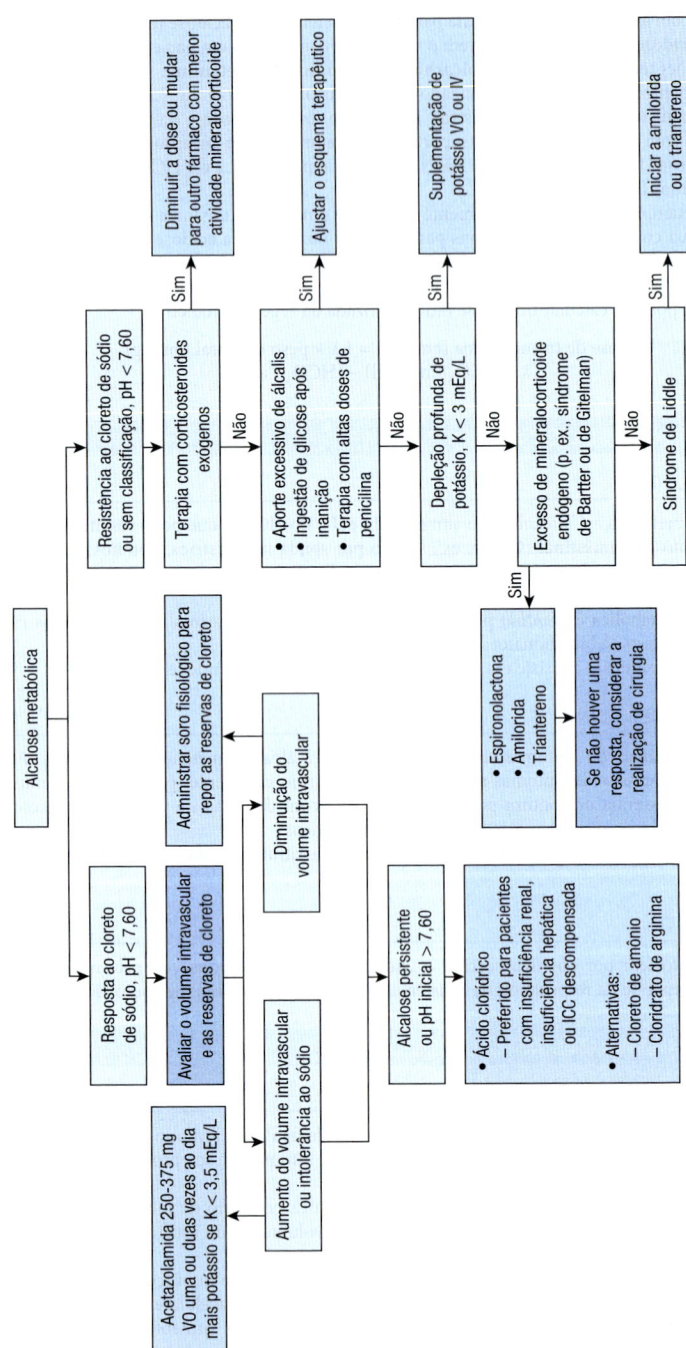

FIGURA 72-2 Algoritmo para o tratamento de pacientes com alcalose metabólica primária. ICC, insuficiência cardíaca crônica; IV, intravenosa; K, potássio (o potássio sérico em mEq/L é numericamente igual a mmol/L); VO, via oral.

MANIFESTAÇÕES CLÍNICAS

- Embora seja geralmente assintomática, a alcalose respiratória pode causar efeitos adversos neuromusculares, cardiovasculares e GI.
- A tontura, a confusão, a diminuição do desempenho intelectual, a síncope e as convulsões podem ser causadas pela diminuição do fluxo sanguíneo cerebral.
- Podem ocorrer náuseas e vômitos, provavelmente em consequência de hipoxia cerebral.
- Os eletrólitos séricos podem estar alterados; o cloreto sérico costuma estar aumentado; os níveis séricos de potássio, fósforo e cálcio ionizado em geral estão diminuídos.

TRATAMENTO

- Com frequência, não há necessidade de tratamento, visto que a maioria dos pacientes apresenta poucos sintomas e alterações apenas leves do pH (i.e., pH < 7,50).
- As medidas diretas (p. ex., tratamento de dor, hipovolemia, febre, infecção ou superdosagem de salicilatos) podem ser efetivas. Um dispositivo para respirar o ar expirado (p. ex., saco de papel) pode ajudar a controlar a hiperventilação em pacientes com ansiedade/síndrome de hiperventilação.
- Deve-se corrigir a alcalose respiratória associada à ventilação mecânica ao diminuir o número de respirações mecânicas por minuto, utilizar a capnografia e o espirômetro para ajustar com mais precisão a regulagem do ventilador ou aumentar o espaço morto no circuito do ventilador.

ACIDOSE RESPIRATÓRIA

FISIOPATOLOGIA

- A acidose respiratória caracteriza-se por aumento da $Paco_2$ e por diminuição do pH.
- A acidose respiratória resulta de distúrbios que restringem a ventilação ou que aumentam a produção de CO_2, de anormalidades das vias e pulmonares, de distúrbios neuromusculares ou de problemas com a ventilação mecânica.
- A resposta compensatória precoce à acidose respiratória aguda consiste em tamponamento químico. Se for prolongada (> 12-24 horas), ocorre aumento na reabsorção tubular proximal de HCO_3^-, amoniogênese e secreção tubular distal de H^+, resultando em aumento da concentração sérica de HCO_3^-, que eleva o pH para o seu valor normal.

MANIFESTAÇÕES CLÍNICAS

- Os sintomas neuromusculares consistem em alteração do estado mental, comportamento anormal, convulsões, estupor e coma. A hipercapnia pode simular um acidente vascular cerebral ou tumor do sistema nervoso central (SNC), visto que provoca cefaleia, papiledema, paresia focal e reflexos anormais. Os sintomas do SNC são causados pelo aumento do fluxo sanguíneo cerebral e são variáveis, dependendo, em parte, da agudez de sua instalação.

TRATAMENTO

- Deve-se fornecer uma ventilação adequada se houver comprometimento agudo e grave da excreção de CO_2 ($Paco_2$ > 80 mmHg [> 10,6 kPa]) ou na presença de hipoxia potencialmente fatal (pressão de oxigênio arterial [Pao_2] < 40 mmHg [< 5,3 kPa]). A ventilação pode incluir manutenção de uma via respiratória desobstruída (p. ex., traqueostomia, broncoscopia ou intubação de emergência), remoção da secreção excessiva, administração de oxigênio e instituição da ventilação mecânica.
- A causa subjacente deve ser tratada de modo agressivo (p. ex., administração de broncodilatadores na presença de broncospasmo ou interrupção dos depressores respiratórios, como narcóticos e benzodiazepínicos). A administração de bicarbonato é raramente necessária e é potencialmente prejudicial.
- A acidose respiratória crônica (p. ex., doença pulmonar obstrutiva crônica [DPOC]) é tratada de modo essencialmente igual à acidose respiratória aguda, com poucas exceções importantes. A oxigenoterapia deve ser iniciada com cuidado e apenas se a Pao_2 for inferior a 50 mmHg (< 6,7 kPa), já que o estímulo para a respiração depende mais da hipoxemia do que da hipercarbia.
- Para informações sobre a alcalose respiratória crônica, ver o Capítulo 78.

DISTÚRBIOS ACIDOBÁSICOS MISTOS

FISIOPATOLOGIA

- A falha dos processos de compensação é responsável pela ocorrência de distúrbios acidobásicos mistos, como acidose respiratória e acidose metabólica, ou alcalose respiratória e alcalose metabólica. Em contrapartida, o excesso de compensação é responsável pela ocorrência de acidose metabólica e alcalose respiratória, ou de alcalose metabólica e acidose respiratória.
- Pode ocorrer desenvolvimento de acidose respiratória e metabólica em pacientes que sofrem parada cardiorrespiratória, pacientes com doença pulmonar crônica e choque, e naqueles que apresentam acidose metabólica e insuficiência respiratória.
- O distúrbio acidobásico misto mais comum é a alcalose respiratória e metabólica, que ocorre em pacientes cirúrgicos em estado crítico com alcalose respiratória causada por ventilação mecânica, hipoxia, sepse, hipotensão, lesão neurológica, dor ou fármacos, e com alcalose metabólica causada por vômitos ou aspiração nasogástrica e transfusões sanguíneas maciças.
- A acidose metabólica e a alcalose respiratória mistas ocorrem em pacientes com doença hepática avançada, intoxicação por salicilatos e síndromes pulmonares-renais.
- A alcalose metabólica e a acidose respiratória podem ocorrer em pacientes com DPOC e alcalose respiratória, os quais são tratados com restrição de sal, diuréticos e, possivelmente, glicocorticoides.

TRATAMENTO

- O tratamento da acidose respiratória e metabólica mista consiste em iniciar a oxigenoterapia para melhorar a hipercarbia e a hipoxia. A ventilação mecânica pode ser necessária para reduzir a $Paco_2$. Durante a fase inicial do tratamento, são administradas quantidades apropriadas de álcali para reverter a acidose metabólica.
- O componente metabólico da alcalose respiratória e da alcalose metabólica mistas é corrigido pela administração de **soluções de cloreto de sódio** e **potássio**. Deve ser reajustado o ventilador, ou o distúrbio subjacente responsável pela hiperventilação deve ser tratado para o tratamento do componente respiratório.
- O tratamento da acidose metabólica e alcalose respiratória mistas deve ser direcionado para a causa subjacente.
- Na alcalose metabólica e acidose respiratória, o pH geralmente não sofre desvio significativo do normal, porém pode haver necessidade de tratamento para manter a Pao_2 e a $Paco_2$ em níveis aceitáveis. O tratamento tem por objetivo diminuir o nível plasmático de bicarbonato por meio de terapia com cloreto de sódio e potássio, possibilitando a excreção renal do bicarbonato retido em consequência da alcalose metabólica induzida por diuréticos.

AVALIAÇÃO DOS DESFECHOS TERAPÊUTICOS

- Os pacientes devem ser rigorosamente monitorados, visto que os distúrbios acidobásicos podem ser graves e, até mesmo, potencialmente fatais.
- A GA constitui a principal ferramenta para a avaliação dos desfechos terapêuticos.

Capítulo elaborado a partir de conteúdo original de autoria de John W. Devlin e Gary R. Matzke.

73

Lesão renal aguda

- A *lesão renal aguda* (LRA) é uma síndrome clínica que costuma ser definida como uma redução abrupta da função renal, manifestada por alterações nos valores laboratoriais, na creatinina sérica (S_{cr}), na ureia sanguínea e no débito urinário.
- Os critérios RIFLE (risco, lesão, falência, perda da função renal e doença renal terminal, *de risk, injury, failure, loss of kidney function* e *end-stage renal disease*) e AKIN (*Acute Kidney Injury Network*) são dois sistemas de classificação baseados em critérios que foram elaborados para antecipar os resultados dos pacientes. As Diretrizes de Prática Clínica do *Kidney Disease: Improving Global Outcomes* (KDIGO) foram desenvolvidas para proporcionar uma definição padronizada da LRA (Quadro 73-1).
- O KDIGO define a LRA como a presença de qualquer um dos seguintes critérios:
  1. Aumento da S_{cr} em pelo menos 0,3 mg/dL (27 μmol/L) dentro de 48 horas
  2. Aumento da S_{cr} em pelo menos 1,5 vez em relação aos valores basais nos sete dias precedentes
  3. Diminuição do volume urinário para menos de 0,5 mL/kg/h durante 6 horas

FISIOPATOLOGIA

- A LRA pode ser categorizada como pré-renal (em consequência de diminuição da perfusão renal na presença de tecido parenquimatoso não lesionado), intrínseca (em consequência de dano estrutural aos rins, mais comumente os túbulos por agressão isquêmica ou tóxica) e pós-renal (em consequência de obstrução do fluxo urinário a partir dos rins) (Figura 73-1).

MANIFESTAÇÕES CLÍNICAS

- As manifestações clínicas variam muito e dependem da causa subjacente. Os pacientes ambulatoriais com frequência não apresentam distúrbio agudo; os pacientes hospitalizados podem desenvolver LRA após um evento catastrófico.
- Os sintomas no ambiente ambulatorial incluem qualquer alteração nos hábitos urinários, ganho de peso e dor no flanco. Os sinais consistem em edema, urina espumosa ou com alteração da coloração e, em pacientes com depleção de volume, hipotensão ortostática.

DIAGNÓSTICO

- A obtenção de uma história clínica e farmacológica completa, o exame físico, a avaliação dos valores laboratoriais e, se necessário, os exames de imagem são importantes para o estabelecimento do diagnóstico de LRA.
- A S_{cr} não pode ser usada isoladamente para o diagnóstico de LRA, visto que é insensível a rápidas mudanças da taxa de filtração glomerular (TFG) e, portanto, pode não refletir a função atual. O uso da ureia sanguínea na LRA é muito limitado, uma vez que a produção e o *clearance* renal de ureia são acentuadamente influenciadas por fatores extrarrenais, como doença crítica, estado do volume, aporte proteico e medicamentos.
- O débito urinário medido no decorrer de um período de tempo específico possibilita uma avaliação em curto prazo da função renal, porém a sua utilidade limita-se a casos em que ele está significativamente diminuído.
- Além da ureia e da S_{cr}, são utilizados exames selecionados de sangue, química e sedimento urinários para diferenciar as causas de LRA e orientar o tratamento do paciente (Quadro 73-2 e 73-3).
- As medidas simultâneas dos eletrólitos da urina e do soro e o cálculo da fração de excreção do sódio (FE_{Na}) podem ajudar a determinar a etiologia da LRA (Quadro 73-2). A FE_{Na} é calculada da seguinte maneira:

$$FE_{Na} = (U_{Na} \times S_{cr} \times 100)/(U_{cr} \times S_{Na})$$

sendo U_{Na} = sódio urinário; S_{cr} = creatinina sérica; U_{Cr} = creatinina urinária; e S_{Na} = sódio sérico.

QUADRO 73-1	Esquemas de classificação RIFLE, AKIN e KDIGO para a lesão renal aguda[a]	
Categoria do RIFLE	**Critérios de S$_{cr}$ e TFG[b]**	**Critérios do débito urinário**
Risco (*Risk*)	Aumento da S$_{cr}$ em 1,5 vez ou diminuição da TFG > 25% do valor basal	< 0,5 mL/kg/h durante ≥ 6 horas
Lesão (*Injury*)	Aumento da S$_{cr}$ em duas vezes ou diminuição da TFG > 50% do valor basal	< 0,5 mL/kg/h durante ≥ 12 horas
Falência (*Failure*)	Aumento da S$_{cr}$ em três vezes ou diminuição da TFG > 75% do valor basal ou Scr ≥ 4 mg/dL (≥ 354 μmol/L) com aumento agudo de pelo menos 0,5 mg/dL (44 μmol/L)	Anúria por ≥ 12 horas
Perda (*Loss*)	Perda completa da função (TRS) durante > 4 semanas	
DRT (*ESKD*)	TRC > 3 meses	
Critérios AKIN	**Critérios da S$_{cr}$**	**Critérios do débito urinário**
Estágio 1	Aumento da S$_{cr}$ ≥ 0,3 mg/dL (≥ 27 μmol/L) ou 1,5 a 2 vezes o valor basal	< 0,5 mL/kg/h durante ≥ 6 horas
Estágio 2	Aumento da S$_{cr}$ > 2 a 3 vezes o valor basal	< 0,5 mL/kg/h durante ≥ 12 horas
Estágio 3	Aumento da S$_{cr}$ > 3 vezes o valor basal ou S$_{cr}$ ≥ 4 mg/dL (≥ 354 μmol/L), com aumento agudo de pelo menos 0,5 mg/dL (≥ 44 μmol/L) ou necessidade de TRS	< 0,3 mL/kg/h por ≥ 24 horas ou anúria por ≥ 12 horas
Critérios do KDIGO	**Critérios da S$_{cr}$**	**Critérios do débito urinário**
Estágio 1	Aumento da S$_{cr}$ ≥ 0,3 mg/dL (≥ 27 μmol/L) ou 1,5 a 1,9 vez o valor basal	< 0,5 mL/kg/h durante 6 a 12 horas
Estágio 2	Aumento da S$_{cr}$ 2 a 2,9 vezes o valor basal	< 0,5 mL/kg/h durante ≥ 12 horas
Estágio 3	Aumento da S$_{cr}$ três vezes o valor basal ou ≥ 4 mg/dL (≥ 354 μmol/L) ou necessidade de TRS, ou TFGe[c] < 35 mL/min/1,73 m² (< 0,34 mL/s/m²) em pacientes com < 18 anos	Anúria por ≥ 12 horas

AKIN, Acute Kidney Injury Network; DRT, doença renal terminal; TFGe, taxa de filtração glomerular estimada; h, horas; KDIGO, Kidney Disease: Improving Global Outcomes; RIFLE, *Risk Injury, Failure, Loss of Kidney Function* e End-Stage Kidney Disease (risco, lesão, falência, perda da função renal e doença renal terminal); TRS, terapia renal substitutiva; S$_{cr}$, creatinina sérica.
[a]Para todos os sistemas de estadiamento deve-se empregar o critério que leve ao pior diagnóstico possível.
[b]A TFG é calculada utilizando a equação da Modificação da Dieta na Doença Renal (MBRD).
[c]A TFG é calculada utilizando a fórmula de Schwartz.

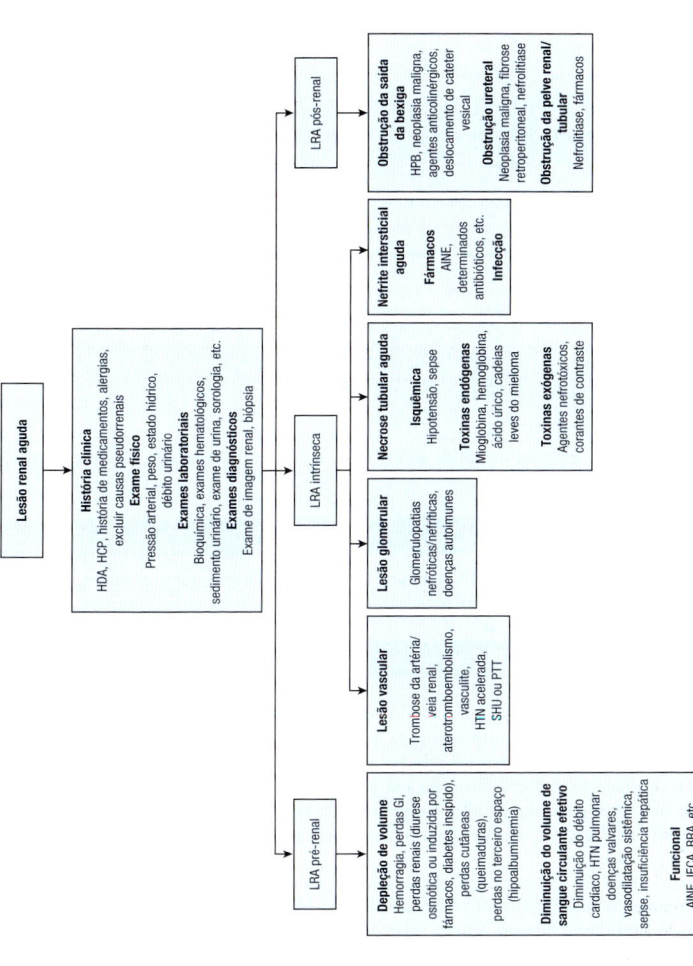

FIGURA 73-1 Classificação da lesão renal aguda (LRA) com base na etiologia. IECA, inibidores da enzima conversora de angiotensina; BRA, bloqueadores dos receptores de angiotensina; HPB, hiperplasia prostática benigna; GI, gastrintestinal; HDA, história de doença atual; HTN, hipertensão; SHU, síndrome hemolítico-urêmica; AINE, agentes anti-inflamatórios não esteroides; HCP, história clínica pregressa; PTT, púrpura trombocitopênica trombótica.

QUADRO 73-2	Parâmetros diagnósticos para diferenciar as causas de LRA[a]		
Exame laboratorial	**LRA pré-renal**	**LRA intrínseca**	**LRA pós-renal**
Sedimento urinário	Cilindros hialinos, pode ser normal	Cilindros granulosos, restos celulares	Restos celulares
Hemácias urinárias	Nenhuma	2 a 4+	Variáveis
Leucócitos urinários	Nenhum	2 a 4+	1+
Na urinário (mEq/L ou mmol/L)	< 20	> 40	> 40
FE_{Na} (%)	< 1	> 2	Variável
Osmolalidade da urina/soro	> 1,5	< 1,3	< 1,5
Urina/S_{cr}	> 40:1	< 20:1	< 20:1
Ureia/S_{cr} (ureia/S_{cr}, SI)	> 20 (> 80)	~15 (~60)	~15 (~60)
Densidade específica da urina	> 1,018	< 1,012	Variável

LRA, lesão renal aguda; FE_{Na}, fração de excreção do sódio; S_{cr}, creatinina sérica; SI, sistema internacional de unidades.
[a]São realizados exames laboratoriais comuns para classificar a causa da LRA. A LRA funcional, que não está incluída neste quadro, teria valores laboratoriais semelhantes aos observados na LRA pré-renal. Entretanto, as razões entre osmolalidade urinária e osmolalidade plasmática podem não ultrapassar 1,5, dependendo dos níveis circulantes de hormônio antidiurético. Os resultados laboratoriais listados para a LRA intrínseca são aqueles observados na necrose tubular aguda, a causa mais comum de LRA intrínseca.

- Vários biomarcadores séricos e urinários novos estão sob investigação para a detecção precoce e previsão do prognóstico da LRA.

PREVENÇÃO

- Objetivos da prevenção: consistem em rastrear e identificar pacientes que correm risco; monitorar os pacientes de alto risco; e implementar as estratégias de prevenção, quando apropriado.

ABORDAGEM GERAL PARA PREVENÇÃO

Terapias não farmacológicas

- A hidratação é usada de modo rotineiro para a prevenção da nefropatia induzida por contraste (NIC), uma causa comum de necrose tubular aguda no ambiente de internação. As evidências sustentam o uso de cristaloides isotônicos, em vez de coloides, e a administração parenteral, em lugar da via oral, para pacientes de alto risco, incluindo aqueles com doença renal crônica (DRC), diabetes melito, depleção de volume, tratamento concomitante com agentes nefrotóxicos ou instabilidade hemodinâmica.
- As diretrizes do KDIGO recomendam infusões de bicarbonato de sódio ou de soro fisiológico. Um esquema comum de bicarbonato de sódio consiste na infusão de 154 mEq/L (154 mmol/L), na velocidade de 3 mL/kg/h, durante 1 hora antes do procedimento, e 1 mL/kg/h por 6 horas depois do procedimento. Um esquema de soro fisiológico frequentemente citado é de 1 mL/kg/h por 12 horas antes e depois do procedimento.

Terapias farmacológicas

- O **ácido ascórbico** (3 g por via oral antes do procedimento e 2 g por via oral, duas vezes ao dia, para duas doses, depois do procedimento) e a **N-acetilcisteína** (600 a 1.200 g por via oral, a cada 12 horas, por 2 a 3 dias [as primeiras duas doses antes da administração do contraste]) constituem opções de agentes antioxidantes para a prevenção da NIC. Os resultados de estudos com esses dois agentes são inconsistentes.

QUADRO 73-3	Achados urinários como orientação para a etiologia da LRA	
Tipo de avaliação urinária	**Presença de**	**Sugestivo(a) de**
Exame de urina	Esterases leucocitárias	Pielonefrite
	Nitritos	Pielonefrite
	Proteína	
	Leve (0,5 g/dia)	Lesão tubular
	Moderada (0,5 a 3 g/dia)	Glomerulonefrite, pielonefrite, lesão tubular
	Acentuada (> 3 g/dia)	Glomerulonefrite, síndrome nefrótica
	Hemoglobina	Glomerulonefrite, pielonefrite, infarto renal, tumores renais, cálculos renais
	Mioglobina	Necrose tubular associada à rabdomiólise
	Urobilinogênio	Necrose tubular associada à hemólise
Sedimento urinário	Microrganismos	Pielonefrite
Células	Hemácias	Glomerulonefrite, pielonefrite, infarto renal, necrose papilar, tumores renais, cálculos renais
	Leucócitos	Pielonefrite, nefrite intersticial
	Eosinófilos	Nefrite intersticial induzida por fármacos, rejeição de transplante renal
	Células epiteliais	Necrose tubular
Cilindros	Cilindros granulosos	Necrose tubular
	Cilindros hialinos	Azotemia pré-renal
	Cilindros leucocitários	Pielonefrite, nefrite intersticial
	Cilindros hemáticos	Glomerulonefrite, infarto renal, nefrite do lúpus, vasculite
Cristais	Urato	Obstrução pós-renal
	Fosfato de cálcio	Obstrução pós-renal

- As diretrizes atuais do KDIGO sugerem que um controle moderado do nível de glicemia para 110 a 140 mg/dL (6,1 a 8,3 mmol/L) com **insulina** é apropriado para a prevenção da LRA.
- As diretrizes do KDIGO recomendam limitar o uso de **diuréticos de alça** para o tratamento da sobrecarga hídrica e evitar o seu uso com a única finalidade de prevenção ou tratamento da LRA. As evidências atuais e as diretrizes do KDIGO não sustentam o uso de baixas doses de **dopamina**, **eritropoietina** ou **fenoldopam** para prevenção ao tratamento do LRA.

TRATAMENTO DA LESÃO RENAL AGUDA

- <u>Objetivos do tratamento</u>: em curto prazo, consistem em minimizar o grau de agressão aos rins, reduzir as complicações extrarrenais e acelerar a recuperação da função renal; o objetivo final consiste em restaurar a função renal para valores basais observados antes da LRA.

ABORDAGEM GERAL AO TRATAMENTO

- Na atualidade, não existe nenhum tratamento definitivo para a LRA. Os cuidados de suporte constituem a base do tratamento da LRA, independentemente de sua etiologia.

Terapias não farmacológicas

- As metas das medidas de suporte incluem manutenção de um débito cardíaco e pressão arterial adequados para melhorar ao máximo a perfusão tecidual, enquanto se restaura a função renal para os níveis basais anteriores à LRA.
- É preciso suspender os medicamentos associados a uma diminuição do fluxo sanguíneo renal. Inicia-se o tratamento hidreletrolítico apropriado. Deve-se evitar o uso de nefrotoxinas.
- Na LRA grave, a terapia renal substitutiva (TRS), como hemodiálise e diálise peritoneal, mantém o equilíbrio hidreletrolítico, enquanto remove, ao mesmo tempo, os produtos de degradação. Ver o Quadro 73-4 para as indicações de TRS na LRA. As opções de terapia intermitente e contínua têm diferentes vantagens (e desvantagens); todavia, após a correção da gravidade da doença, os resultados são semelhantes. Em consequência, abordagens híbridas (p. ex., diálise sustentada de baixa eficiência de diálise diária estendida) estão sendo desenvolvidas para unir as vantagens de ambas.
- A hemodiálise intermitente (HDI) é a TRS usada com mais frequência, a qual tem a vantagem de sua ampla disponibilidade e conveniência de duração de apenas 3 a 4 horas. As desvantagens incluem dificuldade de acesso venoso em pacientes hipotensos e hipotensão causada pela rápida remoção de grandes volumes de líquido.
- Foram desenvolvidas variantes de TRS contínua (TRSC), incluindo hemofiltração contínua, hemodiálise contínua ou uma combinação de ambas. A TRSC remove gradativamente os solutos, resultando em maior tolerabilidade nos pacientes em estado crítico. As desvantagens incluem a disponibilidade limitada do equipamento, a necessidade de cuidados de enfermagem intensivos e a necessidade de individualizar a reposição intravenosa (IV), o líquido de diálise e ajustes na terapia farmacológica.

Terapias farmacológicas

- O **manitol** a 20% costuma ser iniciado com uma dose de 12,5 a 25 g IV durante 3 a 5 minutos. As desvantagens consistem na sua administração IV, risco de hiperosmolalidade e necessidade de monitoramento do débito urinário, dos eletrólitos e osmolalidades sérica, visto que o manitol pode contribuir para a LRA.
- Os diuréticos de alça reduzem efetivamente a sobrecarga hídrica, mas podem agravar a LRA. Doses equipotentes de diuréticos de alça (**furosemida, bumetanida, torsemida** e **ácido etacrínico**) apresentam eficácia semelhante. O ácido etacrínico é reservado para pacientes alérgicos à sulfa. As infusões contínuas de diuréticos de alça parecem superar a resistência aos diuréticos e ter menos efeitos adversos do que bolos intermitentes. Deve-se administrar uma dose de ataque inicial por via IV (equivalente a 40 a 80 mg de furosemida) antes de iniciar uma infusão contínua (equivalente a 10 a 20 mg/h de furosemida).
- Estratégias estão disponíveis para superar a resistência aos diuréticos (Quadro 73-5). A administração de agentes de diferentes classes farmacológicas, como diuréticos que atuam no túbulo contornado distal (tiazídicos) ou no ducto coletor (**amilorida, triantereno e espironolactona**), pode atuar de modo sinérgico quando esses fármacos são associados aos diuréticos de alça. A **metolazona** é usada com frequência, visto que, diferentemente de outros tiazídicos, produz diurese efetiva com uma TFG de menos de 20 mL/min (0,33 mL/s).

QUADRO 73-4	Indicações comuns para a terapia renal substitutiva
Indicação para a terapia renal substitutiva	**Quadro clínico**
A: anormalidades do equilíbrio acidobásico	Acidose metabólica em consequência do acúmulo de ácidos orgânicos e inorgânicos
E: desequilíbrio eletrolítico	Hiperpotassemia, hipermagnesemia
I: intoxicações	Salicilatos, lítio, metanol, etilenoglicol, teofilina, fenobarbital
O: sobrecarga de líquidos	Ganho/sobrecarga de líquidos no pós-operatório
U: uremia	Acúmulo de toxinas urêmicas

QUADRO 73-5	Causas comuns de resistência aos diuréticos em pacientes com lesão renal aguda
Causas de resistência aos diuréticos	**Soluções terapêuticas potenciais**
Aporte excessivo de sódio (as fontes podem ser dietéticas, líquidos IV e fármacos)	Remover o sódio das fontes nutricionais e dos medicamentos
Dose inadequada de diurético ou esquema inapropriado	Aumentar a dose, usar infusão contínua ou terapia de combinação
Redução da biodisponibilidade oral (habitualmente furosemida)	Usar terapia parenteral; passar para torsemida ou bumetanida por via oral
Síndrome nefrótica (proteína de ligação dos diuréticos de alça no lúmen tubular)	Aumentar a dose, mudar de diuréticos, utilizar a terapia de combinação
Redução do fluxo sanguíneo renal	
Fármacos (AINE, IECA, vasodilatadores)	Suspender esses fármacos, se possível
Hipotensão	Expansão do volume intravascular e/ou vasopressores
Depleção intravascular	Expansão do volume intravascular
Aumento da reabsorção de sódio	
Adaptação dos néfrons à terapia crônica com diuréticos	Terapia diurética associada, restrição de sódio
Uso de AINE	Suspender os AINE
Insuficiência cardíaca	Tratar a insuficiência cardíaca, aumentar a dose de diurético, passar para um diurético de alça com melhor absorção
Cirrose	Paracentese de grande volume
Necrose tubular aguda	Dose mais alta de diurético, terapia de combinação com diuréticos; acrescentar dopamina em doses baixas

AINE, anti-inflamatórios não esteroides; IECA, inibidores da enzima conversora de angiotensina; IV, intravenosa.

MANEJO DOS ELETRÓLITOS E INTERVENÇÕES NUTRICIONAIS

- Os eletrólitos séricos devem ser monitorados diariamente. A hiperpotassemia constitui a anormalidade eletrolítica mais comum e grave na LRA. É comum a ocorrência de hipernatremia e retenção hídrica, exigindo o cálculo do aporte diário de sódio, incluindo o sódio contido nos antibióticos e agentes antifúngicos comumente administrados.
- O fósforo e o magnésio devem ser monitorados, particularmente em pacientes com destruição tecidual significativa, devido às quantidades aumentadas de fósforo liberado; nenhum deles é removido de maneira eficiente por diálise.
- O manejo nutricional de pacientes em estado crítico com LRA é complexo devido a múltiplos mecanismos envolvidos nas alterações metabólicas. As necessidades nutricionais são alteradas pela ocorrência de estresse, inflamação e lesão, os quais levam a estados hipermetabólicos e hipercatabólicos.

CONSIDERAÇÕES RELACIONADAS À DOSAGEM DE FÁRMACOS

- A otimização da terapia farmacológica representa um desafio na LRA. Fatores complexos incluem o *clearance* residual dos fármacos, o acúmulo de líquido e o uso de TRS.

QUADRO 73-6	Parâmetros essenciais no monitoramento de pacientes com lesão renal aguda estabelecida
Parâmetro	**Frequência**
Balanço hídrico	A cada turno
Peso do paciente	Diariamente
Hemodinâmica (pressão arterial, frequência cardíaca, pressão arterial média, etc.)	A cada turno
Bioquímica do sangue	
Sódio, potássio, cloreto, bicarbonato, cálcio, fosfato, magnésio	Diariamente
Ureia sanguínea/creatinina sérica	Diariamente
Fármacos e seus esquemas posológicos	Diariamente
Esquema nutricional	Diariamente
Glicemia	Diariamente (no mínimo)
Dados de concentração sérica dos fármacos	Após mudanças de esquema e após a instituição da terapia renal substitutiva
Horários das doses administradas	Diariamente
Doses em relação à administração da terapia renal substitutiva	Diariamente
Exame de urina	
Calcular o *clearance* da creatinina medida	Sempre que for coletada uma amostra de urina medida
Calcular a fração de excreção do sódio	Sempre que for coletada uma amostra de urina medida
Planos para terapia renal substitutiva	Diariamente

- O volume de distribuição para os fármacos hidrossolúveis está significativamente aumentado devido ao edema. O uso das diretrizes posológicas para DRC não reflete o *clearance* e o volume de distribuição em pacientes em estado crítico com LRA.
- Os pacientes com LRA podem apresentar maior *clearance* não renal residual do que aqueles com DRC com depurações semelhantes da creatinina; isso complica a individualização da terapia farmacológica, em particular com TRS.
- O modo de TRSC determina a taxa de remoção dos fármacos, complicando ainda mais a individualização da terapia farmacológica. As taxas de ultrafiltração, o fluxo sanguíneo e o fluxo de diálise influenciam o *clearance* dos fármacos durante a TRSC.

AVALIAÇÃO DOS DESFECHOS TERAPÊUTICOS

- O monitoramento cuidadoso do estado do paciente é essencial (Quadro 73-6).
- A concentração terapêutica dos fármacos deve ser monitorada com frequência, devido às mudanças do estado de volume, alteração da função renal e TRS em pacientes com LRA.

Capítulo elaborado a partir de conteúdo original de autoria de William Dager e Jenana Halilovic.

- A *doença renal crônica* (DRC) é definida como a ocorrência de anormalidades na estrutura ou na função dos rins, presentes por três meses ou mais, com implicações para a saúde. As anormalidades estruturais consistem em albuminúria de mais de 30 mg/dia, presença de hematúria ou de cilindros hemáticos no sedimento urinário, anormalidades dos eletrólitos e outras anormalidades em consequência de distúrbios tubulares, anormalidades detectadas por histologia, anormalidades estruturais identificadas nos exames de imagem ou história de transplante renal.
- A DRC é classificada de acordo com a causa da doença renal, a taxa de filtração glomerular (TFG) e nível de albuminúria, com base nas novas recomendações das diretrizes do Kidney Disease: Improving Global Outcomes (KDIGO), designadas como estadiamento CGA (*c*ausa, TF*G*, *a*lbuminúria) (**Quadro 74-1**).
- A DRC de estágio 5, previamente designada como doença renal terminal (DRT), ocorre quando a TFG cai abaixo de 15 mL/min/1,73 m^2 (< 0,14 mL/s/m^2) ou em pacientes que recebem terapia renal substitutiva (TRS). Neste capítulo, a *DRT* refere-se, especificamente, a pacientes submetidos à diálise crônica.
- O prognóstico depende da causa da doença renal, da TFG no diagnóstico, do grau de albuminúria e da presença de outras condições comórbidas.

FISIOPATOLOGIA

- Os *fatores de suscetibilidade* aumentam o risco de doença renal, porém não causam diretamente lesão renal. Esses fatores consistem em idade avançada, redução da massa renal e baixo peso ao nascer, minorias raciais e étnicas, história familiar, baixo nível econômico ou educacional, inflamação sistêmica e dislipidemia.
- Os *fatores desencadeantes* resultam em lesão renal e podem ser modificados por terapia farmacológica. Incluem diabetes melito, hipertensão arterial, glomerulonefrite, doença renal policística, granulomatose de Wegener, doenças vasculares e nefropatia pelo vírus da imunodeficiência humana (HIV).
- Os *fatores de progressão* aceleram o declínio da função renal após iniciada a lesão renal. Incluem glicemia nos diabéticos, hipertensão arterial, proteinúria, hiperlipidemia, obesidade e tabagismo.
- A maioria das neuropatias progressivas compartilha uma via comum final para a lesão irreversível do parênquima renal e DRT (**Figura 74-1**). Os elementos-chave dessa via incluem perda da massa de néfrons, hipertensão capilar glomerular e proteinúria.

MANIFESTAÇÕES CLÍNICAS

- O desenvolvimento e a progressão da DRC são insidiosos. Em geral, os pacientes com DRC no estágio 1 ou 2 não apresentam sintomas nem alterações metabólicas observadas nos estágios 3 a 5, como anemia, hiperparatireoidismo secundário, doença cardiovascular (DCV), desnutrição e anormalidades hidreletrolíticas, que são mais comuns à medida que a função renal deteriora.
- Os sintomas urêmicos (fadiga, fraqueza, falta de ar, confusão mental, náuseas, vômitos, sangramento e anorexia) geralmente estão ausentes nos estágios 1 e 2; mínimos nos estágios 3 e 4; e comuns em pacientes com DRC de estágio 5, os quais também podem apresentar prurido, intolerância ao frio, ganho de peso e neuropatias periféricas.
- Os sinais e sintomas de uremia são fundamentais para a decisão de implementação da TRS.

TRATAMENTO

ABORDAGEM GERAL

- <u>Objetivo do tratamento</u>: consiste em retardar a progressão da DRC, minimizando o desenvolvimento e a gravidade das complicações.

QUADRO 74-1	Categorias de TFG		
Categoria KDIGO	TFG (mL/min/1,73 m² [mL/s/m²])	Termos	Categoria KDOQI correspondente
G1	> 90 (> 0,87)	Normal ou alta	DRC de estágio 1
G2	60 a 89 (0,58 a 0,86)	Levemente diminuída	DRC de estágio 2
G3a	45 a 59 (0,43 a 0,57)	Leve a moderadamente diminuída	DRC de estágio 3
G3b	30 a 44 (0,29 a 0,42)	Moderada a gravemente diminuída	DRC de estágio 3
G4	15 a 29 (0,14 a 0,28)	Gravemente diminuída	DRC de estágio 4
G5	< 15 (< 0,14)	Falência renal	DRC de estágio 5 (DRT se houver necessidade de diálise)

DRT, doença renal terminal; KDIGO, Kidney Disease: Improving Global Outcomes; TFG, taxa de filtração glomerular.

- Devem-se utilizar as diretrizes de consenso mais atuais e as melhores práticas clínicas para o manejo da DCV.

TERAPIA NÃO FARMACOLÓGICA

- A proteína deve ser restrita para 0,8 g/kg/dia se a TFG for inferior a 30 mL/min/1,73 m².
- Deve-se incentivar o abandono do tabagismo para retardar a progressão da DRC e diminuir o risco de DCV.
- Incentivar a prática de exercício durante pelo menos 30 minutos, cinco vezes por semana, e a obtenção de um índice de massa corporal (IMC) de 20 a 25 kg/m².

TERAPIA FARMACOLÓGICA

Diabetes melito e hipertensão com DRC

- A progressão da DRC pode ser limitada por meio de controle ótimo da hiperglicemia e da hipertensão. A **Figura 74-2** fornece um algoritmo para o manejo do diabetes melito na DRC.
- Para mais informações sobre o diabetes melito, ver o Capítulo 19.
- O controle adequado da pressão arterial (PA) (**Figura 74-3**) pode reduzir a taxa de declínio da TFG e a albuminúria em pacientes que não apresentam diabetes. As diretrizes do KDIGO recomendam uma meta de pressão arterial de 140/90 mmHg ou menos se a excreção urinária de albumina ou equivalente for inferior a 30 mg/24 horas.
- Se a excreção urinária de albumina ou equivalente for superior a 30 mg/24 horas, a meta da pressão arterial é de 130/80 mmHg ou menos, e deve-se iniciar a terapia de primeira linha com um inibidor da enzima conversora de angiotensina (ECA) ou um bloqueador dos receptores de angiotensina II (BRA). Deve-se acrescentar um diurético tiazídico em combinação com BRA se houver necessidade de redução adicional da proteinúria. Em geral, os bloqueadores dos canais de cálcio não di-hidropiridina são usados como fármacos de segunda linha para a proteinúria quando os inibidores da ECA ou os BRA estão contraindicados ou não são tolerados.
- O *clearance* dos inibidores da ECA apresenta-se reduzida na DRC; por conseguinte, o tratamento deve ser iniciado com a menor dose possível, seguida de ajuste gradual para alcançar a meta da PA e, depois, reduzir ao mínimo a proteinúria. Não existe nenhum inibidor da ECA em particular superior aos outros.
- Para mais informações sobre a hipertensão, ver o Capítulo 10.

Anemia da DRC

- *Definição de anemia pelo KDIGO:* nível de hemoglobina (Hb) inferior a 13 g/dL (130 g/L; 8,07 mmol/L) para homens adultos e inferior a 12 g/dL (120 g/L; 7,45 mmol/L) para mulheres adultas.

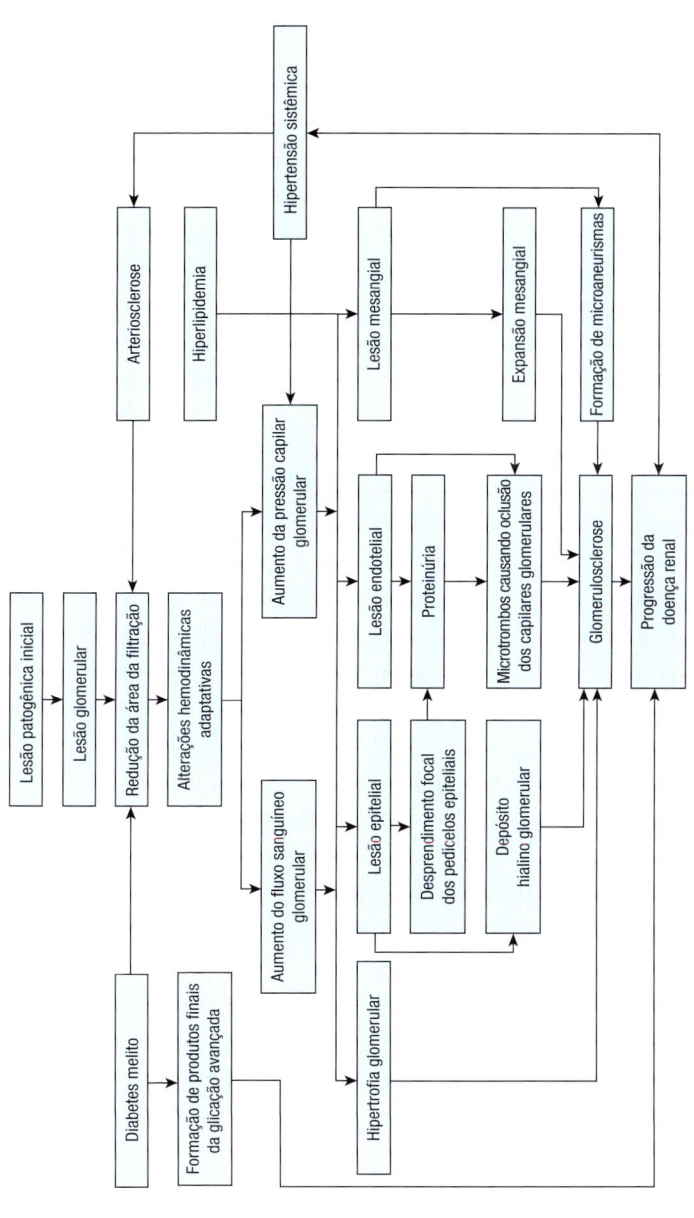

FIGURA 74-1 Mecanismos propostos para a progressão da doença renal.

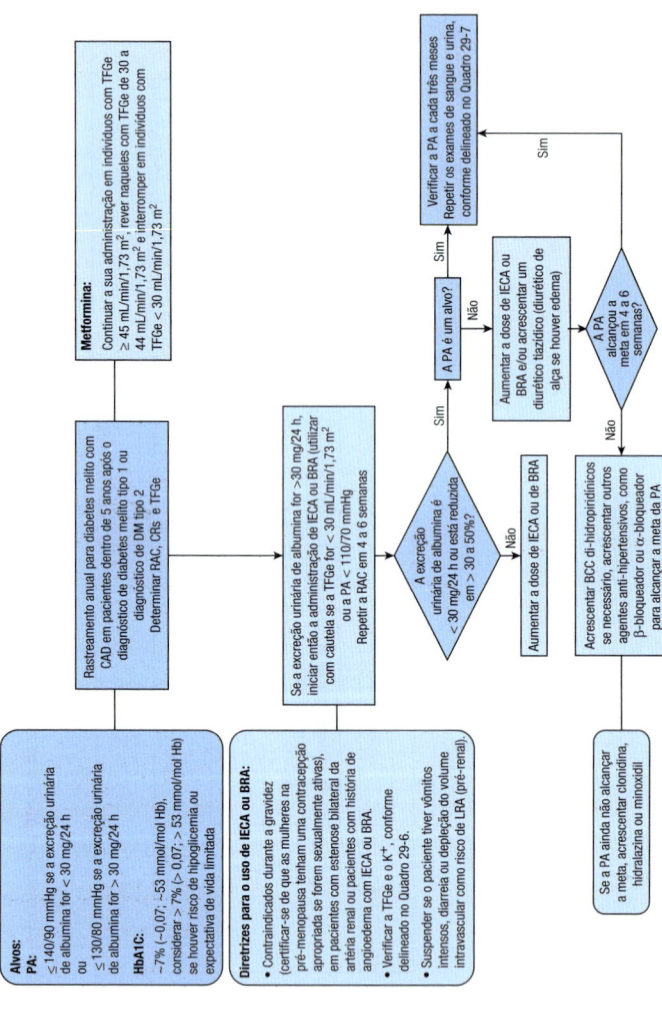

FIGURA 74-2 Algoritmo do diabetes melito com doença renal crônica (DRC). Estratégia para rastreamento e tratamento do diabetes melito com DRC com base na excreção urinária de albumina, na meta de pressão arterial (PA) e na taxa de filtração glomerular estimada (TFGe). BCC, bloqueador do canal de cálcio; BRA, bloqueador dos receptores de angiotensina; CAD, cetoacidose diabética; CR, creatinina sérica, DM, diabetes melito; HbA1c, hemoglobina A1c; IECA, inibidor da enzima conversora de angiotensina; LRA, lesão renal aguda; RAC, razão albumina-creatinina. *(Dados da National Kidney Foundation, KDOQI clinical practice guidelines and clinical practice recommendations for diabetes and chronic kidney disease. Am J Kidney Dis 2007;49 (Suppl 2):S1-S180)*

Alvos:

PA:
≤ 140/90 mmHg se a excreção urinária de albumina for < 30 mg/24 h
ou
≤ 130/80 mmHg se a excreção urinária de albumina for > 30 mg/24 h

HbA1C:
~7% (~0,07; ~53 mmol/mol Hb), considerar > 7% (> 0,07; > 53 mmol/mol Hb) se houver risco de hipoglicemia ou expectativa de vida limitada

---

Diretrizes para o uso de IECA ou BRA:

• Contraindicados durante a gravidez (certificar-se de que as mulheres na pré-menopausa tenham uma contracepção apropriada se forem sexualmente ativas), em pacientes com estenose bilateral da artéria renal ou pacientes com história de angioedema com IECA ou BRA.

• Verificar a TFGe e o K⁺, conforme delineado no Quadro 29-6.

• Suspender se o paciente tiver vômitos intensos, diarreia ou depleção do volume intravascular como risco de LRA (pré-renal).

Rastreamento anual para diabetes melito com CAD em pacientes dentro de 5 anos após o diagnóstico de diabetes melito tipo 1 ou diagnóstico de DM tipo 2
Determinar RAC, CRs e TFGe

Metformina:
Continuar a sua administração em indivíduos com TFGe ≥ 45 mL/min/1,73 m², rever naqueles com TFGe de 30 a 44 mL/min/1,73 m² e interromper em indivíduos com TFGe < 30 mL/min/1,73 m²

Se a excreção urinária de albumina for > 30 mg/24 h, iniciar então a administração de IECA ou BRA (utilizar com cautela se a TFGe for < 30 mL/min/1,73 m² ou a PA < 110/70 mmHg
Repetir a RAC em 4 a 6 semanas

A excreção urinária de albumina é < 30 mg/24 h ou está reduzida em > 30 a 50%?

Não → Aumentar a dose de IECA ou de BRA

Sim ↓

A PA é um alvo?

Sim → Verificar a PA a cada três meses
Repetir os exames de sangue e urina, conforme delineado no Quadro 29-7

Não ↓

Aumentar a dose de IECA ou BRA e/ou acrescentar um diurético tiazídico (diurético de alça se houver edema)

A PA alcançou a meta em 4 a 6 semanas?

Sim ↑

Não ↓

Acrescentar BCC di-hidropiridínicos se necessário, acrescentar outros agentes anti-hipertensivos, como β-bloqueador ou α-bloqueador para alcançar a meta da PA

Se a PA ainda não alcançar a meta, acrescentar clonidina, hidralazina ou minoxidil

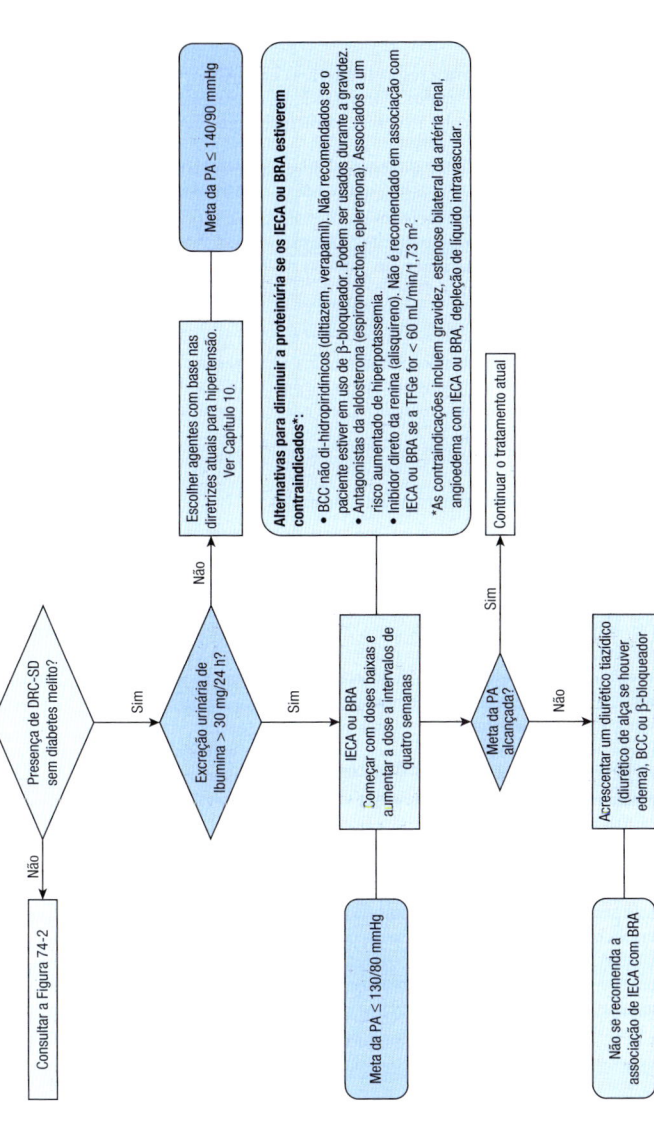

FIGURA 74-3 **Tratamento da hipertensão em pacientes com doença renal crônica (DRC), na DRC sem diálise (DRC-SD) sem diabetes melito.** Estratégia para o tratamento da hipertensão com base na excreção urinária de albumina e meta da pressão arterial (PA). BCC, bloqueador do canal de cálcio; BRA, bloqueador dos receptores de angiotensina; IECA, inibidor da enzima conversora de angiotensina; TFGe, taxa de filtração glomerular estimada. (*Dados da Kidney Disease: Improving Global Outcomes (KDIGO) CKD Work Group KDIGO 2012 clinical practice guideline for the evaluation and management of chronic kidney disease. Kidney Int Suppl 2013;3:1-150*)

- Iniciar a terapia com um agente de estimulação da eritropoiese (AEE) em todos os pacientes com DRC que apresentem um nível de Hb entre 9 e 10 g/dL (90 e 100 g/L; 5,59 e 6,21 mmol/L). A meta da Hb é controvertida.
- A deficiência de ferro constitui a principal causa de resistência ao tratamento da anemia com AEE. Há necessidade de suplementação de **ferro** na maioria dos pacientes com DRC para repor as reservas de ferro que sofrem depleção cm consequência da perda contínua de sangue e aumento das demandas de ferro.
- A terapia com ferro parenteral melhora a resposta à terapia com AEE e diminui a dose necessária para alcançar e manter os índices desejados. Por outro lado, a terapia oral é limitada pela pouca absorção e falta de adesão do paciente à terapia, principalmente devido aos efeitos adversos (**Figura 74-4**).
- As preparações de ferro intravenoso (IV) apresentam diferentes perfis farmacocinéticos, os quais não se correlacionam com o efeito farmacodinâmico.
- Os efeitos adversos do ferro por via IV incluem reações alérgicas, hipotensão, tontura, dispneia, cefaleia, dor lombar, artralgia, síncope e artrite. Algumas dessas reações podem ser minimizadas ao diminuir a dose ou a velocidade de infusão. O gliconato férrico de sódio, o ferro sacarose e o ferumoxitol apresentam melhor índice de segurança do que os produtos à base de ferrodextrana.
- A administração subcutânea (SC) de **α-epoetina** é preferida, visto que não necessita de acesso IV, e a dose por via SC que mantém as metas dos índices é 15 a 30% menor do que a dose IV.
- A **α-darbepoetina** tem meia-vida mais longa do que a α-epoetina e atividade biológica prolongada. As doses são administradas com menos frequência, começando com uma dose uma vez por semana quando administrada por via IV ou SC.
- Os AEE são bem tolerados. A hipertensão constitui o evento adverso mais comum.

Avaliação dos desfechos terapêuticos para a anemia

- Os índice do ferro (saturação da transferrina [TSat]; ferritina) devem ser avaliados antes do início de um AEE. O estado do ferro deve ser reavaliado a cada mês durante o tratamento inicial com AEE e a cada três meses em pacientes com esquema estável de AEE.
- A hemoglobina deve ser monitorada pelo menos uma vez por mês, embora um monitoramento mais frequente (p. ex., a cada 1 a 2 semanas) seja justificado após a administração inicial de um AEE ou após uma mudança da dose, até que o nível de hemoglobina esteja estável.
- Os pacientes devem ser monitorados quanto à ocorrência de complicações potenciais, como hipertensão arterial, que deve ser tratada antes de iniciar a terapia com AEE.
- Para mais informações sobre a anemia, ver o Capítulo 33.

Distúrbios minerais e ósseos relacionados com a DRC

- Os distúrbios do metabolismo dos minerais e dos ossos (DRC-DMO) são comuns na população com DRC e consistem em anormalidades no paratormônio (PTH), cálcio, fósforo, produtos de cálcio e fósforo, vitamina D e renovação óssea, bem como calcificações dos tecidos moles.
- O balanço do cálcio-fósforo é mediado por uma complexa interação de hormônios e seus efeitos sobre os ossos, o trato gastrintestinal (GI), os rins e as glândulas paratireoides. À medida que a doença renal evolui, a ativação renal da vitamina D é comprometida, o que reduz a absorção intestinal do cálcio. A baixa concentração de cálcio no sangue estimula a secreção de PTH. Com o declínio da função renal, o balanço do cálcio sérico pode ser mantido apenas à custa do aumento da reabsorção óssea, levando finalmente à osteodistrofia renal (ODR).
- O hiperparatireoidismo secundário está associado ao aumento da morbidade e mortalidade e à ocorrência de morte súbita em pacientes submetidos à hemodiálise.

Tratamento

- As abordagens não farmacológicas para o manejo da hiperfosfatemia e DRC-DMO consistem em restrição dietética de fósforo, diálise e paratireoidectomia.
- As diretrizes do KDOQI fornecem as faixas desejadas do cálcio, fósforo, produtos cálcio-fósforo e PTH intacto, com base no estágio da DRC (ver **Quadro 74-2**).

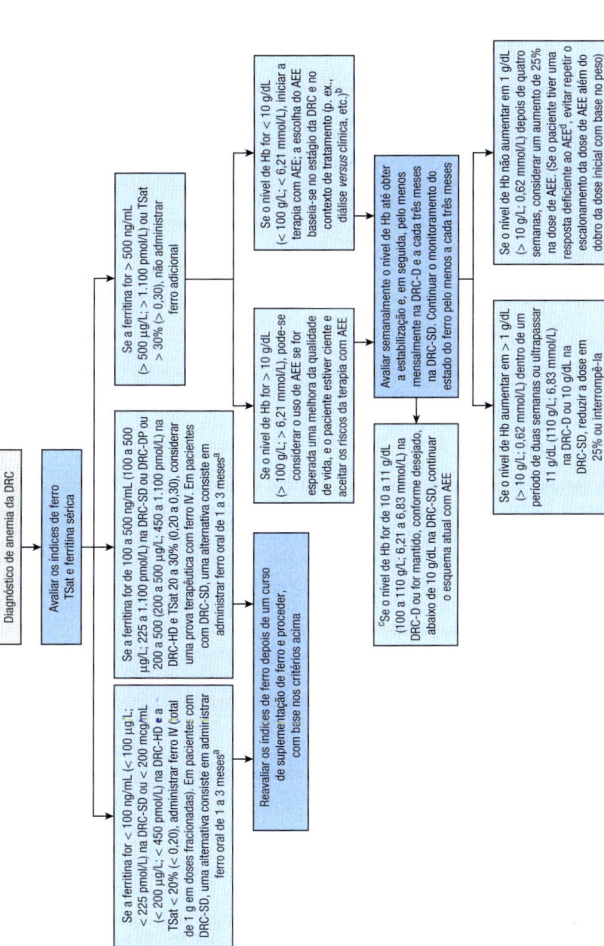

FIGURA 74-4 Algoritmo para o manejo da anemia por meio de terapia com ferro e agentes de estimulação da eritropoiese (AEE). D, diálise; DRC, doença renal crônica; DP, diálise peritonial; Hb, hemoglobina; HD, hemodiálise; IV, intravenoso; SD, sem diálise; TSat, saturação da transferrina. (*De Kidney Disease: Improving Global Outcomes (KDIGO) Anemia Work Group. KDIGO clinical practice guideline for anemia in chronic kidney disease. Kidney Int Suppl 2012;2:279-335.*)

QUADRO 74-2	Diretrizes para o cálcio, o fósforo, os produtos cálcio-fósforo e o paratormônio intacto		
	Doença renal crônica[a]		
Parâmetro	**Estágio 3**	**Estágio 4**	**Estágio 5**
Cálcio corrigido	"Faixa normal"	"Faixa normal"	8,4 a 9,5 mg/dL[b] (2,10 a 2,38 mmol/L)
Fósforo	2,7 a 4,6 mg/dL[c]	2,7 a 4,6 mg/dL[c]	3,5 a 5,5 mg/dL[d]
Produtos Ca x P	< 55 mg²/dL²[e]	< 55 mg²/dL²[e]	< 55 mg²/dL²[e]
Paratormônio intacto	35 a 70 pg/mL[f]	70 a 110 pg/mL[g]	150 a 300 pg/mL[h]

Ca, cálcio; P, fósforo.
[a]As diferenças com o Kidney Disease: Improving Global Outcomes (KDIGO) são descritas no texto (ver Resultado desejado no distúrbio dos minerais e dos ossos relacionado com a doença renal crônica no texto).
[b]Faixa normal recomendada para o laboratório usado, porém deve-se manter a meta na extremidade inferior da faixa.
[c]Unidades SI: 0,87 a 1,49 mmol/L.
[d]Unidades SI: 1,13 a 1,78 mmol/L.
[e]Unidades SI: 4,4 mmol²/L².
[f]Unidades SI: em ng/L ou 3,7 a 7,5 pmol/L.
[g]Unidades SI: em ng/L ou 7,5 a 11,8 pmol/L.
[h]Unidades SI: em ng/L ou 16 a 32 pmol/L.
De Kidney Disease: Improving Global Outcomes (KDIGO) CKD-MBD Work Group. KDIGO clinical practice guideline for the diagnosis, evaluation, prevention, and treatment of chronic kidney disease-mineral and bone disorder (CKD-MBD). Kidney Int 2009;113 (Supp):S1-S130; and Eknoyan G, Levin A, Levin NW. Bone metabolism and disease in chronic kidney disease. Am J Kidney Dis 2003;42:1-201.

AGENTES QUELANTES DO FOSFATO

- Os agentes quelantes de fosfato diminuem a absorção intestinal de fósforo e constituem os agentes de primeira linha para o controle das concentrações séricas tanto de fósforo quanto de cálcio (Quadro 74-3).
- As diretrizes do KDOQI recomendam que o cálcio elementar dos agentes quelantes contendo cálcio não ultrapasse 1.500 mg/dia e que o aporte diário total de todas as fontes não exceda 2.000 mg. Isso pode exigir uma combinação de produtos contendo cálcio e produtos não contendo cálcio (p. ex., **cloridrato de sevelâmer HCL** e **carbonato de lantânio**).
- Os efeitos adversos de todos os agentes quelantes de fosfato limitam-se, em geral, a efeitos GI, incluindo constipação intestinal, diarreia, náuseas, vômitos e dor abdominal. O risco de hipercalcemia pode exigir uma restrição do uso de agentes quelantes contendo cálcio e/ou redução do aporte dietético. Os agentes quelantes contendo alumínio e magnésio não são recomendados para uso regular na DRC, visto que os primeiros foram associados a efeitos tóxicos do sistema nervoso central (SNC) e agravamento da anemia, enquanto os últimos podem resultar em hipermagnesemia e hiperpotassemia.

TERAPIA COM VITAMINA D

- É preciso obter um controle razoável do cálcio e do fósforo antes de iniciar a terapia contínua com vitamina D e durante a sua administração.
- O **calcitriol**, 1,25-di-hidroxivitamina D_3, suprime diretamente a síntese e a secreção de PTH e suprarregula os receptores de vitamina D. A dose depende do estágio da DRC (Quadro 74-4).
- Os análogos mais recentes da vitamina D, **paricalcitol** e **doxercalciferol**, podem estar associados a menor grau de hipercalcemia e, particularmente no caso do paricalcitol, hiperfosfatemia. A terapia com vitamina D, independentemente do agente utilizado, está associada a uma diminuição da mortalidade.

QUADRO 74-3 Agentes quelantes de fosfato usados no tratamento da hiperfosfatemia em pacientes com doença renal crônica

Fármaco	Conteúdo do composto	Doses iniciais	Ajuste da dose[a]	Comentários
Carbonato de cálcio[b]	40% de cálcio elementar	0,5 a 1 g (cálcio elementar), três vezes ao dia durante as refeições	Aumentar ou diminuir em 500 mg por refeição (200 mg de cálcio elementar)	Agente de primeira linha; as características de dissolução e a ligação ao fosfato podem variar de um produto para outro. Ocorre ligação de aproximadamente 39 mg de fósforo a caca 1 g de carbonato de cálcio
Acetato de cálcio (25% de cálcio elementar)	25% de cálcio elementar (169 mg de cálcio elementar por cápsula de 667 mg); 667 mg de acetato de cálcio por 5 mL	0,5 a 1 g (cálcio elementar), três vezes ao dia durante as refeições	Aumentar ou diminuir em 667 mg por refeição (169 mg de cálcio elementar)	Agente de primeira linha; eficácia comparável à do carbonato de cálcio com uma dose menor de cálcio elementar. Ocorre ligação de aproximadamente 45 mg de fósforo para cada 1 g de acetato de cálcio
Carbonato de sevelâmer	Comprimido de 800 mg. Pó de 0,8 e 2,4 g para suspensão oral	800 a 1.600 mg, três vezes ao dia durante as refeições (uma dose única ao dia também é efetiva)	Aumentar ou diminuir em 800 mg por refeição	Agente de primeira linha; diminui também o colesterol das lipoproteínas de baixa densidade. Considerar o seu uso em pacientes com risco de calcificação extraesquelética. Associado a um menor risco de acidose e efeitos adversos GI do que o cloridrato de sevelâmer, que não está mais disponível
Carbonato de lantânio	Comprimidos mastigáveis de 500, 700 e 1.000 mg	1.500 mg ao dia, em doses fracionadas durante as refeições	Aumentar ou diminuir em 750 mg/dia	Agente de primeira linha; potencial de acúmulo do lantânio, devido à absorção GI (as consequências em longo prazo não são conhecidas)
Hidróxido de alumínio[b]	O conteúdo varia (faixa de 100 a 600 mg/unidade)	300 a 500 mg, três vezes ao dia durante as refeições	Não apropriado para uso em longo prazo exigindo ajustes	Não se trata de um agente de primeira linha; risco de toxicidade do alumínio; não deve ser usado concomitantemente com produtos contendo citrato. Reservar para uso em curto prazo (quatro semanas) em pacientes com hiperfosfatemia que não responde a outros agentes quelantes

GI, gastrintestinal.
[a]Com base nos níveis de fósforo, ajustar a cada 2 a 3 semanas até alcançar a meta do fósforo.
[b]Dispõe-se de múltiplas preparações que não estão listadas.

QUADRO 74-4	Vitaminas D – Agentes				
Nome genérico	**Forma de vitamina D**	**Formas de administração**	**Dose inicial**	**Faixa posológica**	**Frequência de administração**
Vitamina D nutricional					
Ergocalciferol[a]	D_2	VO	Varia com base nos níveis de 25OHD	400 a 50.000 unidade internacionais	Diariamente (doses de 400 a 2.000 unidades internacionais)
Colecalciferol[a]	D_3	VO			Semanal ou mensalmente para doses mais altas (50.000 unidades internacionais)
Vitamina D ativa					
Calcitriol	D_3	IV	1 a 2 mcg	0,5 a 5 mcg	Três vezes por semana
		VO	0,25 mcg	0,25 a 5 mcg	Diariamente ou três vezes por semana
Análogos da vitamina D					
Paricalcitol	D_2	VO	DRC sem diálise: 1 mcg ao dia ou 2 mcg, três vezes por semana, se o nível de PTH for ≤ 500 pg/mL (≤ 500 ng/L; ≤ 54 pmol/L); 2 mcg ao dia ou 4 mcg, três vezes por semana, se o nível de PTH for > 500 pg/mL (> 500 ng/L; > 54 pmol/L)	1 a 4 mcg	Diariamente ou três vezes por semana
		IV	DRC de estágio 5: dose em mcg baseada na proporção de PTH/80 e administrada três vezes por semana	2,5 a 15 mcg	Três vezes por semana
			DRC de estágio 5: 0,04 a 1 mcg, três vezes por semana		
Doxercalciferol	D_2	VO	DRC sem diálise: 1 mcg ao dia	5 a 20 mcg	Diariamente ou três vezes por semana
			DRC de estágio 5: 10 mcg, três vezes por semana		
		IV	DRC de estágio 5: 4 mcg, três vezes por semana	2 a 8 mcg	Três vezes por semana

DRC, doença renal crônica; IV, intravenoso; PTH, paratormônio; VO, via oral.
[a]Dispõe-se de múltiplas preparações que não estão listadas.

CALCIMÉTICOS

- O **cinacalcete** reduz a secreção de PTH ao aumentar a sensibilidade do receptor sensor de cálcio. Os efeitos adversos mais comuns consistem em náuseas e vômitos.
- Ainda não foi determinada a maneira mais efetiva de usar o cinacalcete com outras terapias. A dose inicial é de 30 mg ao dia, que pode ser ajustada para as concentrações desejadas de PTH e cálcio a cada 2 a 4 semanas, até alcançar uma dose máxima de 180 mg ao dia.

HIPERLIPIDEMIA

- A prevalência da hiperlipidemia aumenta à medida que a função renal declina.
- Nos Estados Unidos, as diretrizes nacionais diferem quanto à agressividade do tratamento da dislipidemia em pacientes com DRC. As diretrizes do KDIGO recomendam o tratamento com uma **estatina** (p. ex., **atorvastatina** 20 mg, **fluvastatina** 80 mg, **rosuvastatina** 10 mg, **sinvastatina** 20 mg) em adultos a partir de 50 anos de idade com DRC de estágio 1 a 5 sem diálise.
- Nos pacientes com DRT, o perfil lipídico deve ser reavaliado pelo menos uma vez por ano e 2 a 3 meses após qualquer modificação do tratamento.
- Para mais informações sobre as dislipidemias, ver o Capítulo 8.

Capítulo elaborado a partir de conteúdo original de autoria de Joanna Q. Hudson e Lori D. Wazny.

- A *homeostasia hidreletrolítica* é mantida por mecanismos de *feedback*, hormônios e muitos sistemas de órgãos e é necessária para o desempenho das funções fisiológicas normais do organismo. Neste capítulo, são discutidos os distúrbios da homeostasia do sódio e da água, do cálcio, do fósforo, do potássio e do magnésio.

DISTÚRBIOS DA HOMEOSTASIA DO SÓDIO E DA ÁGUA

- Sessenta por cento da água corporal total (ACT) estão distribuídos no líquido intracelular (LIC), enquanto 40% estão contidos no compartimento extracelular.
- A adição de uma solução isotônica ao líquido extracelular (LEC) não modifica o volume intracelular. A adição de uma solução hipertônica ao LEC diminui o volume celular, enquanto a adição de uma solução hipotônica o aumenta (**Quadro 75-1**).
- A hipernatremia e a hiponatremia podem estar associadas a condições de conteúdo de sódio e volume do LEC altos, baixos ou normais. Ambas as condições resultam mais comumente de anormalidades no metabolismo da água.

HIPONATREMIA (SÓDIO SÉRICO < 135 mEq/L [< 135 mmol/L])

Fisiopatologia

- A hiponatremia resulta de um excesso de água extracelular em relação ao sódio, devido ao comprometimento na excreção de água.
- As causas de liberação não osmótica de arginina-vasopressina (AVP), comumente conhecido como *hormônio antidiurético*, incluem hipovolemia, diminuição do volume circulante efetivo, conforme observado em pacientes com insuficiência cardíaca congestiva (ICC), nefrose, cirrose e síndrome de secreção inapropriada de hormônio antidiurético (SIADH, de *syndrome of inappropriate antidiuretic hormone*).
- Dependendo da osmolalidade sérica, a hiponatremia é classificada em isotônica, hipertônica ou hipotônica (**Figura 75-1**).
- A hiponatremia hipotônica, que constitui a forma mais comum de hiponatremia, pode ser ainda classificada em hipovolêmica, euvolêmica ou hipervolêmica.
- A hiponatremia hipotônica hipovolêmica está associada a uma perda de volume e de sódio do LEC, com maior perda de sódio do que de água. É relativamente comum em pacientes em uso de **diuréticos tiazídicos**.
- A hiponatremia euvolêmica está associada a um conteúdo de sódio do LEC normal ou ligeiramente diminuído e a um aumento da ACT e do volume do LEC. Resulta mais comumente da SIADH.
- A hiponatremia hipervolêmica está associada a um aumento do volume do LEC em condições com comprometimento da excreção renal de sódio e de água, como cirrose, ICC e síndrome nefrótica.

Manifestações clínicas

- Os pacientes com hiponatremia são, em sua maioria, assintomáticos.
- A presença e a gravidade dos sintomas estão relacionadas com a magnitude e a rapidez do início da hiponatremia. Os sintomas de náuseas e mal-estar progridem para cefaleia e letargia e, por fim, convulsões, coma e morte se a hiponatremia for grave ou surgir rapidamente.
- Os pacientes com hiponatremia hipovolêmica apresentam diminuição do turgor da pele, hipotensão ortostática, taquicardia e ressecamento das mucosas.

Tratamento

- O tratamento está associado a um risco de síndrome de desmielinização osmótica. A velocidade de administração da infusão deve ser ajustada para evitar uma elevação excessiva do sódio sérico acima de 12 mEq/L (12 mmol/L) por dia.

QUADRO 75-1	Composição das soluções intravenosas (IV) comuns				Distribuição		
Solução	Dextrose	[Na⁺] (mEq/L ou mmol/L)	[Cl⁻] (mEq/L ou mmol/L)	Tonicidade	% LEC	% LIC	Água livre/L
Soro glicosado a 5%	5 g/dL (50 g/L)	0	0	Hipotônico	40	60	1.000 mL
Cloreto de sódio a 0,45%[a]	0	77	77	Hipotônico	73	37	500 mL
Ringer lactato	0	130	105	Isotônico	97	3	0 mL
Cloreto de sódio a 0,9%[b]	0	154	154	Isotônico	100	0	0 mL
Cloreto de sódio a 3%[c]	0	513	513	Hipertônico	100	0	− 2.331 mL

Cl⁻, cloreto; LEC, líquido extracelular; LIC, líquido intracelular; Na⁺, sódio.
[a] Também designado como soro fisiológico a 0,45%.
[b] Também designado como soro fisiológico.
[c] Essa solução irá resultar em remoção osmótica de água do espaço intracelular.

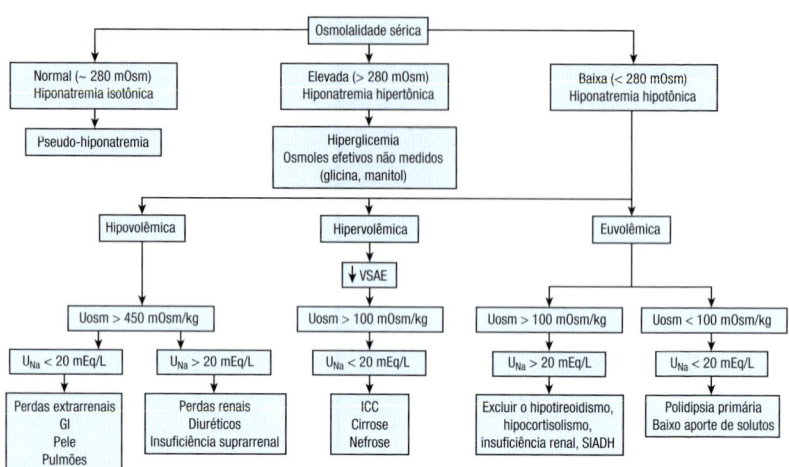

FIGURA 75-1 Algoritmo diagnóstico para avaliação da hiponatremia. GI, gastrintestinal; ICC, insuficiência cardíaca congestiva; SIADH, síndrome de secreção inapropriada de hormônio antidiurético; U_{Na}, concentração urinária de sódio (os valores em mEq/L são numericamente equivalentes a mmol/L); Uosm, osmolalidade urinária (os valores em mOsm/kg são numericamente equivalentes a mmol/kg); VSAE, volume sanguíneo arterial efetivo.

HIPONATREMIA HIPOTÔNICA AGUDA OU GRAVEMENTE SINTOMÁTICA

- Os pacientes sintomáticos, independentemente do estado hídrico, devem ser tratados inicialmente com soro fisiológico concentrado a 0,9 ou solução salina a 3% até obter uma resolução dos sintomas. A resolução dos sintomas graves pode exigir apenas um aumento de 5% nos níveis séricos de sódio ou um nível-alvo inicial de sódio sérico de 120 mEq/L (120 mmol/L).
- A SIADH é tratada com soro fisiológico a 3% e, se a osmolalidade da urina ultrapassar 300 mOsm/kg (300 mmol/kg), um diurético de alça (**furosemida**, 20-40 mg intravenosos (IV) a cada 6 horas, ou **bumetanida**, 0,5 a 1 mg/dose a cada 2 a 3 horas para duas doses).
- A hiponatremia hipotônica hipovolêmica é tratada com soro fisiológico a 0,9%, inicialmente em uma velocidade da infusão de 200 a 400 mL/h, até que os sintomas fiquem moderados.
- A hiponatremia hipotônica hipervolêmica é tratada com solução salina a 3% e instituição imediata de restrição hídrica. O tratamento com diuréticos de alça provavelmente também será necessário para facilitar a excreção urinária de água livre.

HIPONATREMIA HIPOTÔNICA NÃO EMERGENTE

- O tratamento da SIADH consiste em restrição hídrica e correção da causa subjacente. A água deve ser restrita para aproximadamente 1.000 a 1.200 mL/dia. Em alguns casos, pode ser necessária a administração de comprimidos de cloreto de sódio ou ureia e de um diurético de alça ou **demeclociclina**.
- Os antagonistas da AVP ou "vaptanas" (p. ex., **conivaptana** e **tolvaptana**) podem ser usados no tratamento da SIADH, bem como de outras causas de hiponatremia hipotônica euvolêmica e hipervolêmica, que não responde a outras intervenções terapêuticas em pacientes com insuficiência cardíaca, cirrose e SIADH. As vaptanas possuem efeitos notáveis sobre a excreção de água e representam um avanço na terapia da hiponatremia e dos distúrbios da homeostasia dos líquidos.
- O tratamento da hiponatremia hipotônica hipervolêmica assintomática consiste em corrigir a causa subjacente e restringir o aporte de água para menos de 1.000 a 1.200 mL/dia. O aporte dietético de cloreto de sódio deve ser restrito para 1.000 a 2.000 mg/dia.

HIPERNATREMIA (SÓDIO SÉRICO > 145 mEq/L [> 145 mmol/L])

Fisiopatologia e manifestações clínicas

- A hipernatremia resulta da perda de água (p. ex., diabetes insípido [DI]) ou de líquidos hipotônicos ou, menos comumente, da administração de líquidos hipertônicos ou da ingestão de sódio.
- Os sintomas são causados principalmente pela diminuição do volume das células neuronais e podem consistir em fraqueza, letargia, inquietação, irritabilidade e confusão. Os sintomas de hipernatremia de desenvolvimento mais rápido incluem contrações, convulsões, coma e morte.

Tratamento

- O tratamento da hipernatremia hipovolêmica é iniciado com soro fisiológico a 0,9%. Após restauração da estabilidade hemodinâmica e reposição do volume intravascular, deve-se repor o déficit de água livre com glicose a 5% ou soro fisiológico a 0,45%.
- A velocidade da correção deve ser de aproximadamente 1 mEq/L (1 mmol/L) por hora para a hipernatremia que se desenvolve no decorrer de poucas horas e de 0,5 mEq/L (0,5 mmol/L) por hora para a hipernatremia de desenvolvimento mais lento.
- O DI central deve ser tratado com **desmopressina** intranasal, que é iniciada com 10 mcg/dia, sendo a dose geralmente ajustada, quando necessário, para 10 mcg duas vezes ao dia.
- O tratamento do DI nefrogênico consiste em diminuir o volume do LEC com um diurético tiazídico e restrição dietética de sódio (2.000 mg/dia), que com frequência diminui o volume urinário em até 50%. Outras opções de tratamento incluem fármacos com propriedades antidiuréticas (Quadro 75-2).
- A sobrecarga de sódio é tratada com diuréticos de alça (**furosemida**, 20-40 mg IV a cada 6 horas) e glicose a 5% em uma taxa capaz de reduzir o nível sérico de sódio em cerca de 0,5 mEq/L (0,5 mmol/L) por hora ou, na hipernatremia de desenvolvimento rápido, 1 mEq/L (1 mmol/L) por hora.

EDEMA

Fisiopatologia e manifestações clínicas

- Ocorre edema, definido como um aumento clinicamente detectável do volume de líquido intersticial, quando há retenção de sódio em excesso como defeito primário na excreção renal de sódio ou em resposta a uma diminuição do volume circulante efetivo, apesar do volume de LEC já expandido ou normal.
- Ocorre edema em pacientes com diminuição da contratilidade miocárdica, síndrome nefrótica ou cirrose.
- O edema é inicialmente detectado nos pés ou na área pré-tibial em pacientes ambulatoriais e na área pré-sacral nos pacientes acamados. É definido como "com cacifo" quando a depressão criada pela compressão exercida brevemente sobre uma proeminência óssea não desaparece rapidamente.

QUADRO 75-2	Fármacos usados no tratamento do diabetes insípido central e nefrogênico	
Fármaco	**Indicação**	**Dose**
Acetato de desmopressina	Central e nefrogênico	5-20 mcg intranasal, a cada 12-24 h
Clorpropamida	Central	125-250 mg ao dia por via oral
Carbamazepina	Central	100-300 mg duas vezes ao dia por via oral
Clofibrato	Central	500 mg quatro vezes ao dia por via oral
Hidroclorotiazida	Central e nefrogênico	25 mg a cada 12-24 h por via oral
Amilorida	Nefrogênico relacionado ao lítio	5-10 mg ao dia por via oral
Indometacina	Central e nefrogênico	50 mg a cada 8-12 h por via oral

Tratamento

• Os diuréticos constituem a principal terapia farmacológica para o edema. Os diuréticos de alça são os mais potentes, seguidos dos diuréticos tiazídicos e, em seguida, dos diuréticos poupadores de potássio.

• O edema pulmonar exige tratamento farmacológico imediato. Outras formas de edema podem ser tratadas de modo gradual com restrição de sódio e correção da doença subjacente, além da terapia com diuréticos.

DISTÚRBIOS DA HOMEOSTASIA DO CÁLCIO

• O cálcio do LEC está moderadamente ligado às proteínas plasmáticas (46%), principalmente à albumina. O cálcio ionizado ou livre constitui a forma fisiologicamente ativa.

• Cada redução de 1 g/dL (10 g/L) na concentração sérica de albumina abaixo de 4 g/dL (40 g/L) diminui a concentração sérica total de cálcio em 0,8 mg/dL (0,20 mmol/L).

HIPERCALCEMIA (CÁLCIO SÉRICO TOTAL > 10,5 mg/dL [> 2,62 mmol/L])

Fisiopatologia e manifestações clínicas

• O câncer e o hiperparatireoidismo constituem as causas mais comuns de hipercalcemia. Os principais mecanismos envolvidos incluem aumento da reabsorção óssea, absorção GI aumentada e aumento da reabsorção tubular pelos rins.

• A apresentação clínica depende do grau de hipercalcemia e da rapidez do início. A hipercalcemia leve a moderada (concentração sérica de cálcio < 13 mg/dL [< 3,25 mmol/L] ou concentração de cálcio ionizado < 6 mg/dL [< 1,50 mmol/L]) pode ser assintomática.

• A hipercalcemia das neoplasias malignas desenvolve-se rapidamente e está associada a anorexia, náuseas, vômitos, constipação intestinal, poliúria, polidipsia e nictúria. A crise hipercalcêmica caracteriza-se por elevação aguda do cálcio sérico acima de 15 mg/dL (> 3,75 mmol/L), insuficiência renal aguda e obnubilação. Sem tratamento, a crise hipercalcêmica pode evoluir para a insuficiência renal oligúrica, coma e arritmias ventriculares potencialmente fatais.

• A hipercalcemia crônica (i.e., hiperparatireoidismo) está associada a calcificações metastáticas, nefrolitíase e insuficiência renal crônica.

• As alterações no eletrocardiograma (ECG) incluem encurtamento do intervalo QT e concavidade da onda ST-T.

Tratamento

• A abordagem ao tratamento depende do grau de hipercalcemia, da rapidez de início e da presença de sintomas exigindo tratamento emergente (Figura 75-2).

• O manejo da hipercalcemia assintomática, leve a moderada, começa com atenção para a condição subjacente e correção das anormalidades hidreletrolíticas.

• A crise hipercalcêmica e a hipercalcemia sintomática aguda são emergências médicas que exigem tratamento imediato. A reidratação com soro fisiológico, seguida de diuréticos de alça, pode ser usada em pacientes com função renal normal ou moderadamente comprometida. O tratamento deve ser iniciado com **calcitonina** em pacientes para os quais a hidratação com soro fisiológico está contraindicada (Quadro 75-3).

• A reidratação com soro fisiológico e administração de **furosemida** pode diminuir o cálcio sérico total em 2 a 3 mg/dL (0,50-0,75 mmol/L) dentro de 24 a 48 horas.

• Os **bisfosfonatos** estão indicados para a hipercalcemia das neoplasias malignas. O declínio do cálcio sérico total começa dentro de dois dias e alcança uma redução máxima em sete dias. A duração da normocalcemia varia, porém em geral não ultrapassa 2 a 3 semanas, dependendo da resposta da neoplasia maligna subjacente ao tratamento.

• O **denosumabe** é um anticorpo monoclonal aprovado para o tratamento de osteoporose. Demonstrou ser útil na hipercalcemia das neoplasias malignas, particularmente em pacientes com resposta subótima aos bisfosfonatos.

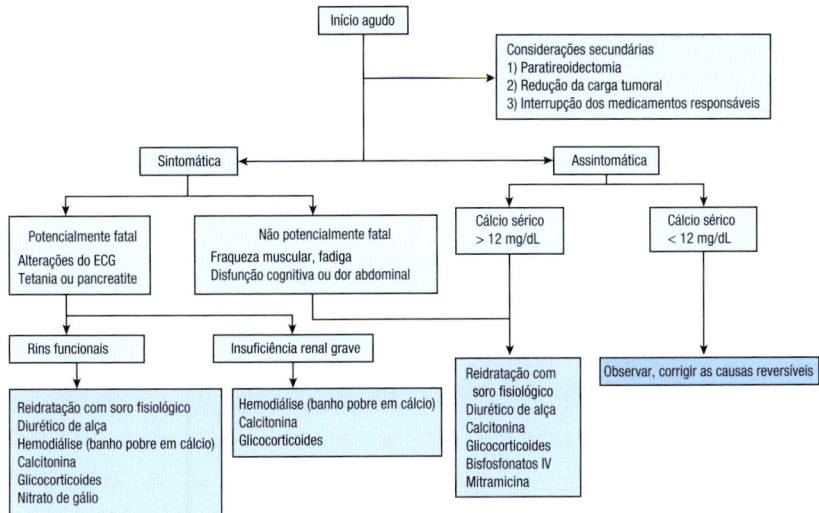

FIGURA 75-2 Opções farmacoterapêuticas para o paciente com hipercalcemia aguda. O cálcio sérico de 12 mg/dL é equivalente a 3 mmol/L. ECG, eletrocardiograma; IV, intravenoso.

HIPOCALCEMIA (CÁLCIO SÉRICO TOTAL < 8,5 mg/dL [< 2,13 mmol/L])

Fisiopatologia

- A hipocalcemia resulta de efeitos alterados do paratormônio e da vitamina D sobre os ossos, os intestinos e os rins. As principais causas consistem em hipoparatireoidismo pós-operatório e deficiência de vitamina D.
- A hipocalcemia sintomática costuma ocorrer devido a uma disfunção das glândulas paratireoides em consequência de procedimentos cirúrgicos envolvendo a tireoide, as paratireoides e o pescoço.
- A hipomagnesemia pode estar associada à hipocalcemia sintomática grave que não responde à terapia de reposição com cálcio. A normalização do cálcio depende da reposição do magnésio.

Manifestações clínicas

- As manifestações clínicas são variáveis e dependem do início da hipocalcemia. O sinal característico da hipocalcemia aguda consiste em tetania, que se manifesta na forma de parestesias ao redor da boca e nos membros, espasmos e cãibras musculares, espasmos carpopedais e, raramente, laringospasmo e broncospasmos.
- As manifestações cardiovasculares resultam em alterações do ECG, caracterizadas por prolongamento do intervalo QT e sintomas de diminuição da contratilidade miocárdica frequentemente associados à ICC.

Tratamento

- A hipocalcemia sintomática aguda requer a administração IV de sais de cálcio solúveis (Figura 75-3). Inicialmente, devem ser administrados 100 a 300 mg de cálcio elementar (p. ex., 1 g de **cloreto de cálcio**, 2-3 g de **gliconato de cálcio**) IV durante 5 a 10 minutos (≤ 60 mg de cálcio elementar por minuto).
- A dose inicial em bolo é efetiva por apenas 1 a 2 horas e deve ser seguida de infusão contínua de cálcio elementar (0,5-2 mg/kg/h) por 2 a 4 horas e, em seguida, de uma dose de manutenção (0,3-0,5 mg/kg/h).

QUADRO 75-3	Posologia dos fármacos usados no tratamento da hipercalcemia		
Fármaco	**Dose inicial**	**Período de tempo decorrido para a resposta inicial**	**Considerações para populações especiais de pacientes**
Soro fisiológico a 0,9% ± eletrólitos	200-300 mL/h	24-48 horas	CI na insuficiência renal; insuficiência cardíaca congestiva
Diuréticos de alça Furosemida Bumetanida Torsemida	40-80 mg IV a cada 1-4 h	N/A	CI para pacientes com alergia a sulfas (usar ácido etacrínico)
Calcitonina	4 unidades/kg a cada 12 h SC/IM, 10-12 unidades/h IV	1-2 horas	CI para pacientes com alergia à calcitonina
Pamidronato	30-90 mg IV em 2-24 horas	2 dias	CI na presença de insuficiência renal
Etidronato	7,5 mg/kg/dia IV durante 2 horas	2 dias	CI na presença de insuficiência renal
Zoledronato	4-8 mg IV durante 15 minutos	1-2 dias	CI na presença de insuficiência renal
Ibandronato	2-6 mg IV em bolo	2 dias	CI na presença de insuficiência renal
Nitrato de gálio	200 mg/m²/dia	?	CI na insuficiência renal grave
Mitramicina	25 mcg/kg IV durante 4-6 horas	12 horas	CI na presença de diminuição da função hepática, insuficiência renal, trombocitopenia
Glicocorticoides	40-60 mg de equivalente de prednisona oral ao dia	3-5 dias	CI para pacientes com infecções graves, hipersensibilidade

CI, contraindicado(a); IM, intramuscular; IV, intravenoso; N/A, não aplicável; SC, subcutânea.

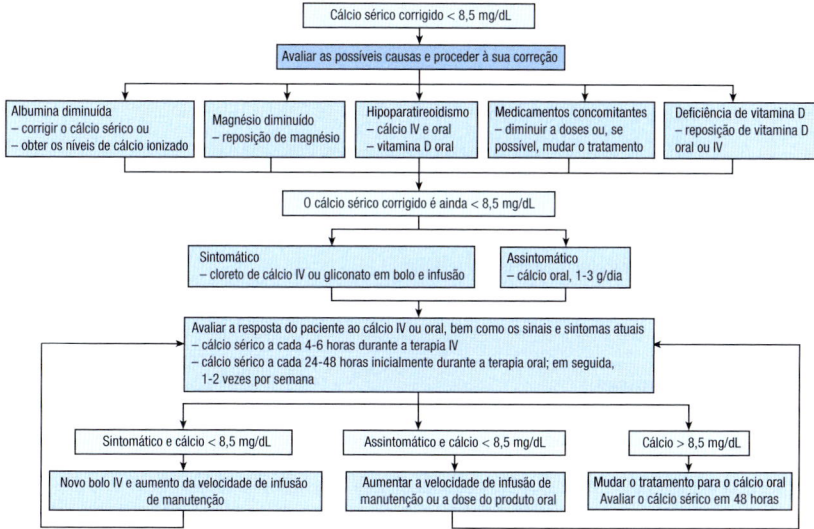

FIGURA 75-3 Algoritmo para o diagnóstico e o tratamento da hipocalcemia. O cálcio sérico de 8,5 mg/dL é equivalente a 2,13 mmol/L. IV, intravenoso.

- O **gliconato de cálcio** é preferido ao **cloreto de cálcio** para administração periférica, visto que este último é mais irritante para as veias.
- Uma vez corrigida a hipocalcemia aguda, a causa subjacente e outros problemas eletrolíticos devem ser corrigidos. Indica-se a suplementação de magnésio para a hipomagnesemia.
- A suplementação oral de cálcio (p. ex., 1-3 g/dia de cálcio elementar no início e, em seguida, 2-8 g/dia em doses fracionadas) está indicada para a hipocalcemia crônica causada por hipoparatireoidismo e deficiência de vitamina D. Se o nível sérico de cálcio não se normalizar, deve-se acrescentar uma preparação de vitamina D.

DISTÚRBIOS DA HOMEOSTASIA DO FÓSFORO

HIPERFOSFATEMIA (FÓSFORO SÉRICO > 4,5 mg/dL [> 1,45 mmol/L]

Fisiopatologia

- A hiperfosfatemia é mais comumente causada pela diminuição da excreção de fósforo, secundária à diminuição da taxa de filtração glomerular (TFG).
- Pode ocorrer liberação intracelular de fosfato na rabdomiólise, hemólise e síndrome de lise tumoral, uma complicação da quimioterapia administrada para o tratamento da leucemia aguda e do linfoma.

Manifestações clínicas

- Os sintomas agudos consistem em distúrbios gastrintestinais (GI), letargia, obstrução do trato urinário e, raramente, convulsões. Há uma tendência à formação de cristais de fosfato de cálcio quando o produto das concentrações séricas de cálcio e de fosfato ultrapassa 50 a 60 mg^2/dL^2 (4-4,8 mmol^2/L^2).
- O principal efeito está relacionado com o desenvolvimento de hipocalcemia e lesão em consequência da precipitação de fosfato de cálcio nos tecidos moles, calcificação intrarrenal, nefrolitíase ou uropatia obstrutiva.
- Para informações mais detalhadas sobre a hiperfosfatemia e a insuficiência renal, ver o Capítulo 74.

Tratamento

- A maneira mais efetiva de tratar a hiperfosfatemia não emergente consiste em reduzir a absorção de fosfato pelo trato GI com quelantes de fosfato (ver Capítulo 74, Quadro 74-3).
- A hiperfosfatemia sintomática grave, que se manifesta na forma de hipocalcemia e tetania, é tratada pela administração IV de sais de cálcio.

HIPOFOSFATEMIA (FÓSFORO SÉRICO < 2 mg/dL [< 0,65 mmol/L])

Fisiopatologia

- A hipofosfatemia resulta de diminuição da absorção GI, redução da reabsorção tubular ou redistribuição do espaço extracelular para o intracelular.
- A hipofosfatemia está associada a alcoolismo crônico, nutrição parenteral com suplementação inadequada de fosfato, ingestão crônica de antiácidos, cetoacidose diabética e hiperventilação prolongada.

Manifestações clínicas

- A hipofosfatemia grave (nível sérico de fósforo < 1 mg/dL [< 0,32 mmol/L]) apresenta manifestações clínicas diversas, que acometem muitos sistemas orgânicos, incluindo as seguintes:
  - ✓ Manifestações neurológicas: síndrome progressiva de irritabilidade, apreensão, fraqueza, dormência, parestesias, disartria, confusão, obnubilação, convulsões e coma.
  - ✓ Disfunção muscular esquelética: mialgia, dor óssea, fraqueza e rabdomiólise potencialmente fatal.
  - ✓ Fraqueza dos músculos respiratórios e disfunção contrátil do diafragma, resultando em insuficiência respiratória aguda.
  - ✓ Além disso, podem ocorrer miocardiopatia congestiva, arritmias, hemólise e risco aumentado de infecção.
- A hipofosfatemia crônica pode causar osteopenia e osteomalacia, devido à reabsorção osteoclástica aumentada dos ossos.

Tratamento

- A hipofosfatemia grave (< 1 mg/dL; < 0,32 mmol/L) ou sintomática deve ser tratada por meio de reposição de fósforo IV. A infusão de 15 mmol de fósforo em 250 mL de líquido IV por 3 horas constitui um tratamento seguro e efetivo, porém a dose recomendada de fósforo IV e as recomendações de infusão (por 4 a 12 horas) são altamente variáveis.
- Os pacientes assintomáticos e aqueles que apresentam hipofosfatemia leve a moderada podem ser tratados com suplementação oral de fósforo em doses de 1,5 a 2 g (50-60 mmol) ao dia, em doses fracionadas, com o objetivo de corrigir a concentração sérica de fósforo em 7 a 10 dias (Quadro 75-4).
- Os pacientes devem ser monitorados por meio de determinações frequentes dos níveis séricos de fósforo e de cálcio, em particular se o fósforo for administrado por via IV ou se houver disfunção renal.
- Deve-se acrescentar fósforo (12-15 mmol/L) rotineiramente às soluções de hiperalimentação para prevenir a hipofosfatemia.

DISTÚRBIOS DA HOMEOSTASIA DO POTÁSSIO

HIPOPOTASSEMIA (NÍVEL SÉRICO DE POTÁSSIO < 3,5 mEq/L [< 3,5 mmol/L])

Fisiopatologia

- A hipopotassemia resulta de um déficit corporal total de potássio ou de um deslocamento do potássio sérico para o compartimento intracelular.
- Muitos fármacos podem causar hipopotassemia (Quadro 75-5), que é mais observada com o uso de diuréticos de alça e diuréticos tiazídicos. Outras causas de hipopotassemia incluem diarreia, vômitos e hipomagnesemia.

QUADRO 75-4	Terapia de reposição de fósforo	
Produto (sal)	**Conteúdo de fosfato**	**Dose inicial com base no nível sérico de K**
Terapia oral (fosfato de potássio mais fosfato de sódio)		
Neutra-Phos®[1] (7 mEq/envelope de Na e K)	250 mg (8 mmol)/ envelope	Um envelope três vezes ao dia[a]
Neutra-Phos-K®[1] (14,25 mEq/ envelope de K)	250 mg (8 mmol)/ envelope	K sérico > 5,5 mEq/L (> 5,5 mmol/L); não recomendado
K-Phos Neutral®[1] (13 mEq/comprimido de Na e 1,1 mEq/comprimido de K)	250 mg (8 mmol)/ comprimido	K sérico > 5,5 mEq/L (> 5,5 mmol/L) um comprimido três vezes ao dia
Uro-KP-Neutral®[1] (10,9 mEq/ comprimido de Na e 1,27 mEq/ comprimido de K)	250 mg (8 mmol)/ comprimido	K sérico > 5,5 mEq/L (> 5,5 mmol/L) um comprimido três vezes ao dia
Fleets Phospho-soda®[1] (solução de fosfato de sódio)	4 mmol/L	K sérico > 5,5 mEq/L (> 5,5 mmol/L), 2 mL três vezes ao dia
Terapia IV		
PO_4 de sódio (4 mEq/mL Na)	3 mmol/mL	K sérico > 3,5 mEq/L (> 3,5 mmol/L), 15-30 mmol IVPB
PO_4 de potássio (4,4 mEq/mL K)	3 mmol/mL	K sérico < 3,5 mEq/L (< 3,5 mmol/L), 15-30 mmol IVPB

IV, intravenosa; IVPB, *piggyback* IV; K, potássio; Na, sódio; PO_4, fosfato.
[a] Monitorar rigorosamente o nível sérico de K.
[1] N. de R.T.: Disponível nos Estados Unidos.

QUADRO 75-5	Mecanismo da hipopotassemia induzida por fármacos	
Deslocamento transcelular	**Aumento da excreção renal**	**Aumento da eliminação fecal**
Agonistas dos receptores β_2	**Diuréticos**	**Laxativos**
Epinefrina	Acetazolamida	Polistireno sulfonato de sódio
Salbutamol	Tiazídicos	Fenolftaleína
Terbutalina	Indapamida	Sorbitol
Formoterol	Metolazona	
Salmeterol	Furosemida	
Isoproterenol	Torsemida	
Efedrina	Bumetanida	
Pseudoefedrina	Ácido etacrínico	
Agentes tocolíticos	**Penicilinas em altas doses**	
Ritodrina	Nafcilina	
Nilidrina	Ampicilina	
Teofilina	Penicilina	
Cafeína	**Mineralocorticoides**	
Superdosagem de insulina	**Outros**	
	Aminoglicosídeos	
	Anfotericina B	
	Cisplatina	

Manifestações clínicas

- Os sinais e sintomas são inespecíficos e variáveis e dependem do grau de hipopotassemia e da velocidade de seu início. A hipopotassemia leve é frequentemente assintomática.
- As manifestações cardiovasculares consistem em arritmias cardíacas (p. ex., bloqueio cardíaco, *flutter* atrial, taquicardia atrial paroxística, fibrilação ventricular e arritmias induzidas por digitálicos). Na hipopotassemia grave (concentração sérica < 2,5 mEq/L; < 2,5 mmol/L), as alterações do ECG incluem depressão ou achatamento do segmento ST, inversão da onda T e elevação da onda U.
- A hipopotassemia moderada está associada à fraqueza muscular, cãibras, mal-estar e mialgias.

Tratamento

- Em geral, cada redução de 1 mEq/L (1 mmol/L) do potássio abaixo de 3,5 mEq/L (3,5 mmol/L) corresponde a um déficit corporal total de 100 a 400 mEq (100-400 mmol). Para corrigir déficits leves, os pacientes em uso crônico de diuréticos de alça ou tiazídicos geralmente necessitam de 40 a 100 mEq (40-100 mmol) de potássio.
- Sempre que for possível, a suplementação de potássio deve ser administrada por via oral. Entre os sais disponíveis, o cloreto de potássio é o mais utilizado, visto que é o mais efetivo para as etiologias comuns da depleção de potássio.
- A administração IV deve ser limitada a pacientes com hipopotassemia grave, sinais e sintomas de hipopotassemia ou incapacidade de tolerar o tratamento oral. A suplementação IV é mais perigosa do que o tratamento oral, devido ao potencial de hiperpotassemia, flebite e dor no local da infusão. O potássio deve ser administrado em soro fisiológico, visto que a glicose pode estimular a secreção de insulina e agravar o deslocamento intracelular de potássio. Em geral, 10 a 20 mEq (10-20 mmol) de potássio são diluídos em 100 mL de soro fisiológico a 0,9% e administrados por uma veia periférica durante 1 hora. Se a velocidade de infusão ultrapassar 10 mEq/h (10 mmol/h), deve-se monitorar o ECG.
- O nível sérico de potássio deve ser avaliado após a infusão de cada 30 a 40 mEq (30-40 mmol) para direcionar a suplementação de potássio.

HIPERPOTASSEMIA (POTÁSSIO SÉRICO > 5 mEq/L [> 5 mmol/L])

Fisiopatologia

- Ocorre hiperpotassemia quando o aporte de potássio ultrapassa a sua excreção, ou quando há um distúrbio na distribuição transcelular de potássio.
- As principais causas da hiperpotassemia verdadeira consistem em aumento do aporte de potássio, diminuição da excreção de potássio, ausência de resposta tubular à aldosterona e redistribuição do potássio para o espaço extracelular.

Manifestações clínicas

- A hiperpotassemia é frequentemente assintomática; os pacientes podem queixar-se de palpitações cardíacas ou saltos de batimentos cardíacos.
- A alteração mais precoce do ECG (nível sérico de potássio de 5,5-6 mEq/L, 5,5-6 mmol/L) consiste em ondas T apiculadas. A sequência de alterações com aumentos adicionais da concentração sérica de potássio consiste em alargamento do intervalo PR, perda da onda P, alargamento do complexo QRS e fusão do complexo QRS com a onda T, resultando em um padrão senoidal.

Tratamento

- O tratamento depende da velocidade e da magnitude desejadas de redução da hiperpotassemia (Figura 75-4, Quadro 75-6). A diálise constitui o método mais rápido para reduzir a concentração sérica de potássio.
- A administração de cálcio reverte rapidamente as manifestações no ECG e as arritmias, porém não reduz as concentrações séricas de potássio. O cálcio é de ação curta, e, por conseguinte, a sua administração deve ser repetida se houver recidiva dos sinais e sintomas.
- A correção rápida da hiperpotassemia requer a administração de fármacos que deslocam o potássio para dentro da célula (p. ex., insulina e glicose, bicarbonato de sódio ou salbutamol).

QUADRO 75-6	Alternativas terapêuticas para o tratamento da hiperpotassemia					
Medicamento	Dose	Via de administração	Início/duração da ação	Acuidade	Mecanismo de ação	Resultado esperado
Cálcio	1 g	IV por 5-10 minutos	1-2 min/10-30 min	Aguda	Eleva o potencial limiar cardíaco	Reverte os efeitos eletrocardiográficos
Furosemida	20-40 mg	IV	5-15 min/4-6 h	Aguda	Inibe a reabsorção renal de Na^+	Aumento da perda urinária de K^+
Insulina regular	5-10 unidades	IV ou SC	30 min/2-6 h	Aguda	Estimula a captação intracelular de K^+	Redistribuição intracelular do K^+
Glicose 10%	1.000 mL (100 g)	IV por 1-2 horas	30 min/2-6 h	Aguda	Estimula a liberação de insulina	Redistribuição intracelular do K^+
Glicose 50%	50 mL (25 g)	IV por 5 minutos	30 min/2-6 h	Aguda	Estimula a liberação de insulina	Redistribuição intracelular do K^+
Bicarbonato sódico	50-100 mEq (50-100 mmol)	IV por 2-5 minutos	30 min/2-6 h	Aguda	Eleva o pH sérico	Redistribuição intracelular do K^+
Salbutamol	10-20 mg	Nebulizado por 10 minutos	30 min/1-2 h	Aguda	Estimula a captação intracelular de K^+	Redistribuição intracelular do K^+
Hemodiálise	4 horas	N/A	Imediato/variável	Aguda	Remoção do soro	Aumento da eliminação de K^+
Poliestireno sulfonato de sódio	15-60 g	Oral ou retal	1 h/variável	Não aguda	Troca de Na^+ por K^+ pela resina	Aumento da eliminação de K^+

IV, intravenoso; K, potássio; Na, sódio; N/A, não aplicável.

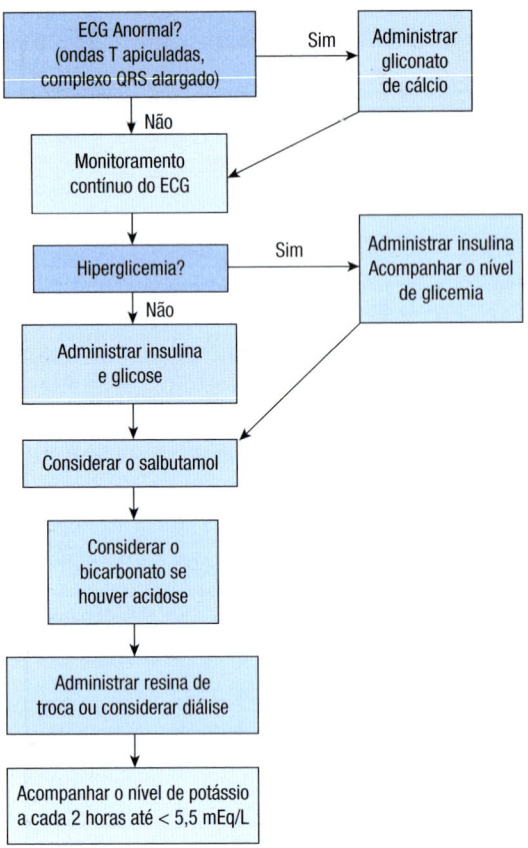

FIGURA 75-4 Abordagem ao tratamento para a hiperpotassemia. O potássio sérico de 5,5 mEq/L é equivalente a 5,5 mmol/L. ECG, eletrocardiograma.

- O **poliestireno sulfonato de sódio** é uma resina de troca catiônica, que é apropriada para pacientes assintomáticos com hiperpotassemia leve a moderada. Cada grama de resina troca 1 mEq (1 mmol) de sódio por 1 mEq (1 mmol) de potássio. O componente sorbitol promove a excreção do potássio trocado ao induzir diarreia. A via oral é mais bem tolerada e mais efetiva do que a retal.

DISTÚRBIOS DA HOMEOSTASIA DO MAGNÉSIO

HIPOMAGNESEMIA (MAGNÉSIO SÉRICO < 1,4 mEq/L [< 0,70 mmol/L])

Fisiopatologia
- A hipomagnesemia está habitualmente associada a distúrbios do trato intestinal ou dos rins. Os fármacos (p. ex., **aminoglicosídeos, anfotericina B, ciclosporina**, diuréticos, **digitálicos** e **cisplatina**) ou as condições que interferem na absorção intestinal ou que aumentam a excreção renal de magnésio podem causar hipomagnesemia.
- Costuma estar associada ao alcoolismo.

Manifestações clínicas

- Embora a hipomagnesemia em geral seja assintomática, os sistemas orgânicos dominantes acometidos são o neuromuscular e o cardiovascular. Os sintomas consistem em palpitações cardíacas, tetania, contraturas e convulsões generalizadas.
- As arritmias ventriculares constituem o efeito cardiovascular mais importante e potencialmente fatal.
- As alterações no ECG incluem alargamento dos complexos QRS e ondas T apiculadas na deficiência leve. Ocorrem prolongamento do intervalo PR, alargamento progressivo do complexo QRS e achatamento das ondas T na deficiência moderada a grave.
- Muitos distúrbios eletrolíticos são observados na presença de hipomagnesemia, incluindo hipopotassemia e hipocalcemia.

Tratamento

- A gravidade da depleção de magnésio e a presença de sintomas determinam a via de suplementação do magnésio. O magnésio intramuscular é doloroso e deve ser reservado para pacientes com hipomagnesemia grave e acesso venoso limitado. A injeção em bolo IV está associada a rubor, sudorese e sensação de calor.
- A suplementação de magnésio por via oral é apropriada quando a concentração sérica de magnésio é superior a 1 mEq/L (0,5 mmol/L). Os produtos de liberação prolongada são preferidos, devido à melhor adesão do paciente e à ocorrência de menos efeitos colaterais GI (p. ex., diarreia).
- Deve-se administrar magnésio IV se as concentrações séricas forem inferiores a 1 mEq/L (0,5 mmol/L), ou se houver sinais e sintomas, independentemente da concentração sérica de magnésio. Deve-se efetuar uma infusão de 4 a 6 g de magnésio por 12 a 24 horas e repeti-la, se necessário, para manter as concentrações séricas acima de 1 mEq/L (0,5 mmol/L). Deve-se continuar até a resolução dos sinais e sintomas. É preciso reduzir a dose de magnésio em 25 a 50% na presença de insuficiência renal.

HIPERMAGNESEMIA (MAGNÉSIO SÉRICO > 2 mEq/L [> 1 mmol/L])

Fisiopatologia

- As concentrações de magnésio aumentam uniformemente à medida que a TFG diminui abaixo de 30 mL/min/1,73 m^2 (0,29 mL/s/m^2) e, em geral, está associada a doença renal crônica avançada.
- Outras causas incluem uso de antiácidos contendo magnésio em pacientes com insuficiência renal, nutrição enteral ou parenteral em pacientes com falência múltipla de órgãos, uso de magnésio para o tratamento da eclâmpsia, tratamento com lítio, hipotireoidismo e doença de Addison.

Manifestações clínicas

- Os sintomas são raros quando a concentração sérica de magnésio é inferior a 4 mEq/L (< 2 mmol/L).
- A sequência de sinais neuromusculares à medida que o nível sérico de magnésio aumenta de 5 para 12 mEq/L (2,5-6 mmol/L) consiste em sedação, hipotonia, hiporreflexia, sonolência, coma, paralisia muscular e, por fim, depressão respiratória.
- A sequência de sinais cardiovasculares à medida que o nível sérico de magnésio aumenta de 3 para 15 mEq/L (1,5-7,5 mmol/L) consiste em hipotensão, vasodilatação cutânea, prolongamento do intervalo QT, bradicardia, bloqueio cardíaco primário, ritmos nodais, bloqueio de ramo, prolongamento do intervalo QRS e, em seguida, do intervalo PR, bloqueio cardíaco completo e assistolia.

Tratamento

- O cálcio IV (100-200 mg de cálcio elementar; p. ex., gliconato de cálcio, 2 g IV) está indicado para antagonizar os efeitos neuromusculares e cardiovasculares do magnésio. As doses devem ser repetidas com frequência, de hora em hora, em situações que comportam risco de morte.
- A diurese forçada com solução salina a 0,45% e diuréticos de alça (p. ex., **furosemida**, 40 mg IV) pode promover a eliminação do magnésio em pacientes com função renal normal ou doença renal crônica de estágio 1, 2 ou 3. Nos pacientes submetidos à diálise, deve-se utilizar um dialisado sem magnésio.

AVALIAÇÃO DOS DESFECHOS TERAPÊUTICOS

- O principal parâmetro final de avaliação para o monitoramento do tratamento dos distúrbios hidreletrolíticos é a correção dos eletrólitos séricos anormais. Em geral, o monitoramento é inicialmente realizado a intervalos frequentes e, com a restauração da homeostasia, é subsequentemente efetuado a intervalos menos frequentes.
- É importante monitorar todos os eletrólitos, visto que anormalidades de eletrólitos específicos costumam coexistir com outras anormalidades (p. ex., ocorrência concomitante de hipomagnesemia com hipopotassemia e hipocalcemia, ou hiperfosfatemia com hipocalcemia).
- Os pacientes devem ser monitorados quanto à resolução das manifestações clínicas dos distúrbios eletrolíticos e complicações relacionadas ao tratamento.

Capítulo elaborado a partir de conteúdo original de autoria de Katherine Hammond Chessman, Gary R. Matzke, Amy Barton Pai e Donald F. Brophy.

76

Rinite alérgica

- A *rinite alérgica* refere-se à inflamação das mucosas nasais em indivíduos sensibilizados, quando partículas alergênicas inaladas entram em contato com as mucosas e desencadeiam uma resposta mediada por imunoglobulina E (IgE). Existem dois tipos: a rinite alérgica sazonal e a rinite alérgica persistente (antigamente denominada "perene").

FISIOPATOLOGIA

- Alérgenos propagados pelo ar entram pelo nariz durante a inspiração e são processados por linfócitos, os quais produzem IgE específica contra esses antígenos, sensibilizando os hospedeiros geneticamente predispostos a esses agentes. Por ocasião de nova exposição nasal, a IgE ligada aos mastócitos interage com os alérgenos propagados pelo ar, desencadeando a liberação de mediadores inflamatórios.
- Ocorre uma reação imediata em questão de segundos a minutos, resultando na liberação rápida de mediadores pré-formados e recém produzidos a partir da cascata do ácido araquidônico. Os mediadores da hipersensibilidade imediata incluem a histamina, leucotrienos, prostaglandinas, triptase e cininas. Esses mediadores causam vasodilatação, aumento da permeabilidade vascular e produção de secreções nasais. A histamina provoca rinorreia, prurido, espirros e obstrução nasal.
- Pode-se observar uma reação tardia dentro de 4 a 8 horas após a exposição inicial ao alérgeno devido à liberação de citocinas pelos mastócitos e linfócitos auxiliares derivados do timo. Essa resposta inflamatória provoca sintomas crônicos persistentes, incluindo congestão nasal.

MANIFESTAÇÕES CLÍNICAS

- A rinite alérgica sazonal (febre do feno) ocorre em resposta a alérgenos específicos (pólen de árvores, gramíneas e ervas daninhas) presentes em épocas previsíveis do ano (primavera e/ou outono) e costuma causar sintomas mais agudos.
- A rinite alérgica persistente ocorre durante todo o ano em resposta a alérgenos não sazonais (p. ex., ácaros de poeira, pelos de animais e bolores) e geralmente causa sintomas crônicos mais sutis.
- Muitos pacientes apresentam uma combinação de ambos os tipos, com sintomas durante todo o ano e exacerbações sazonais.
- Os sintomas consistem em rinorreia clara, espirros, congestão nasal, gotejamento pós-nasal, conjuntivite alérgica e prurido nos olhos, nas orelhas ou no nariz.
- Nas crianças, o exame físico pode revelar círculos escuros ao redor dos olhos (olho roxo alérgico), sulco nasal transverso causado pela esfregação repetida do nariz, respiração adenoide, conchas nasais edemaciadas e recobertas por secreções claras, lacrimejamento e edema periorbital.
- Os pacientes podem se queixar de perda do olfato ou paladar, com sinusite ou pólipos como causa subjacente em muitos casos. O gotejamento pós-nasal com tosse ou rouquidão pode ser incômodo. Sem tratamento, os sintomas de rinite podem resultar em insônia, mal-estar, fadiga e baixo desempenho no trabalho ou na escola.
- A rinite alérgica está associada à asma; 10 a 40% dos pacientes com rinite alérgica apresentam asma.
- As complicações consistem em sinusite recorrente e crônica e epistaxe.

DIAGNÓSTICO

- A história clínica inclui uma cuidadosa descrição de sintomas, fatores ambientais e exposições, resultados de tratamento prévio, uso de medicamentos, lesão ou cirurgia nasais anteriores e história familiar.
- O exame microscópico de raspados nasais costuma revelar numerosos eosinófilos. A contagem de eosinófilos no sangue periférico pode estar elevada, porém é inespecífica e de utilidade limitada.
- Os testes alérgicos podem ajudar a determinar se a rinite é causada por uma resposta imune a alérgenos. Em geral, são usados testes cutâneos para hipersensibilidade imediata. O teste percutâneo é mais seguro e, com frequência, mais aceito do que o teste intradérmico, que é geralmente reservado para pacientes que exigem confirmação. O teste radioalergoabsorbente (RAST) pode detectar a presença de anticorpos IgE no sangue, que são específicos contra determinado antígeno; todavia, é menos sensível do que os testes percutâneos.

TRATAMENTO

- Objetivos do tratamento: reduzir ao mínimo ou evitar os sintomas; minimizar ou evitar os efeitos colaterais dos medicamentos; fornecer uma terapia econômica; e manter o estilo de vida normal do paciente.
- A Figura 76-1 apresenta um algoritmo para o tratamento da rinite alérgica.

TERAPIA NÃO FARMACOLÓGICA

- É importante, mas difícil, evitar os alérgenos agressores, em particular os alérgenos perenes. Pode-se reduzir o crescimento de bolores mantendo a umidade da casa abaixo de 50% e remover as proliferações visíveis com alvejante ou desinfetante.
- Para pacientes sensíveis a animais, a medida mais benéfica consiste em remover os animais de estimação da casa, quando possível. A redução da exposição a ácaros de poeira envolvendo os colchões e travesseiros com coberturas impermeáveis e lavando a roupa de cama com água quente traz pouco benefício, exceto talvez em crianças.
- Os pacientes com rinite alérgica sazonal devem manter as janelas fechadas e passar o menor tempo ao ar livre durante as estações do pólen. O paciente pode usar uma máscara com filtro enquanto cuida do jardim ou corta a grama.

TERAPIA FARMACOLÓGICA

Anti-histamínicos

- Os antagonistas dos receptores H1 de histamina ligam-se aos receptores H1 sem ativá-los, impedindo a ligação e a ação da histamina. Mostram-se efetivos na prevenção da resposta à histamina, porém não revertem seus efeitos uma vez ocorridos.
- Os anti-histamínicos orais são divididos em duas categorias: não seletivos (anti-histamínicos de primeira geração ou sedativos) e seletivos periféricos (anti-histamínicos de segunda geração ou não sedativos). Entretanto, cada agente precisa ser avaliado com base nos seus efeitos sedativos específicos, visto que existe variação entre agentes dentro dessas categorias (Quadro 76-1). O efeito sedativo pode depender da capacidade de atravessar a barreira hematoencefálica. Os anti-histamínicos mais antigos são, em sua maioria, lipossolúveis e atravessam facilmente essa barreira. Os agentes seletivos periféricos exercem pouco ou nenhum efeito sobre o sistema nervoso central (SNC) ou autônomo.
- O alívio sintomático é produzido, em parte, por um efeito anticolinérgico de ressecamento, o que diminui a hipersecreção nasal, salivar e lacrimal. Os anti-histamínicos antagonizam o aumento da permeabilidade capilar, a formação de pápula e eritema, e o prurido.
- O efeito colateral mais frequente consiste em sonolência, que pode interferir na capacidade de dirigir ou no desempenho adequado do indivíduo. Os efeitos sedativos podem ser benéficos em pacientes que apresentam dificuldades para dormir devido aos sintomas de rinite.
- Podem ocorrer efeitos anticolinérgicos adversos, como boca seca, dificuldade de urinar, constipação intestinal e efeitos cardiovasculares (ver Quadro 76-1). Os anti-histamínicos devem ser usados com cautela em pacientes com predisposição à retenção urinária, bem como naqueles com aumento da pressão intraocular, hipertireoidismo e doença cardiovascular.

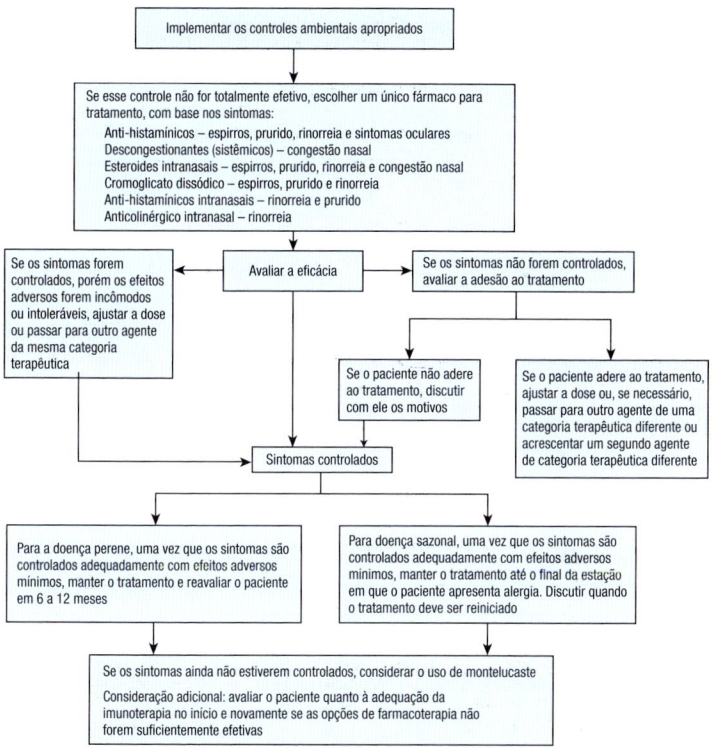

FIGURA 76-1 Algoritmo para o tratamento da rinite alérgica.

- Outros efeitos colaterais incluem perda do apetite, náuseas, vômitos e desconforto epigástrico. Os efeitos colaterais gastrintestinais (GI) podem ser evitados ao tomar o medicamento nas refeições ou com um copo cheio de água.
- O Quadro 76-2 fornece uma lista das doses recomendadas de agentes orais. Os anti-histamínicos são mais efetivos quando tomados 1 a 2 horas antes da exposição antecipada ao alérgeno agressor.
- A **azelastina** é um anti-histamínico intranasal que alivia rapidamente os sintomas da rinite alérgica sazonal. Entretanto, é preciso alertar os pacientes sobre a possibilidade de sonolência, visto que a disponibilidade sistêmica é de aproximadamente 40%. Os pacientes também podem apresentar efeitos de ressecamento, cefaleia e diminuição da eficácia com o passar do tempo. A **olopatadina** é outro anti-histamínico intranasal, o qual pode causar menos sonolência em virtude de um efeito antagonista seletivo dos receptores H_1.
- A **levocabastina**, a **olopatadina** e a **bepotastina** são anti-histamínicos oftálmicos que podem ser usados na conjuntivite associada à rinite alérgica. Os anti-histamínicos sistêmicos também costumam ser efetivos para conjuntivite alérgica. Os agentes oftálmicos mostram-se úteis quando acrescentados aos corticosteroides nasais para os sintomas oculares. São também úteis para pacientes cujos sintomas envolvem apenas os olhos, bem como para aqueles cujos sintomas oculares persistem com o uso de anti-histamínicos orais.

Descongestionantes

- Os descongestionantes tópicos e sistêmicos são agentes simpaticomiméticos que atuam sobre os receptores adrenérgicos da mucosa nasal, produzindo vasoconstrição, diminuição da mucosa edemaciada e melhora da ventilação. Os descongestionantes atuam de modo adequado em associação com anti-histamínicos quando a congestão nasal faz parte do quadro clínico.

QUADRO 76-1	Perfis dos efeitos adversos relativos dos anti-histamínicos	
Medicamento	**Efeito sedativo relativo**	**Efeito anticolinérgico relativo**
Classe alquilamina, agentes não seletivos		
Maleato de bronfeniramina	Baixo	Moderado
Maleato de clorfeniramina	Baixo	Moderado
Maleato de dexclorfeniramina	Baixo	Moderado
Classe etanolamina, agentes não seletivos		
Maleato de carbinoxamina	Alto	Alto
Fumarato de clemastina	Moderado	Alto
Cloridrato de difenidramina	Alto	Alto
Classe etilenodiamina, agentes não seletivos		
Maleato de pirilamina	Baixo	Baixo a nenhum
Cloridrato de tripelenamina	Moderado	Baixo a nenhum
Classe fenotiazinas, agentes não seletivos		
Cloridrato de prometazina	Alto	Alto
Classe piperidinas, agentes não seletivos		
Cloridrato de cipro-heptadina	Baixo	Moderado
Tartarato de fenindamina	Baixo a nenhum	Moderado
Classe ftalazinona, agentes seletivos periféricos		
Azelastina (apenas nasal)	Baixo a nenhum	Baixo a nenhum
Bepostatina (apenas oftálmica)	Baixo a nenhum	Baixo a nenhum
Classe piperazina, agentes seletivos periféricos		
Cetirizina	Baixo a moderado	Baixo a nenhum
Levocetirizina	Baixo a moderado	Baixo a nenhum
Classe piperidina, agentes seletivos periféricos		
Desloratadina	Baixo a nenhum	Baixo a nenhum
Fexofenadina	Baixo a nenhum	Baixo a nenhum
Loratadina	Baixo a nenhum	Baixo a nenhum
Olopatadina (apenas nasal e oftálmico)	Baixo a nenhum	Baixo a nenhum

- Os descongestionantes tópicos são aplicados diretamente à mucosa nasal edemaciada na forma de gotas ou *sprays* (Quadro 76-3). Esses fármacos resultam em pouca ou nenhuma absorção sistêmica.
- Pode ocorrer rinite medicamentosa (vasodilatação de rebote com congestão) com o uso prolongado de agentes tópicos (> 3 a 5 dias). Os pacientes com essa condição usam *sprays* com mais frequência, porém com menos resposta. A interrupção abrupta é um tratamento efetivo, porém a congestão de rebote pode persistir por vários dias ou semanas. Os esteroides nasais têm sido usados com sucesso, mas levam vários dias para exercer sua ação. A suspensão do descongestionante tópico pode ser efetuada ao diminuir a frequência das doses ou a concentração no decorrer de várias semanas. A combinação do processo de suspensão com esteroides nasais pode ser útil.
- Outros efeitos adversos dos descongestionantes tópicos consistem em sensação de queimação, ardência, espirros e ressecamento da mucosa nasal.
- Esses produtos apenas devem ser usados quando absolutamente necessários (p. ex., ao deitar) e nas menores doses e frequência possível. A duração do tratamento deve limitar-se a 3 a 5 dias.

QUADRO 76-2	Doses orais de anti-histamínicos e descongestionantes de uso comum	
	Dose e intervalo[a]	
Medicamento	**Adultos**	**Crianças**
Anti-histamínicos não seletivos (de primeira geração)		
Maleato de clorfeniramina, simples[b]	4 mg a cada 6 h	6 a 12 anos: 2 mg a cada 6 h 2 a 5 anos: 1 mg a cada 6 h
Maleato de clorfeniramina, de liberação retardada	8 a 12 mg diariamente ao deitar, 8 mg a cada 8 a 12 h, ou 12 mg a cada 12 h	6 a 12 anos: 8 mg ao deitar < 6 anos: não recomendado
Fumarato de clemastina[b]	1,34 mg a cada 8 h	6 a 12 anos: 0,67 mg a cada 12 h
Cloridrato de difenidramina	25 a 50 mg a cada 8 h	5 mg/kg/dia fracionados a cada 8 h (até 25 mg por dose)
Anti-histamínicos seletivos periféricos (de segunda geração)		
Loratadina[b]	10 mg uma vez ao dia	6 a 12 anos: 10 mg uma vez ao dia 2 a 5 anos: 5 mg uma vez ao dia
Fexofenadina	60 mg, duas vezes ao dia, ou 180 mg, uma vez ao dia	6 a 11 anos: 30 mg duas vezes ao dia
Cetirizina[b]	5 a 10 mg uma vez ao dia	1 a 5 anos: 2,5 mg uma vez ao dia > 6 anos: 5 mg uma vez ao dia
Levocetirizina	5 mg ao dia	6 a 11 anos: 2,5 mg ao dia
Descongestionantes orais		
Pseudoefedrina, simples	60 mg a cada 4 a 6 h	6 a 12 anos: 30 mg a cada 4 a 6 h 2 a 5 anos: 15 mg a cada 4 a 6 h
Pseudoefedrina, de liberação prolongada[c]	120 mg a cada 12 h	Não recomendada
Fenilefrina	10 a 20 mg a cada 4 h	6 a 12 anos: 5 mg a cada 4 h 4 a 6 anos: 2,5 mg a cada 4 h

Nota: a fexofenadina e a levocetirizina estão disponíveis apenas com prescrição médica.
[a]Pode ser necessário ajustar a dose na presença de disfunção renal/hepática. Consultar as informações fornecidas na bula do fabricante.
[b]Disponível em forma líquida.
[c]Dispõe-se também de um produto de liberação controlada: 250 mg uma vez ao dia (60 mg de liberação imediata com 180 mg de liberação controlada).

• A **pseudoefedrina** (ver **Quadro 76-2**) é um descongestionante oral que apresenta início de ação mais lento do que os agentes tópicos, mas que pode ser de maior duração e causar menos irritação local. Não ocorre rinite medicamentosa com os descongestionantes orais. Doses de até 180 mg não produzem nenhuma alteração mensurável na pressão arterial ou na frequência cardíaca. Todavia, doses mais altas (210 a 240 mg) podem elevar tanto a pressão arterial quanto a frequência cardíaca. Os descongestionantes sistêmicos devem ser evitados em pacientes hipertensos, a não ser que sejam absolutamente necessários. Podem ocorrer reações hipertensivas graves quando a pseudoefedrina for administrada com inibidores da monoaminoxidase. A pseudoefedrina pode causar estimulação leve do SNC, mesmo em doses terapêuticas. Em virtude de seu uso impróprio como componente na fabricação ilegal da metanfetamina, a pseudoefedrina tem sua venda restrita com prescrição médica, com um limite de uma aquisição mensal, nos Estados Unidos.

QUADRO 76-3	Duração de ação dos descongestionantes tópicos
Medicamento	**Duração**
Ação curta	
Cloridrato de fenilefrina	Até 4 h
Ação intermediária	
Cloridrato de nafazolina	4 a 6 h
Cloridrato de tetra-hidrozolina	4 a 6 h
Ação prolongada	
Cloridrato de oximetazolina	Até 12 h
Cloridrato de xilometazolina	Até 12 h

- A **fenilefrina** substituiu a pseudoefedrina em muitos produtos de associação de anti-histamínicos descongestionantes de venda livre devido às restrições legais na venda da pseudoefedrina.
- Os produtos de associação orais contendo um descongestionante e um anti-histamínico são racionais por causa dos diferentes mecanismos de ação. Os pacientes devem ler cuidadosamente as bulas para evitar duplicação terapêutica e devem usar esses produtos de associação apenas por um curto período de tempo.

Corticosteroides nasais

- Os corticosteroides intranasais aliviam os espirros, a rinorreia, o prurido e a congestão nasal com efeitos colaterais mínimos (Quadro 76-4). Esses fármacos reduzem a inflamação, bloqueando a liberação de mediadores, suprimindo a quimiotaxia dos neutrófilos, causando vasoconstrição leve e inibindo as reações tardias mediadas pelos mastócitos.
- Esses agentes constituem uma excelente escolha para a rinite persistente e podem ser úteis na rinite sazonal, em particular quando iniciados antes do aparecimento dos sintomas. Algumas autoridades recomendam os esteroides nasais como terapia inicial em lugar dos anti-histamínicos, em virtude de seu alto grau de eficácia quando usados corretamente, juntamente com medidas para evitar os alérgenos.

QUADRO 76-4	Doses dos corticosteroides nasais
Medicamento	**Dose e intervalo**
Dipropionato de betametasona, mono-hidratado	> 12 anos: 1 a 2 inalações por narina (42 a 84 mcg), duas vezes ao dia 6 a 11 anos: uma inalação por narina, duas vezes ao dia no início
Budesonida	> 6 anos: duas aplicações (64 mcg) por narina de manhã e à tarde ou quatro aplicações por narina pela manhã (dose máxima de 256 mcg)
Flunisolida	Adultos: duas aplicações (50 mcg) por narina, duas vezes ao dia (dose máxima de 400 mcg) Crianças: uma aplicação por narina, três vezes ao dia
Fluticasona	Adultos: duas aplicações (100 mcg) por narina, uma vez ao dia; depois de alguns dias, diminuir para uma aplicação por narina Crianças de > 4 anos e adolescentes: uma aplicação por narina uma vez ao dia (dose máxima de 200 mcg/dia)
Furoato de mometasona	> 12 anos: duas aplicações (100 mcg) por narina, uma vez ao dia
Triancinolona acetonida	> 12 anos: duas aplicações (110 mcg) por narina, uma vez ao dia (dose máxima de 440 mcg/dia)

- Os efeitos colaterais consistem em espirros, sensação de ardência, cefaleia, epistaxe e, raramente, infecções por *Candida albicans*.
- Alguns pacientes melhoram em poucos dias, porém a resposta máxima pode exigir 2 a 3 semanas. Pode-se reduzir a dose após a obtenção de uma resposta.
- A obstrução nasal deve ser aliviada com descongestionante ou irrigação com soro fisiológico antes da administração de corticosteroides para assegurar uma penetração adequada do *spray*.

Cromoglicato dissódico

- O **cromoglicato dissódico**, um estabilizador dos mastócitos, está disponível na forma de *spray* nasal sem necessidade de receita para a prevenção dos sintomas e o tratamento da rinite alérgica. Impede a desgranulação dos mastócitos desencadeada pelo antígeno e a liberação de mediadores, inclusive histamina. O efeito colateral mais comum consiste em irritação local (espirros e irritação nasal).
- A dose para indivíduos a partir de 2 anos de idade é de um *spray* em cada narina, três ou quatro vezes ao dia, a intervalos regulares. As passagens nasais devem ser desobstruídas antes de sua administração e a inalação pelo nariz durante a aplicação aumenta a distribuição do fármaco por todo o revestimento nasal.
- No caso da rinite sazonal, o tratamento deve ser iniciado imediatamente antes do início da estação alergênica e deve ser mantido durante toda a estação.
- Na rinite persistente, os efeitos podem ser observados apenas dentro de 2 a 4 semanas; podem ser necessários anti-histamínicos ou descongestionantes durante essa fase inicial do tratamento.

Brometo de ipratrópio

- O **brometo de ipratrópio** em *spray* nasal é um agente anticolinérgico útil na rinite alérgica persistente. Possui propriedades antissecretoras quando aplicado localmente e proporciona alívio sintomático da rinorreia.
- A solução a 0,03% é aplicada em dois *sprays* (42 mcg) duas ou três vezes ao dia. Os efeitos adversos são leves e consistem em cefaleia, epistaxe e ressecamento nasal.

Montelucaste

- O **montelucaste** é um antagonista dos receptores de leucotrienos aprovado para o tratamento da rinite alérgica persistente em crianças de apenas 6 meses de idade e para a rinite alérgica sazonal em crianças a partir de 2 anos de idade. Mostra-se efetivo de forma isolada ou em associação com um anti-histamínico.
- A dose para adultos e adolescentes com mais de 15 anos de idade é de um comprimido de 10 mg ao dia. As crianças de 6 a 14 anos podem tomar um comprimido mastigável de 5 mg ao dia. As crianças de 6 meses a 5 anos podem tomar um comprimido mastigável de 4 mg ou um envelope de grânulos por via oral ao dia.
- O montelucaste não é mais efetivo do que os anti-histamínicos e é menos efetivo do que os corticosteroides intranasais; por conseguinte, é considerado como terapia de terceira linha depois desses fármacos.

IMUNOTERAPIA

- A imunoterapia refere-se ao processo gradual e lento de injetar doses crescentes de antígenos responsáveis pelo desencadeamento dos sintomas alérgicos em um paciente, tendo o propósito de induzir tolerância ao alérgeno quando ocorrer exposição natural.
- Os efeitos benéficos da imunoterapia podem resultar da indução de anticorpos bloqueadores IgG, redução da IgE específica (em longo prazo), redução no recrutamento de células efetoras, alteração do equilíbrio de citocinas das células T, anergia das células T e alteração das células T reguladoras.
- Os indivíduos que são bons candidatos à imunoterapia incluem pacientes com história definida de sintomas graves que não foram controlados com sucesso ao evitar a exposição ou com farmacoterapia e aqueles incapazes de tolerar os efeitos adversos do tratamento farmacológico. Os candidatos inadequados incluem pacientes com patologias que iriam comprometer a capacidade de tolerar uma reação de tipo anafilático, pacientes com comprometimento do sistema imune e aqueles com história de não adesão ao tratamento.

- Em geral, são administradas inicialmente soluções muito diluídas, uma ou duas vezes por semana. Então, a concentração é aumentada até alcançar a dose máxima tolerada ou a maior dose planejada. Essa dose de manutenção é continuada a intervalos lentamente mais longos no decorrer de vários anos, dependendo da resposta clínica do paciente. São obtidos melhores resultados com injeções durante todo o ano do que com injeções sazonais.
- Os efeitos adversos locais leves de ocorrência comum consistem em endurecimento e edema no local de injeção. Raramente, ocorrem reações mais graves (urticária generalizada, broncospasmo, laringospasmo, colapso vascular e morte por anafilaxia). As reações graves são tratadas com epinefrina, anti-histamínicos e corticosteroides sistêmicos.

AVALIAÇÃO DOS DESFECHOS TERAPÊUTICOS

- Deve-se monitorar regularmente os pacientes quanto à redução na gravidade dos sintomas identificados e presença de efeitos colaterais.
- Deve-se perguntar ao paciente se ele está satisfeito com o tratamento da rinite alérgica. O tratamento deve afetar o mínimo possível o estilo de vida normal do paciente.
- Os questionários Medical Outcomes Study 36-Item Short Form Health Survey e Rhinoconjunctivitis Quality of Life Questionnaire medem a melhora dos sintomas e determinados parâmetros, como qualidade do sono, sintomas não alérgicos (p. ex., fadiga e dificuldade de concentração), emoções e participação em uma variedade de atividades.

Capítulo elaborado a partir de conteúdo original de autoria de J. Russell May e Philip H. Smith.

77 Asma

- A *asma* é um distúrbio inflamatório crônico das vias respiratórias, que causa obstrução do fluxo de ar e episódios recorrentes de sibilos, falta de ar, sensação de constrição no tórax e tosse.

FISIOPATOLOGIA

- A asma caracteriza-se por um grau variável de obstrução do fluxo de ar (relacionada com broncospasmo, edema e hipersecreção), hiper-responsividade brônquica (HRB) e inflamação das vias respiratórias.
- Na inflamação aguda, os alérgenos inalados por pacientes alérgicos provocam uma reação precoce, com ativação de células que apresentam anticorpos imunoglobulina (Ig) E específicos para esses alérgenos. Após ativação rápida, os mastócitos e macrófagos das vias respiratórias liberam mediadores pró-inflamatórios, como histamina e eicosanoides, que induzem contração do músculo liso das vias respiratórias, secreção de muco, vasodilatação e exsudação de plasma nas vias respiratórias. O vazamento de proteínas plasmáticas provoca espessamento, ingurgitação e edema da parede das vias respiratórias, além de estreitamento do lúmen com redução do *clearance* de muco.
- A reação inflamatória tardia ocorre dentro de 6 a 9 horas após a exposição ao alérgeno e consiste em recrutamento e ativação de eosinófilos, linfócitos T, basófilos, neutrófilos e macrófagos. Os eosinófilos migram para as vias respiratórias e liberam mediadores inflamatórios.
- A ativação dos linfócitos T leva à liberação de citocinas das células T auxiliares (*helper*) tipo 2 (TH_2), que medeiam a inflamação alérgica (interleucina [IL]-4, IL-5 e IL-13). Por outro lado, as células T auxiliares tipo 1 (TH_1) produzem IL-2 e γ-interferon, que são essenciais para os mecanismos de defesa celular. A inflamação asmática alérgica pode resultar de um desequilíbrio entre as células TH_1 e TH_2.
- A desgranulação dos mastócitos leva à liberação de mediadores, como a histamina, fatores quimiotáticos de eosinófilos e neutrófilos, leucotrienos C_4, D_4 e E_4; prostaglandinas e fator de ativação das plaquetas (FAP). A histamina pode induzir constrição da musculatura lisa e broncospasmo e pode contribuir para o edema da mucosa e a secreção de muco.
- Os macrófagos alveolares liberam mediadores inflamatórios, incluindo o FAP e os leucotrienos B_4, C_4 e D_4. A produção do fator quimiotático de neutrófilos e do fator quimiotático dos eosinófilos intensifica o processo inflamatório. Os neutrófilos também liberam mediadores (FAP, prostaglandinas, tromboxanos e leucotrienos), que contribuem para a HRB e a inflamação das vias respiratórias. Os leucotrienos C_4, D_4 e E_4 são liberados durante os processos inflamatórios nos pulmões e provocam broncospasmo, secreção de muco, permeabilidade microvascular e edema das vias respiratórias.
- As células epiteliais dos brônquios participam, no processo de inflamação, liberando eicosanoides, peptidases, proteínas da matriz, citocinas e óxido nítrico. A descamação epitelial resulta em maior responsividade das vias respiratórias, alteração da permeabilidade da mucosa das vias respiratórias, depleção dos fatores de relaxamento derivados do epitélio e perda das enzimas responsáveis pela degradação dos neuropeptídeos inflamatórios. O processo inflamatório exsudativo e a descamação de células epiteliais dentro das vias respiratórias dificultam o transporte mucociliar. As glândulas brônquicas aumentam de tamanho e as células caliciformes aumentam tanto em número quanto em tamanho.
- As vias respiratórias são inervadas por nervos parassimpáticos, simpáticos e não inibitórios adrenérgicos. O tônus de repouso normal do músculo liso das vias respiratórias é mantido pela atividade eferente vagal, e a broncoconstrição pode ser mediada por estimulação vagal nos pequenos brônquios. A musculatura lisa das vias respiratórias contém receptores β_2-adrenérgicos não inervados que produzem broncodilatação. O sistema nervoso não adrenérgico, não colinérgico na traqueia e nos brônquios pode amplificar a inflamação por meio da liberação de óxido nítrico.

MANIFESTAÇÕES CLÍNICAS

ASMA CRÔNICA

- Os sintomas consistem em episódios de dispneia, sensação de constrição no tórax, tosse (particularmente à noite), sibilos ou um som sibilante ao respirar. Com frequência, esses sintomas são observados com o exercício, mas podem ocorrer espontaneamente ou em associação a alérgenos conhecidos.
- Os sinais incluem sibilos expiratórios à ausculta, tosse seca e entrecortada e atopia (p. ex., rinite alérgica ou eczema).
- A asma pode variar desde sintomas diários crônicos a sintomas apenas intermitentes. Os intervalos entre os sintomas podem ser de dias, semanas, meses ou anos.
- A gravidade é determinada por função pulmonar, sintomas, despertar noturno e interferência na atividade normal antes da terapia. Os pacientes podem apresentar sintomas leves e intermitentes que não necessitam de medicação ou apenas do uso ocasional de agonistas β_2 inalados de ação curta, até sintomas graves crônicos, apesar do uso de múltiplos medicamentos.

ASMA AGUDA GRAVE

- A asma não controlada pode evoluir para um estado agudo, em que a inflamação, o edema das vias respiratórias, o acúmulo de muco e o broncospasmo grave resultam em estreitamento pronunciado das vias respiratórias, o qual responde de modo insatisfatório à terapia com agentes broncodilatadores.
- Os pacientes podem apresentar ansiedade na doença aguda e podem se queixar de dispneia intensa, falta de ar, sensação de constrição no tórax ou queimação. Podem ser capazes apenas de emitir algumas palavras a cada respiração. Os sintomas não respondem às medidas habituais (agonistas β inalados de ação curta).
- O sinais incluem sibilos expiratórios e inspiratórios à ausculta, tosse seca e entrecortada, taquipneia, taquicardia, palidez ou cianose e hiperinflação do tórax com refrações intercostais e supraclaviculares. Na obstrução grave, os sons respiratórios podem estar diminuídos.

DIAGNÓSTICO

ASMA CRÔNICA

- O diagnóstico é estabelecido principalmente com base na história de episódios recorrentes de tosse, sibilos, sensação de constrição no tórax ou falta de ar e confirmação na espirometria.
- Os pacientes podem apresentar uma história familiar de alergia ou asma, ou sintomas de rinite alérgica. Uma história de dispneia precipitada por exercício ou por ar frio ou aumento dos sintomas durante estações de alérgenos específicos sugere asma.
- A espirometria revela obstrução (volume expiratório forçado em 1 segundo [VEF_1]/capacidade vital forçada [CVF] < 80%), com reversibilidade após a administração de β_2-agonistas inalados (pelo menos uma melhora de 12% no VEF_1). Se a espirometria basal estiver normal, podem-se realizar testes de estimulação com exercício, histamina ou metacolina para provocar HRB.

ASMA AGUDA GRAVE

- O pico de fluxo expiratório (PFE) e VEF_1 são inferiores a 40% dos valores normais esperados. A oximetria de pulso revela diminuição da concentração de oxigênio arterial e saturação de O_2. O melhor preditor de evolução é a resposta precoce ao tratamento, que é medida por uma melhora do VEF_1 dentro de 30 minutos após a inalação de β_2-agonistas.
- A gasometria arterial pode revelar acidose metabólica e baixa pressão parcial de oxigênio (Pao_2).
- Deve-se obter a história e realizar o exame físico enquanto se providencia o tratamento inicial. Deve-se documentar uma história de exacerbações asmáticas anteriores (p. ex., hospitalizações, intubações) e doenças concomitantes (p. ex., doença cardíaca, diabetes melito). Os pacientes devem ser examinados para avaliar o estado de hidratação, o uso dos músculos acessórios da respiração e a presença de cianose, pneumonia, pneumotórax, pneumomediastino e obstrução das vias respiratórias superiores. O hemograma completo pode ser apropriado para pacientes que apresentam febre ou escarro purulento.

TRATAMENTO

- Objetivos do tratamento: os objetivos do tratamento da asma crônica são as seguintes:
  - ✓ *Redução do comprometimento*: (1) prevenir os sintomas crônicos e incômodos (p. ex., tosse ou falta de ar durante o dia, à noite ou após esforço); (2) uso infrequente (≤ dois dias/semana) de β_2-agonista inalado de ação curta para rápido alívio dos sintomas (sem incluir a prevenção do broncospasmo induzido por exercício [BIE]); (3) manter a função pulmonar normal (ou quase normal); (4) manter níveis normais de atividade (incluindo exercício e comparecimento ao trabalho ou escola); e (5) atender às expectativas e satisfação do paciente e de sua família com o cuidado.
  - ✓ *Redução do risco*: (1) prevenir exacerbações recorrentes e reduzir ao mínimo a necessidade de visitas ao serviço de emergência ou internações; (2) evitar a perda da função pulmonar; para crianças, evitar a redução do crescimento dos pulmões; e (3) efeitos adversos mínimos ou ausentes do tratamento.
- Para a asma aguda grave, as metas do tratamento consistem em: (1) corrigir a hipoxemia significativa; (2) reverter rapidamente a obstrução das vias respiratórias (dentro de poucos minutos); (3) reduzir a probabilidade de recidiva da obstrução grave do fluxo de ar; e (4) elaborar um plano de ação por escrito em caso de exacerbação futura.
- A Figura 77-1 apresenta a abordagem sequencial do National Asthma Education and Prevention Program (NAEPP) para o tratamento da asma crônica. A Figura 77-2 ilustra as terapias recomendadas para o tratamento domiciliar das exacerbações agudas da asma.

TERAPIA NÃO FARMACOLÓGICA

- A educação do paciente é imprescindível para melhorar a adesão aos medicamentos, as habilidades de autocuidado e o uso dos serviços de saúde.
- As medidas objetivas da obstrução do fluxo de ar com medidor de pico de fluxo doméstico podem não melhorar os resultados para o paciente. O NAEP recomenda monitoramento do PFE apenas para pacientes com asma persistente grave que têm dificuldade em perceber a obstrução das vias respiratórias.
- Evitar os alérgenos desencadeantes conhecidos pode melhorar os sintomas, reduzir o uso de medicamentos e diminuir a HRB. Os desencadeantes ambientais (p. ex., animais) devem ser evitados em pacientes sensíveis, e os fumantes devem ser incentivados a abandonar o tabagismo.
- Os pacientes com asma aguda grave devem receber oxigênio para manter uma Pao_2 acima de 90% (> 95% na gravidez e na presença de doença cardíaca). A desidratação deve ser corrigida; a densidade específica da urina pode ajudar a orientar a terapia em crianças quando a avaliação do estado de hidratação é difícil.

FARMACOTERAPIA

β_2-agonistas

- Os agonistas β_2 de ação curta (Quadro 77-1) são os broncodilatadores mais efetivos. A administração por aerossol aumenta a broncosseletividade e possibilita resposta mais rápida e maior proteção contra fatores desencadeantes (p. ex., exercício, exposição a alérgenos), em comparação com a administração sistêmica.
- O **salbutamol** e outros agonistas β_2 seletivos de ação curta estão indicados para episódios intermitentes de broncospasmo e constituem o tratamento de escolha para a asma aguda grave e o BIE. O tratamento regular (quatro vezes ao dia) não melhora o controle dos sintomas em comparação com o seu uso quando necessário.
- O **formoterol** e o **salmeterol** são agonistas β_2 de ação longa indicados como adjuvantes para o controle em longo prazo de pacientes com sintomas que já fazem uso de doses baixas a médias de corticosteroides inalados antes de passar para corticosteroides inalados de dose média a alta. Os agonistas β_2 de ação curta devem ser continuados para as exacerbações agudas. Os agentes de ação longa não são efetivos para asma aguda grave, visto que podem ser necessários 20 minutos para o início e 1 a 4 horas para obter uma broncodilatação máxima.
- Na asma aguda grave, recomenda-se nebulização contínua de agonistas β_2 de ação curta (p. ex., salbutamol) para pacientes que apresentam uma resposta insatisfatória depois de três doses (a cada 20 min) de agonistas β_2 aerossolizados, bem como potencialmente para os que apresentam, no início, valores do PFE e VEF_1 inferiores a 30% do valor normal esperado. As diretrizes de dosagem são apresentadas no Quadro 77-2.

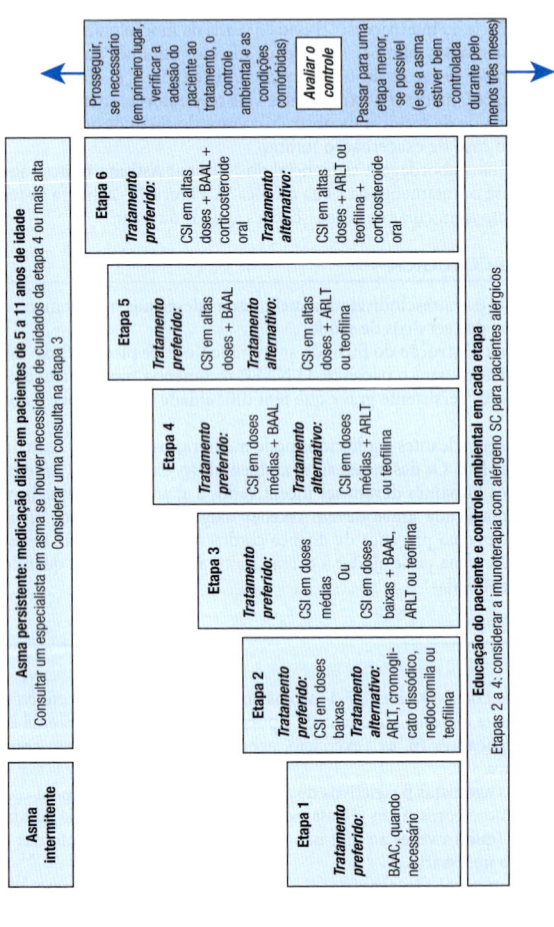

Asma intermitente

Etapa 1

Tratamento preferido:

BAAC, quando necessário

Asma persistente: medicação diária em pacientes de 5 a 11 anos de idade
Consultar um especialista em asma se houver necessidade de cuidados da etapa 4 ou mais alta
Considerar uma consulta na etapa 3

Etapa 2

Tratamento preferido:
CSI em doses baixas
Tratamento alternativo:
ARLT, cromoglicato dissódico, nedocromila ou teofilina

Etapa 3

Tratamento preferido:
CSI em doses médias
Ou
CSI em doses baixas + BAAL, ARLT ou teofilina

Etapa 4

Tratamento preferido:
CSI em doses médias + BAAL
Tratamento alternativo:
CSI em doses médias + ARLT ou teofilina

Etapa 5

Tratamento preferido:
CSI em altas doses + BAAL
Tratamento alternativo:
CSI em altas doses + ARLT ou teofilina

Etapa 6

Tratamento preferido:
CSI em altas doses + BAAL + corticosteroide oral
Tratamento alternativo:
CSI em altas doses + ARLT ou teofilina + corticosteroide oral

Educação do paciente e controle ambiental em cada etapa
Etapas 2 a 4: considerar a imunoterapia com alérgeno SC para pacientes alérgicos

Prosseguir, se necessário (em primeiro lugar, verificar a adesão do paciente ao tratamento, o controle ambiental e as condições comórbidas)

Avaliar o controle

Passar para uma etapa menor, se possível (e se a asma estiver bem controlada durante pelo menos três meses)

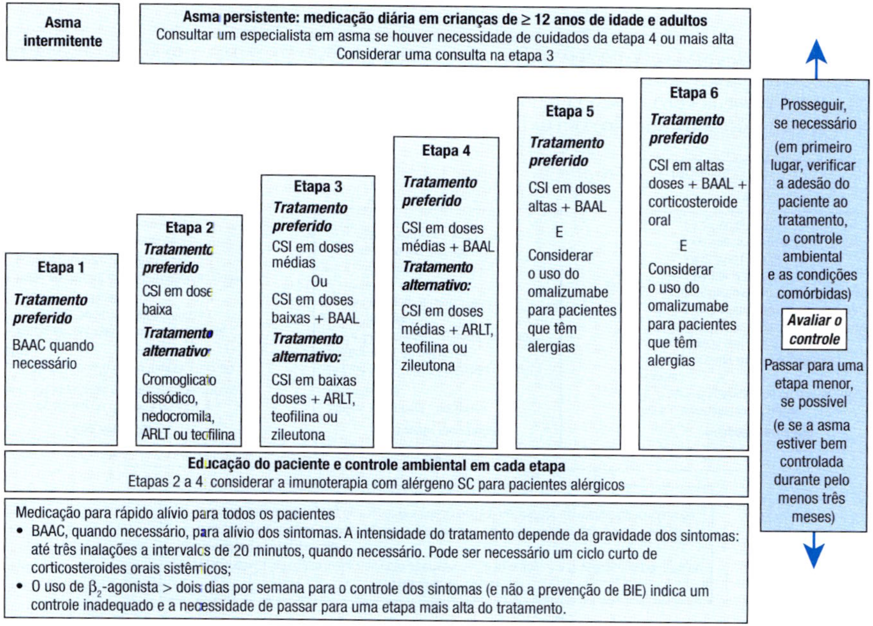
Asma intermitente
Asma persistente: medicação diária em crianças de ≥ 12 anos de idade e adultos
Consultar um especialista em asma se houver necessidade de cuidados da etapa 4 ou mais alta
Considerar uma consulta na etapa 3
Etapa 1
Tratamento preferido
BAAC quando necessário
Etapa 2
Tratamento preferido
CSI em dose baixa
Tratamento alternativo
Cromoglicato dissódico, nedocromila, ARLT ou teofilina
Etapa 3
Tratamento preferido
CSI em doses médias
Ou
CSI em doses baixas + BAAL
Tratamento alternativo:
CSI em baixas doses + ARLT, teofilina ou zileutona
Etapa 4
Tratamento preferido
CSI em doses médias + BAAL
Tratamento alternativo:
CSI em doses médias + ARLT, teofilina ou zileutona
Etapa 5
Tratamento preferido
CSI em doses altas + BAAL
E
Considerar o uso do omalizumabe para pacientes que têm alergias
Etapa 6
Tratamento preferido
CSI em altas doses + BAAL + corticosteroide oral
E
Considerar o uso do omalizumabe para pacientes que têm alergias
Prosseguir, se necessário
(em primeiro lugar, verificar a adesão do paciente ao tratamento, o controle ambiental e as condições comórbidas)
Avaliar o controle
Passar para uma etapa menor, se possível
(e se a asma estiver bem controlada durante pelo menos três meses)
Educação do paciente e controle ambiental em cada etapa
Etapas 2 a 4: considerar a imunoterapia com alérgeno SC para pacientes alérgicos
Medicação para rápido alívio para todos os pacientes
• BAAC, quando necessário, para alívio dos sintomas. A intensidade do tratamento depende da gravidade dos sintomas: até três inalações a intervalos de 20 minutos, quando necessário. Pode ser necessário um ciclo curto de corticosteroides orais sistêmicos;
• O uso de β2-agonista > dois dias por semana para o controle dos sintomas (e não a prevenção de BIE) indica um controle inadequado e a necessidade de passar para uma etapa mais alta do tratamento.

FIGURA 77-1 Abordagem sequencial para o tratamento da asma em adultos e em crianças a partir de 5 anos. ARLT, antagonista dos receptores de leucotrienos; BAAC, β-agonista de ação curta; BAAL, β-agonista de ação longa; BIE, broncospasmo induzido por exercício; CSI, corticosteroide inalado. *(De NHLBI, National Asthma Education and Prevention Program. Full Report of the Expert Panel: Guidelines for the Diagnosis and Management of Asthma (EPR-3); July 2007. http://www.nhlbi.nih./gov/guidelines/asthma.)*

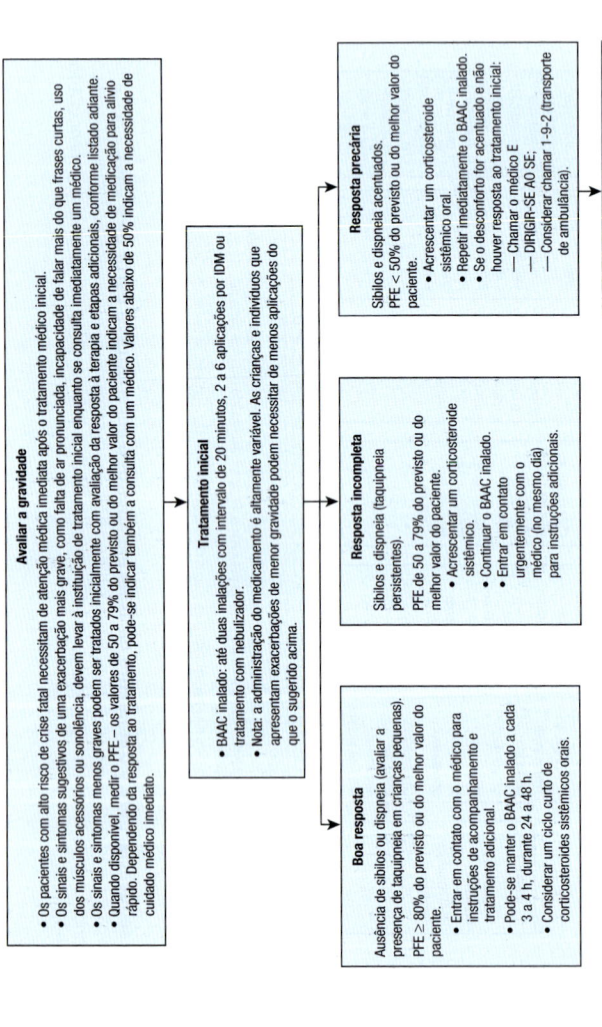

Avaliar a gravidade

- Os pacientes com alto risco de crise fatal necessitam de atenção médica imediata após o tratamento médico inicial.
- Os sinais e sintomas sugestivos de uma exacerbação mais grave, como falta de ar pronunciada, incapacidade de falar mais do que frases curtas, uso dos músculos acessórios ou sonolência, devem levar à instituição de tratamento inicial enquanto se consulta imediatamente um médico.
- Os sinais e sintomas menos graves podem ser tratados inicialmente com avaliação da resposta à terapia e etapas adicionais, conforme listado adiante.
- Quando disponível, medir o PFE – os valores de 50 a 79% do previsto ou do melhor valor do paciente indicam a necessidade de medicação para alívio rápido. Dependendo da resposta ao tratamento, pode-se indicar também a consulta com um médico. Valores abaixo de 50% indicam a necessidade de cuidado médico imediato.

Tratamento inicial

- BAAC inalado: até duas inalações com intervalo de 20 minutos, 2 a 6 aplicações por IDM ou tratamento com nebulizador.
- Nota: a administração do medicamento é altamente variável. As crianças e indivíduos que apresentam exacerbações de menor gravidade podem necessitar de menos aplicações do que o sugerido acima.

Boa resposta

Ausência de sibilos ou dispneia (avaliar a presença de taquipneia em crianças pequenas).
PFE ≥ 80% do previsto ou do melhor valor do paciente.

- Entrar em contato com o médico para instruções de acompanhamento e tratamento adicional.
- Pode-se manter o BAAC inalado a cada 3 a 4 h, durante 24 a 48 h.
- Considerar um ciclo curto de corticosteroides sistêmicos orais.

Resposta incompleta

Sibilos e dispneia (taquipneia persistentes).
PFE de 50 a 79% do previsto ou do melhor valor do paciente.

- Acrescentar um corticosteroide sistêmico.
- Continuar o BAAC inalado.
- Entrar em contato urgentemente com o médico (no mesmo dia) para instruções adicionais.

Resposta precária

Sibilos e dispneia acentuados.
PFE < 50% do previsto ou do melhor valor do paciente.

- Acrescentar um corticosteroide sistêmico oral.
- Repetir imediatamente o BAAC inalado.
- Se o desconforto for acentuado e não houver resposta ao tratamento inicial:
  — Chamar o médico E
  — DIRIGIR-SE AO SE;
  — Considerar chamar 1-9-2 (transporte de ambulância).

- Para o SE.

FIGURA 77-2 Tratamento domiciliar da exacerbação da asma aguda. Os pacientes com risco de morte por asma devem receber atenção clínica imediata após o tratamento inicial. Pode haver necessidade de tratamento adicional. BAAC, β₂-agonista de ação curta (inalador para alívio rápido); IDM, inalador dosimetrado; PFE, pico de fluxo expiratório; SE, serviço de emergência. (De NHLBI, National Asthma Education and Prevention Program. Full Report of the Expert Panel: Guidelines for the Diagnosis and Management of Asthma (EPR-3); July 2007. http://www.nhlbi.nih.gov/guidelines/asthma.)

QUADRO 77-1	Seletividade relativa, potência e duração de ação dos agonistas β-adrenérgicos					
	Seletividade				Duração da ação[b]	
Agente	β₁	β₂	Potência, β₂[a]	Broncodilatação (horas)	Proteção (horas)[c]	Atividade oral
Isoproterenol	+ + + +	+ + + +	1	0,5-2	0,5-1	Não
Salbutamol	+	+ + + +	2	4-8	2-4	Sim
Pirbuterol	+	+ + + +	5	4-8	2-4	Sim
Terbutalina	+	+ + + +	4	4-8	2-4	Sim
Formoterol	+	+ + + +	0,12	≥ 12	6-12	Sim
Salmeterol	+	+ + + +	0,5	≥ 12	6-12	Não

[a]Potência molar relativa ao isoproterenol: 15, potência mais baixa.
[b]Duração mediana com o maior valor obtido após uma dose única e o menor valor após administração crônica.
[c]A proteção refere-se à prevenção de broncoconstrição induzida por exercício ou alterações brônquicas inespecíficas.

QUADRO 77-2 Doses dos fármacos usados para as exacerbações agudas graves da asma no serviço de emergência ou no hospital

Medicamentos	≥ 12 anos de idade	Posologia < 12 anos de idade	Comentários
β-agonistas inalados			
Salbutamol, solução para nebulização (5 mg/mL, 0,63 mg/3 mL, 1,25 mg/3 mL, 2,5 mg/3 mL)	2,5-5 mg, a cada 20 min para três doses; em seguida, 2,5-10 mg a cada 1-4 horas, quando necessário, ou 10-15 mg/h continuamente	0,15 mg/kg (dose mínima de 2,5 mg), a cada 20 min para três doses; em seguida, 0,15-0,3 mg/kg até 10 mg a cada 1-4 h, quando necessário, ou 0,5 mg/kg/h por nebulização continua	Recomenda-se apenas o uso de β₂-agonistas seletivos; para otimizar a administração, diluir os aerossóis em uma quantidade mínima de 4 mL, com fluxo de gás de 6-8 L/min
Salbutamol IDM (90 mcg/jato)	4-8 jatos a cada 30 minutos, até 4 h; em seguida, a cada 1-4 h, quando necessário	4-8 jatos a cada 20 min para três doses; em seguida, a cada 1-4 h, quando necessário	Em pacientes com desconforto grave, prefere-se a nebulização
Levossalbutamol, solução para nebulização (0,31 mg/3 mL, 0,63 mg/3 mL, 2,5 mg/1 mL, 1,5 mg/3 mL)	Administrar metade da dose em mg descrita acima para o salbutamol	Administrar metade da dose em mg descrita acima para o salbutamol	O isômero levógiro do salbutamol é duas vezes mais potente em mg
Levossalbutamol IDM (45 mcg/jato)	Ver a dose de salbutamol IDM	Ver a dose de salbutamol IDM	
Pirbuterol IDM (200 mcg/jato)	Ver a dose de salbutamol	Ver a dose de salbutamol; 50% tão potente quanto o salbutamol em mcg	Não foi estudado na asma aguda grave
β-agonistas sistêmicos			
Epinefrina 1:1.000 (1 mg/mL)	0,3-0,5 mg, a cada 20 min, para três doses por via subcutânea	0,01 mg/kg até 0,5 mg, a cada 20 min, para três doses por via subcutânea	Nenhuma vantagem comprovada da terapia sistêmica em comparação com o aerossol
Terbutalina (1 mg/mL)	0,25 mg, a cada 20 min, para três doses por via subcutânea	0,01 mg/kg, a cada 20 min, para três doses; em seguida, a cada 2-6 h, quando necessário, por via subcutânea	Não recomendada

Anticolinérgicos

Medicamento			
Brometo de ipratrópio, solução para nebulização (0,25 mg/mL)	500 mcg, a cada 30 min, para três doses; em seguida, a cada 2-4 h, quando necessário	250 mcg, a cada 20 min para três doses; em seguida, 250 mcg, a cada 2-4 h	Pode ser misturado no mesmo nebulizador com salbutamol; não usar como tratamento de primeira linha; acrescentar apenas ao tratamento com β_2-agonista
Brometo de ipratrópio IDM (18 mcg/jato)	8 jatos a cada 20 min, quando necessário, até 3 h	4-8 jatos a cada 20 min, quando necessário, até 3 h	

Corticosteroides

Medicamento			
Prednisona, metilprednisolona, prednisolona	40-80 mg/dia em uma ou duas doses fracionadas até o PFE alcançar 70% do previsto ou do melhor valor do paciente	1-2 mg/kg/dia em duas doses fracionadas (máx. de 60 mg/dia) até alcançar um PFE de 70% do valor previsto normal	Para "surto" ambulatorial, usar 1-2 mg/kg/dia (máx. de 60 mg), durante 3-10 dias, em crianças e 40-60 mg/dia, em uma ou duas doses fracionadas, por 5-10 dias, em adultos

IDM, inalador dosimetrado; PFE, pico do fluxo expiratório; VEF_1, volume expiratório forçado no primeiro segundo de expiração.

Nota: não foi observada nenhuma vantagem com o uso de doses muito altas de corticosteroides na asma aguda grave; tampouco foi observada qualquer vantagem da administração intravenosa em comparação com o tratamento oral. O esquema habitual consiste em continuar o corticosteroide oral durante a permanência do paciente no hospital. A duração total do tratamento pode ser de 3 a 10 dias. No paciente em que são iniciados corticosteroides inalados, não há necessidade de reduzir gradualmente a dose de corticosteroide sistêmico. Os corticosteroides inalados podem ser iniciados a qualquer momento durante a exacerbação

- Os β_2-agonistas inalados constituem o tratamento de escolha para o BIE. Os agentes de ação curta fornecem uma proteção completa durante pelo menos 2 horas; os de ação longa propiciam uma proteção significativa por 8 a 12 horas no início; todavia, a duração diminui com o uso regular crônico.
- Na asma noturna, os β_2-agonistas inalados de ação longa são preferidos aos β_2-agonistas orais de liberação retardada ou à teofilina de liberação retardada. Todavia, a asma noturna pode ser um indicador de tratamento anti-inflamatório inadequado.

Corticosteroides

- Os corticosteroides inalados constituem o tratamento preferido para controle em longo prazo da asma persistente devido à sua potência e eficiência consistente; é o único tratamento que demonstrou reduzir o risco de morte por asma. O Quadro 77-3 fornece as doses comparativas. Na maioria dos pacientes com doença moderada, pode-se controlar a doença com duas doses ao dia; alguns produtos têm indicações de dose única diária. Os pacientes que apresentam doença mais grave necessitam de múltiplas doses por dia. Como a inflamação inibe a ligação dos receptores esteroides, o tratamento deve ser iniciado com doses mais altas e mais frequentes e, em seguida, reduzido até obter um controle. A resposta aos corticosteroides inalados é demorada; na maioria dos pacientes, os sintomas melhoram nas primeiras duas semanas, com melhora máxima dentro de 4 a 8 semanas. A melhora máxima do VEF_1 e do PFE pode levar 3 a 6 semanas.
- A toxicidade sistêmica dos corticosteroides inalados é mínima com doses baixas a moderadas; todavia, o risco de efeitos sistêmicos aumenta com doses altas. Os efeitos adversos locais consistem em candidíase orofaríngea e disfonia dependentes da dose, as quais podem ser reduzidas com o uso de um dispositivo espaçador.
- Os corticosteroides sistêmicos (Quadro 77-4) estão indicados para todos os pacientes cuja asma aguda grave não responde por completo à administração inicial de agonistas β_2 inalados (a cada 20 min, para 3 ou 4 doses). A prednisona, 1 a 2 mg/kg/dia (até 40-60 mg/dia), é administrada por via oral em duas doses fracionadas, durante 3 a 10 dias. Como os esteroides sistêmicos de curto prazo (1 a 2 semanas) em altas doses não produzem efeitos tóxicos graves, o método ideal consiste em administrar uma dose alta e, em seguida, manter uma terapia de longo prazo apropriada para controle com corticosteroides inalados.
- Em pacientes que necessitam de corticosteroides sistêmicos crônicos para controlar a asma, deve-se utilizar a menor dose possível. Os efeitos tóxicos podem ser reduzidos com terapia em dias alternados ou com corticosteroides inalados em altas doses.

Metilxantinas

- A **teofilina** parece produzir broncodilatação por meio de inibição não seletiva da fosfodiesterase. As metilxantinas em aerossol são ineficazes e precisam ser administradas por via sistêmica (oral ou intravenosa [IV]). A teofilina de liberação retardada é a preparação oral preferida, enquanto o complexo de teofilina com etilenodiamina (**aminofilina**) é o produto parenteral preferido em virtude de sua maior solubilidade. Dispõe-se também de teofilina IV.
- A teofilina é eliminada principalmente pelo metabolismo por meio das enzimas hepáticas do CYP P450 (principalmente CYP1A2 e CYP3A4), e 10% ou menos são excretados de modo inalterado na urina. As enzimas do CYP P450 são suscetíveis à indução e inibição por fatores ambientais e fármacos. Podem ocorrer reduções significativas do *clearance* em consequência do tratamento concomitante com cimetidina, eritromicina, claritromicina, alopurinol, propranolol, ciprofloxacino, interferon, ticlopidina, zileutona e outros fármacos. Algumas substâncias que aumentam o *clearance* incluem rifampicina, carbamazepina, fenobarbital, fenitoína, carne assada na brasa e fumaça de cigarro.
- Devido à grande variabilidade do *clearance* da teofilina entre pacientes, o monitoramento de rotina das concentrações séricas de teofilina é essencial para o seu uso seguro e efetivo. Na maioria dos pacientes, uma faixa de 5 a 15 mcg/mL (27,75-83,25 μmol/L) em estado de equilíbrio dinâmico é efetiva e segura.
- A Figura 77-3 fornece as doses recomendadas, esquemas de monitoramento e ajuste das doses de teofilina.

QUADRO 77-3 Corticosteroides inalatórios disponíveis, distribuição nos pulmões e doses diárias comparativas

Corticosteroides inalados	Produto	Distribuição nos pulmões[a]
Dipropionato de betametasona (DPB)	40 e 80 mcg/jato HFA IDM, 120 doses (jatos)	55-60%
Budesonida (BUD)	90 ou 180 mcg/dose IPS, 200 doses	32% (15-30%)
	Ampolas de 200 e 500 mcg, 2 mL cada	5-8%
Ciclesonida (CIC)	30 ou 160 mcg/jato HFA IDM	50%
Flunisolida (FLU)	250 mcg/jato IDM CFC, 100 doses (jatos)	20%
	80 mcg/jato HFA IDM, 120 doses (jatos)	68%
Propionato de fluticasona (PF)	44, 110 e 220 mcg/jato HFA IDM 120 doses (jatos)	20%
	50, 100 e 250 mcg/jato IPS, 60 doses	15%
Furoato de mometasona (FM)	110 e 220 mcg/dose IPS, 14, 30, 60 e 120 doses	11%

Comparação das doses diárias (mcg) inaladas

	Dose diária baixa para criança[a]/adulto	Dose diária média para criança[a]/adulto	Dose diária alta para criança[a]/adulto
DPB HFA IDM	80-160/80-240	> 160-320/> 240-280	> 320/> 480
BUD			
IPS	180-360/180-540	> 360-720/> 540-1.080	> 720/> 1.080
Nebulização	500/DES	1.000/DES	2.000/DES
CIC HFA IDM	80-160/160-320	> 160-320/> 320-640	> 320/> 640
FLU HFA IDM	160/320	320/320-640	≥ 640/> 640
PF			
HFA IDM	88-176/88-264	176-352/264-440	> 352/> 440
IPS	100-200/100-300	200-400/300-500	> 400/> 500
FM, IPS	110/200	220-440/440	> 440/> 400

DES, desconhecida; HFA, hidrofluoroalcano; IDM, inalador dosimetrado; IPS, inalador de pó seco; IDM CFC, inalador dosimetrado livre de clorofluorcarbono.
[a] 5 a 11 anos de idade, exceto para nebulização de BUD, que é de 2 a 11 anos de idade.

QUADRO 77-4	Comparação dos corticosteroides sistêmicos			
Sistêmico	Potência anti-inflamatória	Potência mineralocorticoide	Duração da atividade biológica (horas)	Meia-vida de eliminação (horas)
Hidrocortisona	1	1	8-12	1,5-2
Prednisona	4	0,8	12-36	2,5-3,5
Metilprednisolona	5	0,5	12-36	3,3
Dexametasona	25	0	36-54	3,4-4

- As preparações orais de liberação retardada são preferidas para pacientes ambulatoriais; contudo, cada produto possui diferentes características de liberação. As preparações que não são afetadas por alimentos, que podem ser administradas a cada 12 a 24 horas, são preferíveis.
- Os efeitos adversos consistem em náuseas, vômitos, taquicardia, nervosismo e dificuldade para dormir; os efeitos tóxicos mais graves incluem taquiarritmias cardíacas e convulsões.
- A teofilina de liberação retardada é menos efetiva do que os corticosteroides inalados e não é mais efetiva do que os β_2-agonistas orais de liberação retardada, cromoglicato dissódico ou antagonistas dos leucotrienos.
- A adição de teofilina aos corticosteroides inalados em doses ótimas é semelhante ao dobrar a dose do corticosteroide inalado e é menos efetiva de modo global do que os β_2-agonistas de ação longa como terapia adjuvante.

Anticolinérgicos

- O **brometo ipratrópio** e o **brometo de tiotrópio** produzem broncodilatação apenas na broncoconstrição mediada por via colinérgica. Os anticolinérgicos são broncodilatadores efetivos, porém não tão efetivos quanto os agonistas β_2. Eles atenuam, mas não bloqueiam, a asma induzida por alérgenos ou exercício de modo dose-dependente.

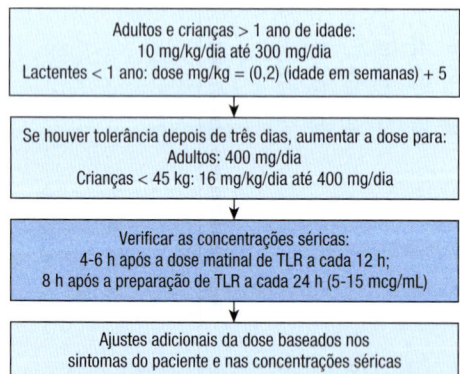

FIGURA 77-3 Algoritmo para o ajuste lento da dose de teofilina e orientação para o ajuste final da dose com base na determinação das concentrações séricas de teofilina. Em lactentes com menos de 1 ano de idade, pode-se calcular a dose diária inicial a partir da seguinte equação de regressão:

$$Dose\ (mg/kg) = 0,2\ (idade\ em\ semanas) + 5.$$

Sempre que houver efeitos colaterais, deve-se reduzir a dose para a dose menor previamente tolerada (TLR, teofilina de liberação retardada.)

- O ipratrópio em aerossol leva mais tempo para produzir uma broncodilatação máxima do que os β_2-agonistas de ação curta em aerossol (30-60 min vs. 5-10 min). Entretanto, observa-se alguma broncodilatação dentro de 30 segundos, e 50% da resposta máxima é obtida em 3 minutos. O brometo de ipratrópio tem duração de ação de 4 a 8 horas, enquanto o brometo de tiotrópio tem duração de 24 horas.
- O brometo de ipratróprio inalado está apenas indicado para tratamento adjuvante da asma aguda grave que não responde totalmente à monoterapia com agonistas β_2, visto que não melhora os resultados na asma crônica. Existem estudos em andamento sobre o brometo de tiotrópio na asma.

Estabilizadores dos mastócitos

- O **cromoglicato dissódico** exerce efeitos benéficos e acredita-se que esses efeitos resultem da estabilização da membrana dos mastócitos. O fármaco inibe a resposta à exposição a alérgenos, bem como a BIE, porém não produz broncodilatação.
- O cromoglicato é efetivo apenas por inalação e está disponível como solução para nebulização. Foi relatada a ocorrência de tosse e sibilos após a inalação.
- O cromoglicato está indicado para profilaxia da asma leve persistente em crianças e adultos. A sua eficiência é comparável à da teofilina ou dos antagonistas dos leucotrienos. Não é tão efetivo quanto os β_2-agonistas inalados na prevenção da BIE, mas pode ser usado em associação para pacientes que não respondem por completo aos β_2-agonistas inalados.
- A maioria dos pacientes apresenta uma melhora em 1 a 2 semanas, mas pode ser necessário um maior período de tempo para alcançar o benefício máximo. No início, os pacientes devem usar o cromoglicato quatro vezes ao dia; após a estabilização dos sintomas, a frequência pode ser reduzida para três vezes ao dia.

Modificadores dos leucotrienos

- O **zafirlucaste** e o **montelucaste** são antagonistas dos receptores de leucotrienos administrados por via oral que reduzem os efeitos pró-inflamatórios (aumento da permeabilidade microvascular e edema das vias respiratórias) e de broncoconstrição do leucotrieno D_4. Na asma persistente, ambos melhoram as provas de função pulmonar, diminuem os despertares noturnos e o uso de agonista β_2, além de melhorar os sintomas. Todavia, são menos efetivos do que os corticosteroides inalados em doses baixas. Não são usados no tratamento das exacerbações agudas e precisam ser tomados de modo regular, mesmo durante os períodos assintomáticos. Nos adultos, a dose de zafirlucaste é de 20 mg, duas vezes ao dia, pelo menos 1 hora antes ou 2 horas depois das refeições; a dose para crianças de 5 a 11 anos de idade é de 10 mg, duas vezes ao dia. A dose de montelucaste para adultos é de 10 mg, uma vez ao dia, tomada à noite, independentemente da ingestão de alimentos; a dose para crianças de 6 a 14 anos é de um comprimido mastigável de 5 mg diários à noite.
- Em poucos casos foram relatadas elevações das concentrações séricas de aminotransferases e hepatite clínica. Raramente, foi relatada a ocorrência de uma síndrome idiossincrática semelhante à síndrome de Churg-Strauss, com eosinofilia acentuada na circulação, insuficiência cardíaca e vasculite eosinofílica associada; todavia, não foi estabelecida uma associação causal direta.
- A **zileutona** é um inibidor da 5-lipoxigenase; seu uso é limitado devido ao potencial de elevação das enzimas hepáticas, em particular nos primeiros três meses de tratamento, e à inibição do metabolismo de alguns fármacos metabolizados pela CYP3A4 (p. ex., teofilina e varfarina). A dose de zileutona em comprimidos é de 600 mg, quatro vezes ao dia, com as refeições e ao deitar. A dose da zileutona em comprimidos de liberação prolongada é de dois comprimidos de 600 mg, duas vezes ao dia, dentro de 1 hora após as refeições da manhã e da noite (dose diária total de 2.400 mg).

Terapia de combinação para controle

- A adição de um segundo medicamento para controle em longo prazo à terapia com corticosteroides inalados constitui uma opção recomendada no tratamento da asma persistente moderada grave.
- Na atualidade, dispõe-se de produtos de combinação em um único inalador contendo propionato de fluticasona e salmeterol ou budesonida e formoterol. Os inaladores contêm doses variadas do corticosteroide inalado com dose fixa do β_2-agonista de ação longa. O acréscimo de um β_2-agonista de ação longa possibilita uma redução de 50% na dose de corticosteroide inalado na maioria dos pacientes com asma persistente. A terapia de combinação é mais efetiva do que a monoterapia com corticosteroides inalados em doses mais altas para reduzir as exacerbações da asma em pacientes com asma persistente.

Omalizumabe

- O **omalizumabe** é um anticorpo anti-IgE aprovado para o tratamento da asma alérgica que não é adequadamente controlada por corticosteroides orais ou inalados. A dose é determinada pelo nível sérico total de IgE (unidades internacionais/mL) e pelo peso corporal (kg). As doses variam de 150 a 375 mg por via subcutânea, administradas a intervalos de duas ou quatro semanas.
- Em virtude de seu alto custo, o omalizumabe está apenas indicado para cuidados nas etapas 5 ou 6 de pacientes com alergias e asma grave persistente, as quais são inadequadamente controladas com associação de corticosteroides inalados em altas doses e β_2-agonistas de ação longa e correm risco de sofrer exacerbações graves.
- Por causa da incidência de 0,2% de anafilaxia, é necessário observar os pacientes por um período de tempo razoável após a injeção, visto que 70% das reações ocorrem dentro de 2 horas. Foram observadas algumas reações dentro de até 24 horas após a injeção.

AVALIAÇÃO DOS DESFECHOS TERAPÊUTICOS

ASMA CRÔNICA

- O controle da asma envolve redução em ambos os domínios de comprometimento e risco. É essencial proceder a um acompanhamento regular a intervalos de 1 a 6 meses, dependendo do controle.
- Os componentes da avaliação incluem sintomas, despertares noturnos, interferência nas atividades normais, função pulmonar, qualidade de vida, exacerbações, adesão ao tratamento, efeitos adversos relacionados ao tratamento e satisfação com os cuidados. Deve-se perguntar ao paciente sobre a tolerância ao exercício.
- São recomendadas as categorias de asma bem controlada, asma não adequadamente controlada e asma muito pouco controlada. Podem-se aplicar regularmente questionários validados, como o Asthma Therapy Assessment Questionnaire, o Asthma Control Questionnaire e o Asthma Control Test.
- Recomenda-se a espirometria na avaliação inicial após a instituição do tratamento e, em seguida, a cada 1 a 2 anos. Recomenda-se monitoramento do pico de fluxo na asma moderada a grave persistente.
- Todos os pacientes em uso de fármacos inalados devem ter a sua técnica de inalação avaliada, inicialmente a cada mês e, em seguida, a cada 3 a 6 meses.
- Após instituir o tratamento anti-inflamatório ou aumentar a dose, a maioria dos pacientes deve perceber uma redução dos sintomas dentro de 1 a 2 semanas e alcançar uma melhora máxima em 4 a 8 semanas. A melhora nos valores basais do VEF_1 ou do PFE deve seguir um curso semelhante, porém a diminuição da HRB, com base nas medidas do PFE matinal, variabilidade do PFE e tolerância ao exercício, podem levar mais tempo e melhorar no decorrer de 1 a 3 meses.

ASMA AGUDA GRAVE

- Os pacientes que correm risco de exacerbações agudas graves devem monitorar os picos de fluxo matinais em casa.
- É necessário monitorar a função pulmonar, seja por espirometria ou pelo pico de fluxo, dentro de 5 a 10 minutos após cada tratamento. O monitoramento da oximetria de pulso, a ausculta dos pulmões e a observação de retrações supraclaviculares são úteis.
- A maioria dos pacientes responde na primeira hora após a administração inicial de β-agonistas inalados. É necessário monitorar os pacientes que não obtêm resposta inicial a cada 30 minutos a 1 hora.

Capítulo elaborado a partir de conteúdo original de autoria de H. William Kelly e Christine A. Sorkness.

78 Doença pulmonar obstrutiva crônica

- A *doença pulmonar obstrutiva crônica* (DPOC) caracteriza-se por uma limitação progressiva do fluxo de ar, a qual não é totalmente reversível. As duas principais condições são:
  - ✓ *Bronquite crônica:* secreção excessiva de muco crônica ou recorrente com tosse que ocorre na maioria dos dias por pelo menos três meses do ano durante pelo menos dois anos consecutivos.
  - ✓ *Enfisema:* aumento anormal e permanente dos espaços aéreos distais aos bronquíolos terminais, acompanhado de destruição de suas paredes, porém sem fibrose.

FISIOPATOLOGIA

- As alterações inflamatórias crônicas resultam em alterações destrutivas e limitação crônica do fluxo de ar. A causa mais comum consiste em exposição à fumaça de tabaco.
- A inalação de partículas e gases nocivos ativa os neutrófilos, os macrófagos e os linfócitos CD8$^+$, os quais liberam diversos mediadores químicos, incluindo o fator de necrose tumoral α, a interleucina-8 e o leucotrieno B$_4$. As células e os mediadores inflamatórios causam alterações destrutivas disseminadas nas vias respiratórias, vascularização pulmonar e parênquima do pulmão.
- Além disso, podem ocorrer estresse oxidativo e desequilíbrio entre os sistemas de defesa agressivos e protetores dos pulmões (proteases e antiproteases). Os oxidantes gerados pela fumaça de cigarro reagem com proteínas e lipídios, danificando-os e contribuindo para a lesão tecidual. Os oxidantes também promovem a inflamação e exacerbam o desequilíbrio das proteases e antiproteases ao inibir a atividade da antiprotease.
- A α$_1$-antitripsina (AAT), uma antiprotease protetora, inibe as enzimas proteases, incluindo a elastase dos neutrófilos. Na presença de atividade da AAT sem oposição, a elastase ataca a elastina, que é um importante componente das paredes alveolares. A deficiência hereditária de AAT aumenta o risco de enfisema prematuro. No enfisema causado por tabagismo, o desequilíbrio está associado a um aumento da atividade da protease ou a uma redução da atividade de antiprotease.
- O exsudato inflamatório nas vias respiratórias leva a um aumento no número e no tamanho das células caliciformes e glândulas mucosas. A secreção de muco aumenta, e há comprometimento da motilidade ciliar. Ocorre espessamento do músculo liso e do tecido conectivo das vias respiratórias. A inflamação crônica leva à cicatrização e fibrose. Ocorre estreitamento difuso das vias respiratórias, que é mais proeminente nas pequenas vias respiratórias periféricas.
- A DPOC por tabagismo costuma resultar em enfisema centrilobular, que afeta principalmente os bronquíolos respiratórios. O enfisema panlobular é observado na deficiência de AAT e estende-se até os ductos e sacos alveolares.
- As alterações vasculares incluem espessamento dos vasos pulmonares, podendo levar à disfunção endotelial das artérias pulmonares. Posteriormente, as alterações estruturais aumentam as pressões pulmonares, em particular durante o exercício. Na DPOC grave, a hipertensão pulmonar secundária leva à insuficiência cardíaca direita (*cor pulmonale*).

MANIFESTAÇÕES CLÍNICAS

- Os sintomas iniciais consistem em tosse crônica e produção de escarro; os pacientes podem apresentar sintomas durante vários anos antes da ocorrência de dispneia.
- Nos estágios mais leves, o exame físico é normal na maioria dos pacientes. Quando a limitação do fluxo de ar torna-se grave, os pacientes podem apresentar cianose das mucosas, desenvolvimento de "tórax em barril" devido à hiperinsuflação dos pulmões, aumento da frequência respiratória em repouso, respiração superficial, expiração com os lábios franzidos e uso dos músculos respiratórios acessórios.
- Na exacerbação da DPOC, os pacientes podem apresentar agravamento da dispneia, aumento do volume ou maior purulência do escarro. Outras características da exacerbação incluem sensação de aperto no tórax, necessidade aumentada de broncodilatadores, mal-estar, fadiga e diminuição da tolerância ao exercício.

DIAGNÓSTICO

• O diagnóstico baseia-se, em parte, nos sintomas do paciente e na história de exposição a fatores de risco, como fumaça de tabaco e substâncias ocupacionais.

• A classificação da gravidade da doença baseia-se na determinação da limitação do fluxo de ar por espirometria, medida da gravidade dos sintomas e avaliação da frequência das exacerbações. A gravidade dos sintomas é avaliada pelo Teste de Avaliação da DPOC (CAT, COPD *Assessment Test*) ou pela escala modificada do Medical Research Council (mMRC). Os pacientes são inicialmente classificados de acordo com a gravidade da obstrução ao fluxo de ar (graus 1 a 4) e, em seguida, incluídos em um grupo (A, B, C ou D), com base no impacto dos sintomas e risco de exacerbações futuras.

ESPIROMETRIA

• A espirometria constitui o padrão para avaliar a limitação do fluxo aéreo. O volume expiratório forçado em 1 segundo (VEF_1) apresenta-se reduzido, exceto na doença muito leve. A capacidade vital forçada (CVF) também pode estar diminuída. A característica essencial da DPOC consiste em uma redução da razão VEF_1:CVF para menos de 70%. Um valor do VEF_1 abaixo de 80% do previsto após a administração de broncodilatador confirma a presença de limitação do fluxo de ar, o que não é totalmente reversível. Uma melhora do VEF_1 de menos de 12% após a inalação de um broncodilatador de ação rápida fornece uma evidência de obstrução irreversível do fluxo de ar.

GASOMETRIA ARTERIAL

• As alterações significativas na gasometria arterial (GA) geralmente só aparecem quando a VEF_1 cai para menos de 1 L. Nesse estágio, a hipoxemia e a hipercapnia podem tornar-se crônicas. Em geral, a hipoxemia começa a ocorrer com o exercício, porém surge em repouso com a evolução da doença.

• Os pacientes com DPOC grave podem apresentar baixa tensão de oxigênio arterial (pressão parcial de O_2 [Pao_2] 45-60 mmHg) e elevação da tensão de dióxido de carbono arterial (pressão parcial de CO_2 [$Paco_2$] 50-60 mmHg). A hipoxemia resulta da hipoventilação (V) do tecido pulmonar em relação à perfusão (Q). A relação V:Q baixa progride ao longo de vários anos, resultando em declínio da Pao_2.

• Alguns pacientes perdem a capacidade de aumentar a frequência ou a profundidade da respiração em resposta à hipoxemia persistente. Essa diminuição da estimulação ventilatória pode ser devida a respostas anormais dos receptores respiratórios periféricos ou centrais. A hipoventilação relativa leva à hipercapnia; nessa situação, a resposta respiratória central a um aumento crônico da $Paco_2$ pode ser atenuada. Como as alterações da Pao_2 e da $Paco_2$ são sutis e progridem ao longo de muitos anos, o pH costuma estar próximo ao normal, visto que os rins compensam por meio da retenção de bicarbonato.

• Se houver desenvolvimento de angústia respiratória aguda (p. ex., em consequência de pneumonia ou exacerbação da DPOC), a $Paco_2$ pode aumentar de modo agudo, resultando em acidose respiratória descompensada.

DIAGNÓSTICO DA INSUFICIÊNCIA RESPIRATÓRIA AGUDA NA DOENÇA PULMONAR OBSTRUTIVA CRÔNICA

• O diagnóstico de insuficiência respiratória aguda baseia-se em uma queda aguda da Pao_2 de 10-15 mmHg ou em qualquer aumento agudo da $Paco_2$, com diminuição do pH sérico para 7,3 ou menos.

• As manifestações agudas consistem em inquietação, confusão, taquicardia, sudorese, cianose, hipotensão, respiração irregular, miose e perda da consciência.

• A causa mais comum de insuficiência respiratória aguda consiste em exacerbação aguda da bronquite com aumento do volume e da viscosidade do escarro. Isso agrava a obstrução e compromete ainda mais a ventilação alveolar, agravando, assim, a hipoxemia e a hipercapnia.

TRATAMENTO

• Objetivos do tratamento: evitar ou minimizar a evolução da doença, aliviar os sintomas, melhorar a tolerância ao exercício, melhorar o estado de saúde, prevenir e tratar as exacerbações, evitar e tratar as complicações e reduzir tanto a morbidade quanto a mortalidade.

TERAPIA NÃO FARMACOLÓGICA

- O abandono do tabagismo constitui a única intervenção que comprovadamente afeta o declínio em longo prazo do VEF_1 e diminui a progressão da DPOC.
- Os programas de reabilitação pulmonar consistem em exercícios físicos, exercícios respiratórios, tratamento clínico ótimo, apoio psicossocial e educação em saúde.
- São administradas vacinas, quando apropriado (p. ex., vacina antipneumocócica, vacina contra *influenza* anual).
- Uma vez estabilizados como pacientes ambulatoriais e otimizada a farmacoterapia, deve-se instituir a oxigenioterapia de longo prazo se (1) a Pao_2 em repouso for inferior a 55 mmHg ou a SaO_2 for inferior a 88%, com ou sem hipercapnia, ou se (2) a Pao_2 em repouso for de 55 a 60 mmHg ou a SaO_2 for inferior a 88% com evidências de insuficiência cardíaca direita, policitemia ou hipertensão pulmonar. O objetivo é elevar a Pao_2 acima de 60 mmHg.

TERAPIA FARMACOLÓGICA

- O **Quadro 78-1** apresenta uma abordagem para a farmacoterapia inicial da DPOC estável com base na avaliação combinada da limitação do fluxo aéreo, gravidade dos sintomas e risco de exacerbações. Os pacientes com sintomas intermitentes e com baixo risco de exacerbações (grupo A) são tratados com broncodilatadores de ação curta por via inalatória, quando necessário. Quando os sintomas se tornam mais persistentes (grupo B), são iniciados os broncodilatadores de ação prolongada inalados. Para pacientes com alto risco de exacerbações (grupos C e D), deve-se considerar o uso de corticosteroides inalados.
- Os broncodilatadores inalados de ação curta (β_2-agonistas ou anticolinérgicos) constituem a terapia inicial para pacientes com sintomas intermitentes; esses fármacos aliviam os sintomas e aumentam a tolerância ao exercício.
- Os broncodilatadores inalados de ação prolongada (β_2-agonistas [BAAL] ou anticolinérgicos) são recomendados para a DPOC moderada a grave, quando os sintomas ocorrem de modo regular ou quando os agentes de ação curta não proporcionam alívio adequado. Esses fármacos aliviam os sintomas, reduzem a frequência de exacerbações e melhoram tanto a qualidade de vida quanto o estado de saúde.

Simpaticomiméticos

- Os simpaticomiméticos β_2-seletivos produzem relaxamento da musculatura lisa dos brônquios e broncodilatação e também podem melhorar a limpeza mucociliar. A administração por inalador dosimetrado (IDM) ou inalador de pó seco (IPS) é pelo menos tão efetiva quanto a terapia de nebulização e costuma ser preferida devido ao custo e à conveniência.
- O **salbutamol**, o **levalbuterol**, o **bitolterol**, o **pirbuterol** e a **terbutalina** são os agentes de ação curta preferidos, visto que exibem maior seletividade β_2 e maior duração de ação do que outros agentes de ação curta (isoproterenol, metaproterenol, isoetarina). A via inalatória é preferida à administração oral e parenteral por causa de sua eficácia e seus efeitos adversos.
- Os agentes de ação curta podem ser usados para alívio agudo dos sintomas ou de modo regular para prevenir ou reduzir os sintomas. A duração de ação é de 4 a 6 horas.
- O **salmeterol**, o **formoterol** e o **arformeterol** são BAAL administrados a cada 12 horas, de modo regular, que proporcionam broncodilatação durante todo o intervalo entre as doses. O **indacaterol** é um agente de ação ultraprolongada que necessita de apenas uma dose única ao dia. Além de proporcionar uma maior conveniência para pacientes com sintomas persistentes, os BAAL produzem resultados superiores em termos de função pulmonar, alívio dos sintomas, redução na frequência das exacerbações e qualidade de vida, quando comparados com os β_2-agonistas de ação curta. Esses fármacos não são recomendados para o alívio agudo dos sintomas.

Anticolinérgicos

- Quando administrados por inalação, os anticolinérgicos produzem broncodilatação ao inibir competitivamente os receptores colinérgicos no músculo liso brônquico.

QUADRO 78-1	Manejo farmacológico inicial da doença pulmonar obstrutiva crônica[a]		
Grupo de pacientes	Primeira escolha recomendada	Escolha alternativa	Outros tratamentos possíveis[b]
A	Anticolinérgico de ação curta, quando necessário *ou* β_2-agonista de ação curta, quando necessário	Anticolinérgico de ação prolongada *ou* β_2-agonista de ação prolongada *ou* β_2-agonista de ação curta e anticolinérgico de ação curta	Teofilina
B	Anticolinérgico de ação prolongada *ou* β_2-agonista de ação prolongada	Anticolinérgico de ação prolongada e β_2-agonista de ação prolongada	β_2-agonista de ação curta *e/ou* Anticolinérgico de ação curta Teofilina
C	Corticosteroide inalado + β_2-agonista de ação prolongada *ou* anticolinérgico de ação prolongada	Anticolinérgico de ação prolongada e β_2-agonista de ação prolongada *ou* anticolinérgico de ação prolongada e inibidor da fosfodiesterase 4 *ou* β_2-agonista de ação prolongada e inibidor da fosfodiesterase 4	β_2-agonista de ação curta *e/ou* Anticolinérgico de ação curta Teofilina

| D | Corticosteroide inalado + β₂-agonista de ação prolongada
e/ou
Anticolinérgico de ação prolongada | Corticosteroide inalado + β₂-agonista de ação prolongada e anticolinérgico de ação prolongada
ou
Corticosteroide inalado + β₂-agonista de ação prolongada e inibidor da fosfodiesterase 4
ou
Anticolinérgico de ação prolongada e β₂-agonista de ação prolongada
ou
Anticolinérgico de ação prolongada e inibidor da fosfodiesterase 4 | Carbocisteína
β₂-agonista de ação curta
e/ou
Anticolinérgico de ação curta
Teofilina |

aOs medicamentos não estão ordenados, necessariamente, por ordem de preferência.

bOs medicamentos nessa coluna podem ser usados isoladamente ou em associação com outras opções nas colunas de primeira escolha recomendada e escolha alternativa.

Reproduzido, com autorização, de Global Strategy for the Diagnosis, Management and Prevention COPD, Global Initiative for Chronic Obstructive Lung Disease (GOLD) 2013. Disponível em: http://www.goldcopd.com.

- O **brometo de ipratrópio** é o principal agente anticolinérgico de ação curta usado para a DPOC. Apresenta início de ação mais lento do que os β_2-agonistas de ação curta (15-20 min *vs.* 5 min para o salbutamol). Pode ser menos apropriado para uso quando necessário; todavia, é frequentemente prescrito dessa maneira. O ipratrópio exerce um efeito mais prolongado do que os β_2-agonistas de ação curta. O efeito alcança um pico em 1,5 a 2 horas, com duração de 4 a 6 horas. A dose recomendada com IDM consiste em duas aplicações, quatro vezes ao dia, com aumento da dose, em geral para 24 aplicações por dia. Também está disponível como solução para nebulização. As queixas mais frequentes dos pacientes consistem em boca seca, náuseas e, em certas ocasiões, gosto metálico. Em virtude de sua pouca absorção sistêmica, os efeitos colaterais anticolinérgicos são incomuns (p. ex., visão turva, retenção urinária, náuseas e taquicardia).
- O **brometo de tiotrópio** é um agente de ação prolongada que protege contra a broncoconstrição colinérgica por mais de 24 horas. O início de seu efeito é observado dentro de 30 minutos, alcançando um pico em 3 horas. A dose recomendada consiste na inalação do conteúdo de uma cápsula (18 mcg) uma vez ao dia, utilizando um dispositivo de dose única contendo pó seco (HandiHaler), ativado pela inspiração. Em virtude de sua ação local, o tiotrópio é bem tolerado, e a queixa mais comum consiste em ressecamento da boca. Foram também relatados outros efeitos anticolinégicos.
- O **brometo de aclidínio** é um agente de ação prolongada administrado duas vezes ao dia com o uso do IPS, um dispositivo de múltiplas doses.

Associação de anticolinérgicos e simpaticomiméticos

- Com frequência, utiliza-se uma associação de anticolinérgico inalado e β_2-agonista, particularmente quando a doença evolui, e ocorre agravamento dos sintomas. As combinações possibilitam o uso das menores doses efetivas e a redução dos efeitos adversos de cada agente. A combinação de β_2-agonistas tanto de ação curta quanto de ação prolongada com ipratrópio proporciona maior alívio sintomático e melhora a função pulmonar.
- São disponíveis associações de **salbutamol** e **ipratrópio** em IDM para terapia de manutenção da DPOC.

Metilxantinas

- A **teofilina** e a **aminofilina** produzem broncodilatação ao inibir a fosfodiesterase e outros mecanismos.
- O uso crônico da teofilina na DPOC melhora a função pulmonar, incluindo a capacidade vital e o VEF$_1$. Subjetivamente, a teofilina reduz a dispneia, aumenta a tolerância ao exercício e melhora a estimulação respiratória.
- As metilxantinas desempenham um papel muito limitado na terapia da DPOC devido às interações medicamentosas e à variabilidade nas necessidades de doses entre pacientes. A teofilina pode estar indicada para pacientes que apresentam intolerância aos broncodilatadores inalados ou que são incapazes de usá-los. Pode ser também acrescentada ao esquema de pacientes que não obtêm uma resposta ótima aos broncodilatadores inalados.
- Os parâmetros subjetivos, como percepção de melhora da dispneia e tolerância ao exercício, são importantes para avaliar a aceitabilidade das metilxantinas em pacientes com DPOC.
- As preparações de teofilina de liberação retardada melhoram a adesão do paciente e produzem concentrações séricas mais consistentes do que os produtos de liberação rápida. É preciso ter cautela quando se substitui uma preparação de liberação retardada por outra, devido à existência de variações nas características de liberação retardada.
- O tratamento é iniciado com 200 mg duas vezes ao dia, com aumento da dose a cada 3 a 5 dias até alcançar a dose-alvo; a maioria dos pacientes necessita 400 a 900 mg ao dia.
- Os ajustes de dose devem ser baseados nas concentrações séricas mínimas. Com frequência, o alvo consiste em uma faixa terapêutica de 8 a 15 mcg/mL (44,4 a 83,3 μmol/L) para minimizar o risco de toxicidade. Uma vez estabelecida a dose, as concentrações são monitoradas uma ou duas vezes por ano, a não ser que ocorra agravamento da doença, administração de medicamentos que interferem no metabolismo da teofilina ou suspeita de toxicidade.
- Os efeitos colaterais comuns da teofilina consistem em dispepsia, náuseas, vômitos, diarreia, cefaleia, tontura e taquicardia. Podem ocorrer arritmias e convulsões, particularmente em concentrações tóxicas.
- Os fatores passíveis de diminuir o *clearance* da teofilina e levar a uma redução das doses necessárias incluem idade avançada, pneumonia bacteriana ou viral, insuficiência cardíaca, disfunção hepática, hipoxemia em consequência de descompensação aguda e uso de fármacos como cimetidina, macrolídeos e antibióticos (fluoroquinolonas).

- Os fatores que podem aumentar o *clearance* da teofilina e resultar na necessidade de doses mais altas incluem fumo de tabaco e de maconha, hipertireoidismo e determinados fármacos, como a fenitoína, o fenobarbital e a rifampicina.

Corticosteroides

- Os corticosteroides reduzem a permeabilidade capilar, diminuindo o muco, inibem a liberação de enzimas proteolíticas dos leucócitos e também inibem as prostaglandinas.
- As situações apropriadas para uso de corticosteroides na DPOC incluem (1) uso sistêmico em curto prazo para as exacerbações agudas e (2) terapia inalatória para a DPOC crônica estável. Os corticosteroides sistêmicos crônicos devem ser evitados no manejo da DPOC devido a seus benefícios questionáveis e ao elevado risco de toxicidade.
- A terapia com corticosteroides inalados pode ser benéfica em pacientes com DPOC grave com alto risco de exacerbação (grupos C e D) que não são controlados com broncodilatadores inalados.
- Os efeitos colaterais dos corticosteroides inalados são leves e consistem em rouquidão, faringite, candidíase oral e equimose cutânea. Os efeitos colaterais graves, como supressão suprarrenal, osteoporose e formação de cataratas, ocorrem com menos frequência do que quando se utilizam corticosteroides sistêmicos; todavia, os médicos devem monitorar os pacientes em uso de terapia inalatória crônica em altas doses.
- A combinação de corticosteroides inalados e broncodilatadores de ação prolongada (fluticazona mais salmeterol ou budesonida mais formoterol) está associada a uma melhora acentuada do VEF_1, do estado de saúde e da frequência de exacerbações em comparação com qualquer um desses agentes isoladamente. A disponibilidade de inaladores contendo associações torna a administração de ambos os fármacos mais conveniente e diminui o número total de inalações necessárias por dia.

Inibidores da fosfodiesterase

- O **roflumilaste** é um inibidor da fosfodiesterase 4 (PDE4) indicado para reduzir o risco de exacerbações em pacientes com DPOC grave associada a bronquite crônica e história de exacerbações.
- A dose é de 500 mcg por via oral, uma vez ao dia, com ou sem alimentos. Os principais efeitos adversos consistem em perda de peso e efeitos neuropsiquiátricos, como pensamentos suicidas, insônia, ansiedade e depressão ou agravamento da depressão já existente.
- O roflumilaste é metabolizado pela CYP3A4 e 1A2; sua coadministração com indutores potentes do citocromo P450 (CYP450) não é recomendada devido à possibilidade de concentrações plasmáticas subterapêuticas. Deve-se ter cautela quando se administra roflumilaste com inibidores potentes do citocromo P450 (CYP450) em razão da possibilidade de efeitos adversos.
- O roflumilaste pode ser benéfico em pacientes com DPOC grave ou muito grave que correm alto risco de exacerbações (grupos C e D) e que não obtêm controle com o uso de broncodilatadores inalados. O roflumilaste também pode ser considerado para pacientes com intolerância ou incapazes de usar broncodilatadores inalados ou corticosteroides. O roflumilaste não é recomendado para uso com teofilina, visto que esses fármacos compartilham mecanismos semelhantes.

TRATAMENTO DAS EXACERBAÇÕES DA DPOC

- <u>Objetivos do tratamento</u>: consistem em: (1) prevenir a hospitalização ou reduzir a sua duração; (2) prevenir a ocorrência de insuficiência respiratória aguda e morte; (3) obter a resolução dos sintomas; e (4) retornar ao estado clínico basal, com restauração da qualidade de vida.

TERAPIA NÃO FARMACOLÓGICA

- Deve-se considerar a oxigenoterapia em pacientes com hipoxemia. É preciso ter cautela, visto que muitos pacientes com DPOC dependem da ocorrência de hipoxemia leve para desencadear o impulso da respiração. A administração francamente agressiva de oxigênio a pacientes que apresentam hipercapnia crônica pode resultar em depressão respiratória e falência respiratória. O oxigênio é ajustado para obter uma Pao_2 acima de 60 mmHg ou uma saturação de oxigênio SaO_2 superior a 90%. A GA deve ser obtida após iniciar a administração de oxigênio para monitorar a retenção de CO_2 em consequência da hipoventilação.

- A ventilação com pressão positiva não invasiva (VPPN) fornece suporte ventilatório com oxigênio e fluxo de ar pressurizado, utilizando uma máscara facial ou nasal sem intubação endotraqueal. A VPPN não é apropriada para pacientes com alteração do estado mental, acidose grave, parada respiratória ou instabilidade cardiovascular. A intubação e a ventilação mecânica podem ser necessárias em pacientes que não respondem à VPPN ou que são candidatos inadequados à VPPN.

TERAPIA FARMACOLÓGICA

Broncodilatadores

- A dose e a frequência dos broncodilatadores são aumentadas durante as exacerbações agudas para proporcionar alívio sintomático. Os β_2-agonistas de ação curta são preferidos em virtude de seu rápido início de ação. Podem ser acrescentados agentes anticolinérgicos se os sintomas persistirem, apesar das doses aumentadas de β_2-agonistas.
- Podem-se administrar broncodilatadores por IDM ou por nebulização com eficácia igual. A nebulização pode ser considerada para pacientes que apresentam dispneia intensa e que são incapazes de prender a respiração após acionar um IDM.
- Em geral, deve-se evitar o uso de teofilina devido à falta de evidências que documentem o seu benefício. A teofilina pode estar indicada para pacientes que não respondem a outros tratamentos.

Corticosteroides

- Os pacientes com exacerbações agudas da DPOC podem receber um ciclo de curta duração de corticosteroides intravenosos (IV) ou orais. Embora a dose e a duração ideais não sejam conhecidas, a prednisona, 40 mg ao dia (ou equivalente) por via oral, durante 10 a 14 dias, pode ser efetiva para a maioria dos pacientes.
- Se o tratamento for mantido por mais de duas semanas, deve-se utilizar um esquema de redução gradual da dose oral para evitar a supressão do eixo hipotálamo-hipófise-suprarrenal.

Terapia antimicrobiana

- Os antibióticos são muito benéficos e devem ser iniciados se houver pelo menos dois desses três sintomas: 1) aumento da dispneia, 2) aumento do volume de escarro e 3) aumento da purulência do escarro. A utilidade da coloração de Gram e da cultura do escarro é questionável, visto que alguns pacientes exibem colonização bacteriana crônica da árvore brônquica entre as exacerbações.
- A escolha da terapia antimicrobiana empírica deve ser baseada nos microrganismos mais prováveis: *Haemophilus influenzae*, *Moraxella catarrhalis*, *Streptococcus pneumoniae* e *Haemophilus parainfluenzae*.
- O tratamento é iniciado dentro de 24 horas após o aparecimento dos sintomas para evitar uma internação desnecessária do paciente; em geral, é mantido durante pelo menos 7 a 10 dias. Ciclos de cinco dias de alguns agentes podem produzir eficácia comparável.
- Nas exacerbações não complicadas, o tratamento recomendado consiste em um **macrolídeo** (**azitromicina** ou **claritromicina**), uma **cefalosporina de segunda ou de terceira geração** ou **doxiciclina**. O sulfametoxazol-trimetoprima deve ser evitado por causa da resistência crescente dos pneumococos. A amoxicilina e as cefalosporinas de primeira geração não são recomendadas devido à sensibilidade à β-lactamase. A eritromicina tampouco está recomendada em virtude de sua atividade insuficiente contra *H. influenzae*.
- Nas exacerbações complicadas, em que pode haver pneumococos resistentes a fármacos, *H. influenzae* e *M. catarrhalis* produtores de β-lactamase e alguns microrganismos gram-negativos entéricos, o tratamento recomendado consiste em **amoxicilina/clavulanato** ou uma fluoroquinolona com atividade antipneumocócica aumentada (**levofloxacino, gemifloxacino** ou **moxifloxacino**).
- Nas exacerbações complicadas com risco de *Pseudomonas aeruginosa* o tratamento recomendado inclui uma fluoroquinolona com atividade aumentada contra pneumococos e *P. aeruginosa* (**levofloxacino**). Se houver necessidade de terapia IV, deve-se usar uma penicilina resistente à β-lactamase com atividade antipseudomonas, ou uma cefalosporina de terceira ou de quarta geração com atividade antipseudomonas.

AVALIAÇÃO DOS DESFECHOS TERAPÊUTICOS

- Na DPOC crônica estável, as provas de função pulmonar devem ser realizadas com qualquer adição ao tratamento, mudança de dose ou interrupção da terapia. Outras medidas de resultados incluem escore de dispneia, avaliações da qualidade de vida e taxas de exacerbações (incluindo visitas ao serviço de emergência e hospitalizações).
- Nas exacerbações agudas da DPOC, é necessário avaliar, tanto no início quanto ao longo da exacerbação, a contagem de leucócitos, os sinais vitais, a radiografia de tórax e as alterações na frequência da dispneia, no volume e na purulência do escarro. Nas exacerbações mais graves, a GA e a SaO_2 também devem ser monitoradas.
- Devem-se avaliar a adesão do paciente ao tratamento, os efeitos colaterais, as interações medicamentosas potenciais e as medidas subjetivas da qualidade de vida.

Capítulo elaborado a partir de conteúdo original de autoria de Sharya V. Bourdet e Dennis M. Williams.

79 Hiperplasia prostática benigna

- A *hiperplasia prostática benigna* (HPB), uma condição quase ubíqua, é a neoplasia benigna mais comum em homens norte-americanos.

FISIOPATOLOGIA

- A próstata é constituída de três tipos de tecido: epitelial ou glandular, estroma ou músculo liso e cápsula. Tanto o tecido do estroma quanto a cápsula apresentam receptores α_1-adrenérgicos.
- Os mecanismos fisiopatológicos precisos que provocam a HPB não estão bem definidos. Acredita-se que tanto a di-hidrotestosterona (DHT) intraprostática quanto a 5α-redutase tipo II estejam envolvidas.
- Em geral, a HPB resulta de fatores tanto estáticos (aumento gradual da próstata) quanto dinâmicos (agentes ou situações que aumentam o tônus α-adrenérgico e causam contração do músculo liso da glândula). Entre os exemplos de fármacos capazes de exacerbar os sintomas, destacam-se a testosterona, os agonistas α-adrenérgicos (p. ex., descongestionantes) e os que exercem efeitos anticolinérgicos significativos (p. ex., anti-histamínicos, fenotiazinas, antidepressivos tricíclicos, antiespasmódicos e agentes antiparkinsonianos).

MANIFESTAÇÕES CLÍNICAS

- Os pacientes com HPB apresentam uma variedade de sinais e sintomas, os quais são classificados como obstrutivos ou irritativos. Os sintomas variam com o passar do tempo.
- Ocorrem sinais e sintomas obstrutivos quando os fatores dinâmicos e/ou estáticos reduzem o esvaziamento da bexiga. Os pacientes apresentam hesitação urinária, gotejamento da urina pelo pênis e sensação de bexiga cheia mesmo depois da micção.
- Os sinais e sintomas irritativos são comuns e resultam de obstrução de longa duração no colo da bexiga. Os pacientes apresentam polaciúria, urgência e nictúria.
- A progressão da HPB pode produzir complicações, incluindo doença renal crônica, hematúria macroscópica, incontinência urinária, infecção recorrente do trato urinário, divertículos vesicais e cálculos vesicais.

DIAGNÓSTICO

- O diagnóstico inclui uma história clínica cuidadosa, exame físico, medidas objetivas do esvaziamento vesical (p. ex., pico e média do fluxo urinário e volume urinário residual pós-miccional [RPM]) e exames laboratoriais (p. ex., exame de urina e antígeno prostático específico [PSA]).
- No toque retal, a próstata costuma estar, mas nem sempre, aumentada (> 20 g), macia, lisa e simétrica.

TRATAMENTO

- <u>Objetivos do tratamento</u>: consistem em controlar os sintomas, evitar a progressão das complicações e retardar a necessidade de intervenção cirúrgica.
- As opções de manejo incluem espera expectante, terapia farmacológica e intervenção cirúrgica. A escolha dependerá da gravidade dos sinais e sintomas (Quadro 79-1).

QUADRO 79-1	Categorias de gravidade da HBP com base nos sinais e sintomas	
Gravidade da doença	Escore dos sintomas da AUA	Sinais e sintomas típicos
Leve	≤ 7	Assintomática Velocidade máxima do fluxo urinário < 10 mL/s Volume de urina RPM > 25 a 50 mL
Moderada	8 a 19	Todos os sinais anteriores mais sintomas miccionais obstrutivos e irritativos (sinais de instabilidade do detrusor)
Grave	≥ 20	Todos os sinais anteriores mais uma ou mais complicações da HPB

AUA, American Urological Association; HPB, hiperplasia prostática benigna; RPM, residual pós-miccional.

- A espera expectante é apropriada para pacientes com doença leve (Figura 79-1). Os pacientes são reavaliados a intervalos de 6 a 12 meses e instruídos sobre a necessidade de modificação do comportamento, como restringir líquidos antes de dormir, evitar o consumo de cafeína e de álcool, esvaziar frequentemente a bexiga e evitar o uso de fármacos que exacerbem os sintomas.

TERAPIA FARMACOLÓGICA

- A terapia farmacológica mostra-se apropriada para pacientes com sintomas moderados de HPB e como medida temporária para aqueles que apresentam HPB grave.
- A terapia farmacológica interfere no efeito estimulador da testosterona sobre o aumento da próstata (reduz o fator estático), relaxa o músculo liso da próstata (diminui o fator dinâmico) ou relaxa o músculo detrusor da bexiga (Quadro 79-2).
- A terapia é iniciada com um antagonista α-adrenérgico para obter um início mais rápido do alívio sintomático. Deve-se selecionar um inibidor da 5α-redutase para pacientes com próstata de mais de 40 g. Deve-se considerar a terapia de combinação para pacientes sintomáticos com próstata com mais de 40 g e nível de PSA de 1,4 ng/mL ou mais (1,4 mcg/L).
- Deve-se considerar a monoterapia com um inibidor da fosfodiesterase ou uso em combinação com um antagonista α-adrenérgico na presença de disfunção erétil e HPB.
- Os agentes que interferem na estimulação androgênica da próstata não são populares nos Estados Unidos devido aos efeitos adversos. Os agonistas do hormônio liberador do hormônio luteinizante, a **leuprorrelina** e **gosserrelina**, diminuem a libido e podem causar disfunção erétil, ginecomastia e ondas de calor. Os antiandrogênios **bicalutamida** e **flutamida** provocam náuseas, diarreia e hepatotoxicidade.

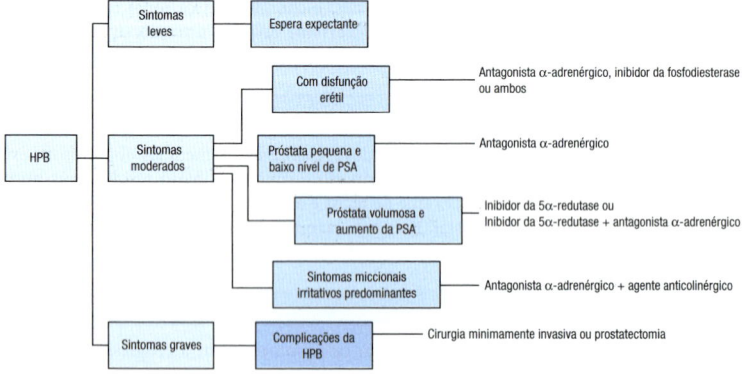

FIGURA 79-1 Algoritmo para o tratamento da hiperplasia prostática benigna (HPB). PSA, antígeno prostático específico.

QUADRO 79-2	Opções de tratamento clínico para a hiperplasia prostática benigna	
Categoria	**Mecanismo**	**Fármaco**
Reduz o fator dinâmico	Bloqueia os receptores α_1-adrenérgicos no tecido do estroma prostático	Prazosina
		Alfuzosina
		Terazosina
		Doxazosina
	Bloqueia os receptores α_{1A} na próstata	Tansulosina
		Silodosina
	Provoca relaxamento do músculo liso da próstata, colo da bexiga e parte prostática da uretra	Tadalafila
Reduz o fator estático	Bloqueia a enzima 5α-redutase	Finasterida
	Bloqueia a di-hidrotestosterona em seu receptor intracelular	Dutasterida
		Bicalutamida[a]
	Bloqueia a liberação hipofisária do hormônio luteinizante	Flutamida[a]
		Leuprorrelina[a]
	Bloqueia a liberação hipofisária do hormônio luteinizante e bloqueia o receptor de androgênio	Gosserrelina[a]
		Acetato de megestrol[a]
Outra	Relaxa o músculo detrusor da bexiga	Tolterodina
		Oxibutinina
		Tróspio
		Solifenacina
		Darifenacina
		Fesoterodina

[a]Não aprovado pela Food and Drug Administration para o tratamento da hiperplasia prostática benigna.

Antagonistas α-adrenérgicos

- Os antagonistas α-adrenérgicos relaxam e musculatura lisa da próstata e do colo da bexiga, aumentando o fluxo urinário em 2 a 3 mL/s em 60 a 70% dos pacientes e reduzindo os volumes urinários RPM.
- Os antagonistas α_1-adrenérgicos não diminuem o volume da próstata nem os níveis de PSA.
- A **prazosina**, a **terazosina**, a **doxazosina** e a **alfuzosina** são antagonistas α_1-adrenérgicos de segunda geração. Esses fármacos antagonizam os receptores α_1-adrenérgicos vasculares periféricos, além daqueles na próstata. Os efeitos adversos consistem em síncope da primeira dose, hipotensão ortostática e tontura. A alfuzosina tem menos tendência a provocar efeitos adversos cardiovasculares em comparação com outros agentes de segunda geração.
- Deve-se ajustar lentamente até alcançar uma dose de manutenção ao deitar para minimizar a hipotensão ortostática e a síncope da primeira dose com as formulações de liberação imediata da terazosina e doxazosina. Os esquemas de ajuste para a terazosina incluem:

Esquemas de ajuste	
Ajuste lento da terazosina	**Ajuste mais rápido da terazosina**
Dias 1 a 3: 1 mg ao deitar	Dias 1 a 3: 1 mg ao deitar
Dias 4 a 14: 2 mg ao deitar	Dias 4 a 14: 2 mg ao deitar
Semanas 2 a 6: 5 mg ao deitar	Semanas 2 a 3: 5 mg ao deitar
A partir da semana 7 em diante: 10 mg ao deitar	A partir da semana 4 em diante: 10 mg ao deitar

- A **tansulosina** e a **silodosina**, que são antagonistas α_1-adrenérgicos de terceira geração, são seletivas para os receptores α_{1A} prostáticos. Por conseguinte, não provocam relaxamento da musculatura lisa vascular periférica e hipotensão associada.

- A tansulosina representa uma boa opção para pacientes que não conseguem tolerar a hipotensão; para os que apresentam doença arterial coronariana grave, depleção de volume, arritmias cardíacas, ortostase grave ou insuficiência hepática; ou para aqueles em uso de múltiplos anti-hipertensivos. A tansulosina também é adequada para pacientes que desejam evitar a demora no ajuste da dose.

- As interações medicamentosas potenciais incluem diminuição do metabolismo dos antagonistas α_1-adrenérgicos com inibidores da CYP 3A4 (p. ex., **cimetidina e diltiazem**) e aumento do catabolismo dos antagonistas α_1-adrenérgicos com o uso concomitante de estimuladores da CYP 3A4 (p. ex., **carbamazepina e fenitoína**).

- Deve-ser reduzir a dose de silodosina em pacientes com comprometimento renal moderado ou disfunção hepática.

Inibidores da 5α-redutase

- Os inibidores da 5α-redutase interferem no efeito estimulador da testosterona. Esses agentes reduzem a velocidade de progressão da doença e diminuem o risco de complicações.

- Em comparação com os antagonistas α_1-adrenérgicos, as desvantagens dos inibidores da 5α-redutase incluem a necessidade de administração durante seis meses para obter uma redução máxima da próstata, menos tendência a induzir uma melhora objetiva e maior disfunção sexual.

- Não se sabe se as vantagens farmacodinâmicas da **dutasterida** conferem vantagens clínicas em relação à **finasterida**. A dutasterida inibe a 5α-redutase dos tipos I e II, enquanto a finasterida inibe apenas o tipo II. A dutasterida suprime mais rapidamente e de maneira mais completa a DHT intraprostática (vs. 80 a 90% para finasterida) e diminui os níveis séricos de DHT em 90% (vs. 70%).

- Os inibidores da 5α-redutase podem ser preferidos para pacientes com arritmias descontroladas, angina inadequadamente controlada, uso de múltiplos agentes anti-hipertensivos ou incapacidade de tolerar os efeitos hipotensores dos antagonistas α_1-adrenérgicos.

- Os níveis de PSA devem ser medidos em condições basais e novamente depois de seis meses de tratamento. Se não houver uma redução do PSA em 50% depois de seis meses de tratamento em um paciente que adere ao esquema terapêutico, deve-se efetuar uma avaliação à procura de câncer de próstata.

- Os inibidores da 5α-redutase estão incluídos na categoria X de gravidez da Food and Drug Administration e, portanto, estão contraindicados para mulheres grávidas. As mulheres grávidas e aquelas potencialmente grávidas não devem manipular os comprimidos nem ter contato com o sêmen de homens em uso de inibidores da 5α-redutase.

Inibidores da fosfodiesterase

- O aumento do monofosfato de guanosina cíclico (GMPc) produzido por inibidores da fosfodiesterase (IF) pode relaxar a musculatura lisa na próstata e no colo da bexiga. A eficácia pode resultar do relaxamento direto do músculo detrusor da bexiga.

- A **tadalafila**, 5 mg ao dia, melhora os sintomas miccionais, porém não aumenta a velocidade do fluxo urinário nem diminui o volume de urina RPM. A terapia de combinação com um antagonista α-adrenérgico resulta em melhora significativa dos sintomas do trato urinário inferior, aumento do fluxo urinário e diminuição do volume RPM.

Agentes anticolinérgicos

- A adição de **oxibutinina** e **tolterodina** aos antagonistas α-adrenérgicos alivia os sintomas miccionais irritativos, incluindo polaciúria, urgência e nictúria. Deve-se iniciar com a menor dose efetiva para determinar a tolerância aos efeitos adversos no sistema nervoso central e ao ressecamento da boca. Deve-se medir o volume de urina RPM antes de iniciar o tratamento (que deve ser inferior a 250 mL).

- Se os efeitos adversos anticolinérgicos sistêmicos não forem bem tolerados, deve-se considerar o uso de formulações transdérmica ou de liberação prolongada ou agentes urosseletivos (p. ex., **darifenacina** ou **solifenacina**).

INTERVENÇÃO CIRÚRGICA

- A prostatectomia, realizada por via transuretral ou suprapúbica, constitui o padrão de referência para o tratamento de pacientes com sintomas moderados ou graves de HPB e para todos os pacientes que apresentam complicações.
- A ejaculação retrógrada complica em até 75% dos procedimentos de prostatectomia transuretral. Outras complicações observadas em 2 a 15% dos pacientes consistem em sangramento, incontinência e disfunção erétil.

FITOTERAPIA

- Embora seja muito utilizada na Europa para a HPB, a fitoterapia com produtos como palmeto (*Serenoa repens*), urtiga (*Urtica dioica*) e ameixa africana (*Pygeum africanum*) deve ser evitada. Os estudos são inconclusivos e a pureza dos produtos disponíveis é questionável.

AVALIAÇÃO DOS DESFECHOS TERAPÊUTICOS

- O principal resultado terapêutico do tratamento da HPB consiste em restaurar o fluxo urinário adequado sem provocar efeitos adversos.
- O resultado depende da percepção da eficácia e aceitabilidade da terapia pelo paciente. O American Urological Association Symtom Score é um instrumento padronizado validado que pode ser utilizado para avaliar a qualidade de vida do paciente.
- As medidas objetivas de esvaziamento vesical (p. ex., fluxo urinário e volume de urina RPM) são medidas úteis para pacientes que consideram a cirurgia.
- É preciso monitorar regularmente os exames laboratoriais (p. ex., ureia, creatinina e PSA) e o exame de urina. Recomenda-se a realização de um toque retal anual se a expectativa de vida for de pelo menos 10 anos.

Capítulo elaborado a partir de conteúdo original de autoria de Mary Lee.

- A *disfunção erétil* (DE) descreve uma falha persistente (por um período mínimo de três meses) em alcançar uma ereção peniana adequada para a relação sexual. Os pacientes costumam referir-se a ela como impotência.

FISIOPATOLOGIA

- A DE pode resultar de uma anormalidade em um dos quatro sistemas necessários para obter uma ereção peniana normal ou de uma combinação de anormalidades. As etiologias vasculares, nervosas ou hormonais da DE são designadas como DE orgânica. A anormalidade do quarto sistema (i.e., receptividade psicológica do paciente aos estímulos sexuais) é designada como DE psicogênica.
- O pênis possui dois corpos cavernosos e um corpo esponjoso, o qual contém seios interconectados que se enchem com sangue para produzir uma ereção.
- A acetilcolina atua com outros neurotransmissores (i.e., monofosfato de guanilato cíclico, adenosina monofosfato cíclico e polipeptídeo intestinal vasoativo) para produzir vasodilatação arterial peniana e, por fim, ereção.
- A DE orgânica está associada a doenças que comprometem o fluxo vascular para os corpos cavernosos (p. ex., doença vascular periférica, arteriosclerose e hipertensão essencial), ou prejudicam a condução nervosa para o cérebro (p. ex., lesão da medula espinal e acidente vascular cerebral) ou comprometem a condução nervosa periférica (p. ex., diabetes melito). A DE secundária está associada ao hipogonadismo.
- A DE psicogênica está associada a mal-estar, depressão reativa ou ansiedade de desempenho, sedação, doença de Alzheimer, hipotireoidismo e transtornos mentais. Os pacientes com DE psicogênica geralmente apresentam uma maior taxa de resposta às intervenções do que aqueles com DE orgânica.
- Os hábitos sociais (p. ex., tabagismo e consumo excessivo de etanol) e determinados medicamentos (Quadro 80-1) também podem causar DE.

MANIFESTAÇÕES CLÍNICAS

- Os sinais e sintomas de DE podem ser difíceis de detectar. A parceira do paciente é, com frequência, a primeira a relatar a ocorrência de DE para o profissional de saúde.
- A não adesão a fármacos que se acredita serem a causa DE pode constituir um sinal de sua ocorrência.

DIAGNÓSTICO

- As principais avaliações diagnósticas incluem a gravidade da DE, história clínica e cirúrgica, medicamentos concomitantes, exame físico e exames laboratoriais (i.e., nível sérico de glicose, perfil lipídico e nível de testosterona).
- A gravidade da DE é avaliada com um questionário padronizado.
- Deve-se realizar uma avaliação dos riscos cardiovasculares antes de iniciar a terapia para DE em homens com mais de 50 anos de idade e naqueles com risco intermediário e alto de doença cardiovascular.

TRATAMENTO

- Objetivo do tratamento: consiste em melhorar a quantidade e a qualidade das ereções penianas apropriadas para a relação sexual.
- A primeira etapa no manejo da DE consiste em identificar e, se possível, em reverter as causas subjacentes. A psicoterapia pode ser utilizada como monoterapia para a DE psicogênica ou como adjuvante de tratamentos específicos.
- As opções de tratamento incluem dispositivos de ereção a vácuo (DEV), fármacos (Quadro 80-2) e cirurgia. Embora nenhuma dessas opções seja ideal, as opções menos invasivas são selecionadas em primeiro lugar (Figura 80-1).

QUADRO 80-1	Classes de medicamentos passíveis de provocar disfunção erétil	
Classe de fármacos	**Mecanismo proposto pelo qual o fármaco provoca disfunção erétil**	**Notas especiais**
Agentes anticolinérgicos (anti-histamínicos, agentes antiparkinsonianos, antidepressivos tricíclicos, fenotiazinas)	Atividade anticolinérgica	• Os anti-histamínicos não sedativos de segunda geração (p. ex., loratadina, fexofenadina ou cetirizina) estão associados a menos disfunção erétil (DE) do que os agentes de primeira geração. • Os antidepressivos inibidores seletivos da recaptação de serotonina (ISRS) causam menos DE do que os antidepressivos tricíclicos. Entre os ISRS, a paroxetina, a sertralina e a fluoxetina provocam DE mais comumente do que a venlafaxina, a nefazodona, a trazodona ou a mirtazapina. • As fenotiazinas com menos efeito anticolinérgico (p. ex., clorpromazina) podem ser substituídas em alguns pacientes se a DE for um problema.
Agonistas da dopamina (p. ex., metoclopramida, fenotiazinas)	Inibem o fator inibitório da prolactina, aumentando, assim, os níveis de prolactina	• Os níveis aumentados de prolactina inibem a produção testicular de testosterona; o resultado consiste em diminuição da libido.
Estrogênios, antiandrogênios (p. ex., superagonistas do hormônio liberador do hormônio luteinizante, digoxina, espironolactona, cetoconazol, cimetidina)	Suprimem a estimulação da libido mediada pela testosterona	• Na presença de diminuição da libido, ocorre desenvolvimento de DE secundária devido ao estímulo sexual diminuído.
Depressores do sistema nervoso central (p. ex., barbitúricos, narcóticos, benzodiazepínicos, uso de grandes doses de álcool em curto prazo, anticonvulsivantes)	Suprimem a percepção dos estímulos psicogênicos	

(continua)

QUADRO 80-1 Classes de medicamentos passíveis de provocar disfunção erétil (*continuação*)		
Classe de fármacos	**Mecanismo proposto pelo qual o fármaco provoca disfunção erétil**	**Notas especiais**
Agentes que diminuem o fluxo sanguíneo peniano (p. ex., diuréticos, antagonistas β-adrenérgicos periféricos ou simpaticolíticos centrais [metildopa, clonidina, guanetidina])	Reduzem o fluxo arterial para os corpos cavernosos	• Qualquer diurético que produza uma redução significativa do volume intravascular pode diminuir o fluxo arteriolar peniano • Os anti-hipertensivos mais seguros incluem os inibidores da enzima conversora de angiotensina, os antagonistas α_1-adrenérgicos pós-sinápticos (terazosina, doxazosina), os bloqueadores dos canais de cálcio e os antagonistas do receptor de angiotensina II.
Diversos	Mecanismo desconhecido	
• Finasterida, dutasterida		
• Carbonato de lítio		
• Genfibrosila		
• Interferon		
• Clofibrato		
• Inibidores da monoaminoxidase		

QUADRO 80-2 Esquemas de doses para tratamentos farmacológicos selecionados para a disfunção erétil

Fármaco	Dose inicial	Faixa habitual	Dose em populações especiais	Outros
Inibidores da fosfodiesterase				
Sildenafila	50 mg por via oral, 1 hora antes da relação sexual	25-100 mg, 1 hora antes da relação sexual. Limitar a uma dose por dia	Em pacientes com 65 anos de idade ou mais, iniciar com uma dose de 25 mg. Em pacientes com *clearance* de creatinina inferior a 30 mL/minuto ou com comprometimento hepático grave, limitar a dose inicial a 25 mg. Nos pacientes em uso de inibidores potentes da CYP3A4, limitar a dose inicial a 25 mg	Ajustar a dose de modo que a duração da ereção não ultrapasse 1 hora. O alimento diminui a absorção em 1 hora. A sildenafila está contraindicada com nitratos por qualquer via de administração
Vardenafila	5-10 mg por via oral, 1 hora antes da relação sexual	5-20 mg, 1 hora antes da relação sexual. Limitar a uma dose por dia	Em pacientes com 65 anos de idade ou mais, iniciar com 5 mg. Em pacientes com comprometimento hepático moderado, iniciar com 5 mg. Nos pacientes em uso de inibidores potentes da CYP3A4, limitar a dose inicial a 2,5-5 mg, a cada 24-72 horas	Ajustar a dose de modo que a duração da ereção não ultrapasse 1 hora. O alimento diminui a absorção em 1 hora. Está contraindicada com nitratos por qualquer via de administração
	Comprimido de 10 mg para dissolver na língua, 1 hora antes da relação sexual	Comprimido de 10 mg para dissolver na língua, 1 hora antes da relação sexual. Limitar a uma dose por dia	A dose não necessita de nenhum ajuste em pacientes com 65 anos de idade ou mais ou naqueles com *clearance* de creatinina inferior a 30 mL/minuto. Esse fármaco não deve ser usado em pacientes com comprometimento hepático grave ou naqueles em uso de inibidores potentes da CYP3A4. Não deve ser iniciado em pacientes em uso de antagonistas α-adrenérgicos	Deve ser tomado sem líquido nem alimentos. O comprimido deve ser colocado sobre a língua, onde irá se dissolver. Não se recomenda nenhum aumento da dose

(continua)

QUADRO 80-2	Esquemas de doses para tratamentos farmacológicos selecionados para a disfunção erétil *(continuação)*			
Fármaco	**Dose inicial**	**Faixa habitual**	**Dose em populações especiais**	**Outros**
Tadalafila	5-10 mg por via oral antes da relação sexual *ou*	10-20 mg antes da relação sexual. Limitar a uma dose por dia; o fármaco melhora a função erétil por até 36 horas	A dose de tadalafila não necessita de nenhum ajuste em pacientes com 65 anos de idade ou mais. Nos pacientes com *clearance* de creatinina de 30-50 mL/minuto, limitar a dose inicial a 10 mg, a cada 48 horas; se o *clearance* for inferior a 30 mL/minuto, limitar a dose inicial a 5 mg a cada 72 horas. Em pacientes com comprometimento hepático leve a moderado, limitar a dose inicial a 10 mg a cada 24 horas. A tadalafila não deve ser usada em pacientes com comprometimento hepático grave. Nos pacientes em uso de inibidores potentes da CYP3A4, limitar a dose inicial a 10 mg a cada 72 horas	Ajustar a dose de modo que a duração da ereção não ultrapasse 1 hora. O alimento não afeta a taxa nem a extensão de absorção do fármaco. A tadalafila está contraindicada com nitratos por qualquer via de administração. Quando tomada com grandes quantidades de etanol, a tadalafila pode causar hipotensão ortostática
	2,5-5 mg por via oral, uma vez ao dia	2,5-5 mg uma vez ao dia. Limitar a uma dose por dia		
Avanafila	100 mg por via oral, 30 minutos antes da relação sexual	50-200 mg por via oral, 30 minutos antes da relação sexual	Em pacientes com *clearance* da creatinina de 30-89 mL/minuto, não há necessidade de ajuste da dose. A avanafila não deve ser usada se o *clearance* de creatinina for inferior a 30 mL/minuto, se o paciente tiver doença hepática grave ou se estiver em uso de inibidores da CYP3A4	Pode ser tomada com alimento. Quando tomada com grandes quantidades de etanol, a avanafila pode causar hipotensão ortostática

Prostaglandina E1

Alprostadil injeção intracavernosa	2,5 mcg por via intracavernosa, 5-10 minutos antes da relação sexual	10-20 mcg, 5-10 minutos antes da relação sexual. A dose máxima recomendada é de 60 mcg. Limitar a uma injeção por dia e não exceder mais do que três injeções por semana	Ajustar a dose para obter uma ereção com duração de 1 hora	O paciente irá necessitar de treinamento para a técnica de injeção intracavernosa asséptica. Evitar a injeção intracavernosa em pacientes com anemia falciforme, mieloma múltiplo, leucemia, coagulopatia grave, esquizofrenia, destreza manual precária, insuficiência venosa grave ou doença cardiovascular grave
Alprostadil pastilha intrauretral	125-250 mcg por via intrauretral, 5-10 minutos antes da relação sexual	250-1.000 mcg imediatamente antes da relação sexual. Não ultrapassar duas doses por dia		O paciente necessitará de treinamento para as técnicas adequadas de administração intrauretral. Usar um aplicador para a administração do medicamento, a fim de evitar a lesão uretral

Suplementos de testosterona

Metiltestosterona	10 mg uma vez ao dia	10-50 mg uma vez ao dia		Não recomendada para uso devido ao extenso catabolismo hepático de primeira passagem e à sua associação com hepatotoxicidade
Fluoximesterona	5 mg uma vez ao dia	5-20 mg uma vez ao dia	Contraindicada para pacientes com comprometimento renal ou hepático grave	Não recomendada devido à sua associação com hepatotoxicidade. Trata-se de um androgênio 17α-alquilado

(continua)

QUADRO 80-2	Esquemas de doses para tratamentos farmacológicos selecionados para a disfunção erétil (*continuação*)		
Fármaco	**Dose inicial**	**Faixa habitual**	**Dose em populações especiais**	**Outros**
Testosterona, sistema bucal	30 mg a cada 12 horas, pela manhã e à noite	30 mg a cada 12 horas, pela manhã e à noite		Colocar o sistema bucal exatamente acima do dente incisivo em ambos os lados da boca. Para sua remoção, deslizar o sistema bucal para baixo, em direção ao dente. O comprimido bucal pode se desprender durante a alimentação. Se isso ocorrer, descartar e substituir com um novo sistema bucal. Não mastigar nem deglutir o sistema bucal
Cipionato de testosterona, injeção intramuscular	200-400 mg a cada 2-4 semanas	200-400 mg a cada 2-4 semanas	Contraindicado para pacientes com comprometimento hepático ou renal grave	Durante o intervalo entre as doses, são produzidas concentrações séricas suprafisiológicas de testosterona. Isso tem sido associado a oscilações do humor
Enantato de testosterona	200-400 mg a cada 2-4 semanas	200-400 mg a cada 2-4 semanas	Embora não esteja na bula, o enantato de testosterona provavelmente não deve ser usado em pacientes com comprometimento hepático ou renal grave	Durante o intervalo entre as doses, são produzidas concentrações séricas suprafisiológicas de testosterona. Isso tem sido associado a oscilações do humor

Testosterona, adesivo transdérmico	4 mg em dose única ao deitar	4 mg em dose única ao deitar	A segurança em pacientes com disfunção hepática ou renal não foi avaliada	Quando administrado ao deitar, são produzidas concentrações séricas de testosterona de acordo com o padrão circadiano habitual. Aplicar aos locais recomendados na bula: nos braços, nas costas, no abdome e na coxa. Alternar os locais de aplicação. Evitar nadar, tomar banho de chuveiro ou lavar o local de administração por 3 horas depois da aplicação do adesivo
Gel de testosterona	5-10 g (equivalente a 50-100 mg de testosterona, respectivamente) em gel, em dose única pela manhã	5-10 g (equiva ente a 50-100 mg de testosterona, respectivamente) em gel, em dose única pela manhã Ajustar a dose até intervalos de 14 dias		Cobrir o local de aplicação para evitar a transferência inadvertida do fármaco para outras pessoas. Evitar nadar, tomar banho de chuveiro ou lavar o local de administração por 2 horas após a aplicação do gel. Aplicar aos locais recomendados na bula: nos ombros, nos braços e no abdome. As crianças e as mulheres devem evitar o contato com os locais de aplicação sem roupas ou não lavados. Os pacientes devem lavar as mãos com água e sabão após a administração da testosterona transdérmica

(continua)

QUADRO 80-2	Esquemas de doses para tratamentos farmacológicos selecionados para a disfunção erétil (*continuação*)		
Fármaco	**Dose inicial**	**Faixa habitual**	**Dose em populações especiais**	**Outros**
Testosterona, *spray* transdérmico	Quatro *sprays* (equivalente a 40 mg de testosterona) uma vez ao dia	4 a 7 *sprays* (equivalente a 40-70 mg de testosterona), uma vez ao dia. Ajustar a dose até intervalos de 14 a 35 dias		Cobrir o local de aplicação para evitar a transferência inadvertida do medicamento para outras pessoas. Evitar nadar, tomar banho de chuveiro ou lavar o local de administração por 2 horas após a aplicação do *spray*. Aplicar aos locais recomendados na bula: parte anterior e interna das coxas. As crianças e as mulheres devem evitar o contato com os locais de aplicação sem roupas ou não lavados. Os pacientes devem lavar as mãos após a administração da testosterona transdérmica
Testosterona, solução transdérmica	1 a 3 (30-90 mg, respectivamente) *sprays* com bomba aplicados à axila direita ou esquerda, diariamente	1 a 4 (30-120 mg, respectivamente) *sprays* com bomba aplicados à axila direita ou esquerda, diariamente. Ajustar a dose até intervalos de 14 a 35 dias		Limitar a aplicação à axila. Aplicar antitranspirante ou desodorante antes do uso

| Testosterona, pastilha para implante subcutâneo | 150-450 mg como dose única a cada 3-6 meses. A administração da dose exige uma incisão no antebraço e o implante subcutâneo da dose sob anestesia local | 150-450 mg em dose única, a cada 3-6 meses | É necessário um profissional de saúde treinado para a administração da dose. Deve-se utilizar um *kit* de implantação estéril. O início clínico ocorre apenas dentro de 3-4 meses após a dose inicial |

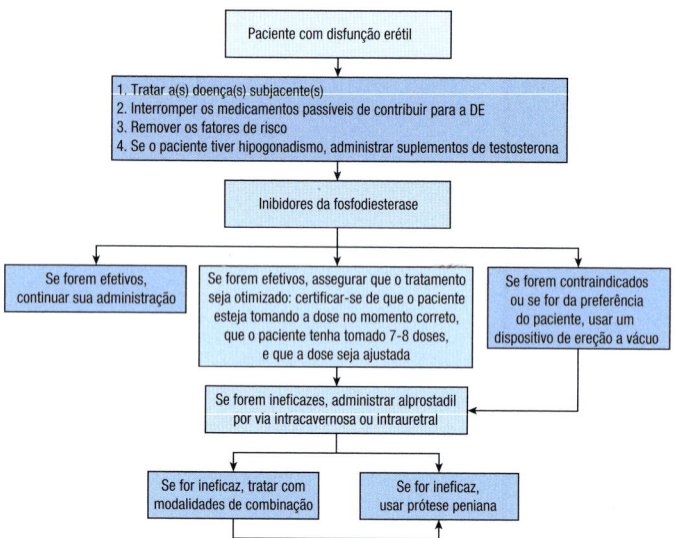

FIGURA 80-1 Algoritmo para a seleção do tratamento da disfunção erétil (DE).

TERAPIA NÃO FARMACOLÓGICA

Dispositivo de ereção a vácuo

- O tratamento de primeira linha para pacientes idosos consiste em relacionamentos estáveis. O início de ação é lento (i.e., 3-20 minutos).
- A ereção pode ser prolongada por meio do uso de faixas de constrição ou anéis de tensão.
- Considerar os DEV como terapia de segunda linha após o fracasso dos fármacos orais ou injetáveis. A taxa de resposta melhora com a adição de **alprostadil** ou um inibidor da fosfodiesterase (IF).
- Os DEV estão contraindicados para pacientes que apresentam doença falciforme e devem ser administrados com cautela a pacientes em uso de varfarina, visto que, por meio de um mecanismo idiossincrásico e pouco compreendido, pode provocar priapismo.

Cirurgia

- A inserção cirúrgica de uma prótese peniana, que constitui o tratamento mais invasivo para a DE, é realizada após o fracasso dos tratamentos menos invasivos e em pacientes que não são candidatos a outros tratamentos.
- Os efeitos adversos da inserção de uma prótese consistem em infecção de início precoce e tardio, fracasso mecânico e erosão dos cilindros através do pênis.

TERAPIAS FARMACOLÓGICAS

Inibidores da fosfodiesterase

- A fosfodiesterase medeia o catabolismo do monofosfato de guanilato cíclico, um neurotransmissor vasodilatador no tecido corporal.
- Os IF são seletivos para a isoenzima tipo 5 encontrada no tecido genital. A inibição dessa isoenzima em tecidos não genitais (p. ex., tecido vascular periférico, tecido liso da traqueia e plaquetas) pode produzir efeitos adversos.
- Os agentes disponíveis (**avanafila**, **sildenafila**, **tadalafila** e **vardenafila**) apresentam perfis farmacocinéticos (Quadro 80-3), interações com alimentos e efeitos adversos diferentes. São considerados igualmente efetivos, apesar da ausência de dados comparativos de ensaios clínicos.

QUADRO 80-3	Farmacodinâmica e farmacocinética dos inibidores da fosfodiesterase			
	Sildenafila	**Vardenafila**	**Tadalafila**	**Avanafila**
Inibe a PDE-5	Sim	Sim	Sim	Sim
Inibe a PDE-6	Sim	Minimamente	Não	Minimamente
Inibe a PDE-11	Não	Não	Sim	Minimamente
Tempo levado para alcançar o nível plasmático máximo (hora)	0,5-1	0,7-0,9/1,5	2	0,5-0,8
Biodisponibilidade oral (%)	40	15/21-44	Não determinada	15
A refeição gordurosa diminui a velocidade de absorção oral?	Sim	Sim/Não^a	Não	Não
Meia-vida plasmática média (horas)	3,7	4,4-4,8/4-6	18	4-5
Metabólito ativo	Sim	Sim	Não	Sim
Percentual da dose excretada nas fezes	80	91-95/91-95	61	62
Percentual da dose excretada na urina	13	2-6/2-6	36	21
Início (minutos)	30	30/60	45	30-45
Duração (horas)	4	4-5/4-6	24-36	4-5

PDE, fosfodiesterase.
^{a}Quando se administra com água, a área sob a curva diminui em 29%.

- Os IF constituem a terapia de primeira linha para pacientes mais jovens. A eficiência parece estar relacionada com a dose; a taxa de ausência de resposta é de 30 a 40%. A orientação do paciente é de importância crítica para o sucesso clínico.
- O metabolismo hepático de todos os quatro IF pode ser inibido por inibidores da enzima CYP 3A4. Deve-se utilizar uma dose inicial mais baixa para minimizar os efeitos adversos relacionados com a dose.
- Deve-se evitar ultrapassar as doses prescritas devido a uma frequência aumentada de efeitos adversos e respostas eréteis inconsistentes.
- Nas doses habituais, os efeitos adversos mais comuns consistem em cefaleia, rubor facial, dispepsia, congestão nasal e tontura, todos relacionados com a dose.
- A sildenafila e a vardenafila diminuem a pressão arterial sistólica/diastólica em 8-10/5-6 mmHg durante 1 a 4 horas após a administração da dose. Embora os pacientes sejam, em sua maioria, assintomáticos, o uso de múltiplos anti-hipertensivos, os **nitratos** e a hipotensão basal aumentam o risco de desenvolver efeitos adversos. A avanafila está associada a uma redução semelhante da pressão arterial. A tadalafila não está associada a diminuições da pressão arterial, porém deve ser utilizada com cautela em pacientes que apresentam doença cardiovascular, devido ao risco inerente associado com a atividade sexual.
- Dispõe-se de diretrizes para estratificar pacientes com base no risco cardiovascular (Quadro 80-4).
- Os IF devem ser usados com cautela em pacientes com risco de retinite pigmentosa e em pilotos que dependem de luzes azuis e verdes para aterrizar os aviões. Os pacientes devem ser avaliados quanto à ocorrência de súbita perda da visão antes de continuar o tratamento.
- A tadalafila inibe a fosfodiesterase tipo 11, que se acredita ser responsável pelas dores muscular e lombar relacionadas à dose, observadas em 7 a 30% dos pacientes.
- Os IF estão contraindicados para pacientes em uso de nitratos e devem ser usados com cautela em pacientes em uso de antagonistas α-adrenérgicos.

QUADRO 80-4	Recomendações da Third Princeton Consensus Conference para a estratificação do risco cardiovascular em pacientes considerados para tratamento com inibidores da fosfodiesterase	
Categoria de risco	**Descrição da condição do paciente**	**Abordagem de tratamento**
Baixo risco	Apresenta doença cardiovascular assintomática com < 3 fatores de risco para doença cardiovascular	O paciente pode começar a tomar um inibidor da fosfodiesterase
	Apresenta hipertensão bem controlada	
	Apresenta insuficiência cardíaca congestiva leve (classe I ou II da NYHA)	
	É portador de cardiopatia valvar leve	
	Sofreu infarto do miocárdio há > 8 semanas	
Risco intermediário	Apresenta ≥ 3 fatores de risco para doença cardiovascular	O paciente deve se submeter a uma avaliação cardiovascular completa e prova de esforço em esteira para determinar a tolerância a um aumento do consumo energético do miocárdio associado a uma atividade sexual aumentada. Reclassificar na categoria de baixo risco ou de alto risco
	Apresenta angina estável leve ou moderada	
	Sofreu infarto do miocárdio recente ou acidente vascular cerebral nas últimas 2-8 semanas	
	Apresenta insuficiência cardíaca congestiva moderada (classe III da NYHA)	
	História de acidente vascular cerebral, ataque isquêmico transitório ou doença arterial periférica	
Alto risco	Apresenta angina instável ou refratária apesar do tratamento	Os inibidores da fosfodiesterase estão contraindicados; a relação sexual deve ser adiada
	Tem hipertensão não controlada	
	Apresenta insuficiência cardíaca congestiva grave (classe IV da NYHA)	
	Sofreu infarto do miocárdio recente ou acidente vascular cerebral nas últimas duas semanas	
	Apresenta cardiopatia valvar moderada ou grave	
	Tem arritmias cardíacas de alto risco	
	Apresenta miocardiopatia hipertrófica obstrutiva	

NYHA, New York Heart Association.

Esquemas de reposição de testosterona

- Os esquemas de reposição de **testosterona** restauram os níveis séricos de testosterona para a faixa normal (300-1.100 ng/dL; 10,4-38,2 nmol/L). Esses esquemas estão indicados para pacientes sintomáticos com hipogonadismo, quando confirmado por uma diminuição da libido e pela presença de concentrações séricas baixas de testosterona.
- Os esquemas de reposição de testosterona corrigem a DE secundária ao melhorar a libido. Dentro de alguns dias ou semanas após o início do tratamento, ocorre aumento da força muscular e do estímulo sexual, bem como melhora do humor.
- Dispõe-se de produtos por via oral, bucal, parenteral e transdérmica (Quadro 80-2). Os esquemas injetáveis são preferidos, visto que são efetivos, baratos e não apresentam os problemas de biodisponibilidade ou os efeitos hepatotóxicos adversos dos esquemas orais. Os adesivos, géis e *sprays* de testosterona são mais dispendiosos do que outras formas e devem ser reservados para pacientes que recusam as injeções.
- Os pacientes com 40 anos de idade ou mais devem ser submetidos a rastreamento para hiperplasia prostática benigna e câncer de próstata antes de iniciar a terapia. O tratamento deve ser mantido por 2 a 3 meses antes de se considerar um aumento da dose.
- A reposição de testosterona pode causar retenção de sódio, o que pode resultar em ganho de peso, ou exacerbar hipertensão, insuficiência cardíaca congestiva e edema; ginecomastia, alterações das lipoproteínas séricas e policitemia.
- Os esquemas orais de reposição de testosterona podem provocar hepatotoxicidade, incluindo desde elevação discreta das transaminases hepáticas até doenças hepáticas graves (p. ex., peliose hepática, colestase hepatocelular e intra-hepática e tumores benignos ou malignos).
- Os adesivos tópicos de testosterona podem causar dermatite de contato, a qual responde à aplicação de corticosteroides tópicos.

Alprostadil

- O **alprostadil** ou prostaglandina E_1 estimula a adenililciclase a aumentar a produção de adenosina monofosfato cíclico, um neurotransmissor que aumenta, em última análise, o fluxo sanguíneo e o enchimento sanguíneo dos corpos cavernosos.
- O alprostadil foi aprovado como monoterapia para o tratamento da DE. Em geral, é prescrito após o fracasso dos DEV e dos IF, bem como para pacientes que não podem usar essas formas de terapia. A via intracavernosa é mais efetiva do que a via intrauretral.

INJEÇÃO INTRACAVERNOSA

- O alprostadil intracavernoso mostra-se efetivo em 70 a 90% dos pacientes; entretanto, 30 a 50% interrompem a terapia nos primeiros 6 a 12 meses. Os motivos para a interrupção do tratamento incluem falta de eficácia percebida, inconveniência da administração, ereção artificial e não espontânea, fobia de agulha, perda do interesse e custo da terapia.
- O alprostadil intracavernoso é usado com sucesso em combinação com os DEV ou os agentes vasoativos (p. ex., papaverina e fentolamina) que atuam por mecanismos diferentes.
- O alprostadil intracavernoso atua rapidamente, com início dentro de 5 a 15 minutos. A duração da ação está relacionada com a dose e, dentro da faixa de dosagem habitual, é de menos de 1 hora. O número máximo de injeções é de uma por dia e três por semana.
- A dose usual é de 10 a 20 mcg, até uma dose máxima de 60 mcg. O fabricante recomenda um ajuste lento da dose; todavia, na prática clínica, a maioria dos pacientes começa com 10 mcg e aumenta rapidamente a dose.
- Os efeitos adversos locais surgem no primeiro ano de tratamento, incluindo placas ou fibrose dos corpos cavernosos no local de injeção (2 a 12% dos pacientes), dor no pênis (10 a 44%) e priapismo (1 a 15%). A dor no pênis costuma ser leve e autolimitada, porém o priapismo (i.e., ereção dolorosa induzida pelo medicamento com duração de > 1 hora) exige atenção médica imediata.
- O alprostadil deve ser usado com cautela em pacientes com risco de priapismo (p. ex., doença falciforme ou distúrbios linfoproliferativos) e complicações hemorrágicas secundárias às injeções.

ADMINISTRAÇÃO INTRAURETRAL

- O alprostadil intrauretral, 125 a 1.000 mcg, é administrado 5 a 10 minutos antes da relação sexual, após esvaziar a bexiga. Recomenda-se que não sejam administradas mais de duas doses ao dia.

- A administração intrauretral está associada à ocorrência de dor discreta em 24 a 32% dos pacientes. As ereções dolorosas prolongadas são raras.
- As parceiras podem apresentar sensação de queimação, prurido ou dor na vagina, que estão provavelmente relacionados com a transferência do alprostadil durante a relação sexual.

Agentes não aprovados

- Diversos agentes comercialmente disponíveis e em fase de pesquisa têm sido usados para o tratamento da DE. Os exemplos incluem a **trazodona** (50-200 mg/dia), a **yoimbina** (5,4 mg, três vezes ao dia), a **papaverina** (injeção intracavernosa de 7,5-60 mg [monoterapia] ou 0,5-20 mg [terapia combinada]) e a **fentolamina** (injeção intracavernosa de 1 mg [terapia combinada]).

AVALIAÇÃO DOS DESFECHOS TERAPÊUTICOS

- Os principais resultados terapêuticos na DE consistem em melhora na quantidade e qualidade das ereções penianas apropriadas para a relação sexual e prevenção das reações adversas e interações medicamentosas.
- O paciente é avaliado no estado basal e depois de um período de prova de 1 a 3 semanas de tratamento.
- É necessário identificar pacientes com expectativas não realistas e efetuar um aconselhamento adequado para evitar efeitos adversos em consequência do uso excessivo de agentes erectogênicos.

Capítulo elaborado a partir de conteúdo original de autoria de Mary Lee.

- A *incontinência urinária* (IU) refere-se à queixa de eliminação involuntária de urina.

FISIOPATOLOGIA

- O esfíncter uretral, uma combinação de músculo liso e músculo estriado dentro e externamente à uretra, mantém uma resistência adequada ao fluxo de urina proveniente da bexiga até que seja iniciada a micção voluntária.
- As contrações voluntária e involuntária da bexiga são mediadas pela acetilcolina. Os receptores colinérgicos da musculatura lisa da bexiga são principalmente da variedade M_2; todavia, os receptores M_3 são responsáveis pela contração de esvaziamento da micção normal e pelas contrações involuntárias da bexiga, que podem resultar em IU. Por conseguinte, grande parte da terapia farmacológica antimuscarínica baseia-se em anti-M_3.
- Ocorre IU em consequência do funcionamento excessivo ou deficiente da uretra, da bexiga ou de ambas.
- A atividade deficiente da uretra é conhecida como *IU de esforço* (IUE) e ocorre durante atividades como exercício, levantamento de peso, tosse e espirro. O esfíncter uretral não resiste mais ao fluxo de urina proveniente da bexiga durante períodos de atividade física.
- A atividade excessiva da bexiga é conhecida como *IU de urgência* (IUU) e está associada a um aumento da frequência e urgência urinária, com ou sem incontinência de urgência. O músculo detrusor apresenta-se hiperativo e sofre contração inapropriada durante a fase de enchimento.
- A hiperatividade uretral e/ou a atividade deficiente da bexiga são conhecidas como incontinência por transbordamento ou hiperfluxo. A bexiga se enche até alcançar sua capacidade total, porém é incapaz de se esvaziar, fazendo a urina extravasar a partir da bexiga distendida pela saída e pelo esfíncter normais. As causas comuns de hiperatividade uretral incluem hiperplasia prostática benigna (ver Capítulo 79); câncer de próstata (ver Capítulo 64); e, nas mulheres, formação de cistocele ou correção cirúrgica excessiva após cirurgia de IUE.
- A incontinência mista consiste na combinação de hiperatividade da bexiga e atividade uretral deficiente.
- A incontinência funcional não é causada por fatores específicos da bexiga ou da uretra, porém ocorre em pacientes que apresentam condições como déficits cognitivos ou de mobilidade.
- Muitos medicamentos podem agravar a disfunção miccional e a IU (**Quadro 81-1**).

MANIFESTAÇÕES CLÍNICAS

- Os sinais e os sintomas da IU dependem da fisiopatologia subjacente (**Quadro 81-2**). Em geral, os pacientes com IUE queixam-se de extravasamento da urina com a atividade física, enquanto aqueles com IUU queixam-se de polaciúria, urgência, incontinência de alto volume e nictúria e incontinência noturna.
- A hiperatividade uretral e/ou a atividade deficiente da bexiga constituem uma causa rara, porém importante de IU. Os pacientes queixam-se de plenitude na parte inferior do abdome, hesitação, esforço para urinar, força diminuída do jato urinário, interrupção do jato urinário e sensação de esvaziamento incompleto da bexiga. Os pacientes também podem apresentar polaciúria, urgência e dor abdominal.

DIAGNÓSTICO

- Recomenda-se a obtenção de uma história clínica completa, exame físico (i.e., exame do abdome para excluir a possibilidade de distensão da bexiga, exame pélvico em mulheres à procura de evidência de prolapso ou deficiência hormonal e exame genital e da próstata nos homens) e breve avaliação neurológica do períneo e dos membros inferiores.

QUADRO 81-1	Medicamentos que influenciam a função do trato urinário inferior
Medicamento	**Efeito**
Diuréticos, inibidores da acetilcolinesterase	Poliúria, polaciúria, urgência
Antagonistas dos receptores α	Relaxamento uretral e incontinência urinária de esforço nas mulheres
Agonistas dos receptores α	Constrição uretral e retenção urinária nos homens
Bloqueadores dos canais de cálcio	Retenção urinária
Analgésicos narcóticos	Retenção urinária em consequência do comprometimento da contratilidade
Sedativos hipnóticos	Incontinência funcional causada por *delirium*, imobilidade
Agentes antipsicóticos	Efeitos anticolinérgicos e retenção urinária
Anticolinérgicos	Retenção urinária
Antidepressivos tricíclicos	Efeitos anticolinérgicos, efeitos α-antagonistas
Álcool	Poliúria, polaciúria, urgência, sedação, *delirium*
IECA	A tosse em consequência dos IECA pode agravar a incontinência urinária de esforço ao aumentar a pressão intra-abdominal

IECA, inibidores da enzima conversora de angiotensina.

- Para a IUE, o exame complementar preferido consiste na observação do meato uretral enquanto o paciente tosse ou faz esforço.
- Para IUU, os exames complementares preferidos consistem em exames urodinâmicos. Deve-se realizar exame de urina e cultura de urina para excluir a possibilidade de infecção do trato urinário.
- Para a hiperatividade uretral e/ou a atividade deficiente da bexiga, deve-se efetuar toque retal ou ultrassonografia transretal para excluir a presença de aumento da próstata. São realizadas provas de função renal para excluir insuficiência renal.

TRATAMENTO

- Objetivos do tratamento: restaurar a continência, reduzir o número de episódios de IU e prevenir as complicações.

QUADRO 81-2	Diferenciação da IU relacionada com hiperatividade da bexiga e atividade deficiente da uretra	
Sintomas	**Hiperatividade da bexiga (IUU)**	**Atividade deficiente da uretra (IUE)**
Urgência (desejo intenso e súbito de urinar)	Sim	Algumas vezes
Polaciúria com urgência	Sim	Raramente
Extravasamento durante a atividade física (p. ex., tosse, espirro, levantamento de peso)	Não	Sim
Quantidade de urina extravasada a cada episódio de incontinência	Grande quando presente	Habitualmente pequena
Capacidade de alcançar o banheiro a tempo após a urgência de urinar	Não ou apenas raramente	Sim
Incontinência noturna (presença de absorventes ou roupas íntimas úmidas no leito)	Sim	Rara
Nictúria (acordar para urinar à noite)	Habitualmente	Raramente

IU, incontinência urinária; IUE, incontinência urinária de esforço; IUU, incontinência urinária de urgência.

TERAPIA NÃO FARMACOLÓGICA

- O tratamento não farmacológico não cirúrgico (p. ex., modificação no estilo de vida, esquemas de horários para urinar e reabilitação da musculatura do soalho pélvico) constitui o tratamento de primeira linha para a IU.
- A cirurgia raramente desempenha um papel no tratamento inicial da IU; entretanto, pode ser necessária para as complicações secundárias (p. ex., ruptura da pele ou infecção). A decisão de tratar cirurgicamente a IU sintomática requer que o comprometimento do estilo de vida justifique uma cirurgia eletiva e que a terapia não cirúrgica seja comprovadamente indesejável ou ineficaz.

TERAPIA FARMACOLÓGICA

Hiperatividade da bexiga: incontinência urinária de urgência

- A farmacoterapia de primeira escolha para a IUU consiste em fármacos anticolinérgicos/antiespasmódicos que antagonizam os receptores colinérgicos muscarínicos (Quadro 81-3).

OXIBUTININA

- A **oxibutinina de liberação imediata** (IR) constitui o fármaco de primeira escolha para IUU e o "padrão de referência" contra o qual são comparados outros fármacos. As considerações financeiras favorecem o uso da oxibutinina genérica IR.
- Muitos pacientes interrompem a oxibutinina IR devido aos efeitos adversos em consequência dos efeitos antimuscarínicos (p. ex., ressecamento da boca, constipação intestinal, comprometimento visual, confusão, disfunção cognitiva e taquicardia), da inibição α-adrenérgica (hipotensão ortostática) e da inibição dos receptores H1 de histamina (p. ex., sedação e ganho de peso).
- Pode-se melhorar a tolerabilidade da oxibutinina IR ao iniciar a terapia com uma dose que não ultrapasse 2,5 mg duas vezes ao dia, aumentando para 2,5 mg três vezes ao dia depois de um mês. Deve-se ajustar a dose em incrementos de 2,5 mg/dia a cada 1 a 2 meses, até obter a resposta desejada, alcançar a dose máxima recomendada e a dose máxima tolerada.
- A **oxibutinina de liberação prolongada** (XL) é mais bem tolerada do que a oxibutinina IR e é igualmente efetiva nos resultados clínicos obtidos. São observados benefícios máximos dentro de até quatro semanas após iniciar a terapia ou aumentar a dose.
- O **sistema transdérmico de oxibutinina** (STD) possui eficácia semelhante, porém é mais bem tolerado do que a oxibutinina IR, provavelmente porque essa via evita o metabolismo de primeira passagem no fígado, o qual gera o metabólito que acredita-se ser o responsável pelos eventos adversos, em particular o ressecamento da boca.
- A **oxibutinina gel** também está disponível para uso diário. Não se dispõe de nenhum dado para compará-la com um controle ativo.

TOLTERODINA

- A **tolterodina**, um antagonista competitivo dos receptores muscarínicos, é considerada como terapia de primeira linha para pacientes com polaciúria, urgência ou incontinência de urgência.
- Estudos controlados demonstraram que a tolterodina é mais efetiva do que o placebo e tão efetiva quando a oxibutinina IR nos resultados de eficácia com menores taxas de interrupção do fármaco.
- A tolterodina sofre metabolismo hepático, o qual envolve as isoenzimas do citocromo P450 (CYP2D6 e CYP3A4). Por conseguinte, a eliminação pode ser prejudicada por inibidores da CYP3A4, incluindo **fluoxetina**, **sertralina**, **fluvoxamina**, antibióticos macrolídeos, antifúngicos azóis e suco de *grapefruit*.
- Os efeitos adversos mais comuns da tolterodina consistem em ressecamento da boca, dispepsia, cefaleia, constipação intestinal e ressecamento dos olhos. O benefício máximo da tolterodina é observado apenas dentro de até oito semanas após o início da terapia ou o escalonamento da dose.
- A **tolterodina de ação prolongada** (AP) é administrada em dose única ao dia e também pode levar até oito semanas para produzir um benefício máximo após iniciar o tratamento ou o escalonamento da dose.
- O fumarato de fesoterodina é um pró-fármaco da tolterodina que é considerado como terapia de primeira linha alternativa da IU em pacientes com polaciúria, urgência ou incontinência de urgência.

QUADRO 81-3	Dosagem dos medicamentos aprovados para a BHA ou a IUU			
Fármaco	Dose inicial	Faixa posológica habitual	Dose para populações especiais de pacientes	Comentários
Anticolinérgicos/antimuscarínicos				
Oxibutinina IR	2,5 mg duas vezes ao dia	2,5 a 5 mg 2 a 4 vezes ao dia		Ajustar em incrementos de 2,5 mg/dia a cada 1 a 2 meses; disponíve em solução oral
Oxibutinina XL	5 a 10 mg uma vez ao dia	5 a 30 mg uma vez ao dia		Ajustar a dose em incrementos de 5 mg a intervalos semanais; deglutir toda a dose
Oxibutinina STD		3,9 mg/dia, aplicar um adesivo duas vezes por semana		Aplicar a cada 3 a 4 dias; alternar o local de aplicação
Oxibutinina gel 10%		Um sache (100 mg) topicamente ao dia		Aplicar na pele intacta, limpa e seca no abdome, nas coxas ou nos braços/ombros; contém álcool
Oxibutinina gel 3%		Pressionar três vezes a bomba (84 mg) topicamente uma vez ao dia		O mesmo que acima
Tolterodina IR	1 a 2 mg duas vezes ao dia	1 a 2 mg duas vezes ao dia	1 mg duas vezes ao dia se o paciente estiver em uso de inibidores da CYP3A4 ou com comprometimento renal/hepático	
Tolterodina AP	2 a 4 mg uma vez ao dia	2 a 4 mg uma vez ao dia	2 mg uma vez ao dia em pacientes em uso de inibidores da CYP3A4 ou com comprometimento renal/hepático	Deglutir toda a dose; evitar em pacientes com *clearance* de creatinina ≤10 mL/min (0,17 mL/s)
Cloreto de tróspio IR	20 mg duas vezes ao dia	20 mg duas vezes ao dia	20 mg uma vez ao dia em pacientes com ≥ 75 anos de idade ou com *clearance* da creatinina ≤ 30 mL/min (0,5 mL/s)	Tomar 1 hora antes das refeições ou com estômago vazio; pacientes com ≥ 75 anos de idade devem tomar o medicamento ao deitar
Cloreto de tróspio ER	60 mg uma vez ao dia	60 mg uma vez ao dia	Evitar em pacientes com ≥ 75 anos de idade ou com *clearance* da creatinina ≤ 30 mL/min (0,5 mL/s)	Tomar 1 hora antes das refeições ou com estômago vazio; deglutir toda a dose

Solifenacina	5 mg ao dia	5 a 10 mg uma vez ao dia	5 mg ao dia se o paciente estiver em uso de inibidores da CYP3A4 ou com *clearance* da creatinina ≤ 30 mL/min (0,5 mL/s) ou comprometimento hepático moderado; evitar na presença de comprometimento hepático grave	Deglutir a dose inteira
Darifenacina ER	7,5 mg uma vez ao dia	7,5 a 15 mg uma vez ao dia	7,5 mg ao dia se o paciente estiver em uso de inibidores potentes da CYP3A4 ou com comprometimento hepático moderado; evitar na presença de comprometimento hepático grave	Ajustar a dose depois de pelo menos duas semanas; deglutir a dose inteira
Fesoterodina ER	4 mg uma vez ao dia	4 a 8 mg uma vez ao dia	4 mg ao dia se o paciente estiver em uso de inibidores potentes da CYP3A4 ou com *clearance* da creatinina (0,5 mL/s); evitar na presença de comprometimento hepático grave	Pró-fármaco (metabolizado a 5-hidroximetil tolterodina); deglutir a dose inteira
Agonista β₃-adrenérgico				
Mirabegrona ER	25 mg uma vez ao dia	25 a 50 mg uma vez ao dia	25 mg uma vez ao dia se a *clearance* de creatinina for de 15 a 29 mL/min (0,25 a 0,49 mL/s); evitar em pacientes com DRT ou comprometimento hepático grave	Deglutir a dose inteira

AP, ação prolongada; BHA, bexiga hiperativa; CYP, enzima do citocromo P450; DRT, doença renal terminal; IUU, incontinência urinária de urgência; ER, liberação estendida; IR, liberação imediata; STD, sistema transdérmico; XL, liberação prolongada.

OUTRAS TERAPIAS FARMACOLÓGICAS PARA A INCONTINÊNCIA URINÁRIA DE URGÊNCIA

- O **cloreto de tróspio IR**, um anticolinérgico de amônio quaternário, é superior ao placebo e equivalente à oxibutinina IR e tolterodina IR. Produz os efeitos adversos anticolinérgicos esperados com frequência aumentada em pacientes com 75 anos de idade ou mais. Dispõe-se também de um produto de liberação prolongada. Deve ser tomado com estômago vazio.
- O **succinato de solifenacina** e a **darifenacina** são agentes antimuscarínicos de segunda geração. Foi constatado que ambos os fármacos melhoram vários fatores da qualidade de vida. É possível a ocorrência de interações medicamentosas quando inibidores da CYP3A4 são administrados com succinato de solifenacina ou quando inibidores da CYP2D6 ou CYP3A4 são usados com darifenacina.
- A **mirabegrona** é um agonista β_3-adrenérgico alternativo para os fármacos anticolinérgicos/antimuscarínicos no tratamento da IUU. Possui eficácia modesta em comparação com o placebo. Os efeitos adversos mais comuns relatados consistiram em hipertensão, nasofaringite, infecção do trato urinário e cefaleia. Trata-se de um inibidor moderado da CYP2D6.
- Não se recomenda o uso de outros agentes, incluindo antidepressivos tricíclicos, **propantelina**, **flavoxato, hiosciamina** e **cloridrato de diciclomina**. Esses fármacos são menos efetivos, não são seguros ou não foram adequadamente estudados.
- A escolha da terapia farmacológica inicial depende do perfil de efeitos colaterais, das comorbidades, da terapia farmacológica concomitante e da preferência do paciente nos métodos de administração dos medicamentos (**Quadro 81-4**).
- A **toxina botulínica A** paralisa temporariamente o músculo liso ou estriado. Seu uso foi aprovado para o tratamento da IUU refratária associada à hiperatividade neurogênica do músculo detrusor. É recomendada pela American Urological Association como tratamento de terceira linha em pacientes com bexiga hiperativa idiopática com uso não indicado na bula (*off-label*).
- Os efeitos adversos da toxina botulínica A incluem disúria, hematúria, infecção do trato urinário e retenção urinária (em até 20% dos casos). Os efeitos terapêuticos e adversos são observados dentro de 3 a 7 dias após a injeção e desaparecem depois de 6 a 8 meses.
- Os pacientes com IUU e volume elevado de urina residual pós-miccional devem ser tratados por meio de autocateterismo intermitente, juntamente com micção frequente entre os cateterismos.

QUADRO 81-4	Taxas de incidência de efeitos adversos com fármacos aprovados para a hiperatividade da bexiga[a]			
Fármaco	**Ressecamento da boca**	**Constipação intestinal**	**Tontura**	**Distúrbio visual**
Oxibutinina IR	71	15	17	10
Oxibutinina XL	61	13	6	14
Oxibutinina STD	7	3	NR	3
Oxibutinina gel	10	1	3	3
Tolterodina	35	7	5	3
Tolterodina AP	23	6	2	4
Cloreto de tróspio IR	20	10	NR	1
Cloreto de tróspio IR	11	9	NR	2
Solifenacina	20	9	2	5
Darifenacina ER	24	18	2	2
Fesoterodina ER	27	5	NR	3
Mirabegrona ER	3	3	3	NR

AP, ação prolongada; XL/XR/ER, liberação estendida; IR, liberação imediata; NR, não relatado; STD, sistema transdérmico.
[a]Todos os valores constituem média dos dados, utilizando predominantemente as informações dos produtos dos fabricantes.

Atividade deficiente da uretra: incontinência urinária de esforço

- O objetivo do tratamento da IUE consiste em melhorar o fechamento uretral ao estimular os receptores α-adrenérgicos no músculo liso do colo da bexiga e parte proximal da uretra, estimulando as estruturas de sustentação subjacentes ao epitélio uretral ou os efeitos da serotonina e da norepinefrina nas vias reflexas da micção.

ESTROGÊNIOS

- Historicamente, os **estrogênios** locais e sistêmicos têm constituído os pilares do tratamento farmacológico da IUE.
- Em ensaios clínicos abertos, os estrogênios foram administrados por via oral, intramuscular, vaginal ou transdérmica. Independentemente da via de administração usada, os estrogênios exerceram efeitos variáveis sobre os parâmetros urodinâmicos, como pressão máxima de fechamento uretral, comprimento uretral funcional e razão de transmissão de pressão.
- Os resultados de quatro ensaios clínicos comparativos controlados por placebo não foram tão favoráveis e não foi constatado nenhum efeito clínico ou urodinâmico significativo dos estrogênios orais em comparação com o placebo.

AGONISTAS DOS RECEPTORES α-ADRENÉRGICOS

- Muitos ensaios clínicos abertos sustentam o uso de uma variedade de agonistas dos receptores α-adrenérgicos na IUE. A combinação de um agonista dos receptores α-adrenérgicos com um estrogênio produz respostas clínicas e urodinâmicas ligeiramente superiores em comparação com a monoterapia.
- As contraindicações para esses agentes incluem hipertensão, taquiarritmias, doença arterial coronariana, infarto do miocárdio, *cor pulmonale*, hipertireoidismo, insuficiência renal e glaucoma de ângulo estreito.

DULOXETINA

- A **duloxetina**, um inibidor duplo da recaptação de serotonina e de norepinefrina indicado para a depressão e a neuropatia diabética dolorosa, está aprovada em muitos países para o tratamento da IUE, mas não nos Estados Unidos. Acredita-se que a duloxetina facilite a via da bexiga para o reflexo simpático, aumentando o tônus uretral e do músculo esfíncter uretral externo durante a fase de armazenamento.
- Seis estudos controlados por placebo mostraram que a duloxetina diminui a frequência dos episódios de incontinência e o número de micções diárias, aumenta o intervalo entre as micções e melhora os escores de qualidade de vida. Esses benefícios foram estatisticamente significativos, porém clinicamente modestos.
- É preciso monitorar rigorosamente os pacientes em uso concomitante de substratos ou inibidores de CYP2D6 e CYP1A2.
- O perfil de eventos adversos pode tornar a adesão do paciente ao tratamento problemática. Os efeitos adversos consistem em náuseas, cefaleia, insônia, constipação intestinal, ressecamento da boca, tontura, fadiga, sonolência, vômitos e diarreia.

INCONTINÊNCIA POR TRANSBORDAMENTO (POR HIPERFLUXO)

- A incontinência por transbordamento secundária à hiperplasia prostática benigna ou maligna pode responder à farmacoterapia (ver Capítulos 64 e 79).

AVALIAÇÃO DOS DESFECHOS TERAPÊUTICOS

- A eliminação total dos sinais e sintomas da IU pode não ser possível. Por conseguinte, devem-se estabelecer metas realistas para o tratamento.
- No tratamento em longo prazo da IU, os sintomas clínicos mais angustiantes para o paciente precisam ser monitorados.
- Os instrumentos de investigação utilizados na pesquisa da IU, juntamente com a quantificação do uso de suprimentos auxiliares (p. ex., absorventes), podem ser usados no monitoramento clínico.

- Com frequência, os tratamentos para a IU apresentam efeitos adversos inconvenientes que precisam ser cuidadosamente abordados. Os efeitos adversos podem exigir ajustes nas doses dos medicamentos, uso de estratégias alternativas (p. ex., mastigar goma de mascar sem açúcar, chupar balas sem açúcar ou usar substitutos da saliva para a xerostomia) ou, até mesmo, a interrupção do fármaco.

Capítulo elaborado a partir de conteúdo original de autoria de Eric S. Rovner, Jean Wyman e Sum Lam.

1 Reações alérgicas e pseudoalérgicas a fármacos

QUADRO A1-1	Classificação das reações alérgicas a fármacos			
Tipo	**Descrição**	**Características**	**Início típico**	**Causas medicamentosas**
I	Anafilática (mediada por IgE)	O alérgeno liga-se à IgE nos basófilos ou mastócitos, resultando na liberação de mediadores inflamatórios.	Dentro de 30 min a < 2 horas	Reação imediata à penicilina Hemoderivados Hormônios polipeptídicos Vacinas Dextrana
II	Citotóxica	Ocorre destruição celular, devido ao antígeno associado à célula que inicia a citólise por meio de anticorpo antígeno específico (IgG ou IgM). Com mais frequência, envolve os elementos do sangue.	Geralmente > 72 h a várias semanas	Penicilina, quinidina, heparina, fenilbutazona, tiouracilas, sulfonamidas, metildopa
III	Por imunocomplexos	Os complexos antígeno--anticorpo formam-se e depositam-se nas paredes dos vasos sanguíneos, ativando o complemento. O resultado é uma síndrome semelhante á doença do soro.	> 72 h a várias semanas	Pode ser causada por penicilinas, sulfonamidas, minociclina, hidantoínas
IV	Celular (tardia)	Os antígenos provocam a ativação dos linfócitos T, que liberam citocinas e recrutam células efetoras (p. ex., macrófagos, eosinófilos).	> 72 h	Reação à tuberculina Exantemas maculopapulares devido a uma variedade de fármacos Dermatite de contato Exantemas bolhosos Exantemas pustulosos

Ig, imunoglobulina.

QUADRO A1-2	Os 10 principais fármacos e agentes relatados como causa de reações cutâneas
	Reações por 1.000 receptores
Amoxicilina	51,4
Sulfametoxazol-trimetoprima	33,8
Ampicilina	33,2
Iopodato	27,8
Sangue	21,6
Cefalosporinas	21,1
Eritromicina	20,4
Cloridrato de di-hidralazina	19,1
Penicilina G	18,5
Cianocobalamina	17,9

QUADRO A1-3	Tratamento da anafilaxia

1. Colocar o paciente na posição de decúbito dorsal e elevar os membros inferiores.

2. Monitorar com frequência os sinais vitais (a cada 2-5 minutos) e permanecer com o paciente.

3. Administrar epinefrina 1:1.000 no local não ocluído (adultos: 0,01 [mg] mL/kg até uma dose máxima de 0,2-0,5 [mg] mL a cada 5 a 10 minutos, quando necessário; crianças: 0,01 [mg] mL/kg até uma dose máxima de 0,3 [mg] mL) por via IM na face lateral da coxa ou por via subcutânea. Se for considerado necessário, pode-se permitir um intervalo de 5 minutos entre as injeções.

4. Administrar oxigênio, geralmente 8-10 L/min; todavia, concentrações mais baixas podem ser apropriadas para pacientes com doença pulmonar obstrutiva crônica. Manter as vias respiratórias com dispositivo de via respiratória orofaríngeo.

5. Considerar a administração do anti-histamínico difenidramina (adultos, 25-50 mg; crianças, 1 mg/kg, até 50 mg) por via IM ou por infusão IV lenta.

6. Considerar o uso de ranitidina 50 mg em adultos e 12,5 a 50 mg (1 mg/kg) em crianças. A dose pode se diluída em soro glicosado a 5% até um volume de 20 mL e injetada durante 5 minutos.

7. Tratar a hipotensão com líquidos IV ou reposição de coloides e considerar o uso de um vasopressor, como dopamina. Nos adultos, 1 a 2 L de soro fisiológico a 0,9% administrado em uma velocidade de 5-10 mL/kg podem ser necessários nos primeiros 5-10 minutos. As crianças devem receber até 30 mL/kg na primeira hora.

8. Considerar o uso de β-agonistas (salbutamol) com inalador dosimetrado, 2 a 6 aplicações ou nebulizando, 2,5-5 mg em 3 mL de soro fisiológico; repetir, quando necessário, para o broncospasmo resistente à epinefrina.

9. Considerar a hidrocortisona, 5 mg/kg, ou aproximadamente 250 mg IV (pode-se administrar prednisona, 20 mg por via oral, nos casos leves) para reduzir o risco de anafilaxia recorrente ou persistente. Essas doses podem ser repetidas a cada 6 horas, quando necessário.

10. Nos casos de broncospasmo refratário ou hipotensão que não respondem à epinefrina devido a um bloqueador β-adrenérgico complicando o manejo, o glucagon, 1-5 mg IV (20-30 mcg/kg; dose máxima, 1 mg em crianças), administrado por via IV durante 5 minutos, pode ser útil. Se houver necessidade, pode-se administrar uma infusão contínua de glucagon, 5-15 mcg/min.

11. Considerar o acesso intraósseo para adultos ou crianças se as tentativas de acesso IV não tiverem sucesso.

IM, intramuscular; IV, intravenoso.

QUADRO A1-4	Procedimento para a realização do teste cutâneo com penicilina

A. Teste cutâneo percutâneo (com puntura) (usando uma agulha de calibre 22-28)

Materiais	Volume
Pre-Pen[1] 6×10^6 M	1 gota
Penicilina G 10.000 unidades/mL	1 gota
Fármaco β-lactâmico (amoxicilina) 2 mg/mL	1 gota
Controle com soro fisiológico	1 gota
Controle de histamina (1 mg/mL)	1 gota

1. Colocar a gota de cada material do teste na superfície volar do antebraço.
2. Efetuar a punção na pele com agulha para obter uma única puntura superficial da epiderme por meio da gota.
3. Interpretar as respostas cutâneas nos próximos 15 minutos. Observar a formação de uma pápula ou eritema e a ocorrência de prurido.
4. Uma pápula com 5 mm ou mais de diâmetro em torno do local de punção é considerada uma resposta positiva.
5. Remover a solução próxima ao local da punção.
6. Se o resultado do teste de punção for negativo ou equívoco (pápula com < 5 mm de diâmetro, sem prurido nem eritema), passar para o teste intradérmico.
7. Se o controle de histamina não for reativo, o teste é considerado não interpretável. Assegurar a ausência de interferência com anti-histamínicos.

B. Teste cutâneo intradérmico[a]

Materiais	Volume
Pre-Pen® 6×10^6 M	0,02 mL
Penicilina G 10.000 unidades/mL	0,02 mL
Fármaco β-lactâmico (amoxicilina) 2 mg/mL	0,02 mL
Controle com soro fisiológico	0,02 mL
Controle de histamina (1 mg/mL)	0,02 mL

1. Injetar 0,02-0,03 mL de Pre-Pen® por via intradérmica (quantidade suficiente para produzir uma pequena bolha de aproximadamente 3 mm de diâmetro) em duplicata a uma distância de pelo menos 2 cm.
2. Injetar 0,02-0,03 mL dos outros materiais a uma distância de pelo menos 5 cm dos locais de injeção de Pre-Pen®.
3. Interpretar as respostas cutâneas depois de 20 minutos.
4. A ocorrência de prurido ou o aumento significativo no tamanho da bolha original para pelo menos 5 cm são considerados um resultado positivo. Uma resposta ambígua consiste no aparecimento de uma pápula apenas ligeiramente maior do que a bolha original ou uma discordância entre as duplicatas. O local de controle não deve apresentar nenhum aumento na bolha original.
5. Se o controle de histamina não for reativo, o teste é considerado não interpretável. Os anti-histamínicos podem atenuar a resposta e produzir resultados falso-negativos.

[a] Utilizando uma seringa de 0,1 a 1 cc, com uma agulha de 3/8 a 5/8 de comprimento e calibre 26 a 30.
[1] N. de R.T. Teste disponível nos Estados Unidos.
Pre-pen (benzylpenicilloyl polylysine injection, solution) Product Information, AllerQuest LLC and ALK-Abello, Inc., Round Rock TX, 2009.

QUADRO A1-5	Protocolo para dessensibilização oral		
	Fenoximetilpenicilina		
Etapa[a]	**Concentração (unidades/mL)**	**Volume (mL)**	**Dose (unidades)**	**Dose cumulativa (unidades)**
1	1.000	0,1	100	100
2	1.000	0,2	200	300
3	1.000	0,4	400	700
4	1.000	0,8	800	1.500
5	1.000	1,6	1.600	3.100
6	1.000	3,2	3.200	6.300
7	1.000	6,4	6.400	12.700
8	10.000	1,2	12.000	24.700
9	10.000	2,4	24.000	48.700
10	10.000	4,8	48.000	96.700
11	80.000	1,0	80.000	176.700
12	80.000	2,0	160.000	336.700
13	80.000	4,0	320.000	656.700
14	80.000	8,0	640.000	1.296.700
	Observar por 30 min			
15	500.000	0,25	125.000	
16	500.000	0,5	250.000	
17	500.000	1,0	500.000	
18	500.000	2,25	1.125.000	

[a]O intervalo entre as etapas é de 15 minutos.

Reproduzido de Immunol Allerg Clin North, Vol. 18, Weiss ME, Adkinson NF, Diagnostic Testing for Drug Hypersensivity, Immunol Allerg Clin North, 731-731,Copyright © 1998, com autorização da Elsevier.

Capítulo elaborado a partir de conteúdo original de autoria de Lynne M. Sylvia.

QUADRO A2-1	Alterações fisiológicas com o envelhecimento
Sistema orgânico	**Manifestação**
Equilíbrio e marcha	↓ Comprimento da passada e marcha mais lenta
	↓ Balanço dos braços
	↑ Balanço do corpo quando na posição ereta
Composição corporal	↓ Água corporal total
	↓ Massa corporal sem gordura
	↑ Gordura corporal
	Albumina sérica ↔ ou ↓
	↑ Glicoproteína ácida α_1 (↔ ou ↑ devido a vários estados patológicos)
Cardiovascular	↓ Resposta cardiovascular ao estresse
	↓ Atividade dos barorreceptores resultando em ↑ hipotensão ortostática
	↓ Débito cardíaco
	↑ Resistência vascular sistêmica com perda da elasticidade arterial e disfunção dos sistemas que mantêm o tônus vascular
	↓ Frequência cardíaca em repouso e máxima
Sistema nervoso central	↓ Tamanho do hipocampo e dos lobos frontal e temporal
	↓ Número de receptores de todos os tipos e ↑ sensibilidade dos receptores remanescentes
	↓ Memória de curto prazo, codificação e recuperação e função executiva
	Padrão do sono alterado
Sistema endócrino	Níveis ↓ de estrogênio, testosterona, TSH_4 e DHEA-S
	Alteração da sinalização da insulina
Gastrintestinal	↓ Motilidade do intestino grosso
	↓ Absorção de vitamina por mecanismos de transporte ativo
	↓ Fluxo sanguíneo esplâncnico
	↓ Área de superfície do intestino
Geniturinário	Atrofia da vagina com diminuição do estrogênio
	Hipertrofia prostática com alterações dos hormônios androgênicos
	A hiperatividade do detrusor pode predispor incontinência
Hepático	↓ Tamanho do fígado
	↓ Fluxo sanguíneo hepático
	↓ Metabolismo de fase I (oxidação, redução, hidrólise)
Imune	↓ Produção de anticorpos em resposta aos antígenos
	↑ Autoimunidade
Oral	Dentição alterada
	↓ Capacidade de identificar os sabores salgado, amargo, doce e azedo

(continua)

QUADRO A2-1	Alterações fisiológicas com o envelhecimento (*continuação*)
Sistema orgânico	**Manifestação**
Pulmonar	↓ Força dos músculos respiratórios ↓ Complacência da parede torácica ↓ Oxigenação arterial e comprometimento da eliminação de dióxido de carbono ↓ Capacidade vital ↓ Capacidade respiratória máxima ↑ Volume residual
Renal	↓ TFG ↓ Fluxo sanguíneo renal ↓ Fração de filtração ↓ Função secretora tubular ↓ Massa renal
Órgãos dos sentidos	Presbiopia (diminuição da capacidade de focar objetos próximos) ↓ Visão noturna Presbiacusia (perda auditiva dos sons agudos de alta frequência) ↓ Sensação do olfato e paladar
Esquelético	↓ Massa óssea (osteopenia) Rigidez articular causada pela redução do conteúdo de água nos tendões, ligamentos e cartilagens
Pele/cabelos	Adelgaçamento do estrato córneo ↓ Células de Langerhans, melanócitos e mastócitos ↓ Profundidade e extensão da camada de tecido adiposo subcutâneo Adelgaçamento e encanecimento dos cabelos causados por maior quantidade de cabelos na fase de repouso e encurtamento da fase de crescimento, bem como alterações nos melanócitos foliculares

DHEA-S, desidoepiandrosterona-S; TFG, taxa de filtração glomerular; TSH, hormônio tireoestimulante.

QUADRO A2-2	**Alterações relacionadas com a idade na farmacocinética dos fármacos**
Fase farmacocinética	**Parâmetros farmacocinéticos**
Absorção gastrintestinal	Difusão passiva inalterada e ausência de alteração na biodisponibilidade para a maioria dos fármacos
	↓ Transporte ativo e ↓ biodisponibilidade para alguns fármacos
	↓ Metabolismo de primeira passagem, ↑ biodisponibilidade para alguns fármacos e ↓ biodisponibilidade para alguns pró-fármacos
Distribuição	↓ Volume de distribuição e ↑ concentração plasmática de fármacos hidrossolúveis
	↑ Volume de distribuição e ↑ meia-vida ($t_{1/2}$) de eliminação terminal para fármacos lipossolúveis
Metabolismo hepático	↓ *Clearance* e ↑ $t_{1/2}$ para alguns fármacos com baixa extração hepática (metabolismo de capacidade limitada); o metabolismo de fase I pode ser mais afetado do que o da fase II
	↓ *Clearance* e ↑ $t_{1/2}$ para fármacos com alta razão de extração hepática (metabolismo de fluxo limitado)
Excreção renal	↓ *Clearance* e ↑ $t_{1/2}$ para fármacos e metabólitos ativos de eliminação renal

QUADRO A2-3	**Apresentação atípica de doenças no idoso**
Doença	**Apresentação**
Infarto agudo do miocárdio	Apenas -50% apresentam dor torácica. Em geral, os indivíduos idosos apresentam fraqueza, confusão, síncope e dor abdominal; todavia, os achados eletrocardiográficos assemelham-se àqueles de pacientes mais jovens.
Insuficiência cardíaca congestiva	Em lugar da dispneia, os pacientes idosos podem apresentar sintomas de hipoxia, letargia, inquietação e confusão.
Sangramento gastrintestinal	Embora a taxa de mortalidade seja de -10%, os sintomas iniciais são inespecíficos, incluindo desde alteração do estado mental até síncope com colapso hemodinâmico. Com frequência, não há dor abdominal.
Infecção das vias respiratórias superiores	Em geral, os pacientes idosos apresentam letargia, confusão, anorexia e descompensação de uma condição clínica preexistente. A febre, os calafrios e uma tosse produtiva podem ou não estar presentes.
Infecção do trato urinário	A disúria, a febre e a dor no flanco podem estar ausentes. Em geral, os indivíduos idosos apresentam incontinência, confusão, dor abdominal, náuseas ou vômitos, e azotemia.

QUADRO A2-4	Diretrizes para monitoramento do uso de medicamentos em pacientes em instituições de cuidados prolongados	
Farmacos	**Monitoramento**	**Intervalo de monitoramento (em meses)**
Paracetamol (> 4 g/dia)	Provas de função hepática	a
Amiodarona	Provas de função hepática, nível de TSH	6
Agentes antiepilépticos (carbamazepina, fenobarbital, fenitoína, primidona, valproato)	Níveis do fármaco	3-6
Inibidores da enzima conversora de angiotensina ou bloqueadores dos receptores de angiotensina I	Níveis de potássio	6
Agentes antipsicóticos	Efeitos colaterais extrapiramidais, glicose sérica em jejum, painel dos lipídios séricos	6
Estimulantes do apetite	Pesagem, apetite	a
Digoxina	Nível sérico de ureia, creatinina, nível mínimo do fármaco	6
Diuréticos	Níveis séricos de sódio e potássio	3
Estimulantes da eritropoiese	Pressão arterial, níveis de ferro e ferritina, hemograma completo	1
Fibratos	Provas de função hepática, hemograma completo	6
Agentes hipoglicemiantes	Nível de glicemia em jejum ou nível de hemoglobina glicada	6
Ferro	Níveis de ferro e ferritina, hemograma completo	a
Lítio	Níveis séricos mínimos de fármaco	3
Metformina	Níveis séricos de ureia, creatinina	
Niacina	Níveis de glicemia, provas de função hepática	6
Estatinas	Provas de função hepática	6
Teofilina	Níveis séricos mínimos do fármaco	3
Reposição tireoidiana	Nível de TSH nos exames	6
Varfarina	Tempo de protrombina ou relação internacional normalizada	1

TSH, hormônio tireoestimulante.
[a]Não foi possível obter um acordo de consenso quanto ao intervalo.

QUADRO A2-4	Índice de adequação dos medicamentos

Questões a serem formuladas sobre cada medicamento

1. Existe alguma indicação para o medicamento?
2. O medicamento é efetivo para a condição?
3. A dose está correta?
4. As orientações estão corretas?
5. As orientações são práticas?
6. Existem interações medicamentosas clinicamente significativas?
7. Existem interações clinicamente significativas do medicamento com doenças ou condições?
8. Existe alguma duplicação desnecessária com outro(s) medicamento(s)?
9. A duração do tratamento é aceitável?
10. Esse medicamento constitui a alternativa mais barata em comparação com outros medicamentos de utilidade igual?

Reproduzido e adaptado de J Clin Edpidemiol, Vol. 45, Hanlon JT, Schmader KE, Samsa GP, et al. A method for assessing drug therapy appropriateness, Pages 1045-1050, Copyright © 1992, com autorização da Elsevier.

Capítulo elaborado a partir de conteúdo original de autoria de Emily R. Hajjar, Shelly L. Gray, Patricia W. Slattum, Catherine I. Starner, Robert L. Maher Jr., Lauren R. Hersh e Joseph T. Hanlon.

Distúrbios hematológicos induzidos por fármacos

APÊNDICE 3

QUADRO A3-1 Fármacos associados à anemia aplásica
Evidências de estudos observacionais
AINE
Carbamazepina
Fenitoína
Fenobarbital
Fenotiazinas
Furosemida
Mebendazol
Metimazol
Oxifembutazona
Penicilamina
Propiltiouracila
Sais de ouro
Sulfonamidas
Tiazidas
Tocainida
Evidências de relatos de casos (classificação de causalidade *provável* ou *definida*)
Acetazolamida
Ácido acetilsalicílico
Captopril
Cloranfenicol
Cloroquina
Clorotiazida
Clorpromazina
Dapsona
Felbamato
Interferon-α
Lisinopril
Lítio
Nizatidina
Pentoxifilina
Quinidina
Sulindaco
Ticlopidina

AINE, agentes anti-inflamatórios não esteroides.

QUADRO A3-2	Fármacos associados à agranulocitose	
Evidências de estudos observacionais	**Evidências de relatos de casos (classificação de causalidade *provável* ou *definida*)**	
Ácido valproico	Acetazolamida	Imipramina
Antibióticos macrolídeos	Ácido etacrínico	Lamotrigina
Antibióticos β-lactâmicos	AINE	Levodopa
Carbamazepina	Ampicilina	Meprobamato
Carbimazol	Captopril	Metazolamida
Clomipramina	Carbenicilina	Metildopa
Digoxina	Cefotaxima	Metronidazol
Dipiridamol	Cefuroxima	Nafcilina
Espironolactona	Clindamicina	Olanzapina
Fenobarbital	Cloranfenicol	Oxacilina
Fenotiazinas	Clorfeniramina	Paracetamol
Ganciclovir	Clorpromazina	Penicilamina
Gliburida	Clorpropamida	Penicilina G
Imipeném-cilastatina	Clozapina	Pentazocina
Indometacina	Colchicina	Pirimetamina
Metimazol	Dapsona	Primidona
Mirtazapina	Desipramina	Procainamida
Prednisona	Doxepina	Propiltiouracila
Propranolol	Estreptomicina	Quinidina
Sais de ouro	Etossuccimida	Quinina
Sulfonamidas	Fenitoína	Rifampicina
Sulfonilureias	Flucitosina	Terbinafina
Ticlopidina	Gentamicina	Ticarcilina
Zidovudina	Griseofulvina	Tocainida
	Hidralazina	Tolbutamida
	Hidroxicloroquina	Vancomicina
	Imipeném-cilastatina	

AINE, agentes anti-inflamatórios não esteroides.

QUADRO A3-3	Fármacos associados à anemia hemolítica

Evidências de estudos observacionais

Fenobarbital

Fenitoína

Ribavirina

Evidências de relatos de casos (classificação de causalidade *provável* ou *definida*)

Ácido p-aminossalicílico

AINE

Antibióticos β-lactâmicos

Cefalosporinas

Cetoconazol

Ciprofloxacino

Clavulanato

Eritromicina

Estreptomicina

Fenazopiridina

Hidroclorotiazida

Indinavir

Inibidores da enzima conversora de angiotensina

Interferon-α

Lansoprazol

Levodopa

Levofloxacino

Metildopa

Minociclina

Omeprazol

Paracetamol

Probenecida

Procainamida

Quinidina

Rifabutina

Rifampicina

Sulbactam

Sulfonamidas

Sulfonilureias

Tacrolimo

Tazobactam

Teicoplanina

Tolbutamida

Tolmetina

Triantereno

AINE, agentes anti-inflamatórios não esteroides.

QUADRO A3-4	Fármacos associados à anemia hemolítica oxidativa

Evidências de estudos observacionais

Dapsona

Rasburicase

Evidências de relatos de casos (classificação de causalidade *provável* ou *definida*)

Ácido ascórbico

Ácido nalidíxico

Azul de metileno

Fenazopiridina

Metformina

Nitrofurantoína

Primaquina

Sulfacetamida

Sulfametoxazol

Sulfanilamida

QUADRO A3-5	Fármacos associados à anemia megaloblástica

Evidências de relatos de casos (classificação de causalidade *provável* ou *definida*)

Azatioprina

Ciclofosfamida

Citarabina

Cloranfenicol

Colchicina

Contraceptivos orais

Cotrimoxazol

Fenitoína

Fenobarbital

5-fluorodesoxiuridina

5-fluoruracila

Hidroxiureia

6-mercaptopurina

Metotrexato

p-aminossalicitato

Pirimetamina

Primidona

Sulfassalazina

Tetraciclina

Vimblastina

QUADRO A3-6	Fármacos associados à trombocitopenia

Evidências de estudos observacionais

Ácido valproico

Carbamazepina

Fenitoína

Fenobarbital

Evidências de relatos de casos (classificação de causalidade *provável* ou *definida*)

Abciximabe

Aciclovir

Ácido acetilsalicílico

Ácido nalidíxico

Ácido p-aminossalicílico

Albendazol

Aminoglutetimida

Amiodarona

Ampicilina

Anfotericina B

Atorvastatina

Captopril

Cimetidina

Ciprofloxacino

Claritromicina

Clopidogrel

Clorotiazida

Clorpromazina

Clorpropamida

Danazol

Desferroxamina

Diazepam

Diazóxido

Diclofenaco

Dietilestilbestrol

Digoxina

Etambutol

Felbamato

Fluconazol

Haloperidol

Heparina

Heparinas de baixo peso molecular

Hidroclorotiazida

Ibuprofeno

Inanrinona

Indinavir

Indometacina

Interferon-α

Isoniazida

Isotretinoína

Itraconazol

Levamizol

Linesolida

Lítio

Meclofenamato

Mesalazina

Metildopa

Minoxidil

Morfina

Nafazolina

Naproxeno

Nitroglicerina

Octreotida

Oxacilina

Paracetamol

Penicilamina

Pentamidina

Pentoxifilina

Piperacilina

Pirazinamida

Primidona

Procainamida

Quinidina

Quinina

Ranitidina

Rifampicina

Sais de ouro

Sinvastatina

Sirolimo

Sufonamidas

Sulfassalazina

Sulindaco

Tamoxifeno

Tolmetina

Trimetoprima

Vacina contra hepatite B recombinante

Vacina contra sarampo, caxumba e rubéola

Vancomicina

Capítulo elaborado a partir de conteúdo original de autoria de Kamakshi V. Rao.

Doenças hepáticas induzidas por fármacos

QUADRO A4-1	Abordagem para a avaliação de suspeita de reação hepatotóxica					
Pontos	**–3**	**–1**	**0**	**+1**	**+2**	**+3**
Qual é a relação temporal? (dias)						
A partir do início da terapia	—	—	??	< 5	> 90	5-90
A partir do término da terapia	> 30	—	??	—	—	< 30
Há evidências de uso concomitante de uma hepatotoxina[a]?	Sim	Talvez	??	—	—	Não
Existe alguma causa alternativa, como hepatite viral?	Sim	Mais provavelmente — sim	??	Mais provavelmente — não		Não
Existem sinais ou sintomas extra-hepáticos?						
Dermatológicos: exantema, eritema palmar, vasculite cutânea	—	—	Não	Sim (+1 para cada um deles)	—	—
Dermatológicos: nevos aracneiformes, unhas brancas (unhas de Terry)	—	—	Não	Sim (+1 para cada um deles)	—	—
Hematológicos: distúrbios da coagulação	—	—	Não	Sim (+1 para cada um deles)	—	—
Distúrbios endócrinos: resistência à insulina, disfunção da tireoide	—	—	Não	Sim (+1 para cada um deles)	—	—
Distúrbios endócrinos: insuficiência suprarrenal, hipogonadismo	—	—	Não	Sim (+1 para cada um deles)	—	—
Musculoesqueléticos: artralgias, artrite	—	—	Não	Sim (+1 para cada um deles)	—	—
Neurológicos: encefalopatia	—	—	Não	Sim (+1 para cada um deles)	—	—
Hipertensão portopulmonar	—	—	Não	Sim (+1 para cada um deles)	—	—
A literatura sustenta alguma conexão com esse fármaco?						
Incluído na bula do produto	—	—	—	—	—	Sim
Relatos publicados na literatura	—	—	—	—	Sim	—
Nenhuma informação disponível, reação não documentada	—	—	Sim	—	—	—
Resultado de nova exposição ao fármaco	Negativos	—	—	Inconclusivos	—	Positivos

??, incerteza.
Uma pontuação total de < 7 indica pouca probabilidade de se tratar de uma reação hepatotóxica.
À medida que a pontuação se aproxima de 14, a possibilidade de se tratar de uma reação hepatotóxica aumenta em direção à certeza.
[a]Fármaco, fitoterápico ou outra exposição ocupacional reconhecidos como potencialmente hepatotóxicos.

QUADRO A4-2	Hepatotoxinas ambientais e ocupações associadas com risco de exposição
Hepatotoxina	**Ocupações associadas com risco de exposição**
Arsênico	Indústria química, trabalhadores na agricultura
Tetracloreto de carbono	Trabalhadores na indústria química, técnicos de laboratório
Cobre	Encanadores, escultores, trabalhadores em fundições
Dimetilformamida	Trabalhadores na indústria química, técnicos de laboratório
Ácido 2,4-diclorofenoxiacético	Horticultores
Flúor	Trabalhadores na indústria química, técnicos de laboratórios
Tolueno	Indústrias químicas, agricultores, técnicos de laboratório
Tricloroetileno	Tipógrafos, trabalhadores com corantes, limpadores, técnicos de laboratório
Cloreto de vinila	Trabalhadores em fábricas de plástico; também encontrado como poluente em rios

QUADRO A4-3	Padrões relativos de elevação das enzimas hepáticas *versus* tipo de lesão hepática			
Enzimas	**Abreviaturas**	**Necrótica**	**Colestática**	**Crônica**
Fosfatase alcalina	Fost. Alc., FA	↑	↑↑↑	↑
5'-nucleotidase	5-NC, 5NC	↑	↑↑↑	↑
γ-glutamiltransferase	GGT, GGTP	↑	↑↑↑	↑↑
Aspartato aminotransferase	AST, TGO	↑↑↑	↑	↑↑
Alanina aminotransferase	ALT, TGP	↑↑↑	↑	↑↑
Lactato desidrogenase	LDH, DHL	↑↑↑	↑	↑

↑, < 100% do normal; ↑↑, > 100% do normal; ↑↑↑, > 200% do normal.

Capítulo elaborado a partir de conteúdo original de autoria de William R. Kirchain e Rondall E. Allen.

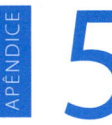
QUADRO A5-1	Fármacos que induzem apneia
	Frequência relativa das reações
Depressão do sistema nervoso central	
Analgésicos narcóticos	F
Barbitúricos	F
Benzodiazepínicos	F
Outros sedativos e hipnóticos	I
Antidepressivos tricíclicos	R
Fenotiazinas	R
Cetamina	R
Promazina	R
Anestésicos	R
Anti-histamínicos	R
Álcool	R
Fenfluramina	I
L-dopa	R
Oxigênio	R
Disfunção dos músculos respiratórios	
Antibióticos aminoglicosídeos	I
Polimixinas	I
Bloqueadores neuromusculares	I
Quinina	R
Digitálicos	R
Miopatia	
Corticosteroides	F
Diuréticos	I
Ácido aminocaproico	R
Clofibrato	R

F, frequente; I, infrequente; R, rara.

QUADRO A5-2 Fármacos que induzem broncospasmo	
	Frequência relativa das reações
Anafilaxia (mediada por IgE)	
Penicilinas	F
Sulfonamidas	F
Soro	F
Cefalosporinas	F
Bromelina	R
Cimetidina	R
Papaína	F
Extrato pancreático	I
Psyllium	I
Subtilase	I
Tetraciclinas	I
Extratos alergênicos	I
ʟɪ-Asparaginase	F
Irritação direta das vias respiratórias	
Acetato	R
Bissulfito	F
Cromoglicato dissódico	R
Fumaça	F
N-acetilcisteína	F
Esteroides inalados	I
Anticorpos IgG precipitantes	
β-metildopa	R
Carbamazepina	R
Espiramicina	R
Inibição da ciclo-oxigenase	
Ácido acetilsalicílico/anti-inflamatórios não esteroides	F
Fenilbutazona	I
Paracetamol	R

(continua)

QUADRO A5-2	Fármacos que induzem broncospasmo (*continuação*)
	Frequência relativa das reações
Desgranulação anafilactoide dos mastócitos	
Analgésicos narcóticos	I
Etileno diamina	R
Meios de contraste radiológico iodados	F
Platina	R
Anestésicos locais	I
Anestésicos esteroides	I
Complexo ferro-dextrana	I
Brometo de pancurônio	R
Cloreto de benzalcônio	I
Efeitos farmacológicos	
Bloqueadores dos receptores α-adrenérgicos	I-F
Estimulantes colinérgicos	I
Anticolinesterases	R
Agonistas β-adrenérgicos	R
Ácido etilenodiamino tetracético	R
Mecanismos desconhecidos	
Inibidores da enzima conversora de angiotensina	I
Anticolinérgicos	R
Hidrocortisona	R
Isoproteronol	R
Glutamato monossódico	I
Piperazina	R
Tartrazina	R
Sulfimpirazona	R
Zinostatina	R
Losartana	R

F, frequente; I, infrequente; IgE, imunoglobulina E; R, rara.

QUADRO A5-3	Tolerância dos fármacos anti-inflamatórios e analgésicos na asma induzida por ácido acetilsalicílico
Fámacos de reação cruzada	**Fármacos sem reatividade cruzada**
Diclofenaco	Paracetamol[a]
Diflunisal	Benzidamina
Fenoprofeno	Cloroquina
Ácido flufenâmico	Salicilato de colina
Flurbiprofeno	Corticosteroides
Hemissuccinato de hidrocortisona	Dextropropoxifeno
Ibuprofeno	Fenacetina[a]
Indometacina	Salicilamida
Cetoprofeno	Salicilato de sódio
Ácido mefenâmico	
Naproxeno	
Noramidopirina (dipirona)	
Oxifenbutazona	
Fenilbutazona	
Piroxicam	
Sulindaco	
Sulfimpirazona	
Tartrazina	
Tolmetina	

[a]Um percentual muito pequeno (5%) de pacientes sensíveis ao ácido acetilsalicílico reage ao paracetamol e à fenacetina.

QUADRO A5-4	Fármacos e substâncias que induzem edema pulmonar	
		Frequência relativa das reações
Edema pulmonar cardiogênico		
Líquidos IV em excesso		F
Transfusões de sangue e plasma		F
Corticosteroides		F
Fenilbutazona		R
Diatrizoato de sódio		R
Soro fisiológico hipertônico intratecal		R
Agonistas β_2-adrenérgicos		I
Edema pulmonar não cardiogênico		
Heroína		F
Metadona		I
Morfina		I
Oxigênio		I
Propoxifeno		R
Etclorvinol		R
Clordiazepóxido		R
Salicilato		R
Hidroclorotiazida		R
Trianatereno + hidroclorotiazida		R
Reações de leucoaglutinina		R
Complexo ferro-dextrana		R
Metotrexato		R
Citosina arabinosídeo		R
Nitrofurantoína		R
Dextrana 40		R
Fluoresceína		R
Amitriptilina		R
Colchicina		R
Mostarda nitrogenada		R
Epinefrina		R
Metaraminol		R
Bleomicina		R
Iodeto		R
Ciclofosfamida		R
VM-26		R

F, frequente; I, infrequente; IV, intravenoso; R, rara; VM-26, teniposídeo.

QUADRO A5-5	Fármacos que induzem infiltrados pulmonares com eosinofilia (síndrome de Loeffler)
Fármaco	**Frequência relativa das reações**
Nitrofurantoína	F
Ácido *para*-aminossalicílico	F
Amiodarona	F
Iodo	F
Captopril	F
Bleomicina	F
L-triptofano	F
Metotrexato	F
Fenitoína	F
Sais de ouro	F
Sulfonamidas	I
Penicilinas	I
Carbamazepina	I
Fator de estimulação de colônias de granulócitos-macrófagos	I
Imipramina	I
Minociclina	I
Nilutamida	I
Propiltiouracila	I
Sulfassalazina	I
Tetraciclina	R
Procarbazina	R
Cromoglicato dissódico	R
Niridazol	R
Clorpromazina	R
Naproxeno	R
Sulindaco	R
Ibuprofeno	R
Clorpropamida	R
Mefenesina	R

F, frequente; I, infrequente; R, rara.

QUADRO A5-6	Fármacos e substâncias que induzem pneumonite e/ou fibrose
Fármaco/substância	Frequência relativa das reações
Oxigênio	F
Radiação	F
Bleomicina	F
Bussulfano	F
Carmustina	F
Hexametônio	F
Paraquat	F
Amiodarona	F
Mecamilamina	I
Pentolínio	I
Ciclofosfamida	I
Practolol	I
Metotrexato	I
Mitomicina	I
Nitrofurantoína	I
Metisergida	I
Sirolimo	I
Azatioprina, 6-mercaptopurina	R
Clorambucila	R
Melfalana	R
Lomustina e semustina	R
Zinostatina	R
Procarbazina	R
Teniposídeo	R
Sulfassalazina	R
Fenitoína	R
Sais de ouro	R
Pindolol	R
Imipramina	R
Penicilamina	R
Fenilbutazona	R
Clorfentermina	R
Fenfluramina	R
Leflunomida	R
Mefloquina	R
Pergolida	R

F, frequente, I, infrequente; R, rara.

QUADRO A5-7	Possíveis causas de fibrose pulmonar

Fibrose pulmonar idiopática (alveolite fibrosante)

Pneumoconiose (asbestose, silicose, poeira de carvão, beriliose por talco)

Pneumonite por hipersensibilidade (bolores, bactérias, proteínas animais, di-isocianato de tolueno, resinas epóxi)

Tabagismo

Sarcoidose

Tuberculose

Pneumonia lipoide

Lúpus eritematoso sistêmico

Artrite reumatoide

Esclerose sistêmica

Polimiosite/dermatomiosite

Síndrome de Sjögren

Poliarterite nodosa

Granuloma de Wegener

Bissinose (trabalhadores do algodão)

Siderose (pulmão do soldador de arco voltaico)

Radiação

Oxigênio

Substâncias químicas (tioureias, trialquilfosforotioatos, furanos)

Substâncias, várias

QUADRO A5-8	Fármacos que podem induzir derrames pleurais e fibrose
	Frequência relativa das reações
Idiopáticos	
Metisergida	F
Practolol	F
Pindolol	R
Metotrexato	R
Nitrofurantoína	R
Síndrome do lúpus induzida por fármaco	
Procainamida	F
Hidralazina	F
Isoniazida	R
Fenitoína	R
Mefenitoína	R
Griseofulvina	R
Trimetadiona	R
Sulfonamidas	R
Fenilbutazona	R
Esteptomicina	R
Etossuccimida	R
Tetraciclina	R
Síndrome do pseudolinfoma	
Ciclosporina	R
Fenitoína	R

F, frequente; R, rara.

Capítulo elaborado a partir de conteúdo original de autoria de Hengameh. H. Raissy e Michelle Harkins.

Doenças renais induzidas por fármacos

6

QUADRO A6-1 | **Alterações estruturais e funcionais dos rins induzidas por fármacos**

Lesão das células epiteliais tubulares

Necrose tubular aguda
- Antibióticos aminoglicosídeos
- Meios de contraste radiológico
- Cisplatina, carboplatina
- Anfotericina B
- Ciclosporina, tacrolimo
- Adefovir, ciclodovir, tenofovir

- Pentamidina
- Foscarnete
- Zoledronato
Nefrose osmótica
- Manitol
- Dextrana
- Imunoglobulina IV

Lesão renal hemodinamicamente mediada

- Inibidores da enzima conversora de angiotensina
- Bloqueadores dos receptores de angiotensina II

- Agentes anti-inflamatórios não esteroides (AINE)
- Ciclosporina, tacrolimo
- Muromonab CD3 (Orthoclone®-OKT3)

Nefropatia obstrutiva

Obstrução intratubular
- Aciclovir
- Sulfonamidas
- Indinavir
- Foscarnete
- Metotrexato

Nefrolitíase
- Sulfonamidas
- Triantereno
- Indinavir
Nefrocalcinose
- Solução de fosfato de sódio oral

Doença glomerular

- Ouro
- Lítio

- AINE, inibidores da cicloxigenase-2
- Pamidronato

Doença tubulointersticial

Nefrite intersticial alérgica aguda
- Penicilinas
- Ciprofloxacino
- AINE, inibidores da cicloxigenase-2
- Inibidores da bomba de prótons
- Diuréticos de alça

Nefrite intersticial crônica
- Ciclosporina
- Lítio
- Ácido aristolóquico
Necrose papilar
- AINE, fenacetina combinada, ácido acetilsalicílico e analgésicos com cafeína

Vasculite, trombose e embolia renal por colesterol

Vasculite e trombose
- Hidralazina
- Propiltiouracila
- Alopurinol
- Penicilamina
- Gencitabina
- Mitomicina C

- Metanfetaminas
- Ciclosporina, tacrolimo
- Adalimumabe
- Bevacizumabe
Êmbolos de colesterol
- Varfarina
- Agentes trombolíticos

IV, intravenoso.

QUADRO A6-2	Fatores de risco potenciais para nefrotoxicidade por aminoglicosídeos

(A) Relacionados com a dose de amiglicosídeo

Grande dose cumulativa total

Terapia prolongada

Concentração mínima superior a 2 mg/L[a]

Terapia recente com aminoglicosídeos

(B) Relacionada com nefrotoxicidade sinérgica. Aminoglicosídeos em combinação com

Ciclosporina

Anfotericina B

Vancomicina

Diuréticos

Agentes de contraste radiográfico iodados

Cisplatina

Anti-inflamatório não esteroide

(C) Relacionados com condições predisponentes no paciente

Doença renal preexistente

Diabetes melito

Idade avançada

Nutrição deficiente

Choque

Bacteremia por microrganismos gram-negativos

Doença hepática

Hipoalbuminemia

Icterícia obstrutiva

Desidratação

Hipotensão

Deficiência de potássio ou de magnésio

[a]A concentração equivalente em unidades molares pelo sistema internacional é de 4,3 μmol/L para a tobramicina e de 4,2 μmol/L para a gentamicina.

QUADRO A6-3	Intervenções recomendadas para a prevenção da nefrotoxicidade por contraste	
Intervenção	**Recomendação**	**Grau de recomendação**[a]
Meio de contraste	• Reduzir ao mínimo o volume/dose do meio de contraste	A1
	• Realizar exames com meios de contraste não iodados	A2
	• Usar agentes de contraste iso-osmolares ou de baixa osmolaridade	A2
Medicamentos	• Evitar o uso concomitante de agentes potencialmente nefrotóxicos, como AINE, aminoglicosídeos	A2
Cloreto de sódio isotônico (0,9%)	• Iniciar a infusão 3-12 horas antes da exposição ao meio de contraste e continuar por 6-24 horas após a exposição	A1
	• Infundir 1-1,5 mL/kg/h, com ajuste após a exposição, quando necessário, para manter um fluxo urinário de ≥ 150 mL/h	
	• De modo alternativo, nos casos urgentes, iniciar a infusão com 3 mL/kg/h, começando 1 hora antes da exposição ao meio de contraste; em seguida, continuar com 1 mL/kg/h durante 6 horas após a exposição	
Bicarbonato de sódio isotônico (154 mEq/L [154 mmol/L])	• Iniciar e manter a infusão como para o cloreto de sódio isotônico, anteriormente	B2
	• De modo alternativo, iniciar a infusão com 3 mL/kg/h, começando 1 hora antes da exposição ao meio de contraste; em seguida, continuar com 1 mL/kg/h durante 6 horas após a exposição	
N-acetilcisterína	• Administrar 600-1.200 mg por via oral a cada 12 horas, com quatro doses, começando antes da exposição ao meio de contraste (i.e., uma dose antes da exposição e três doses após a exposição)	B1

AINE, anti-inflamatório não esteroide.

[a]*Força das recomendações:* A, B e C consistem em evidências boas, moderadas e fracas para sustentar a recomendação, respectivamente. *Qualidade da evidência:* 1, evidências de mais de um ensaio clínico controlado adequadamente randomizado; 2, evidência de mais de um ensaio clínico bem planejado com randomização, a partir de estudos analíticos de coorte ou caso-controle ou de múltiplas séries, ou resultados notáveis de experimentos não controlados; 3, evidências de opiniões de autoridades conceituadas, com base em experiência clínica, estudos descritivos ou relatos de comunidades especializadas.

QUADRO A6-4	Fármacos associados à nefrite intersticial alérgica

Antimicrobiano

Aciclovir	Indinavir
Aminoglicosídeos	Rifampicina
Anfotericina B	Sulfonamidas
β-lactâmicos	Tetraciclinas
Eritromicina	Sulfametoxazol-trimetoprima
Etambutol	Vancomicina

Diuréticos

Acetazolamida	Diuréticos de alça
Amilorida	Triantereno
Clortalidona	Diuréticos tiazídicos

Neuropsiquiátricos

Carbamazepina	Fenitoína
Lítio	Ácido valproico
Fenobarbital	

Agentes anti-inflamatórios não esteroides

Ácido acetilsalicílico	Cetoprofeno
Indometacina	Fenilbutazona
Naproxeno	Diclofenaco
Ibuprofeno	Zomepiraco
Diflunisal	Inibidores da cicloxigenase-2
Piroxicam	

Diversos

Paracetamol	Lansoprazol
Alopurinol	Metildopa
Interferon-α	Omeprazol
Ácido acetilsalicílico	Ácido p-aminossalicílico
Azatioprina	Fenilpropanolamina
Captopril	Propiltiouracila
Cimetidina	Meios de contraste radiográficos
Clofibrato	Ranitidina
Ciclosporina	Sulfimpirazona
Gliburida	Varfarina sódica
Ouro	

Capítulo elaborado a partir de conteúdo original de autoria de Thomas D. Nolin.

Índice

Os números das páginas seguidos de *f* ou *q* indicam, respectivamente, figuras e quadros.